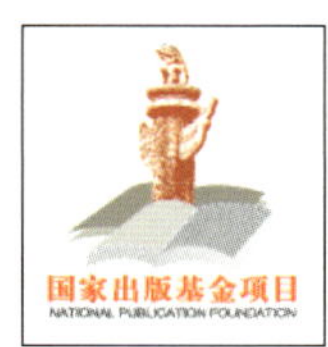

新闻出版改革发展项目
国家出版基金项目
中医古籍抢救工程示范项目

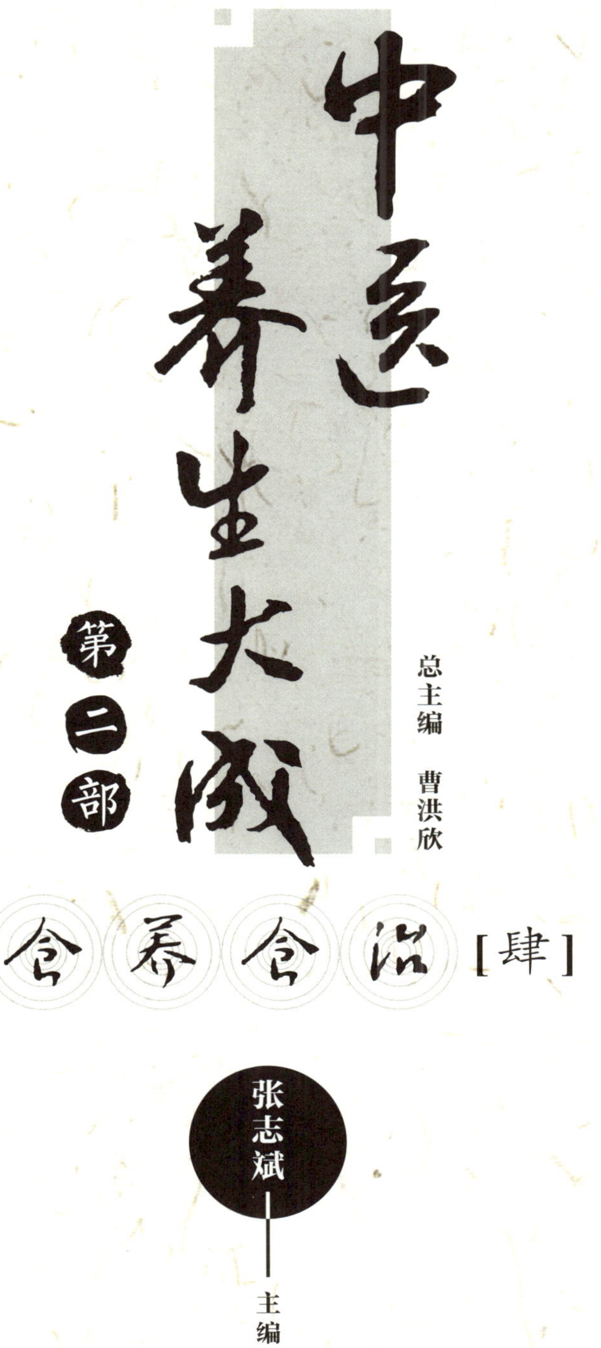

中医养生大成

第二部

总主编 曹洪欣

食养食治 [肆]

张志斌 主编

海峡出版发行集团 | 福建科学技术出版社
THE STRAITS PUBLISHING & DISTRIBUTING GROUP | FUJIAN SCIENCE & TECHNOLOGY PUBLISHING HOUSE

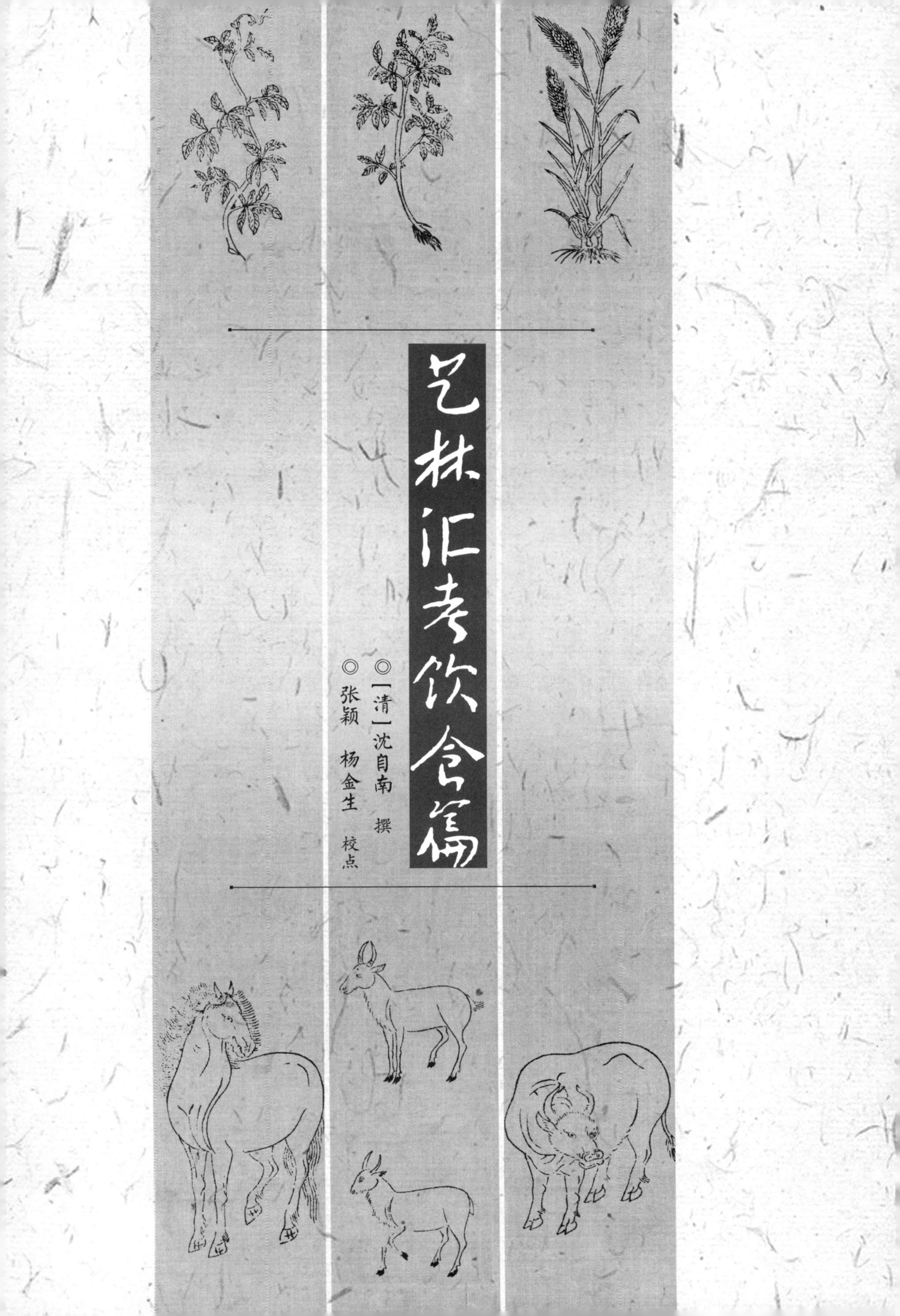
艺林汇考饮食篇
◎［清］沈自南 撰
◎张颖 杨金生 校点

内容提要

《艺林汇考饮食篇》4卷，由清代沈自南编撰，是一部以汇集考订学者对各类饮食专用名辞释义的学术性著作。

沈氏将日常饮食相关专用名词，分为饔膳、羹豉、粉饎、炰脍等4类进行考订，每类一卷。其中饔膳者，言一般烹饪熟食；羹豉者，言羹汤调味腌藏类食物；粉饎者，言谷物粮食类食物；炰脍者，言烧烤果品生拌类食物。分别引述《丹铅录》《留青日札》《演繁露》《山家清供》等69种古籍中有关饮食方面的内容，予以类编，着重于饮食相关名词的古义阐释。如“饔膳类”有“饔、飧、饎、粲、餐、顿”等；“羹豉类”有“芹、羹、臛、醢、豉、盐、石蜜”等；“粉饎类”有“粝、粺、御、糳、青精、粔籹、蜜饵、张馇”等；“炰脍类”有“笾实、脯、腊、膴、胖、脍、羹、肴、八珍”等。本书对这些名词均予以考订。书中的每段引文，均在段前明确列出所引书名，使得内容清晰明了。这种对饮食相关名词的古文义考订，在饮食类书籍中极为少见，别具特色。

此书现仅存清顺治刻本，藏于中国中医科学院图书馆。本次点校以清顺治刻本为底本。

《艺林汇考饮食篇》序[1]

吴江　沈自南　撰

饮食之人则人贱之，此为不究心于饮食者言也。不究心于饮食，而营营焉以饮食为事，虽终日饮食，而谓之不知饮食可也。故曰："人莫不饮食也，鲜能知味也。"夫盐[2]苦辛酸，入口易辨，调和烹饪，拙妇所能。而君子曰"鲜能"，则夫饮之食之，当有在乎饮食之外矣。今饾饤具备，而或不能举其名；即粟菽日陈，而或不得详其义。适于夕者，而或戾于朝；宜于左者，而或违于右。则一举七间，而昧昧于名物，格格于义类者，多矣。奚必登炼珍之堂以称奇，读《膳夫》之录而不识哉？为辑《饮食篇》。

〔1〕序：原脱，据文义补。以与正文别。
〔2〕盐：疑为"咸"之误。

目　录

艺林汇考饮食篇卷一

艺林汇考饮食篇卷二

艺林汇考饮食篇卷三

艺林汇考饮食篇卷四

艺林汇考饮食篇卷一

吴江　沈自南　留侯　辑

饔膳类

《隽言》　杜周应作钦傅亲二宫之饔膳。今按：《周礼》郑注，膳，牲肉也。师古曰：熟食曰饔。贾公彦《周礼疏》云：饔，和也。熟食须调和，故号曰饔。具食曰膳。膳之言善也。

《丹铅录》　《周礼》注，小礼曰飧，大礼曰饔。今按：此郑氏《秋官司仪》注文，"饔"下尚有"饩"字。贾公彦《疏》云：小礼曰飧者，聘礼，使宰夫设飧，礼物又少，故曰小。云：大礼曰饔饩者，以其有牲、有牵，刍，薪、米、禾又多，故曰大。《仪礼·聘礼》注云：牲，杀曰饔，生曰饩。又曰：飧，客始至之礼；饔，既将币之礼。此郑氏《春官·外饔》注文。今之《通训》曰：朝饔夕飧。此本赵岐《孟子》注。飧，如今驿舍下马饭；饔，如今下马宴。客至必夕，夕食未盛，故曰夕飧。享宴必以早为敬，而享宴必盛，故曰朝饔。然飧字，从夕食，今作飧，讹矣。

《余氏辨林·饔飧》　注云：朝饔夕飧。及考《通俗文》，水浇饭曰飧。则是古人夜亦食粥也。

《诗名物疏》《说文》云，食，一米也，从皀皮及反，亼音集声。《周书》云：黄帝始蒸谷为饭，烹谷为粥。《周礼·膳夫》：王食用六谷，食医掌和王之六食。《礼记》云：食养阴气也。又云：食齐视春时，羹齐视夏时，酱齐视秋时，饮齐视冬时。《释名》云：食，殖也，所以自生殖也。《古史考》云：神农时人方食谷，加米于烧石之上而食之。黄帝时始有釜甑，火食之道成矣。

《诗名物疏》　《说文》，饎，酒食也。或从配音夷，或从米。《周礼》，𩟍饎同人掌，凡祭祀共盛。《仪礼》，主妇视饎爨于西堂下。注云，炊黍稷，曰饎。

《诗名物疏》　传云：孰[1]食曰飧。笺云：飧，读如鱼飧之飧。《说文》：飧，铺也。从夕，食字。林云：水浇饭也。《韵会》注云：人旦则食饭，夕则食飧。飧为饭别名。《释名》云：飧，散也。投水于中，解散也。按：郑志答张

[1] 孰：疑为"熟"之误。后同不注。

逸云，《礼》“飧饔太多非可素”，故《易传》然。《说文》云：水浇饭。《左传》：僖负羁馈盘飧，赵衰以壶飧从，馁而不食。未始非熟食也。不知郑何见定以熟食为牢礼之飧乎？

《诗名物疏》　《释诂》云：馌，馈也。孙炎云：馌，野之馈也。

《诗名物疏》　传云：粲，餐也。诸侯入，为天子、卿士食采禄。《周礼》疏云：载师家邑任稍地，则大夫之采也；小都任县地，则六卿之采也；大都任疆地，则三公之采也。古者禄皆月别给之，若今月奉，《尔雅》云“粲餐”。郭璞曰：今河北人呼食为粲。朱传或曰：粲，粟之精凿者。

《示儿编》　《生民诗》曰：释之叟叟，蒸之浮浮。毛曰：释，淅米也。孔曰：淅米，谓洮米也。叟叟，声也，浮浮，气也。又曰：《释训》云，溞溞，淅也；烰烰，气也。樊光远引此诗，孙炎曰：溞溞，淅米声；烰烰，炊之气。传以洮米则有声，炊饭则有气，取《尔雅》之意为说也。淅，星历反；溞，苏刀反。烰，音浮。《孟子》曰：接淅而行。赵曰：淅，渍米也，不及炊。淅，先历反。考是二说，皆读曰淅。今之好事者，凡称士大夫之家淅米饭，多作折声呼之，良可怪，笑然退之。《城南联句》云：淅，玉炊香粳。淅，亦作浙又何耶？

《刊谬正俗》　《郊特牲》云：既奠，然后焫萧合膻芗。此言萧焫以脂，合黍稷烧之。膻者，脂气。芗者，黍稷气。于义自通。而康成乃云：膻，当为馨字之误。亦为迂曲矣。

《刊谬正俗》　庄十年，曹刿之乡人谓刿曰，肉食者，谋之又何间焉？对曰：肉食者鄙，未能远谋。而今流俗谓：凡是食肴炙炙者，即合志识昏蔽，心虑愦浊，不堪谋事。故须蔬食菜羹，襟神明悟为之也。至乃递相戏，美以为口，实不亦谬乎！

《隽言》　《匈奴传》：父兄缓带，稚子咽哺。师古曰：咽，吞也。哺，谓所含在口者。咽，音宴；哺，音捕。

《隽言》　《韩信传》：乃晨炊蓐食。张晏曰：未起而床蓐中食也。又令其裨将传餐。服虔曰：立驻传餐，食也。如淳曰：小饭曰餐。破赵后，乃当共饱食也。郑当时传，不过具器食。师古曰：犹今言一盘食也。《叔孙通传》：吕后与陛下攻苦食啖。如淳曰：食无菜茹为啖。师古曰：啖当作淡，淡，谓无味之食也。言共攻击勤苦之事，而食无味之食也。

《资暇录》　杜诗“顿顿食黄鱼”。晋，谢仆射、陶大常同诣吴领军，坐久，吴留客用食。至日已中，使婢卖物供客。比得一顿食，殆无气可语。

《能改斋漫录》　食可以言一顿。世说罗友尝伺人祠，欲乞食主人。迎神出曰：何得在此？答曰：闻卿祠，欲乞一顿食耳。

《野客丛书》　《漫录》曰：食可以言顿。《世说》：罗友曰，欲乞一顿食。仆谓顿字，岂惟食可用？如《前汉书》“一顿而成”，是言事也；《唐书》“打汝一顿”，是言杖也。《晋书》“一时顿有两玉人”，是言人也；宋明帝王忱嗜酒，“时以大饮为上顿”，是言饮也。岂独食哉？《续释常谈》引《世说》，以证“一顿”二字现处，不知二字已见《前汉书》矣。

《丹铅录》 俗语饭曰一顿，其语亦古有之。《贾充传》云：不顿驾而自留矣。《隋炀帝纪》云：每之一所，辄数道置顿。元微之《连昌宫词》“驱令供顿不敢藏”。《文字解诂》：续食曰顿。

《五杂俎[1]》 六朝时，呼食为头。《北户录》：晋元帝谢赐功德，净馔一头。又：谢赍功德食一头。又：刘孝威谢赐果食一头。一头即今一筵也。然古未前闻，不知何义。

《能改斋漫录》 世俗例以早晨小食为点心，自唐时已有此语。按：唐郑傪为江淮留后家人，备夫人晨馔。夫人顾其弟曰：治妆未毕，我未及餐，尔且可点心。其弟举瓯已罄。俄而，女仆请饭库钥匙，备夫人点心。傪诟曰：适已给了，何得又请云云。

《野客丛书》 《漫录》谓：世俗例以早晨小食为点心云云。或谓小食，亦罕知出处。仆谓见《昭明太子传》曰：京师谷贵，改常馔为小食。小食之名本此。

《老学庵笔记》 梅宛陵诗好用“案酒”，俗言下酒也。出陆玑《草木疏》，“荇，萎音接，亦从接余也，煮其白茎，以苦酒浸之，脆美可案酒。”今北言多言案酒。

《宛委余编》 陆玑《草木疏》“若可按酒”，梅宛陵诗多用“案酒”字。今俗云添案，盖出此也。

《黄氏笔记》 龚颐正《续释常谈》最号说博，“案酒”二字出《仪礼》，注乃遗而弗及。盖其所释者，当时南言之常谈。

《名义考》 今谓折俎曰案酒，谓腥曰下饭。《说文》：下也，亦作案。陆玑云：萎余，浸以苦酒，肥美可以案酒。下饭，古无是称，今人谓腥可以下饭也。又谓：归饩曰下。程夫《行者登途》曰：上路则停骖，当曰下程。必有归饩以食，俗所谓下马饭者也。

《鹤山雅言》 进食之礼，左殽右胾。食居人左，羹居人右。方氏云：食以六谷为主，地产以作阳德，故居左；羹以六牲为主，天产以作阴德，故居右。孔氏谓：熟肉带骨而脔曰殽，纯肉切之曰胾。骨是阳，故在左；肉是阴，故在右。饭燥为阳，羹湿为阴。义亦通。

《鹤山雅言》 御食于君。郑氏谓：劝侑曰御。吕氏谓：侍食也。如《内则》“父没母存，冢子御食”是也。予谓：“御”字字义谓行止，有节音，如诏王驭群臣之“驭”同。

《丹铅录》 会聚饮食曰酺，酺之为言哺也。以食曰餔，以饮曰酺。诗曰：以开百室。郑氏笺曰：百室，出必共洫而耕，入必共族而居也，又有祭酺合醵之欢。《周礼》：族师祭酺。注：酺者，为人物灾害之神。田有蝗螟，厩有马瘟，皆祭之。祭毕而合饮，遂名为酺也。校“人冬祭马步”，杜子春云：步即酺也，则其音当为步也。《春秋纬》云：酒者，乳也。王者，法酒旗以布政，施天乳以哺人。后世酺祭废而群饮有禁。汉世有赐酺之典。丘文庄谓：禁民饮尚不可，况导之使饮乎？此言殊未当。

《嫩真子》 国初号令，犹有汉唐之遗风。大中祥符元年正月三日，天书降，大

〔1〕俎：原作“组”，据文义改。

赦，改元东都，赐酺三日，此盖汉遗事也。汉律：三人以上，无故饮酒，罚金四两。故汉以赐酺为惠泽，讼得群饮酒也。酺，音蒲。注云：王德布于天下，而合聚饮食为酺。或问“赐酺”起于汉乎？仆对曰：《赵世家》载“武灵王行党大赦，置酒酺五日”，则自战国时已如此矣。按：酺字或作脯，音义同。

《臆乘》 世多用烹，鲜字未若前汉。《陆贾传》曰：数击鲜毋久，溷汝为也。注云：击杀牲牢，与我鲜食。“击鲜”二字为胜。刘汾注引《史记》云：数见不鲜，谓言人之常情，频见则不美。又引《马公传》：不鲜，谓汉人语。而《史记本传》注云：不鲜之义，乃必令鲜美，作食，莫令见不鲜之物也。按：马宫三公之位鼎足，承君不有鲜明，风守无以居位。如是则又与所援不同，未知孰是。《尚书·益稷篇》：暨益奏庶鲜食。注云：鸟兽之食也。《无逸篇》：惠鲜鳏寡言，穷民垂首丧气。文王之惠，绥莫不鲜。鲜然有生意，鲜字解惠亦奇。

《真珠船》 今人宴终必荐粉羹，其来颇远。陈正敏《遁斋间览》云：太祖内宴，先命进粉，故名头食。后人宴终方荐此味，盖失其次耳。

《野客丛书》 今人茹素，而亲邻设酒肴以相暖热，名曰开荤。于理合，曰开素。此风已见六朝。观东昏侯丧潘妃之女，阉竖共营肴馐，云为天解菜，正其义也。

《说略》 论云：从旦至中，其明转盛，名之为时。中后明没，名为非时。今言中食，以天中日午时得食。僧只云午时，日差一发，即是非时。《毗罗三昧经》瓶沙王问佛：何故日中佛食？答云：早起诸天食，日中三世佛食，日西畜生食，日暮鬼神食。佛制断六趣，令同三世佛食也。

《刊谬正俗》 《丧服传》记云：既虞，饭蔬食水饮。既练，食菜果，饭素食。注云：素犹故也，谓平生时食也。按：素食，谓但食菜果糗饵之属，无酒肉也。礼家变节，渐为降杀，始丧三日不食，卒哭之内，朝夕各一，溢米为粥而已。既虞疏食水饮。疏食，谓粗粝之饭，单率之菜也。既练，遍食菜果酸咸。既险丧，始食干肉饮酒，乃复平生时食耳。此是《礼经》明文，安得始练便复平生故食乎！又《班[1]书·霍光传》载昌邑王过失，云：典丧不素食。《王莽传》云：每有水旱，莽辄素食。太[2]后诏莽曰：闻公菜食，忧民深矣。今秋幸熟，公勤于职，幸以时食肉。据此益知素食是无肉之食，非平生食也。今俗谓桑门斋食为素食。

《余氏辨林》 古人蔬食，是乏米，以蔬充食，非但不得肉也。汉赵孝夫妇常蔬食，而以谷阴让弟礼。礼觉，亦不食谷，遂共蔬食。则蔬食之非谷食无疑。

《癸辛杂识》 《庄子人间世》云，仲尼曰斋。回曰：回之家贫，唯不饮酒，不茹荤者，数月矣。若此则可以为斋乎？曰：祭祀之斋，非心斋也。成玄英注曰：荤，辛菜也。按：《说文》荤，臭菜也。锴曰：通谓芸薹、椿、韭、蒜、葱、阿魏之属，气不洁也。《荀子·哀公篇》：孔子曰，夫端衣玄裳而乘辂者，志不在于食荤。注云：荤菜，葱韭之属。《论语》：斋必变食。《周礼·膳夫》：王斋，日三举。郑注云：斋必变食也。《疏》曰：斋必变食，故加牲体至三太牢。牛、羊、豕共为一牢。

---

〔1〕班：当作“汉”字，乃班固之《汉书》。

〔2〕太：原作“大”，据文义改。

三举：朝也，日中也，夕也。凡用三大牢，盖不敢馂余以渎其精明也。胡明仲论梁武曰：祭祀之斋，居必迁，坐必变服，斋必变食，食谓盛馔。一其心志，洁其体气，以与神明交，未尝不饮酒，不茹荤也。晦庵释“斋必变食”亦取《庄子》，而黄氏亦兼取之。朱又谓：荤是五辛。又曰：今致斋有酒，非也。然《礼》中乃有“饮不至醉”之说，何耶？

《留青日札》 《礼记》：荤，注姜及辛菜。《荀子》：志不在于食荤。注：葱薤也。道家以韭、蒜、芸薹、胡荽、薤为五荤。《楞伽经》：五辛，一大蒜、二茖葱、三慈葱、四兰葱、五兴渠，谓之五种辛菜。立春日五辛盘，今多用芥，取发新之意。

《余氏辨林》 《礼玉藻》云，膳于君有荤。注：姜及辛菜也。《荀子》云：志不在于食荤。注：葱，薤也。今释家止以韭、蒜、芸薹、胡荽、葱为五荤，而姜、薤、辛菜毫不之忌。今按：《礼记》郑注，荤、姜及辛菜，辟凶邪也。孔颖达云：恐邪气干犯，故用辟凶邪之物覆之。则释氏之忌，谬矣。

《说略》 《梵纲经》言：修行者不得食五辛。五辛者，一葱、二薤、三韭、四蒜、五兴渠。释慧日云：僧徒中多迷五辛中兴渠，或云芸薹、胡荽，或云阿魏。惟《净土集》中，别行尽着中五辛，此土惟有四：一蒜、二韭、三葱、四薤。关于兴渠，梵语稍讹。正云：形具余国不见迥，至于阗方得见也。根粗，如细蔓菁根而白，其臭如蒜，彼国人种，取根食也。于时冬天到，彼不见枝叶。薹、荽非五辛，所食无罪。

《留青日札》 今斋食者，诸荤皆禁忌，反食牛乳、白鲞，以为佛家许食乳饼石首。不知乳乃广东乳田所种，实米粉蛹音勇汁。石首即石耳，乃深山穷崖所产者。

《白獭髓》 浙间以牛乳为素食，佛以为食。嘉定间，黄子中大谏言，向在广中，见韶阳属邑乳源，民诉于漕司与民争乳田。亲引而问之：何谓乳田？民曰：乡中有地种乳，先掘地成窟，以粳米粉铺于窖内，以草盖之，用粪壤壅之。候雨过气出则发开，而米粉已化成蛹，如蛴螬状。取蛹作汁，以米粉渍，而蒸成乳，食之也。韶阳乃六祖禅师显化道场，而彼中皆为此，不知其故，恐乡原不以牛乳为食耳。

《书传正误》 燕窝、海粉二物，俗以为海味之素食，误也。燕窝系银鱼之初生者，海燕衔以结窝，故曰燕窝。海粉是海鱼口吐之物，以其形似粉，故曰海粉。鱼去而海粉浮，土人收之，其色绿。若日晒过收之，其色黄。是二物者，一本鱼质，一为鱼吐，非素物也。

《丹铅录》 书集谢人馈食曰“昨损丰馈”，又曰“芳饪”，见《何曾传》。

《丹铅录》 夏日，供帐饮食处曰“冰厨”。见《越绝书》“闾庐，庖所也”。

《集览》 征羌诸将多盗牢禀，禀笔锦反赐谷也。按：《西域传》须诸国禀食。注：禀，给也，读与廪同音，力稔反。前书音义曰：牢，禀食也。古者名禀牢。

《集览》 光启三年，广陵城中无食，以堇泥为饼。《通鉴》释文曰：堇，草名。《尔雅》谓之“啮苦”，今堇葵也。愚谓此说恐误。按：堇，当音芹。《说文》：堇，黏土也。徐氏曰：今人谓水中泥黏者为堇。且上文云草根木实皆尽，则又安得有堇葵？在此必黏土无疑。隋炀帝时，江都民捣稿煮土而食。唐昭宣时，朱全忠围刘守文于沧州城中，食尽，丸土而食。以此益信，非堇葵明矣。

《**庶物异名疏**》 《博物志》徐州人以土为蓬块。刘守光围沧州城中，食尽，食堇块，黏土也。

《**示儿编**》 前辈多引脱粟饭，为公孙弘事。按：韩子春秋，晏婴齐相，尝食脱粟米，不食重味，则是倡自晏平仲。

《**演繁露**》 《王嘉传》“玉食”注言：精好如玉。《周礼》：王斋则供玉食。郑玄注云：玉是阳精之纯者，食之以御水气。郑众云：王斋当食玉屑。孔颖达云：其玉屑研之乃可食。故云当食玉屑也。是真以玉参馔也。玉不可炊，如何可食？当是参粒为礼，如今人服药耳。书曰：惟辟作福、惟辟作威、惟辟玉食，三者一类也。作福、作威非寻常，刑赏之有定别者也。天子时出意见，特有赐予诛治也。则玉食也者，非常馔也。当斋之时，特设此玉，如特作之威福，非常发也。亦如汉武以玉屑和露之类。后世乃欲求服玉之法，殆失本意矣。

《**累瓦编**》 按：古注玉食乃珍异之食，即作福作威亦不过得，专赏罚人耳。程乃谓，真以玉参馔，且以作福作威，为特作之威福，不已凿乎！

《**秕言**》 古诗云：白石那可煮。按：《抱朴子》有引石散，以方寸匕投一斗白石子中，以水合煮之，立熟如芋子，可餐以当谷。张太玄举家及弟子数十人，隐林其山中，以此法食石十余年，皆肥健。

艺林汇考饮食篇卷二

吴江　沈自南　留侯　辑

羹豉类

《秕言》　杜诗云：香闻锦带羹。《荆湖近事》：荆渚间有花名锦带。春末开花，红白如锦，初生叶柔脆可食。

《山家清供》　锦带又名文官花。条生如锦，叶始生柔脆可羹。杜甫故有“香闻锦带羹”之句，或谓莼之萦纡如带。况莼与菰固生水滨，昔张翰临风必思莼、鲈以下气。按：本草莼、鲈同羹，可以下气止呕。以是知张翰在当世意气抑郁，随事呕逆，故有此思耳，非莼、鱼而何？杜甫卧病诗恐同此意也，谓锦带为花或未必然。

《山家清供》　芹，楚葵也，又名水英。二种。荻芹取根，赤芹取叶与茎,俱可食。二月、三月作英时采之，入汤，取出，以苦酒研子，入盐，与茴香渍之，可作菹。惟沦而羹之，既清而馨，犹碧涧然。故杜甫有“香芹碧涧羹”之句。

《山家清供》　杜甫诗云：“青青高槐叶，采掇付中厨。新面来近市，汁滓宛相俱。入鼎资过熟，如[1]餐愁欲无。”即此见其法。于夏采槐叶之高秀者，汤少瀹，研细，滤清，和面作淘。乃以酰、酱熟蒸，簇细苗以盘行之，取其碧鲜可爱也。末云：“君王纳凉晚，此味亦时须。”不惟一食不忘君，且知贵为君王，亦珍此山林之味，旨哉诗乎！

《宋景文笔记》　捣辛物作齑，南方喜之，所谓金齑玉脍者。古说齑臼曰“受辛”，是臼中受辛物捣之。

《谮诉》　《岭表录异》曰：交趾重不乃羹，不乃，摆也。牛羊脏摆洗作羹，贵嗅其臭。今北方有驴板、肠板，或“摆”之讹。

《刊谬正俗》　王叔师注《楚词·招魂》云：有菜曰羹，无菜曰臛音壑。按：《礼》羹之有菜者用挟，其无菜者不用挟。又，苹、藻二物即是铏羹之芼，安在其无菜乎？羹之与臛，烹者以异齐，调和不同，非系于菜也。今之膳者，空菜不废为臛，纯肉亦得名，羹取旧名耳。马希声食鸡臛数盘，集览引此注。

《说楛》　立春日，春饼、生菜为春盘。杜诗“春日春盘细生菜”，坡诗“青蒿

〔1〕如：原作“加”，据《山家清供》改。

黄韭簇春盘，喜见春盘得蓼芽”“蓼芽蒿笋荐春盘”。

《**高斋诗话**》　牧之《和裴杰新樱桃诗》云，“忍用烹骍酪，从将玩玉盘。流年如可住，何必九华丹。”唐人已用樱桃荐酪也。《苕溪渔隐》曰：《摭言》载“唐新进士尤重樱桃宴。刘覃及第，大会公卿，和以糖酪。”则樱桃荐酪，又可验矣。

《**疑耀**》　余乡啖荔枝多以烧酒泛之。即制荔枝酒者亦以烧酒，盖自唐已然矣。白乐天有诗曰：“荔枝新熟鸡冠色，烧酒初开琥珀香。欲摘一枝倾一盏，西楼无客共谁尝。”此一证也。

《**韵语阳秋**》　蜀中食品，南方不知其名者多矣，而况其味乎？东坡所谓“豆荚圆且小，槐芽细而丰”者，巢菜也；所谓“赠君水鱼三十尾，中有鹅黄子鱼子”者，棕音宗笋也。是二物者，蜀川甚贵重。东坡在黄州时，去乡已十五年，思巢菜而不可得会。巢元修自蜀来使，归致其子，而种之东坡之下。又作“笋酢浸蜜渍，可致千里外”，尝以饷殊长老，则此二物之珍可知矣。蒟酱，蜀酱也。《蜀都赋》所谓“蒟酱流味”是也。苞芦，蜀鲊也。老杜所谓“香饭兼苞芦”是也。

《**辨物志**》　南越食唐蒙以牂牁蜀枸酱。既云蜀，又云牂牁，何也？枸酱出于蜀，而持市于夜郎。夜郎临牂牁江，故兼曰牂牁。犹之黄连产九溪、永定两卫，而经贩于沣州。本草遂载“黄连沣州者为胜”云。

《**留青日札**》　酱，《说文》醢也。醢，肉酱也。古有豉酱，又菜菹，亦谓之酱。《礼记》：芥，酱是也。今之酱，则豆酱也。用黄豆和小麦面拌[1]匀发黄，名曰酱黄。又用盐和水成卤而下之，晒熟成酱，以供烹调。其汁，曰酱油。又蚕豆亦可造酱。磨碎者，曰细酱，亦曰抐酱。豉，《史记》“盐豉千合”，《楚词》“大苦，咸酸辛甘行”。注曰：大苦，豉也。豉配盐，幽茱也。

《**留青日札**》　《史记》，盐豉千合。按：《史记·货殖传》作“荅”，《汉书》乃用“合”耳。豉配盐，幽尗菽同也。尗，豆也。幽，谓造之幽暗也。今人谓遏酱，藏之幽室是也。《白虎通》有榆荚酱，《武帝内传》神药有连珠酱、玉津金酱、元灵酱。唐有葫芦酱，宋有红螺酱。广人有蚁子酱。今富家有枸杞酱、玫瑰酱。

《**近峰闻略**》　杨诚斋简一江西士人云：配盐幽菽，欲求少许。士人不解，亟往谢之，请问何物。诚斋检《礼部·韵略》“豉”字，注云：配盐幽菽也。按：《楚辞》曰，大苦，咸酸辛甘行。说者曰：大苦，豉也。言取豉汁，调以咸酸椒、姜、饴、蜜，则辛甘之味，皆发而行。然古无豉字，见史游《急就章》《史记·货殖传》，盖汉以来始有也。今江西人患伤寒疾，多以豆豉煮汤饮之，汗出即愈。

《**丹铅录**》　《说文》解“豉”字云，配盐幽菽也。《三苍》解“艄”音倩字云，艄，冥果，青色也。盖豉本豆也，以盐配之，幽闭于瓮盎中所成，故曰幽菽。冥果，蜜煎果也。以铜青浸之，加蜜而冥于缶中，故曰冥果。幽菽、冥果取名于幽冥，见其与生菽、生果异也。解诂之妙有如此，谁谓文章不在换字乎？《说文》解“砑”字，云“以石研缯”；解“熨”字，云“以火申缯”。皆形容之妙。砑即碾字。

〔1〕拌：原作“伴”，据文义改。

《**老学庵笔记**》　《北户录》云，广人于山间掘取大蚁卵为酱，名蚁子酱。按：此即《礼》所谓蚳真其反醢。见《内则》郑氏注云：蚳，蚍蜉子也。三代以前固以为食矣，然则汉人以蛙祭宗庙，何足怪哉！

《**五杂俎**》　《礼》有醢酱、卵读为鲲。鲲，鱼子酱、芥酱、豆酱，用之各有所宜，故圣人不得其酱不食。今江南尚有豆酱，北地则但熟面为之而已。又桓谭《新论》有脡酱脡，音膻，生肉酱也，汉武帝有鱼肠酱，南越有蒟酱，晋武帝《与山涛书》致鱼酱，枚乘《七发》有芍药之酱，宋孝武诗有匏酱。又《汉武内传》有连珠云酱、玉津金酱，《神仙食经》有十二香酱。今闽中有蛎酱、鲎酱、蛤蜊酱、虾酱，岭南有蚁酱。则凡聂而切之腌藏者，概谓之酱矣。

《**隽言**》　《西南夷传》“粤食蒙蜀枸酱”。晋灼曰：枸，音矩。刘德曰：枸树如桑，其椹长二三寸，味酢。取其实，以为酱美，蜀人以为珍味也。师古曰：刘说非也。子形如桑椹，缘木而生，非树也。子又不长，一二寸，味犹辛，不鲜。

《**鼠璞**》　西汉《食货志》猗顿用盬盐起。今按：此文见《史记》。《汉书·货殖传》中曰：食货志者，谬也。注：盬，盐池也。于盬造盐，故曰盬盐。盬，音古。予观《采薇》注：王事靡盬盐不坚固也。颉羽注：盐不攻致。《周礼》“盐人共其苦盐”。杜子春读苦为盐，谓出盐直用不练[1]今按《周礼》郑注本作“湅”，音练。《史记索隐》乃作“练”耳治。以《诗》观之，则盬为不攻致及不练治；以《食货志》注观之，则盬乃盐池，二说似异。顾有孝曰：按《周礼》贾公彦疏云，苦当为盬。盬谓出于盐池，今之颗盐是也。又云，杜子春读苦为盐者，盐咸非苦，故破苦为盬，见今海旁出盐之处谓之盬。云直用不湅治者，对下经鬻盬，是湅治者也，与《汉书》师古注原属同解，今云二说似异者，谬也。鬻，音煮。然海盐练治后成其为盐，难坏。池盐出水即成其为盐，易坏。其理一也。

《**秕言**》　五代晋天福二年，于阗国献红盐。范景仁《东斋记》“江南有红盐，橄榄树高数丈，以红盐涂树，子自落”，故诗云“纷纷青子落红盐”。《广志》：山丹卫北五百里有红盐池，产红盐。

《**桐新**》　《北户录》载恩州有盐场出红盐，色如绛。验之，即由煎时染成，差可爱也。郑公虔云：张掖池中出桃花盐，色如桃花，随月盈缩。今宁夏近凉州地盐井所出，亦谓之红盐，道家名绛盐。按：盐有五色。安息国中出五色盐，赤其一也。《南史》载：魏主遣送九种盐，五种能疗病，四种不中食，则赤盐在内。乃知虏中但重水晶而不重桃花，无怪其不知用矣。又，凉州《异物志》有戎盐，《赞》云：盐山二岳，两色为质。赤者如丹，黑者如漆。小大从意，镂之为物，作兽辟恶，佩之为吉。则《左传》刻盐形虎之说，信有自欤？盐字象器中煎卤之形，其煮盐器，汉人呼之为牢盆。

《**纬略**》　李白诗“客到但知留一醉，盘中只有水晶盐”。金楼子曰：胡中有盐莹澈如水晶[2]，谓之玉华盐。

《**珍玩考**》　盐，《说文》咸也。王奭诏云：盐，食肴之将。黄帝臣夙少，初作

[1] 练：及比后“湅”字，据今义，当为“炼”。因此处本为文字辨析，故保留原字而不改。
[2] 晶：原作“精”，据文义改。

煮海盐。古者不炼治之盐，曰苦盐；祭祀用之炼治者，曰散盐。盖盐策之利，兴于管子；盐铁之制，备于孔仅。盐政四，一曰散盐，煮海成之；二曰监盐，引池化之；三曰形盐，掘地出之；四曰饴盐，于戎取之。今淮浙最盛，海滨地曰盐场，籍曰灶户，民曰卤丁。煮盘或铁、或竹。有沙泥烧盐，有草灰烧盐。所产甚广，河东有盐池，苏恭云：解人取盐于池，傍耕地沃以池水。每盐南风急，则宿昔成盐满畦，彼人谓之种盐。川贵有盐井，沙漠有盐泽。女直麻布盐生木枝上，亦有盐海。阶州出一种石盐，生山石中，不由煎炼自然成，盐色甚明莹，彼人甚贵之，云即光明盐也。真腊山间有石味胜于盐，可琢成器。忽鲁谟斯山连五色，皆是盐也。凿之旋音贱为盘碟碗器之类，食物就用，而不加盐矣。岑楼慎氏曰：《两山墨谈》所载，非异而异，盖不博也。浙中皆白盐，张融《海赋》"漉沙构白，熬波出素"是也。福州有红盐，郭璞《盐赋》"烂然若盐"是也。朐音蠢[1]朐县盐井盐方寸，中央隆起，曰伞子盐，见《酉阳杂俎》。又陆盐，昆吾周十里余无水，自生末盐。月满如积雪，味甘；月亏则如薄霜，味苦。月尽全无。岑楼慎氏曰：《太平广记》杰公所论"南烧羊" "北烧羊"之盐，疑即此也。白盐、厓盐如水晶，名水晶盐，又名君王盐。今环庆盐池所产，块然如投子，莹然精白明洁，李太白诗"盘中惟有水晶盐"是也。车师盐，白者如玉，赤者如朱。高昌赤盐。广东皆黑盐，《汉书》"天竺国黑盐"是也。又有黄盐、紫盐，即戎盐也。《后汉》曰"别御盐"者，紫色盐也。甘肃一路有青盐池、黄盐池、红盐池。贵州镇远民以蕨灰为盐。时俗味苦者曰苦盐，甜者曰饴盐。东方曰斥，西方曰卤。河东曰盐，河内曰咸，亦曰鹾。今江干近海人称沙卤之地，当曰沙㡿音赤，盐也。㡿，东方咸地。卤，西方盐地。《史记》：东方食盐㡿，西方食盐卤。故《说文》曰：东方谓之㡿，西方谓之卤。又天生曰卤，人生曰盐。《释名》：地不生物曰卤，故沙卤谓之席薄之地。今亦通称斥卤也。又按：盐麸子曰叛奴盐，蜀人曰酸桶，吴人曰乌盐。其实采熟为穗，着粒如小豆。其上有盐如雪，可以调羹。戎人亦用此，谓之木盐，故有叛奴盐之名。见《通志·草木略》。

《演繁露》 《唐会要·祥瑞门》：武德七年，长安古城盐渠水生盐，色红白而味甘，状如方印。按：今盐已成卤水者，暴烈日中数日，即成方印。洁白可爱，初小渐大，或十数印，累匕相连。则知广瑞所传非为虚也。

《辨物志》 《食货考》，有末盐、颗盐之异。何居曰：末盐，人力之所致，取海水、井水，用煎熬之法，烹炼而成，故其盐常细碎为末。颗盐，出于解池，大抵如耕种法，三月一日垦畦，四月始种，决水灌之。俟南风起，此盐遂熟，风一夜起，水一夜结成盐，故盐多块，实而为颗。

《辨物志》 《本草经》云：大盐名戎盐，主明目去病。《通考》曰：戎盐并不中食。若是，则后魏太宗赐崔浩水精戎盐一两，又何物耶？考胡中有盐，莹彻如水晶，名玉华盐，以供王厨。意太宗赐浩者，即王厨之余。而《本草》谓明目去病者，或胡盐耶？魏太武征彭城，遣送九种盐，内胡盐实治目病。胡、戎同义，则戎盐为胡盐无疑。

《真珠船》 李白诗"客到但知留一醉，盘中只有水晶盐"。按：《梁天监》

〔1〕音蠢：二字为当"朐"字注音，原误在"朐"字后，据文义乙转。

中，天竺王屈多献方物，云其国恒水甘美，下有真盐，色正白如水晶。金楼子云：胡中有盐，莹如水晶，谓之玉华盐。《酉阳杂俎》云：白盐崖有盐如水晶，名为君王盐。段公路《北户录》云：盐有如水精状者。《一统志》：撒马儿罕土产水晶盐，坚明如水晶，琢为盘，以水湿之，可和肉食。然则只以此味按酒，亦自不俭。

《謍許》 唐以前言餹[1]，乃是糟耳，故字从食，或从米，所谓唐人喜甜酒，正不远于糖也。蔗霜，宋始大着。

《学斋佔毕》 《老学庵笔记》其中一条云，闻人茂德博学士也。言沙糖中国本无，唐太宗时外国贡至。问其使人此何物，云以甘蔗汁煎。用其法煎成，与外国者等，自此中国方有沙糖。凡唐以前书传及糖者，皆糟耳，是未之深考也。按：宋玉《大招》已有柘浆字。前汉《郊祀歌》“柘浆析朝酲”，注：谓取甘蔗汁以为饴也。又，孙亮取交州所献甘蔗饧。而二《礼》注“饴”字，俱云煎米蘖也，一名饧。则是煎蔗为糖，已见于汉时甚明。而《说文》及《集韵》并以糖为蔗饴，曰饴，曰饧，皆是坚凝可含之物，非糟之谓。其曰糟字，止训酒粕，不以训糖。

《容斋随笔》 糖霜之名，唐以前无所见，自古食蔗者，始为蔗浆。宋玉《招魂》所谓“胹鳖炰羔有柘浆”是也，其后为蔗饧。孙亮使黄门，就中藏吏取交州献甘蔗饧是也，后又为石蜜。《南中八郡志》云：笮甘蔗汁曝成饴，谓之石蜜。本草亦云“炼糖和乳为石蜜”是也，后又为蔗酒。唐赤土国用甘蔗作酒，杂以紫瓜根是也。唐太宗遣使至摩揭陀国，取熬糖法，即诏扬州上诸蔗，榨沈如其剂，色味逾[2]于西域远甚。然只是今之沙糖，蔗之技尽于此，不言作霜。然则糖霜非古也，历世诗人模奇写异，亦无一章一句言之，唯东坡公过金山寺，作诗送遂宁僧图宝云：涪音浮江与中泠，共此一味水。冰盘荐琥珀，何似糖霜美。黄鲁直在戎州作颂答梓州雍熙长老，寄糖霜云：远寄蔗霜知有味，胜于崔子水晶盐，正宗扫地从谁说，我舌犹能及鼻尖。则遂宁糖霜见于文字者，实始二公。甘蔗所在皆植，独福唐、四明、番禺、广汉、遂宁有糖冰，而遂宁为冠。四郡所产甚微，而颗碎色浅味薄，才比遂之最下者，亦皆起于近世。唐大历中有邹和尚者，始来小溪之伞山，教民黄氏以造糖霜之法。伞山在县北二十里，山前后为庶田者十之四，糖霜户十之三。蔗有四色，曰杜蔗；曰西蔗；曰艻音勒蔗，本草所谓荻蔗也；曰红蔗，《本草》“昆仑蔗”也红蔗，止堪生啖。艻蔗可作沙糖，西蔗可作霜，色浅，土人不甚贵。杜蔗紫嫩，味极厚，专用作霜。凡蔗，最困地力，今年为蔗田者，明年改种五谷以息之。霜户器用，曰蔗削，曰蔗镰，曰蔗凳，曰蔗碾，曰榨斗，曰榨床，曰漆瓮，各有制度。凡霜，一瓮中，品色亦自不同。堆叠如假山者为上，团枝次之，瓮鉴次之，小颗块次之，沙脚为下。紫为上，深琥珀次之，浅黄又次之，浅白为下。宣和初，王黼创应奉司，遂宁常贡，外岁别进数千斤。是时所产益奇，墙壁或方寸，应奉司罢，乃不再见。当时因之大扰，败本业者居半，久而未复。遂宁王灼作《糖霜谱》七篇，且载其说，予采取之，以广闻见。

《能改斋漫录》 近世造糖之精者，谓之狮子乳糖，亦有所本耳。按：《后

〔1〕餹：同“糖”，此为字解，故保留原字。
〔2〕逾：原作“愈”，据文义改。

汉·显宗纪》注云，以糖作狻猊形，号猊糖。

《**演繁露**》　《太平御览·异物志》曰，交趾甘滋，大者数寸，煎之凝如冰，破如搏棋，谓之石蜜。《凉州异物志》曰：石蜜之滋，甜于浮萍，非石之类，假石之名，实出甘柘，变而凝轻。注云：甘柘似竹，煮而曝之，则凝如石而甚轻。又，魏文帝诏曰：南方龙眼、荔枝，宁比西国蒲萄、石蜜。合此数说观之，既曰柘浆所凝，其状如冰，而名又为石，则今之糖霜是矣。又有崖蜜者，蜂之酿蜜，即峻崖悬置其窠，使人不可攀取也。而人之用智者，伺其窠蜜成熟，用长竿系木桶，度可相及，则以竿刺窠，窠破蜜注桶中，是名崖蜜也。

《**宛委余编**》　石蜜，非蜜也。本草云：石饴也，生武都。此品今不见，今所谓石蜜者，糖精也。按：《唐书》番胡国出石蜜，中国贵之。上得其法，令扬州煎诸蔗之汁造焉，色味逾于西域。《异物志》云：交趾之单〔1〕滋大者数寸，煎之凝如冰，破如搏棋。《凉州异物志》曰：石蜜之滋，甜于浮萍，非石之类，假石之名，实出甘柘，变而逾轻。注：煮而曝之，则凝如石而甚轻。可考见矣。

《**名义考**》　杜诗“崖蜜亦易求”，注以为樱桃。《南中八郡志》“榨甘蔗汁，曝成饮，谓之石蜜”。《诗》注：枳枸树高大似白杨，有子着枝端，如指长数寸。啖之甘美如饴，八月熟，亦名木蜜。《孔氏六帖》：蜀中有竹，蜜蜂好于野竹上结窠。窠与蜜并绀色，甘倍于常蜜。《一统志》：安南有波罗蜜，大如冬瓜，皮有软刺，五六月熟，味最甜香，食能饱人。

《**说略**》　油通四方，可食与燃者，惟胡麻为上，俗呼脂麻。言其性有八拗，谓雨旸时薄收，大旱方大熟。开花向下，结子向上。炒焦压榨，方得生油。膏车则滑，钻针乃涩也。而河东食大麻油气臭，与荏子皆堪作雨衣。陕西又食杏仁、红蓝花子、蔓青子油，亦以作灯。祖珽以蔓青子熏目，致失明，今不闻为患。山东亦以苍耳子作油，此当治风有益。江湖少胡麻，多以桐油为灯，但烟浓污物，画象之类尤畏之。沾衣不可洗，以冬瓜涤之乃可去。色青而味甘，误食之令人吐利。饮酒或茶皆能荡涤，盖南方酒中多用灰尔。尝有妇人误以膏发，黏滞，百治不能解，竟髡去之。又有旁毗子油，其根即乌药。村落人家以作膏火，其烟尤臭。乌柏子如脂，可灌烛。广南皆用，处、婺州亦有。颍州亦食鱼油，颇腥，气宣和中。京西大歉，人相食，炼脑为油以食，贩于四方，莫能辨也。

《**留青日札**》　醋，酽也，本作酢。《礼记》：浆注酢截也，酪注亦酢截也。今用米或粞造，如造酒法，而抐成酸香味也。上者色红，名珠儿滴醋。次者色黄，下者色白。有腊醋，有桃花醋，即唐人之桃花醋。有六月六醋，有白酒醋。小民亦不多造。谚云：若要富，卖酒醋。盖二物甚有利也。

〔1〕单：据上文，当为“甘”之误。

艺林汇考饮食篇卷三

吴江　沈自南　留侯　辑

粉饎类

《丹铅录》　《左传》“粢食不凿”，字当作糳，精细米也。《诗·召旻》“彼疏斯粺”，郑玄曰：疏，粗粝米。米之率，粝十，粺九，糳八，侍御七。又《九章算法》云：粟五十，为粝三十，粺二十七，糳二十四，御二十一，皆三之一也。或曰：粟一石，为粝米六斗，舂一斗，为粺九升。又，为凿[1]则八升，米之细者乃穷于御，通于糳。杨桓《六书统》曰：凿米五升，舂为四升曰毇虎委切，为五减而四也，古篆作“𣊫”，象四⊙以见意，小篆作“𤳳”。毇米减而三曰晶，古篆作“⁂”，象三⊙以见意。粝而糳，糳而毇，毇而晶，细之极也。魏校《六书精蕴》曰：精粹，字皆从米。精者何也？米之脱。粟也，色微黄赤，人皆知其粗也。糠去而白，毇矣。未也，糳矣。未也，舂而近心矣。色微若青，此生意所函也。粹者何也？始而砻米壳也，中而舂米去膜也，卒而琠音展，多任务也米去翳也，乃后莹。然玉粒，万粒与一粒同，虽欲去之，不可得而去矣。学问之极功犹是。《易》曰：纯粹，精也，其是之谓夫慎。按：《说文》一斛粟舂为九斗，张晏曰七斗，《九章算术》曰六斗。古者，斛受十斗，一石粟无九斗之理，当以《九章算术》为是。又按：《纬书》引孔子之言曰，七变八臼米出甲，谓硙音位之为粝米也，舂之则粺米也，㫰当作晐，音伐，舂米也之则糳米也，䊵音普各切，齐谓舂为䊵之则毇米也。又簸择之，瞊䁐音荡𨗿之，则为晶米。即《九章》所谓“侍御”。米之细者穷于御，言其可御于君也。以字言之，则臬字从臼从米，即古文“毇”字。后人加殳，复且赘矣。丵入臼，即古文凿字。丵，士角切，音与龊同，插简于地也。舂粟以杵，亦象插简于地之形，故《说文》云“凿”字从毇，省则凿，加“米”已赘，又加“殳”于傍，益赘矣。《皇象章草》止用凿，而汉碑隶字变作“𨗿”，可证之。古字之始，因附着之。

《丹铅录》　儒书以精凿喻学，精凿皆言米也。谷一石得米六斗为粝，一石五斗为毇，得四斗为凿，得三斗为精。精之为字，从米为义，从青为声。古文作晶，象三米之形，尤见意义。佛书以醍醐之教喻于佛性，从乳出酪，从酪出酥，从生酥出熟

[1] 凿：当为“糳”之误。

酥，从熟酥出醍醐也。按：凿字宜作糳。

《**留青日札**》 郑玄云，米之率，粝十，粺九，凿八。《汉书》曰：粝，粱之食。粺，榖也，精米也。粟一石，舂米一斗四升。凿，鲜明貌。《左传》“粢食不凿”是也，即所谓粲。

《**余氏辨林**》 食不厌精。注：精，凿也。《左传》“粢食不凿”。按：《说文》云，粝米一斛，舂为九斗，曰凿。一斛者，一石也。择一石而为九斗者，精米也。凿，当作糳。及《丹铅录》云：一石得米四斗为糳，三斗为精。则精、糳又自有别。

《**丹铅录**》 《孟子》“饩粥之食”又作饘，《说文》“糜”也。周谓之饘，宋谓之糊。《檀弓》注：厚谓之饘，稀[1]谓之粥也。“鬻”见《说文》。徐邈云：今饘字又作键。《左传》：键于是鬻，于是又作餰。《荀子》：酒醴餰鬻，又作餐。《礼记》：取稻米为酏。注：酏，当读为餈，古文作餈。《集韵》又作“餍、糟、鬻”。酏，原音夷。

《**初学记**》 《广雅》曰：粥糜，饘也。《释名》曰：糜，煮米使糜烂也。粥濯于糜，粥粥然也。《周书》曰：黄帝始烹谷为粥。《风土记》曰：天正日南，黄种践长。是日，始牙动为饘粥以养幼。俗尚以赤豆为糜，所以象色也。《天文要集》曰：玉井主粥厨。《广志》曰：辽东赤梁魏武帝以为御粥。《说文》曰：周谓之饘，宋卫谓之餰。扬雄《方言》：陈楚之内相谒食麦，谓之餥扶味反。《邺中记》曰：并州之俗，以冬至日后百日为介子推，断火冷食三日，作干粥，中国以为寒食。《凉州异物志》曰：高昌僻土有异于华，寒服冷水，暑啜罗阇郡人呼粥。

《**初学记**》 按：叙《春秋运斗枢》曰，粟五变以阳化，生而为苗，秀为禾。三变而粲，谓之粟。四变入臼，米出甲。五变而蒸饭，可食。《周书》曰：黄帝始蒸谷为饭。《礼记》曰：膳，夫掌王之食饮。食，饭也。饮，酒浆也。食用六谷稌黍、稷、粱、麦、苽菰、雕胡，黍、稷、稻、粱、黄粱、稰穛稰，音醑，熟获也。穛，音阻聊反，生获也。《吕氏春秋》曰：饭之美者，玄山之禾，不周之粟，阳山之穄，南海之秬。《阙泽九章》曰：粟饭五十，粝饭七十，稗饭五十，糳饭四十八，御饭四十二。

《**史记考要**》 《项羽纪》“今岁饥民贫，士卒食芋菽”。“芋菽”《汉书》作“半菽”。臣瓒曰：食蔬菜以菽杂拌[2]之。刘孝标《广绝交论》曰：莫肯费其半菽。苏轼诗曰：“愿君五袴手，招此半菽魂”。

《**山家清供**》 青精饭者，以比重谷也。按：本草南烛木，今黑饭草，即青精也。采枝叶捣汁，浸米蒸饭，曝干，坚而碧也，久服益颜延算。《仙方》又有“青石饭”，世未知石为何也。按：本草用青石脂三斤，青粱米一斗，水浸越三日，捣为丸如李大。日服三丸，可不饥，是知石脂也。二法皆有据，杜诗曰“岂无青精饭，令我颜色好”。

《**丹铅录**》 杜诗“岂无青精饭，令我颜色好”。“青精”一名南天烛，又曰“墨饭草”，以其可染黑饭也。道家谓之青精饭，故《仙经》云：服草木之正气，与

〔1〕稀：原作“希”，据文义改。
〔2〕拌：原作“半”，据文义改。

神通食，青烛之精，命不复陨。”谓此也。

《艺林伐山》 贾逵曰：粱米出于蜀汉，香美逾于诸粱，号曰“竹根黄”，粱州之名因此。

《山家清供》 凋菰，叶似芦，其米黑。杜甫故有“波漂菰米沉云黑”之名，今胡穄是也。曝干，砻洗造饭，既香而滑。杜甫又云：滑忆凋菰饭。穄，音察。

《尚书故实》 《晋书》中有饮食名寒具者，亦无注解处。后于《齐民要术》并《食经》中检[1]得，是今所谓“环饼”。桓玄尝盛具法书名画请客，有食寒具不濯手，而执书画，因有涴，玄不怿，自是会客不设寒具。

《五总志》 干宝《周礼》注，司徒仪日祭，用䕭䅹。晋制呼为撮“撮”字疑是“环”字饼，又曰寒具，今曰馓子。桓玄蓄法书名画，一日，方食寒具，有客不复拭手，辄多染污。坡题古画云：上有桓玄寒具油。䕭，音连；䅹，音楼。

《山家清供》 晋，桓玄不设寒具，此必用油蜜煎者，《要术》并《食经》皆只曰环饼，世疑馓子也，巧夕馂蜜食也。杜甫十月一日乃有粔籹，作人情之名。《广记》则载寒食事。总三者俱可疑，乃考朱氏注《楚词》：“粔籹，蜜饵，有餦餭”。此谓以米面煎熬作之，寒具是也。以是知《楚词》一句自是三品：粔籹，乃蜜面之干也，十月间炉饼也；蜜饵，乃蜜面少间者，乃蜜食也；餦餭，乃寒食寒具无可疑者。闽人会姻名煎铺，以糯粉和面，油煎，沃以糖，食之不濯手，则能污物，且可留月余，宜禁烟用也。和靖先生《山中寒食诗》云：方塘波绿杜蘅青，布谷提壶似足听。有客初尝寒具罢，据梧痛饮散幽襟。信乎！此为寒餐具矣。粔籹，音巨汝；餦餭，音张皇。

《丹铅录》 桓玄不设寒具，《齐民要术》并《食经》皆云“环饼”，世疑馓子也。刘禹锡《寒具诗》：“纤手搓来玉数寻，碧油轻蘸嫩黄深，夜来春睡浓于酒，压扁佳人缠臂金。”盖以寒具为馓子也。宋人小说，以寒具为寒食之具，糯粉和面，油煎，沃以糖，食之不濯手则能污物，可留月余，宜禁烟用也。则寒具又非馓子，存以俟博古者。

《五杂组》 刘禹锡《寒具诗》云云，则为今之馓子明矣。宋人因林和靖诗有寒具，遂解以为寒食之具。安知和靖是日不尝馓子耶？《说略》：禹锡盖以捻头为寒具。

《丹铅录》 《楚词》“粔籹、蜜饵有餦餭”。王逸注：餦餭，饧也。以蜜和米面，熬煎作粔籹，捣黍作饵。又有，美饧众味甘具也。朱子注云：以米面煎熬作之，寒具也。可《山家清[2]供》洪曰：《楚辞》此句自是三品：粔籹，乃蜜面之干者，十月间炉饼也，蜜饵，乃蜜面少润者，七夕蜜食也；餦餭，乃寒食寒具也。

《丹铅录》 《玉烛宝典》云，洛阳人家正旦造丝鸡、蜡燕、粉荔枝。故宋人贺正启有“瑞霙饯腊，粉荔迎年”之句。

《丹铅录》 《楚辞》精琼靡以为粮。注：靡，屑也。今之米糊羹。玉饵，出《梁元帝杂纂》，今之饵块也。

〔1〕检：原作“捡”，据文义改。

〔2〕清：原作“林”，据文义改。参见本丛书林洪《山家清供》。

《丹铅录》 《艺文类聚》“束皙《饼赋》有牢九之目”，盖餐具名也。东坡诗以“牢九具”对“真一酒”，诚工矣，然不知为何物。后见《酉阳杂俎》引伊尹书有“笼上牢九汤”，中牢九“九”字，诗人贪奇趁韵，而不知其误，虽东坡亦不能免也。牢九，今汤饼也。

《丹铅录》 《周礼》麷芳弓芳勇郎，第三音蕡见《周礼》笾人，《仪礼》有司彻，《仪礼》注作逢蕡。今按：《周礼》注云，蕡枲，实也。熬麦曰麷，麻曰蕡。《疏》云蕡是麻之子实也。《仪礼》注云，麷，熬麦也。蕡，熬枲实也。《疏》云，按《丧服传》云，苴者，麻之有蕡者也。牡麻者，枲麻也。若然枲麻无实。郑云，蕡枲，实者，举其类耳。其实枲是雄麻，无实。逢蕡之文注，疏俱未之有也。按：郑康成云，河间以北煮穜麦卖之，名曰逢，用修或引此而误作《仪礼》注耳。熬麦曰麷，熬麻蕡。麷，今之麦芽糖；蕡，今之麻糖也。

《名义考》 《周礼》“羞笾之实有糗尺救切饵、粉餈”。《内则》注：捣熬谷以为糗饵，与餈同。又，糗，捣粉熬大豆为之。又曰：合蒸曰饵，粉之曰餈。又曰：粉稻米饼之曰餈。又曰：粉米蒸屑，皆饵也。训皆未辨。按：《说文》，糗，熬米麦也。徐曰：𤎩，干米麦也。一曰：麨，糗也。《说文》：“饵，先屑米为粉，然后溲之为饼也”。粉以豆，为粉糁餈上也。餈，炊米烂乃捣之，不为粉也。诸家之说莫精于《说文》。𤎩、麨，俱音炒，义同。溲，音蓃。

《留青日札》 今市肆标曰重罗白面。汉束皙赋曰：重罗之面，尘飞雪白，又名玉尘。橘中叟曰：君输我瀛洲玉尘九斤。

《丹铅录》 女曲，小曲也。茧糖，窠丝糖也。石蜜，糖霜也。自然谷元作糵非，禹余粮也。俱见《齐民要术》。

《余氏辨林》 《鼎卦爻辞》覆公餗，“餗”不解其何物。考房审权注云：餗者，鼎实之糁食，庖珍之蒸蔬也。

《野客丛书》 沈存中《笔谈》曰：唐士人专以小诗著名，而读书灭裂，如乐天题《坐隅诗》“俱化为饿殍”，作“夫”字押；杜牧之《杜秋娘诗》“厌饫不能饴”，饴乃饧，非饮食也。仆观晋王荟以私粟作粥饴饥者。郗鉴甚穷，乡人共饴之。饴字岂不作饮食用？然考晋音乃音嗣，非贻字也。仆谓牧之用作贻字，必别有所据。又观《后汉·许杨传》举谣歌曰：饴我大豆享芋魁。饴字无音，乃知牧之用字有所祖也。饿殍之“殍”作夫字用。按：《唐韵》“殍”字韵收，抚俱切，又平表切，皆言饿死也。是则“殍”字有二音，乐天所押，盖从《唐韵》之平声者。二字皆有所据，存中自不深考，安可以“读书灭裂”非之？扬雄箴曰：野有饿殍。

《懒真子》 唐人欲作寒食诗，欲押“饧”字，以无出处，遂不用。殊不知出于《六经》及《楚词》也。《周礼·小师》掌教箫注云：箫编小竹管，如今卖饴饧，所吹者《招魂》，曰：粔巨籹、蜜饵有伥餭。些注云：伥餭，饧也。但战国时谓之伥餭，至后汉时亦谓之饧耳。

《野客丛书》 刘禹锡尝曰：凡诗用僻字，须有来处。宋考功诗云“马上逢寒食，春来不见饧”，疑此字僻。因读毛诗有瞽注，乃知《六经》中惟此饧字。仆观扬雄《方言》有此一字，又观《樊儵传》三岁献甘醪膏饧，知汉人尝有此语。又考《周礼·小师》掌教箫注亦有饧字。禹锡所言是未深考。因观唐人诗集，有曰“马上逢寒食，途中属暮春。可怜江浦望，不见洛桥人”。此宋考功《途中寒食》诗也。有曰：“岭表逢寒食，春来不见饧，洛中新甲子，何日是清明。”此沈佺期诗也。禹锡举考功“马上逢寒食”之名，而缀以佺期“春来不见饧”之句，是又误以二诗为一诗也。

《演繁露》 饧徐盈反，饴与之反一也。《楚辞》曰：粔籹、蜜饵有怅音张餭音皇。按：饧饴、怅餭，皆一物也，而小有异。《说文》曰：饴，米蘖煎也。饧，和馓也。《释名》曰：饧饼也，煮米消烂洋洋然也。饴，小弱于饧，形怡怡然也。《方言》曰：饧，谓之怅餭。注云：即干饴也。饴谓之该，饧谓之糖。凡饴谓之饧，自关而东通语也，今人名为白糖者是也，以其杂米蘖为之也。饴即饧之融液，而可以入之食饮中者也。后汉明德马后谓“含饴弄孙”者是也，唐世所食饧粥是其类也。张衡《七辨》曰：沙饴、石蜜远国贡储，即今沙糖也。唐玄奘《西域记》以西域石蜜来询，知其法用蔗汁蒸造。太宗令人制之，味色皆踰其初，即中国有沙糖之始耶。然《唐史》已载：糖蟹，曰蟹之将糖，躁扰弥甚，岂其以白糖腌[1]之耶？按：古《乐府》有“酒无沙糖味”句，沙糖二字不始于唐也。

《野客丛书》 宋景文公曰：梦得尝作九日诗，欲用糕字，思《六经》中无此字，遂止。故景文九日诗曰：刘郎不敢题糕字，虚负诗中一世豪。仆读《周礼疏》“羞笾之实，糗饵粉餈”，郑笺：今之餈餻。今按：此贾公彦疏，非郑注也。安谓《六经》中无此字邪？又观扬雄《方言》，亦有此字。《苕溪渔隐》谓：古人《九日诗》未有用糕字，惟崔德符和吕居仁一诗有“买糕沽酒”之语，岂古人诗未用耶？

《鹤林玉露》 刘禹锡欲用糕字，以其不经见。然白乐天诗云：“移坐就菊丛，糕酒前罗列”，则固已用之矣。刘白倡和之时，不知曾谈及此否？

《野客丛书》 黄縻《隐居诗话》曰：杜牧之诗，有趁韵而撰造非事实者，如“珊瑚破高齐，作婢舂黄縻”是也。李询得珊瑚，其母令衣青衣而舂，无縻字。仆谓，既言衣青衣而舂，添一字何害？但縻自是粥，作米、粱字用，恐有所未安耳。“舂黄縻”之语，牧盖祖《后汉志》“慊慊舂黄粱”之意，不知縻岂可以言粱耶？

《游宦纪闻》 云林先生黄长睿云，馒头当用㬈字。见束皙《饼赋》“兴元关表，诸群食肆所货姜豉”，用“僵”字最为有理。

《老学庵笔记》 杨朴《处士诗》云“数个胡皴彻骨干，一壶村酒胶去声牙酸”，《南楚新闻》亦云“一碟毡根数十皴，盘中犹自有红鳞”。不知“皴”何物，疑是饼饵之属。

《墨庄漫录》 东坡为翰苑，元祐三年，供端午帖子有云，上林珍木暗池台，蜀产吴苞万里来。不独盘中见卢橘，时于粽里得杨梅。每疑“粽里杨梅”之句。《玉台新咏》徐君蒨《共内人夜坐守岁诗》：“酒中喜桃子，粽里觅杨梅”。今人未见以杨梅为粽。徐公乃《守岁诗》，杨梅夏熟，岁暮安有此果？岂昔人以干实为之耶？东坡以角黍为午日之馔，故借言之耳。

《归田录》 京师食店卖酸醸者，皆大书牌榜于通衢，而俚俗昧于字法，转酸

〔1〕腌：原作“淹”，据文义改。后同不注。

从食，餜从臽。有滑稽子谓人曰：彼家所卖馂馅音俊陷，不知为何物也。饮食四方异宜，而名号亦随时俗言语不同，或传者失其本。“汤饼”唐人谓之“不托”，今俗谓之“馎饦”矣。晋束皙《饼赋》有“馒头、薄持、起溲、牢九”之号，惟馒头至今名存，而起溲、牢九，皆莫晓为何物。薄持，荀氏又谓之“薄夜”，亦莫知何物也。

《倦游杂录》 今人呼煮面为“汤饼”，唐人呼馒头为“笼饼”，岂非水沦而食者皆可呼汤饼，笼蒸而食者皆可呼笼饼？市井有粥胡饼者，不晓名之所谓，得非熟于炉而食者，呼为炉饼宜矣。

《资暇录》 毕罗者，蕃中毕氏罗氏好食此味，今字从食非也。馄饨以其象浑沌之形，不正书混沌，从食可矣。至如不托，言旧未有刀机之时，皆掌托烹之。刀机既有，乃云“不托”。今俗字有“馎饦”，乖之且甚，此类颇多，推理证排可也。元和中有奸僧鉴虚，以羊之大府特造一味，传之于今。时人不得其名，遂以其号目之曰“鉴虚”。今往往俗字又加食旁，率多此类也。

《丹铅录》 朱文公《刈麦诗》“霞觞幸自夸真一，垂钵何须问毕罗”。《集韵》：“毕罗，修食也”。按：《小说》唐宰相有樱笋厨，食之精者，樱桃饆饠。今北人呼为“波波’,南人讹为”磨磨”。《胡氏笔丛》“毕罗”注云：修食，当作活字。元人《琵琶记》以秕糠、饆饠充饥，其义可参。唐世樱桃饆饠是备，此二字为食物名，非本旨也。今北人所谓“波波”乃面为之者，南人罕能修治。文公时，南北绝不通焉，可据为是物也。《酉阳杂俎》：衣冠食之精者，萧家馄饨、庾家粽子、韩约樱桃饆饠，不云宰相樱笋厨也。今《杂俎》刻多误，《韵语阳秋》十九卷引之，可证。

《演繁露》 汤饼，一名馎饦，亦名不托。李正文刊误曰：旧未就刀钻时，皆掌托烹之。刀钻既具，乃云不托，言不以掌托也。俗传馎饦，字非。予始读此，未审其言信否，及见束皙《饼赋》，知其有本也。皙曰：仲春之月，天子食麦，而朝事之笾，煮麦为面。《内则》诸馔不说饼。然则虽云食麦而未有饼，饼之作也其来久矣。又曰：三冬冽寒，涕冻鼻中，霜成口外，充虚解战，则汤饼为最。而其形容制造之意，则曰：火盛汤涌，猛气蒸作。攘衣服，振掌握，搦掖抟面，弥离于指端，手萦回而交错，纷纷驳驳，星分雹落，柔如春绵，白若秋练。则当晋之时，其谓汤饼者，皆手抟而擘置汤中煮之，未用刀几也。又宗懔《荆楚岁时记》六月伏日作汤饼，名辟恶饼。庾阐赋之曰：当用轻羽，拂取飞面，刚软适中，然后水引，细如委延，白如秋练。则其时之谓汤饼，皆齐高帝所嗜。水引面也。水引，今世犹或呼之，俚俗又遂名为蝴蝶面也。水引、蝴蝶皆临鼎手托为之，特精粗不同耳。不知何世改用刀几，而名不托耳。若参束宗所赋，则李正文所纪信而有证也。馎饦，恐古无此字，殆后人因不托声称之而食其旁，与欧公“馂，音俊”“馅，音叨”之谑同一关捩也。

《猗觉寮杂记》 北人食面名馎饦，扬雄《方言》“饼”谓之“饦”。《齐民要术》：青面、麦面堪作饭及饼饦，甚美，磨尽无麸。则饦之名已见于汉魏。《五代史·李茂贞传》：朕与宫人一日食粥，一日食不托。不托，俗语。当以《方言》为正，作馎饦字。

《鼠璞》 《续释常谈》引《资暇录》云，馄饨以象浑沌不正，书混沌，从食。不载故事。《事物纪原》并无此名件。《唐逸史》载：李宗回客，知人饮馔，将同谒华阴令。客曰：与公吃五般馄饨。及见，果然。《酉阳杂俎》云：今衣冠家有萧家馄饨，漉去汤肥，可以瀹茗。是旧有此名。《本草》载艾叶疗一切鬼气，炒，作馄饨，吞三五枚，以饭压之。取混沌之义，信矣。俱从食边，何耶？

《演繁露》 世言馄饨是虏中混氏、沌氏为之。按：《方言》，饼，谓之馄[1]徒昆反，或谓之餦音张，或谓之馄音浑，则其来久矣。非出胡虏也。

《七修类稿》 馒头，蛮地以人头祭神。诸葛之征孟获，命以面包肉为人头以祭，谓之蛮头。今讹而为馒头也。古人寒食采桐杨叶染饭青色以祭，资阳气也。今变而为青白团子，乃此义耳。

《因话录》 食品馒头本是蜀馔，世传以为诸葛亮征南时，以肉面像人头而为之，流传作馒字，不知当时音义如何，适以欺瞒同音。孔明与马谡谋征南，有“攻心”“心战”之说，至伐孟获，熟视营障，七纵而七擒之，岂于事物间有欺瞒之举，特世俗释之如此耳。

《丹铅录》 《食经》“五色小饼，作花卉禽兽珍宝形”。按：抑盛之盒中累积，名曰斗钉。今人犹云“钉果盒”“钉春盛”是也。俗书作“斗钉”非也。今作饾饤。

《资暇录》 石鳌《饼本》曰，“嗲饼”，同州人好相嗲，将投公状，必怀此而去，用备狴牢之粮。后增以甘辛，变其名质，以为贡遗矣。

《演繁露》 《释名》曰，饼，并也。溲麦使合并也。饼，汤饼之属，随形而名之。束皙《饼赋》曰：起溲牢九，何曾蒸饼。不折作十字不吃。萧子显《齐书》曰：诏太庙四时祭荐宣皇帝，面起饼。起者，入教面中俗书教为酵，令松松然也。本朝读蒸为炊，以蒸字近仁宗御讳，故也。

《名义考》 凡以面为餐具者，皆谓之饼。以火炕曰炉饼，有巨胜曰胡饼。汉灵帝所嗜者，即今烧饼。以水瀹曰汤饼，亦曰煮饼。束皙云：玄冬为最者，即今切面蒸而食者，曰蒸饼，又曰笼饼。侯思止令缩葱加肉者，即今馒头。绳而食者曰环饼，又曰寒具。桓玄恐污书画，乃不复设，即今馓子。他如不托、起溲、牢九、冷淘等皆饼类。按：崔鸿《前赵录》曰，石季龙讳胡，改胡饼曰麻饼。

《五杂俎》 饼，面餈也。《方言》谓之馄饨，又谓之餦。然馄饨即今馒头耳，非饼也，京师谓之馍馍。胡饼，即麻饼也。石勒讳胡，故改为麻饼。又有蒸饼、豆饼、金饼、索饼、笼饼之异。而唐时有红绫馅饼，惟进士登第日得赐焉。故唐人有“莫嫌老缺残牙齿，曾吃红绫馅饼来”之诗。今京师有酥饼、馅饼二种，皆称珍品，而内用者加以玫瑰、胡桃诸品，尤胜民间所市。又内中所制有琥珀糖，色如琥珀；有倭丝糖，其细如竹丝，而扭成团，食之有焦面气。然其法皆不传于外也。

《余氏辨林》 俗传屈原五月五日投汨罗江，国人每于此日祭之。往往为蛟龙所攫，屈原显灵于长沙欧回。因以练叶裹米，彩丝缚之投江，以二物为蛟龙所惮也。不知古俗五月五日烹龟食粽，盖取阴阳尚包裹未分之象。俗以竞渡为屈原而作，并以角黍亦为屈原而作，盖自续齐谐所载之，谬耳。

《演繁露》 《或论仁人明道不计功》曰，人有能轻抟黍者，不能无意于百金；

〔1〕馄：疑为“饨”之误。

有能轻百金者，不能无意于拱璧。数以“抟黍”问人，人无知者。《吕氏春秋》曰：“以百金与抟黍以示儿子，儿子必取搏黍也；以和氏之璧与百金以示鄙人，鄙人必取百金矣”。论盖取此语以为之据也。《特牲馈食礼》曰：侑食抟黍，授祝以荐之尸也。祢衡在黄，祖坐上。黍臛至，衡先自饱。食毕，抟以戏弄，祖怒其戏谩，此即抟黍也。或以为抟黍，黄鸟也。王介甫诗“萧萧抟黍声中日，漠漠春锄影外天”，说春锄，白鹭也。以鹭对莺也，但不知抟黍之为黄莺何出耳。

《**竹坡诗话**》 东坡在黄州时，尝赴何秀才会，食油果甚酥。因问主人此名为何，主人对以无名。东坡又问为甚酥，坐客皆曰是可以为名矣。又潘长官以东坡不能饮，每为设醴，坡笑曰：此必错着水也。他日忽思油果，作小诗求之，云：“野饮花前百事无，腰间唯系一葫芦。已倾潘子错着水，殑觅君家为甚酥。”

《**留青日札**》 面，小麦末也，今市肆标曰“重罗白面”。束晳赋曰：重罗之面，尘飞雪白，又名玉尘。橘中叟曰：君输我瀛洲玉尘九斤。元尚食局有御麦面，恐即今之番麦也。或以为因其磨制之巧，不沾尘埃而名非也。

《**渔隐丛话**》 今岁时，人家作饧蜜油煎花果之类，盖亦旧矣。粔籹蜜饵，有张馇些。张馇，饧也。言以蜜和米面，煎作粔籹。中书赵舍人云：《方言》饵餻，今饻糕是也。

艺林汇考饮食篇卷四

吴江　沈自南　留侯　辑

笾脍类

《说略》　笾有四，朝事、馈食、加笾、羞笾。豆亦有四：朝事、馈食、加豆、羞豆。今按：《周礼》，四笾之实，笾人掌之；肆豆之实，醢人掌之。笾实之目，十有八，而栗重出。豆实之目，二十有四，而醓醢[1]、鱼醢重出。

朝事笾实，䵄、蕡、白、黑、形盐、膴、鲍、鱼鱐。熬麦曰䵄，麻曰蕡，熬稻米曰白，熬黍米曰黑，盖以麦面、麻子、稻黍末作饼饺。注谓：清朝未食先进寒具，口实也。形盐，《左传》所谓盐虎形。膴，音呼，《说文》云：无骨脂，注谓：牒章涉直辄二反，薄切肉也。生鱼为大脔，疏为鱼腹腴。鲍，部巧切。《韵书》云：饐，鱼也。注谓：楅今按：今注文作楅室中糗干之。按：《疏》云，楅室者，谓楅上为室。字从鱼，盖鱼之糗而干者也。鱐，音搜，鱼之析而干者也。膴以腥荐，鲍、鱐以干荐。楅字，按：《说文》"火焙肉"，恐是。鲍者，火焙而干；鱐者，日曝而干，故均之为干鱼而异名也。膴为鱼腹腴,则膴、鲍、鱼鱐皆鱼也。朝食为米食，寒具、鱼干之属，可夙具者也。今按：贾疏云，王者备物，近者腥之，膴是也。远者干之，鲍及鱐是也。近宜湿，远宜干，非谓可夙具也。

馈食笾实馈食，荐熟也，枣、栗、桃干、藤音老，一音力到反、榛实。注：谓藤为梅，谓榛似栗而小。馈食始备米实也。

加笾，菱、芡音险、栗、脯、修经文无修字。注：菱，芰也。芡，鸡头也。贾疏云：俗有二名，今人或谓之雁头也。或云：四角三角为芰其寄反，两角为芡。郑司农以栗在加笾馈食，重出作菱芡、脯修。薄析曰脯，施姜桂曰修。按：《内饔》贾疏云，修谓加姜桂，煅治之。若不加姜桂，不煅治者，直谓之脯。言修，治脯也。

羞笾，糗饵粉餈。注谓：熬大豆与米曰糗。《说文》"熬米麦"、《通释》"炒干米麦"，要之米、麦、豆皆可为饵者也。粉，注谓豆屑也。米麦豆皆可为粉，但粉以豆为明滑，故专以豆言之。饵与餈名实相近，合蒸曰饵，饼之曰餈。《疏》云：糗与粉为一物。糗者，捣粉熬大豆。饵言糗，餈言粉，互相足也。郑康成云：二物皆

〔1〕醓醢：原作"醢醓"，据文义乙转。

粉。稻米、黍米合以为饵。饵不饼而餈作饼，今之餈糕名出于此。凡今俗下饼饵餈糕，其制多出于古人。其名已载于经典，观于笾实可见也。

朝事豆实，韭、菹、醓一本作盗醢、昌本、麋臡、菁菹、鹿臡、茆菹、麇京反伦臡。菹，庄鱼切，《说文》酢菜也。今俗设菜盘中渍菜，皆菹之遗法。按郑注云：切之四寸为菹。贾《疏》云：菹四寸，无正文。盖以一握为限，一握则四寸也。醓，吐感切，一音昌审反，注谓肉汁，《说文》谓血醢。醢者，《说文》肉酱。臡，音泥，亦醢之异名。注谓有骨曰臡，无骨曰醢。凡作醢及臡者，必先膊干其肉，乃后莝之，杂以粱曲及盐，渍以美酒，置瓶中百日即成。今俗用鲢同鲊酱，皆臡醢之遗法。昌本，昌蒲根也。菁菹，蔓菁菜也。茆北人音柳菹，郑司农读为茅，杜子春读为卯，曰凫葵也。今按：凫葵，系郑康成注文，今系杜子春下，非是。康成疑茆不堪菹，从杜说。按：《鲁颂》“薄采其茆”，《释文》云：即莼菜也。麋、鹿、麇三臡，皆莝骨和肉为百日酱。皆在朝事之豆，亦取晨朝易于夙办。

馈食豆实，惟葵菹在七菹之列，余皆齑醢。葵菹、蠃力禾反醢、脾析、蠯蒲佳、薄鸡二反醢、蜃、蚳音池醢，豚拍、鱼醢。葵为百菜之长，故馈食豆实首葵，而他菹莫配焉。脾析、蜃、豚拍，皆五齑中件目。脾析，牛百叶也，俗呼牛胃为百叶，已见《周礼》注矣。蜃，《说文》大蛤。按月令，雉入大水化为蜃，雀入大水化为蛤。蛤，小蛤。蜃，大蛤也。豚拍之拍，先郑读为膊，言胁也。三者近于臡醢而曰齑。齑者，以百叶诸物细切之，和以醢酱，不待瓶中，百日而成，故别为齑之名。齑从韭，宜用菜。若昌本、深蒲，作齑固宜，百叶、蜃、豚之肉，亦可缕以为齑也。蠃，注谓螔音移蝓由榆二音。按：《方言》，燕赵间以为蜘蛛，《韵书》以为蜗牛。蜘蛛、蜗牛非可食者，疏释引《尔雅》为证。彼《尔雅》乃训诂之儒集，《经》注以为书。或疑《内则》有蜗醢，恐是螔蝓、蜗牛之谓。然《内则》之蜗乃力戈切，《集韵》“古螺字作蜗”，《韵》释云“蚌属也”，非蜗牛之蜗矣。陆佃直谓蜗牛可醢，盖为《礼注》所误尔。蠃螺字亦作蜗，《韵书》以为香螺也。蠯，注谓小郑注：无小字蛤，《韵书》以为蚌狭而长者。蚳。汉儒相传为蚍蜉白子，亦恐不然。蚍蜉未必可食一也，取白子伤生二也。按：《天官》有鳖人，掌取互物祭祀，供蠯、蠃、蚳，以授醢人。则蚳与蠯、蠃，皆当是螺蛤同类，既掌以鳖人之官，可知为水族之产。若以《国语》为证，则《国语》亦但言舍蚳不取，未尝指蚍蜉之子可取而食也。唯《夏小正》于二月言昆小虫抵蚳，其传曰，蚳蚁卵为祭醢。《夏小正》本文无几，其解说处多是汉儒附会，未可尽信。按：《月令》，方春和时，毋杀孩虫胎夭飞鸟，毋麛母卵。岂有二月正春殄蚁穴，以为豆实之奉哉？巷伯成是贝锦注：以贝为馀蚳，只之黄质白文者，或可为鳖人互物之证。蚳或从身，医书云：食之益寿明目，岂必蚁卵而后谓之蚳哉？鳖人春献蜃以为醢，故《小正》以二月抵蚳。此虽流传已久，而必当改正者。《小正》以蜃为蒲芦，朱子以为其书不足信，愚于蚳为蚁卵，亦不敢以为信。唯鱼醢用鱼，可免注者妄言矣。

加豆之实，芹音勤，徐音谨。《说文》作近菹、兔醢、深蒲郑师仲云：蒲蒻入水深，故曰深蒲、醓醢、落按经文作箈，《尔雅》作篡，同菹、雁醢、笋菹、鱼醢。芹，楚葵，水菜，类蒿。深蒲，或云桑耳，或云蒲，始生水中。韩奕诗云："其蔌维何，维笋及蒲"，知蒲可为蔌，不必曰桑耳也。箈有苔、迨二音北人音秃改反，又文之反。郑注云：水中鱼衣即苔也。今海乡之人干苔以为菹，或疑箈字从竹，为箈，箭萌。笋，竹萌，不思箭萌亦笋尔。即有笋菹，安用箭萌。籀文[1]竹草相似，其为苔菹，何惑焉。今按：水中鱼衣者，郑师仲之说也。箭萌者，郑康成之说也。贾疏云：箭萌，一名筱者也。竹萌，一名簜者也。萌，皆谓新生者也。见今皆为菹，则欲易《经文》箈字为箈字，非是。兔醢用兔；雁醢用雁；鱼醢用鱼，如上文。

羞豆之实，酏食、糁食。酏，音移。郑司农云：以酒酏为饼。疏云：若今起胶饼。康成曰馀，贾氏曰粥。《礼记》有稻酏、黍酏。《周礼》亟称于酏。酒正之五饮，浆人之六饮皆用酏也。糁食，郑司农云：菜稣蒸。康成曰：取牛、羊、豕之肉，三如一，小切之，米二肉一，合煎为饵。《鼎卦》公悚之注云：糁谓之悚，震为竹，竹萌曰笋。笋者，悚之为菜也。则糁食未尝不用笋菹之笋也。糁食、酏食在七菹之外，岂惟竹萌唯所用之？

豆实有五齐、七醢、七菹、三臡、二食。五齐之齐，注作齑：昌本、深蒲、脾析、蜃、豚拍。七醢：醓、鱼、兔、雁、蠯、蠃、蚳。七菹：韭、菁、茅、葵、芹、苔、笋。三臡，麋、鹿、麇。今孔子庙丁祀，菹醢多不如法，不考《周礼》故尔。广中蚁子白而大，腌之实可为酱，与鱼子酱正同。此亦是虾子酱、桂蠹之属也。耳目所不及，遂疑古人之言可笑也。

《丹铅录》 《周礼》，腊人掌干肉、脯腊、膴胖郑师仲音判，杜子春音版之事。脯之为言晡也，晡时而成也；腊之为言夕也，经夕而成也。《周易》："噬嗑有干肉"之文，古注云：干曝而夕干。又曰：晞于阳而炀于日，曰干。非如今人之腊肉，经腊而成也。《论语》：祭肉不过三日又服食，家陈臭腌藏皆禁不食。则古人脯腊之制，亦养生之法也。脯，薄切，今之羓也。腊之为言夕也，朝曝而夕干。膴，无骨肉也，音呼。《诗》"周原膴膴"，谓土膏如无骨肥肉也。又曰"则无膴仕"，言其脂膏自润也。胖之为言，片也，折肉意也。古无腊肉，腊乃祭名。古人祭以肺为重，食牲以肩为重。

《艺林伐山》：腊人掌干肉、脯腊、膴胖之事。郑注：干肉，若今凉州乌翅。胖，肉大脔也。疏云：乌翅，解肉干之状。

《初学记》 刘熙《释名》曰，脯，搏也，干燥相搏着也。又曰：修，缩也，干燥而缩也。《说文》曰：脯，干肉也；修，搏[2]也。搏补莫反，薄脯搏之屋上也。腕，骨脯也。朐衢脯，脡也。《周礼》曰：腊人掌干肉，凡田兽之脯腊、膴胖判之事。夫物解肆干之，谓之干肉。薄切，曰脯。捶之而施姜桂，曰服修。腊，小物而干者。膴、胖，皆为夹脊肉也。《谷梁》曰：束修之肉不行境中，有至尊者不贰。注曰：束修，脯也。

《天中记》 《释名》，脯，搏也，干燥相搏著也。修，缩也，干燥缩也。炙，炙也，炙于火上也。脯炙，以饧、蜜、豉汁腌之，脯脯然也。釜炙，于釜汁中和熟之

〔1〕籀文：古代一种字体，就是大篆。
〔2〕搏：原作"膊"，据下文改。

也。脜，衔也。衔炙，细蜜[1]肉和以姜、椒、盐、豉，已乃以肉衔裹其表而炙之也。貊炙，全体炙之，各自以刀割，出于胡貊之为也。鲊，菹也。以盐米酿之如菹，熟而食之也。

《隽言》　《谷永传》浊氏以胃脯而连骑。晋灼曰：今太官常以十月作沸汤焊，似兼羊胃，以末椒、姜坋满顿之，曝使燥是也。《杨恽传》“烹羊炰羔”，师古曰：炰，毛炙肉也。即今所谓爊也。爊，一高反。

《天中记》　《少仪》，牛与羊、鱼之腥，聂而切之为脍。《内则》：脍，春用葱，秋用芥。豚，春用韭，秋用蓼。肉腥细者为脍，大为轩音宪。《说文》：脍，细切肉也。《释名》：脍，会也。细切肉散，分其赤白异切之，乃会和之也。

《五杂俎》　脍不厌细，孔子已尚之矣。脍，即今鱼肉生也。聂而切之，沃以姜、椒诸剂，闽广人最善为之。昔人所云“金齑玉脍，缕细花铺”，不足奇也。据史册所载，昔人嗜脍者最多，如吴昭德、南孝廉皆以喜斫脍名。余媚娘造五色脍，妙绝一时。唐俭赵元楷至于衣冠，亲为太子斫脍。今自闽广之外，斫者、啖者无人矣。《说文》：脍，细切肉也。今人以杀人者为刽子手。刽，亦断切之义，与脍同也。按：脍亦谓之劀。齐东昏侯时谣曰：赵鬼食鸭劀。注：细剉肉，杂以姜桂是也。

《笔乘》　《礼记·内则》，肉腥细者为脍，大者为轩。稽考“轩”字乃“干”之讹。按：《仪礼·特牲馈食》“佐食举干”，注“牲肉长胁也”，可以为证。

《天中记》　《尔雅》曰，肉谓之羹。《说文》曰：羹，五味和粥也。秦子曰：五味者，各称一族之名，和合一鼎名曰羹。犹威重廉平，恩合而为信也。《说文》：臛，肉羹。《释名》：臛者，蒿也，香气蒿蒿也。

《初学记》　刘熙《释名》曰，羹，汪也，汁汪郎也。《说文》曰：羹，五味之和也，烧豖肉羹也。《广雅》曰：羹，谓之湆音泣。《淮南子》曰：豆之上，先大羹。大羹，肉湆。《礼记》曰：蜗醢而苽食，雉羹麦食，脯羹、鸡羹折稌，犬羹、兔羹和糁，不蓼。稌，稻也。凡羹齐，宜五味之和，米屑之糁，蓼则不矣。缪袭，《祭仪》曰：夏祠和羹，芼以葵；秋祠和羹，芼以葱；冬祠和羹，芼以韭。

《初学记》　许慎《说文》曰，肴，杂肉也，腌渍肉也。膰，宗庙熟肉也。《谷梁》曰：脤者，俎实祭肉也。生曰脤，熟曰膰，盖社肉也。《尔雅》曰：肉曰脱之。今按：此句又见《礼记·内则》。《疏》云：皇氏云，治肉除其筋膜取好处。故李巡注《尔雅·释器》云：肉去其骨曰脱。郭云：剥其皮也。扬雄《方言》曰：朝鲜洌水间，凡曝肉及牛羊五脏谓之膊。《家语》曰：夫食肉者勇悍。《礼记》曰：濡肉齿决，干肉不齿决。又曰：熬捶之，去其皽音展。编萑音丸，布牛肉焉。陈澔注云：生捣而去其皽膜，然后布于编萑之上。屑桂与姜，以洒诸上，而盐音艳，又如字之，干而食之。欲濡肉，则释而煎之以醢；欲干肉，则捶而食之鱼豢。《典略》曰：凡宗庙三岁大祫，每太牢分之。左辨上帝，右辨上后，俎余肉积于前。数千名惟俎。

《侯鲭录》　《文选·古乐府·名都篇》“寒鳖炙熊蹯”，又曹子建《七启》云，“寒芳莲之巢龟，鲙西海之飞鳞”。注谓：今之鲭，寒也。引《盐铁论》云：

[1] 蜜：疑为“密”之误。

"煎鱼切肝，羊腌鸡寒"。又《资暇录》云："今之湆肉，谓之寒。"又《广韵》云："煮鱼煎食，曰鲭。"

《五杂组》 《文选》有"寒鸧、寒鳖"。《崔骃传》亦有"寒鸡"，《七启》"寒芳苓之巢龟"。李善注：寒，今鲭肉也。《广韵》：煮肉熟食曰鲭。然"寒"字甚佳，而煮熟之义极甚肤浅。《周礼·膳馐之政》：凡割、烹、煎、和之事，辨体名肉物及百品味，各有所宜，似非若后世庖人一味煮熟之已也。寒与韩同。按：《释名》曰，韩羊、韩鸡，本出韩国所为。

《资暇录》 今缕生肝肚为饭食之一味，曰生肝镂剽，言其细切如雕镂之义。一说名生肝虏胙，言似胡虏祭之余，胙，声讹，故云镂剽也。今之五味炸[1]爚瓜、茄及猪肉，俗谓之丑，甲音者而臆腼[2]腩胁。字[3]反，是字书内燥字，音丑，猎者讹呼丑，口反尔。此字火旁，云下木。别有火旁，世世[4]下木。音士，甲反。是沸汤渫菜字，其音丑，猎者，义出暗爚也。

《演繁露》 脾析，牛百叶也。百叶既为牛脾，而片片分析，故云脾析也。

《六研斋笔》 汉时，八珍、猩唇、豹胎之外，有酥酪蝉者。注云：以羊脂为之，乃今之抱螺酥也。其形与螺初不肖，而酷似蝉腹，乃知名物之妙，今不逮古多矣。

《留青日札》 八珍，淳熬也，郑注：淳，沃也。熬，亦煎也。淳母郑注云：母，读曰模；模，象也，作此象淳熬也，炮也，捣珍也，渍也，熬也，糁也，肝膋也。又迤北八珍：醍醐也，麈肮[5]也，野驼蹄也，鹿唇也，驼乳麋也，天鹅炙也，紫玉浆也，玄玉浆也。《辍耕录》：玄玉浆，即马奶子。

《吕希哲杂记》 八珍者，淳熬也，淳母也，炮豚捣珍也，渍也，熬也，糁也，肝膋也，炮牂也。先儒不数糁而分炮豚、炮牂为二，皆非也。后世八珍则曰龙肝、凤髓、兔胎、鲤尾、鹗炙、猩唇、熊掌、酥酪蝉，以羊脂为之。

《秕言》 世传八珍，谓为，熊蹯、豹胎、驼峰、翠釜之类，此不经之说也。

《秕言》 《初学记》，周太子发嗜鲍鱼。太公望曰：鲍鱼不登于俎，岂可以非礼之物进太子食哉？《北齐史》：邢峙授太子经，食进邪蒿。峙曰：菜有不正之名，非殿下宜食。祖此意也。然鲍鱼之事，亦有可疑。《周礼》：䲣渔同，又音御人辨鱼物为鱻鲜同薧音考，以供王膳馐。薧，干鱼也。全者为鲍鱼，析者为鳙，皆干鱼也。内饔掌共馐，修刑、膴胖、骨鳙，以待供膳。则鳙是王后太子所食也。笾人朝事之笾，其实麷、蕡、白、黑，形盐、膴，鲍鱼、鳙。郑司农云：朝事，谓清朝未食，先进寒具口食之笾。郑玄云：朝事，谓祭宗庙血牲之事。若从先郑，则鲍鱼正王后及世子所食；若从后郑，则岂有可以荐宗庙而不可以进王后及世子者哉？《家语》孔子曰：与不善人居，如入鲍鱼之肆，久而不闻其臭。《史记》：秦始皇崩以鲍鱼，乱其臭。

〔1〕炸：原为墨丁，据下文"火旁，世下木"补。

〔2〕腼：音 chā，用盐、豉、葱与鱼肉一起煮。

〔3〕字：此前疑脱"炒"字。

〔4〕世：此字疑衍。

〔5〕肮：音 kàng，咽喉。原作"沆"，与饮食无关，据文义改。

此言鲍鱼之败者耳。《释名》云：鲍鱼，鲍，腐也。乃直以鲍鱼为臭腐。然作鲍鱼之法，于槅室中糗干之，正欲使不臭耳。若必以鲍鱼为臭，则周公必不加笾，武王必不嗜食。《初学记》所云，恐不实也。

《隽言》 《两粤传》“桂蠹一器”。应劭曰：桂树中蝎虫也。苏林曰：汉旧常以献陵庙，载以赤毂小车。师古曰：此虫食桂，故味辛，而渍之以蜜，食之也。

《癸辛杂识》 余读杜诗“偏劝腹腴愧年少”，喜其知味。东坡诗亦云：“更洗河豚烹腹腴”。黄诗亦云：“故园溪友脍腹腴”，又云：“飞雪堆盘脍腹腴。”按：《礼记·少仪》云，馐濡鱼者进尾，冬右腴。注云：腴，腹下也。《周礼》疏：燕人脍鱼方寸，切其腴以啖所贵。引以证膴，膴亦腹腴。《前汉》：“九州岛膏腴”。师古注云：腹下肥曰腴。《涪翁杂说》：腴，腹下肥处也。

《暖姝由笔》 《松漠记闻》云，杀鸡炙股烹蒲，音蒲，膊肉也。今亦云然，盖胸下之白肉也。

《辍耕录》 《江邻几杂志》云，“丁正臣赍玉腴来馆中。”沈休文云：“福州人谓之佩羹，即今鱼脬是也。”

《容垒续笔》 咸杬，《玉篇·唐韵》释杬字云，木名，出豫章，煎汁，藏果及卵不坏。《异物志》云：杬子，音元，盐鸭子也。以其用杬木皮汁和盐渍之。今吾乡处处有此，乃如苍耳、益母，茎干不纯是木。小人争斗者，取其叶挼擦皮肤，辄作赤肿，如被伤，以诬赖其敌。至藏鸭卵，则又以染其外，使若赭色云。

《辍耕录》 今人以米汤和入盐、草灰以团鸭卵，谓曰咸杬子。按：《齐民要术》，用杬木皮腌渍，故名之。若作“圆”字写，则误矣。

《竹坡诗话》 东坡性喜嗜猪，在黄冈时，尝戏作食猪肉诗云，“黄州好猪肉，价贱如粪土。富者不肯吃，贫者不解煮。慢着火，少着水，火候足时他自美。每日起来打一碗，饱得自家君莫管。”此是东坡以文滑稽耳。后读《云仙散录》，戴黄升日食鹿肉二斤，自晨煮至日影下西门，则曰火候足矣。乃知此老虽煮肉亦有故事，他可知矣。

《庶物异名疏》 卢湛祭法曰，四时皆用肺膑损。《说文》：膑，切熟肉于血中和也。《释名》：肺膑，赞也，全米糁之，如膏钻也。

《庶物异名疏》 《酉阳杂俎》，食品有述荡之掔。掔，腕、谦、欠三声。掔，掌后节中也。述荡，兽名，见兽部。

《庶物异名疏》 《七发》曰，“肥狗之和，冒以山肤。”山肤，即《七启》玄熊素肤之肤，产于山，故曰山肤。

《庶物异名疏》 《草木子》云，“北人杀小羊，自脊上开一孔，逐旋取去内、头、骨，肉、外皮皆完，揉软，用以盛奶酪酒湩，谓之浑脱。”按：宗晋卿《舞浑脱》“公孙大娘浑脱舞”，长孙无忌以乌羊毛为浑脱毡帽，皆喻其柔软若无骨。而脱亦谓消肉臞也。

《留青日札》 今酒席中之羊背皮，所谓荐体，在元谓之挈设，上宾用之，或用马背皮。余宾用前手、后手。鹅则敬胸，今俗敬首。在北人则否也。若贵戚之家，有名曰割牲者，以数十金骏马，奚人当堂呈过，一庖丁持利刀，飞取其臀肉一脔而献之，以夸豪奢也。

《**天中记**》 李德裕《述梦诗》曰："荷净蓬池鲙，冰寒郢水醪。"注：每学士初上，赐食悉是蓬莱池鱼鲙，夏至复赐及颁烧香酒。以酒味稍浓，每和水而饮。盖禁中郢水，酒坊也。此文饶诗也，《事文类聚》作李白，误。

《**吴兴掌故**》 吴兴往时善斫鲙，缕切如丝，簇成人物花草，杂以姜桂。故东坡云："运肘如飞看斫鲙，随刀雪落惊飞缕。"山谷云：烂蒸同州羔，灌以杏酪，食之以匕不以箸[1]。南都拨心面，作槐芽温淘，掺以襄邑抹猪，炊共城香稻，荐以蒸子鹅。吴兴庖人斫松江鲈鲙，继以庐山康王谷水烹曾坑斗品。少焉，解衣仰卧，使人诵东坡《赤壁前后赋》，亦足以一笑也。观此，则吴兴斫鲙名远矣，而今皆不一见。

《**吴兴掌故**》 秋深时，湖上人作裹鲊小鱼，加香料、米粉，荷叶包裹。热过可食，名茶叶鲊。唐人李颀《渔父词》"绿水饭香稻，青荷包紫鳞"，正谓此也。

《说楛》：小截山蒸为玉杵羹，黄淮脂膏为金绵鲊。吴淑诗："晓羹沉玉杵，寒酢叠金绵。"

〔1〕箸：原作"筯"，据文义改。

校后记

《艺林汇考饮食篇》4卷，由清代沈自南编撰，是一部以汇集考订学者对各类饮食专用名辞释义的学术性著作。

一、作者与成书

作者沈自南，字留侯，江南吴江人，生活于清顺治年间（1644~1662年）。顺治十二年乙未（1655年）进士，后赴任山东蓬莱县知县。沈自南为官，有“清廉克己，以恩抚民”之声誉。沈氏著有《艺林汇考》《历代纪事考异》《乐府笺题》等书。其中《艺林汇考》成书于顺治十八年辛丑（1661年），为一部丛书，包含《栋宇篇》《服饰篇》《称号篇》等5篇内容，各篇独立成书，《饮食篇》是其中一篇。

沈氏认为，人人都鄙视从事饮食工作的人，因此，很少有人能对饮食相关的知识进行研究。而事实上，人每天都要饮食。虽说“咸苦辛酸，各种滋味，入口便知；日常烹饪，煎煮调和，拙女能为。”但是，饮食相关的知识则在于饮食之外。如若各种饮食器具不知其名用、各种食物名称不知其名义，则可能行为用法与礼不合，而食用之间也必然多有错误。所以，他对各种文献中饮食相关的知识进行考订汇编，辑成《饮食篇》一书。

二、主要内容与特点

沈氏将日常饮食相关专用名词，分为饔膳、羹豉、粉饎、炰脍等4类进行考订。每类一卷。其中饔膳者，言一般烹饪熟食；羹豉者，言羹汤调味腌藏类食物；粉饎者，言谷物粮食类食物；炰脍者，言烧烤果品生拌类食物。分别引述《丹铅录》《留青日札》《演繁露》《山家清供》等古籍中有关饮食方面的内容，予以类编，着重于饮食相关名辞的古义阐释。

如饔膳类有“饔、飧、饎、粲、餐、顿”等；“羹豉类”有“芹、羹、臛、醢、豉、盐、石蜜”；“粉饎类”有“粝、粺、御、糳、青精、粔籹、蜜饵、粻馄”等；“炰脍类”有“笾实、脯、腊、膴、胖、脍、羹、肴、八珍”等。本书对这些名词均予以考订。如对“顿”的论证:《资暇录》载杜诗“顿顿食黄鱼”、《能改斋漫录》“食可以言一顿”、《世说》载罗友曰“欲乞一顿食”，均指食而言。但并非专指食而已，如《汉书》“‘一顿而成’是言事也”，《唐书》‘打汝一顿’是言杖也”等，考订了将“顿”字的不同相关字义，并认为《汉书》是“顿”字的最早出处。

书中的每段引文，均在段前明确列出所引书名，使得内容清晰明了。这种对饮食相关名词的古文义考订，在饮食类书籍中极为少见，别具特色。

本书所引用书籍凡69种，引用书目及各书引用频次如下表。

《艺林汇考饮食篇》引用书目频次表

序号	书名	引用次数	序号	书名	引用次数
1	《丹铅录》	23	27	《詈许》	2
2	《留青日札》	12	28	《说楛》	2
3	《演繁露》	9	29	《辍耕录》	2
4	《山家清供》	9	30	《吴兴掌故》	2
5	《余氏辨林》	8	31	《竹坡诗话》	2
6	《资暇录》	8	32	《韵语阳秋》	2
7	《五杂组》	8	33	《珍玩考》	2
8	《野客丛书》	7	34	《鼠璞》	2
9	《初学记》	7	35	《黄氏笔记》	1
10	《隽言》	6	36	《嫩真子》	1
11	《庶物异名疏》	6	37	《臆乘》	1
12	《秕言》	6	38	《白獭髓》	1
13	《诗名物疏》	5	39	《书传正误》	1
14	《说略》	5	40	《累瓦编》	1
15	《辨物志》	5	41	《宋景文笔记》	1
16	《刊谬正俗》	4	42	《高斋诗话》	1
17	《能改斋漫录》	4	43	《疑耀》	1
18	《老学庵笔记》	4	44	《近峰闻略》	1
19	《名义考》	4	45	《桐新北户录》	1
20	《天中记》	4	46	《纬略》	1
21	《鹤山雅言》	2	47	《学斋佔毕》	1
22	《示儿编》	2	48	《容斋随笔》	1
23	《宛委余编》	2	49	《史记考要》	1
24	《癸辛杂识》	2	50	《艺林伐山》	1
25	《真珠船》	2	51	《尚书故实》	1
26	《集览》	2	52	《五总志》	1

续表

序号	书名	引用次数	序号	书名	引用次数
53	《懒真子》	1	62	《渔隐丛话》	1
54	《鹤林玉露》	1	63	《萩林伐山》	1
55	《游宦纪闻》	1	64	《笔乘》	1
56	《墨庄漫录》	1	65	《侯鲭录》	1
57	《归田录》	1	66	《六研斋笔》	1
58	《倦游杂录》	1	67	《吕希哲杂记》	1
59	《猗觉寮杂记》	1	68	《暖姝由笔》	1
60	《七修类稿》	1	69	《容垒续笔》	1
61	《因话录》	1			

这69种文献中有多种本身就是考证性的著作，又涉及多种更早的第二手文献。因此，本书涉及书籍的量很大。

但是，由于此书只是一种文献汇编性的著作，也存在一些瑕疵。比如，早期文献内容在所引各子书中重复出现，较显繁琐。难字、古字过多，读起来比较艰涩难懂，作为一种饮食类书籍，不易于普及。

三、本次校点的相关说明

据《全国中医古籍总目》记载，此书现仅存清顺治刻本，藏于中国中医科学院图书馆。本次点校以清顺治刻本为底本。采用理校及原书他校的方法，进行校点。原书无目录，现根据正文补出。另外，因本书为考证类著作，有些异体字、繁体字，在必要之处，保留原来的字形。

杨金生　张颖

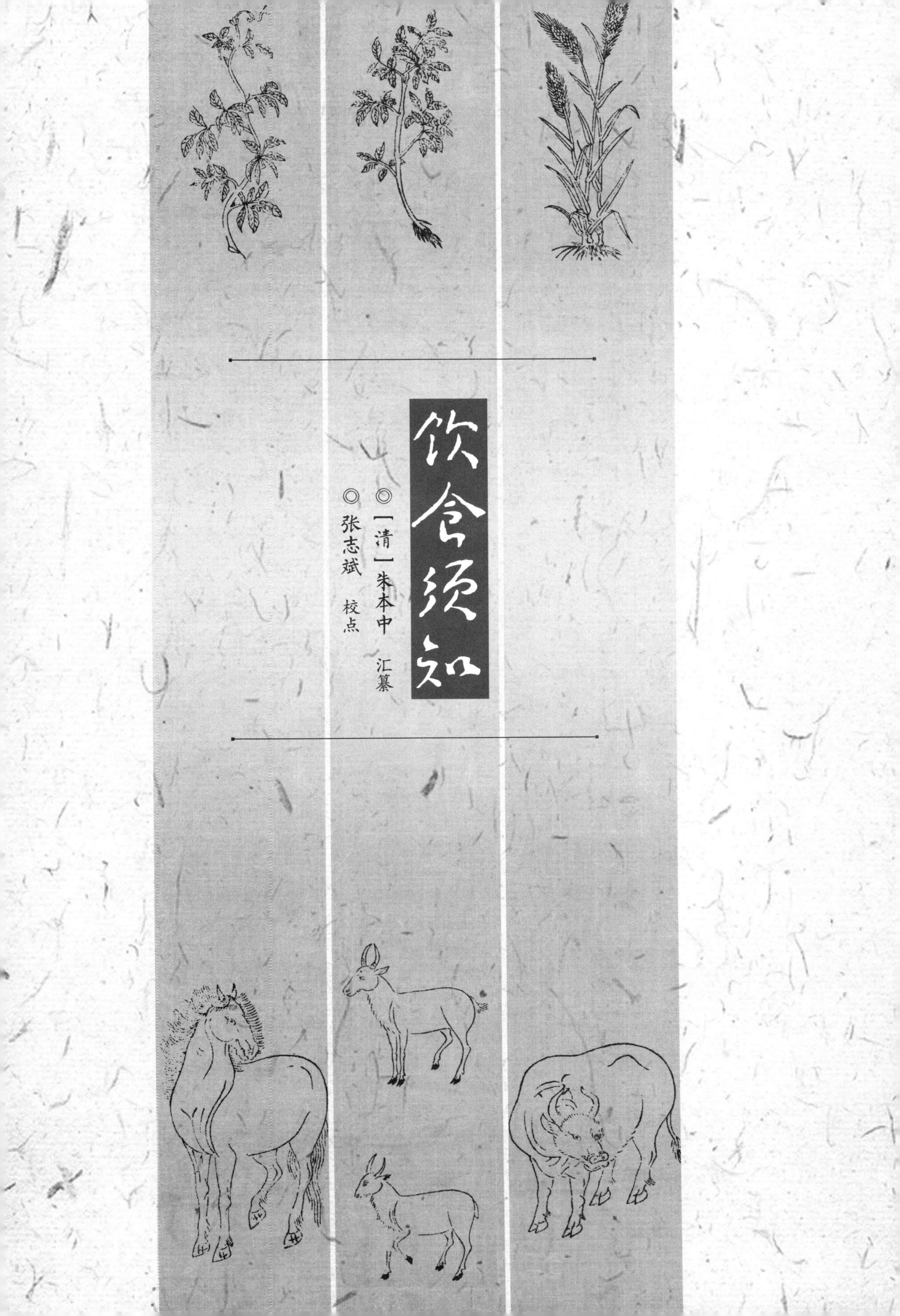

饮食须知

◎【清】朱本中 汇纂

◎张志斌 校点

内容提要

《饮食须知》不分卷，为清代朱本中所作，是一部以论述食物之相反相忌为重点的饮食专著，约成书于康熙十五年（1676年）。本书将饮食相关的品物分为8大类，共记载食物357种（不包括附录）。其一为“水火”，凡31种，以水为主，亦记载了燧火、桑柴火、灶下灰火及艾火等4种火。其二为“谷类”，凡33种，记载米、麦、豆、粟等食物。其三为“菜类”，凡76种。其四为“兽类”，凡39种，记载各种家畜野兽。其五为“禽类”，凡31种，记载家禽野禽。其六为“果类”，凡51种。其七为“鱼类”，凡63种，包括了鳞介类的各种食物。其后为“味类”，凡33种，包括各种酿造或非酿造的调味品。此书与一般的食养药养类著作有显著不同，其特点在于极少论述各种食物的主治功效，而重在论述各种食物的副作用与食用禁忌。本次点校以康熙二十八年己巳(1689年)古越吴兴祚刻《贻善堂四种须知》本为底本。

凡 例

饮食借以养生，而不知物性有相反相忌，丛然杂进，轻则五内不和，重则立兴祸患，是养生者亦未尝不害生也。历观诸家本草疏注，各物皆损益相半，令人莫可适从。兹专选其反忌，汇成一编，俾尊生者日用饮食中便于检点耳。

性味反忌，选取自本草诸书，虽曰未可尽信。每见罗列珍奇，亦仅满腹。常有当场胀闷，或吐泻交横，岂非物性反忌之明著者欤？即平常茶饭，过则伤人，惟于日用饮食间，味无过多，食无过饱，乃得养生之道。

天道好生，恣杀物命以供口腹，似非仁人所忍为也。彼溺于奉养，昧于物性，食毒侵攻，暗损五脏，命算随之以减。所谓人无夭寿，禄尽则亡，何不检点相宜。一则惜福以延纪算，一则少杀以慈物命，一则省费以留余赀，一举而三善备焉。是在尊生者最勉行之。

物性与药性反忌，为患更烈。盖服饵愿冀却病长生，而不明禁忌，适足以助虐速死。选其相犯者，随注物性本条下，日饵此药，当忌斯物，开卷了然，同登寿域，未必无小补去尔。

凝阳子　谨识

目 录

饮食须知

饮食须知

古歙　朱本中道名泰来　凝阳子　纂

水　火

天雨水潦水[1]

味甘、淡，性冷。暴雨不可用，淫雨及降注雨谓之潦水，味甘薄。

立春节雨水

性有春升始生之气。妇人不生育者，是日夫妇宜各饮一杯，可易得孕，取其发育万物之义也。

梅雨水

味甘，性平。芒种后逢壬为入梅，小暑后逢壬为出梅，须淬入火炭解毒。此水入酱易熟，沾衣易烂，人受其气生病，物受其气生霉，忌用造酒醋。浣垢如灰汁，入梅叶煎汤洗衣霉，其斑乃脱。

液雨水

立冬后十日为入液、至小雪为出液。百虫饮此皆伏蛰，宜制杀虫药饵，又谓之药雨。

腊雪水

味甘，性冷。冬至后第三戌为腊，密封阴处，数年不坏。用此水浸五谷种，则耐旱不生虫。洒席间则蝇自去。腌藏一切果食，永不虫蛀。春雪日久则生虫，不堪用，亦易败坏。

冰

味甘，性大寒。止可浸物。若暑月食之，不过临时爽快，入腹令寒热相激，久必致病，因与时候相反，非所宜也。服黄连、胡黄连、大黄、巴豆者，忌之。

露水

味甘，性凉。百花、草上露皆堪用。秋露取之造酒，名秋露白，香洌最佳。凌霄花上露，入目损明。

---

〔1〕潦水：原正文标题均无附录，据原书目录补。后同不注。

半天河水

即竹篱头及空树穴中水也，久者防有蛇虫毒。

屋漏水檐下水

味苦，性大寒，有大毒。误饮生恶疮。滴脯肉中，人误食之，成瘕。又，檐下雨水入菜有毒，亦勿误食。

冬霜

味甘，性寒。收时用鸡羽扫入瓶中，密封阴处，久留不坏。

冰雹水

味咸，性冷，有毒。人食冰雹，必患瘟疫、风癫之证。酱味不正，取一二升纳瓮中，即还本味。

方诸水

味甘，性寒。一名明水。方诸以铜锡相半所造，谓之鉴燧之剂，非蚌、非金石。摩热向月取之，得水二三合，似朝露。

千里水附：各流水、劳水

即远来活水。从西来者，谓之东流水，味甘，性平。顺流水，其性顺遂而下流。急流水，其性急速而下达。逆流水，其性洄澜倒逆而上行。劳水，即扬泛水，又谓之甘澜水。用流水二斗，置大盆中，以杓高扬千万遍，有沸珠相聚，乃取煎药。盖水咸而体重，劳之则甘而轻。

井水阿井水

味有甘、淡、咸之异，性凉。凡井水远从地脉来者，为上。如城市人家稠密，沟渠污水杂入井中者，不可用。须煎滚澄清，候碱秽下坠，取上面清水用之。如雨混浊须擂桃杏仁，连汁投入水中搅匀，片时则水清矣。《易》曰：井泥不食，慎之。凡井以黑铅为底，能清水散结，人饮之无疾。入丹砂镇之，令人多寿。平旦第一汲为井华水，取天一真气浮于水面，煎滋阴剂及炼丹药用。阿井水，味甘、咸，气清性重。

节气水

一年二十四节气，一节主半月，水之气味随之变迁，天地气候相感，非疆域之分限。正月初一至十二日，以一日主一月。每旦取初汲水，瓶盛，秤轻重，重则主此月雨多，轻则主此月雨少。立春、清明二节贮水，曰神水，宜制丸散药酒，久留不坏。谷雨水，取长江者良，以之造酒，储久色绀味洌。端午日午时取水，合丹丸药有效。五月五日午时有雨，急伐竹竿中，必有神水，沥取为药。小满、芒种、白露三节内水，并有毒，造药，酿酒、醋及一切食物，皆易败坏。人饮之，亦生脾胃疾。立秋日五更井华水，长幼各饮一杯，却疟痢百病。寒露、冬至、小寒、大寒四节及腊日水，宜浸造滋补丹丸药酒，与雪水同功。

山岩泉水

味甘，性寒。凡有黑土、毒石、恶草在上者勿用。瀑涌激湍之水，饮令人颈疾。昔浔阳，忽一日城中马死数百，询之，因雨泻出山谷蛇虫毒水，马饮之而死。

乳穴水

味甘，性温。秤之重于他水，煎之似盐花起，此真乳穴液也。取饮与钟乳石同功。山有玉而草木润，近山人多寿，皆玉石津液之功所致。

温泉朱砂泉、礬石泉

味辛，性热。不可饮，下有硫黄作气，浴之袭人肌肤。水热者，可焊猪羊毛，能熟蛋。庐山有温泉池，饱食方浴，虚人忌之。新安黄山朱砂泉，春时水即微红色，可煮茗。长安骊山礬石泉，不甚作气。朱砂泉虽微红似雄黄而不热。有砒石处汤泉，浴之有毒，慎之。

海水盐卤

性凉，秋冬味咸，春夏味淡。碧海水，味咸，性微温，有小毒。夜行海中，拨之有火星者，咸水也。其色碧，故名碧海。盐胆水，即盐卤水，味咸、苦，有大毒。凡六畜饮一合即死，人饮亦然。今人用之点豆腐，煮四黄，焊物。服丹砂者忌之。

古冢中水粮罂中水

性寒，有毒，误食杀人。粮罂中水，味辛，有毒，乃古冢中食罂中水也。洗眼见鬼，多服令人心闷。

磨刀水

洗手令生癣。

地浆

掘地作坎，以新汲水沃，搅令浊，少顷澄清。服之解中毒烦闷，及一切鱼肉、果菜、菌毒。

浆水

炊粟米热投冷水中，浸五六日成此水，浸至败者损人。同李食，令霍乱吐利。醉后饮，令失音。妊妇食之，令儿骨瘦。水浆尤不可多饮，令绝产。

齑水

味酸、咸，性凉。能吐痰饮宿食，妇人食多绝产。

甑气水

味甘、咸。知疮所在，能引药至患所。

熟汤

煎百沸者佳。勿用滚热汤漱口，损齿。病目人勿用热汤沐浴，助热昏目。冻僵人勿用热汤濯手足，脱指甲。勿用铜器煎汤，人误饮损声。勿饮半滚水，令人发胀，损元气。

生熟汤

冷水滚汤相和者，又谓之阴阳水。凡人大醉及食瓜果过度，以生熟汤浸身，其汤皆作酒气瓜果味。《博物志》云：浸至腰，食瓜可五十枚；至颈，则无限也。未知确否。

诸水有毒

人感天地氤氲而产育，资禀山川之气，相为流连，其美恶寿夭，亦相关涉。金石草木，尚随水土之性，况人为万物之灵乎？贪淫有泉，仙寿有井，载在往牒，必不我欺。《淮南子》云：土地各以类生人，是故山气多男，泽气多女；水气多喑，风气多聋；林气多癃，木气多伛；下气多尰，石气多力，险气多瘿；暑气多夭，寒气多寿；谷气多痹，丘气多狂；广气多仁，陵气多贪。坚土人刚，弱土人脆；垆土人大，沙土人细；息土人美，耗土人丑。轻土多利，重土多迟。清水音小，浊水音大。湍水人轻，迟水人重。皆应其类也。又《河图括地象》云：九州殊题水泉刚弱各异。青州角征会，其气慓轻，人声急，其泉酸以苦。梁州商征接，其气刚勇，人声塞，其泉苦以辛。兖豫宫征会，其气平静，人声端，其泉甘以苦。雍冀商羽合，其气壮烈，人声捷，其泉甘以辛。人之形赋有厚薄，年寿有短长，由水土资养之不同，验诸南北人物之可见。水之有毒而不可犯者，亦所当知。

水中有赤脉不可断。

井中沸溢不可饮，三十步内取青石一块投之，即止。

古井、眢井不可入，有毒杀人，夏月阴气在下尤忌。用鸡毛试投，旋舞不下者有毒。投热醋数斗，可入。古冢亦然。

古井不可塞，令人聋盲。

阴地流泉有毒，二八月行人饮之，成瘴疟，损脚力。

泽中停水，五六月有鱼鳖遗精，误饮成瘕。

沙河中水，饮之令人喑。

两山夹水，其人多瘿。

流水有声，其人多瘦。

花瓶水误饮杀人，腊梅尤甚。

铜器内盛水过夜，不可饮。

炊汤洗面，令人无颜色，洗体令人生癣，洗足令疼痛生疮。

铜器上汗，误食生要疽。

冷水沐头，热泔沐头，并令头风，女人尤忌。

经宿水面有五色者，有毒，勿洗手。

时病后浴冷水，损心胞。

盛暑浴冷水，令伤寒病。

汗后入冷水，令人骨痹。

产后当风洗浴，发痉病，多死。

酒中饮冷水，令手战。酒后饮冷茶汤，成酒癖。

饮水便睡，成水癖。

夏月远行，勿以冷水洗足。冬月远行，勿以热水濯足。

小儿就瓢瓶饮水，令语讷。

燧火五火

人之资于火食者，疾病寿夭系焉。四时钻燧取新火，根据岁气而无亢。榆柳先百木而青，故春取之；杏枣之木心赤，故夏取之；柞楢之木理白，故秋取之；槐檀之木心黑，故冬取之；桑柘之木肌黄，故季夏取之。

桑柴火

宜煎一切补药，勿煮猪肉及鳅鳝鱼。不可灸艾，伤肌。

灶下灰火

谓之伏龙屎，不可爇香祀神。

艾火八木火

宜用阳燧火珠承日取太阳真火，其次则钻槐取火为良。若急卒难备，用真麻油灯或蜡烛火，以艾茎烧点于炷，滋润炎疮，至愈不痛也。其戛金击石，钻燧八木之火，皆不可用。八木者，松火难瘥，柏火伤神多汗，桑火伤肌肉，柘火伤气脉，枣火伤内吐血，橘火伤营卫经络，榆火伤骨失志，竹火伤筋损目也。

谷　类

粳米秈米、陈廪米

味甘。北粳凉，南粳温，赤粳热，白粳凉，晚白粳寒，新粳热，陈粳凉。生性寒，熟性热。新米乍食动风气，陈米下气易消，病人尤宜。同马肉食发痼疾，同苍耳食卒心痛，急烧仓米灰和蜜浆调服，不尔即死。大人、小儿嗜生米者，成米瘕。饭落水缸内，久则腐，腐则发泡浮水面，误食发恶疮。黄粱米，味甘，性平。其穗大毛长，不耐水旱，名曰竹根黄。其香美过于诸粱。黄者出西洛，白者出东吴，青者出襄阳。白、青二粱，味甘，性微寒。秈米，味甘，性温。陈廪米，年久者，其性凉，炒则温。同马肉食发痼疾。香稻米，味甘，性软，其气香甜。红者谓之香红莲，其熟最早。晚者谓之香稻米。

糯米

味甘，性温。多食发热，壅经络之气，令身软筋缓。久食发心悸，及痈疽疮疖中痛。同酒食之，令醉难醒。糯性黏滞难化，小儿、病人更宜忌之。妊妇杂肉食之，令子不利，生疮疥、寸白虫。马食之，足重。小猫、犬食之，脚屈不能行。人多食，令发风动气，昏昏多睡。同鸡肉、鸡子食，生蛔虫。食鸭肉伤者，多饮热糯米泔可消。

稷米

味甘，性寒。关西谓之糜子米，又名穄米。早熟清香，一名高粱，即黍之不黏者。多食发二十六种冷气病。不可与瓠子同食，发冷病，但欲黍穰汁即瘥。又不可与附子、乌头、天雄同服。勿合马肉食。

黍米

味甘，性温。即稷之黏者。黍有五种，多食闭气。久食令人多热烦，发痼疾，昏五脏，令人好睡，缓筋骨，绝血脉。小儿多食，令久不能行。小猫食之，其脚屈。合葵菜食，成痼疾。合牛肉、白酒食，生寸白虫。赤者，浙人呼为红莲米，又谓之赤虾米。丹黍米，味甘性，微温，多食难化。勿同蜂蜜及葵菜食。醉卧黍穰，令人生疠。

蜀黍玉蜀黍

味甘、涩，性温。高大如芦荻，一名芦粟。黏者与黍同功，种之可以济荒，可以养畜。梢堪作帚，茎可织箔席、编篱、供爨。其谷壳浸水色红，可以红酒。《博物志》云：地种蜀黍，年久多蛇。玉蜀黍即番麦，味甘，性平。

粟米

味咸，性微寒。即小米也。生者难化，熟者滞气，隔宿食，生虫。胃冷者，不宜多食。粟浸水至败者，损人。与杏仁同食，令人吐泻。雁食粟，足重不能飞。能解小麦毒。

秫米

味甘，性微寒。即粟之黏者。久食壅五脏气，动风迷闷。性黏滞，易成黄积病，小儿不宜多食。伤鹅鸭成瘕者，多饮秫米泔可消。

稗子米䅰子米

味辛、甘、苦，性微寒。能杀虫，煮汁不可沃地，蝼、蚓皆死。䅰子米，味甘、涩，可食。

苭米野狼尾草米、蒯草米、东墙子米、蓬草子米、筛草子米、菰米

味甘，性寒。生水田中，苗子似小麦而小，四月熟。野狼尾草米，味甘，性平。生泽地，似茅作穗。蒯草米，味甘，性平。苗似茅，可织席为索。东墙子米，味甘，性平。蔓生如葵子，六月种，九月收。牛食之，尤肥。蓬草子米，味酸、涩，性平。生湖泽中。筛草子米，一名自然谷，味甘，性平。七月熟，生海洲，食之如大麦。菰米，味甘，性冷。九月抽茎，开花如苇芍，结实长寸许，霜后采之。米白滑腻，作饭香脆。此皆俭年之谷，食之可以济饥也。

糵米粃糠

味甘、苦，性温，即发芽谷也，与麦芽同功。粃糠，味甘，性平。年荒亦可充饥。

大麦

味咸，性凉。为五谷之长，不动风气，可久食。暴食似脚弱，为下气也。熟则有益，生冷损人，炒食则动脾久。

小麦面、麸、曲、面筋

味甘，麦性凉，面性热，麸性冷，曲性温。北麦日开花，无毒。南麦夜开花，有微毒。面性壅热，小动风气，发丹石毒。多食长宿癖，加客气。勿同粟米、枇杷食。凡食面伤，以莱菔、汉椒消之。寒食日用纸袋盛面悬风处，热性皆去，数十年久留不坏，入药尤良。新麦性热，陈麦平和。服土茯苓、威灵仙、当归者，忌湿面。麸中洗

出面筋，味甘，性凉。以油炒煎，则性热矣。多食难化，小儿、病人勿食。

荞麦

味甘，性寒。脾胃虚寒者食之，大脱元气，落眉发。多食难消，动风气，令人头眩。作面和猪羊肉热食，不过八九顿，即患热风，须眉脱落，还生亦希。泾汾以北，人多此疾。勿同雉肉、黄鱼食。与诸矾相反，近服蜡矾等丸药者忌之，误食令腹痛致死。荞麦穰作荐，辟壁虱。

苦荞麦

味甘、苦，性温，有小毒。多食伤胃，发风动气，能发诸病。黄疾人尤当忌之。

穬麦

味甘，性微寒。暴食似脚软，动冷气，久即益人。作蘖用，温中消食。

雀麦

味甘，性平。亦可救荒，充饥滑肠。

胡麻

味甘，性平。即黑脂麻。修制蒸之不熟，令人发落。泄泻者勿食。

白芝麻

味甘，生性寒、熟性热，蒸熟者性温。多食滑肠，抽人肌肉。霍乱及泄泻者，勿食。其汁停久者，饮之发霍乱。

亚麻

味甘，性微温，即壁虱胡麻也。其实亦可榨油点灯，但气恶不可食。

大麻子仁

味甘，性平。即火麻子也。先藏地中者，食之杀人。多食损血脉，滑精气，痿阳道。妇人多食，即发带疾。食须去壳，壳有毒而仁无毒也。

黑大豆小黑豆

味甘，性平。煮食则凉，炒食则热，作腐则寒，作豉则冷，造酱及生黄卷则平。牛食之温，马食之凉。多食发五脏结气，令人体重。猪肉同食，令生内疾。小儿同炒豆、猪肉并食，令壅气，腹痛难止，致死十有八九。年十岁以上者，不畏也。服蓖麻子者，忌炒黑豆，犯之，胀满致死。服厚朴者忌之，动气也。小黑豆，味甘、苦，性温。

黄大豆小青豆、赤白豆

味甘，生性温，炒性热，微毒。多食壅气，生痰动嗽，发疮疥，令人面黄体重。不可同猪肉食。小青豆、赤白豆，性味相似，并不可与鱼及羊肉同食。

赤豆

味甘、酸，性平。同鲤鱼鲊食，令肝黄，成消渴。同米煮饭及作酱，食久发口疮。驴食足轻，人食身重，以其逐精液，令肌瘦肤燥也。

赤小豆

味甘、辛，性平，下行。不可同鱼鲊食。久服则降令太过，使津血渗泄，令人肌瘦身重。凡色赤者食之，助热损人。豆粉能去衣上油迹。花名腐婢，解酒毒，食之令人多饮不醉。

绿豆

味甘，性寒。宜连皮用，去皮则令人少壅气，盖皮寒而肉平也。反榧子，害人。合鲤鱼鲊食久，令人肝黄，成渴病。花解酒毒。

扁豆

味甘，性微温。患冷气及寒热病者，勿食。

蚕豆

味甘、微辛，性平。多食滞气成积，发胀作痛。

云南豆

味甘，性温，有毒。煮食味颇佳，多食令人寒热，手足心发麻，急嚼生姜解之。此从云南传种，地土不同，不识制用，食之作病。

豇豆

味甘、咸，性平。水种者勿食。中鼠莽毒者，煮汁饮之即解。欲试其效，先刈鼠莽苗，以汁泼之，便根烂不生。

豌豆薇

味甘，性平，多食发气病。薇，味甘，性寒，即野豌豆。

御米

味甘，性平。多食利二便，动膀胱气。此即罂粟子也。

薏苡仁

味甘，性微寒。因寒筋急，不可食用。以其性善走下也，妊妇食之堕胎。

蕨粉

味甘，性寒，生山中者有毒。多食令目暗鼻塞，落发弱阳。病人食之，令邪气壅经络筋骨。患冷气人食之，令腹胀。小儿食之，令脚软不能行。生食蕨粉，成蛇瘕，能消人阳事，非良物也。勿同苋菜食。

菜　类

韭菜

味辛、微酸，性温。春食香，益人，夏食臭，冬食动宿饮，五月食之昏人乏力。

冬天未出土者，名韭黄。窖中培出者，名黄芽韭。食之滞气，盖含抑郁未伸之故也。经霜韭食之，令人吐。多食昏神暗目，酒后尤忌。有心腹痼冷病，食之加剧。热病后十日食之，能发困。不可与蜂蜜及牛肉同食，成癥瘕。食韭口臭，啖诸糖可解。

薤

味辛、苦，性温、滑。一名藠子。其叶似细葱，中空而有棱，其根如蒜。有赤、白二种，赤者味苦，白者生食辛、熟食香，发热病不宜多食。三四月勿食生者，引涕唾，不可与牛肉同食，令人作癥瘕。一云，与蜂蜜相反。

葱

味辛，叶温，根须平。正月食生葱，令人面上起游风。多食令人虚气上冲，损须发，五脏闭绝，昏人神。为其生发，散开骨节，出汗之故也。生葱同蜜食，作下利。烧葱同蜜食，壅气杀人。生葱合枣食，令人胪胀。合雉肉鸡肉、犬肉食多，令人病血。同鸡子食，令气短。勿同杨梅食。胡葱久食伤神，令人多忘，损目明，绝血脉，发痼疾，患狐臭。䘌齿人食之转甚。同青鱼食，生虫蛆。四月勿食胡葱，令人气喘多惊。服地黄、何首乌、常山者，忌食葱。诸葱并与蜜相反。

小蒜

味辛，性温，有小毒。其叶和煮食物，其根比大蒜头小而瓣少。三月勿食，伤人志性。同鱼脍、鸡子食，令人夺气，阴核疼。脚气、风病人及时病后，忌食之。一云，与蜜相反。生食增恚，熟食发淫，有损性灵也。

大蒜

味辛，性温，有毒。生食伤肝气，损目光，面无颜色，伤肺伤脾。生蒜合青鱼鲊、鲫鱼食，令人腹内生疮，肠中肿，又成疝瘕，发黄疾。合蜜食，杀人。多食生痰，助火昏目。四八月食之伤神，令人喘悸。多食生蒜行房，损肝失色。凡服一切补药及地黄、牡丹皮、何首乌者，忌之。能解虫毒，消肉积。同鸡肉食，令泻痢。同鸡子食，令气促。勿同犬肉食。妊妇食之，令子目疾。

芸薹菜

味辛，性温。即今之油菜。多食发口齿痛，损阳道，发疮疾，生虫积。春月食之，发膝中痼冷。有腰脚病者，食之加剧。狐臭人并服补骨脂者，忌食之。

菘菜

味甘，性温。即白菜。多食发皮肤瘙痒，胃寒人食多，令恶心，吐沫，作泻。夏至前食多，发风动疾。有足病者忌食。药中有甘草，忌食菘菜，令人病不除。北地无菘，彼人到南方，不胜地土之宜，遂病，忌菘菜。其性当作凉，生姜可解。服苍、白术者，忌之。

芥菜芥子

味辛，性温。多食昏目，动风发气。同鲫鱼食，患水肿。同兔肉、鳖肉食，成恶疮病。有疮疡痔疾便血者，忌之。生食发丹石药毒。细叶有毛者，害人。芥薹，多食助火生痰，发疮动血。酒后食多，缓人筋骨。芥子，味辛，性热，多食动火昏目，泄气伤精。勿同鸡肉食。

苋菜

味甘，性冷利。多食发风动气，令人烦闷，冷中损腹。凡脾胃泄泻者勿食。同蕨粉食，生瘕。妊妇食之滑胎，临月食之易产。不可与鳖同食，生鳖瘕。取鳖肉如豆大，以苋菜封裹，置土坑内，以土盖之，一宿尽变成小鳖也。

菠菜

味甘，性冷滑。多食令人脚弱，发腰痛，动冷气，先患腹冷者必破腹。不可与鳝[1]鱼同食，发霍乱。北人食煤火薰炙肉面，食此则平。南人食湿热鱼米，食此则冷，令大小肠冷滑也。

莴苣菜

味甘、苦，性冷，微毒。多食昏人目，痿阳道。患冷人不宜食。紫色者有毒，百虫不敢近，蛇虺触之，则目瞑不见物。人中其毒，以姜汁解之。

白苣菜

味苦，性寒。似莴苣，叶有白毛。同酪食，生虫匶。多食令小肠痛。患冷气者勿食。产后食之，令腹冷作痛。

苦菜

味苦，性寒，即苦荬。家种者，呼为苦苣。不可合蜜食，令人作内痔。脾胃虚寒者忌食。蚕妇不可食，令蛾子青烂。野苣，若五六回拗后，味反甘滑，胜于家种也。

莱菔根

辛、甘，叶微苦，性温，即萝卜。能解豆腐、面毒。不可与地黄同食，令人发白。多食动气，生姜可解。服何首乌诸补药忌食。

胡萝卜

味甘、辛，性微温。有益无损，宜食。

芫荽

味辛，性温，微毒。即胡荽。多食伤神，健忘出汗，有狐臭、口气、匶齿、脚气、金疮者，并不可食。久病人食之脚软。同斜蒿食，令人汗臭难瘥。根发痼疾。凡服一切补药及白术、牡丹皮者，忌之。勿同猪肉食，妊妇食之，令子难产。

茄子

味甘、淡，性寒，有小毒。多食动风气，发痼疾及疮疥。虚寒、脾胃弱者勿食，诸病人莫食，患冷人尤忌。秋后食茄损目。同大蒜食，发痔漏。多食腹痛下利，女人能伤子宫无孕。蔬中惟此无益。

芋艿 野芋

味辛、甘，性平滑，有小毒。生则味莶有毒，不可食。性滑下利，服饵家所忌。多食困脾，动宿冷滞气，难克化。紫芋，破气。野芋，形叶与家芋相似，有大毒，能

〔1〕鳝：原作“䱇”，据《本草纲目》改。

杀人。误食烦闷垂死者，以土浆及粪清、大豆汁解之。

山药甘薯

味甘，性温、平。同鲫鱼食，不益人。同面食动气。入药忌铁器。甘薯，味甘，性平。

茼蒿

味甘、辛，性平。多食动风气，薰人心，令气满。

马齿苋

味酸，性寒滑。一名九头狮子草，俗名酱瓣草。一种叶大者忌食。妊妇食之，令堕胎。

葵菜

味甘，性寒。为百菜之长，解丹石毒。性冷滑利，胃寒泄泻者勿食。同黍米食、同鲤鱼及鱼鲊食，并害人。时病后食之，令目暗。勿同沙糖食。妊妇食之，令胎滑。其菜心有毒，忌食。叶尤冷利，不可多食。茎赤叶黄者，勿食。生葵发宿疾，与百药相忌。蜀葵苗，亦可食，但久食钝人志性。被犬啮者，食之即发，永不瘥也。合猪肉食，令人无颜色。食蒜葵，须用蒜，无蒜勿食之。葵性虽冷，若热食之，令人热闷动风气。四月勿食，发宿疾。

莼菜

味甘，性寒滑。生湖泽中，叶如荇而差圆，形似马蹄。多食及熟食，令拥气不下，损胃伤齿，落毛发，令人颜色恶，发痔疮。七月间有蜡虫着上，误食令霍乱。和醋食，令人骨痿。时病后勿食。

芹菜

味辛甘，性平。杀丹石毒。和醋食损齿，有鳖瘕人不可食。春秋二时，宜防蛇虺遗精，误食令面手发青，胸腹胀痛，成蛟龙癥。服饧糖二三碗，日三度吐出，便瘥。种近水泽者良，高田生者勿用。一种赤芹，有毒，忌食。

水芹旱芹、赤芹、胡芹

味辛、甘，性平。生地上者名旱芹，其性滑利。一种黄花者有毒，杀人，即毛芹也。赤芹，生于水滨，状类赤芍药，其叶深绿，而背甚赤。其性温，味酸有毒。胡芹，生卑湿地，三四月生苗，一本丛出如蒿，白毛蒙茸，嫩时可茹。其味甘、辛，性温。蛇喜嗜芹，春夏之交，防遗精于上，误食成蛟龙瘕。和醋食，令人损齿。忌同芹菜。

茭白

味甘、淡，性冷滑。多食令下焦冷。同生菜、蜂蜜食，发痼疾，损阳道。服巴豆人忌之。

刀豆子

味甘，性温。多食令人气闭头胀。

芜菁

味辛、苦，性温。即诸葛菜。北地尤多，春食苗，夏食心，秋食茎，冬食根。多食动风气。

菾菜

味甘、苦，性寒滑。即红菜头。一名莙荙菜，道家忌之。其茎烧灰淋汁洗衣，白如玉色。胃寒人食之，动气发泻。先患腹冷人食之，必破腹。

苜蓿

味苦、涩，性平。多食令冷气入筋中，即瘦人。同蜜食，令人下痢。

落葵叶

味酸，性寒滑。即胭脂菜。脾冷人不可食，曾被犬啮者食之，终身不瘥。

黎豆

味甘、微苦，性温，有小毒。其子大如刀豆子，淡紫色，有斑点如狸文。煮去黑汁，再煮乃佳。多食令人发闷。

白花菜

味苦、辛，性凉。一名羊角菜。多食动风气，滞脏腑，困脾发闷。不可与猪心、肺同食。

红花菜黄花菜

味甘，性平。妊妇忌食。黄花菜，味甘，性凉，一名萱花。

黄瓜菜

味甘、微苦，性凉。其色黄，其气似瓜，其菜形如薤。

马兰

味辛，性微温。腌藏作茹甚良。

草决明花、子

味甘，性凉。春采为蔬。花、子，皆堪点茶。

蕹菜

味甘，性平。难产妇人宜食。解野葛毒，取汁滴野葛苗，当时萎死。

东风菜

味甘，性寒。有冷积人勿食。

荠菜

味甘，性温。取其茎作挑灯杖，可辟蚊蛾，谓之护生草。其子名蒫食，味甘，性平。饥岁采之，水调成块，煮粥甚黏滑。患气病人食之，动冷气。不与面同食，令人背闷。服丹石人不可食。

蘩蒌

味酸，性平。一名鹅肠菜。同鱼鲊食，发消渴病，令人健忘。性能去恶血，不可久食，恐血尽也。

蕺菜

味辛，性微温，有小毒。一名鱼腥草。多食令人气喘。小儿食之，三岁不行，便觉脚痛。素有脚气人食之，一世不愈。久食发虚弱，损阳气，消精髓。

蒲公英

味甘，性温。嫩苗可食，解食毒，一名黄花地丁草。

翘摇

味辛，性平，即野蚕豆。生食令人吐水。

鹿藿

味甘，性平。即野绿豆。生熟皆可食，其子可煮食，或磨面作饼蒸。

灰涤菜

味甘，性平。杀刺毛虫、蜘蛛咬毒。其子可磨粉炊饭。

秦荻藜

味辛，性温。于生菜中最称香美。

香椿苗

味甘、辛，性平。多食昏神，薰十二经脉。同猪肉、热面食，多令人中满。

五茄芽

味甘、辛，性温。

枸杞苗

味甘、苦，性寒。解面毒，与乳酪相反。

甘菊苗

味甘、微苦，性凉。生、熟可食。真菊延龄，野菊食之，伤胃泻人。

绿豆芽菜

味甘，性凉。但受郁抑之气所生，多食发疮动气。

竹笋诸笋、芦笋、干笋

味甘，性微寒。诸笋皆发冷血及气，多食难化困脾，小儿食多成瘕。同羊肝食，令人目盲。勿同沙糖食。蓳笋，味莶难食，多食发风动气作胀。淡竹笋，多食发背闷脚气。刺竹笋，有小毒，食之落人发。箭竹笋，性硬难化，小儿勿食。桃竹笋，味苦有小毒，南人谓之黄笋，灰汁煮之可食，不尔戟人喉。酸笋，出粤南，用沸汤泡去苦水，投冷井水中浸二三日取出，缕如丝绳，醋煮可食。凡煮笋少入薄荷、食盐，则味不莶，或以灰汤煮过，再煮乃佳。芦笋，忌巴豆。干笋，忌沙糖、鲟鱼、羊心肝。食笋伤，用香油、生姜解之。

荆芥

味辛，性温。可作菜，食久动渴疾，熏人五脏神。反驴肉、无鳞鱼。勿与黄颡鱼同食，与蟹同食动风。

壶瓠

味甘，性平滑。多食令人吐利，发疮疥。患脚气虚胀冷气者食之，永不除也。

壶卢

味苦，性寒，有毒。有甘、苦二种。俗谓以鸡粪壅之，或牛马踏践，则变而为苦。

冬瓜白瓜子

味甘、淡，性寒。经霜后食良。阳脏人食之肥，阴脏人食之瘦。煮食能练五脏，为下气也。冷者食之瘦人。九月食之，令人反胃。阴虚久病及反胃者，并忌食之。白瓜子，久食寒中。

南瓜

味甘，性温。多食发脚气、黄疸。同羊肉食，令人气壅。忌与猪肝、赤豆、荞麦面同食。

菜瓜

味甘、淡，性寒。时病后不可食。同牛乳、鱼鲊食，并成疾。生食，冷中动气，令心痛，脐下癥结。多食，令人虚弱不能行，小儿尤甚，发疮疥。空心生食，令胃脘痛。菜瓜能暗人耳目，观驴马食之即眼烂，可知其性矣。

黄瓜

味甘、淡，性寒，有小毒。多食损阴血，发疟病，生疮疥，积瘀热，发疰气，令人虚热上逆。患脚气虚肿及诸病、时疫之后，不可食。小儿尤忌，滑中，生疳虫。勿多用醋，宜少和生姜，制其水气。

丝瓜

味甘，性冷。多食令痿阳事，滑精气。

木耳

味甘，性平，有小毒。恶蛇虫从下过者，有大毒。枫木上生者，食之令人笑不止。采归色变者、夜视有光者、欲烂不生虫者、赤色及仰生者，并有毒，不可食。惟桑、槐、榆、柳树上生者良，柘木者次之。其余树生者，动风气，发痼疾，令人肋下急，损络，背膊闷。不可合雉肉、野鸭、鹌鹑食，中其毒者，生捣冬瓜蔓汁并地浆可解。

香蕈

味甘，性平。感阴湿之气而成，善发冷气，多和生姜食良。生山僻处者，有毒杀人。皂荚蕈有毒，不可食。

天花蕈

味甘，性平。五台山多蛇，蕈感其气而生，故味虽美而无益。煮时以金银器试之，不变黑者，方可食之。

蘑菇蕈鸡㙚

味甘，性寒。一云有毒，不可多食，动风气发病。勿同雉肉食。鸡㙚，味甘，性平，出云南。

土菌菌药

味甘，性寒，有毒。槐树上生者良，野田中者有毒，杀人。多食发冷气，令人腹中微微痛，发五脏风，拥经脉，动痔漏，令人昏昏多睡，背膊四肢无力。冬春无毒，夏秋有毒。或有蛇虫从下过也，夜中有光者、欲烂无虫者、煮之不熟者、煮讫照人无影者、上有毛下无纹者、仰卷赤色者、坟墓中生棺木上者，并有毒杀人。勿同雉肉、鹌鹑食，中其毒者，地浆及粪汁解之。煮菌时投姜屑饭粒，若色黑者，杀人，否则无毒。或以苦茗、白矾，勺新水咽下解之。妊妇食之，令子风疾。广南人杀毒蛇，覆之以草，以水洒之，数日菌生，采干为末。入酒毒人，遇再饮酒，毒发立死。又南夷以胡蔓草毒人至死，悬尸于树，汁滴地上，生菌子收之，名菌药。毒人至烈。此皆不可不知，故并记之。苦竹菌，有大毒，忌食。

羊肚蕈

味甘，性寒。患冷积腹痛泄泻者，勿食。

葛花菜

味苦、甘，性凉。产诸名山，秋霜浮空，如芝菌涌生地上，色赤味脆，亦蕈类也。

地耳

味甘，性寒。春夏生雨中，雨后速采，见日即不堪用，俗名地踏菇。

石耳

味甘，性平。味胜木耳。

鹿角菜

味甘，性大寒。解面毒。丈夫不可久食，发痼疾，损腰肾经络血气，令人脚冷痹，少颜色。

龙须菜

味甘，性寒。患冷气人勿食。

石花菜

味甘、咸，性大寒滑。有寒积人食之，令腹痛。多食弱阳，发下部虚寒。

紫菜

味甘、咸，性寒。多食令人发气腹痛。有冷积者食之，令吐白沫，饮热醋少许可解。其中防小螺蛳损人，须拣净用。凡海菜皆然。石莼，味甘，性平。似紫菜而色青。凡海菜忌甘草。

海带

味甘、咸，性寒滑。不可与甘草同食。

海苔

味甘、咸，性寒。多食发疮疥，令人萎黄少血色。

兽类

猪肉

味苦，性微寒，有小毒。牡曰豭，牝曰彘，子曰豚，牡而去势曰豮。生江南者，谓之江猪，惟豭肉无毒。多食闭血脉，弱筋骨，虚人肌。疫病者、金疮者，尤宜忌之。久食令人少子伤精，发宿疾。豚肉久食，令人遍体筋肉碎痛乏气。江猪多食，令人体重，作脯少有腥气。久食解药力，动气发疾。伤寒、疟痢、痰痼、痔漏诸疾，食之必再发，难愈。反梅子、乌梅、桔梗、黄连，犯之令人泻痢。服胡黄连食之，令人漏精。服甘草者忌之。同牛肉食，生寸白虫。同兔肉食，损人。同羊肝、同鸡子、同鲫鱼及黄豆食，令人滞气。同葵菜食，令人少气。同荞麦面食，患热风，脱须、眉毛、发。同生姜食，生面斑发风。同胡荽食，烂人脐。同苍耳食，动风气。同白[1]花菜、同吴茱萸食，发痔瘘。同龟、鳖肉，麋、鹿、驴、马肉，虾子食，伤人。多食令人暴肥，盖虚风所致也。

头肉，有毒，多食动风发疾，猪肉毒在首，故有病者忌之。

项肉，俗名槽头肉，肥脆，能动风。

脂膏，勿令中水，腊月者历年不坏。反乌梅、梅子，忌干漆。

脑，味甘，性寒，有毒。《礼记》云：食豚去脑，能损男子阳道，临房不能行事，酒后尤不可食。今人以盐酒食猪脑，是引贼入室也。

血，味咸，性平，服地黄、补骨脂、何首乌诸补药者忌之，能损阳也。同黄豆食，滞气。

心，味甘、咸，性平，多食耗心气，不可合吴茱萸食。

肝，味苦性温，猪临杀，惊气入心，绝气归肝，俱不可多食。服药人勿食。不可合雉肉、雀肉及同鱼脍食，生痈疽。同鲤鱼、鲫鱼食，伤神。同鹌鹑食，生面䵟。

肺，味甘，性微寒。同白花菜食，令人气滞发霍乱。八月和饴食，至冬发疽。

肾，味咸，性冷。即腰子。久食令人伤肾少子。虚寒者尤忌。冬月食之，损真气，发虚瘇。

胰脂，微毒，男子多食损阳。

猪鼻唇，多食动风气。

凡花猪、病猪、白蹄猪、自死猪、煮汁黄者为黄膘[2]猪、肉中有米星为米猪，俱不可食。烧肉忌桑柴。凡煮肉同皂荚子、桑白皮、高良姜、黄蜡不发风气，得旧篱筏易熟。煮肉封锅，入楮实子二三十粒，易烂且香。夏天用醋煮肉，可留数日。煮腊肉将熟，以红炭投锅内，则不油莶气。洗猪肚用面、洗肠脏用砂糖，能去秽气。中病猪毒，烧猪屎为末，水服钱许，三次可瘥。过食猪肉伤，烧猪骨为末，水服。或服芫荽汁、生韭汁，或加草果可消。煮硬肉入山楂数颗，易烂。

〔1〕白：原作“百”，据文义改。
〔2〕膘：原作“镳”，据《本草纲目》改。

羊肉

味甘，性热。反半夏、菖蒲。同荞麦面、豆酱食，发痼疾。同醋食，伤人心。同鲊、鲙、酪食，害人。热病、疫证、疟疾病后食之，复发致危。妊妇食之，令子多热病。

头蹄肉，味甘，性平。水肿人食之，百不一愈。冷病人勿多食。妊妇食羊目，令子睛白。

血，味咸，性平。凡猪羊血食久，鼻中毛出，昼夜长五寸，渐如绳，痛不可忍，摘去复生。惟用乳石、硇砂等分为丸，临卧服十丸，自落也。服丹石人忌食羊血，十年一食，前功尽亡。服地黄、何首乌诸补药者忌之。能解胡蔓草毒。

脑，有毒，食之发风病。和酒服迷人心，成风疾。男子食之，损精气少子。白羊黑头，食其脑，作肠痈。

羊心，有孔者勿食，能杀人。

羊肺，三月至五月其中有虫，状如马尾，长二三寸，须去之。不去食之，令人痢下。

肝，味苦，性寒。同猪肉及梅子、小豆食，伤人心。同生椒食，伤人五脏，最损小儿。同苦笋食，病青盲。妊妇食之，令子多厄。

羊肚，和饭饮久食，令人多唾清水，成反胃，作噎病。

凡煮羊肉，用杏仁或瓦片，则易烂。同胡桃及莱菔煮，不臊。同竹鼺煮，助味。以铜器煮食，男子损阳，女子暴下。白羊黑头、黑羊白头、独角者，并有毒，食之生痈。中羊肉毒者，饮甘草解之。过食羊肉伤者，多食枣子、草果可消。

黄牛肉

味甘，性温，微毒。食之发药毒，能病人。牛夜鸣则㾣，臭不可食。牛病自死者，血脉已绝，骨髓已竭，不可食之。误食令人生疔暴亡，发痼疾、痃癖、洞下、疰病。瘟牛暴死者，不可食。独肝者有大毒，令人痢血至死。北人牛瘦，多以蛇从鼻灌，故尔独肝。水牛则无之。啖蛇牛，毛发白而后顺者是也。人乳可解其毒。自死白首者，食之杀人。疥牛食之发痒。黄牛、水牛合猪肉及黍米酒食，并生寸白虫。同韭、薤食，合生姜食，损齿。勿同栗子食。黑牛白头者大毒，勿食。

水牛肉，味甘，性平，忌同黄牛。患冷人勿食。

蹄中巨筋，多食令生肉刺。

牛乳，味甘，性微寒。生饮令人利，热饮令人口干气壅，温饮可也，不宜顿服。与酸物相反，令人腹中癥结。患冷气人勿食。同鱼食成积，同醋食生瘕。

牛脂，味甘，温，微毒，多食发痼疾疮疡。

牛脑，味甘，性温，微毒。热病死者，勿食其脑，令生肠痈。

牛肝，勿同鲇鱼食，患风噎涎青。

牛肠胃，合犬肉、犬血食，病人。

服仙茅者，食牛肉、牛乳，令斑人鬓发。服牛膝人，亦忌食之。凡煮牛肉入杏仁、芦叶，则易烂。煮病牛入黄豆，豆变黑色者，杀人。中疔疥牛毒，用泽兰根，或甘菊根汁，或猪牙灰水服，或生菖蒲擂酒，或甘草汤解之。猪脂化汤，亦可解毒。过食牛肉所伤，以稻草和草果煎浓汤，多服可消。牛乃有功于世，仁人君子，必宜戒食。

狗肉

味酸、咸，性温。服食人忌食。九月食犬伤神。反商陆。同生葱、蒜食，损人。同菱食，生癫。白犬合海鲉食，必得恶病。勿炙食，令消渴。妊妇食之，令子无声，且生虫。疫证及热病后食之，杀人。勿同鲤鱼，鳝鱼、牛肠食，令人多病。春末夏初多猘犬，宜忌食。瘦犬、有病、发狂、暴死、无故自死者，有毒杀人。悬蹄犬，伤人。赤股而躁者、气躁犬目赤者，并不可食。白狗血和白鸡肉、乌鸡肉、白鸡肝、白羊肉、蒲子羹等食，皆病患。白犬乳酒服，能断酒。犬肾微毒，《内则》云：食犬去肾，不利人也。田犬长喙善猎；吠犬短喙善守。白犬虎纹、黑犬白耳，畜之家富贵。纯白者主凶，斑青者识盗而咬。凡食犬肉伤，用杏仁二三两，带皮研细，热汤二三盏拌匀，三次服，能使肉尽消。犬智甚巧，力能护家，食之无益，何必嗜之。

马肉

味辛、苦，性冷，有毒。同仓米、稷米及苍耳食，必得恶病，十有九死。同姜食，发气嗽。同猪肉食，成霍乱。患疥疮下痢者，食必加剧。妊妇食之，令子过月难产。乳妇食之，令子疳瘦。马生角、无夜眼、白马青蹄、白马黑头者，并不可食，令人癫。马鞍下肉色黑及马自死者、形色异常者，并有毒，食之杀人。马乳，味甘，性冷利，同鱼鲙食，作瘕。马肝及鞍下肉有大毒，食之杀人。刷牙用马尾，令齿疏损。近人多用烧灰揩拭，最腐齿龈。马脑有毒，食之令人发癫。马血有大毒。生马血入人肉中，一二日便肿起，连心即死。有人剥马伤手，血入肉，一夜致死。马肉上血洗不净，食之生疔肿。马汗有大毒，患疮人触马汗、马气、马毛、马尿、马屎，并令加剧。马汗入疮，毒攻心欲死者，烧粟秆[1]灰淋汁浸洗，出白沫乃毒去也。食马肉毒发而心闷者，饮清酒则解，饮浊酒则加。或饮芦根汁，或嚼杏仁，或煎甘草汤解之。中马肝毒者，猪骨灰、牡鼠屎、豆豉、狗屎灰、人头垢，并水服可解。中疗疥马毒者，泽兰根汁、猪牙灰、甘菊根汁，俱水服，或生菖蒲酒解之。马食杜蘅善走，食稻足重，食鼠屎腹胀，食鸡粪生骨眼。以僵蚕、乌梅拭牙，则不食，得桑叶乃解。挂鼠、狼皮于槽，亦不食。遇死马骨，则不行。以猪槽饲马、石灰泥马槽、马汗着门，并令马落驹。系猕猴于厩，辟马病。马头骨埋于午地，宜蚕。浸于上流，绝水蜞虫。

驴肉

味甘，性平。与荆芥茶相反，同食杀人。同凫茈食，令人筋急。多食动风，脂肥尤甚，屡试屡验。凡驴无故自死者、疫死者、力乏病死者，并有毒，忌食。疥癞及破烂瘦损者，食之生疔肿。将热驴血和麻油一盏，搅去沫，煮熟成白色，亦一异也。妊妇食之，令子难产。勿同猪肉食，伤气。

〔1〕秆：原作“榦”，据《本草纲目》改。

骡肉

味辛、苦，性温，有小毒。其性顽劣，肉不益人，多食令人健忘，妊妇食之难产。骡大于驴而健于马，其力在腰，其后有锁骨不能开，故不孳乳。牡驴交马而生者骡也，牡马交驴而生者为駃騠，牡驴交牛而生者为馲駋，牡牛交驴而生者为𫘤𫘨，牡牛交马而生者为駏驉。今俗通呼为骡矣。

鹿肉

味甘，性温。二月至八月不可食，发冷痛。白臆者、豹文者并不可食。鹿肉脯炙之不动及见水而动，或曝之不燥者，并杀人。同雉肉、蒲白、鮠鱼、鲇鱼、鸡肉、生菜、鲫鱼、虾食，发恶疮。《礼记》云：食鹿去胃。鹿茸不可以鼻嗅之，中有小白虫，视之不见，入人鼻必为虫颡，药不及也。不可近丈夫阴，令痿。鹿脂亦不可近阴。久食鹿肉，服药必不得力，为其食解毒之草故也。勿同猪肉食。

麋肉

味甘，性温。多食令人弱房，发脚气。妊妇食之，令子目病。不可合猪肉、雉肉、鮠鱼、鸡肉、菰蒲食，发痼疾。同虾及生菜、梅、李食，损男子精气。麋脂不可近阴，令痿。亦不可同桃、李食。《淮南子》云：孕妇见麋，生子四目。

虎肉

味酸，作土气，性热。正月食虎伤神。热食虎肉，伤人齿。多有药箭伤者，食者慎之。虎鼻悬门中，次年取熬作屑，与妇食之，便生贵子。勿令人及妇知，知则不灵。虎、豹皮上睡，令人神惊。其毛入疮有大毒。虎骨勿用中毒药箭者，能伤人也。虎夜视，一目放光，一目看物。声吼如雷，风从而生，百兽震恐。立秋始啸，仲冬始交，虎不再交。孕七月而生，虎生三子，一为豹。其搏物三跃不中，则舍之。食狗则醉，闻羊角烟则走，恶其臭也。虎害人兽，而猬鼠能制之。智无大小也。

豹肉

味酸，性微温。正月勿食，伤神损寿。豹肉令人志性粗豪，食之便觉，少顷消化乃定，久食亦然。豹脂合生发药，朝涂暮生。广西南界有唼腊虫，食死人尸，不可驱逐，以豹皮覆之，则畏而不来。

野猪肉

味甘，性平。多食微动风疾，不可同鲫鱼、鲇鱼食。青蹄者不可食，服巴豆药者忌之。岭南一种懒妇，似山猪而小，善害田禾。惟以机轴纺织之器，置田所，则不复近也。

豪猪肉

味甘，性大寒，有毒。不可多食，发风，令人虚羸，助湿冷病。

驼肉及峰脂

味甘，性温。能知泉源水脉风候，凡伏流人所不知，驼以足踏处，即得之。流沙夏多热风，行旅遇之即死。风将至，驼必聚鸣，埋口鼻于沙中，人以为验也。其卧而腹不着地，屈足露明者，名明驼，最能行远。驼粪亦直上如野狼烟。驼黄，味苦，性平，微毒。似牛黄而不香，戎人以乱牛黄，而功不及之。

熊肉

味甘，性平。十月食之伤神。患寒热积聚痼疾者食之，令终身不除也。熊脂，味甘，性微寒。寒月则有，夏月则无之。燃灯烟损人眼，令失光明。熊掌难胹[1]，得酒、醋、水三件同煮，熟即大如皮球，且易软也。熊胆，春近首，夏在腹，秋在左足，冬在右足。熊行山中，必有跧伏之所，谓之熊馆。性恶秽物及伤残，捕者置此物于穴，则合穴自死。或为棘刺所伤，出穴爪之至骨，即毙也。

山羊肉

味甘，性热。疫病后忌食。妊娠食之，令子多病。肝尤忌之。

羚羊肉

味甘，性平。其角能碎佛牙、貘骨、金刚石。烧烟走蛇虺也。

麂肉

味甘，性平。多食发痼疾。妊妇食之，令胎堕。

獐肉

味甘，性温。十二月至七月，食之动气。多食发消渴及痼疾，瘦恶者勿食。同鸽食成瘕，同梅、李、生菜、虾食，并能病人。凡人心胆粗豪者，以其心肝食之，即减。胆小者食之，愈怯。

香獐肉

味甘，性温。蛮人食之，不畏蛇毒。脐名麝香。忌大蒜。麝不可近鼻，有白虫入脑，患癞。久带其香透关，令人成异疾。能堕胎，消瓜果食积，辟蛇。

猪獾肉狗獾

味甘、酸，性平。其耳聋，见人乃走，能孔地食虫蚁瓜果。其肉带土气。狗獾，性味与猯相同。猯即猪獾。

兔肉

味甘、辛，性寒。同白鸡肉及肝心食，令人面黄。同獭肉食，成遁尸病。与姜、橘同食，令人心痛霍乱。忌同鹿肉、鳖肉、芥菜及子末食。十一月至七月食之，伤神气。兔死而眼合者杀人。食兔髌多，令人面生髌骨。《内则》云：食兔去尻，不利人也。妊妇不可食，令子缺唇，主逆生。兔尻有孔，子从口出，故妊妇忌之，非独为缺唇也。久食绝人血脉，损元气阳事，令人萎黄。兔肝亦勿与鸡、芥、胡桃、柑橘同食。

山獭肉

不宜食。其阴茎为补助要药，骨解药毒，研少许敷之立消。

水獭肉

味甘、咸，性寒。多食消男子阳气。勿同橙、橘、鸡肉、鸡子、兔肉食。其肝有毒。诸畜肝皆有定数，惟獭肝一月一叶，十二月十二叶，其间又有退叶。或云獭无

〔1〕胹：原作“腝”，据文义改。

雌，以猿为匹，故猿鸣而獭候。

象肉

味甘、淡，性平。多食令人体重。象具百兽肉，惟鼻是其本肉。象胆干了，上有竹文斑，光腻。春在前左腿，夏在前右腿，秋在后左腿，冬在后右腿。牙近鼠类，鼠皮则裂。世人知燃犀可见水怪，而不知沉象可驱水怪。夏月合药，宜置象牙于傍。合丹灶以象牙夹灶，得雷声乃能发光。

豺肉

味酸，性热，有毒。食之损人精神，消人脂肉，令人瘦。

狼肉

味酸，性热。《内则》云：食野狼去肠，不利人也。其粪烧烟直上。

狐肉

味甘，性温，有小毒。《礼记》云：食狐去首，为害人也。人卒暴亡，即取雄狐胆，温水研灌，入喉即活。移时者无及矣。

狸肉

味甘，性温。正月勿食，伤神。反藜芦、细辛。食狸去正脊，不利于人。狸类甚多，性味相同。

家猫肉

味甘、酸，性温。肉味不佳，亦不入食品。畜之者以虎形利齿，尾长腰短，目如金银，上腭多棱者为良。其睛可定时辰。子、午、卯、酉如一线；寅、申、巳、亥如满月；辰、戌、丑、未如枣核也。其鼻端常冷，惟夏至一日则暖。性畏寒，不畏暑，能画地卜食，随月旬上下啮鼠，其孕两月而生。猫有病，以乌药水灌之，可愈也。

貉肉

味甘，性温。貉逾汶即死，土气使然也。其耳亦聋，与獾、猯性味相同。

野马肉

味甘，性平，有小毒。食之无益。如家马肉，但落地不沾沙耳。

犀肉

味苦、酸、咸，性寒。妊妇勿服，能消胎气。凡蛊毒之乡，饮食中以角搅之，有毒则生白沫，以之煮毒药，则无毒也。忌盐。

老鼠肉

味甘，性热。误食鼠骨，能令人瘦。鼠涎有毒，若饮食收藏不密，涎坠其中，食之令人生鼠瘘，或发黄如金。鼠粪有小毒，食中误食，令人目黄成疸。被鼠食残之物，人忌食之。

土拨鼠肉

味甘，性平。虽肥而煮之无油味。多食难克化，微动风。

貂鼠肉

味甘，性平。其毛皮寒月服之，得风更暖，着水不濡，得雪即消，拂面如焰。尘沙迷目，拭眯即出。近火则毛易脱。

黄鼠肉

味甘，性平。昔为上供，今不甚重之。多食能发疮。

黄鼠狼肉

味甘，腥臭，性温，有小毒。不堪食。

猬肉

味甘，性平。误食其骨，令人瘦劣，诸节渐小。

诸肉有毒

六畜自死首北向、诸畜带龙形、六畜自死口不闭、六畜疫病疔疥死、兽歧尾、诸兽赤足、诸畜肉中有米星、兽并头、禽兽肝青、诸兽中毒及药箭死、脯沾屋漏、米瓮中肉脯、六畜肉热血不断、祭肉自动、诸肉经宿未煮、六畜五脏着草自动、脯曝不燥、生肉不敛水、六畜肉得咸酢不变色、肉煮熟不敛水、肉煮不熟、六畜肉堕地不沾尘、肉落水浮、肉汁器盛闭气，乳酪煎脍、六畜肉与犬不食者，以上并不可食，杀人。轻则病患，生痈肿疔毒。

诸脑损阳滑精。经夏臭脯痿人阴，成水病。诸脂燃灯损目。食本生命肉，令人神魂不安。春不食肝，夏不食心，秋不食肺，冬不食肾，四季不食脾。

解诸肉毒

伏龙肝末、本畜干屎末、黄柏末、赤小豆烧末、东壁土末、头垢一钱起死人。白扁豆末并水服，饮人乳汁，豆豉汁服之，亦能解之。药箭毒，以大豆煎汁或盐汤。食肉不消，还饮本汁，或食本兽脑即消。

禽　类

鹅肉

味甘，性寒。苍鹅，性冷有毒；嫩鹅，有毒。多食令人霍乱，发痼疾，生疮疥。患肿毒者勿食。火熏者尤毒，虚火咳嗽者勿食。

鹅血，味咸，微毒。

鹅卵，味甘，性温。多食鹅卵，发痼疾。煮鹅下樱桃叶数片，易软。

鸭肉

味甘，性寒。黑鸭有毒。滑中发冷利，患脚气人忌食之。新鸭有毒，以其多食蚯蚓等虫也。目白者杀人。肠风下血人不可食鸭。

鸭血，味咸，性冷。解诸药毒。

鸭卵，味甘、咸，性微寒。多食发冷气，令人气短背闷。妊妇多食，令子失音，且生虫。小儿多食，令脚软。患疮毒人食之，令恶肉突出。不可合鳖肉、李子食，害人。合桑椹食，令妊妇生子不顺。过食鸭肉所伤成瘕者，以糯米泔温服一二盏，渐消。

鸡肉

味甘、酸，性微温。善发风助肝火。同葫、蒜、芥、李及兔犬肝、犬肾食，并令人泻痢。同鱼汁食，成心瘕。同鲤鱼、鲫鱼、虾子食，成痈疖。同獭肉食，成遁尸病。同生葱食，成虫痔。同糯米食，生蛔虫。小儿食多，腹内生虫，五岁以下忌食。四月勿食抱鸡肉，令人作痈成漏。男女虚乏、有风病人食之，无不立发。勿同野鸡、鳖肉食。黄雌鸡，患骨蒸热者，勿食。鸡有五色者、元鸡白首者、六指者、四距者、鸡死足不伸者、阉鸡能啼者，并有毒，食之害人。老鸡头有毒，勿食。

鸡肝，味甘、苦，性温，微毒。《内则》云：食鸡去肝，为不利人。

鸡卵，味甘，性平，微寒。多食令腹中有声，动风气。同葱、蒜食，令气短。同韭食，成风痛。同鳖肉食，损人。同獭肉食，成遁尸病。同兔肉食，成泻痢。妊妇多食，令子失音。以鸡子、鲤鱼同食，令儿生疮。同糯米食，令儿生寸白虫。同鱼脍、同干姜食，令子生痈，发疮疥。小儿患痘疹者，不惟忌食，禁嗅其煎食之气。恐生翳膜也。醋能解蛋毒。过食亘伤，紫苏子能消。人踏抱出鸡子壳，令生白癜风。

野鸭

味甘，性凉。不可同胡桃、木耳、豆豉食。

野鸡

味酸、甘，性微寒，春夏有小毒。患痢人不可食。久食令人瘦，发五痔诸疮疥。同荞麦面食，生肥虫。同菌蕈、木耳食，发五痔，立下血。同胡桃食，发头风眩晕及心痛，损多益少，不可常食。卵同葱食，生寸白虫。同家鸡食，成遁尸病。自死爪甲不伸者，食之杀人。不可与鹿肉、猪肝、鲫鱼、鲇鱼、鲗鱼同食。

鹁鸽肉

味甘、咸，性平。食多减一切药力，其血解百药蛊毒。不可与獐肉同食。

雀肉

味甘，性温。勿同猪肝及李食。妊妇食雀肉饮酒，令子多淫。多食雀脑，动胎气，令子雀目。同豆酱食，令子面䵟。服术人忌之。

鹑肉鹌肉

味甘，性平。不可同猪肝食，令人生黑子。同木耳、菌子食，令人发痔。鹑毛有斑点，善搏斗。始由虾蟆、黄鱼所化，终以卵生，四时常有。鹌肉，与鹑性味相同，形亦相似，但色黑无斑。始由鼠化，终复为鼠。夏有冬无，今通呼为鹌鹑也。

鹧鸪肉

味甘，性温。不可与竹笋同食，令人小腹胀。或言此鸟天地之神，每月取一只飨至尊。所以自死者，不可食。其鸟飞必南翅。

雁肉

味甘，性平。七月勿食，伤人神。道家谓之天厌，不食为妙。久食动气。《礼记》云：食雁去肾，不利人也。

鹨鸠肉

味甘，性热。即突厥雀。形似雌雉，鼠脚无后趾，歧尾，憨急群飞，雌前雄后。

鹳雉肉

味甘，性平，有小毒。多食令人瘦，发五痔。同荞麦面食，生肥虫。同豆豉食，害人。卵同葱食，生寸白虫。一名山鸡。山鸡有四种：似雉而尾长三四尺者，为鹳雉；似鹳而尾长五六尺，能走且鸣者，为鸦雉，俗通呼鹳矣。似鹳而小，首有采毛，为鵕鵔。似雉而腹有采色，为锦鸡，俗通呼为锦鸡矣。又有吐绶鸡，每春夏晴明，徐舒颔下锦绶，文采焕烂，敛即不见，养之并辟火灾，食之有毒。

鹖鸡肉

味甘，性平。初病后勿食。鹖气猛，斗期必死。

白鹇肉 黑鹇

味甘，性平。患疮疖者勿食。黑鹇，气味相同。

竹鸡肉

味甘，性平，即泥滑滑。谚云：家有竹鸡啼，白蚁化为泥。亦辟壁虱。

英鸡肉

味甘，性温。常食石英，秋月即无。

黄褐侯肉

味甘，性平。即青鹤。多食发喉痹，用生姜可解。

桑扈肉

味甘，性温，即蜡嘴。初病后勿食。

鹳鸽肉

味甘，性平，即八哥。天寒欲雪，即群飞如告。鹳鸽不逾济，地气使然也。

乌鸦肉

味酸、涩，性平。膻臭不可食，肉及卵食之，令人昏志。

喜鹊肉

味甘，性寒。妇人不可食。

燕肉

味酸，性平，有毒。不可食，损人神气。不宜杀之。嗜燕人入水，为蛟龙所吞。燕作窝，长能容二疋绢者，令人家富也。窝穴北向，尾屈色白者，是数百岁燕，《仙经》谓之肉芝。

刺毛莺肉

味甘，性平。有疮疥者少食。

孔雀肉

味咸，性凉，微毒。食其肉者，自后服药必不效，为其解毒也。尾有毒，不可入目，令人昏翳。

鹗

即鱼鹰。能啖蛇，其肉腥恶，不可食。

鸱脑

有毒。同酒食，令人久醉健忘。

鹤肉

有毒，顶血饮之立死。性喜食蛇，蛇闻声而远去，人家畜之，以辟蛇。

鹳肉

有毒，不可食。其骨入沐汤浴头，令发尽脱，更不生也。又能杀树木。鹳生三子，一为鹤，巽极成震，阴变阳也。

鸳鸯肉

味咸，性平，有小毒。多食令人患大风病。

鸬鹚肉

味酸、咸，性冷，微毒。即水老鸦。凡鱼骨鲠者，密念鸬鹚不已，即下。妊妇食之，令逆生。

猫头鹰

夜勿煮炙，能引鬼魅。

诸鸟有毒

凡鸟自死目闭、自死足不伸，白鸟元首、元鸟白首、三足、六指、异形异色、四翼、肝色青者、野禽生卵有八字形者，并有毒，食之杀人。

果　类

李子

味甘、酸，性微温。多食令人胪胀，发痰疟虚热。同蜜及雀肉、鸡肉、鸡子、鸭肉、鸭子食，损五脏。同浆水食，令霍乱。勿同麋、鹿、獐肉食。李味苦涩者，不可食。不沉水者有毒，勿食。服术人忌之。妊妇服之，子生疮疥。

杏子杏仁、八担杏仁

味甘、酸，性热，有小毒。不益人。生食多伤筋骨。多食昏神，令膈热生痰，动宿疾，发疮痈，落须眉。病目者食多，令目盲。小儿多食，成壅热，致疮疖。产妇尤宜忌之。

杏仁，味甘、苦，性温，有小毒。两仁者杀人。花开六出，核必双仁。杏仁作汤，白沫不解者，食之令气壅身热。汤经宿者，动冷气，能消犬肉、索粉积。双仁者误食，或食杏仁多，致迷乱将死，急取杏根煎汤，服可解。

八旦杏仁，味甘，性温，多食亦能动宿疾也。

桃子桃仁

味甘、酸，性温，微毒。多食损脾助热，令膨胀，发疮疖。同鳖肉食，患心痛。食桃浴水，令泄泻成淋及寒热病，能发丹石毒。生桃尤损人，食之有损无益。五果列桃为下，服术人忌之。

桃仁，味甘苦，性平。双仁者有毒，宜去之。桃花，勿用千叶者，令人目黄鼻衄不止。

栗子

味甘、咸，性温。生食则发气，蒸炒热食则壅气。风过者，生熟咸宜。再经日晒，作油灰气。同橄榄食，有梅花香。中扁者名栗楔，栗作粉食，胜于菱芡。但饲小儿，令齿不生。患风疾及水肿者，并不宜食。小儿不可多食，生则难化，熟则滞气，膈热生虫，往往致病。勿同牛肉食。密取一栗咬破，蘸香油和众栗炒，俱不发爆。取苞中自裂出栗子，以润沙密藏，夏初尚如新也。如苞未裂，非树上自坠者，不能久藏，且易腐。

枣子

味甘，生性热，熟性平。生食多令人热渴膨胀，动脏腑，损脾元，助湿热。患寒热、胃弱羸瘦人不可食。同蜜食，损五脏。熟枣多食，令人齿黄生䘌。同葱食，令五脏不和。同诸鱼食，令腰腹痛。勿与鳖、蟹同食。久食最损脾，助湿热。患齿病、疳病、虫䘌及中满者，勿食。小儿食多生疳。枣叶微毒，服之使人瘦，久即呕吐。

柿子鹿心柿

味甘，性寒。多食发痰。同酒食易醉，或心痛欲死。同蟹食，令腹痛作泻，或呕吐昏闷，惟木香磨汁灌之可解。鹿心柿尤不可食，令寒中腹痛。干柿勿同鳖肉食，难消成积。凡红柿未熟者，以冷盐汤浸，可经年许。但盐藏者微有毒。

梅子乌梅

味酸，性平。多食损齿伤筋，蚀脾胃，令人膈上痰热。服黄精人忌之。不可与猪、羊肉，麋、鹿、獐肉同食。食梅龋者，嚼胡桃肉解之。梅子同韶粉食不酸、不软牙。乌梅，性温，忌猪肉。白梅与乌梅同功。暗香汤，取半开梅花，溶蜡封花口，投蜜罐中，每取一二朵，同蜜一匙，点滚水服。清水揉梅叶洗蕉葛衣，经夏不脆。梅叶煎汤，洗霉衣即去，甚妙。

梨

味甘，微酸，性寒。多食令人寒中，损脾萎困。金疮、乳妇、产后血虚者，勿食。生食多成冷痢。梨与萝卜相间收藏，或削梨蒂，种于萝卜上藏之，皆可经年不烂。今北人每于树上包裹，过冬乃摘，亦妙。

木瓜

味酸、涩，性温。忌铁器。多食损齿伤骨，以铅霜或胡粉涂之，则失酢味，且无渣。木瓜树作桶濯足，甚益人。

榅桲

味酸、甘，性微温。形似木瓜而有毛，其气甚香。多食发热毒，涩血脉，聚胸膈痰。同车螯食，发疝气。卧时生食，多令胃脘痞塞。

棠球

味酸、甘，性微温。生食多令人嘈烦易饥。脾胃弱者及齿齲人勿食。

柰子苹果

味苦、甘、酸、涩，性寒，微毒。多食令人肺寒胪胀。凡病人食之尤甚。苹果，味甘，性平，一名频婆。比柰圆大，味更风美。

林檎

味甘、酸，性温。俗名花红。多食令人百脉弱，发热生痰滞气，发疮疖，令人好唾。其子食之，令人心烦。林檎树生毛虫，埋蚕蛾于下，或以洗鱼水浇之，即止。

石榴

味甘、酸、涩，性温。多食令人损肺，伤齿令黑，恋膈生痰。凡服食药物人忌之。

橘子陈皮

味甘、酸，性温。多食恋膈生痰，滞肺气。同螃蟹食，令患软痈。同獭肉食，令恶心。勿与槟榔同食。橘皮干者，名陈皮。味苦、辛，性温。若多用久服，能损元气。橘瓤上筋最难化，小儿多食成积。松毛裹橘，留百日不干，绿豆亦可。忌近酒米，柑、橙亦然。橘下埋鼠，则结实加倍。

柑子

味甘，性寒。多食令脾寒成癖，及肺寒咳嗽，生痰，发阴汗，令大肠泻痢。即用柑皮煎汤，或饮盐汤可解。多食柑皮，令肺燥。

橙子橙皮

味甘，性寒。多食伤肝气，发虚热。同猿肉食，发头旋恶心。橙皮，味苦、辛，性温。宿酒未解，食之速醒，食多反动气。勿同槟榔食。

香橼佛手柑

味辛、酸，性温。揉蒜罨其蒂上，则香更充溢。浸汁浣葛纻，胜似酸浆也。佛手柑，味辛、甘，性平。与香橼功用相同。

金柑

味甘、酸，性温。藏绿豆中，经时不变。

枇杷

味甘、酸，性平。多食动脾，发痰助湿。同面食及炙肉食，发黄病，壅湿热气。

胡桃肉

味甘，衣涩，性温。多食生痰涎，动风气，脱眉发，令人恶心吐水。同酒食多，令咯血动肾火。连衣食，敛肺气。不可合雉肉、野鸭同食。胡桃肉与铜钱共食[1]，即成粉。食酸齿齼，细嚼桃肉即解。去衣法；凡胡桃一斤，用甘蔗节五六段和汤煮透，经一宿，次早略煮，取去壳，衣随脱。油胡桃有毒，伤人咽肺。

杨梅

味酸、甘，性温。多食发疮助热生痰，损齿伤筋。有火病者勿食，忌与生葱同食。以柿漆拌核曝之，仁自裂出。

樱桃

味甘、涩，性热。多食令人呕吐，立发暗风，伤筋骨，败血气，助虚热。小儿食之过多，无不作热。有寒热病患不可食。宿有湿热病及喘嗽者，食之加剧，且有死者。过食太多，发肺痈、肺痿。其叶同老鹅煮，易软熟。

银杏

味甘、苦、涩，性温，有小毒。即白果。生食引疳，熟食多令人胪胀壅气，动风。小儿食多，昏霍发惊，引疳。同鳗鲡食，患软风。妊妇食之，滑胎。银杏能醉人，食满及千者死。三棱者有毒。临炒时，密取一枚手握，炒不发爆。生捣能浣衣帛油腻。

榛子

味甘，性平。凡收藏榛、松、瓜仁类，以灯心剪碎，和入罐内，放燥处不油。

松子

味甘，性温。多食生痰涎，发虚热。不可同胡羊肉食。凡松子细果将油者，摊竹纸焙之，还好。

榧子

味甘、涩，性热。同鹅肉食，患断节风，又令气上壅。反绿豆，能杀人。猪脂炒榧，黑皮自脱。同甘蔗食，其渣自软。榧煮素羹，味更甜美。多食引火入肺，大肠受伤也。

荔枝

味甘，性热。多食发热、烦渴、口干、衄血，鲜者尤甚，令即龈肿口痛。患火病及齿䘌人，尤忌之。食荔多则醉，以壳浸水饮之即解。荔枝熟时，人未采，则百虫不敢近，人才采动，鸟乌、蝙蝠、虫类无不伤残之也。故采荔枝者，必日中众采，一日色变，二日味变，三日色味俱变。若麝香触之，花实尽落也。以针刺荔壳数孔，蜜水浸瓷碗内，隔汤蒸透，肉满甘美。

龙眼

味甘，性平。生者，用沸汤瀹过食，不动脾。

---

〔1〕胡桃肉与铜钱同食：《本草纲目》引《李楼方》中“误吞铜钱，多食胡桃，自化出也。胡桃与铜钱共食，即成粉，可证矣”。

龙荔

味甘，性热，有小毒。状如小荔枝，而肉味如龙眼。生食令人发痫，或见鬼物。

橄榄

味涩、甘，性温。多食令气上壅，过白露摘食，不病疟。食橄榄去两头，其性热也。得盐不苦涩，同栗子食甚香。用锡盒收藏，以纸封固，置净地上，至五六月不坏。橄榄树高难采，将熟时以木钉钉之，或纳盐少许于根皮内，其实一夕自落。其枝节间有脂膏如桃胶，采取和皮叶煎汁，熬如黑饧，谓之榄糖。用粘船隙，牢如胶漆，着水益干。其木作舟楫，拨着鱼皆浮出，故橄榄能解一切鱼毒。

梧桐子

味甘，性平。生食无益，多食生痰涎，动风气。

槟榔

味苦、辛、涩，性温。头圆矮平者为榔，形尖紫纹者为槟。槟力小，榔力大。勿经火，若熟使，不如不用。鸩鸟多集槟榔树上。其外皮即大腹皮也。宜依法洗制，方可用之。槟榔得扶留藤、瓦垄子灰同咀嚼之，吐去红水一口，则柔滑甘美。多食则发热。勿同橙、橘食。

莲肉

味甘、涩，性平。食莲子不去心，令人作吐。多食生者，微动冷气胀人。患霍乱及大便闭燥者，少食。荷梗塞穴，鼠自去。煎汤洗镴垢，自新。莲花及蕊须，忌地黄、葱、蒜。花畏桐油。

藕

味甘，性平。生食过多，亦令冷中。少和盐水食，益口齿。同油炸米面果食，则无渣。忌铁器。

菱

味甘，性平。生食多伤脏腑，损阳气，痿茎，生蛲虫。水果中最不治病。熟食多令滞气腹胀，饮姜汁酒一二杯可解，或含吴茱萸咽津亦妙。同蜂蜜食，生蛔虫。小儿秋后食多，令脐下痛。菱花开背日，芡花开向日，故菱寒而芡暖。熟干性平，生则冷利。四角、三角为芰，两角为菱，功用相同。勿合犬肉食。

芡实

味甘，性平。生食过多，动风冷气。熟食过多，不益脾胃，兼难消化。小儿多食，令不长。芡实一斗，用防风四两煎汤浸过，经久不坏。

茨菇

味苦、甘，性寒。多食发虚热，及肠风痔漏，崩中带下，令冷气腹胀，生疮疖，发脚气，患瘫痪风，损齿，失颜色，皮肉干燥。卒食之，使人干呕。孕妇忌食，能消胎气。小儿食多令脐下痛，以生姜同煮可解毒。勿同吴茱萸食。

荸荠

味甘，性寒滑。即地栗。有冷气人不可食，令腹胀气满。小儿秋月食多，令脐下结痛。合铜嚼之，铜渐消也。勿同驴肉食，令筋急。

甜瓜

味甘，性寒滑，有小毒。多食发虚热、痼疾、黄胆及阴下湿痒生疮，动宿疾癥癖，损阳气，下痢，令人虚羸，手足乏力，惙惙气弱。同油饼食，作泻。病后食之，成反胃。患脚气者食之，难愈。食多解药力。夏月过食，深秋泻痢最为难治。凡瓜有两鼻两蒂者，杀人。五月瓜沉水者，食之患冷病，令终身不瘥。九月被霜者，食之冬病寒热。瓜性最寒，曝而食之尤冷。张华《博物志》云：人以冷水渍至膝，可顿啖瓜至数十枚。渍至项，其啖转多。水皆作瓜气，未知果否。食瓜伤腹胀者，食盐花易消，或饮酒，或服麝香水可解。

西瓜

味甘，性寒。胃弱者不可食，多食作吐利，发寒疝，成霍乱冷病。同油饼食，损脾气。食瓜后，食其子，不噫瓜气。以瓜划破曝日中，少顷食，即冷如冰。近糯米，沾酒气即易烂。猫踏之易沙。

葡萄

味甘、酸，性微温。多食助热，令人卒烦闷昏目。甘草作钉，针葡萄立死。以麝香入树皮内，结葡萄尽作香气。其藤穿过枣树，则实味更美。葡萄架下，不可饮酒，防虫屎伤人。

甘蔗

味甘，性微寒。多食发虚热，动衄血。同酒过食，发痰。同榧子食，则渣软。烧蔗渣烟最昏目，宜避之。

落花生长生果

味甘、微苦，性平。形如香芋。小儿多食，滞气难消。近出一种落花生，诡名长生果，味辛、苦、甘，性冷，形似豆荚，子如莲肉，同生黄瓜及鸭蛋食，往往杀人。多食，令精寒阳痿。

香芋

味甘、淡，性平。多食泥膈滞气。小儿及产妇尤宜少食。

甘露子

味甘，性平，即草石蚕。不宜生食，多食令生寸白虫。与诸鱼同食，令人吐。或以萝卜卤及盐菹水收之，则不黑。亦可酱渍蜜藏。

桑椹子

味甘、酸，性微温。小儿多食，令心痛。

黄精

味甘、微苦，性平。忌水萝卜。太阳之草名黄精，食之益人。太阴之草名钩吻，食之即死。勿同梅子食。

马槟榔

味甘、苦，性大寒。又名马金囊。产妇忌食。女人多食，令子宫冷，绝孕。

椰子浆

味甘，性温。食之昏昏如醉。食其肉，则不饥。饮其浆，则增渴。

菴罗果

味甘，性温。俗名香盖，西洛甚多，多食动风疾。凡时疾后、食饱后，俱不可食。同大蒜辛物食，令人忌黄病。

诸果有毒

凡果未成核者，食之令人发痈疖及寒热。果落地，有恶虫缘过者，食之令人患九漏。果双仁者，有毒杀人。瓜双蒂者、沉水者，皆有毒杀人。凡果忽有异常者，根下必有毒蛇恶物，其气熏蒸所致，食之立杀人。

解诸果之毒

烧猪骨灰为末，水服。

收藏

青梅、枇杷、橄榄、橙、李、菱、瓜类，以腊水入些少铜青末，密封于净罐内，久留色不变。或用腊水入薄荷、明矾少许，将诸果各浸瓮内，久藏味佳，且不变色。

鱼 类

鲤鱼

味甘，性平。其胁鳞一道，从头至尾，无大小皆三十六鳞。阴极则阳复，故能发风动火。同犬肉、豆藿食，令消渴。同葵菜食，害人。天行病后及下痢者、有宿癥者，俱不可食。风病人食之，贻祸无穷。服天门冬、紫苏、龙骨、朱砂人忌食。鲤脊上两筋及黑血有毒。溪间生者，毒在脑。山上水中生者，不可食。炙鲤勿使烟入目，大损目光，三日内必验。鲤鱼子合猪肝食，能害人。勿同鸡肉、鸡子食。

鲫鱼

味甘，性温。同蒜食，助热。同沙糖食，生疳虫。同芥菜食，发浮肿。同鸡、雉、鹿、猴肉及猪肝食，生痈疽。服麦门冬者，食之害人。鲫鱼子忌同猪肝食。

鳊鱼

味甘，性温。患疳痢者，勿食。

鲥鱼

味甘，性平。多食发痼疾及疮疥、疳疾。

鲈鱼

味甘，性平，有小毒。多食发疮肿，成痃癖。勿同乳酪食。肝不可食，剥人面皮。中鲈鱼毒者，多饮芦根汁可解。

鳜鱼

味甘，性平。鳍刺凡十二，以应十二月。误鲠害人，以橄榄核磨水，服之可解。

鲢鱼

味甘，性温。多食令人热中发渴，或发疮疥。

鲭鱼

味甘，性平[1]。作鲊，与服石人相反。勿与生胡荽、麦酱、豆藿、生葵菜同食。服术人忌之。

白鱼

味甘，性平。多食热中生痰，泥人膈，发灸疮。同枣肉食，令患腰腹痛。经宿者勿食，令人腹冷，炙食亦少动气。患疮疖者勿食，能发脓。

鲄鱼

味甘，性平，多食动痼疾。同野猪、雉肉食，令人发癞。同鹿肉食杀人。赤目赤须者忌食。

鲚鱼

味甘，性温。多食助火动痰，发疮疾。

鲨鱼

味甘，性平。多食发疮疥。此鱼大者四五寸，小时即有子。忌甘草。

鲦鱼

味甘，性温。此鱼长仅数寸，形狭而扁，状如柳叶，性好群游。多食发疮疥、丹毒。

鲙残鱼

味甘，性平。鲜食多，令人发疮疥及小儿赤游风。晒干者，名银鱼。又一种鱵鱼，形似鲙残，但喙上多生一针，功用相同。

鳙鱼

味甘，性温。状似鲢而色黑，其头最大，俗呼花鲢。鲢之美在腹，鳙之美在头。其目旁有乙骨，食鱼去乙是矣。多食动风热，发疮疥。

鳟鱼

味甘，性温。一名赤眼鱼。多食动风气，助湿热，发疮疖、癣疥及痼疾。

鲩鱼

味甘，性温，即草鱼。多食发诸疮及湿毒、流气、痰核病。

石首鱼

味甘，性平。俗名黄鱼。曝干为白鲞，食之能消瓜成水。又一种黄花鱼，形状相似，但色黑耳。

---

〔1〕味甘，性平：原作“味性甘平”，据上下文义改。

勒鱼

味甘，性平。干者谓之勒鲞。甜瓜生者，用勒鱼骨插蒂上，一夜便熟。石首鲞骨亦然。

鲳鱼

味甘，性平。和生姜、粳米煮，骨皆软。其子有毒，食之令人下痢。

杜父鱼

味甘，性温。状似鲨而短，尾歧，头大口阔，身黄黑有斑，脊有刺。患疮疖者，忌食。脊有细虫如发，宜去之。

鳢鱼

味甘，性寒，即黑鱼。有疮人不可食，令瘢白，食之无益，能发痼疾。

鳗鲡鱼

味甘，性微温，有小毒。同白果食，患软风，多食动风。妊妇食之，令胎有疾。有重三四斤者、昂头三寸游者、四目者、无腮者、背有白点者、腹有黑斑者，并有毒，食之杀人。尖头剑脊黑色者，有毒，食之无味。其骨烧烟熏蚊，令化为水。熏毡及屋舍竹木，断蛀虫。置书笥衣箱，不生蠹。海鳗鲡，性味相同，暖而不补。一种肉粗无油者，有毒，勿食。干者名风鳗。

鳝鱼

味甘，性大温，即黄鳝。多食令人霍乱，发疮疾，动风气，损人寿。时行病后食之，复发。勿与犬肉、犬血同食。妊妇食之，令子声哑。黑而大者有毒，食之杀人。蓄水缸内，夜以灯照，通身浮水面，项下有白点，此乃蛇变者，急宜弃之。以蒜瓣投缸中，则群鳝跳掷不已，亦物性相制也。煮鳝忌桑柴火。食鳝中毒，食蟹即解。

鳅鱼

味甘，性平，即泥鳅鱼。勿同白犬血肉食。和灯心煮鳅，甚妙。忌桑柴煮。

鳣鱼

味甘，性平，有小毒。即黄鱼。俗呼着甲鱼。多食生痰助热，发风动气，发疮疥。同荞麦面食，令人失音。作鲊食，令人难克化。服荆芥药者，忌之。

鲟鱼

味甘，性平，即鲟鳇鱼。一名鲔鱼。多食动风气，发一切疮疥。久食令人心痛腰疼。同笋干食，发瘫痪。小儿食之，成咳嗽及癥瘕。能发诸药毒，服丹石人忌食。作鲊虽珍，亦不益人。

鲇鱼

味甘，性寒，有小毒。同牛肝食，患风噎涎。同野猪肉食，令吐泻。同雉肉食，生痈疖。同鹿肉食，令筋甲缩。赤目、赤须、无腮者，并有毒，误食杀人。反荆芥。

黄颡鱼

味甘，性平，微毒。一名鉠䱗。状似小鲇，身青黄色，鳃下有二横骨、两须，有胃，作声轧轧。其胆春夏近上，秋冬近下。多食发疮疥，不益人。反荆芥，能害人。

河豚

味甘，性温，有毒。海中者有大毒。多食发风助湿动痰。有痼疾疮疡者，不可食。与荆芥、菊花、桔梗、甘草、附子、乌头相反。修治失法，误入烟煤或沾灰尘，食之并能杀人。三月后即肉内生斑，不可食之。妊妇食之，令子赤游风。其血有毒，脂令舌麻，子令腹胀，眼令目花。其肝及子有大毒，入口烂舌，入腹烂肠，无药可解。中其毒者，以橄榄芦根汁、粪清甘蔗汁解之，少效。或用鸭血灌下可解。服药人不可食之。赤目者、极肥大者、腰腹有红筋者，误食杀人，诸药不能解。厚生者宜远之，勿食。又一种斑子鱼，形似小河豚，其性味有毒，与河豚相同。河豚鱼，饱后不可再食，食此不可尽饱，宜防发胀耳。

鱤鱼

味甘，性平。吞啖同类，池中有此不能蓄鱼。生疮疖者，勿食。

石斑鱼

生南方溪涧，长数寸，白鳞黑斑，浮游水面，闻人声则划然深入。其子及肠有毒，误食令人吐泻，饮鱼尾草汁少许，解之。

黄鲴鱼

味甘，性温。此鱼阔不逾寸，长不近尺。其油点灯，令人昏目。

鱊鱼

味甘，性平。俗名春鱼。春月间，从岩穴中随水流出，状似初化鱼苗，一斤千头。或云鳢鱼苗也。今宣城、泾县于三月三前后三四日亦出小鱼。土人炙收寄远，或即此鱼。

金鱼

味甘、咸，性平。味短不宜食，止堪养玩。鱼啖橄榄渣、肥皂水、鸽粪即死。得白杨皮不生虱。

比目鱼

味甘，性平。多食动风气，有风湿病者勿食。

鮹鱼

味甘，性平。尾有两歧如鞭鞘。患痈疽者勿食。

鲛鱼

味甘，性平，即沙鱼。皮可饰刀剑。大者尾长数尺，能伤人。小者子随母行，惊即从口入母腹中。虎沙能咬人形，被暗伤，人以红布系腰可免。忌甘草。

乌贼鱼

味咸，性平。多食动风气。其墨亦可书字，但逾年则迹灭。其骨名海螵蛸，文顺者是真，横者为假。能淡盐，投骨于井，水虫皆死。乌贼遇小满，则形小也。

邵阳鱼

味甘、咸，性平，有小毒。状如盘及荷叶，无足无鳞，背青腹白，口在腹下，目在额上，尾长有节，螫人甚毒。吴人腊之，食之无益。其尾候人尿处叮[1]之，令阴肿痛至死，拔云乃愈。被刺毒者，以鱼扈竹及海獭皮解之。

竹鱼

味甘，性平。出广南桂林湘江，状似鲭鱼而少骨刺，色青翠可爱，鳞间有朱点。多食发疮疾。

鳖肉

味甘，性冷。同猪、兔、鸭肉食损人。同芥子食，生恶疮。同苋菜食，令腹中成肉鳖，害人。不可同桃子、鸭子、鸡子食。《礼记》云：食鳖去丑。谓颈下有软骨如龟形，食之令人患水病。有冷气癥瘕人，不宜食之。凡鳖三足者、赤足者、独目者、头足不缩者、目四陷者、腹下有王字形十字文者、腹有蛇纹者、目白者、山上生者名旱鳖，并有毒，食之杀人。夏天亦有蛇化者，食须慎之。妊妇食之，令子短项。薄荷煮鳖能害人。鳖无耳，以目为听。纯雌无雄，以蛇、鼋为匹，故烧鼋脂可以致鳖。遇蚊叮则死，得蚊煮则烂。熏蚊者，又用鳖甲，物相报复如此。鼍一鸣而鳖伏，性相制也。池中有鳖，鱼不能飞。其胆味辛辣，破入汤中，可代椒而辟腥。其性畏葱及桑灰。甲无裙而头足不缩者，名曰纳鳖，有毒，食之令人昏塞。以吴蓝煎汤，服之立解。甲亦有毒。三足者名曰能鳖，有大毒，误食杀人。

龟肉

味酸，性温。此物神灵，不可轻杀。六甲日、十二月俱不可食，损人神。同猪肉、菰米、瓜、苋食，害人神。龟板当心前一处四方透明，如琥珀色者佳。头方脚短壳圆版白为阳，头尖脚长壳长版黄为阴。其息以耳，肠属于首，雌雄尾交，亦与蛇匹。龟老则神，年至八百，反大如钱。龟闻铁声则伏，蚊噆则死。香油抹眼，入水不沉。老桑煮之易烂。龟尿磨瓷器，能令软。磨墨书石，能入数分。取龟尿，以猪鬃或松叶针其鼻即出。金线绿毛龟，置书笥辟蠹。呷蛇龟，甲肉俱毒，不可食之。

鼋肉

味甘，性平，微毒。裂而悬之，一夜便觉垂长至地，闻人声则收。肠属于首，以鳖为雌，其脂摩铁则明。老能变魅。非急弗食之。

螃蟹

味甘、咸，性寒，有小毒。多食动风，发霍乱，风疾人不可食。妊妇食之损胎，令子头短及横生。不可同橘、枣、荆芥食。同柿食，令成冷积腹痛，服木香汁可解。未经霜蟹有毒。腹中有虫如小木鳖子而白者，不可食，大能发风。有独螯、独目、四足、六足、两目相向、腹下有毛、壳中有骨、头背有黑点、足斑、目赤者，并有毒，不可食。中其毒者，服冬瓜汁、豉汁、紫苏汁、蒜汁、芦根汁，皆可解之。糟蟹罐上

〔1〕叮：原作“订”，据文义改。

放皂荚半锭，可久留不坏。罐底入炭一块，不沙。见灯易沙。得椒易膻，得皂荚，或蒜及韶粉可免沙膻。得白芷则黄不散。得葱及五味子同煮，则色不变。其黄能化漆为水，其螯烧烟，可集鼠。蟛蜞，有毒，食多发吐痢。又有剑蟹之类，并有毒，不可食。雄者脐长，雌者脐圆，腹中之黄，随月盈亏。流水生者，色黄而腥；止水生者，色绀而馨。

蚌肉

味甘、咸，性冷。多食发风，动冷气。马刀肉，有毒。

蚬肉

味甘、咸，性冷，微毒。多食发嗽及冷气，消肾。

蛤蜊

味咸，性冷。与丹石人相反，食之令腹结痛。以枇杷核同煮，脱疔。

蛏肉

味甘，性温。天行病后，不可食之。

蚶肉

味甘，性微温。多食令人壅气，同饭食不口干。车渠，盖瓦垄之大者。作杯注酒，满过一分不溢。

淡菜

味甘，性温。多食令头目昏闷，得微利可已。久食脱人发。服丹石人食之，令肠结。烧食即苦，不宜人。以少米先煮，熟后去毛，再入萝卜，或紫苏，或冬瓜同煮，尤佳。

田螺螺蛳、海蛳

味甘，性大寒。其肉视月盈亏，有冷积人勿食。小者名螺蛳，性味相同。清明后其中有虫，不可食用也。细长者名海蛳，味咸，性寒，肉绿色。

鲎鱼

味辛、咸，性平，微毒。多食令咳嗽，发疮癣。其行雌常负雄，失雌，雄即不动，取必双得。其血碧色，尾有珠如粟。烧脂可以集鼠，蚊螫即死。小者名曰鬼鲎，食之害人。

海蛇

味咸，性温，即海蜇。无口眼腹翅，块然一物，以虾为目，虾去则住。浸以石灰矾水，则色白。

虾肉

味甘、咸，性温，有小毒。多食动风助火，发疮疾。有病患及患冷积者勿食。小儿食之，令脚弱。鸡犬食之，亦令脚屈弱。生水田沟渠中者有毒。切勿以热饭盛密器内，作鲊食，毒人至死。虾无须者、腹下通黑及煮熟色变白者，并有毒，不可食。勿与鹿獐肉、猪肉、鸡肉同食。妊妇食之，令子难产。

海虾

味甘、咸，性平，有小毒。同猪肉食，令人多唾。闽中有五色虾，长尺余，曝干为对虾，功用相同。

蛙

味甘，性寒。即田鸡。其骨热，食之，令小便淋。妊妇食之，令子声哑寿夭。小蛙食多，令人尿闭，脐下酸痛，有至死者，擂车前水饮可解。正月出者，名黄蛤，不可食。渔人多以蟾蜍去皮伪充，有毒，勿食。

海参

味甘、咸，性寒滑。患泄泻痢下者勿食。

燕窝

味甘，性平。黄黑霉烂者有毒，勿食。

牡蛎肉

味甘，性温。俗呼鲍鱼。海牡蛎可用。丈夫服之，令人无髭。

鼍肉

味甘，性温，有小毒。食之发冷气痼疾。此物有灵，不可食之。其涎最毒。身具十二生肖肉，惟蛇肉在尾，最毒。

鲮鲤肉

味甘、涩，性温，有毒。即穿山甲。其肉最动风，风疾人才食数脔，其疾一发，四肢顿废。

蚺蛇肉

味甘，性温，有小毒。四月勿食。其脍着醋，能卷人箸，惟以芒草作箸乃可。

诸鱼有毒

鱼目有睫、目能开合、二目不同、逆鳃、全鳃、无鳃、白鳍、脑白连珠、腹下丹字形、形状异常者，并有毒，食之杀人。凡一切无鳞鱼皆有毒，宜少食之。妊妇食之，并难产育，令子多疾也。紫荆花入鱼羹中，食之杀人。

解诸鱼毒

黑豆汁、马鞭草汁、橘皮、大黄、芦根汁、朴硝汤，饮之皆可解。凡中鳅、鳝、虾、鳖、虾蟆毒，令脐下痛，小便秘，用豆豉一合，煎浓汁频饮之可解。

收藏银鱼、鲚鱼法〔1〕

以干猪草一处，不变色味。藏白鲞，以干稻柴同包。凡洗鱼，滴生油数点，则无涎。煮时下没药少许，则不腥。

〔1〕法：原无，据原书目录补。

味　类

盐

味咸，性寒。多食伤肺发咳，令失色，损筋力。患水肿者、喘嗽者，忌食。喜咸人必肤黑。血病无多食盐，多食则脉凝涩而变色。盐中多以矾硝灰石之类杂秽，须水澄复煎乃佳。河东天生者及晒成者，无毒。其煎炼者，不洁有毒。一种戎盐，功用相同。凡饮食过多作胀，以盐擦牙，温水漱咽二三次，即消。乌贼鱼骨能淡盐。服甘遂药者，忌之。用盐擂椒，味佳。

豆油

味辛、甘，性冷，微毒。多食困脾，发冷疾，滑骨髓。菜油，功用相同。

麻油

味甘、辛，性冷。多食滑肠胃，发冷疾。久食损人肌肉。生性冷，熟性热，可随时熬用。凡经宿者，食之动风。若过于煎熬者，性极热，勿用。

黑沙糖

味甘，性温。多食令人心痛，生长虫，消肌肉，损齿发㾞。同鲫鱼食，生疳虫。同葵菜食，成流癖。同笋食，成瘕，令身重不能行。令人每用为调和，徒取其适口，而不知阴受其害也。

白沙糖

味甘，性寒。多食助熟，损齿生虫。轻白如粉者，为糖霜。坚白如冰者，为晶糖。性味相同。

蜂蜜

味甘，性微温。多食动脾。凡取蜜夏冬为上，秋次之，春则易发酸。川蜜温，闽广性热，西南蜜凉。色白，味甜。七月勿食生蜜，令人暴下霍乱。青赤酸者，食之心烦。与李子、生葱、韭、薤、莴苣同食，令人利下。勿同黍米食。食蜜饱后，不可食鲊，令人暴亡。多食发湿热病，生虫䘌，小儿尤宜少食。凡蜜饯诸果，用细辛置于顶，不虫蛀。

薄荷

味辛，性凉。虚弱人久食，成消渴病。新病初愈食之，令虚汗不止。与鳖相反。猫食之醉。凡收薄荷者，须隔夜以粪水浇之，雨后乃可刈收，则性凉，不尔不凉也。

荜茇

味辛，性热。能动脾肺之火。多食令人目昏，食料不宜用之。

草豆蔻

味辛、涩，性温。多食能助脾热，伤肺损目。不如缩砂仁、白豆蔻之性气和也。

红豆蔻

味辛，性温。多食令人舌粗，不思饮食，最能动火，伤目致衄。食料中不宜用之。

食茱萸

味辛、苦，性大热。多食动脾火，发浮肿虚恚，发疮痔。有目疾火证者，忌食。勿同茨菇食。

川椒

味辛，性热，有毒。多食令人乏气，伤血脉。凡有实热喘嗽及暴赤火眼者，勿食椒。五月食椒，损气伤心，令人多忘。闭口者杀人，中其毒者，用凉水麻仁浆解之。川椒肉厚皮皱，其子光黑如人瞳。他椒子虽黑而无神，土椒子则无光矣。花椒，性味相同，但力差薄耳。

胡椒

味辛，性大热，有毒。多食损肺，令人吐血助火，昏目发疮。有实火及热病人食之，动火伤气，阴受其害。病咽喉口齿及肠红痔漏者，忌之。妊妇食之，令助胎热，子生疮疥。

八角茴香

味辛，性热。多食伤目力，耗心气，发疮疡。食料不宜过用。

小茴香

味辛、甘，性微温。力缓于大茴。有实火人宜少食之。其茎、叶与子，性味相同。

莳萝

味辛，性温。杀鱼肉毒。有实热者少食。其根有大毒，误食杀人。

桂皮

味辛，性温。有实火者少食。忌生葱、石脂。

茶

味苦、甘，松茗性大寒，岕茶性微寒。久饮令人瘦，去人脂，令人不睡。大渴及酒后饮茶，寒入肾经，令人腰脚膀胱冷痛，兼患水肿、挛痹诸疾。尤忌将盐点茶，或同咸味食，如引贼入肾，空心切不可饮。同榧食，令人身重。饮之宜热，冷饮聚痰，宜少勿多，不饮更妙。酒后多饮浓茶，令吐。食茶叶，令发黄成癖。惟蒙茶性温，六安、湘潭茶稍平。松茗伤人为最。若杂入香物，令病透骨。况真茶既少，杂茶更多，民生日用，受其害者，岂可胜言？妇妪蹈其弊者更甚。服威灵仙、土茯苓者忌之。服史君子者，忌饮热茶，犯之即泻。茶子，捣仁洗衣，去油腻。广南一种苦薆，性大寒，胃冷人勿食。

酒

类甚多，其味有甘、苦、酸、淡、辛、涩不一，其性皆热，有毒。多饮助火生痰，昏神软体，损筋骨，伤脾胃，耗肺气，夭人寿。饮冷酒同牛肉食，令人生虫。同乳饮，令人气结。同胡桃食，令咯血。酒醉卧黍穰，食猪肉，患大风。酒同芥食，及合辛辣等物，缓人筋骨。酒后饮茶多，伤肾聚痰，成水肿及挛痛，腰脚重坠，膀胱疝证，腹下冷痛，消渴痰饮。久饮过度，令人精薄无子。醉卧当风，成癜风、瘫痪。醉后浴冷水，成痛痹。凡用酒服丹砂、雄黄等药，能引药毒入四肢，滞血，化为痈疽。

中一切砒、蛊等毒，从酒得者不治。凡饮酒，宜温不宜热，宜少不宜多。饮冷酒成手战。有火证、目疾、失血、痰嗽、痔漏、疮疥者，并宜忌之。饮酒者，喜咸恶甘，勿同甜物食。枳椇、葛花、赤豆花、绿豆粉，皆能醒酒解毒。酒浆照人无影，及祭酒自耗者，勿饮。酒酸以赤小豆一升，炒焦，入罐内，可变好。

烧酒

味甘、辛，性大热，有毒。多饮败胃伤胆，溃髓弱筋，伤神损寿。有火证者忌之。同姜、蒜、犬肉食，令人生痔，发痼疾。妊妇饮之，令子惊痫。过饮发烧者，以新汲冷水浸之，或浸发，即醒。中其毒者，服盐冷水、绿豆粉可少解。或用大黑豆一升，煮汁一二升，多饮。服之取吐便解。

酒糟

味辛、甘，性温。腊月者可久留。有火热病及喘嗽者，勿食糟物。

醋

味酸、甘、苦，性微温。解鱼肉、瓜菜毒，米醋乃良。多食损筋骨，伤胃气，不宜男子，损齿灭颜，能发毒。不可同诸药食，服茯苓、丹参、葶苈药者忌之。凡风寒咳嗽及泻痢脾病者，勿食。

酱

味咸、甘，性冷。杀鱼肉、菜蕈、百药毒。多食助湿发疮，发小儿无辜，生痰动气。妊妇合雀肉食，令儿面黑。同葵、藿食，能堕胎。麦酱同鲤鱼及鱼鲊食，生口疮。患肿胀、五疸、咳嗽者，勿食豆酱乃佳。患疮疖者食之，令瘢黑。服甘遂者忌之。

饴糖

味甘，性温。多食生痰助火，动脾风，发湿热。患中满、吐逆、秘结、牙䘌、赤目、疳病者，切忌食之。勿同猪心、肺食。服半夏、菖蒲者忌之。

豆腐

味甘、咸，性寒。多食动气作泻，发肾邪及疮疥、头风病。夏月少食，恐人汗入内。凡伤豆腐及中毒者，食莱菔、杏仁可解。

粉皮、索粉

俱味甘，性凉。脾胃虚弱者，多食难化，令腹痛泄泻，食杏仁即消。如近杏仁，即烂不成索。

乳酪

味甘、酸，性寒。患脾痢者，勿食羊乳酪。同鱼鲊食，成瘕。忌醋。不可合鲈鱼食。

酥油

味甘，性微寒。患脾气虚寒者，宜少食之。

乳饼

味甘，性微寒。多食动气滑肠，生痰。患泄泻者，不宜食。

鱼膘

味甘、咸，性平。脾胃虚者，宜少食之。鮰鱼者性寒，不益肾。

鱼脍

味甘，性温。同乳酪食，令霍乱。勿同诸瓜食，夜食不消成积。食后饮冷水，生虫。疫病后食之，损脾成内疾。食生脍成瘕，为怪病。过食不消者，用马鞭草汁和酒服可化。勿同猪肝食。

鱼鲊

味甘、咸，性平。诸鱼皆可作鲊，多食难化，发疮疥。防杂发害人。生鲊损人，食之动脾胃病。同胡荽、同葵菜、同豆藿、同麦酱、同绿豆、同蒜食，并令消渴及霍乱。无鳞鱼鲊，尤不益人。

生姜

味辛、甘，肉性温，皮性寒。生发散，熟温中。多食损心气，发目疾、五痔、失血。凡患疮疖人食之，长恶肉。妊妇多食生姜，助胎热，令子生疮疥，或生多指。多食辛辣，皆能损胎。夜不食姜，免耗真气。忌同猪肉、牛肉、马肉、兔肉食。秋姜宜少食，能泻气夭年。干姜久食，令人目暗。妊妇食之，令胎内消，盖其性大热而辛散也。糟老姜入蝉蜕，则无筋。

校后记

《饮食须知》不分卷，为清代朱本中所作，是一部以论述食物之相反相忌为重点的饮食专著，约成书于康熙十五年（1676 年）。

一、作者与成书

关于《饮食须知》的作者，书目有两种题法。其一，为元代贾铭所作。但此书未见明人著录，所谓贾铭所作，也至清代晚期才出现。然而书中有许多内容，明显来自于明代李时珍的《本草纲目》。如“方诸水”条中云：“方诸以铜锡相半所造，谓之鉴燧之剂，非蚌、非金石。”便来自于《本草纲目》“方诸水”条：“时珍曰：……《淮南子》云，方诸见月，则津而为水。注者或以方诸为石，或以为大蚌，或以为五石炼成，皆非也。按：《考工记》云，铜锡相半，谓之鉴燧之剂，是火为燧、水为鉴也。”书中“果类·落花生”条，记有“长生果”：“形似豆荚，子如莲肉”，明显是哥伦布从美洲大陆带出的植物，其时已在明弘治五年（1492 年）。而辗转传入我国又要花时间，因此元代的贾铭是绝对不知此物的，贾铭之作当是后人妄题。第二种题法，见于《饮食须知》现存最早的清康熙本，为清代朱本中所作，此说当为可信。且若为朱本中所作，则以上各疑点，均可迎刃而解。

朱本中，字泰来，号凝阳子，古歙（安徽省歙县）人，生平不详。著有《急救须知》《饮食须知》《修养须知》《格物须知》，合称《贻善堂四种须知》，刊于清康熙十五年（1676 年）。

他认为：“饮食借以养生，而不知物性有相反相忌，丛然杂进，轻则五内不和，重则立兴祸患，是养生者亦未尝不害生也。”但遗憾的是，“诸家本草疏注，各物皆损益相半，令人莫可适从”。因此，朱氏特撰《饮食须知》一书，“专选其反忌，汇成一编”。

二、主要内容与特点

朱本中的写作初衷决定了此书与一般的食养药养类著作有显著不同，其特点在于极少论述各种食物的主治功效，而重在论述各种食物的副作用、食用禁忌，以及各种药食配伍禁忌。

本书将饮食相关的品物分为 8 大类，共记载食物 357 种（不包括附录）。其一为“水火”，凡 31 种，以水为主，既有日常食用之井水、泉水、流水等，也有屋漏水、古冢中水、磨刀水等非食用水。还记载了燧火、桑柴火、灶下灰火及艾火等 4 种火。

其二为“谷类”，凡33种，记载米、麦、豆、粟等食物。虽然按其正名数为33种，实际上还包括了许多附录，如“茵米”条下，附录狼尾草米、蒯草米、东墙子米、蓬草子米、𦬁草子米、菰米等。其三为“菜类”，凡76种。其四为“兽类”，凡39种，记载各种家畜野兽。其五为“禽类”，凡31种，记载家禽野禽。其六为“果类”，凡51种。其七为“鱼类”，凡63种，包括了鳞介类的各种食物。其后为“味类”，凡33种，包括各种酿造，或非酿造的调味品。

三、本次校点的相关说明

本书现存最早的版本是清康熙十五年（1676年）《贻善堂四种须知》本。本次校点以此为底本。原目录中记有附录名称，而正文标题中无，现均根据目录补出。据现代目录看，原书有些内容或有不尽妥当之处，为保留古籍原貌，不作增删处理，提请读者自鉴。

张志斌

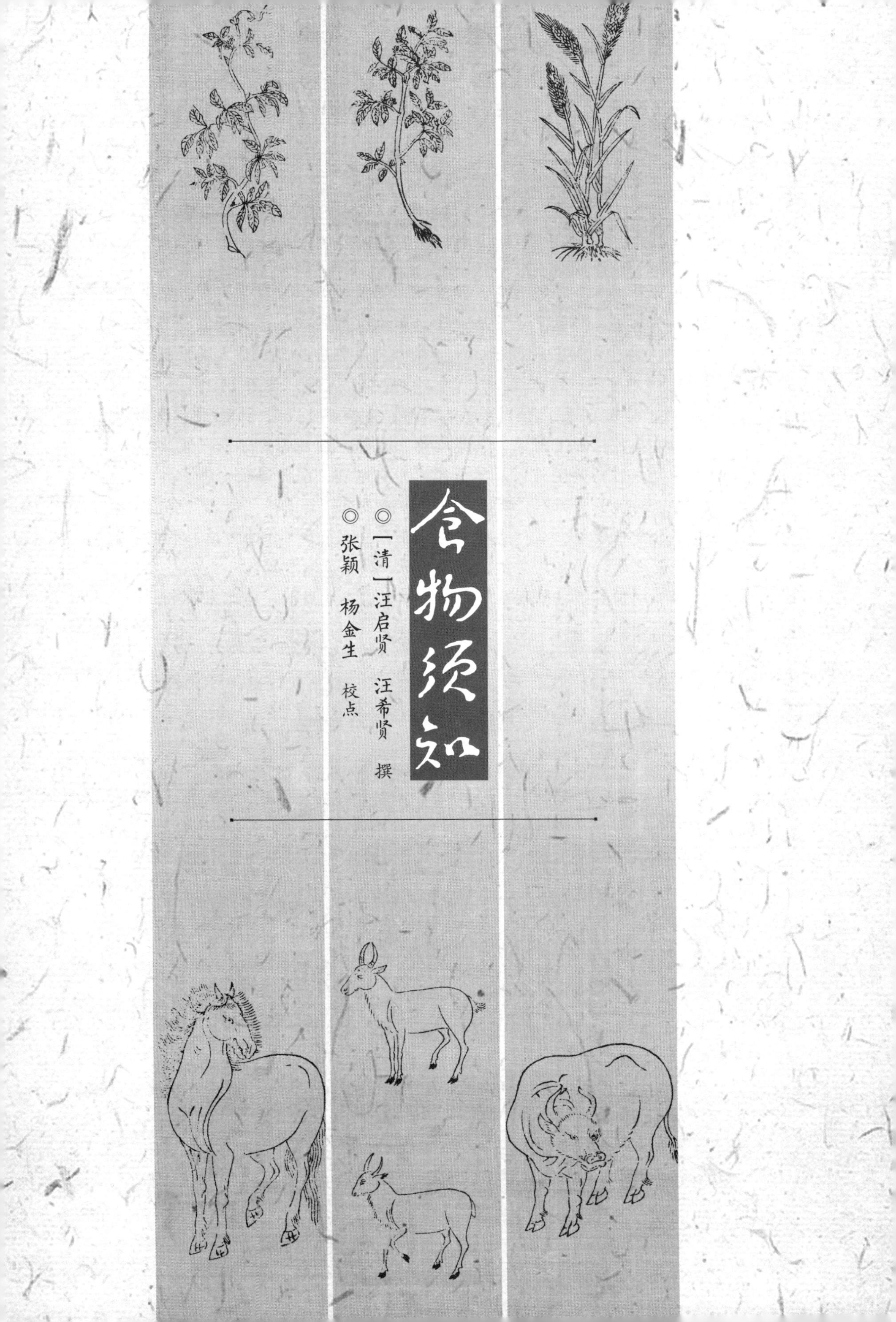

食物须知

◎［清］汪启贤　汪希贤　撰

◎张颖　杨金生　校点

内容提要

《食物须知》，不分卷，汪启贤（字肇开）、汪启圣（字希贤）兄弟编撰。清康熙三十五年（1696年），二人共同编成丛书《济世全书》，存19种，《食物须知》是其中之一。全书将所收各物分为6大类，包括诸水15种；诸酒9种；诸米12种，附11种，凡23种；诸菜14种，附6种，凡20种；诸果24种，附7种，凡31种；诸荤馔42种，附15种，凡57种。正目为116种，加上附录，共载食物155种。正目各物分别记述其形态、产地、性味、功效主治以及禁忌等，亦有炮制、配伍诸项内容。其功用主治，常以对仗韵文而出，朗朗上口，易读易记。其中将“诸酒”别出一类，在本草分类中较为少见。然书中也记录了古代关于食物的传说，不免夸张，甚至荒诞之处，且言之凿凿，如若亲历，提请读者自鉴。

此书现仅有清康熙刻本，为孤本独存。本次点校，以此为底本。

目录

食物须知

食物须知

前内阁吏部殷特布捐俸　梓行
古歙汪启贤肇开氏同弟希贤　选注
新安项宁景园氏吴陵俞维植圣臣氏　校正
晴川门人江镇有岳氏男大年白培氏　增补

诸　水

盖水禀天地之气，居五行之先，草木资以发生，黎民藉以养育。普天之下惟水最多，大则为海、为江、为河，小则为潭、为溪、为涧。乡市有塘有井，岩谷有溜有泉。味甘辛咸淡自殊，性动静缓急亦异。烹药饵各有所宜，苟弗详知，安求效验。

有曰**长流水**者，与千里水同，取历坷[1]坎极多，来远流长之义。手足四肢之疾，非此莫攻。

有曰**顺流水**者，与朝东水类，谓向东流不悖，直下无碍之名。大小二便滞留，用斯即利。

逆流水

即回澜倒逆上流，堪吐上焦胸膈风痰，资易上涌。

急流水

系峻滩急趋下水，可去下体腿胯湿痛，仗竟下行。

井华水

汲在早晨，补阴虚并清头目，盖因[2]天一真气，浮结水面而未开。

山骨水

觅于长夏，退时疫，且却瘟黄，乃因夏至一阴生，起从地底而极冷。

半天河水

积诸竹木管中，即长桑君受之扁鹊“以上池之水”是也。质极清洁而不浊，堪炼丹药，欲成仙者须求。

---

〔1〕坷：原作“科”，同音而误，据文义改。

〔2〕因：原为墨丁，据文义补。

菊英水

出于菊花多处，原陶靖节好植菊，而采英浸水是焉。气甚馨香而最甘，可煮茗芽，望延寿者宜啜。蜀中有长寿源，其源多菊花，而流水四季皆菊花香，居民饮之，寿皆二三百岁。

春雨水

立春日，以器迎接空中，气得春升而生发。中气不足、清气不升及年壮未嗣人，煎服极妙。

秋露水

秋分时，以物拂诸草上，性禀秋降而肃清。痨虫、传尸、疳虫作胀，并年深染祟者，取饮最佳。

腊雪水

瓮贮，掘地埋藏，性酷寒，治春夏时行疫毒。

甘烂水

器盛，以物扬跃，其气柔缓，调冬阴症伤寒。

新汲水

井泉汲水，不经混杂为然，不曾倾缸瓮者，养心神诚获奇效。

无根水一名潦水

土凹积留，不见流动者方是，扶脾胃果有神功。

仍有**地浆**，是人造者。挖地坎以水沃中，搅浊浑，俄顷[1]取服之。恶毒能解，烦热能驱[2]。枫上毒菌误食，笑不止者，用之即安；山中毒菌误食，命已死者，饮之立效。

按：人之养生，固云谷食为本。考诸先哲，每示与水对言，不之为用，宁不谨乎！有曰：水去则荣散，谷消则卫亡。有曰：水入于经，其血乃成；谷入于胃，脉道乃行。何独不离其水者，盖水之与人关系甚大。年岁之夭寿，形体之丰羸，悉由得夫水上之厚薄也。故尔观今南北人物则可验焉。诸水虽分精详，而医者往往忽略，投煎药饵，多失选求，殊不知用药如用兵，兵之赴敌也，贵择地而屯营垒，苟弗得其地利，则兵练固精，不能望克敌之捷报。犹药之治病也，择水而煎汤液。若非合其水性，则药制须[3]妙，亦难收愈病之全功。此理势自然，不待辨而可明也。仍有远行不服水土成疾者，亦可概矣。

诸　酒

盖酒味苦、甘、辛，气大热，有微毒。酿非一等糯米、粟米、秫米、黍米并可酿酒，

〔1〕顷：原作“倾”，据文义改。
〔2〕驱：原作“敺”，同“驱”。下同。
〔3〕须：疑为“虽”之误。

名亦多般。醇酒、清酒、白酒、黄酒、腊八酒、清明酒、绿豆酒、羔儿酒，如此多名，不能尽述。惟糯米面曲者为良能，引经行药势最捷。因走诸经不止，称与附子同功。味辛、甘、苦相殊，治上、中、下分用。辛者能散，通行一身之表，直至极高顶头。甘[1]者能缓，居中。苦者能下。淡则竟利小便而速下也。少饮有节，养脾扶肝，驻颜色，荣肌肤，通血脉，厚肠胃，御雾露瘴气，敌风雪寒威，诸恶立驱，百邪竟辟，消愁遣兴，扬意宣言。虽然佳酝常称，犹有狂药别号。若恣多饮，能助火，则乱性情，损身，烂胃腐肠，蒸筋溃髓，伤神减寿，为害匪轻。傥入药共酿，凡主治又异。

姜酒

疗厥逆客忤。

紫酒即豆淋酒

理瘛疭偏风。

葱豉酒

解烦热而散风寒。

桑椹酒

益五脏以明目黑须。

狗肉汁酿酒

日饮，大补元阳。

葡萄肉浸酒

时尝，堪消痰癖。

牛膝地黄浸酒

更妙，渐滋阴扶衰。

枸杞仙灵脾酒

尤佳，扶阳。

社酒

亦有小能。指纳婴儿口中，可令速语。口含喷屋四壁，堪逐蚊蝇。

按：大寒凝海，惟酒不冰。因性热多，独异群物。丹溪亦曰：酒乃湿中发热，近于相火，醉后战栗，即此可知。正所谓"恶寒非寒，明是热证"然也。性却喜升，气必随辅，痰壅上膈，溺涩下焦。肺受贼邪，金体大燥，寒凉恣饮，热郁。热郁于中，肺气得之，尤大伤耗。其始也，病浅，可呕吐，或自汗，或疮疥，或鼻齇，或泄痢，或心脾痛，尚可散而出也。其久也，病深，或为消渴，为内疸，为肺痿，为痔漏，为鼓胀，为黄疸，为失明，为哮喘，为痨嗽，为吐衄，为癫痫，为难治之病。倘非具眼，未易处治，养生者可不谨乎！

〔1〕甘：原作"廿"，据文义改。

诸 米

粳米即晚大米

味甘、苦，气平，微寒。每水田堪莳，霜降才收，谷大多芒。米粘曰粳，有赤、白两种。赤者江左多莳，入心、肺二经，拯病煎汤惟白最胜，充餐为饭，过熟则佳。益气，填满中焦；止泻，平和五脏。合芡实煮粥，明目，强智，益精。伤寒方中亦多加入，各有取义，未尝一拘。少阴证桃花汤每加，取甘以补正气也。竹叶石膏汤频用，取甘以益不足焉。白虎汤入手太阴，亦同甘草用者，取甘以缓之，使不速于下尔。

又**陈廪米** 味兼咸酸。即粳米贮仓廪，年深致性缓。调脾胃效捷，易消化，频止泄痢，多滋润，竟解渴烦，下气延年，开胃进食。若蒸作饭，和醋，能封肿毒，立瘥。研汁下咽，去卒心痛。惟忌马肉同食，恐发痼疾，难疗。寒食饭，敷灭瘢痕，捣泥烂才妙。煮炒米汤，饮酒喉燥，去火毒良方。米炒熟，铺冷地面一时辰，使火毒去尽才煮。不尔，则反助燥渴。

籼米 秧莳高田，早秋便可收刈。谷长无刺，米小不粘，色赤、白亦有两般，凭炊煮任充正用。温中健脉，益胃养荣，仍长肌肤，尤调脏腑。

稻米 亦小，味甘，气温。收近重阳，春甚洁白。若粘滞者曰糯，不粘滞者曰秔[1]。商贾贸钱，竟谓粘米。煮饴诚妙，酿酒弥佳。充飧不宜，恋膈难化。昏五脏，令人贪睡；动正气，致人发风。但霍乱吐逆不休，用清水研服即止。

小麦米

味甘，带皮气寒，去皮气热。诸处皆种，四气俱全。盖秋种冬长，春秀夏实故也。北地霜雪多而毒少，南方霜雪少而毒多。北麦面可以常餐，南麦面只堪暂用。一说北地高燥，麦不受湿，故作面可常食。南方地卑，麦受湿重，作面多食则中其毒。造饮馔者不可不知。养心气肝气，止漏红唾红，通淋利小便，除热解烦渴。

大麦米 粒长又厚，因此得名。味甘、咸，气平，微寒，故堪久食。能益气调中，主消渴除热，实肠胃补虚劣，壮血脉悦颜容。

大麦面 无燥热，较小麦面尤胜，平胃解渴殊功。

荞麦米

味甘，气平，寒，无毒。一名乌麦，秋种冬收，曝烈日预令口开。春熟米堪蒸饭食，亦可磨面，任意充飧。益气力，续精神，炼滓秽。一年沉滞积在肠胃，食此乃消。实肠，与服丹石人食，解除燥毒。和猪羊肉食，脱落须眉。久食尤当忌之，动风，令人眩运。

粟米

新则味咸，陈则味苦。气平，微寒，无毒。在处俱种，北地尤多。日舂为粮，呼曰小米。属水与土，因而用养肾调脾。须分新陈，才索效验。新粟米，养肾气不亏，去脾热常益中脘；陈粟米，止泄痢分渗，却胃热大解消渴。

〔1〕秔：原作“统”，形近而误，据《本草纲目》改。

糯粟 收摘略迟，经载“秫米”即此。解寒热，利肠胃，杀疥毒，疗漆疮。煮粥炊饮最粘，捣饧造酒极妙。但动风壅气，切不宜多食。

又种**黍米** 甘温，芦苗似粟非粟，由大暑布种，故以黍佥名。酿酒捣饴亦同糯粟。肺病宜食，益气补中。食多，昏五脏贪眠；食久，缓筋骨绝脉。小儿食，足难健步。

大豆

味甘，气平，无毒。原产泰山平泽，今则处处有之。黑、白种殊，惟取黑者妙。若和甘草同煎，解饮馔中毒、丹石药毒，立效。煎水饮，杀鬼疰，止疼。脚膝筋挛疼，勿吝服也。

附：**豆腐** 性寒，亦动正气。食多积聚，萝卜能消。

按：性和平，炒食则热，煮食则寒。牛食之温，马食之则凉。一体之中而有数等之效，且为食馔尤著多名。又杂牛肉同煮，能试瘟毒有无。无毒豆黄，有毒豆黑，免致中害，诚益世人。但搜补脾养胃之功，盖谓有一言尔。

赤小豆

味辛、甘、酸，气温而平。地土各处俱种，胭脂赤者为良。驴食脚轻，人食脚重。小儿急黄烂疮，取汁洗之，不过三度。大人酒醉燥热，煎汁饮下，只消一瓯。和桑白皮煎，治湿痹，手足胀大。同活鲤鱼煮，疗脚气入脐腹突高。但专利水逐津，久食令人枯燥。

绿豆 粒小圆，味甘，皮寒，肉平。能行十二经络，煎汤解酒毒，烦热兼除。

绿豆粉 敷肿痈丹毒，且压热解毒[1]，益气力，润皮肉，厚肠胃，养精神。五脏能和，常食不忌。筑枕夜卧，明目疏风。

豌豆、蚕豆，益中荣卫。

筋豆、蛾眉豆、虎瓜豆、羊眼豆、虹豆，如此数种，别无他用，供茶而已。

白扁豆

味甘，气微温，无毒。匠圃俱种，苗蔓引长。花开紫白两般，结实黑白二种。实藏荚内，秋老采收。白者扁豆名，黑者鹊豆名。惟白下气和中，霍乱吐逆能除，河豚酒毒并解，治暑止泻同功。

白芝麻

味甘，生则气寒，熟则气热。无毒。在处俱有，夏种秋收。行风气并头面浮风，治虚痨，身体客热。通便闭结，利血脉，润发焦枯。勿久食之，抽人肌肉，不可不知。

麻油 性冷，食物资调。经宿必熬熟为佳，生食恐动气反害。

胡麻一名巨胜

味甘，气平，无毒。原出胡地大宛，张骞始得种归。粒大而肥，与麻相类。因在胡产，故名胡麻。八谷之中惟此大胜，又名巨胜，美之之辞。此说所传本于陶注，世谓夫妇同种，生而茂，熟倍收。北直郊园并多种莳，茎叶嫩可为菜，麻乃作英。中藏黑者良，白者劣。诗云“松下饭胡麻”，即此是也。仙经甚重，茯苓相宜。蒸熟，堪补虚羸，且耐饥渴寒暑，

〔1〕热解毒：三字原脱，据《本草纲目》补。

填胸髓兼筋骨，益气力，长肌肤，明目轻身，延年不老。生者，嚼涂疮肿，秃发敷亦重生。

醋一名苦酒

味酸、甘，气温，无毒。造有数种，因著诸名，米醋、麦醋、面醋、桃醋，葡萄、大枣、蘡薁诸杂果醋及糟糠等醋，会意俱极酸烈。惟米醋佳，年久愈妙。散水气，杀邪毒，消痈肿，敛咽疮，驱胃脘气疼，并坚积癥块[1]气疼。掺药吞服，治产后血晕及伤损。金疮血晕，淬气熏之。切忌同蛤肉同食，造饮馔者须知。惟入肝经，不利男子，专益女人。丹溪云：醋味酸甘，调和鱼肉蔬菜，尽可适口。但致疾以渐添，人所不知。盖酸，收也；甘，滞也。苟远而不用，亦却疾一端。然食多齿软者，因水生木，水气弱，木气盛，故如是尔。齿属肾水，酸助肝木，安得不然。

酱

味咸、酸，气冷利，无毒。所造不一，其用亦殊。鱼肉造者，呼为醢，充庖厨妙。豆面造者，名曰酱，杀诸虫、蛇、蝎、蜂毒立效，解百药、蔬菜、草毒殊功。圣人谓：不得其酱不食。意欲五味调和，五脏悦受，斯亦安乐之一端也。

饴糖

味甘、苦，气微温，无毒。稠黏如粥，故名饴糖。系糯或粟熬成，入脾能补虚乏，和脾润肺，止渴消痰。喉鲠鱼骨、误吞钱环、中满莫食，呕吐切忌。

诸　菜

姜

通畅神明。宜啖春初，辟历且助生发；勿食秋后，泄气犹损寿元。夜气敛收，尤全禁忌。《论语》虽曰“不撤姜食”，然必食之以时，又不可过于多尔。治表，解散风寒，湿痹，鼻塞头痛，腹痛吐泻，肺寒咳嗽，皆可服。

芥菜

味辛，气温，无毒。原种来从西戎，白脆，作茹甚美。冷气堪却，五脏能安。芥子，生北地，芥略粗，色白，与梁米相类，善驱疰气，最辟鬼邪。

萝卜

味甘、辛，气温。属土，有金与水，无毒。南北君州处处俱种，一名莱菔。逢冬拔收，根啖可生，叶啖须煮。制白面、豆腐二毒；忌何首乌、地黄同餐。倘误犯之，须发易白。消谷食，去痰癖，止咳嗽，解消渴。捣生汁磨墨，下咽止吐血，去血甚捷。《衍义》云：散气用生姜，下气用莱菔。但煮食多者，亦停膈间，以成溢饮之证。盖味甘多辛少故尔。

附：**芜菁**　匝地生叶，又名蔓青。两呼与莱菔全差，毋以真认假。多种河朔，

〔1〕块：原作“瑰”，形近而误，据文义改。

可备饥年。昔诸葛亮出征驻营，每令兵士栽种，谓有六利，详载史书。至今三蜀江陵呼为诸葛菜也。宜常啖食，易至肥健。益气通中，下气消谷。

葱

味辛，气温，味薄，气厚。升也，阳也，无毒。四时常有，各处俱栽。每用食品，调和五味。同蜜、菘菜啖，易致杀人。若服常山，亦须忌戒。凡资治疗，务取白根。入足阳明胃经及手太阴肺脏。出汗，疏通骨节；归目，驱逐肝邪。理霍乱，筋转难当；治伤寒，头[1]痛如破。杀鱼肉毒，通大小肠。散面目浮肿，止心腹急痛。去喉痹，愈金疮，安妊娠，塞衄血。脚气、贲豚气，连须煎可除；蛇伤、蚯蚓伤，和盐熏即解。攻专发散，食多神昏。病属气虚，尤勿[2]沾口。

韭

味辛，微酸，气温。性急，属金，有水与土。各处乡村俱种园圃，久刈不乏，故以韭名。字画因之，亦合九数。虽充菜品，最利病人。春食则香，夏食则臭。温中下气，归心益阳。暖膝胻，和脏腑。除胸腹痃癖痼冷，止茎管白浊遗精。又捣如泥，加盐少许。蛇犬伤毒作，厚砸频换，立安；刑杖打血凝，薄敷逋拍，即散。同鲫鱼鲊煮食，断卒下痢；同牛肉煮食，生寸白虫。食同蜜糖，杀人诚验。病后食发困，酒后食昏神。久食过多，两目易暗。

薤

味辛、苦，气温，无毒。赤白殊种，家园多栽。白者，虽辛不荤；赤者，兼苦无味。其叶类韭，稍阔面光。古云“薤露”之言，以光滑难贮之义。治肺痿喘急，亦取滑泄而然，颇利病者。但少煮尝，除寒热，调中，去水气，散结，耐寒止冷，多食防热侵。

大蒜

味辛，气大温，属火，有毒。大者曰葫，多种园内；小者名蒜，自产山中。端午采收，性最熏臭，为菜，归五脏。纳两鼻，提鱼鲠即出。置鼻内[3]，掩熏臭气不闻。散疣赘𧑒疮，除劳疟痃癖，辟瘟瘴疫疠，制蛇犬咬伤。中脘卒得冷疾，嚼之即解；旅途急中暑毒，用此可驱。仍解蛊毒杀虫，更化肉积消谷。生啖，伤肝气损目；久食，伤脾肺损痰。丹溪云：葫蒜属火，性热，善散快膈，故人喜食之，多用于暑月。其伤脾伤气之祸，积久自见。化肉之功，不足信也。有志养生者，宜自知警。

甜瓜

味苦，气寒，有小毒。村乡园圃，处处种栽。两蒂、两鼻及沉水者杀人。过食作膨，即入水渍便解，食盐少许化水，亦消。少食，止渴，利小便，通三焦壅塞之气；多啖，生痰，发湿痒，致脚气泻痢之忧。

西瓜　熟者，性温不寒，解夏中暑热毒最灵，有天生[4]白虎汤之号。仍疗喉痹，更止消渴。

〔1〕头：原脱，据文义补。
〔2〕勿：原作“物”，据文义改。
〔3〕内：原作“肉”，据文义改。
〔4〕生：原作“主”，据《本草纲目》改。

白冬瓜

味甘，气微寒，无毒。园圃所栽，处处俱有。实生苗蔓之下，形长，皮厚，有毛。初则嫩青，经霜老白。切片日曝，干软可留。欲瘦轻健者多餐，望肥胖大者少啖，阴虚久病须全禁之。盖入肠胃之中，性走而急故也。压丹石毒，利大小便。除脐下水胀成淋，止胸前烦闷作渴。夏月生痱可摩，食鱼中毒即解。九月勿食，反胃最灵。

越瓜 即梢瓜，名菜瓜。色青，味甘，寒，无异[1]。头尾相似，大者尺余。越人当果食之，善解酒毒。去热烦渴止，易小便来长。但发冷利冷中，小儿夏月勿食。

黄瓜 益少，不宜多食。积瘀热成疮，动寒热作疟，发脚气生疳虫。忌醋和之，慎勿犯也。

丝瓜 性冷，解毒亦治痘疮。

瓠

味苦者气寒，毒有；味甜者性冷，毒无。栽园圃俱有，发苗叶不异。因大小结实，故彼此佥名。长大类冬瓜者瓠称，圆矮似西瓜者匏唤。葫芦腰细头锐，瓢子柄直底圆。为菜惟甜者独佳，甜可利水通淋，除心肺烦热消渴。滴汁鼻内，尤退急黄。水煎滴入，即来黄水。

茄子

味甘，气寒，无毒。一名落酥。处处俱种，有紫、黄、白数种。惟黄茄子拯痾，主寒热，去五种痨。若食多，易生小疥，动大便。

苋实

味苦、甘，气寒，无毒。园圃多种，夏月才生。入剂拯疴，惟取其实。除邪，利大便小水；明目，退白翳青盲。杀蛔虫，去寒热，忌与鳖同食。又入血分，通经，逐瘀血殊功，下胎孕最捷。孕妇临产，煮食易来。勿多食之，冷中损腹。

一种**马齿苋** 性滑，野地最多。主治与苋实颇同，疮科尤善。杖疮敷散血，疔疮敷出根。种有两般，惟小叶间有水银者妙，叶大者不堪用。感多阴气，倘生食，捣蒜先拌制过，佳。

胡荽

味辛，气温，微毒。此系熏菜，常种。冬时，餍酒点茶，生啖最妙。善通气小腹，能拔热四肢。开心窍，上止头疼；散沙疹，内消谷食。利五脏，顺二肠。豌豆疮出不齐，用之煎酒可喷。多食，发脚气腋臭；久食，损精神健忘。食同邪蒿，令人汗臭。根食之，发痼疾。

水芹[2]

味甘，气平，无毒。多生池泽，一名水英。叶似芎䓖，甚香；花开白色，无实。其叶下常有虫子，视之不见，倘误取不免为殃。凡采之时，勿厌洗净。作齑菹，甘味爽口；

---

〔1〕异：疑为“毒”之误。

〔2〕芹：原作“蘄”，同“芹”。

置酒酱，香气熏人。能益气养精，肥健嗜食。止烦渴，杀诸药石毒；保血脉，退五种急黄。利大小二肠，亦利口齿；止赤沃带下，仍止崩中。小儿身暴热可驱，大人酒后热能解。勿和醋食，损齿。须防八月食之，患蛟龙瘕，其时龙带精入芹中故也。

诸 果

橘

气寒，味厚，无毒。浙郡俱生，广州独胜。本与橘红同种，多食生痰。

山柑 体性相类，惟山柑皮疗咽喉痛效，余者，皮不堪用。其树若橘树，其形似橘而圆，皮色生青，熟黄赤。未经霜时犹酸，霜后甚甜，故名柑子。生岭南江南。冷，无毒。皮炙作汤，可解酒毒及酒渴，多食发阴汗。

乳柑子 味甘，大寒。主利肠胃中热毒，解丹石毒，止渴，利小便。多食令人脾冷发癖，大肠泄。又有沙柑、青柑，俱与柑子同。

桃

味甘，气平，入手足厥阴经。以他木成者，形虽肥美，殊失本性。恣啖作热，发丹石于心胸。肺病宜食。生者损人，食讫入水浴成淋。人食桃致病，收桃枭烧灰服，暂吐即愈。

桃枭 系自干桃，取着树不落者，春初采取，辟恶杀邪。

杏

味甘，生则酸，气温，有小毒。树种山傍园侧，家园种者妙，山杏不堪食。实结，生青熟黄，五月摘收，堪为果品。啖多目瞀，伤人筋骨，伤神，养生者宜慎之。

梅实

味酸，气平，可升可降，无毒。处处栽植，夏月摘收。火熏干者色乌，日曝干者色白。因制有二，故名不同。凡欲用之，俱宜去核。

乌梅 收敛肺气，解渴除烦，固涩大肠，禁痢止泻。却伤寒温疟，逐虚劳骨蒸。

梨

味甘，微酸，气寒，无毒。远近俱生，种类殊别。

鹅梨，出京郡，皮薄浆多，香最佳而味差短。乳梨，今呼为雪梨，出宣城，属南直隶。皮厚肉实，香不及而味极长。医家相承，二者为胜。并解酒病除渴，咸止咳嗽消痰。去热心经，驱烦热肺脏。

消梨，萧县产，捣汁，主中风失音。

桑皮梨，蜜煮，润干燥咽喉。

梨名虽多，勿恣啖之，令人寒中。产妇切忌，金疮弗宜。并属血虚，故莫误犯。

按：梨性冷利，食不益人。酒病弥佳，故称快果。食少难却病，食多则动脾。凡百用之，须当斟酌。丹溪曰：梨者，利也，流利下行之谓也。

大枣

味甘，气平、温。气厚，属土有火，阳也，降也。无毒。北郡俱生，青州独胜。末秋摘取，微火烘干。多膏，甚甜。形大核细，觅此才佳。忌生葱。杀乌头毒。去除内核。通九窍，略亚菖蒲；和百药，不让甘草。养脾胃益气，润心肺生津。助诸经，补五脏。中满及热疾忌食，齿疼并风疾禁尝。生枣，食多胀，脐腹作痢。蒸枣，旋啖，益肠胃，肥中。

苦枣，大寒，系枣中味苦者便是。寒邪外感，致热伏脏腑者能医。通大小二便，去狂荡烦满。

牙枣、波斯枣，略尖长，出广州；御枣、水菱枣极甘美，出安邑。

天蒸枣，皮〔1〕薄而皱，出江南。羊矢枣，实小而圆，各处俱出。

鹿铲枣，边大腰细似匏，出江东。

东海枣，头圆而形大类盏，此枣五年一实，形甚大焉。

柿

味甘，气寒。属金有土，阴也。无毒。各处俱产，青州独佳。虽多种类之名，并有收敛之义，属金故也。润心肺住咳，开胃脘消痰。腹内宿血旋除，口中吐血易止。解渴，补虚劳不足，涩肠，禁热利频。耳鼻气可通。但忌蟹同食，误犯痛泻，为害匪轻。倘若犯之，急食酱、生姜为要，宜多食之。

红柿，不可与醇酒共尝，易醉人且患心痛至死。

黄柿，和米粉蒸糗，小儿啖，堪塞肠澼便血。

粗心柿，略大微寒。

中乳柿，至小极冷。俱不宜多食，恐寒中腹疼。

干柿，气平，久服有益，涩中，厚肠胃，杀虫，润咽喉。

火干乌，不佳；日干白，最美。

醂柿，亦消宿血，健脾，仍涩下焦。

栗

味咸，气温，属水与土，无毒。濮阳、范阳者最奇，兖州、宣州者尤胜。他处虽产，总味不佳。秋采收藏，干生任意。欲干收日曝，水气全消。若以袋盛，风处干尤美。欲生收沙藏，新鲜常在。蒸熟食，滞气恋膈。生者食，发气生虫。曝干食之，下气补益。小儿多食，令齿不生。专走肾经，堪治肾病。健腰足助力，厚肠胃耐饥。生嚼涂筋骨碎疼，消肿去瘀血神效。患风水气，切忌沾唇。

真栗，江湖多，子圆似豌豆粒。

茅栗，通生江南，似栗圆细。

钩栗，俗以甜槠呼〔2〕，又名巢钩子，厚肠胃肥体。

〔1〕皮：原脱，据文义加。
〔2〕呼：原作“乎”，据文义改。

安石榴

味甘、酸，无毒。原种本生西域，张骞为使得来。在处园林栽为玩饰。花开红者，结实味甘，可为果餍酒。花开白者，实结酸味，堪入药，不入食品。啖子生津，大能解渴。过食损齿变黑，抑又损肺，当防。

按：榴者留也，味酸性滞。汁能恋膈成痰，病人固宜戒也。损齿、肺，虽寻常人亦不可多食也。

椰子

味甘、苦，气平，无毒。虽出岭南，尤盛交趾。木高若桄榔，无枝余旁生。实大类匏瓜，有粗皮外裹，叶在木稍，又似东蒲。秋月株收，各有取用。肉时啖，益中气虚弱，且却瘫[1]痪偏风。浆如乳汁，气亦醺人，涂须发转黑，润咽喉不渴。《交州记》曰“椰中有浆，饮之得醉”是也。

荔枝肉

味甘，微酸。气温，升也，阳也。无毒。木大连抱，叶茂不凋，结实缀枝，多满百斛。五月尽间盛熟，百鸟食之皆肥。因其枝弱蒂牢，人难摘取，必以锋刀利斧劚断其枝，故以荔枝名也。巴蜀岭南俱有，闽地产者独佳。壳若新罗，纹收类鸡卵，肉如白舫玉，味胜蜜糖，核小与鸡舌同。曝干留一年久。咸称珍果，甘美益人。悦颜容，驱烦止渴，益智慧，健气通神。丹溪又言：此属阳，主散无形质滞气。瘤赘赤肿，多啖能消。过度虚热益生，饮下蜜浆即解。

龙眼肉

味甘，气平，无毒。树颇大，叶微小，凌冬常青。实极圆，壳淡黄，纹作鳞甲，肉甘甚薄，名亚荔枝。亦产蜀、岭南。荔枝过后才熟，土人鄙之，又呼荔枝奴也。解毒去虫，安志厌食。养肌肉，美颜色，除健忘，却怔忡。多服强魂聪明，久服轻身不老。

榧一名赤果

味甘，属土与金，无毒。多生永昌，亦产各处。树大连抱，叶密类杉，实生与橄榄同形。秋熟，实紫褐而脆，摘以文火烘燥，嚼甚甘美馨香。丹溪云：此肺家果也。非火不可啖，经火则熟，生食不宜。多食火入肺，大肠受损，滑泻难当。主五痔，能使去根；杀三虫，旋化为水。助筋骨健，调荣卫。忌同鹅肉食之，生瘕疖[2]，风上壅。

枇杷

味甘、酸。襄汉闽广皆有，近道各处亦生。木高丈余，四时不瘁。滋润五脏。少食止吐止渴，多食发热发痰。

莲肉

味甘、涩，气平、寒，无毒。池塘栽，秋月采。生食微动气，蒸食能养神。食不去心，恐成卒暴霍乱。利益十二经脉血气，安清上下君相火邪。禁精泄清心，去腰痛

---

〔1〕瘫：原作“痈”，据文义改。

〔2〕疖：原作“节”，据文义改。

止痢。掺煮粥渐开，耳目聪明；磨作饭顿食，肢体强健。蜡蜜丸服，耐老不饥。日服如常，退怒生喜。《本经》注云：雁食，粪于田野；猿含，藏于石岩。经年未坏者得来，不逢阴雨处常有之。食之延年寿算无量，且悦颜色，堪作神仙。又过末秋，就蓬中干黑者名石莲子，入水内竟沉之，惟煎盐卤能浮。服，更清心黑发。

藕　甘、寒，主血多验。治瘀血，逐散不凝。止吐衄血溢妄行，破产后血积烦闷。产中忌诸生冷，惟藕不忌。解酒毒却热，罯金疮生肌。和蜜尝，肥腹脏，不生诸虫；煮熟啖，实下焦，大开胃脘。

鸡头实一名芡实

味甘，气平，属土有水，无毒。处处池塘俱种，逢秋采实曝干。形类鸡头，故此为誉。须先舂壳，才可取仁。煮熟食，堪以代粮；生嚼食，动风冷气；婴儿食，形体矮小。孟诜云：与婴儿食，不能长大。故驻年耳，老人食，寿岁延长。入药可为散丸，寻常任煮粥、作饼。主湿痹，止腰膝疼痛；益精气，令耳目聪明。强志，疗[1]颈瘰疮；补中，除卒暴疾。人服不厌，渐作神仙。

又种**水菱**　名曰芰实。气味相若，亦产池塘。有四角、两角不同；任生啖、煮食随用。不能治病，及有损人。令脏冷，损阳气，痿茎，饮热酒及姜汤可解。啖多腹胀，亦用此消。

甘蔗

味甘，气平，无毒。多生闽蜀，种有二般。一种似竹粗长，名曰竹蔗；一种类荻细短，为荻蔗。助脾气和中，解酒毒止渴。利大小肠益气，驱天行热定狂。勿共酒食，令人发痰。

沙糖　系汁熬出。杀疳虫润肺，除寒热凉心。共笋食则成血瘕，同葵食则生沉澼。小儿多食，损齿消肌。

山楂果

味甘、辛，气平，无毒。一名糖球，俗呼山里红。深谷沿生，立秋摘取。蒸熟去核，曝干收藏。益小儿，磨[2]宿食积；扶产妇，止儿枕疼。消滞血，理疮痍，行结气，疗癞疝。脾胃可健，膨胀立驱。煮肉少加，须臾可烂。

橄榄

味酸、甘，气温，无毒。树生闽广，端直而高。实成晚秋，如生柯子状，瓣棱绝少。采之咀嚼，满口生香。开胃，消酒食甚佳；止泻，解鱼毒益妙。喉中鱼鲠，汁咽亦除。若煮饮之，并解诸毒。丹溪曰：味涩而生甘，醉饱后宜之。然性热，多食致上壅，不可不知也。

葡萄

味甘、酸，气平。属土，有木与水火。无毒。张骞因使西域得种，如到中华，由是州郡尽各栽养。叶似蘡薁而大，苗成藤蔓极长。实结类马乳且圆，秋熟色紫黑或白。取汁酿酒，留久愈香。逐水气，利小便不通者，殊功。治时气，发疮疹，立效。倍力强智，

〔1〕疗：原脱，据文义补。
〔2〕磨：原作“摩”，形近而误，据文义改。

脂体耐饥。多食卒烦闷眼昏，因性专下走渗道。蘡薁山葡萄酿酒，尤极香美，饮之久久，亦能益人。

白果一名银杏

在处俱产，树大而高。二更开花，三更结实。秋熟击落，壳白肉青。生食戟人喉，炒食味甘苦。少食，堪点茶餍酒；多食，则动风作痰。食满一千，令人少死。阴毒之果，不可不防。古方取其所能，仅治白浊获效。小儿勿食，极惊。

胡桃

味甘，气温，无毒。地土俱生，陕洛尤盛。株大叶厚，结实有房。近冬采收，碎壳取肉。频食健身生发，兼补下元；多食动风生痰，且助肾火。经脉堪通，血脉能润。食酸齿𪙊，细嚼立除。

凫茨一名荸荠

味甘，气平，微寒，元毒。苗似龙须，根黑指大，皮厚有毛。又一种皮薄无毛者，亦同水田莳之，在处俱有。主产后血闷攻心，理产难子胞不下。压丹石，除胸膈痞气；下石淋，退面目疸黄。风肿能消，痹热堪却。开胃进食，益气温中。性善毁铜，着之即碎，故为消坚削积之果也。多食则生他症，卒食则呕水来。孕妇食动胎，小儿食脐痛。

百合

味甘，气平，无毒。洲渚山野俱生，花开红白二种。根如葫蒜，小瓣多层。人因美之，称为百合。白花者养脏益智，定膳安心。逐惊悸狂叫之邪，消浮肿痞满之气。止遍身痛，利大小便。辟鬼气，除时疫咳逆；杀虫毒，治痈疽乳肿。喉痹殊功，发背搭背立效。蒸食能补中益气，作面可代粮过荒年。

诸荤馔

猪

味甘，气微寒，无毒。猪养甚多，择健猪中遍身纯黑色者才妙。

肉，多食令人虚肥，动风、动痰亦速。仍闭血脉，损筋骨，勿谓无伤。

四蹄，主伤挞溃疡，更下乳汁。

心，托心气，镇惊。

脾，主脾伤，除热。

肺，食多补肺，且止肺咳连声。若其白花菜煮尝，紧防滞气。食多损阳，亦治肺胀喘急。

舌，煮浓汤，堪益元阳，健脾胃进食。

肾，止腰疼。

肚[1]，能扶胃弱。

〔1〕肚：原作“賭”，同“肚”。

脂油，悦皮肤。

按：猪，饲养甚多，繁食物寡，容易长大。人啖食弗厌，乃嗜脂膏盛，筋膜少，不胜滑肥。《本经》款中“戒勿多食”，是又有所据也。丹溪云：肉惟补气，即补阳。人身中阳常有余，阴常不足。凡患虚损症者，俱属阴虚。谓多食肉能补，是犹以火济火，反助有余，愈损不足。安能保长寿哉。何者？肉性本热，入胃则热更作。热作则痰生，痰生则气不升降。诸证之至岂有已耶？予每见患外感者食之，证愈增剧。患疟者食之，寒热复来。金疮者食，血液衰涸。肥人多食，助火作热。是皆助其有余之邪，而犯不戒之甦也。孔子曰：肉虽多，不使胜食气。圣人亦此戒，人岂无意欤？

熊掌

乃珍馐，臑难熟。得酒、醋、水三件同煮，久则膜胀，大如皮球。主治之能，风寒堪御。肉，无毒，味甘。腌腊可食，如常法调和作之。主积聚寒热痼疾，却筋骨麻痹风邪。

盖熊一身之味美者，积聚于掌，观其冬蛰不食，饥惟自舐，则可见矣。无怪世人贵重以为珍馐。孟子亦曰：舍鱼而取熊掌。非美之极，肯此云乎！但所治病，仅御风寒，余别无一载者。悦口之易，却疾之难，于此亦可征也。

鹿肉

强五脏，益力，贴口㖞僻如神。切生肉片，右患贴左，左患贴右，正则去之。煮食之，依时按令，九月后、正月前可食，余外不可食也。血，调血脉，止腰疼，酒调生服。筋，续绝伤劳损。

羖羊

种多白色，近道各处俱生。陕西河东独盛，其或独生一角，又等白身黑头，有毒中藏，全禁勿啖。卤莽误犯，即生肠痈，膏粱[1]之家不可不识。

肉，甘，大热。专补形骸。主痨伤，脏气虚寒；理风痃，肌肉黄瘦。开胃，且止吐食；益肾，不致痿阳。孕妇及水肿暴来，禁勿入口；骨蒸并疟疾方愈，忌莫沾唇。倘煮入酱和之，生癞发痼疾。俗云“羊不酱”，由此也。又筋膜中珠子，食亦令人癫痫。

蹄肉，虽微，补水甚捷。水肿啖者，百不一疗。

头，凉。治劳热骨蒸及风痃，疫病，发寒宜禁，发热宜餐。

脂，润。去游风黑䵟䵳，并疰病传尸。

肾，益肾，理精枯阳败。

心，补心，主忧恚气疼。有孔者勿食，有毒杀人。

肝，疗肝风虚热致眼泪凝滞。

肺，治肺虚咳痰及小便频数。

乳汁，润心肺，补寒冷虚乏[2]。造酪酥，并五脏，利肠胃，疗口舌疮疡。

〔1〕粱：原作“梁”，据文义改。

〔2〕乏：原作“之”，形近而误，据《本草纲目》改。

兔

生深林空谷，处处有之。孕视月光结成，子从口内吐出。性狡善走，目瞭极圆[1]。寿历千年，毛变白色，此得金气之全者也。

肉，辛，平，为食上品。春夏全忌，秋冬啖宜。主湿痹热蒸，压丹石燥发，补中益气，止渴健脾。孕妇盖勿下咽，生子缺唇，屡验。肝，除目翳。

丹雄鸡

味甘，气微温，一云微寒，无毒。各处虽多，为馔堪用。性动风，患筋挛切忌；味助火，病骨热须防。合水鸡食，作遁尸；和鱼汁食，成心瘕。凡资食馔不可不知。主虚温中，通神健脉。止血，除血漏；杀毒，辟不祥。

白雄鸡，味略辛酸，小差。饲三年，能为鬼神役使。止消渴，调中，仍利小便，更压丹毒。

乌雄鸡，微温，补中止痛，疗折伤痈肿，杀鬼安胎。

黄雄[2]鸡，益气壮阳，主伤中消渴。安五脏，禁痢止泻，疗痨劣，道尿，续绝伤，健脾胃。子绝哺者肉食杀人。畜养之家，亦当谨记。

黑雌[3]鸡，养血安胎，治痈疽，排脓通瘀。主风湿痹，补产后虚羸。哺者勿尝，杀人亦速。

鸡子，主啖[4]，镇心止惊。益气，渐开喉音；去风，尤安胎孕。补[5]真阴不足，止产血来动。

野鸡一名雉鸡

味酸，气微寒，无毒。一云：平，温，微毒。南北山野俱有，雌雄毛色不同。声作鸡鸣，实系鸡属。其飞不高，若矢直往，百步即坠，因以雉名。庖厨堪用，益少损多。九月、十月间食之，有补。五脏气逆，喘息不止，及消渴小便多者，殊功；肠胃气虚，下痢无度，兼噤口大孔痛者，立效。更生诸瘘，尤为要方。余月食之，生疮发痔。又有一说，雉是离禽，明旺于火，丙午日遇，切忌沾唇。合胡桃肉食，发头风心疼；合荞面食，生蛔虫腹痛。菌蕈木耳同食，发痔，下血难休。自死者，足爪不伸，若食之，杀人倾刻。久食渐瘦，痼疾复兴。

卵，同葱煮，食之方妙。

锦鸡　与丹鸡类，尾长尺余，毛羽俱红黄色。多有圆斑点。嗉藏肉，绶精则外舒，见者不明，咸谓吐锦。煮食，香美适口，且令聪明；养观，文彩动人，更禳火疫。

山鸡　形小尾长。并可纲罗为馔餍酒。食多中毒，急嚼生姜。盖此野鸟常食半夏叶。

鸭

白者更佳，肉性微寒，补虚最胜。葛可久用治痨怯，白凤膏曾载方书。利小便，

[1] 圆：疑为“远”之误。

[2] 雄：据《本草纲目》所载，疑为“雌”字之误。

[3] 雌：原作“惟”，据文义改。

[4] 啖：疑为“痰”之误。

[5] 补：原作“哺”，据文义改。

消水肿胀满；和脏腑，退卒热惊痫。忌乌龟、鳖肉同食。绿头者，亦堪入药；目白者，有毒杀人。

血，调酒频吞，解诸毒极验。

卵，寒。去热于心胸。食多渐软其脚膝。爱婴儿者，不可不知。

野鸭肉

味甘，气凉，无毒。形类家[1]鸭，翅能远飞，江北多生。冬月可食，霜降后，立春前食，胜家鸭。虽冷而不动气，去热而愈疮。小疮久不愈者，多食即瘥。消食积和胃，轻身退水肿。补虚益力，除恶疮疖，驱热毒风。同食切忌三般：胡桃、豆豉、木耳。

又，甚小者，刀鸭呼之。味亦甘凉，食之补益。

按：野鸭与家鸭有相似者，有全别者。尹子曰：野鸭为凫，家鸭为鹜。鹜音木，质木故也。鹜性木，不能飞翔。如庶人守耕稼而已，故周官庶人执鹜。即此观之，则鹜为家鸭明矣。寇氏《衍义》引王勃云“落霞与孤鹜齐飞”，以鹜为野鸭。殊不知词人模写景象，托物起曲而已，难以泥其形迹。况下条“雁肪”，《本经》亦名鹜，此指雁未可知。若据此而以鹜为野鸭，则凫又当为何鸭耶？

鹅

味甘，气微寒，无毒。近水乡村多养，可辟溪毒。依山屋舍，但畜即禁蛇虫，夜能提更，犹堪镇宅。

苍鹅，多食虫，有毒，发诸疮疥，除射工最灵。

白鹅，不食虫，性寒，解五脏热，止消渴极效。凡资食疗，以[2]白为宜，肉、卵并补脏腑。但食多发痼疾，尤防。

雁

味甘，气平，无毒。多宿芦洲，亦居草渚。小曰雁，大曰鸿。《本经》又名鹜，长幼行序不紊。寒投南，热投北。阴阳升降预知，常得气之中和，人故用为礼币。一取其信，二则尚其和也，世人因之不忍杀食。冬取则妙，夏食伤神。专逐风挛。多食长毛发生须，久服壮筋骨助气。

麻雀

味大温热，益气壮阳。暖腰膝有功，损妊娠，勿食。

卵，味酸，气温，无毒。多生古屋栱内，依时可以收取。专益丈夫，扶阴痿，易致坚强。

鳖

生深潭，岳州胜。池塘亦畜，守鱼不飞。色绿，七两为佳，大者有毒。裙多、九肋，益妙。肉味颇甘，性极冷，常居水底故也。项下有软骨如鳖，须预检除食。虽凉血热，补阴，不可过度。性冷宜少食，患癥瘕勿食，防证反增。肉主聚，甲主散也。怀妊娠食之，

〔1〕家：原作“佳”，据文义改。
〔2〕以：原作“为”，据文义改。

生子项短。合鸡肉食，成瘕。合鸡子食，杀人。合苋菜食，鳖瘕即生。合芥子食，恶疾骤发。形状异者尤毒，得之深阱急埋。三足者，赤足者，腹下有十字、王字、五字形者，头足不缩、独目凹蹈者，俱有毒，不可食。腰腹下有红蛇纹者，是蛇变，尤大毒，急深埋之，免又害于后人乜。造饮馔者可不慎乎！倘中其毒，饮蓝汁可解。

螃蟹

味寒，气咸，一云凉，有毒。生陂泽中，穴于沮洳。遇八九月出，食稻芒，稻熟时尽出，田内各持一穗，以朝其魁。然后从其所之至长江而奔，自江转海，其形益大。或谓持稻以轮海神也。行旁横，有八跪、二螯、八足。壳黄褐，现十二星点，微红腹。虚实应月盛衰，种[1]雌雄在脐大小。雌者脐圆，雄者脐尖。渔人捕取霜后益佳，未经霜者有毒。酒糟醉死，留藏馔品，亦为珍味。凡取食物，见灯火发烧易坏。散血解结，益气养筋。除胸热烦闷，去面肿㖞僻。愈漆疮，化漆成水。仙方以化漆水服之，长生。风疾人食之，其病复发。怀孕妇食下，令子横生。炉内烧烟，可集群鼠。形状异者，有毒中藏。其足斑目赤，独螯、独目或两目相向，腹下有毛，腹中有骨，六足、四足，并有大毒。养生宜戒，倘误入喉，为害不浅。急用豆豉或蒜，冬瓜、黑豆煎汁，益可解除。

又种**蚁蟹**　壳阔多黄，两螯最锐，行大人风气亦宜。

虾

味甘，气平，小毒。河涧俱生，善游好跃。其字从假，盖以水母假之而动也。活则色绿，煮则鲜红。为馔不宜多食，发疮动风甚验。小儿及鸡、犬勿食，误犯急脚屈难行。捣生者如泥，敷赤白游肿、口疳齿䘌，过宿尽消。又种无须，腹下通黑，煮之色白，并有毒藏，急弃沟渠，庶免害及虾蚌。乃热饭拌造同食，忌鸡肉，须知。

大红虾　出自海中，身肥大，须长丈许。《史》说：晋不信，其后有至东海者，取须长四尺四寸，封而寄之。土人捕获，烈日曝干，壳厚用作酒器，须劲截为策丈。非得善价，不轻贸人。主治忌宜同前弗异，其略咸，不甚美口。

蛤蜊

性冷，无毒。川泽俱生，似蚌略小，壳圆而薄，白腹紫唇。《月令》云：雉入大海为蜃，雀入大海为蛤，即此是也。肉煮食之，润五脏，止消渴，解酒毒，开胃殊功。

壳，能治疾。研末，主老癖，化顽痰，消血块，去热立效。并与丹石相反，凡服丹石人误食，令腹结痛，切宜戒之。

车螯　以蜃名，系蛤。至大者，春夏吐气，俨若楼台变态，顷刻多端，土人称为海市。有肉可荐，有珠可穿。壳可嵌饰屏内，灰可堙圹墙壁。

蚬

小，色黑，多在泥沙。每候风雨作，以壳为翅飞起。肉取洗净，糟煮服，良。解酒毒、湿毒、面黄、去热气、时气、目赤。开胃脘，压丹石，下乳汁，利小便。生浸取汁，盆盛，频洗疗疮，尤效。消渴饮下，亦能解除。多食勿宜，发咳消肾。

〔1〕种：此字疑衍。

壳，研为末，阴疮下痢。邪梦失精，以汤调服二钱。

文蛤

味苦、咸，气平、寒，无毒。系新蛤壳未烂，临东海岸可收。斑紫形尖，其文不一。表多文彩，佥名文蛤，贵之之辞。仲景《伤寒》方中曾用，研为散末。利水，为咸走肾；坠痰，因咸软坚。驱胁急腰疼，除喉咳胁痹。收涩崩中带下，消平鼠瘘痔疮。走马疳蚀口鼻，将危，和腊猪脂为膏，敷贴。癞疝气引小肠吊痛，同香附末，姜汁调吞。

蚶子

一名瓦垄子。味咸，气温，无毒。生海水中，状类瓦屋，故名瓦垄。大如人拳者，力优，小若栗子者，力少。肉藏壳内，为世所珍。醒酒固宜，却病亦用。主心腹冷气，治腰脊冷风。益血驻颜，健胃消食。凡啖，须饭咽下，不尔令人口干。

壳，火煅醋淬，酽醋三度，研，细筛密绢两遍[1]，务赛粉霜，才入药剂。消妇人血块立效，虽癥瘕并消；逐男子痰癖殊功，凡积聚悉逐。

螺

性冷，无毒。生水田中及湖渎岸侧。大如桃李，小如指顶。类蜗牛尖长，色则青黄，采于冬春。浊酒、椒，煮熟，挑肉食之。利大小便，消浮肿甚捷；去脏腑热，压丹石尤良。仍治脚气上冲，小腹急硬；更驱肝热上壅，两目赤疼。醒酒殊功，止渴立效。

烂壳，多取烧末，汤吞。主反胃胃寒，涩遗精精滑。卒暴心痛，服下即除。

又，大海螺汁，亦明目。

鲤鱼

味甘，气平，无毒。一云有小毒。系至阴物，生深泽中。种类有三，黄、白及赤。兖州谓赤鲤为玄驹，白鲤为白骥，黄鲤为黄骓。皆取马名，以仙人所乘也。形质虽大小不等，首尾并三十六鳞，阴极阳复之征。故能神变，飞越江湖。渔者尝云：每获此鱼，虽止三十六鳞，却无三十六斤。只缘飞化之早，不及诸鱼之长大也。修制，须去黑血及脊背上两筋，有毒故也。或切碎和米粉煮羹，或切片同蒜齑作脍，或烧灰末糜汤，随病所宜，依方应用。消水肿，脚气亦消，大腹肿满亦佳；治怀孕，身肿安胎，黄疸消渴尤妙。驱冷气、痃癖气块、横阙伏梁；止下痢、肠澼来红、咳逆喘嗽。天行病后忌食，再发则不能救矣。腹有宿癥，禁尝。若服天门冬，切勿过口，因其性相犯也。误食中毒，浮萍煎汤可解。

鱼子，食忌同猪肝。

鱼鲊，食忌同豆藿。

胆，性寒，苦，又治眼科。去赤肿，令风热不侵；退青盲，使神水渐复。耳聋可滴，疮焮堪涂。久服不厌，其多强悍，且益志气。

骨，烧灰主阴蚀；脑，煮粥除暴聋。

齿，疗石淋；皮，主瘾疹。

〔1〕遍：原作“边”，据文义改。

血，涂身表丹毒；肠，治腹内疮疡。

脂，理小儿惊痫；鳞，止产妇腹痛。

鲭鱼

状似鲤鲩[1]，但背正青。其种多出南方，可取作鲊。治脚气验，去湿痹灵。忌葵、藿、胡荽，切不可同啖。若服苍术、白术，亦戒沾唇。

胆，取汁滴眼中，眼痛即愈。腊月阴干，咽津喉内，喉痹立苏。

头中枕，蒸令气通，日曝干，可充琥珀酒器[2]，心腹痛立治。

眼睛汁[3]，收之，主能夜视，为奇。

鲈鱼

味最鲜美，出自松江，四鳃。张翰尝思。和肠胃，能健中，益肾，补骨髓，扶肝木，壮筋养血。

鲥鱼

甘，肥，进贡。每用补虚痨，发疳疾，痼疾。味最腥，能扶虚弱人。凡有癣疾、癞疾者，忌食之。

鲟鱼

发诸药毒，造鲊尤不益人。大人食，致心腹猝疼。小儿食，结癥瘕，发咳。服丹石人食，血热疮作。同干笋食，瘫痪风生。

子，杀腹内小虫，且令肢体肥泽，服可悦颜。

鲫鱼

味甘，气温，无毒，池泽多生，在处俱有。色黑体促，肚大脊隆。原由稷米化成，故肚尚有米色，名因此得。小而耐寒，过半斤者方良。犯天门冬，须记。同芥菜食成水肿，同砂糖食成疳虫。雉肉、猪肝，尤勿共食。春二三月，功忌食头。煎用猪脂，大治痈毒效。烧以酱汁，诸恶疮涂痊。合莼为美，理胃弱，饮食不下，和中补虚。拌曲作鲙，主肠澼，水谷不调，禁痢止泻。纳食盐，烧末，塞牙齿蛆疼。酿白矾，烧灰，涩肠风血痢。夏痢则宜，冬痢不可。

末服，除咳逆。

骨灰，敷去䘌疮。

子，益肝调中，食忌同猪肉。

丹溪云：诸鱼皆属火，惟鲫鱼属土，故能入阳明，而有调胃实肠之功。若食多者，亦未尝不起火也。又云：诸鱼无一息之停，故动及动痰火。

鳗鲡鱼

味甘，气寒，有毒。清水河生为美，五色纹具尤佳。二斤以上忌沾唇，一斤以

〔1〕鲩：原作“鲩”，同“鲩”。

〔2〕酒器：原误在“心腹痛立治”之后，据文义前移。

〔3〕眼睛汁：原作“血堪为眼睛”，据《本草纲目》改。

下宜餍口。犹甚毒者，水行昂头，倘误食之，为害亦速。务审精细，才剖烹调。杀诸虫，压诸草石药毒；谓五脏，除五痔漏疮疡。去皮肤风疹，瘙痒如虫行；逐腰背风湿，浸淫若水洗。男子骨蒸痨瘵，及脚气久患者有功；妇人产户虫疮，并崩漏不断者频食效。

骨，收箱笼或避衣，鱼夏月烧烟又除诸害。熏房中，蚊蠓化水；熏床底，虱蚤绝踪。毡毯熏之，蛀虫自死；竹木熏过，蛀虫不生。

江鳗及汉[1]路地所生，有毒，不可食之。

鳝鱼

味甘，大温。五月端午方取为妙，功专补中益气。妇人产前疾善调，散湿风，去狐臭。凡中有毒，食螃蟹之盖，鳝畏蟹故也。

头，主咽喉消渴。

血，涂口眼㖞斜，左患涂右，右患涂左。用穿鱼绳煎汤，治竹木屑入眼，沃洗不已，屑即流出。

河豚[2]鱼

味甘，气温，有大毒。江淮河海俱生，卒以冬至后出。中孚卦象此鱼应之，故解易信及豚鱼是也。状类蝌蚪，体短尾尖，背黑而上有黄纹，腹白而自能开闭。内无胆，外无肋。触物辄嗔，胀腹球大，一浮水面，又名嗔鱼。肉味虽珍，肝、子极毒，大鱼及獭并无敢吞得之。须如法烹调，去肝及子，水洗血净移嚣，洁净处盖密煮之。忌沾砂尘，杀人尤验。宜焚橄榄木、荻草，煮佳，勿用照煤。不尔，则中毒卒殁。谚云：舍命吃河豚。善于养生[3]者，宁谨慎勿入口也。毒中初觉，急嚼芦根，或以橄榄木煎汤，满饮一碗可解，亦活，小恙，曾载《本经》。理腰脚，去痔䘌，杀虫补虚，可去湿气，消肿。

江豚　如豚形状，出没鼻中。为一舟人候之，知大风雨，鱼纲得获。取脂燃灯，用摩病及樗博即明，照读书及纺绩即黯。俗言"懒妇所化"，是亦未必为然，姑记之可也。

石鸭

一名水鸡，生河岸及池塘。腹脊青，取来烹之，味最爽口。浙东闽蜀俱为珍馐[4]。痟瘦能调，虚损亦补，尤宜产妇女科，可知乎！

白鸽肉

味咸，气平，无毒。鸽系鸠类，翔集屋间。毛色品第最多，雌雄相配不混。人家畜，孳育极繁。欲肉充庖，以水浸死。解诸般药毒，除久患疥疮。

屎，收，曝干，炒黄，捣末，治驴马患疥。不已，和草饲之。

石蜜

味甘，气平，微温，无毒。大小成群，居止弗一。江南地湿，多附木石间。江北地燥，

[1] 汉：疑为"旱"字音误。
[2] 豚：原作"豘"，同"豚"。
[3] 生：原为墨丁，据文义补。
[4] 馐：原作"羞"，同音通假。

悉入土穴内。人家作桶收养，亦结房累于中。日逐交飞，采花酿汁，久久和熟。凡蜂作蜜，必须人小便以酿，诸花乃得和熟似饴。一说以匽潴[1]之水注之蜡房，而后蜜成，故谓蜡者，蜜之跖也，是谓蜜糖。三年一取者气味浓，一年一取者气味薄。故《本经》以石蜜优，家蜜劣也。入药炼熟，滴水成珠。益气补中，润燥解毒。养脾胃，却痫痓，止肠澼，除口疮。心腹卒痛即驱，五脏不足俱补。补阴丸用，取汁缓难化，可达下焦。点眼膏搀，因百花酿成，能生神气。蜜导通大便久闭，蜜浆解虚热骤生。食多亦生诸风，七月忌食生蜜。

蜜蜡 谓：天下之味莫甜于蜜，莫淡于蜡。厚于此者必薄于彼，理自然也，煎蜜得之。陈则色黄，新则色白。《本经》条中只言白蜡不言黄蜡者，盖用蜜宜陈，用蜡宜新也。一说，蜡熔十数过即白，乃蜡之精英。益气止泄痢，补中续绝伤。熔裹大黄丸，膈寒凉，脾胃无损；嚼为断谷药，度荒歉，肠胃不饥。

牛乳

养血而补虚羸，仍造酪酥、醍醐。乳成酪，酪成酥，酥成醍醐。色黄白，甘脆爽口。除肺痿，止吐衄，润毛发，住咳嗽。

乳腐 即乳饼，利十二经脉，通大小便难。一切虚火可润，老年尤宜服之。

茶茗

味甘，气微寒，无毒。江淮闽浙俱有，蒙山中顶独佳。《茶谱》云：雅州蒙山有五顶，顶上各有茶园。其四顶茶园采摘不废，惟中顶草木繁密，云雾遮蔽，鸷兽时出，人迹罕到。春分前后，多构人力，俟雷发声，并步采摘，三日而止。若获一两[2]，以本处水煎饮，即驱宿疾。二两轻身，三两换骨，四两成地仙子。闻此言初未全信，近见土人带有真者欲售，其价极贵，其状与石藓颇类，似非原摘嫩芽，疑必制造殊异，故尔少取煎饮，气味果奇。始知前语不诬，无怪显名而传[3]远也。

早摘细者，曰茶。芽如雀舌麦颗。虽甚细嫩，犹未称善。又种新芽，一发便长寸余。微粗如针，是为上品。其根干、木小、土力皆有余故也。

晚采粗者，曰茗。茶之粗者，多杂木叶，不可不择。故经云：粗者损人，细者益人。一说，春分已前采者曰茗，春分已后采者曰茶。入二经络，手足厥阴。专清头目，利小便；善逐痰涎，解烦渴。下气消宿食，除热，治瘘疮。姜连同煎，止赤白下痢；香油调末，敷汤火泡煨。眼目疼，嚼贴两眦；暑天泻，少加醋吞。热服宜，冷服忌，冷则聚痰。多服少睡，久服消脂，令人瘦。唐丹景云：释滞消壅，一日之利暂佳；积气侵精，终身之累斯大。损多益[4]少，观此足征。

按：茶茗所治，《本经》以清头目为上，后来之人坚执《黄帝内经》“苦以泄之”之说，乃云，其体下行，如何头目得清也？殊不知头目不清，多由热气上熏，用苦泄之，

〔1〕匽潴：疑为“阉猪”之误。
〔2〕两：原作“雨”，据文义改。
〔3〕传：原作“专”，据文义改。
〔4〕益：原作“并”，据文义改。

则热降而头目清矣。且茶体轻浮，采摘之时，芽蘖初萌，正得春生之气，是以味虽苦而气则薄，乃阴中之阳，可升而可降者也，故云清头目有何悖乎？

蜀椒

一名花椒。味辛，气温，大热。属火，有金与水，浮也，阳中之阳。有毒。产自蜀川，八月收采。颗红者为贵，口闭者杀人。制须炒出汗，去目、去黄壳。凡用，择去目及闭口者，微炒汗出，则有势力。炒毕，竟投竹筒内，以杵舂[1]之，播去附红黄壳，只取外红皮，旋舂旋播，以尽为度。却心腹冷痛及寒湿痹疼，并效；杀鬼疰蛊毒并虫鱼蛇毒，尤灵。除骨节皮肤死肌，疗伤寒温疟不汗。上退两目翳膜，下驱六腑沉寒。通气脉开鬼门，仍调关节，坚齿发，暖腰膝。尤缩小便，理风邪，禁咳逆之邪。治噫气，养中和之气。消水肿黄疸，止肠澼痢红。多食，乏气失明，久服，黑发耐老。十月勿食，伤心健忘。

椒目，味苦兼辛，行水而治水蛊。定痰喘，劫药，敛盗汗捷方，并宜炒之，研末调服。

叶，和艾、葱捣烂，少加酽醋拌匀。罯内外肾吊痛殊功，敷贲豚伏梁气极验。亦堪煮饮，气甚馨香。

秦椒　乃出秦岭，气味俱苦，生温，熟寒，制法与蜀椒相同，颗粒较蜀椒略大。所恶有三药：防葵、雌黄、瓜蒌。主遍身恶风，散四肢痿痹。灭瘢生发，悦色通神。治牙齿浮肿动摇，并喉痹吐逆；调产后腹痛余疾，及经闭不通。世相传此椒可制水银，凡误饵成毒者，服此即愈也。

胡椒

味辛，气大温，属火，有金，无毒。来从南广，出自西戎。蔓生，苗茎软柔，长仅寸半。梃发枝条，细嫩，与叶相齐。子结条中，两两相对。其叶晨开暮合，合则将子裹藏，阴气不沾，故甚辛热。状如鼠李，六月采收。番人呼为昧履支，中国称曰胡椒。子，杀一切鱼肉鳖蕈之毒，调诸般食馔汤饮之需。下气去风痰，温中止霍乱。肠胃冷痢可却，心腹冷痛堪除。疗产后血气刺痛，治跌扑血滞肿痛。食勿过剂，损肺伤脾。

又种**荜澄茄**　柄粗，蒂圆，系嫩胡椒摘下青收。一云，向阳生者胡椒，向阴生者为荜澄茄。化谷食，理逆气多效；消痰癖，止呕哕殊功。染须发香身，逐鬼气除胀。伤寒咳噫，亦每用之。

山胡椒　所在俱生，颜色乌，颗粒略大。止痛破滞，俗用亦灵。

大茴香

味辛，气平，无毒。乡落多生，秋月方采。壳有八角，俗名八角脂。此子赤，藏中，嚼甚香甜。盐酒炒用，入心、肾二脏及小肠、膀胱。主肾劳、疝气、小肠吊气挛疼；理干热、脚气、膀胱冷气肿痛。开胃止呕，下食调馔，止臭生香。

又种**莳萝**　出自闽广。颗粒似蔓椒，开口，气味比茴香更辛。散气，除胁肋膨胀。调馔，杀鱼肉毒。消食开胃，温中健脾。

〔1〕舂：原作“椿”，据文义改。

食盐

味咸，气寒，无毒。为调馔之需。出近海之地，有池、有井，汲水煎成。论形色，河东独佳；入药剂，漏芦为使。如欲单炒化汤，堪洗下部䘌疮，能吐中焦痰澼。苏心腹卒痛，塞齿缝来红；驱蚯蚓毒伤，杀鬼蛊邪疰。少用接药入肾，过多喜咳伤金。走血损筋，黑肤失色，司庖厨者，务用适宜。水肿咳嗽病人，须全禁忌，勿服。

戎盐 类石，出自西羌，一名青盐，煅白才妙。益气，去气蛊；明目，却目疼。止吐、衄血可加，坚筋骨节堪入。

虎肉

益气力，止呕吐，肥人，养精血。山林俱有，色黄雄者，最佳。务审非箭中伤，必得纲捕者方用。

骨，味辛，气微热，无毒。取来涂酥油炙脆，勿煎汤液，可制丸散。所畏三药：蜀漆、磁石、蜀椒。用治风痹，乃因虎啸风生；用补膝酸，只缘虎走力健。杀邪疰，止上焦惊悸。

头骨，宜求，坚筋骨，苏下体风痛。

胫骨，堪觅。

睛，收定魄；牙，刮敷疽。

须，去齿痛；爪，辟恶魅。

膏，涂悍犬咬啮疮毒。

胆，主小儿疳痢惊痫。

威骨，在胁，两傍虎威。有骨如乙字，长三二寸，破肉取之。尾端亦有，不如胁者，带之日添威势。

眼，光如白石。凡虎夜视，以目放光，一目看物。猎人候而射之，弩箭才及目光，便随堕地。得之者，表形如白石，得者，夜可独行憩卧。

皮毛，却邪，截疫疟，甚验。

鼻，悬户上，生男，癫疾仍治。

屎，封疮杀毒，鬼魅亦驱。

豹肉 酸，平，亦美，食之久，则利人。积类繁赤，赤白匪同。形体小，猛捷尤甚。猎者捕纲，亦或得之。安五脏，补绝伤，强筋力，壮胆志。正月勿食，正月建寅，故忌食虎豹肉，犯则伤神。

驴

肉性微寒，啖食宜少。虽解心烦而安心气，防发痼疾以动风淫。

脂，疗多般，只宜生用。和生椒末捣，绵裹塞耳，俾积年聋证转聪。同乌梅肉丸，水送下，令多年疟疾竟截。拌盐敷，愈疮疥；搀酒服，退癫狂。烘燥烧灰，和猪屎共研作末，分匀调酒，每空心顿服二钱，能驱酒疸目黄，专消水肿腹胀。热胀易效，冷胀难瘳。盖此猪食苦参，致屎性大冷故尔。

又种**江猪** 产于江内，味酸，性气平温。捕者得来，肉堪作脯。入口略有腥气，慎勿多啖，体重难当。

肚，和五味煮浓，取汁顿饮，亦健脾胃，进食仍补虚羸。

犬

肉味咸、酸，性稍温热。安五脏，益气力，壮阳道，补绝伤。同蒜食损人，若炙食作渴。孕妇入口，生子缺唇。九月下咽，伤神损气。阴虚火动，尤甚禁之。

胆汁，敷痂疡恶疮，目疼可点两眦。

热血，治发狂癫，疗鬼击，可涂遍身。

脑，主头风，并瘜肉塞鼻。

齿，疗客忤，及风痱盈肌。

心，主忧恚气，除邪。

肾，主产痨如疟。

肝，驱痢下刮痛，调稀粥，任加酱、盐。

乳，点眼久青盲，择狗雏未开目即取。狗雏目开，其疾即愈。

项骨，止诸疮血出。

悬蹄，通两乳汁流。

项下骨，去惊痫抽搐。

按：丹溪云，人身之虚皆阴虚也。阴虚则阳必亢，以[1]此为补，宁不助火以添病耶？世俗言其大治虚损，似指人虚议治。殊不知悉属阴虚。若阳果虚损，死甚不难，虽有敏者，亦难措手，岂此之能补乎？今人每每信之，而啖之多者，是皆泥乎习俗之说也！

牛肉

味甘，气平，无毒。养肌肉，壮筋骨，和脾胃，能使中气发生。

鼻，灸，理口眼㖞斜，贴好边牵正。作羹服，乳汁短少吞，天晓通润。

肾，补肾益精。

肝，助肝血，明目。

肺，止咳逆；心，主虚忘。

胆，益睛眸，兼滋唇口焦燥。

小肠、大肠、广肠，并厚各肠，除肠风痔漏。血脾、百药[2]、草肚，俱健脾胃，免饮积伤。

脑，却风痫止渴。

髓，益气以禁泻痢。又和地黄、白蜜各等分，熬成膏，补三焦，安五脏，治瘦怯，补中。

悬蹄，止一切风热，止赤白漏下。

血，补身血枯涸。

齿，疗小儿牛痫。

耳中垢，可敷蛇伤；口中涎，专主翻胃。小儿不能行步，脐中毛可煎尝，鼻中木卷烧灰。

---

〔1〕以：原作“不”，据文义改。

〔2〕药：疑为“葉（叶）”之误。

校后记

《食物须知》，不分卷，清代汪启贤、汪启圣编撰。为食养食治专著。主要介绍了各类食物的形态、产地、性味、功效主治、禁忌以及炮制、配伍等内容。

一、作者与成书

汪启贤（1662—1722），字肇开，清代康熙年间名医，行医于吴越间。汪启圣，为汪启贤之弟，字希贤。二人为古歙（今属安徽）人。康熙三十五年（1696 年），兄弟二人共同编撰丛书《济世全书》，存 19 种，《食物须知》为其中之一。汪启贤、汪启圣编撰的著作主要有《济世全书》《动功按摩秘诀》等。

二、主要内容与特点

《食物须知》的分类方法与其他食养药养书有所不同，其将所收常用食物分为诸水、诸酒、诸米、诸菜、诸果、诸荤馔 6 大类，其中将“诸酒”单独作为一类进行论述，这在其他本草著作中较为少见。

6 类食物，包括诸水 15 种；诸酒 9 种；诸米正目 12 种，附录 11 种，凡 23 种；诸菜正目 14 种，附录 6 种，凡 20 种；诸果正目 24 种，附录 7 种，凡 31 种；诸荤馔正目 42 种，附录 15 种，凡 57 种。合而计之，正目为 116 种，加上附录，共载食物 155 种。正目各物分别记述其形态、产地、性味、功效主治以及禁忌等，亦包括炮制、配伍诸项内容。附录各物，记载相对简要。各品之功用主治，常以对仗韵文而出，朗朗上口，易读易记。如“葱”条之下云：

“出汗，疏通骨节；归目，驱逐肝邪。理霍乱，筋转难当；治伤寒，头痛如破。杀鱼肉毒，通大小肠。散面目浮肿，止心腹急痛。去喉痹，愈金疮；安妊娠，塞衄血。脚气、贲豚气，连须煎可除；蛇伤、蚯蚓伤，和盐熏即解。攻专发散，食多神昏。病属气虚，尤勿沾口。”

文中多有引用《本经》、孟诜、丹溪、李时珍等论述。引用丹溪所言为最多。如“荔枝”条曰：“丹溪又言，此属阳，主散无形质滞气。瘤赘赤肿，多啖能消。过度虚热益生，饮下蜜浆即解。”而作者本人的见解和分析，则以“按”语的方式出现，其中也不乏独到之处。如在“诸水”篇下，作者提出：

“按：人之养生，固云谷食为本。考诸先哲，每示与水对言，不之为用，宁不谨乎！有曰：水去则荣散，谷消则卫亡。有曰：水入于经，其血乃成；谷入于胃，脉道乃行。何独不离其水者，盖水之与人关系甚大。年岁之夭寿，形体之丰羸，悉由得夫水上之厚薄也。故尔观今南北人物则可验焉。”

然而，此书也有一些不尽妥当之处。其6种分类，显得有些零乱，如同为调馔之物，醋、酱、饴糖，放在“诸米”，而蜜、盐，放在“诸荤馔”；姜、葱、韭、薤、大蒜、芥，放在“诸菜”，而蜀椒、胡椒、大茴香，放在“诸荤馔”。又如同为畜类，猪、熊、鹿、羊、兔放在“诸荤馔”42种之首，而虎、豹、驴、犬、牛则又放在此篇之末。另外，书中也记录了古代关于食物的传说，不免夸张，甚至荒诞之处，且言之凿凿，如若亲历，提请读者自鉴。

三、本次校点的相关说明

此书现唯有清康熙刻本，孤本仅存，藏于中国中医科学院图书馆。本次点校以此本为底本。因无其他版本存世，故无校本，采用理校，以及《本草纲目》等本草著作进行他校。

原书无目录，为方便读者使用，校点时根据正文补出包括附录各品在内的目录。

杨金生　张颖

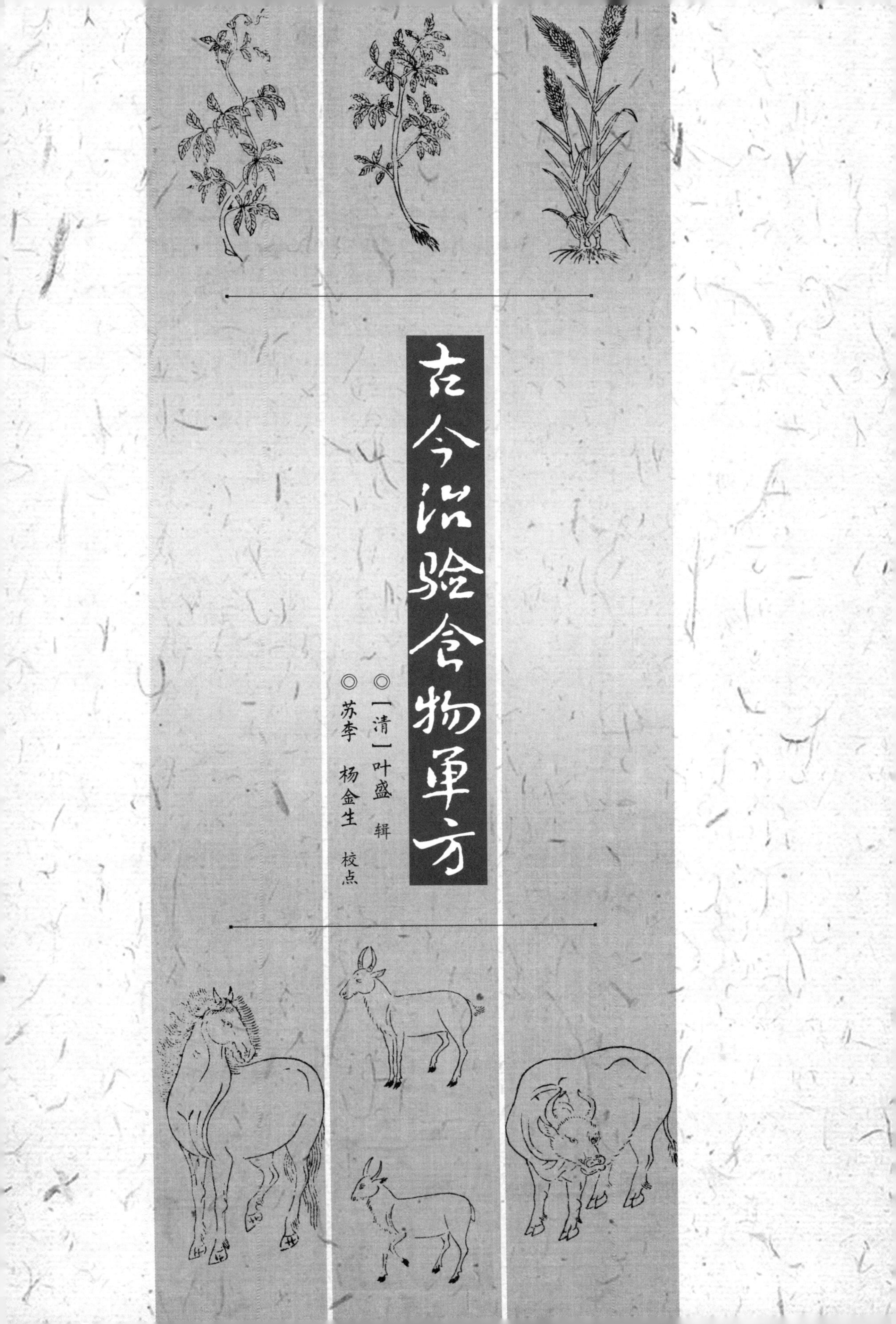

古今治验食物单方

◎［清］叶盛 辑
◎苏李 杨金生 校点

内容提要

《古今治验食物单方》为丛书《证治合参》之一。《证治合参》是一部医学丛书，共18卷，由清代叶盛所辑，刊于1729年。《古今治验食物单方》不分卷，采用单方的形式，选择了93种日常生活中的普通食材，略其性味功效、有毒无毒，直接对其主治病症进行阐述。主治症以常见病为主，亦涉及部分疑难病。书中各种食物并不分类，但大致以类别相同的食物放在一起，较为细致而详尽地对各单方的制作方法、注意事项及相关禁忌进行论述。内容丰富，操作简便易行，具有很好的文献价值和实际操作性。由于此书以日常生活中最为常用的食物作为论述对象，因此也可以作为日常自我保健著作。

目　录

古今治验食物单方

古今治验食物单方

古勾叶盛公于甫　辑
古燕刘名玉佩如　男攀龙天御　同校

葱白

跌扑损伤，捣烂，罨患处。

腹痛，同麦麸半升，鲜姜四两，麝香二分，共捣烂，炒热，绢包熨患处。小肠气攻腹彻心，加胡椒四两，炒熨之。

交骨不开，葱四五斤，酒水煎汤，坐桶上熏之，即开。

伤寒头痛如破，连须葱白半斤，生姜二两，水煎温服。

刀伤血流不止，葱白塘火煨熟，捣烂敷，即不烂。

六月孕动，困笃难救者，葱一大握，水煎顿服，即安。

胎动下血，葱白水煎饮之，未死即安，已死即出。

卒中恶死，用葱刺入耳中五寸，令鼻中出血即苏。小儿以葱尖刺鼻，得嚏则愈。

蛔肚痛，葱白二寸，铅粉二钱，捣丸，服之即止。

小便闭胀欲死，葱白三斤，切，炒，绢包，乘热熨小腹，以尿通为度。

淋急、阴肿，泥葱半斤，煨热，捣烂，罨脐上。

赤白痢，葱白一握，细切，和米煮粥，日日食之。

便毒，葱白炒热，布包，熨数次即消。

乳痈初起，取葱汁一盅，饮之即散。

小儿秃疮，冷米泔洗净，以羊角葱捣烂，入蜜和涂之，神效。

脑破、骨折，蜜和葱白，捣匀厚封，立效。

韭菜

卧忽不寤，韭菜捣汁，吹入鼻中，冬月用韭根。

夜出盗汗，韭根四十九窠，水煎一盅，顿服。消渴，日服韭菜愈。

产后血晕，韭菜切，安瓶中，沃以热醋，令气入鼻，即安。

赤白带下，韭根捣汁，和童便，露一宿，空心温服。

鼻衄，以葱、韭根同捣，捏枣大，塞鼻孔，频易两三度，即止。

漆疮，韭汁扫之。

百虫入耳，韭汁灌之，聤[1]耳亦然。

大蒜

时气温病初得，头痛壮热，脉大，即以蒜取汁一二盏，顿服，不过二次愈。

霍乱转筋，以小蒜、食盐各一两，捣，敷脐中，灸七壮，立止。

疟疾，小蒜研如泥，入黄丹少许，丸如芡实大，每服一丸，面东，新汲水下。

颈项肿核，小蒜、吴茱萸等分，捣敷即散。

蛇咬、蝎螫，蒜捣汁服，以滓敷之，蜈蚣咬亦然。

大小便不通，独蒜烧熟[2]，纳丹田，立通。

水肿，大蒜、田螺、车前子等分，熬膏，摊贴脐中，水从便出。

心腹冷痛，醋浸大蒜食之。

小儿脐风，独头蒜切片，安脐上，以艾灸之，口中有蒜气即止。

脚肚转筋，大蒜擦足心，令热即安，仍以冷水食一瓣。

白菜

小儿赤游风，行于上下，至心即死，白菜捣汁，敷之即愈。

飞丝入目，白菜揉烂，绢包，滴汁二三点入目，即出。

芥菜

牙龈肿痛臭烂，芥菜梗烧存性，研末，敷之。

漆疮，芥菜煎汤浴之。

痔疮痛，芥菜捣饼坐之。

萝卜

食物胸中作酸，生嚼萝卜即解。

反胃、噎食，萝卜蜜煎，细细嚼咽。

噤口痢，煎萝卜汤饮之，或用萝卜切片，染蜜噙之，味淡再换，觉思食，以肉粥与之，不可过多。

大肠红，萝卜皮烧存性，荷叶烧存性，生蒲黄等分为末，每服一钱，米饮下。

肠风下血，蜜炙萝卜，任意食之。

沙石等淋，萝卜切片，蜜浸炙干数次，不可过焦，细嚼，盐汤下，日三服，愈。

偏正头风，生萝卜汁一蚬壳，仰卧，随左右注鼻中，神效。

失音不语，萝卜汁、姜汁同服。汤火伤，萝卜汁涂之。

生姜

治疟来四五发后，不令人知。以姜一块，研如泥，团作饼如指大，置于寻常膏药中心，以火烙热，贴于颈项后，从上数至第三节中合缝间，须于未发前先贴，其疟如失。

---

〔1〕聤：原作“停”，据文义改。

〔2〕熟：疑为“热”之误。

疟疾寒热，姜汁一杯，露一宿，于发日五更，面北立饮，即止。

呕吐，生姜一两，醋、酱二合，煎服。

咳嗽不止，生姜五两，饴糖半斤，煎熟，食尽愈。

霍乱转筋，捣姜一两，酒一升，煮沸服，仍以姜捣贴痛处。

凡胸胁腹中满痛，姜切碎，炒热，熨之即快。

湿热发黄，生姜时擦周身，其黄即退。

牙疼，老姜焙干，同枯矾为末擦之。

金疮，嚼生姜，敷。

手足闪挫，姜、葱捣烂，和面炒热罨之，跌扑损伤亦然。

狐臭，姜汁频涂绝根，亦治赤白癜风。

两耳冻疮，自然汁熬膏敷。

芫荽

痘疹出不快，芫荽二两，酒二大盏，煎沸沃之，盖定，勿令泄气，候冷，去渣，微微含喷，从项背至足令遍，勿噀头面。

小儿赤目，芫荽汁涂之。脱肛，芫荽切一升，烧烟熏之即入。

芹菜

下淋，取芹根捣汁，井水下，小便出血亦然。

茴香

肾消，小便如膏，茴香、炒苦楝子各等分，为末，空心酒服二钱。

肾虚腰痛，茴香炒，研，以猪腰批开，掺末在内，湿纸裹，煨熟，空心盐酒送下，或以木香、茴香、杜仲，水酒煎服。

疝气痛，茴香炒，研，绢包，更换熨之。或以大、小茴各三钱，乳香少许，水煎服。或以大茴、荔枝核炒黑，为末，各等分，每服酒下一钱。

疝气偏坠，大、小茴末各一两，用猳猪水胞一个，连尿入二末于内，系定，以酒煮烂，捣丸桐子大，每服五十丸，白汤下。

菠薐

消渴引饮无算者，菠薐根、鸡内金等分，为末，米饮服二钱。

菠薐，寒润之物，宜于大肠血燥、脾约之人。

苋菜

漆疮，苋菜煎汤洗之。

产后下痢，紫苋一握，切，煮汁入粳米三合，煮粥食之，立效。

蛇螫，紫苋汁饮之，以渣涂之。

阴痛而肿，马齿苋捣敷之。寸白虫，马齿苋水煮和盐食之。

小儿脐疮，马齿苋烧灰敷之。

火丹，生苋捣汁涂之。

疔毒，马齿苋、石灰为末，鸡蛋清调敷。

莴苣菜

乳汁不通，莴苣菜煎酒服。

小便不通或尿血，莴苣菜捣敷脐上，即通。

芋艿

头上软疖，大芋捣敷，即干。

山药

痰气喘急，生山药捣烂半碗，入甘蔗汁半碗，和匀，顿热服。

肿毒初起，带泥山药、蓖麻子、糯米等分，水浸研敷。

项后结核，赤肿硬痛，以生山药去皮，蓖麻子二个，同研贴之。

百合

主治百合病，百合七枚，知母三两，水煎服。

肺热咳嗽，新百合四两，蜜拌蒸软，时含嚼咽之。

天泡疮，生百合捣敷。

茄子

肠风下血，经霜茄，连蒂烧存性，为末，空心温酒服二钱。

跌扑青肿，老黄茄极大者，切片一寸厚，新瓦焙干，为末，酒调服。

热毒疮肿，生茄一枚，割去二分，去瓤，如疮肿大似罐子形，合于疮上，即消也。

牙齿肿痛，隔年糟茄，烧灰，频擦立效。

天蛇毒生于指端，以酱茄套之。

牙痛，秋茄花阴干，烧存性，研涂痛处，立止。

取牙，茄根以马尿浸三日，晒炒为末，每用点牙即落。

冬瓜

治消渴，冬瓜一枚，削去皮，埋湿地一月，取出破开，取清汁日饮之。

小儿渴痢，冬瓜汁饮之。

发背欲死者，冬瓜切去头，合疮上，瓜烂截去，更合之，瓜未尽，疮已小敛矣，乃用膏贴之。

痔疮肿痛，冬瓜煎汤洗之。

胡瓜

小儿热痢，嫩黄瓜同蜜食之。

水肿，胡瓜一个，破开，连子以醋煮一半至烂，空心食之，即下水也。

杖疮肿痛，六月六日取老黄瓜，入磁瓶中水浸，每以水扫疮上。

丝瓜

痘疹不快，初出或未出，多者令少，少者令稀，老丝瓜近蒂三寸边皮，烧存性，研末，砂糖水服；亦敷风热腮肿。

玉茎疮溃，五倍子同丝瓜汁搽之。

冻疮，老丝瓜烧存性，腊猪油调涂。

肠风下血，干丝瓜烧存性，为末，水法为丸，酒送二钱，加槐花减半于内，空心米饮下。

酒后便血，或下五色痢，干丝瓜连皮烧研，空心酒服。

血崩不止，老丝瓜烧灰，棕灰等分，盐酒送下。

乳汁不通，丝瓜烧存性，研酒服一二钱，被覆取汗即通。又治妇人干血气，又治小肠气痛，俱烧研酒下。

喉闭肿痛，丝瓜研汁灌之。

咳嗽多痰，丝瓜烧存性，枣肉为丸服。

风气牙疼，丝瓜一根，擦盐在上，火烧存性，研末频擦，涎尽则愈。腮肿，以水调贴之。

水蛊，老丝瓜去皮一枚，剪碎，巴豆十四粒同炒，豆黄去豆，以瓜同陈仓米再炒熟，去瓜研米为末，糊丸梧子大，每服百丸，白汤下。盖米收胃气，巴豆逐水，丝瓜象人脉络，借其气以引之也。

虫癣，采带露丝瓜叶七片，逐片擦七下，如神。

头疮生蛆，丝瓜叶汁搽之。

汤火伤，丝瓜叶汁敷之。刀伤药，古石灰、新石灰、丝瓜根叶初种放两叶者、韭菜根各等分，捣千下作饼，阴干为末擦之，止血定痛，生肌如神。

预解痘毒，五六月取丝瓜蔓上卷须阴干，至正月初一日子时，用二两半煎汤，父母只令一人知，温浴小儿身面上下，以去胎毒，永不出痘，纵出亦少也。

牙宣，丝瓜藤阴干，临用火煅存性，研搽即止。或用丝瓜藤一握，川椒一撮，灯心一把，煎汤漱口，其痛立止。

木耳

崩中漏下，木耳半斤，炒见烟，为末，每用二钱一分，血余灰三分，共二钱四分，以应二十四气，酒调服出汗。

血痢，木耳炒研五钱，酒服；或以水煮盐、醋食之。

肠红不止，干结便难，木耳填满猪大肠头，以线扎之，煮熟，任意食之。

李子

蝎螫，苦李仁嚼涂之。

小儿丹毒，李根烧为末，以田中流水调涂之。

杏子

止嗽化痰，焙杏仁嚼下；喘急亦用。

乌须，用杏仁三钱，蚯蚓粪五钱，瓜蒌一个，青盐三钱，同入瓜蒌内，煅过，为末擦之。

风虚头痛欲破，杏仁去皮、尖，晒干研末，水九升研，滤汁，煎如麻腐状，取和羹粥，食七日后，汗大出，诸风悉退。

破伤风，角弓反张，杏仁杵碎，蒸令气溜，绞脂服，兼摩疮上。

卒不小便，杏仁十四粒，去皮、尖，炒黄，研末，米饮下。

血崩不止，甜杏仁上黄皮，烧存性为末，每服三钱，空心热酒服。

阴疮烂痛，杏仁烧黑，研膏敷之。

产门虫疽、痒痛难忍，杏仁去皮，烧存性，杵烂，绵裹，纳入阴户取效。

耳出脓汁，杏仁炒黑捣膏，绵裹入耳内。

鼻中生疮，杏仁研末，乳汁调敷。

风虫牙痛，杏仁针刺于灯上烧烟，乘热搭病牙上，又烧又搭，七次愈。

铁针入肉不出，双杏仁捣烂，以车脂调贴，其针自出。

狗咬伤破烂，嚼杏仁涂之。

梅子

消渴，乌梅肉二两，微炒为末，每服二钱，水煎去渣，入豉二百粒，煎至半盏服。

血崩不止，乌梅肉七个，烧存性研末，米饮服。

霍乱吐痢，乌梅汤饮之。

痰厥头痛，乌梅肉三十个，盐三撮，酒三碗，煮一碗，趸服取吐即愈。

桃子

尸疰、鬼疰，桃仁五十枚，研泥，水煮，取四盏服之，取吐，吐不尽再吐。

卒然心痛，桃仁七枚，去皮、尖，研烂，水一合服之。

人好魇[1]寐，桃仁二十一枚，研，以小便服之。

妇人难产，桃仁一个，劈开，一片书“可”字，一片书“出”字，吞之即生。

产后血闭，桃仁二十枚，去皮、尖，藕一块，水煎服。

妇人阴痒，桃仁杵烂，绵裹塞之；男子阴肿，以此涂之。

唇干裂痛，桃仁捣，和猪脂敷。

大便不快、里急后重，桃仁三两去皮，吴茱萸二两，食盐一两，同炒熟，去盐、茱，每嚼桃仁五七枚。

凡小儿头疮，树上干桃烧研，入轻粉、麻油调敷。

大便难，桃花研末服。

腰脊痛，桃花一斗一升，井华水三斗，曲米六斗，炊熟，如常酿酒，每服一碗。

天行疫疠，常以东行桃枝，煎汤洗浴，妙[2]。

卒患瘰疬不痛者，桃树白皮贴疮上，灸二七壮，良。

五痔作痛，桃根煎水浸洗之，当有虫出。

小儿湿癣，桃树青皮为末，醋调敷之。

栗子

骨鲠咽喉，栗子内薄皮烧存性，研末，吹入咽中，即下。

肾虚，日啖生栗愈。

〔1〕魇：原作“魔”，据《本草纲目》改。

〔2〕妙：原作“玅”，同“妙”。下同。

枣子

妇人脏燥，悲伤欲哭，象若神灵，数欠者，大枣十枚，小麦一升，甘草二两，每服一两，水煎，名“大枣汤”。

肺疽吐血，因啖辛辣热物致伤者，红枣连核烧存性，百药煎煅过，等分为末，每服二钱，米饮下。

卒急心疼，《海上方》云：一个乌梅二个枣，七个杏仁一处捣，男酒女醋送下之，不害心疼直到老。

秋梨

消渴，取梨汁同蜜熬膏，点服之。

火咳嗽，伤肺失血、吐痰，每日以梨一枚或二枚，埋于马料豆锅中煮熟，不时切片含咽，不过半月痊愈。

又梨汁一碗，入椒四十九粒，煎一滚去渣，入饴糖一两化讫，细细含咽，可治因寒咳嗽。

反胃，大梨一个，丁香十五粒，刺入梨内，湿纸包，煨熟而引，能使食也。

木瓜

脚筋挛痛，木瓜数枚，以酒水各半煎膏，乘热贴痛处，以帛裹，冷即易之。

霍乱转筋，木瓜一两，酒一碗煎服，不饮酒者，水煎服，仍将汤浸青布裹其足。

柿子

血淋，干柿三枚，烧存性，研，米饮下。

反胃，干柿三枚，连蒂捣烂，酒服甚效；切勿以他药杂之。

肠风脏毒，下血不止，柿饼一斤切片，以猪苦胆一个拌晒，或烘干，槐米四两，共为末，蜜丸服，不论男、妇、大、小，俱得愈也。

痰嗽带血，大柿饼饭上蒸熟，批开，每用一饼，掺真青黛一钱，卧时食之，薄荷汤下。

臁疮，柿霜、柿蒂等分，烧研敷之。

石榴

肠滑久痢，酸石榴一个，煅烟尽，出火毒，研末，仍以酸榴一块，煎汤服，神效。

粪前下血，用酢石榴皮，炙，研末，每服二钱，用茄梗煎汤服。

久痢久泻，陈石榴皮酢者，焙，研末，每服二钱，米饮下。

疔肿恶毒，以针刺四畔，用榴皮着疮上，以面围四畔灸之，以痛为度，仍以榴末敷上，急裹经宿，连根自出也。

橘子

产后尿闭不通，橘红霜末，空心酒送二钱。

产后吹奶，橘皮一两，甘草一钱，水煎服立散。

乳痈，橘叶、红曲炒微黄，每服二钱，麝香调酒下，一服见效。

杨梅

下痢不止，杨梅烧研，米饮服二钱。

头风痛，杨梅为末，食后薄荷汤下。

一切损伤，盐杨梅和核捣如泥，成挺子，填竹筒内密收，凡遇破伤，研末敷之，神效之极。

白果

哮喘痰嗽，白果二十一个，炒黄，麻黄三钱，苏子二钱，冬花、制半夏、制桑皮各二钱，杏仁、制黄芩炒各一钱半，甘草一钱，水三盅，煎二盅服。

白浊，生白果十枚，日服取效；妇人白带亦治。

牙虫，白果每食后嚼二枚。

手足开皴，白果嚼涂。

酒皶鼻，白果、酒糟同嚼，夜涂旦洗。

癣，白果擦。

下部疳疮，白果汁涂。

阴虱，白果擦。

乳痈，白果半斤。四两研，酒服；四两研，敷之。

胡桃

石淋痛甚者，胡桃肉一升，细米煮浆粥一升，相和顿服，即瘥。

老人喘嗽、气促、睡卧不得，服此立定，胡桃肉去皮，杏仁去皮、尖，生姜各一两，研膏，入熟蜜少许，和丸弹子大，每卧时嚼一丸，姜汤下。

产后喘，人参、胡桃各二钱，水煎服。

醋心，胡桃烂嚼，姜汤送，立止。

食酸齿倒，细嚼胡桃即解。

误吞铜钱，嚼胡桃化之。

揩齿乌须，胡桃仁烧灰，贝母各等分为末，日用之。

血崩不止，胡桃肉十五枝，烧存性，研作一服，空心温酒下，神效。

急心痛，核桃一个，枣子一个，去核，以纸共裹，煨熟，生姜汤一盅送下，永久不发，名“盏落汤”。

小儿头疮久不愈，核桃灯上烧存性，出火毒，入轻粉少许，共研末，生油调敷，一二次愈。

聤耳汁出，胡桃仁烧研，狗胆汁和作挺子，绵裹塞之。

亦治伤耳成疮，胡桃汁滴之。

乌须，用青胡桃三枚，和皮捣烂，入乳三盏，于银石器内调匀，搽须上三五次即黑。每日用胡桃油润之。

白癜风，青胡桃皮一枚，硫黄一皂子大，研匀，日日擦之取效。

荔枝

痘疮不发，荔枝酒浸饮之，忌生冷。

疔疮，用荔枝肉、白梅各三两，捣作饼子，贴疔上拔根。

虫牙痛，荔枝连壳炒存性，研末擦之。

呃逆不止，荔枝七个，带壳烧存性，为末，白汤调下，立止。

妇人血气刺痛，荔枝核烧存性五钱，香附炒一两，为末，每服三钱，盐汤、米汤化下。

疝气痛，荔枝核炒黑色，大茴香炒等分，为末，每服二钱。

橄榄

唇裂燥痛，橄榄炒研，猪油涂之。

下疳，橄榄烧存性，研末油敷。

肠风下血，橄榄核，灯上烧存性，研末，米汤下二钱。

冻疮，橄榄核烧研末，油敷。

稀豆丹：橄榄核，择水闭日，瓦上焙为末，每岁一枚，黑糖调服。

榧子

杀小儿寸白虫，日食榧子七个，虫化为水。

好食茶叶，以榧子食之，愈。

令发不落，榧子三个，胡桃二个，侧柏叶一两，捣浸雪水梳头发，永不落也。

松子

肺燥咳嗽，松子仁一两，胡桃仁二两，研膏，和蜜半两收之，每服三钱，沸汤点饮，名“凤髓汤”。

大便虚闭，松子仁、柏子仁、麻仁等分，研如泥，溶白蜡为丸桐子大，每服五十丸，黄芪汤送下。

槟榔

胃脘[1]痛，槟榔、良姜各钱半，陈米百粒，水煎服。

腰痛，槟榔为末，酒吞之。

花椒

心腹冷痛，以布裹椒，安两处，用熨斗熨令椒出汗，即止。

呃逆不止，川椒四两炒，研，面糊为丸，醋汤下三钱。

寒湿脚气，川椒二三升，粗布袋盛之，日以踏脚。

手足皴裂，椒四合，水煮去渣，渍之，令燥，再渍候干，涂猪、羊脑髓，妙。

漆疮，以川椒煎汤浴。

妇人秃鬓，川椒四两，酒浸，日日搽之，自长。

痔漏脱肛，每日空心嚼川椒一钱，凉水送下，三五次愈。

肾上风，川椒、杏仁研膏，涂掌心，合阴囊而卧，甚效。

胡椒

阴寒腹痛欲死，及疝气上攻，胡椒四两研末，冷米汤调敷，将脐眼用纸三层蔽之，以椒敷于脐之上下四围，须臾腹热如火，即愈。

〔1〕脘：原作“腕”，据文义改。

霍乱吐泻，胡椒三十粒，米饮吞之。

反胃吐食，胡椒醋浸晒干，如此七次为末，酒糊丸桐子大，每服三四十丸，醋汤下。

大小便闭，胡椒二十一粒，打碎，水一盏，煎六分，入芒硝五钱，煎化服。

惊风内钓，胡椒、木鳖子仁等分，为末，醋调黑豆末和，杵丸绿豆大，每服三四十丸，荆芥汤下。

发散寒邪，胡椒、丁香各七粒，碎，以葱白捣膏，涂两手中，合掌握定，夹于大腿内侧，温覆取汗，则愈。

伤寒呃逆，胡椒三十粒，麝香五分，研，酒一盏，煎半盏服。

牙痛，胡椒、荜拨、细辛，共研末，以绵裹之，塞于痛处，任流浊涎即愈。

沙石等淋，胡椒、朴硝等分为末，每服二钱，白汤下，名“二拗散”。

蜈蚣咬，胡椒嚼封之，即不痛。

茶叶

热毒下痢，蜡茶不拘多少。赤痢，蜜水煎；白痢，姜同水煎，二三服效。

产后便闭，以葱涎调蜡茶末，丸百丸，茶服，自通。

脚桠湿烂，嚼茶叶敷之。

月水不通，茶清一瓶，入砂糖少许，露一夜服。

痰喘咳嗽，不能睡卧，好末茶一两，白僵蚕一两，为末，放碗内盖定，倾沸汤一小盏，卧再添汤点服。

甜瓜

腰腿疼痛，甜瓜子三两，酒浸十日，干为末，每服三钱，酒下。

热病发黄，瓜蒂为末，以大豆许吹鼻，取出黄水愈。

西瓜

腰痛因闪挫者，西瓜皮阴干为末，酒调三钱。

消渴引饮，西瓜任服，五六月热病口渴，亦能解之；疟发热甚，口大渴，取西瓜水饮之，汗出如注而愈。

葡萄

除烦汤：生葡萄捣汁，滤，熬膏，入熟蜜少许同收，点汤饮。

热淋，葡萄汁、藕汁、生地汁、白蜜和，每服一盏。

胎上攻心，葡萄煎汤饮之即下。

水肿，葡萄嫩心十四个，蝼蛄七个去头、尾，同研，露七日，曝干为末，每服五分，淡酒调下。

甘蔗

热，温，小便赤涩，嚼甘蔗则解。

朝食暮吐，暮食朝吐，蔗浆七盅，姜汁一钱，饮之；亦治干呕。

小儿口疳，蔗皮烧灰掺之。

沙糖

噤口痢，沙糖半斤，乌梅一个，水二碗，煎一碗服。

痘不落痂，沙糖、新汲水调服。

虎咬伤，水化沙糖饮之，并敷之。

藕

久痢噤口，石莲肉炒为末，每服二钱，陈仓米调下。

哕逆不止，石莲肉六枚，炒赤黄，研末，冷热水半盏和服，便止。

治时病烦渴，藕汁、生蜜和匀服。

藕汁、生地汁、童便和服，治伤寒口渴。

霍乱吐泻，服生藕汁愈。

梨汁、藕汁各半，治上焦热痰。

产后血气闷乱，藕汁饮之；或加童便、生地汁亦可。

食蟹中毒，藕汁饮之。

藕节捣汁饮，治鼻衄。

藕节、荷蒂各七枚，以蜜少许擂烂，水煎服，止衄。

大便下血，干藕节、人参为末，白蜜煎汤下。

遗精，莲子内心一撮．辰砂一分，共为末，白汤送一钱。

久远痔漏三十年者，三服除根。莲花蕊、黑丑头末各一两半，当归五钱为末，空心酒服二钱，五日见效。

难产催生，莲花一叶，书“人”字，吞之即产。

跌磕呕血不止，干荷花为末，酒服一二钱。

经行不止，莲蓬壳烧存性，每二钱，米饮下。

漏胎，莲蓬壳烧研末，面糊丸桐子大，每服百丸，汤酒任下。

血淋，莲房烧炭，麝香少许，每服二钱，米饮下。

天泡疮，莲房烧存性，井底泥，调涂神效。

打扑损伤，恶血攻心，闷乱疼痛者，干荷叶五片，烧存性为末，每服五钱，童便下，当利下恶物愈。

产后心痛，荷叶炒香为末，沸汤童便任下；亦治胎衣不下。

罩胎散：治孕妇伤寒，嫩卷荷叶焙半两，蚌粉二钱半，为末，每服三钱，新汲水入蜜调服；并涂腹上。

妊孕胎动，已见黄水者，干荷叶蒂一枚，炙，研末，糯米淘汁一盅，调服即安。

吐血不止，嫩荷叶七个，擂水服之，又用败荷叶、蒲黄各一两为末，麦冬汤送下二钱。

血痢不止，水煎荷叶蒂饮之。

赤游丹，新生荷叶，捣汁涂之。

漆疮，荷叶煎汤浴之。

地栗

大便下血，地栗捣汁半盅，酒半盅，空心温服，三日效。

小儿口疮，地栗炭末掺之。

下痢赤白，午日午时，取完好地栗，洗净拭干，勿令损破，干烧酒浸之，黄泥密封收贮，遇有患者，与二枚，原酒送下。

误吞铜物，以地栗嚼自化。

芝麻

牙齿肿痛，胡麻煎漱口，不过二剂愈。

小儿下痢赤白，油麻一合，捣，和蜜汤服之。

小儿软节，油麻炒焦，乘热嚼烂敷之；并治头面诸疮。

痔疮肿痛，脂麻煎汤洗之，即消。

坐板疮，生芝麻嚼敷之；阴痒亦治，汤火伤同法。

芝麻油解诸毒。

鼻衄不止，纸条蘸真麻油入鼻，取嚏即愈。

下死胎，香油、蜂蜜各半，入汤顿服。

漏胎、难产，因血干涩也，用清油半两，蜜一两，同煎数沸，温服，胎滑即下。

产肠不收，用油五斤，炼熟盆盛，令妇坐盆中，饭时久，先用皂角炙去皮弦，研末吹入鼻中，作嚏立收。

白癜风，酒合生麻油，服至五斗愈。

小麦

项下瘿气，用小麦一升，醋一升渍之，晒干为末，以海藻研末三两，和匀，每以酒服方寸匕，日三。

白癜风癣，用小麦摊石上，以烧铁物压出油，搽之，效。

浮小麦、黑料豆、龙眼肉各等分，煎汤服，大止盗汗。

内损吐血，飞罗面略炒，以京墨汁、藕节汁调服。

衄血，白面入盐少许，冷水调服。

妇人吹奶，白面炒黄，醋煮为糊，涂之即消。

远行脚趼成泡，水调生面涂之，一夜即平。

跌打青肿，生面调山栀末，水和顿热，罨患处。

疮中恶肉，寒食面二两，巴豆五分，水和作饼，烧末掺之。

食积，白面一两，白酒曲二丸，共炒为末，每服三匙，白汤下。如伤肉，山楂煎汤下。

大麦

水气肤胀，大麦面、甘遂为末，各五钱，水和作饼，炙熟食之，取下水愈。

汤火伤，大麦炒黑研末，水调敷之。

小便不通，陈大麦秸，煎浓汁，频服。

荞麦

十水肿喘，大戟一钱，荞麦面二钱，水和作饼，炙熟为末，空心茶服，以大小便利为度。

汤火伤，荞麦面炒黄敷之。

盘蛇瘰疬，围绕项上，荞麦炒去壳，海藻、僵蚕炒，等分为末，白梅浸汤取肉，减半，和丸绿豆大，每服六七十丸，日五服，大便泄毒愈。

绞肠痧，荞面一撮，炒，水烹服。

稻米

噤口痢，糯谷炒出花，去壳，姜汁拌湿，再炒，为末，每服一匙，汤下，日三服。

消渴，糯谷炒出白花，桑皮等分，每用一两，水二碗，煎汁饮之。

鼻衄，糯米炒黄为末，每服二钱，新汲水下。

胎动不安，下黄水，糯米一合，黄芪、芎䓖各五钱，水煎服。

小儿头疮，糯米烧灰，入轻粉少许，香油调敷。

烦渴不止，糯米泔饮之。

喉痹肿痛，稻草烧灰取墨烟，醋调吹鼻中，或灌入喉取痰。

稻草烧灰淋汁，调青黛三钱服，解砒石毒。

自汗不止者，以粳米粉扑之。

人好食生米，腹中有米癥也，以白米五合，鸡屎一升，同炒焦，为末，水一升冲服，当吐出癥如烂米汁，或白沫淡水，乃愈。

小儿初生无皮，有红筋，乃受胎未足也，早白米粉扑之，肌肤自生。

小儿甜疮，生于面、耳、口间，嚼白米涂之。

吐血不止，陈红米泔水温服。

黄粱[1]米

小儿生疮，满身、满面如火烧者，以黄粱米研粉，和蜜涂之，以瘥为度。

手足生疣，白粱米炒赤，研末，以众人唾和，涂之，厚一寸，即消。

粟米

小儿赤游丹，嚼粟皮敷之；重舌，嚼粟米哺之。

杂物昧目，粟米七粒，嚼取汁，洗之即出。

大豆

颈项强硬，不得顾视，大豆一升，蒸变色，囊裹枕之。

中风不语，大豆煮汁，煎如饴，含而饮之，亦治喉痹不语。

一切下血，雄黑豆紧小者，以皂角汤微浸，炒熟，去皮为末，炼猪油丸桐子大，每服三十丸，陈米汤下。

大豆煮汁，解砒石、鱼、酒、巴豆等毒。

痘疮湿烂，黑大豆末敷之。

染发，醋煮黑豆，煎稠汁染之。

子死腹中，醋煮大豆三升，取浓汁服之。

胞衣不下，大豆半升，酒三升，煮升半服。

〔1〕粱：原作“梁”，据文义改。下同。

肝虚目暗，迎风下泪，腊月牯牛胆盛黑豆，悬风处，取出，每夜吞三七粒，久久自明。

天蛇头，指痛臭甚者，黑豆生研末，入茧内笼之。

痘后生疮，黄豆烧黑研末，香油涂之。

热淋、血淋，赤小豆三合，慢炒为末，煨葱一茎擂，热酒调二钱服。

小儿四五岁不语者，赤小豆末，酒和敷舌下。

乳汁不通，赤小豆煮汁饮之；吹奶，以酒吞小豆末，并敷其乳。

丹毒，赤小豆末、鸡蛋清调敷。

又敷丹毒，以绿豆五钱，大黄二钱为末，薄荷汁入蜜涂之。

霍乱吐泻，绿豆粉二两，白糖二两，新汲水调服。

绿豆粉，解诸毒。

外肾生疮，绿豆粉、蚯蚓粪等分，研涂之。

扁豆

霍乱吐泻，扁豆、香薷各等分，水煮服。

扁豆生捣汁，解六畜毒、诸鸟毒、砒石毒。

血崩不止，白扁豆花，焙干为末，每服二钱，炒米煮饮，入盐，空心服，即效。

豆豉

脏毒下血，乌犀散：用淡豆豉二两，大蒜二枚，煨，同捣丸桐子大，煎香菜汤服二十丸，日二服，安乃止，永绝根，无所忌。

小便出血，淡豆豉二撮，煎汤，空心酒饮之。

服豉汁，治妊娠胎动。

刺入肉中，嚼豉涂之。

脚肿，以豉汁饮之，以滓敷之。

豆腐

休息痢，白豆腐醋煎食之，即愈。

杖疮青肿，豆腐切片贴之，频易。

烧酒醉死，心头热者，生豆腐切片，遍心头贴之，热即易，以苏为度。

反胃不下食，以陈仓米，日西时，用水微拌湿，自想日气如在米中，次日晒干，袋盛挂在风处，每以一撮水煎，和腐饮之，即时便下。

饴糖

鱼骨鲠咽，饴糖丸鸡子黄大，吞之。

误吞钱钗及竹木，用饴糖一斤，渐渐食之。

咳嗽不愈，饴糖烧于灯上，乘热咽之，继以杏仁嚼烂频咽，相间而服，可使立效。

酱

人家狗咬，以其家酱罨之，即不痛，亦不烂。

食轻粉口破者，以陈酱化水饮之。

醋

白虎历节风毒，以三年陈醋五升，煎五沸，切葱白三升，煎一沸，漉出，以布染，乘热裹之，痛止乃已。

足上转筋，以故绵浸醋中，甑蒸热裹之，冷即易，勿停，取瘥止。

狐臭，陈醋和石灰敷之。

舌肿，醋调釜底墨，厚敷舌之上下，脱则再敷，须臾即消。

耳聋，以醇醋微火炙附子，削尖塞之。

蝎螫，酯摩附子敷之。

蜈蚣咬，醋摩生铁敷之。

诸虫入耳，以醋滴之即出。

足上冻疮，以醋洗足，研藕敷之。

酒

蛇虫毒蜂，酒淋洗咬处，良。

痔疮，掘地作小坑，烧赤，以酒沃之，纳吴茱萸在内，坐之，不过二度愈。

冷气心痛，烧酒入飞盐饮，即止。

呕逆不止，干烧酒一杯，新汲水一杯，和服即愈。

寒湿泄泻，以干烧酒饮之，即愈。

风牙虫痛，烧酒浸花椒嗽之。

糟

手足皴裂，陈糟、猪油、姜汁、盐等分，研烂炒热擦之，肉甚痛，少顷即合，再擦数次即安。

鹤膝风，糟四两，肥皂一个去子，芒硝一两，五味子、砂糖各一两，姜汁半瓯，研匀，日日涂之，加入烧酒更妙。

杖疮青肿，用湿绵纸铺伤处，以烧酒糟捣烂，厚铺纸上，良久，痛处如蚁行，热气上升即散。

蜂蜜

产后口渴，熟蜜调滚水服。

产难横生，蜂蜜、真麻油各半碗，煎一碗服，即下。

痘疮作痒，白蜜汤和，时时扫之。

五色丹毒，蜜拌干姜末扫之。

口疮，蜜浸大青叶含之。

阴头生疮，蜜煎甘草涂之。

田鸡

噤口痢，水蛙一个，连肠捣碎，瓦焙热，入麝香五分，作饼贴脐上，气通即能进饮食也。

水蛊，皮肤黑色，腹大有声，干青蛙二枚，以酥炒干，蝼蛄七枚炒，苦葫芦半两炒，又为末，每空心温酒送三钱，不过三服愈。

虫食肛门，肛尽肠穿，青蛙一枚，鸡骨一分，烧灰吹入，数次效。

乳岩，青蛙皮烧存性末之，蜂蜜调敷。

鲤鱼

水肿，大鲤鱼一尾，赤小豆一升，水二斗，煮食饮汁，一顿服尽，当下痢，尽即愈。或以赤鲤一尾破开，不见水，用盐、生矾五钱研末，入腹内火纸包之，外以黄土包裹，火内煨熟，取出去纸、泥，送粥食之。食头者，上消；食身、尾者，下消，一日用尽，屡试屡验。

胎气不长，鲤鱼同盐、枣煮食之。

胎动不安，鲤鱼一尾，治净，炒阿胶一两，糯米二合，水二升，入葱、姜、橘皮、盐各少许，煮臛食，五七次效。

乳汁不通，鲤鱼头烧为末，每服一钱酒下。

一切肿毒，鲤鱼烧灰，醋调涂之。

阴痿，用鲤鱼胆、雄鸡胆各一枚为末，雀卵和丸小豆大，每服一丸。

鼻衄，鲤鱼鳞炒成灰，冷水服二钱。

鲫鱼

水肿，鲫鱼三尾，去肠留鳞，以赤小豆、商陆等分，填满扎定，水三升，煮烂，去鱼食豆饮汁，二日一作，不过三次，小便利，愈。

消渴，鲫鱼一枚，去肠留鳞，以茶叶填满，纸包煨熟，食之，不过数次愈。

肠风下血，活鲫鱼一尾，去肠留鳞，入五倍子末，填满泥固，煅存性，为末，酒服一钱，或饭丸日三服。

凡酒积、肠痔出血，食鲫鱼最能取效。

反胃，鲫鱼去肠留鳞，切大蒜片填满，纸包十重，泥封，晒半干，火煨熟，取肉，和平胃散一两，杵丸桐子大，密收，每服三十丸，米饮下。

血崩，鲫鱼长五寸者一尾，去肠，入乳香、血竭在内，绵包，烧存性，研末，每服三钱，热酒调服。

乌鲤鱼

十种水气，鳢鱼一斤重者，煮汁，和冬瓜、葱白作羹食。

肠痔下血，乌鱼作鲙，以蒜、齑食之。

一切风疮、顽癣、疥癞，年久不愈者，大乌鱼一尾，去肠，以苍耳叶填满，外以苍耳安锅底，置鱼于上，少少着水，慢火煨熟，去皮骨，淡食，勿入盐、酱，大效。

浴儿免痘，除夕黄昏时，乌鱼一尾煮汤，浴儿遍身，七窍俱到，不可嫌腥[1]，以清水洗去。

鳗鲡鱼

骨蒸劳嗽，用多年溺尿乌瓶一个，入鳗鱼在内，纸包口，外以盐泥封固，火煅通红，冷定取出，连瓶内白垢并鱼，刮下，研，人参末四两，共研，麦冬汤为丸，每服三十丸，

〔1〕腥：原作“鯹”，同“腥”。

以五味子汤送下。

黄鳝鱼

口眼歪斜，鳝鱼血同麝香少许，左㖞涂右，右㖞涂左，正则去之。

臁疮，黄鳝数条打死，香油抹之，蟠疮上，系定，顷刻痛不可忍，然后取下，看鱼身上有针眼，皆虫也。未尽再作。

百虫入耳，烧研，绵裹塞之，立出。

泥鳅

泥鳅十条，阴干，去头尾，烧灰，干荷叶等分为末，新汲水送三钱，治消渴引饮，名灰焦散。

阳事不起，煮泥鳅食之。

虾

大虾公活者，烧酒浸食一枚，能令阳事不倒。

血风臁疮，生虾、黄丹，捣和，贴之。

龟

胎产下痢，龟板二枚，醋炙为末，水饮服二钱，日三。

治产三五日不下，或交骨不开，龟壳一个酥炙，妇人头发一握烧灰，川芎、当归各一两，每服七钱，水煎服；如人行五里许，再一服，生胎、死胎俱下。

劳瘵失血，田龟煮取肉，和葱、椒、酱油煮食，补阴降火，亦治虚劳、寒热往来。

年久痔漏，田龟二三个，煮取肉，以茴香、葱、椒、酱，调和宵食，忌糟、醋。

鳖

治疟，鳖甲醋炙研末，入雄黄末少许，日三服。

血瘕癥癖，鳖甲、琥珀、大黄等分，作散，酒服二钱，恶血即下。

妇人漏下，鳖甲醋炙，研末酒下。

沙石淋，九肋鳖甲，醋炙黄，末之，酒送。

吐血不止，鳖甲、蛤粉各一两，同炒黄色，熟地一两半，晒干为末，和匀，每服二钱，茶下。

阴头生疮，鳖甲烧灰，鸡子清敷之。

产后脱肛，鳖头五枚烧研，井华水服。

龟甲

瘰疬久不愈，破烂臭秽，用龟甲酒炙黄，浸酒饮之，能杀疮中之虫而愈；未破者，更可服。

蟹

湿热发黄，蟹烧存性，研末，酒糊丸如桐子大，每服五十丸，白汤下。

乌须，活螃蟹二只，生漆二两，京墨一钱，研末，同贮一器，俟蟹化成水，以猪胆套指，蘸药水于上，搽须尖即黑，名上树猴狲。

骨节脱离，生蟹捣烂，热酒冲饮，其渣敷之，十日内骨中有声“谷谷”，即好。

千金神造汤，治子死腹中，双胎一死一生，服之令死者出，生者安，神验方也。用蟹爪一升，甘草二尺，以苇薪煮至二升，去渣，入阿胶三两令化，顿服；或分二服，若人困不能服者，灌入即活。

牡蛎

男女瘰疬，牡蛎煅四两，玄参四两，为末，面糊丸桐子大，每服三十丸，酒下，服尽除根。

月水不止，牡蛎煅，醋搜成团，再煅研末，以米醋调艾叶末熬膏，丸桐子大，每醋汤下四五十丸。

金疮出血，牡蛎粉敷之。

心气痛，牡蛎煅粉，酒服二钱，又止梦遗。

蚌

反胃，蚌壳煅二钱，姜汁、米醋同调下。

痰饮咳嗽，蚌粉炒红，入青黛少许，用淡齑水，滴麻油数点，调服二钱。

脚缝烂疮，蚌粉掺之。

蛤蜊

气虚水肿，大蒜十个，捣如泥，入蛤蜊壳粉，丸桐子大，食前服二三十丸，服完，小便下数桶，愈。

心气痛，真蛤粉、香附末和，白汤下。

田螺

消渴，日夜不止，小便数者，田螺五升，水一斗浸过夜，渴即饮之。

小便不通，田螺一个，盐少许，生捣烂，敷脐下一寸三分，即通。

噤口痢，田螺二枚，麝香三分，同研作饼贴脐，引热下行，即思食矣。

脱肛，大田螺三枚，井水养三四日，去泥，以黄连细末实入厣内化水，另以浓茶洗净肛门，将螺水扫之，即可托入。

水气浮肿，大田螺、大蒜、车前子等分捣膏，摊贴脐上，水从便出。

生田螺捣汁酒服，治酒瘅。

痔疮肿痛，入冰片于田螺厣内，化水频涂。

狐臭，大田螺入麝香三分在内，埋露地七七日取出，看患洗拭，以墨涂上，再洗挹干，看有墨处，即是臭窍，以螺汁点之，三五次愈。

阴疮，大田螺二枚，和壳烧存性，加轻粉同研，傅之效。

螺蛳

能去酒积，煮而食之，酒疸发黄，无不愈也。

墙上白螺蛳壳，洗净烧存性，治膈气疼痛、湿痰心痛，皆愈。

小儿头上软疖，白螺壳烧灰，入倒挂尘等分，研油调敷。

杨梅疮并瘰疬，螺灰、冰片敷。

鹅

噎食，白鹅尾毛烧灰，米汤每服一钱。

鸭

瘰疬出汁不止，鸭油调半夏末敷之。

鸭头煮食，治水肿，利小便。

鸭血止小儿白痢，亦解百虫毒。

卒中恶死，取雄鸭向死人口，断其头，沥血入口，外以竹筒吹其下部，极则易人，气通即活也。

白浊不止，鸭蛋一枚，去白少许，入川大黄末，填满绞匀，以纸封口，饭锅内蒸熟，空心服之，自止。

鸡

百虫入耳，鸡肉炙香塞耳中，引出。

反胃吐食，乌雄鸡一只，治如食法，入胡荽子半斤在腹内，烹食二只，愈。

死胎不下，乌鸡一只去毛，如常治净，不去肠，水三升，煮二升，去鸡，以汁蘸帛摩脐上，即出。

男之遗精白浊，女之赤白带下，白果、莲肉、江米各五钱，胡椒一钱为末，乌骨鸡一只，如常治净，装木瓜并前药入腹，煮熟食之。

鬼击卒死、寝死、忤死、缢死，俱用红鸡血滴口令咽。

女子交接违理血出，雄鸡冠血涂之。

缢死未绝，鸡血涂喉下。

睡中遗录，雄鸡肝、桂心等分，捣丸小豆大，每服米饮下一丸。

小便遗失，鸡膍胵一个，并肠烧存性，酒服，男用雌，女用雄。

小便淋沥，痛不可忍，鸡肫内黄皮五钱，阴干，烧存性，作一服，白汤下，立愈。

治反胃，用鸡膍胵一具，烧存性，酒调服，男用雌，女用雄。

噤口痢，鸡内金焙干研末，乳汁服之。

一切口疮，鸡内金烧灰敷之，立效。

走马牙疳，鸡肫皮不落水者五枚，枯矾五钱，研搽立愈。阴头疳蚀、谷道生疮，俱可搽之。

阴肿如斗，取鸡翅毛一孔生两茎者，烧灰服，左肿取右翅，右肿取左翅，双肿双取。

咽喉骨哽，白雄鸡左右翮大毛各一枚，烧灰水服。

产后中风，口噤瘛疭，角弓反张，黑豆二升半，同鸡屎一升炒熟，入清酒一升半，浸取一升，入竹沥服，取汗。

小儿惊啼，鸡屎白，烧灰，米饮服二字。

脚开裂缝，无冬夏者，鸡屎煮汤，渍半日取效。

天行时病，已汗不解者，用新生鸡子五枚，倾盏中，入水一鸡子许，搅浑，以水一升煮沸，投入，纳少酱啜之，令汗出，愈。

三十六黄病，鸡子一颗，连壳炒灰，研，醋一合和之，温服，鼻中虫出为效，身体极黄者，不过三枚，神效。

子死腹中，用三家鸡卵各一枚，三家盐各一撮，三家水合一升，同煎，令产妇东向饮之，即下。

白带，用酒、艾煮鸡子，日日食之。

腋下狐臭，鸡子二枚，煮熟去壳，热夹待冷，弃之叉路上，勿回顾，如此三次即不臭。

赤白痢下，鸡卵一枚，取黄去白，入胡粉满壳，烧存性，以酒服一钱。

妊孕下痢绞痛，用乌鸡子一枚，开孔，去白留黄，入黄丹一钱在内，厚纸裹之，泥固煨干，为末，每服三钱，米饮下。一服愈者，是男；两服愈者，是女。

耳疳出汁，鸡子黄炒油涂之。

头上白秃，抱出鸡壳七个，炒研，油和敷之，烧存性，入轻粉少许，清油调，可敷头上软疖；又敷玉茎下疳。

雉

产后下痢，用野鸡一只，作馄饨食之。

消渴引饮、小便数，用雉鸡一只，五味煮汁三升饮之。肉亦可食，甚效。

鸽屎名左盘龙

预解痘毒，每至除夕夜，以白鸽煮炙，饲儿食之，以毛煎汤浴之，则出痘稀少。

破伤风传入里，鸽屎、江鳔、僵蚕各炒五分，雄黄一钱为末，蒸饼丸桐子大，每服十五丸，温酒下，取效。

项上瘰疬，左盘龙炒，研末，饭和丸桐子大，每服三五十丸，米饮下。

头上白秃，鸽粪研末敷之。

鹅掌风，鸽屎、白雄鸡屎，炒研，煎水，日日洗之。

猪

身肿攻心，用生猪肉，以浆水洗，压干切脍，蒜、薤啖之，一日二次，能下气，去风湿，乃外国方也。

小儿火丹，猪肉切片贴之。

赤白带下，炼猪油三合，酒五合，煎沸饮之。

发落不生，以醋泔洗发根，布揩令热，用腊猪油入生铁，煮三沸涂之，遍生。

热毒攻手，猪油和羊屎涂之。

疥虫，猪油煎芫花涂之。

小儿头疮，猪䏰骨中髓，和腻粉成剂，火中煨香，研末，盐汤洗净毕，敷之，亦治肥疮。

心虚，自汗不睡者，用猪心一个，带血破开，入人参、当归各二两，煮熟，去药食之，不过数服愈。

急心痛，猪心一枚，每岁入胡椒一粒，盐、酒煮食。

休息痢，豮猪肝一具切片，杏仁炒一两，于净锅内一重肝，一重杏仁，入童便二升，文火煎干，每日食一次。

水肿，猪肝尖三块，绿豆四撮，陈仓米三撮，水煮粥食，毒从小便出也。

妇人阴痒，切猪肝一块纳之，引出虫则愈。

脾积痞块，猪脾七个，每个用新针刺烂，以皮硝一钱擦之，盛瓷器内七日，用铁器焙干，又用水红花子七钱，同捣为末，以无灰酒空心调下。一年以下者，一服愈；五年以下者，二服；十年以下者，三服。

肾虚腰痛，猪腰子一枚，片之，以椒、盐腌去腥水，入杜仲末三钱在内，荷叶包，煨，食之，酒下。

老人脚气呕逆者，用猪肾二枚，以蒜、醋、五味治食之。

久得咳嗽，猪肾二枚，入椒四七粒，水煮啖之。

泄泻不止，猪肾一个批开，掺骨碎补末，煨熟食之。

肺气咳嗽，猪胰一具，苦酒煮服。

赤白癜风，猪胰一具，酒浸一时，饭锅内蒸熟食之，不过十具。

猪肚，善补虚羸，若水泻不止，以平胃散三两，和猪肚为丸服。

肠风脏毒，大肠一段，入木耳填满，两头扎紧，煮熟任食。

产后遗尿，猪胞、猪肚各一具，糯米半升入胞内，更以胞入肚内，同五味煮食。

疝气坠痛，用猪脬一枚洗，入大、小茴、故纸，用楝子等分填满，入青盐一块缚定，酒煮食之，下剩之药，焙干捣为丸服。

消渴，干猪胞十个，剪破去蒂，烧存性，为末，每温酒服一钱。

玉茎生疮臭腐，猪脬一枚，连尿去一半，留一半，以煅红新砖上焙干，为末，入黄丹一钱掺之。

小便不通，用猪胆连汁，笼入阴头，包住一二时，汁入自通。

消渴，雄猪胆五枚，定粉一两，同煎成丸芡实大，每含化一丸。

汤火伤，猪胆汁调黄柏末敷之。

缠喉风，腊月初一，取猪胆五六枚，用黄连、青黛、薄荷、僵蚕、白矾、朴硝各五钱，装入胆内，青纸包好，将地掘一孔，方深各一尺，以竹横悬此胆在内，以物盖定。候至立春日取出，待风吹去胆皮青纸，研末密收。每吹少许入喉，神验，乃万金不传之方也。

妇人无乳，用七星猪蹄一只，通草一钱，水煮，去通草，连汤任食；胃弱者，饮汁可也。

血山崩，老母猪屎烧灰，酒服二钱。十年恶疮，烧存性敷之。下疳亦敷之，赤游火丹亦敷之。

羊

产后厥痛，羊肉一斤，当归、芍药、甘草各七钱半，用水一斗煮肉，取七升，入诸药煮二升服。

血崩，肥羊肉三斤，水二斗，煮一斗三升，入生地一升，干姜、当归三两，煮三升，分三服。

寒疟，羊肉作羹，如常食之。

衄血不止，刺羊热血饮之。

久嗽肺痿，羊肺一具洗净，以杏仁、柿霜、真豆粉、真酥各一两，白蜜二两和匀，灌肺中，白水煮食之。

脚膝无力，阳事不举，羊肾一枚煮熟，和米粉六两，炒，炼成乳粉，空心服。

羊肝煮食，治诸目病。

青羊肝煮食，治小儿痫疾。

阴䘌，用羊肝纳入，引虫。

病后失明，羊胆点之。

目为物伤，羊胆、鸡胆、鲤鱼胆和点之。

项下瘰疬，羊肚烧灰敷之；油调亦可。

擦牙固齿，羊胫骨煅为末，入飞盐二钱，共研擦之。

月水不断，羊前脚左胫骨一条，纸裹泥封令干，煅赤，入棕灰等分，酒服一钱。

小儿流涎，白羊屎晒干，或焙为末，抹入口中。

心气痛，不问远近，以山羊粪七枚，油头发一团，烧灰酒服，断根。

妊孕热病，青羊屎研烂，涂脐，以保胎元。

臁疮，羊屎烧存性，入轻粉研涂。

羊屎烧存性，治一切头疮白屑。

瘰疬已破，羊屎烧五钱，杏仁烧五钱，研末，猪骨髓调敷。

雷头风，羊屎焙研，酒服二钱。

牛

病后虚弱，取七岁以下、五岁以上黄牛乳一升，水四升，煎取一升，稍稍饮至十日止。心脾中热、下焦虚冷、小便多者，牛乳饮之。

狗

心痛，狗屎炒研，酒服二钱，神效。

月水不调，乍多乍少，狗屎烧灰，酒下一钱。

狗骨烧灰，香油调敷冻疮，神效。

校后记

《古今治验食物单方》为丛书《证治合参》的第十八卷，是一部简易的食治单方专著。

一、作者与成书

《证治合参》的作者为清代叶盛。叶盛，字公于，古勾人。生卒年无考。《证治合参》刊于清雍正七年己酉（1729 年），据推，当为清初人氏。

二、主要内容与特点

《古今治验食物单方》不分卷，采用单方的形式，论述了93种食物的食治用途。

书中各种食物并不分类，但却大致以类别相同的食物放在一起，基本上按菜、果、谷、豆、调味、鳞、鱼、介、禽、畜的顺序排列。各类食物只选择生活中常用的普通食材，如禽类只选择鹅、鸭、鸡、雉、鸽等 5 种，畜类只选择猪、羊、牛、狗等 4 种。大致在一种食物名下包括了此种食物所赅的各个药用部分。如“藕”之名下，包括石莲肉、藕汁、藕节、莲子内心、莲花蕊、荷花、莲蓬壳、莲房、荷叶、荷叶蒂等。

此书的食物多以方的形式出现，而不是药的形式。因此，略其性味功效、有毒无毒，直接对其主治病症进行阐述。主治症以常见病为主，亦涉及部分疑难病，较为细致而详尽地对各单方的制作方法、注意事项及相关禁忌进行论述。内容丰富，操作简便易行，具有很好的文献价值和实际操作性。如“小便闭胀欲死，葱白三斤，切，炒，绢包，乘热熨小腹，以尿通为度”，“产后下痢，紫苋一握，切，煮汁入粳米三合，煮粥食之，立效”，又如“肾虚腰痛，茴香炒，研，以猪腰批开，掺末在内，湿纸裹，煨熟，空心盐酒送下，或以木香、茴香、杜仲，水酒煎服”，“疝气痛，茴香炒，研，绢包，更换熨之。或以大、小茴各三钱，乳香少许，水煎服。或以大茴、荔枝核炒黑，为末，各等分，每服酒下一钱”等等，都是简易可行，又切实有效的食治方法。

但是，其中也有一些方子具有民间巫术色彩，如“治反胃，用鸡膍胵一具，烧存性，酒调服，男用雌，女用雄”，“阴肿如斗，取鸡翅毛一孔生两茎者，烧灰服，左肿取右翅，右肿取左翅，双肿双取”等，虽说不至于产生什么大的副作用，但也很难说有确切的临床疗效，只是反映了当时的一种治法而已。提请读者自鉴。

由于此书以日常生活中最为常用的食物作为论述对象，因此也可以作为一本不错的日常自我保健著作。

三、本次校点的相关说明

据《中国中医古籍总目》记载，此书现存有3种版本，均为清代雍正七年己酉刻本。本次点校，以中国中医科学院图书馆藏清雍正七年己酉（1729年）刻本姜问歧秋农田藏版为底本。

原书无目录，校点中根据正文补出目录。原书每种食物名下，均以省行符“○”连排，为了便于现代读者阅读，均略于省行符，予以分段处理。

杨金生　苏李

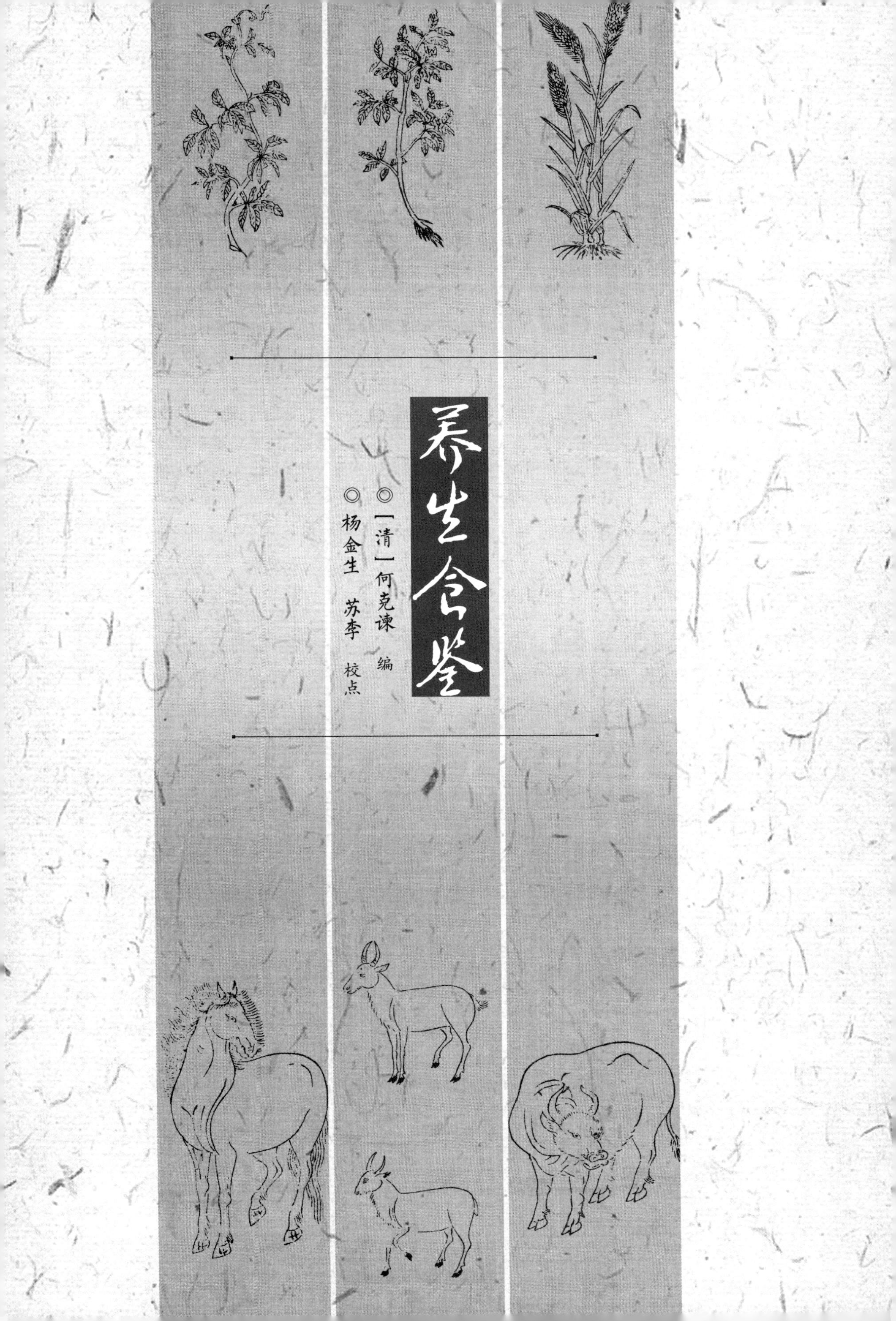

养生会鉴

◎［清］何克谏 编

◎杨金生 苏李 校点

内容提要

《养生食鉴》两卷，为饮食养生著作，为明末清初何克谏编辑。全书上、下二卷，分为8部，共载药375种。上卷为水类30条、谷类34条、菜类80条、果类60条；下卷为禽类42条、兽类32条、鱼类77条、味类28条。对于所收入的食物药，大致均记载了产地、形态鉴别、性味、功效、主治及相关的禁忌。书后，附有食治方凡103个，分为13类，包括风类13方、寒类4方、暑类3方、湿类8方、燥类7方、火类5方、脾胃类17方、气类12方、血类12方、痰类8方、热类6方、阴虚类5方、阳虚类3方。本书所记载的食物药内容，大多取自李时珍《本草纲目》，并涉及一些民间饮食习惯。选取的内容比较简洁、易懂，具有较好的应用价值，有时，也会给出本人的见解。此书现存版本均为清代后期的石印本，本次校点以现在最早的清光绪二十年甲午（1894年）石印本为底本。

养生食鉴序

五行之性，配以五味，养生之士，重以为宗。惟饕餮者流，恣意口腹，不知自检，有因此而丧其生者。饮食之私，累及肌体，此保身之士所咨且长太息者也。青萝隐士以辨物之聪明，体好生之旨趣，成《养生食鉴》一书。其于动物、植物性之所宜，典性之所逆，有毒、无毒，有功、无功，靡不条分缕晰，拚究其原。其于极致之理，殷殷然三致意焉。夫人之生也，皆受天地中正之气，日用嗜好，一有不慎，则入于口者害于身，祸伏隐微，忽亏而不能生觉，故古人如孙思邈之《古今食谱》、汪颖之《食物八类》，其于卫生之法，不惮求详，今得是书而发明之，则异物异性知所防闲，庶活泼生机，期世之人可同登仁寿云尔。兹囊公心斋特付石印，复绘图于中，俾阅者可按图稽考，以翼广传而有功于世。余乐其成，而为之序。

光绪二十年金匮邹弢翰飞识

目　录

养生食鉴卷上

养生食鉴卷下

养生食鉴卷上

古番　何其言　克谏甫　编

梁溪　周承烈　敬校

水　类三十款

雨水

味甘、淡，性冷，无毒。可烹茶，暴雨不可用。《养老书》云：立春节雨水性有春升始生之气，脾胃清气下陷者，宜用。古方妇人无子，是日夫妇各饮一杯，还房有孕。亦取其资始、发育万物之义也。

梅水

首言梅下装取者，后言节口或作霉雨，言其沾衣及物，皆主黑霉也。味甘，平，无毒。入酱易熟，烹茶尤佳，胜诸雨水。洗癣疥，灭瘢痕。芒种后逢壬为“入梅”，小暑逢壬为“出梅”。又云：三月为“迎梅雨”，五月为“送梅雨”，此皆湿热之气，郁遏熏蒸，酿为霏雨。人受其气生病，物受其气生霉，忌用造醋、酒。

花水

从花滴下者，曰花水，以花之性而分美恶也。主解渴，以此和天花粉为丸，预备远行，无水处渴时服，即解。和粉，作点心食之，益人。

液雨水

一名药水，谓可收取以制药也。无毒，立冬后十日为“入液”，至小雪为“出液”，制杀虫、消积等药良。

腊雪水

冬至后第三戌为腊。味甘，性冷，无毒。解丹石毒，洗目退赤，烹茶解酒。疫病、中暍及小儿惊痫热狂者，宜用。抹痱即退，腌[1]藏果不坏。春雪则彐久生虫，不堪用。

夏冰

此入冬尸藏冰于窖至夏，乃夏出解暑气。味甘，性大寒，无毒。解暑毒。热狂昏迷，以冰一块置膻中，良。解烧酒毒。酷暑少饮，暂时爽快，多则致病，以其与时候相反，

〔1〕腌：原作“淹”，据文义改。下同。

冷热相激，非所宜也。

冬霜

天气下降而为露，清风薄之而成霜。味甘，性寒，无毒。解酒热及诸热面赤、伤寒、鼻塞。承曰[1]：凡收霜，鸡羽扫瓶中，密封阴处，久不坏。

露水

露者，阴气之液也。味甘，性凉，无毒，堪用。柏叶露，明目。百草露，愈百病，解消渴，泽肌肤，令人身轻。百花露，益颜色。昝殷云：取秋露造酒，名“秋露白”，名[2]甘洌。

屋漏水

味苦，性太寒，有毒。误饮生恶疮。洗犬吠疮，良。滴脯肉，人误食成瘕。又檐下雨入菜，有毒，勿误食。

雹水

音驳。雹者，阴阳相搏之气。味咸，性冷，有毒。按：《五雷经》云，人食雹，必患瘟疫疯颠之症。藏器曰：酱味不正，取一二升纳瓮中，即返本味。

千里水

即远来流水。从西来者，谓之“东流水”。二水并甘，平，无毒。其性疾速，通肠下关，荡涤邪秽，疗劳伤虚弱病，用之煎药良。

顺流水

性顺下，流急湍上峻急之水，其性尤急。急速下达，能通二便于下焦。膀胱症者，宜用。患泄泻下虚者，勿用。

逆顺水

倒逆洄澜之水，性倒上，能发吐痰饮。患气者逆冲上，霍乱呕吐者，勿用。

半天河水

此竹篱头水及空树[3]穴中水也，亦名上池水。味甘，寒，无毒。治鬼疰狂邪，杀鬼精蛊毒，恍惚妄语，与饮令知之。洗恶疮、风瘙、疥痒良。

井水

性良，无毒，味有甘、淡、咸之异。

新汲水能疗病益人，平旦第一汲为井华水，二水功大于诸水，取天一真气浮于水，煎补阴药及炼丹膏良。

凡井水从远地脉来者，为上；从近处江湖渗来者，次之；城市近沟渠污水杂入者，成碱[4]，须煎滚澄清用。否则，气味俱恶。古人作井，用黑铅为底，水清散结，人饮无疾。入丹砂镇之，令人多寿。

---

〔1〕曰：原作“月”，据《本草纲目》改。
〔2〕名：疑衍。
〔3〕树：原作“相”，据《本草纲目》改。
〔4〕碱：原作“醎”，据《本草纲目》改。

节气水

一年二十四节气，一节主半月，水之气味随之变迁。此乃天地之气候相感，又非疆域之限也。

立春、清明二节贮水，曰“神水”，宜用造风湿、脾胃虚损丸、散、药酒，久留不坏。

谷雨水，味甘，性寒，无毒。取长江流者，以之造酒，储久色甜，味冽。清明水亦然。

端午日午时取水，宜造疟痢、疮疡、金疮等丹丸药有效。又端午时有雨，急伐竹竿中，必有神水。沥取为药，能清热化痰，定惊安神。治心脾积聚及虫病，和獭肝为丸服，良。

小满、芒种、白露三节内水并有毒，造药，酿酒、醋、一切食物，皆易坏。人饮，动脾胃。

立秋日五更时，取井华水，老幼各饮一杯，却疟疾百病。

寒露、冬至、小寒、大寒四节及腊月之水，宜浸造滋补药，泊痰火积聚，杀蛊，修合丹丸、药酒，与雪水同功。

玉井水

味甘，平，无毒。久饮令人肌体润泽，毛发不白，且多寿。《异物志》云：凡有玉处山谷水泉是也。山有玉，而草物润，近山人多寿，皆玉石津液之功。

乳穴水

味甘，性温，无毒。近乳穴流泉，取饮及酿酒，大益人。秤之重于它水，煎之似盐花起，此真乳穴液也。久服肥健，强食，润颜不老，与钟乳石同功。

温泉

味辛，性热，微毒，不可饮。下有硫黄，能令水热，可燖猪、羊毛，可熟蛋。风湿寒痹浴之，可除。庐山有温泉池，方士令疥癞、广疮人，饱食，入池浴之，得汗[1]即止，旬日而愈。虚人则不可也。按：《相感志》云，汤泉多作硫黄气，浴之袭人肌肤。唯新安黄[2]山是朱砂泉，春时水即微红色，可煮茗。有砒石处，温泉浴池有毒，慎之。

海水

性凉，秋冬味咸，助湿。春夏味淡，澄清，可烹茶，但不甘耳。

碧海水

味咸，性微温，有小毒。治宿食胪胀，饮一[3]合，吐下即宽。煎汤浴，去风瘙疥[4]癣。东方朔《十洲记》云：夜行海中，拨之有火星者，咸水也。其色碧，故名碧海。

盐胆水

即盐卤水。咸、苦，有大毒。治痰厥不省，少少灌之，取吐而止。疗蚀疥癣瘘疾，及牛马虫蚀，毒虫入肉生子。凡六畜饮一合，即死，人亦然。止可点豆腐，煮四黄，煤物。

阿井泉

阿井在今兖州阳谷县，即古东河县也。味甘、咸，平，无毒。其性趋下，气清而性重，

---

〔1〕汗：原作“汁”，据《本草纲目》改。

〔2〕新安黄：原作“汤泉有”，据《本草纲目》改。

〔3〕一：原作“合评”，据《本草纲目》改。

〔4〕疥：原脱，据《本草纲目》补。

利膈止吐，能治逆上之痰。

山岩泉水

味甘，无毒。主霍乱，烦闷转筋，宜多服，名洗肠。勿令[1]空腹，空则更服，当试有效。但身冷力弱者，防致脏寒，当以意消息之。凡山有玉石、美草木者，良；有黑土、毒石、恶草者，勿用。凡瀑涌、激湍之水，饮之令人颈疾。

地浆

掘黄土地作坎，深三尺，以新汲水沃，又搅[2]浊，少顷，清澄用之。味甘，平，无毒，性寒。解中毒烦闷及一切鱼、肉、果、菜、菌之毒，治干霍乱。中暑卒死，饮一升令吐，即活。

阴地流泉水

性寒，有毒。饮之发瘴疟，令脚软。又云：饮泽中停水，令人成瘕。

浆水

炊粟米，热投冷水中，浸五六日，味酢[3]，生白花，色类浆，故名。浸浆[4]败者损人。味甘、酸，性微凉，无毒。善走，化滞通关，消宿食，解烦渴。煎令酸，止呕吐，白人肤，利小水。同李食，令霍乱吐利。醉[5]后饮，令失音。妊妇勿食，令儿骨瘦。水浆尤不可饮，令绝产。

甑气水

味甘、咸，无毒。沫发须，令黑润。取蒸糯米饭汤，煎服痰核瘰疬药，易效。盖取其引药至疮所，即经云“知疮所在，口点阴胶”是也。

热汤

味甘，性平，无毒。煎百沸者，佳。助胃气，行经络，熨[6]霍乱转筋及客忤死者良。勿用滚热汤漱口，损齿。病目人勿用热汤沐浴，助热昏目。冻僵人勿用热汤灌手足，脱指甲。勿用铜器煎汤，多饮损声。勿饮半滚汤，令人发胀，损元气。

生熟汤

冷水与汤相和者，又名阴阳汤。味甘、咸，平，无毒。调中，治痰疟。宿食膨胀霍乱，投盐，饮一二盅，令吐尽即可。凡霍乱呕吐，不能纳药食至危者，先饮一二口，即定。宁原曰：凡人大醉，食瓜果过[7]度，以生熟汤浸身，其汤皆作瓜果味。

上水，日用不可缺，诚资人之命脉也。故曰：水去则营竭，谷去则卫亡。然则水之性味，尤慎疾卫生者之所当潜心也，况关于和药者乎？又水之有毒而不可犯者，亦所当知。

水中有赤脉者，不可断。井中沸溢不可饮，三十步内取青石一块，投之即止。古井、

---

〔1〕令：原作“舍”，据《本草纲目》改。
〔2〕搅：原作“觉”，据《本草纲目》改。
〔3〕酢：原作“醉”，据《本草纲目》改。
〔4〕浆：《本草纲目》作“至”。
〔5〕醉：原作“酸”，据《本草纲目》改。
〔6〕熨：原作“慰”，据《本草纲目》改。
〔7〕过：原作“周”，据《本草纲目》改。

眢井不可入，有毒杀人，夏月阴气在下，尤忌，用鸡毛试投，下旋无不下者有毒，投热本草数斗可入。古井不可塞，令人盲聋。泽中停水五六月，防有鱼鳖精，误饮成瘕。沙河中水，饮之令人喑[1]。两山夹水，其人多瘿。流水有声，其人多瘦。花瓶内水，误饮杀人，蜡梅尤甚。铜器内盛水，过夜不可饮。铜器上汗，误食生恶疽[2]。汗后入水，令人骨痹。产后洗浴当风，发痉病，多死。酒中饮冷水，令手战。酒后饮茶水，成酒癖。饮水便睡，成水癖。夏月远行，勿以冷水濯足。冬月远行，勿以热汤濯足。小儿就瓢瓶饮水，令[3]语讷。炊汤水经宿，洗面令人无颜色，洗身成癣。

谷　类三十四款

粳米

音庚，言坚硬于粳米也。味甘。北粳凉，南粳温；赤粳热，白粳凉；晚白粳寒，新粳热，陈粳凉；生粳寒，熟粳热。并无毒。和五脏，通血脉，长肌肉，壮筋骨。但新米乍[4]食，动风气。陈米下气易消，病人尤宜。同马肉食，发痼病。同苍耳食，令心痛。烧仓米灰，和蜜调服，可解小儿嗜生米成米瘕，治之以鸡屎白，可愈。有早、中、晚三收，白晚米第一。各处所产种数虽多，功用不甚相远。合芡[5]实作粥食，益精强志，聪耳明目。

糯米

《本草》名稻，其性粘软，故谓之糯。味甘，性温，无毒。暖脾胃，止虚寒泻痢，敛自汗，缩小便，发痘浆。多食壅经络之气，令身软筋缓。久食，动心悸，发疮疖痛。同酒食令醉，难醒。然糯米性粘滞难化，小儿病人最忌食。小猫犬食之，亦脚屈不能行。马食之足重。妊妇杂肉食之，令[6]子不利。米泔[7]水，止烦渴，解毒。食鸭肉不消者，即饮一盏便消。

陈仓米

《本草》言即粳米，以廪军人者，粤中所贮皆粘米，然功用亦同。味甘、咸，性微凉，无毒。调胃止泻，下气，解烦渴，开胃进食。唯忌马肉同食，恐发痼疾难瘳。

籼米

音仙。即占[8]米，似粳而粒小，始自闽人，得种于占城国，故名占米。先熟而鲜明，故谓之籼。

[1]喑：原作“瘖”，据《本草纲目》改。
[2]疽：原作“疸”，据《本草纲目》改。
[3]令：原作“合”，据《本草纲目》改。
[4]乍：原作“介”，据《本草纲目》改。
[5]芡：原作“夹”，据《本草纲目》改。
[6]令：原作“合”，据《本草纲目》改。
[7]泔：原作“泪”，据《本草纲目》改。
[8]占：原作“古”，据《本草纲目》改。下同。

六七月[1]可收，有赤、白二种，粤中当作饭食是也。味甘，性温，无毒。温中益气，养胃和脾，除湿止泻。《普济方》云：旧禾秆主治反胃，烧灰淋汁，和粥温服，甚效。盖胃中有虫，能杀之也[2]。

稷米

味甘，性寒，无毒。脾之谷。压丹石毒，解苦瓠毒，和胃益脾，凉血解暑。多食发冷气病，同匏子食尤甚，饮黍汁即瘥。

黍米

味甘，性温，无毒。肺之谷。补中益气。久食昏五脏，令好睡，缓[3]筋骨，绝血脉。同牛肉、白酒食，生寸白虫。同葵菜食，成痼疾。小儿多食不能行。小猫、犬食，脚跼屈。

赤黍

味甘，性微温，无毒。下气退热，止呕吐、咳嗽。多食难化。忌同蜂蜜及葵菜食。有用治鳖瘕，以新熟者淘泔水，多服即瘥。

玉蜀黍

一名玉高粱。味甘，无毒。开胃，调中，亦可作酒。

芦粟米

甘、涩，性温，无毒。温中，涩肠胃，止霍乱。粘者，与黍米同功。根，煮汁，利小水，止喘满[4]。烧灰，酒下，治产难。

粟米

味咸，性微寒，无毒。肾之谷。解小麦毒，益丹田，开肠胃，利小水，止热痢，去中焦热。来年陈者，尤良。胃寒人勿多食。同杏仁食，令吐泻。雁食，足重，难飞。硬者作饭，粘者可作酒。

秫米

味甘，性微寒，无毒。肺之谷。利大肠，治漆疮，患肺[5]疟寒热、夜不得眠者，宜用。久食动风，壅五脏气，小儿勿多食。李当之云：伤鹅鸭成瘕，多饮秫米泔可消。

黄粱米

味甘，性平，无毒。和中，止霍乱泻痢，除烦热，利小水，去[6]客风烦满。

白粱米

味甘，性微寒，无毒。和中益气，止烦渴，去胸膈客热，行五脏气，多食缓[7]筋骨。

---

〔1〕七月：原作“九日”，据《本草纲目》改。
〔2〕也：原作“已”，据《本草纲目》改。
〔3〕缓：原作“绥”，据《本草纲目》改。
〔4〕满：原作“溝”，据《本草纲目》改。
〔5〕肺：原作“脚”，据《本草纲目》改。
〔6〕去：原作“云”，据《本草纲目》改。
〔7〕缓：原作“绥”，据《本草纲目》改。

青粱米

味甘，性微寒，无毒。补中益气，治胃痹，热中消渴，止泻痢滑精。久食可辟谷长年。陈士良云：亦粟类，比他谷大益脾胃，黄粱尤胜。

稗米

味辛、甘、苦，性微寒，无毒。宜脾益气，亦堪作饭，能杀虫。煮汁沃地，蝼、蚓皆死。

菰米

味甘，性冷，无毒。白而滑腻，作饭香脆，和肠胃，止烦渴。

筛草子米

味甘，平，无毒。补虚乏，温肠胃，止呕逆。久食健人。

薏苡米

味甘，性微寒，无毒。健脾养胃，补肺清热，去风湿，消水肿，除筋骨邪气。《素问》言"因寒筋急"，不可使用，以其性善走下也。孕妇忌食。

芡实

一名鸡头果。味甘，性平，无毒。煮食健脾，益肾固精，缩小便。多食难消。婴儿食之，不长；老人服之，延年。

大麦

味咸，性凉，无毒。五谷之长，调中益气，宽胸膈膨胀，止泻痢。不动风气，可久食。暴食，似[1]脚弱，为下气也。熟则有益，带生则冷，损人。人炒食，动脾火。

小麦

粤中唯此一种，并面性详之。味甘，性凉，无毒。心之谷，亦养肝气。敛汗，止血，除烦渴，令妇女人易孕。然麦性凉，面性热，麸性冷，曲性温[2]。北方霜雪多，面无毒；南方霜雪少，面有微毒。况北麦花昼发，宜人；南麦花夜发，善发病，助湿热，动风气，长宿癖，宜少食。充肠胃，益五脏，勿同粟米食。凡食面伤，用莱菔、汉椒能消。食面，忌石膏，误用杀人。寒食日，以纸袋盛面，悬风处，热性皆去，年久不坏，堪入药用。

面筋　以麸与面水中揉洗而成者，性寒，无毒。古人罕知，今为素食要物，煮食甚良。今人多以油炒，则性热矣。充肠胃。多食难化，小儿、病人勿食。

浮小麦　无毒，益胃气，止虚汗，去骨蒸虚热。

荞麦

味甘，性寒，无毒。除气宽肠，去滓滞，疗白浊、淋滞、泻痢，治气盛湿热病。但脾胃虚寒者，食之大脱元气，落眉发。多食动风气，令人头眩。同猪、羊肉食，患热风病。勿同黄鱼食。与猪[3]矾相反，有近服蜡矾丸之类，忌用，误食令腹痛，致死。

〔1〕似：原作"以"，据《本草纲目》改。

〔2〕温：原作"湿"，据《本草纲目》改。

〔3〕猪：疑为"诸"之形误。

穬麦

味甘，性微寒，无毒。补中，除热。不动风气。暴食，似脚弱，动冷气。久食添力健行。作药用，温中消食。

罂粟子

味甘，性平，无毒。固肠胃，治反胃、胸中痰滞。多食动膀胱气。有服丹石药毒发，不能下食者，和竹沥煮粥食良。壳，性涩，无毒。止泻痢、久嗽。虽有劫病之功，但不可骤用。

胡麻

一名巨胜，即黑芝麻，一作貼麻，言其有油。中一种鳖虱[1]胡麻，亦治风，略同。味甘，性平，无毒。补中益气，养五脏，去风湿，和肠胃，久食耐寒暑，益人。患风病者常食，令语言不謇，步履端正。同黑豆九蒸九晒，去豆为末，类服，令发白返黑。初食利大小肠，久食则否，去陈留新。

白芝麻

味甘，生性寒，炒性热，蒸煮性温，无毒。和血脉，润肠胃，散风气。多食滑肠，抽人肌肉。霍乱者，勿食。乳妇宜煮食，令儿不生热病。俗用芝麻杵烂，去渣，入绿豆粉，作芝麻腐[2]，养胃润肠。老人血少便燥者宜食，泄泻人勿食。

火麻仁

即大麻子。味甘，性平，无毒。润五脏，利大肠，去热淋，通乳汁。多食损血脉，滑精，痿阳；女人发赤白带。

黑豆

味甘，性平，无毒。肾之谷。制金石，解蛊、砒、矾、天雄、甘遂、巴豆及瘟牛马毒，调中下气，通关脉。和盐食，补肾气。多食，发五脏结气，令人体重。同猪肉食，令生内疾，小儿尤忌。犯之令壅气，腹痛难止。服草麻子者，忌炒豆，犯之，腹满致死。服厚朴者，亦忌之。

黄豆

味甘，性温，无毒。和中，下气，宽肠。多食壅热气，生痰动嗽，发疮疥，令人面黄体重。孟诜云：豆之性，生则平，炒熟则热，煮熟则寒，作豉亦寒，造酱则温，作黄卷[3]则平，皆不可同野猪肉食。小青豆、赤白豆，性味相同，并不可与鱼同食。

赤豆

味甘、酸，平，无毒。解小麦湿热，清便血，利小水。同蠡鱼、同鲫鱼、同鸡食，利水消肿。同鲤鱼鲊[4]食，令肝黄，成消渴。同米煮食，久发口疮。驴食足轻，人食足重，以其逐精液，令肌瘦肤炼也。赤豆花同葛花煎浓汤多饮，则饮酒不醉。

〔1〕虱：原作“风”，据《本草纲目》改。
〔2〕腐：原作“府”，据文义改。
〔3〕卷：原作“谷”，据《本草纲目》改。
〔4〕鲊：原作“鲜”，据《本草纲目》改。

赤小豆

小圆，赤色，形如绿豆。味甘、辛，平，无毒。通小肠，入阴分，治有形之病，行津液，利小便，消肿毒。止吐，治下痢肠癖，解酒，除寒热痈肿，排脓，散血，通乳汁，下胞衣、产难。但久服则降令太过，使津血渗泄，令人肌瘦身重。此豆江淮间多种。粤亦中有，唯有绿豆中择出耳。

绿豆

味甘，性凉，无毒。能行十二经络气，解酒，制金石、草木、砒毒，生研，水服良。带皮热食，和五脏。去皮食多，反令壅气。同鲤鱼食，成肝黄、渴病。反榧子壳，害人。昔人饮附子酒，头肿唇裂流血，用绿豆、黑豆[1]各升许，嚼食及煎汤，多饮乃解。花性寒，解酒毒。

蚕豆

味甘、辛，平，无毒。平胃气，和脏腑。多食滞气，成积，作痛。娄居中云：一人误吞针，以蚕豆、韭菜煮食，良久，针从大便出。

豌豆

味甘，性平，无毒。解乳石毒，杀鬼疾心痛，益中气，调荣卫，解寒热消渴，吐逆腹胀，止泻痢，利小水，通乳汁。多食发气病。同羊肉食，补中气。磨粉，可作酱。

上五谷，天生所以养人，但地土不同，气味有异。如南之粳饭，北之粟面，食得其宜，赖以养生，食失其宜，反能致病。尊生者节之。凡伤五谷，用芽茶、谷芽、麦芽、山楂煎浓汤，饮之即消。

菜　类八十款

韭菜

味辛、微酸，性温，无毒。解肉脯毒，归心和肾[2]。下气，散血，利水，除胸腹冷痛、痃癖。多食昏神，损目，酒后尤忌。同蜜食成瘕。经霜韭不可食，动宿食，令人吐。一遇清明后，宜食。有心腹痛冷病，食之加剧。五月忌食，昏人，乏力。韭汁和童便服，散胃脘瘀血。陈氏《养老书》云：春食香，宜人，夏食臭，冬食动宿饮。近根白者，温中下气，益阳止泄，暖腰膝。花、子功同。不宜多食，动风。冬天未出土者，名韭黄，食之滞气。高邮云：食韭口臭，啖诸糖可解，黑枣亦妙。

薤

音械，即藠子，其叶类葱，而根如荇。藠，音翘，上声。味辛、苦，性温、滑，无毒。祛风，助阳道，疗金疮，生肌肉，续筋骨，去水气，泄大肠滞气，安胎，利产妇。治久病赤白带，

---

〔1〕黑豆：原脱，据《本草纲目》补。

〔2〕肾：原作“臁腑”，据《本草纲目》改。

作羹食良。骨哽[1]在咽不去者，食之即下。同蜜捣，涂汤火伤，甚效。但发热并有火者，勿食。不可与牛肉同食。王预云：薤生则气辛，熟则甘美，种之不蠹，食之有益，故学道人资之，老人宜之。多食，亦能动火。

葱

味辛，叶性温，根须平，无毒。解百药毒，杀一切鱼、鳖、肉毒，利五脏，达表和里，通关节，利二便，散风湿麻痹，脚气，安胎通乳。多食，虚气上冲，损须发。同枣肉食，令胪胀。跌打损伤，连根搥烂，煨熟，敷之良。类有数种，其性略同，并与蜜相反。服地黄、常山人，忌食。大抵以发散为功，多食昏人神，只调和食品可也。

大蒜

味辛，性温，有小毒。解蛊毒，辟邪恶、疫气瘴气、蛇虫溪毒，治中暑。霍乱转筋腹痛，烂嚼，温水送之。鼻衄不止，捣，涂脚心，止则拂去。痈疽肿毒初起，同豆豉捣成饼，盖上，多用艾灸，痛至不痛，至痛即消，唯头项者，不宜。少食，能消食下气，健胃化肉，行湿，破冷气痃癖。多食，生痰，动火，昏目。同生鱼食，令人夺气、发黄及阴核痛。病后勿食。风疾者、脚气者，忌食。勿误蒜行房[2]，恐损肝气。

白菜

味甘，性凉，无毒。去鱼腥，和中消食，解酒，利肠胃。多食，发肤痒。胃寒人食，多令恶心，吐沫，作泻，生姜可制。亦发风疾。有足病者，勿食。

芥菜

一种果[3]上有红筋者，尤妙。味辛，性温，无毒。利九窍，通肺，开胃，利胸，豁痰，除冷气，去肾邪。多食，昏目，动风发气。同鲫鱼食，患水肿。同兔肉食，成恶病。有疮痔失血者，忌食。生食，发丹砂药毒。凡细叶有毛者，勿食。芥薹，即菜心，同五味煮食，颇适口。多食助火生痰，发疮动血。酒后食多，暖[4]人筋骨。

莙菜

音甜[5]，著莛菜。味甘、苦，性寒、滑，无毒。通心开胃，快膈利水。有热病赤痢者，宜食。胃寒人食之，动气发泻。茎灰淋汁[6]洗衣，白如玉色。

苋菜

味甘，性冷，无毒。青者，入气分，除热，通九窍。赤者，入血分，治赤痢，临产食，易产。紫苋，杀蛊毒，治气痢。诸苋并利大小肠，滑胎。多食发风，冷中。凡脾弱泄泻者，勿食。同蕨粉食，生瘕。忌鳖，尤甚。

〔1〕哽：原作“硬”，据《本草纲目》改。
〔2〕勿误蒜行房：《本草纲目》作“多食生葫行房”。
〔3〕果：疑为“叶”之误。
〔4〕暖：疑为“缓”之误。
〔5〕甜：原作“刮”，据《本草纲目》改。
〔6〕汁：原作“汗”，据《本草纲目》改。

马齿苋

味酸，性寒、滑[1]，无毒。肥肠胃，消肿毒，散瘀血，破癥瘕，利二便，治赤白带。和姜蒜食，良。同蜜捣，涂诸恶疮烂脚，神效。一种叶大者，忌用。

菠菜

味甘，性冷、滑，无毒。制丹石毒，解酒，润肠，通血脉，利脏腑，去肠胃热及五痔，根尤良。多食动冷气，令腰脚软，同黄鳝[2]食，发霍乱。

白苣[3]菜

即生菜。李时珍曰：白苣、苦苣、莴[4]苣俱不可煮烹，皆宜生挼去汁，盐、醋拌食，通可曰生菜，而白苣稍美，故得专称也。味苦，性寒，无毒。补筋骨，利五脏，开胸膈壅气，通经络，止脾气，令人齿白、聪明、少睡。产后不可食，令人寒中。多食，令小肠痛。患冷气人，勿食。同酪食，生虫䘌。同蜜食，发内痔。叶心苗薹[5]名莴笋，或腌，或糟，晒干食之，甚佳。虽分三种，其性颇同也。

葵菜

葵者，揆也。葵叶倾[6]日，不使照其根，乃智之以揆之也。古者以葵为百菜之长，今少食之耳。味甘，性寒，无毒。解丹石毒，宜导积壅，除客热下痢，散血，利水，治带淋。临产食之，易生。但性冷滑利，胃寒泄泻者，勿食。同黍米食、同鲤鱼食，并害人。时病后食之，令目瞎。其菜心，有毒，忌食。有赤茎、叶黄者，勿食之。白葵子，主气燥，治白带。赤葵子，主血燥，治赤带及疟疾。冬葵子，利产，通乳汁，利小水。陈士良云：食生葵，发宿疾，与百药相忌。蜀葵勿食，钝人志性。犬伤者误食之，难瘥。

莼菜

味甘，性寒、滑，无毒。解百药毒，解渴，止呕，下气，利水。多食损胃，伤齿，落发，发痔。同鲫鱼食佳。七月间多着蜡虫，误食，令霍乱。

芹菜

味甘，性平，无毒。杀药石毒，解酒，去伏热，止烦渴，通鼻塞，利大小肠，治女子崩中带下、五种黄病。多食，益气血，令人肥健嗜食。置酒酱中，香美。和醋食，亦滋人，但损齿。有疥疮癣患者，忌之。三月、八月，勿食，恐病蛟[7]龙瘕云。

茼蒿

味甘、辛，平，无毒。安心，养脾，消痰饮，利肠胃。多食动风，熏人心，令人气满。

---

〔1〕滑：原作“消”，据《本草纲目》改。
〔2〕黄鳝：原作“董觯”，为“黄鳝”之误，《本草纲目》作“鳝鱼”，据改。
〔3〕苣：原作“苴”，据《本草纲目》改。
〔4〕莴：原作“蒿”，据《本草纲目》改。
〔5〕苗薹：原作“描擡”，据文义改。
〔6〕倾：原作“类”，据《本草纲目》改。
〔7〕蛟：原作“蚊”，据《本草纲目》改。

芜菁

即蔓菁。味苦，性温，无毒。利五脏，消食益气，令人肥健。和羊肉食，甚美。多食动风气。北方种之甚多。春食苗，夏食心，秋食茎，冬食根，菜中最有益于用者。南方专种取子以榨油，地土不同，形类已变当见。多食而作衄血者，岂性亦转而为大热？诸家商略其性冷，未然也。

莱菔

即萝卜，有大小数种，其功用同。唯大者，白美可食。味甘，性温，无毒。解豆腐、面毒，杀鱼腥。生食，散血，宽膈。熟食，解酒，消谷，化痰，利五脏。同猪肉食，益脾；同羊肉食，养胃；同鲫鱼食，治嗽。多食动风，生姜可解。服何首乌、地黄人，忌食，犯之发白。痘疹食之落眼。有目病人忌食，误用起膜难开。茎叶性温，利膈下气。一种小脚而纲[1]者，名诸葛菜，治军中疫痢、时行热病，煮水温服，即解；干者亦可。子消面积，宽膨胀。

胡萝卜

即黄萝卜。味甘、淡，性微温，无毒。下气，补中，利胸膈、肠胃，安五脏，人人健食。

胡荽

即原荽。味辛，性温，微毒。辟一切不正之气，解鱼肉之毒，内通心脾，外达四肢，和五脏，消谷食，通心窍。多食伤神，健忘，出汗。同诸菜食，气香令人口爽。有胡臭、口气、齿痛、脚气、金疮者，并不可食。凡服一切补药及药中有白术、牡丹者，忌食。根发痼疾。凡天气阴寒，小儿出痘疹难发者，用胡荽煮酒喷衣被中，即起。

茄

有青、白、紫数种，粤名矮瓜。味甘、淡，性寒，无毒。气善降，宽肠，散血。多食动风气，发痼疾，发疮疥。虚寒脾弱者，勿食。诸病人莫食。秋后食之，损目。用大蒜食，多发痔漏，旧根尤甚。妇人难于受孕者，忌食。

茭笋[2]

即菱笋，一名菰菜，一名菰手，谓形如孩子手也。味甘、淡，性冷，无毒。解消渴，除五脏邪气，心胸浮热，肠胃积热。多食，令下焦冷。同生菜、蜂蜜食，发痼[3]疾，损阳道。宜用糟食。

甜笋

味甘、淡，性微寒，无毒。开胃，清痰，止渴，利小水。多食难化[4]也，动脾。小儿食多，瘕[5]瘕。煮弥熟良。同羊肝食，令人目盲。

苦笋 味苦，性寒，无毒。解酒，清热，消痰，止汗，明目，利九窍，治中风失音，

〔1〕纲：疑为“网”之误。
〔2〕笋：原作“荀”，为“笋”之误。下同。
〔3〕痼：原作“涸”，据文义改。
〔4〕化：原脱，据《本草纲目》补。
〔5〕瘕：疑为“癥”之误。

面目舌黄病。

簟笋 味敛，难食，止渴，下气。多食，发动气，作胀。

淡笋 味甘，性寒，无毒。消痰，除热，治疫病迷闷及妊妇头旋颠仆、惊悸，小儿惊痫。

箭笋 味甘，可作笋干。性硬难化，小儿勿食。

青笋 味甘，性寒。治肺痿吐血、鼻衄、五痔。

冬月未出黄者，曰冬笋，味甘，平，无毒。堪食。

杂竹笋，性味不一，不宜多食。世俗用笋汤发痘，岂知痘疮不宜大肠滑[1]利，而笋有刮肠之名，可轻用耶？治痰火宜用者，以其清痰清热，有竹沥之功。

淡干者，为玉版笋、明笋、火笋；盐曝者，盐笋，并可为蔬食也。用水浸酸，为酸笋，和汤食，止渴，解酲，利膈。久年者，治痢症。水煮，洗痘疹结毒肤痛良。

《食治》云：煮笋少入薄荷、食盐，味不敛。或以灰汤煮过，次用五味煮食良。

谨按：诸笋，滋味爽口，人喜食之，但性冷难化，不益人。脾病不宜，小儿尤当少食也。食笋伤，用香油、生姜治之，否则必令吐出乃可。

黄瓜

一名胡瓜。味甘、淡，性寒，有小毒。清热，解渴，利水。多食损阴血，发疟病、疮疥。患脚气虚肿及诸病之后，不可食。小儿尤忌，能滑中，生疳虫。凡食，勿[2]多用醋宜。少和生姜，制其水气良。

冬瓜

一种白皮者良，粤有一种小者，名节瓜，其功颇同。味甘、淡，性冷、利，无毒。压丹石，经霜后食良。去头面热，除烦渴，其性善走，下气，消水胀，利大小肠。阳脏人食之肥，阴脏人食之瘦。有阴虚者、久病者、反胃者，并忌食。

仁 味甘，平，无毒。除烦满，治肠痈，作面脂，去皮肤风黑点。

皮 性凉，无毒。解砒毒。热痱疹，煎水饮之，良。皮可洗痔。

丝瓜

粤名水瓜。味甘，性凉，无毒。解热，凉血，通经络，下乳汁，利肠胃，治痰火痈肿，齿䘌胎毒。多食痿阳，曲者尤甚。老丝瓜经霜者，连蒂子一应烧存性，为末，入些朱砂，每服一匙，待时用米汤调服，发痘最妙，亦可解毒而去痰也。稀痘散亦载。

南瓜

即金瓜，名番瓜。味甘、淡，性温，无毒。补中气。多食发脚气及黄疸。同羊肉食，令人气壅。忌与猪肝、赤豆、荞麦面同食。

壶芦

一种味苦者，长者取壳以装物件。味甘，性冷，无毒。解丹石毒，解热除烦，润心肺，通石淋。多食令人吐利，发疮疥。患脚气虚胀、冷气者食之，并难愈。

〔1〕滑：原作“渭”，据《本草纲目》改。

〔2〕勿：原作“物”，《本草纲目》云“不可多用醋”，据改。

匏子　粤名江葫，其形长尺余，两头相似者是也。性治宜忌，与壶芦同，脾虚泄泻尤忌食之。

越瓜

即稍瓜，名白瓜。味甘，性寒，无毒。利肠，去烦热，止渴，利小便，解酒，宣泄热气。多食动气[1]冷中，令脐下癥痛及虚弱[2]不能行。小儿忌食。不可同乳酪、鲊[3]食及空心服，令胃脘[4]痛。

酱腌明透，名为酱瓜，性为温平，养病宜食，和各品味食，开胃益脾。

苦瓜

一名癞葡萄，粤名苦苽。味苦，性微寒，无毒。除邪热，解劳乏，清心明目，有胀[5]翳及火盛者忌之。噎嗝病愈，食之即复，不治。

子　味甘、苦，无毒。益气壮阳。误食疔牛，作漏不止，擂水灌饮，即愈。

蕹菜

一名瓮菜。味甘，性平，无毒。快气调中，解胡蔓草毒。捣烂调蜜，敷蛇疮、恶疮良。患疮疥者，勿食。难产妇人，宜之。因食蛇肉，汗出污衣，煮水洗之，愈。

落葵

即藤菜。味酸、滑，性寒，无毒。滑中，散热，利大小肠。脾冷人不可食。曾被犬咬者食之，终身不瘥。

芥兰

味甘、辛，性冷，无毒。宽胸解酒。多食耗气损血。病人勿食。患疮者忌之。

绿豆芽菜

味甘，性凉，无毒。解酒，清热明目，利三焦。但受郁浥之气所生，多食发疮动气。

扁豆

一名蛾眉豆。有红边、青、白三种，白者良。其子充实，可入药用。味甘，性微温，无毒。和中下气，调五脏，解酒消暑，通利三焦，化清降浊，治中宫病患。冷气者、疟疾者，勿食。旧根者发病，食宜察之。

豇豆

音江，即豆角，有红、白、斑数色，嫩时[6]充菜，老则收[7]子。此菜可菜、可谷，备用最多，乃豆中之上品也。味甘、咸，性平，无毒。解鼠莽[8]毒，理中益气，补肾养胃，和五脏，

---

〔1〕动气：此后原衍“疮”字，据《本草纲目》删。
〔2〕弱：原作“虐”，据《本草纲目》改。
〔3〕鲊：原作“鲜”，据《本草纲目》改。
〔4〕脘：原作“腕”，据文义改。
〔5〕胀：疑为“障”之误。
〔6〕时：原作“色”，据《本草纲目》改。
〔7〕收：原作“牧”，据《本草纲目》改。
〔8〕莽：原作“蟒”，据《本草纲目》改。

调营卫，止消渴、吐逆、泻痢。唯水肿者、小便短者，忌。补肾，勿食之。

刀豆

味甘，性平，无毒。温下气，利肠胃，补肾元。嫩时，煮食、酱食、蜜饯皆佳；老则收子，大如指头，淡红色，同猪肉、鸡肉食，尤美。昔有人病后，呃[1]逆不止，声闻邻家，或令取刀豆子，烧存性，白汤调服二钱，即止。此亦取其下气归元而逆自止也。

麻藘

味酸、滑，性寒，无毒。固表润肠，解酒利便。胃寒泄泻勿食，疮患忌之。

苦荬[2]

味苦，性寒，无毒。疗霍乱后胃气烦逆，除面目黄，强力止困。脾胃虚寒人，不可食。同蜜食，令作内疾。敷蛇虫咬良。以汁涂疔肿，拔根。滴痈上，立溃。蚕妇食之，坏蚕蛾。治血淋、尿血，每取一把，酒水各半煎服，效。

东风菜

生平泽中，茎高二三尺，叶似杏叶而长，极厚软，上有细毛，先春而生。味甘，性寒，无毒。主风毒壅热，头痛目眩，肝热眼赤。入羹臛[3]食，甚美。

荠菜

释人收其根，作挑灯杖，可辟蚊蛾，谓之护生草，云能护众生也。味甘，性温，无毒。利肝气，和五脏。

根 益胃，和目。连茎烧灰，治赤白痢极效。

蕨

味甘、滑，性寒，无毒。其气善降，利水道，去暴热。多食令目暗鼻塞，落发弱阳。病人食之，令邪气壅经络筋骨。患冷气人食之，令腹胀。小儿食，令脚弱，不能行。疮患尤忌。生食，成蛇瘕。今人遇荒年多取其根，捣洗作粉，代粮度活，终羸弱，不养人。

鹿葱

一名萱草，其花烹食，味如葱，而鹿食九种解毒之草，萱乃其一，故名鹿葱。

苗、花 味甘，性凉，无毒。煮食，治小便赤涩，身体烦热，除酒疸，消食，利湿热。作菹，利胸膈，安五脏，令人欢乐忘忧。

根 治沙淋，下水气。黄色遍身，捣汁服。大热衄血，研汁一大盏，和生姜汁半盏，细呷之。吹乳、乳痈肿痛，擂酒服，以滓封之。

芋

味辛、甘，平、滑，有小毒。宽肠胃，通便秘。产妇食之，破宿血，止血渴。和鲫鱼、鳢鱼食，调中补虚。多食困脾，动宿冷滞气。有风疾者，忌食。有黄、白、紫数种，其性稍异。紫者，破气；黄者，发疮疥；白者，无毒。一种大如椰子者，最美。

〔1〕呃：原作“饥”，据《本草纲目》改。

〔2〕荬：原作“贾”，据《本草纲目》改。

〔3〕臛：原作“胪”，据《本草纲目》改。

十月后晒干收，冬月食，不发病。

苗 同盐捣，敷蛇虫咬并痈肿毒痛，及[1]罯毒箭。汁涂蜂螫良。用醋煮，亦可作蔬。脾弱忌食。

山药

一名薯蓣，又薯类并详。味甘，性凉，无毒。充五脏，养心健脾，补肾强阴，去头面游风目眩。久食补虚益气，能除烦热。和蜜食，良。同鲫鱼食，不益人。同面食，动气入经。用忌铁。粤[2]中一种生山中，根细如指，极紧实，刮磨入汤煮之，作块不散，味甚美，食之益人。

粤中一种大如鹅卵，小如鸡卵，身上有力，蒸食更甜美，名为甜薯，一名力薯，《本草》名为甘薯，其补与山药同。

一种形如猪肝，大者重十余斤，小者四五斤。其皮刮开紫色，煮食皆香美，粤名猪肝薯，亦能充饥益人。一种皮红，生食味甜者，名为红薯，亦名番薯，煮食味美，最动风气，发疮疥，冷脾。多食成痢症，小儿尤忌食之。

茨菰

味甘、苦，性寒，无毒。治石淋。多食损齿，动宿疾，令冷气腹胀，脚气瘫痪。患崩带、肠风、五痔、疮疖者，勿食。同生姜煮良。怀孕人不可食。小儿食多，脐下痛。

木耳

味甘，平，有小毒。压丹石，利五脏，宜肠胃，散瘀血。治肠风便血病，煮羹食之良。

桑耳 味甘，有小毒。黑者，治妇人癥瘕，阴痛，月水不调，赤白带下。白者，益气止泻。黄者，消癖块痰饮，积聚腹痛。

槐耳 味苦、辛，无毒。祛风，破血，治五痔下血，女人阴疮。久食强力。

榆耳 八月采食，益气。

柳耳 益脾，止反胃，散瘀血。

各木耳多食，发痼疾，令背膊闷，肋下急。仲景云：赤色者、仰生者，并不可食。

枫耳有毒，误[3]食令人笑不休，饮地浆调黑片糖，解之，生捣冬瓜蔓汁，亦可。

地耳

味甘，性寒，无毒。明目，益气，令人有子。生丘陵，似木耳，碧色。春夏雨中生，雨后速采，一见日，不堪用，俗名“地踏菇”。

石耳

味甘，性平，无毒。益精明目，久食令人不饥，大小便少，肌润童颜。多生天台、庐山，远望如烟。似地耳，晒干，洗去沙土[4]，作茹，胜木耳，佳品也。

---

〔1〕及：原作“反”，据《本草纲目》改。
〔2〕粤：《本草纲目》作“南”。
〔3〕误：原作“诀”，据文义改。
〔4〕土：原作“上”，据《本草纲目》改。

香蕈

即菌。味甘，性平，无毒。和胃益气，祛风破血。

松蕈 治小便不禁。

皂荚蕈 有毒，不宜食。有积垢作痛，泡汤饮，微泻以效，未已再饮。

杉蕈 味辛，性温，无毒，治心脾暴痛。《竺暄》云：蕈乃感阴湿生化者，善发冷气，多和生姜食良。

羊肚蕈 味甘，性寒，无毒。清肺胃，去内热，患冷疾腹痛、泄泻者，勿食。

竹蕈 味咸，性寒，无毒。和姜、醋食良。去脏肺热，治赤白痢，同猪、鸡肉食，益脾。一种苦竹蕈，有大毒，勿食。

天花蕈 味甘，性平，无毒。色白，味美，益气，杀虫，多生五台山。防有蛇毒，煮时以金银器试之，不变黑者，可用。

凡菌，冬春无毒，夏秋有毒，防虫蛇从下过也。夜中有光者、欲烂无虫者、煮之不熟者、煮[1]讫照人无影者、上有毛下无纹者、仰卷赤色者，并有毒，误食杀人。煮时投以姜屑、饭粒，若色黑者，勿食。各菌凡有痔病、牙痛者，食之必发。中菌毒及菇毒，急掘地浆饮，可解，粪汁亦可一用。苦茗、明矾末，水调下，亦解。

蘑[2]菇

味甘，性寒，无毒。益脾胃，消热痰。多食动风气，发病。

鸡纵

味甘，平，无毒。味美益人，和脾胃，清神气，治五痔下血。

葛花菜

味苦、甘，性凉，无毒。醒神气，消酒积，诸名山皆有。色赤，味脆，亦蕈类。

鹿角菜

生南海石崖间[3]，形如鹿角，紫黄色。土人晒干为货，以水洗，醋拌，则胀起如新，味滑美，久则成胶，女人煮烂以梳头，发粘而不乱。味甘，性大寒，无毒。服丹石人，食之下石积。解面毒，散风气，退小儿骨蒸热。多食发痼疾，伤经络，不利腰肾，令人脚冷痹[4]。

龙须

形如柳根，长尺余，白色，以醋拌食，和肉蒸食，亦佳。味甘，性寒，无毒。利小水，去内热，治瘿结气。患气冷人勿食。

石花菜

形如珊瑚，有红、白二色，枝上有细齿，以沸汤泡去砂屑，姜、醋食，甚脆。味甘、咸，性大寒、滑，无毒。去上焦浮热，发下部[5]虚寒。有冷积人食之，令腹痛。多食弱阳。

---

〔1〕煮：原脱，据《本草纲目》补。

〔2〕蘑：原作“磨”，据文义改。

〔3〕崖间：原作“厓阁”，据《本草纲目》改。

〔4〕痹：原作“脾”，据《本草纲目》改。

〔5〕部：原作“步”，据《本草纲目》改。

紫菜

闽越海边悉有之，大叶而薄，彼人挼成饼状，晒干货之[1]。其色紫赤，亦石衣之属也。味甘、咸，性寒，无毒。主[2]热气烦塞[3]，咽喉不利，瘿瘤，脚气痰热。有冷积腹痛者，食之令吐涎沫，饮热醋少许，可解。其中防小螺蛳损人，须拣净用，凡海菜皆然。

燕窝菜

味甘，平，无毒。和中益胃，清热消痰。同米煮粥食，治噤口痢症。同鲜鸡、猪肉煮食，味美益人。

石莼

附石而生，似紫菜，色青。味甘，平，无毒。能下水，利小便，去脐下结气，噎膈[4]便秘，小儿五疳。

草决明

味甘，性凉，无毒。清心明目，治头风眩晕。春采为蔬，花、子[5]皆堪点茶。

马兰菜

其叶似兰而大，其花似菊而紫，一名紫菊。味辛，性微温，无毒。消痰涎，解热毒。根能破宿血，养新血，止鼻衄吐血，解酒疸，反诸菌毒。腌藏作茹，亦良。

黄花菜

一名黄瓜菜，其花黄，其气如瓜，故名。其形如薤。味甘，微苦，性寒，无毒。通结气，利肠胃。野人茹之，亦采以饲鹅儿。

白花菜

味苦、辛，性凉，无毒。下气，多食动风气，因脾发闷。擂汁和酒服，止疟。

红花菜

味甘，性平，无毒。益人，和中气，散瘀血。妊妇勿食。

香椿苗

即椿树叶。味甘，性平，无毒。和胃消风。多食昏神，熏十二经脉。同猪肉、热面食，多令人中满。

五加菜

味辛、甘，性温，无毒。和脾胃，强筋骨，去皮肤风湿痹[6]痛。

枸杞苗

味甘、苦，性寒，无毒。解面毒，壮心气，袪风明目，清热消毒。同猪肉食，

---

〔1〕挼成饼状，晒干货之：原作“成节状类干”，据《本草纲目》改。
〔2〕主：原作“生”，据文义改。
〔3〕烦塞：原作“顷沟”，据《本草纲目》改。
〔4〕膈：原作“隔”，据《本草纲目》改。
〔5〕子：原作“千”，据《本草纲目》改。
〔6〕痹：原作“瘦”，据文义改。

益人。制硫黄、丹砂毒。

子 性微寒，味甘。补肾壮阳，生精养血，煎汤、浸酒俱良。

根 名地骨皮，性大寒。退骨蒸潮热。

甘菊苗

粤无甘菊，其黄菊，功用颇同。味甘，微苦，无毒，性凉。生熟可食。凉，明目，益肝气，去翳膜。

花 味甘，性凉，无毒。安五脏，清头，去风热，和血脉，散肌痹。

蒌蒿

生水泽中，叶似艾，青白色，长数寸，食之香脆而美，叶可为茹。味甘、辛，平，无毒。解河豚毒，开胃利膈，去风热湿痹，长须发，治心悬。多食发黄。暴痢，生用醋腌，为菹佳。有疮疥者，勿食。

蘩蒌

一名鹅肠草。味酸，平，无毒。散恶血，下乳汁，利产妇。多食乌须发。同鱼鲊[1]食，发消渴病，令人健忘。

秦荻藜

味辛，性温，无毒。和酱醋食良。下气消食，治心腹胀作痛。

蒲公英

味甘，性温，无毒。伏三黄、砒、硫毒，解食毒，散滞气，消乳痈[2]。诸痈肿，酒擂汁饮，渣外敷，良。

苜蓿

味甘、淡，性平，无毒。安中健人，去脾胃间气热[3]，利大小肠。煮和酱食，亦可作羹。干食，益人。多食，令冷气入筋。疡人同蜜食，令人下[4]利。

薇

即野豌豆。味甘，性寒，无毒。久食不饥，调中，利大小肠。《诗》云“采薇”，即此也。

百合

味甘，性平，无毒。主邪气腹胀，利大小便，消乳痈诸疮，治脚气，热咳，产后血病。蒸煮食之，和肉更佳，捣粉作面，食最益人。

羊蹄菜

即秃菜，一名大王菜。味辛、甘、滑，性寒，无毒。治肠风泻血，大便秘结不通，去小儿疳虫，杀诸鱼毒。作菜，瀹食良。

---

〔1〕鲊：原作“鲜”，据《本草纲目》改。

〔2〕乳痈：原作“孔疖”，据《本草纲目》改。

〔3〕去脾胃间气热：原作“云脾胃开老热”，据《本草纲目》改。

〔4〕下：原作“不”，据《本草纲目》改。

根 磨醋搽癣疥，效[1]。

紫菀

味苦、辛，性温，无毒。主咳嗽，寒热结气，去蛊毒痿蹶，安五脏，疗咳嗽脓血，补虚劳，消痰止渴，润肌肤，添骨髓。连根、叶采之，醋浸，入少盐，收藏待用。其味辛香，号名仙菜，性怕盐，多则腐也。

苦芙

音伏，生山谷下湿处。味苦，性寒，无毒。下气解热，治头面遍身漆疮并丹毒。浙东人清明节净取嫩者，生食，以为一年不生疮疥。又煎水洗痔疮，甚效。

蓼华

味苦，性温，无毒。除大小肠邪气，利中益心。作生菜食，能入腰脚。煮汤捋[2]脚，治霍乱转筋。煮汁日饮，治痃癖。捣，敷小儿头疮。此菜人所多食过食，令人[3]壅气，损阳，发心痛。和生鱼食，令脱气，阴痛。二月勿食，伤人胃。

蔊菜

音罕[4]。味辛，性温，无毒。去冷气，利胸膈[5]，豁冷痰，治心腹痛，令人能食。多食[6]生热，发痼疾。

翘摇

即野蚕豆，名大巢菜。味辛，性平，无毒。利五脏，明耳目，去热风，令人轻健，长食不厌，止热疟，活血平胃。捣汁服之，破血止血，生肌，疗五种黄病。

上蔬菜，有疏通之义，食之使肠胃宣畅，而无致壅滞之患。但生菜性多冷滑，患疟新瘥后，食之必复，亦防手足发青。凡病后皆宜勿食也，小儿尤当节之。

果　类六十款

枣

味甘，性平，无毒。和百药，益五脏，润心肺，养脾胃，杀天雄、附子毒。多食伤齿，发嗽。小儿食多生疳。同诸鱼食，令腰腹痛。同葱食，令五脏不和。中满者勿食，以其味甘能缓[7]中也。忌鳖。红者，功用颇同，然入心经，性不甚滞而有益。生者，

〔1〕效：此前原衍“菜形”二字，据文义删。

〔2〕捋：原作“将”，据《本草纲目》改。

〔3〕人：原作“水”，据《本草纲目》改。

〔4〕罕：原作“空”，据《本草纲目》改。

〔5〕膈：原作“隔”，据《本草纲目》改。

〔6〕食：原脱，据《本草纲目》补。

〔7〕缓：原作“绥”，据文义改。

性寒能止渴。多食动脾，发泻痢。患寒热胃弱人，勿食。同蜜食，损五脏。

莲肉

味甘、涩，性微寒，无毒。清心宁神，补脾，益十二经脉气血，安靖上下君相火邪。去心、皮煮食，厚肠胃，交心肾，固精气。大便燥涩者，不可食。生者，动气，患霍乱者，勿食。

莲房 即莲蓬壳，火烧存性为末，调酒服，治下血崩，甚效。

莲薏 即莲肉中青心、治血渴，产后作渴，生研末，米饮服二钱，立愈。

藕

味甘，性微寒，无毒。伏硫，杀疫气，解蟹毒，开胃醒酒，散血，止烦渴。生食，多令冷中。蒸熟食，补五脏。同蜜食，令腹脏肥，不生虫。《相感志》云：少和盐食，益人齿。同油、米、面、果食，无渣。产妇忌生冷，唯藕不忌，以其能散血也。入药忌铁。捣浸澄粉，服食益。尘芒入目，取大者洗捣，绵裹，滴汁目中，虫即出也。

藕节 能止咳血、唾血、血淋、溺血、下血、血痢、血崩，捣汁，调发灰二钱，服之即止。

莲叶 治产后胎衣不下，用全的一块，煎水一盅，服之即下。

栗

味甘、咸，性温，无毒。益气，厚肠胃，补肾气，腰脚无力。生则发气，熟则滞气。须日晒，或灰火中煨令汗出，或以润沙藏之，或袋盛，当风悬之，并令去其水气良。果者，最有益者。中扁者，名栗[1]楔，尤好。患风者及水肿者，不宜食。小儿食多，难消成病。生嚼，涂筋骨断、肿痛，辟瘀血，有效。又炒栗法，蜜取一栗，咬破，醮香油和之，栗炒俱不发爆。同橄榄食，有梅花香。

壳 煮汁饮之，止反胃、消渴。

葡萄

味甘、酸，性微温，无毒。治筋骨湿痹，益气力[2]，令人肥健，治痘疹毒。其性走下，渗水道，利小便。胎上冲心，煎汤饮之，即下。不宜多食。取汁酿酒，甚佳。多饮昏目。和白糖晒食良。

樱桃

味甘、涩，性热，无毒。和脾胃，美颜色，止泄泻水谷痢。多食作呕，发暗风，动湿热，伤筋骨。有寒热者，勿食。喘嗽热病者，食之必剧。小儿忌食。

柹

音士，从㠯[3]，非柿，柿音肺[4]。味甘，性温，无毒。润心肺，通耳鼻，消痰嗽，止渴，

---

〔1〕栗：原作“粟”，据文义改。

〔2〕力：原作“方”，据《本草纲目》改。

〔3〕㠯：原作“柿”，据《本草纲目》改。

〔4〕肺：原作“脯”，据《本草纲目》改。

清火热。饮酒食红柹[1]，令人易醉。

乌柹 火熏捻作饼者。性温，能止痢及润声喉[2]，杀虫，多食可去面皯及腹中宿血。酥蜜煎食，益脾。若风中自干者，亦动风。

黄柹 将熟未熟者为黄柹。和米粉蒸作糕，小儿食之，止痢。

红柹 树上熟者。性冷，止口渴，压胃热，饮酒者不宜用之，能令人生病。

醂柹 水养者。入盐，有毒。涩下焦，健脾胃，消宿血。

朱柹 小而红圆可爱者，味甚甘，痰火人宜之。

牛奶柹 小而似牛奶者，至冷，不可多食，令人腹痛。火干者，名柹花，货之四方，多用以喂小儿，能止泻痢，益脾肺，因经火焙，性不冷矣。

椑柹 即绿柹，唯堪生啖，性冷更甚。去胃热，压丹石药，利水。久食令人寒中。

柹霜 乃干柹皮上白凝者。味甘，性凉。生津清热，消痰止嗽。

以上诸柹及饼、霜，诸忌蟹、鳖，食之令人腹痛大泻。

桃

味甘、酸，性温，微毒。辟邪气，美颜色。多食动脾助热，令膨胀，发疮疖。服术[3]人忌食。又不可与鳖同食，能发丹石毒。食桃浴水，令人泄泻、淋病。此物有损无益，五果列桃为下以此。

桃仁 味苦、甘，性平，无毒。主风痹、骨蒸、肝疟寒热，破血，杀虫，通润大便。治卒心痛，用仁七枚，去皮、尖，研烂，和滚水服下，即止。

杏

味甘、酸、涩，性热，微毒。不益人，多食昏神，令膈热，生痰，动脾，发疮疖，落须发，伤筋骨。病目者食多，令目盲。小儿勿多食。产妇尤忌之。

杏仁 味甘、苦，性温，有小毒。得火良，解锡毒，杀虫，消犬肉、索粉、面积，解肌散风，消痰定喘，利膈润燥，能消能降。同天门冬用，润心肺。和奶酪作汤服，润喉发音。双仁者有毒，误食令闷乱，急用[4]杏根煎汤服，可解。颠犬咬伤，取杏仁研烂敷之，自不发毒。成疮敷之，可愈。治蛆虫入耳，用杏仁捣烂，取油滴入，非出则死。

梅

味酸、甘，性平，无毒。解酒开胃，生津。多食损齿伤根，蚀脾胃，令人膈上痰热。服黄精人忌食。吃梅齿𪘨者，嚼胡桃肉解之。

采半[5]黄者，以烟熏之为乌梅。性温，无毒。解硫黄、马汗、诸鱼毒，醒酒杀[6]

〔1〕饮酒食红柹：原作“止而饮酒食之”，据《本草纲目》改。

〔2〕喉：原作“侯”，据文义改。

〔3〕服术：原作“眼违”，据《本草纲目》改。

〔4〕用：原作“助”，据文义改。

〔5〕半：原作“牛”，据《本草纲目》改。

〔6〕杀：原在“醒酒”二字之前，据文义后移。

虫，解渴止呕，安心神，收肺气，和脾胃，治疟痢、虚热火而忌猪肉。

青者，盐腌晒干为白梅，一名霜梅，与乌梅同功。凡中风惊痫，喉痹痰厥，僵[1]仆牙关紧者，以梅肉揩牙龈，令涎出即开。蛾喉肿痛，用蓬砂一钱为末，同梅肉和为丸，绵裹，含咽津液可愈。

熟者榨汁 晒，收为梅酱，夏月可调水饮，解渴。

梅仁 味酸，无毒。明目，益气，除烦热。治代指忽然肿痛，捣烂，和醋浸之，效。

梅叶 清水揉洗蕉葛衣，经夏不脆。夏衣生霉点，煎水洗之即去。

李

味甘、酸、苦、涩，性微寒，无毒。调中益肝，去骨节间劳热。多食令人膨胀，发痰疟虚热。同蜜食、同雀肉食，损五脏。同酱水食，令霍乱。凡李不沉水者、味苦涩者，并有毒。李种甚多，有甘美多汁者，亦宜少食。

李仁 味苦，性平，无毒。散浮肿，利小肠，下水气，治僵仆踒[2]折，瘀血骨痛及女人小腹作胀。

柰

味苦、甘、酸、涩，性寒，微毒。虽有味甘脆可食者，不益人。多食令肺[3]壅胪胀。凡病人食之尤甚。

林檎

味酸、甘，性温，无毒。消痰下气，治霍乱腹痛，下痢泄精，小儿闪癖。多食发热生痰，滞气，闭百脉，令人好睡，发疮疖。

杨梅

味甘、酸，性温，无毒。和五脏，消食下酒，解渴止呕。多食发疮，助热生痰，损齿及筋骨。有火热病者，勿食。忌葱。治一切刀斧伤损疮不可者，用盐与杨梅等分，不拘多寡，连核捣如泥，捏成饼子，收竹筒中，遇损破即填补之，止血生肌，且无瘢痕。

枇杷

味甘、酸，性微寒，无毒。润五脏，清肺气，止[4]烦渴。多食动脾，发痰，助湿。同面食、同炙肉食，发黄病，壅湿热气。

叶 味微苦，性平和，无毒。和胃清肺，下气消痰，止嗽、呕、哕。布拭净毛，蜜炙用。

胡桃

即核桃。味甘、平，性温，无毒。制铜毒，润肌肤，通血脉，利小水，助肾火，润肠燥，去五痔。多食生痰涎，动风气。不宜同酒食。连皮食，敛肺气。同生姜煎汤，治气喘。取衣法：凡用胡桃一斤，以其蔗节五六段，和汤煮透，经一宿，次旦略煮，取去壳，

[1] 僵：原作“傅”，据《本草纲目》改。

[2] 踒：原作“腰”，据《本草纲目》改。

[3] 肺：原作“脯”，据《本草纲目》改。

[4] 止：原作“上”，据文义改。

衣随脱。

龙眼

味甘，性平，无毒。养血，安神，长智，敛汗，解蛊毒，去五脏邪气，开胃益脾。干者良。生者，用沸汤瀹过食，不动脾。饮乳儿食生，成喘病。

荔枝

味甘，微酸，性温，无毒。止烦渴，美颜色，通神健气，解暑。极甘美，食之令人不厌，虽多亦不伤人。过饱，食蜜酱一杯即解，盐鱼汤尤良。干者经火焙，多食发虚热，动血，令牙痛，口痛。火病人尤忌之。治呃逆不止，荔枝七个，连皮、核烧存性，为末，白汤调下，立止。

核 慢火烧存性，为末，酒服，治心痛及小肠气；或用一钱二[1]钱，俱可。

白果

即银杏。味甘、苦，性温，有小毒。生食，引疳。熟食，温肺，定喘嗽，缩小便。多食壅气，发胀，动风。小儿食多，昏霍，发惊，引疳。同鳗鲡食，令人软风。《延寿书》云：白果食满者，死。昔有饥者，同以白果代饭，食饱，次日皆死。云：炒白果，密取一果手握，炒不发爆。

梨

种类甚多，用冬月山东来者及粤中夏月出味不苦涩者，为可入药。味甘、微酸，性寒，无毒。解恶疮毒，润肺凉心，消痰止嗽，解酒渴，利大小便，除客热，止心烦，通胃中痞塞热结。多食令人寒中动脾。产后血虚者、金疮者、冷泻者，忌食。

石榴

有红、白，甘、酸二种。甘者，可食；酸者，壳可入药。味甘、酸、涩，性微温，无毒。子白而大者，名水晶榴。味甘美，压丹石毒，杀三尸虫，治咽喉燥渴。多食伤肺，损齿，恋膈生痰。酸者，用壳，止痢涩肠，治漏精。凡服药物人，忌食之。

花 百叶者，治心热，疗吐血。为末，吹鼻中，止衄血及金疮血。

橄榄

有青、乌二种。味酸、涩、甘，性温，无毒。青者，消酒，解鱼鳖、河豚毒，开胃下气，止渴生津，治咽喉痛。多食令气上壅。痘疹后，忌食。乌者，功用颇同，以盐腌作豉，可充菜用。青者亦可腌之，鱼鲠嚼含咽津，立下。

核中仁 味甘，平，无毒。益人，多食能令喉痛声嘶。研烂，敷唇吻燥痛，良。用锡盒收藏，纸封缝，置净地上，至五六月不坏。

西瓜

味甘，平，性寒，无毒。解暑热酒毒，除烦止渴，治喉痹热痢，利大小便。多食助湿，动肠胃，发寒疝。同油饼食，损胃气。

瓜子仁 味甘，性寒，无毒。清肺润肠，和中止渴。炒则性热，补中宜人。不宜多食。

---

〔1〕二：原作“一”，据文义改。

甜瓜

味甘、淡，性寒、滑，有小毒。少食，解暑，充饥止渴，利二便。多食，动肠胃，发虚热痼疾，及阴下湿痒，生疮。同油饼食，作泻。初病后食之，令反胃。患脚气者、黄疸者食之，难愈。贫下多食，深秋下痢难救，损肠〔1〕故也。凡吃瓜伤发胀，少食盐易消，或饮酒，或饮麝〔2〕香水，可解。五月瓜泡水者，食之患冷病。九月被霜瓜，食之发寒热。有两鼻、两蒂者，食之损人。《卫生歌》云：瓜桃生冷宜少餐，免至秋来成〔3〕疟痢。

榧子

味甘、涩〔4〕，性热，无毒。炒食，去三虫，消谷食，行荣卫，助阳道，治白浊。同猪〔5〕肉食，患断节风，又令气上壅。《相感志》云：榧子皮反绿豆，犯之杀人。

菱角

其色有青，有〔6〕红，有紫。嫩时剥食，皮脆肉美。老则壳黑而硬，坠〔7〕入泥中，谓之乌菱。冬月风干，生熟皆佳。味甘，性冷，无毒。解丹石毒，去烦热，止消渴。多食伤脾〔8〕损阳。熟食性平，充饥实胃。多食滞气，饮姜汁一二杯，可解。同蜂蜜食，生蛲〔9〕虫。小儿秋〔10〕下多食，脐下痛。

松子

味甘，性温，无毒。补气虚，散风寒。多食生痰涎，发虚热。一种海松子，性味相同。润五脏，散水气，治头眩，骨节风，去死肌、白发。凡松子之类，将油炽者，摊竹纸上焙，还好。

榛子

其形如栗而小，俗名槌子。味甘，性平，无毒。开胃益气，实大肠，令人不饥，能健行。新罗出者尤良。炒食，颇热。收藏榛、松子、瓜仁类，以灯心剪〔11〕碎，和入锣内，放燥处不炽。

槟榔

老者以盐水拌叔〔12〕，为咸槟榔。去壳，焙干，为干槟榔。嫩者，连青皮生食，为槟榔青。焙干，

〔1〕肠：原作“扬”，据《本草纲目》改。
〔2〕麝：原作“射”，据文义改。
〔3〕成：原脱，据《本草纲目》补。
〔4〕涩：原作“湿”，据《本草纲目》改。
〔5〕猪：《本草纲目》作“鹅”。
〔6〕有：原作“白”，据《本草纲目》改。
〔7〕坠：原作“隊”，据《本草纲目》改。
〔8〕脾：原作“皮”，据文义改。
〔9〕蛲：原作“蛇”，据《本草纲目》改。
〔10〕秋：此后原衍“食”字，据文义删。
〔11〕剪：原作“煎”，据文义改。
〔12〕叔：疑衍。

为大腹子。味辛，性温，无毒。消谷逐水，除痰癖，治泻痢、心腹诸痛。宣[1]脏腑壅滞，坠诸药不行，杀伏[2]尸、寸白、三虫。多食伤真气。闽、广人取扶留藤叶，即青蒌叶，同石灰相合食之，其性熟[3]，代茶御瘴。其功有四：一曰醒能使之醉；二曰醉能使之醒；三曰饥能使之饱；四曰饱能使之饥。亦能固齿。人惯食者，醉晕汗出，饮冷水一二口即解。多食令喉痛目红。患肠风下血者，忌之。

大腹子 其功力相同，皮入药。下一切水气浮肿，除脚气壅逆，瘴疟，痞满。胎气恶阻胀闷，以黑豆水洗净，晒干用之。

黄精

根如嫩姜，俗名野生姜，九蒸九曝，可以代粮，又名米俌。味甘，微苦，性平，无毒。润肺益脾，主气血，去风湿，明目，乌须。忌萝卜、梅子。

木瓜

味酸，性温，无毒。治湿痹脚气，霍乱吐下，转筋不止。禀得木之正气[4]，故入肝，利筋骨及血病腰腿无力，调荣卫，助谷气，去湿和胃，滋脾益肺。多食酸能损齿及骨。以蜜作煎、作糕，供汤食佳。凡用，勿犯铁。

橘

即桔子，有红、黄、大、小、甘、酸数种。未成熟而落者，即青皮；成熟而赤者，名橘红；久藏者，名陈皮。化州一种橘红，如小橘皮，其功尤大，乃橙之属也。味甘、酸，性温，无毒。甘者，润肺止渴，和中快膈。酸者，恋膈生痰，滞气。同蟹食，令人软瘫，病冷中。作泄者忌之。

橘皮 甘、辛，性温，无毒。解鱼腥毒，和脾，下气血。吐多用，独用损脾，入药用陈者良。去白为橘红，理肺气，清痰宽中，治咳嗽。

橘核 味苦，性平，无毒。治肾虚腰疼，小肠疝气。

橘筋 最难化，小儿食多成积。

橘叶 味甘、苦，性平，无毒。走肝经，治乳痈[5]胁痛，导胸膈逆气。一云：用松毛裹橘，留百日不干，求豆亦可。忌近酒米，柑、橙亦然。治肺痈，绿橘叶洗，捣，绞汁一盏，服之，吐出脓血，即愈。

橙

圆大于橘，皮厚而皱，亦有大、小，甘、酸二种。味甘、酸，性寒，无毒。止渴生津，醒酒宽胸。多食伤肝气，发虚热。洗去酸汁，连皮切，和蜜并白糖，煎成，贮食。止恶心，能去胃中浮风恶气。

橙皮 味甘、辛，性温，无毒。下气消痰，宽中。多食反动气。和白糖作橙丁，甘美，能解酒。疟疾者，勿食。今人以柚皮作丁，性颇同也。

---

〔1〕宣：原作“宜”，据《本草纲目》改。
〔2〕伏：原作“倸”，据《本草纲目》改。
〔3〕熟：疑为“热”之误。
〔4〕木之正气：原作“本之正”，据《本草纲目》改。
〔5〕痈：原作“疖”，据《本草纲目》改。

柑

有大、小、甘、酸，数种。酸者聚痰，不宜用。味甘，性寒，无毒。解丹石毒，去肠胃热气，止暴渴，利小水。多食令脾寒成癖，腹痛泻痢，即用柑皮煎汤饮，或饮盐汤，可解。

柑皮 味甘、辛，性寒，无毒。解酒，调中下气，多食发肺[1]燥。

柚

有大、小、细、白、甘、酸，数种，白而甘者为上。味甘、酸，性寒，无毒。消食，解酒毒，治饮酒人口气，去肠胃中恶气，疗妊妇不思食口淡。难化之物，小儿忌食。

柚皮 化气消食，快膈化痰，白者良。烧灰调粥食，治气鼓腹胀。煮水，洗肿脚可消。

柚叶 治头风痛，同葱白捣，贴太阳穴。

柚花 蒸麻油，搽发长黑，作香泽面脂润燥。

金橘

粤中有四季茎者，花实柞继。皮甜，核苦，味酸，性温，无毒。下气快膈，止渴解醒，辟臭气。蜜渍尤妙。藏绿豆中，可经时不变。

香橼

味辛、甘，性温，无毒。下气和中，除心头痰水。煮酒饮，治痰气咳嗽。煎汤，治心下气痛。一种状如人手有指，名为佛手柑，其功用同。和白沙糖作丁，尤佳。

土瓜

其形类葛，生熟俱可食。味苦、甘，寒，无毒。治消渴内痹，大小便闭，天行热病，黄疸。解蛊，疗妇人经闭带下，通乳汁，愈口疮。生食或捣汁服，俱良。捣取自然汁，和米粉蒸，与小儿食，解痘疹毒，可令[2]稀少。胃寒虚弱及脚气人，勿用。妊妇忌食。

葛根

野生取入地深者，晒干入药；家种者，俱入食品。味甘，性凉，无毒。生津止渴，除大热，止呕吐干呕，治热毒血痢，解酒毒、诸菜毒，利小便。煮熟食，开胃疗饥。作粉，更妙。唯脾虚表疏者，不宜。妊妇忌生食。

葛花 解酒，治肠风下血。性寒，微炒用之。

甘蔗

有红、白两种，白者良。味甘，性微寒，无毒。下气和中，助脾气，利大小肠，止渴解酒，解河豚毒。治呕吐反胃，捣取汁，和姜汁，服之愈。多食发虚热，动衄血。同酒食，发痰。同榧子食，则渣软。凡烧蔗渣[3]烟最昏目，须避之。

山查

一名棠球子，“查”字本草作“楂”。味甘、酸，性平，无毒。爽膞消食，散血去积，

〔1〕肺：原作“脯”，据《本草纲目》改。

〔2〕令：原作“食”，据文义改。

〔3〕渣：原作“淹”，据《本草纲目》改。

行结气，理疮疡。治妇人产后儿枕痛，恶露不尽，煎汁，入沙[1]糖，服之立效。以糖和为糕，小儿服之，最宜。生食多，令人嘈烦易饥，损齿。凡脾胃虚弱者，勿食。即药中，亦当慎之。

梧桐子

味甘，性平，无毒。生食无毒，蒸熟食，开胃醒脾。多食生痰涎，动风气。

椰子肉

味甘，性平，无毒。益气治风，消疳积白虫。小儿青瘦者，合蜜食之，最宜。但不可多，患疮疥、喘咳者，忌食。

椰子浆 止消渴，治吐血、水肿、风热。

椰子壳 可为酒器。如酒中有毒，则酒沸起，或裂破。今人漆其里，则失用椰子之意。治杨梅疮，筋骨痛，烧存性，临时炒熟，以滚酒泡服二三钱，暖覆取汗，其痛即止。

椰子皮 止血，疗鼻衄。吐逆霍乱，煮汁饮之。治卒心痛，烧存性，研，以新汲水服一钱，极验。

桄榔子

形如槟榔，故名。味苦，性平，无毒。生取红熟者，连瓤食之，颇甜。但见风，则棘喉，饮醋即解。煮熟可食。主破宿血。

桄榔面 即树皮中白粉，作饼，炙食，腴美，令人不饥。能补虚羸损之腰脚无力，久服轻身云。

波罗蜜

树高五六丈，不花而实出于枝间，有软刺礧砢，大有十余斤者，剥去外皮壳，内肉层叠如橘瓤，食之香甜。一实有数百核，炒其核食，甚佳。味甘、香，性平，无毒。止渴，解烦，醒酒，益气，令人悦泽。

核中仁 煮、炒食，补中益气，令人轻健、不饥。

无花果

味甘，性平，无毒。开胃，止泄痢、喉痛。

叶 治五痔肿痛，煎汤，频熏洗之，有效。

五敛子

俗名杨桃，又名三敛。味酸、甘、涩，性平，无毒。治风热，生津止渴，或蜜渍，或晒干，以充果食。能辟岚瘴之气。中蛊毒，大渴不止，捣取自然汁，多饮则毒随吐出而解。因食水土不宜，作发冷病者，取牛肉同炒食之，即愈。

马槟榔

味涩、甘，性寒，无毒。生津止渴，下气消痰，细嚼以冷水咽下，甘如蜜。治热病最效。一切恶疮肿毒，内食一枚，冷水送下，外嚼涂之，即无所伤。产难，嚼数枚，熟水送吞，立下。女人忌食，能令子宫冷而不孕。

[1] 沙：原作“炒”，据《本草纲目》改。

庵萝果

树生，状似林檎者。味甘，性温，无毒。止消渴，动风疾，时症及饱食后不可食。又不可与大蒜辛物同食，犯之令人发黄病。

桑椹

即桑子，黑色熟者佳。味甘、涩，性微凉，无毒。止消渴，和五脏，养精血，散关节痛。或曝干和蜜食之，令人聪明，安魂镇神，乌须黑发。不可与小儿食，令心寒。采摘，以布滤自然汁，瓦器熬成膏，少加些蜜，稠贮瓷器中，每用一二钱，食后夜卧，以沸汤点服，尤妙。

金樱子

俗名糖罂子。味甘、酸、涩，性平，无毒。疗脾泄下痢，止小便利，去睡后遗尿，杀寸白虫，涩精气。久服耐寒轻身。采半黄者，去外刺、内核，捣碎，水煮三次，去渣，即取汁熬为膏，每服一匙，用暖酒一盏调下，活血驻颜，益气补真，兼治梦遗滑精，神效。

叶　治痈肿，取嫩的研，入盐少许，调涂留头，泄气即消。

根　止泻血及崩中带下，刮皮，焙为末，每服二钱，米汤调下。骨哽，月醅煎，咽即下。

林懵子

其形如橙，有大、小两种，一名懵，以其味酸，鸡食，只可懵儿。味酸，性寒，无毒。汁堪代醋，能解诸鱼馁败之毒，用盐、醋蒸熟，可以久藏至二三年者，能开胃气者。嗳哕滞痰，不宜多食。

人面子

以其核类人面而名之也。味酸，性寒，无毒。和羹，解酒，醒脾，生津，盐、醋腌之，可充果食，蜜渍尤妙。患咳嗽疮疡者，忌之。

核中人[1]　甘美，可咽茶，不宜多食。

黄皮果

一名金弹子。味酸、甘，性寒，无毒。多食动肺火，生疮疖。嫩者盐腌，晒干，醒酒开胃。

核　治小儿头上疮疖，磨井花水涂上，即消。

叶　煮水洗浴，能解污秽。

荸荠

一名乌芋，又名凫茨、地栗，粤名马蹄子是也。去皮食之，其味如菱角。味甘、淡，性微寒，无毒。主消渴痹热，下石淋，治血痢，下血崩，除胸中寒热、宿食、膈气。主食或捣汁饮之，误吞铜钱，咽之即下。作粉食，开胃厚肠。辟蛊毒方，晒干为末，每服二钱，白汤调服，即解。下蛊之家，知有此药，则不敢行。云：有冷气人不可食，令腹胀气满。小儿多食，令脐结痛。

〔1〕人：通“仁”。下同。

猕猴桃

其形如梨，其色如桃，猕猴喜食[1]，故名。味酸，性寒，无毒。止暴渴，解烦热，压丹石。下石淋、热壅，并宜取瓤和蜜作煎食。脾冷泄泻者，忌之。

蕉品

类亦多，如青蕉、牙蕉、香蕉等，名虽异，性颇同也。味甘，性寒，无毒。生食止渴，润肺，解酒毒，除小儿客热，用嚼饭以饲之。蒸熟曝干，尤妙。能久藏而寄远，亦可疗饥。

蕉根　治一切肿痛。发背欲死者，捣烂涂之。血淋涩痛，用蕉根、旱莲草各等分，水煎服，日三次，即愈。

皂角子

一名皂荚，长六七寸，如镰样的。味辛，性温，无毒。炒，舂去赤皮，以水浸软，煮熟，以糖蜜渍之，疏导五脏风热壅滞之气，辟岚瘴邪气。治下痢不止，诸药不效，服此三服，宿垢去尽，即变黄色。皂刺子，瓦焙为末，米糊为丸如桐子大，每服一钱，陈茶送下，屡验。

频婆子

形如肥皂，长一二寸，皮红色，熟时月开露子。味甘，性平，无毒。煮食，益心和脾。生食，止渴生津。泄泻者，忌之。

野葡萄

一名山葡萄。味甘、酸，性平，无毒。止消渴，悦颜色，清火益气。不宜多食。脾虚人忌之。

上果各地所产，虽有阴、阳、寒、热之分，然只宜于无病之人，倘过，则伤于生冷难化，而成积聚，况调摄者乎？小儿尤当节之。凡果或有异常者，根下必有毒蛇，食之杀人。凡中果毒，用猪骨烧灰为末，调水服，即解。中瓜毒，用麝香调水或盐汤，俱可。

〔1〕食：原作“色”，据《本草纲目》改。

养生食鉴卷下

古番　何其言　克谏甫　编

梁溪　周承烈　敬校

禽　类四十二款

鹅

有苍、白二种。白鹅，味甘，性微寒，无毒。解五脏热，止渴，煮汁[1]饮之。多食令人霍乱，发痼疾，唯丹石人相宜。嫩者毒，老者良。苍者，发疮毒脓肿。李时珍曰：鹅气味俱厚，发风，发疮，莫此为甚，火熏者尤毒。有病人，俱忌食之。

血　解药毒。

胆　治痔疮初起，调冰片涂之，自消。

卵　补中益气，多食发痼疾。

鸭

雄者，绿头，文翅，声哼；雌者，黄斑色，声鸣。有纯黑，纯白者，惟白[2]而骨乌者，更佳。味甘，性冷，无毒。补虚乏，除客热，和脏腑，利水道，治小儿惊痫、热痢。黄雌鸭者，为补最胜。白鸭肉尤良。黑鸭滑中，发冷痢、脚气。凡鸭，新嫩者毒，长壮者良，老者大寒[3]。痰火食之，失音。肠风下血人，不可食。

血　解诸毒。有中药而死者，入喉即活。治卒中恶而死，急杀，取热血满口灌之。治小儿白痢似血冻者，白鸭杀取血，滚酒泡服，即止。

卵　去心腹胸膈热气，多食令人气短背闷。小儿多食，令脚软。痘疹食之，犯眼患。疮人食之，令恶肉出。盐腌者稍宜。并不可与鳖肉同食。

---

〔1〕汁：原作“沭”，据《本草纲目》改。

〔2〕惟白：此后原衍“惟白”二字，据《本草纲目》删。

〔3〕新嫩者毒，长壮者良，老者大寒：《本草纲目》作“嫩者毒，老者良”。

野鸭

一名水鸭，状似鸭而小，杂青白色，背[1]上有文，短[2]喙长尾，卑脚[3]红掌。肥而耐寒，能入水取蚬食，亦名蚬鸭。味甘，性凉，无毒。补中益气，平胃消食，杀十二种虫，散水肿、热毒、风疾。身患小热疮久不痊者，多食可愈。九月以后，立春以前，最可食，大益痰人，绝胜家鸭。一种小者，名刀鸭，味最重，食之更补虚。又一种名油鸭，其味更佳。俱不可与木耳、胡桃、豆豉同食。

血 解挑生蛊毒，热饮探吐而瘥。

鸡

皆家中畜者，异色，种各异而性亦自殊也。宜忌详注于后。丹雄鸡，味甘，性微温，无毒。辟不祥，温中补虚，益肺止血，治女人崩中漏下，赤白带淋。

白雄鸡 味甘、酸，性微温，无毒。调中下气，疗狂邪，安五脏，止消渴，利小水。

乌[4]雄鸡 味甘，性微温，无毒。补虚羸，去心腹恶气及风湿麻痹，安胎，止腹痛。

黑雌鸡 味甘、酸，性温、平，无毒。止反胃，定心志，去风寒湿痹，排痈脓，破宿血，生新血，安胎，并补产后虚羸。

黄雌鸡 味甘、酸、咸，性平，无毒。补五脏，益气力，壮阳道，添精髓，治泻痢消渴，小便不禁。产后食之，补益尤胜。

乌骨白鸡 味甘，性平，无毒。治女人崩中、带下，一切虚损诸病，助气血，补虚弱，益产妇，去心腹痛。最治虚热，男用雌，女用雄。

反毛鸡 治反胃病，同人参、当归、食盐各半两，煮烂，去骨，食之至尽，效。

泰和老鸡 味甘、酸，性热，无毒。补益人，以五味煮，与出痘者食，内托发脓，一二十年，尤效。此法粤中不可用，以南方风土暖，不可以火济火也。慎之，慎之！

鸡头 老者有毒，切勿食之。

鸡冠血 治蜈蚣咬痛，搽之即安。百虫入耳，滴之即出。

鸡肝 味甘、苦，性温，无毒。雄鸡者良，起阴补肾，治心腹痛。安漏胎下血，以一具切，和酒煮食之。亦疗风虚目暗。治女人阴蚀疮，切片纳入，引虫出尽，良。

鸡卵 味甘，性平，无毒。黄雌者为上，乌雌者次之。卵白补气。卵黄补血，和五脏，镇心，安胎，暖水脏，缩小便。酒煮，治产后血晕。忌与鳖肉、兔肉、獭肉同食。小儿痘后，不惟忌食，禁嗅其煎食之气，恐生翳膜。多食动风气，有毒，醋解之。

以上诸色鸡肉，俱有补虚羸之功，故食治方中多用之。然鸡属巽，巽主风木，能动风痰，助肝火，凡阴虚骨热者忌之。语云：痰火食鸡，犹如食砒。小儿五岁以下，不可与食。疽病最忌，卵亦如之。抱卵鸡不可食，食之发疽。自死者，忌食。同茱萸食，杀人。

---

〔1〕背：原作“皆”，据《本草纲目》改。
〔2〕短：原作“矩”，据《本草纲目》改。
〔3〕脚：原作“脾”，据《本草纲目》改。
〔4〕乌：原作“墨”，据《本草纲目》改。

野鸡

即雉[1]，汉吕太后名雉，高祖改雉为野鸡，其实鸡类也。形大如鸡，斑色绣[2]翼。雄者，文采而尾长；雌者，文暗[3]而尾短。味甘、酸，性微寒，无毒。补中，益气力，止泄痢、小便多，除蝼瘘。又治消渴，饮水无度。和盐取作羹食，疗脾胃气虚，食不能下，并肠滑下痢不止。又不可与胡桃、木耳、菌同食，有痼疾者，尤忌之。孙真人云：九月至十一月，食益人，春夏勿食。防雉与蛇交，有毒。卵忌同葱食，亦不可与家鸡同食。

鹧鸪

形如鸡母，头如鹑，臆前有白圆点如珍珠，背[4]毛有紫赤浪文，鸣云"钩辀格磔[5]"者是。味甘，性温，无毒。主补五脏，益心力，能消积痰，祛温疟。解野葛蛇菌毒及温瘴病久而危者，合毛熬酒渍之，或生捣汁服，良。不可与竹笋同食。自死者，不可食。脂膏涂手皲，不裂。

竹鸡

形如鹧鸪，居竹林，褐色、斑赤文，性好啼。见其侍必斗，捕者以媒诱其斗[6]，因而网之。味甘，性平，无毒。能杀虫毒，煮食之良。

鹖鸡

音曷，状[7]类雉而大，黄黑色，首有一角，如冠。性爱其党，有彼[8]侵者，直往赴斗，虽死犹不罢。故古者虎贯戴鹖冠。味甘，性平，无毒。食之[9]，令人勇健、肥润。病初愈勿食。

鹁鸽[10]

人家畜之，亦有野鸽。名品虽多，毛羽不过青、白、皂、绿、鹊斑数色，白者良。味甘、咸，性平、暖，无毒。调精益气，解一切药毒，食之益人。若[11]服药人食之，药力减少，无效。又治恶疮疥癣，风瘙白癞、疬疡风，炒熟[12]，酒服之，良。

血 益血解毒。同姜、酒服，消痞积。

卵 解疮毒。小儿未出痘者，宜之。

斑鸠

即鹁鸠，有有斑者，有无斑者，有灰色者，有大者，有小者，虽有此数色，其用则一也。味甘，性平，无毒。明目益气，助阴阳，食之令人不噎。虚损久病，胃弱者食之，最补。

---

〔1〕雉：原作"鸡"，据《本草纲目》改。

〔2〕绣：原作"缩"，据《本草纲目》改。

〔3〕文暗：原作"交暄"，据《本草纲目》改。

〔4〕背：原作"皆"，据《本草纲目》改。

〔5〕格磔：原作"袼砞"，据《本草纲目》改。

〔6〕见其侍必斗，捕者以媒诱其斗：原作"见侍必阐，间者以媒诱其阐"，据《本草纲目》改。

〔7〕状：原作"然"，据《本草纲目》改。

〔8〕彼：《本草纲目》作"被"。

〔9〕食之：此后原衍"勇健"二字，据《本草纲目》删。

〔10〕鸽：原作"鸰"，据《本草纲目》改。下同。

〔11〕若：原作"苦"，据文义改。

〔12〕熟：原脱，据《本草纲目》补。

血 热饮，解蛊毒良。

雁

似鹅，有苍、白二色，小者为雁，大者为鸿。南来时瘠瘦，不可食；北向时肥，宜食。味甘，性平，无毒。解丹石毒，和五脏，壮[1]筋骨，散风气麻痹。久食壮气。六月勿食，伤神。

肾 无毒，大益人。

肪 即膏脂。主风挛偏枯，血气不通利。炼净，每日空心，暖酒服一匙，良。

鹑

大如鸡雏[2]，头细而无尾，毛有斑点，甚肥。雄者足高，雌者足卑。其性畏寒。其在田野间，夜则群飞，昼则单[3]伏。味甘，性平，无毒。补五脏，益中续气，实筋骨，耐寒暑，消结热。和小豆、生姜煮食，止泄痢。酥煎食，令人下焦肥。小儿患疳及下痢五色，并食之，有效。不可与猪肝、菌子同食。春月勿食。

雀

即小麻雀，羽毛斑褐，颔[4]嘴皆黑，头如颗蒜，目如擘椒[5]，尾长二寸许，爪距黄白色，跃而不步，其声清响，昼夜不停。其卵有斑，其性最淫。味甘，性温，无毒。补五脏，益精髓，暖腰膝，起阳道，缩小便，令人有子。又治妇人血崩带下。正月以前，十月以后，宜食之。

卵 味酸，性温，无毒。益精血，治男子阴痿不起，女人带下，便溺不利，兼除疝瘕。和天[6]雄、菟丝子末为丸，空心酒下，五丸效。

鹤

有白色、玄色、黄色、苍色，用以白者为良，他色次之。味咸，性平，无毒。益气力。

血 益血虚，补劳乏，去风，补肺劳。弱者，宜食之。

卵 味甘、咸，性平，无毒。预解痘毒，可令稀少，每用一枚，煮与小儿食之。

鸧鸡

鸧，水鸟也。食于田泽洲渚之间，大如鹤，青苍色，亦有灰色者，长颈高脚，群飞[7]，可以候霜，一名麦[8]鸡。俗名雨落母，以见其飞鸣，则多有雨。味甘，性温，无毒。补虚乏，益脾胃，解蛊毒，杀诸虫。

鸳鸯

溪湖中有之，栖于土穴中，如小鸭。其质杏黄色，有文采，红头翠[9]鬣，黑翅黑尾，红掌，头

---

〔1〕壮：原脱，据《本草纲目》补。

〔2〕雏：原作“雛”，据《本草纲目》改。

〔3〕单：《本草纲目》作“草”。

〔4〕颔：原作“领”，据《本草纲目》改。

〔5〕目如擘椒：原作“且若禽珠”，据《本草纲目》改。

〔6〕天：原作“夫”，据《本草纲目》改。

〔7〕飞：原脱，据《本草纲目》补。

〔8〕麦：原作“黍”，据《本草纲目》改。

〔9〕翠：原作“举”，据《本草纲目》改。

有白长毛垂之至尾。交头而卧，其交不再。味咸，性平，有小毒。治诸[1]瘘疥癣，酒浸[2]炙食，或炙热敷疮上，冷即易。作羹臛食之，令人肥丽。夫妇不和者，私与食之，即相怜爱。炙食，治梦寐思慕[3]者。多食[4]，令人患风病。

锦鸡

即山鸡，状如小鸡，其冠亦小，皆有黄赤文，绿顶红腹，利距而斗，以家鸡斗之，即可获。味甘，性温，无毒。食之，令人聪慧。养之，可禳火灾。

鹬

形如鹑，色苍嘴长，在泥涂间作“鹬鹬”声，所谓“鹬蚌相持”者，即此。将雨，此鸟即鸣。味甘，性温，无毒。补虚乏，甚暖人，煮食良。

巧妇鸟

一名鹪。鹪，粤俗名种鹪，生蒿木之间，居藩篱之上[5]，状似黄雀而小，灰色有斑，声如吹嘘，喙如利锥[6]，取茅苇毛毳为窠，大如鸡卵，而系之以麻发，至为精密。悬于树上，或一房、二房，故曰“巢林不过一枝[7]，每食不过数[8]粒”。小人畜驯，教其作戏，并占[9]卦者是也。味甘，性温，无毒。炙食甚美，令人聪明。

窠 治膈气噎疾，以一枚烧灰，酒服。或一服二钱，神验。

喜鹊

以翼左覆右者，雄；右覆左者，雌。又烧毛作屑纳水中，沉者是雄，浮者是雌[10]。入药，只取雄者。味甘，性寒，无毒。治消渴，下石淋，消结热。烧灰淋汁饮之，石即下。又主风秘烦热，胸膈痰结，利大小肠。妇人忌食。

乌鸦

一名老鸦，肉涩、臭，不可食，止可治病。味酸，性平，无毒。治瘦[11]病咳嗽，骨蒸痨疾。腊月，取翅、嘴、足全者，瓦罐[12]固济，泥封，烧存性，为末，每服一钱，米饮调下。兼治小儿惊痫、鬼魅之症。

〔1〕诸：原脱，据《本草纲目》补。
〔2〕浸：原作“侵”，据《本草纲目》改。
〔3〕慕：原脱，据《本草纲目》补。
〔4〕食：原脱，据《本草纲目》补。
〔5〕生蒿木之间，居藩篱之上：原作“主蒿木之同居藩篱之土”，据《本草纲目》改。
〔6〕锥：原作“铁”，据《本草纲目》改。
〔7〕巢林不过一枝：原作“窠林不道一菽”，据《本草纲目》改。
〔8〕数：原作“一”，据《本草纲目》改。
〔9〕占：原作“古”，据文义改。
〔10〕沉者是雄，浮者是雌：《本草纲目》作“沉者是雌，浮者是雄”。沉，原作“泥”，据《本草纲目》改。
〔11〕瘦：原作“瘘”，据《本草纲目》改。
〔12〕罐：原作“礶”，通罐。

慈乌

即慈鸦，一名寒鸦，似乌鸦而小，多群飞，作“鸦鸦”声者是。不膻臭[1]，可食。味酸、咸，性平，无毒。补虚劳瘦，助气。止咳嗽及骨蒸发热，和五味炙食之，良。

啄木鸟

有大，有小。小者如雀，大者如鸦。面如桃花，喙[2]足皆青色。有褐，有斑。褐者是雌，斑者是雄。嘴如椎，长数寸，当穿木食蠹。味甘、酸，性平，无毒。追痨虫，治风痫。痔瘘脓水不止，取一只烧灰，酒下二钱。牙齿疳𧏾、虫牙痛，烧为末，纳牙孔中，不过三次；或取舌，绵裹于痛处，咬之。俱以端午日得者佳。

鸲鹆

俗名八[3]哥。身首俱黑，两翼下各有白点。其舌如人舌，剪剔能作人言。嫩则口黄，老则口白，头有有帻者，有无帻者。味甘，性平，无毒。治老嗽，止吃噫，下气，通灵。除五痔下血，和五味蒸煮，或作羹食之。腊日得者尤妙。

黄鸟

即莺，一名黄鹂，一名仓庚。大于鸲鹆，雌雄双飞，体毛黄色，羽及尾有黑色相间，黑眉[4]，尖嘴，青[5]脚，立春后即鸣。味甘，性温，无毒。助脾胃，益阳道，妇人食之，不妒。此鸟感春阳先鸣，所以补人云。

百舌

俗名生屎了，状如鸲鹆而小，身略长，灰黑色，微有斑点，喙亦尖黑，行则头俯，好食蚯蚓。味甘，性平，无毒。杀诸虫，益智慧。小儿久不能语者，宜食之。

练鹊

似鸲鹆而小，黑褐色，其尾长白毛如练带。味甘，性平、温，无毒。主益气，治风疾，冬间、春间，取食之。

桑鳸

即蜡嘴和鹄，大如鸲鹆，苍褐色，有黄斑点，其喙[6]微曲而厚壮[7]，浅黄色。味甘，性温，无毒。补肌肉虚羸，益皮肤。

英鸡

状如鸡而短[8]尾，体热无毛[9]，腹下毛赤，飞翔不远[10]，食碎石英。味甘，性温，无毒。

---

〔1〕臭：原作“奥”，据《本草纲目》改。
〔2〕喙：原作“啄”，据《本草纲目》改。
〔3〕八：原作“子”，据《本草纲目》改。
〔4〕眉：原作“肩”，据《本草纲目》改。
〔5〕青：原作“清”，据《本草纲目》改。
〔6〕喙：原作“啄”，据《本草纲目》改。
〔7〕壮：原作“庄”，据《本草纲目》改。
〔8〕短：原作“雉”，据《本草纲目》改。
〔9〕无毛：原作“芜尾”，据《本草纲目》改。
〔10〕远：原作“使”，据《本草纲目》改。

益阳道，补虚损，令人肥健悦泽，能食，不患冷，常有实气而不发也。

白鹇

似山鸡而色白，有黑文如涟漪，尾长二三尺，体备冠距，红颊[1]，赤嘴，丹爪。味甘，性平，无毒。补中气。患疮疖者勿食。一种黑者，功用相同。

孔雀

一名越鸟。味咸，性凉，微毒。解药毒、蛊毒，山谷夷人多食之，或以为脯腊，味如鸡、鹜。能解百毒。人[2]食其肉，自后服药，必不效云。

鹦鹉

如婴儿之学母语，故字从婴母，一名婴哥。有白者、绯绿者、苍者，白者良，亦能人言。味甘，性温，无毒。食之，止虚嗽。自死者不可用。

杜鹃

状如雀鹞，而色惨黑，赤口，有小冠，春暮即鸣，夜啼[3]达旦，鸣必向北，至夏尤甚，昼夜不止，其声哀切。一名子规，又名子巂、怨鸟、周燕[4]。味甘，性平，无毒。治疮瘘有虫，薄[5]切，炙热，贴之，虫尽乃已。按：《吕氏春秋》云“肉之美者，巂[6]燕之翠”，则昔人亦尝食之矣。

燕

一名玄鸟，衔泥巢于屋宇之下。味酸，性平，有毒。不可食，损人神气。治小儿卒惊似有痛处而不知，用燕窠中粪煎汤浴之。

蒿雀

状似雀，青黑色，在蒿间，塞外弥多。味甘，性温，无毒。益阳道，补精髓。

脑 涂冻疮，手足不皲。

鸡鹊

俗名赤冠鸡，大如凫鹜，而高脚似鸡，长喙好啄[7]，其顶[8]有红色如冠，翠鬣碧斑，丹嘴青胫，养之可玩也。味甘、咸，性平，无毒。解鱼虾毒，炙食，益人。养之，能厌火灾。

鹭

林栖水食，群飞成序，洁白如雪，颈细而长，脚青善翘，解指短尾，喙[9]长三寸，顶有长毛十数茎，毵毵然[10]如丝，欲取鱼则弭之。味咸，性平，无毒。益脾胃，补气血，炙食良。一种白鹤子，

---

〔1〕颊：原作“烦”，据《本草纲目》改。
〔2〕人：原作“今”，据《本草纲目》改。
〔3〕啼：原作“哺”，据《本草纲目》改。
〔4〕子巂、怨鸟、周燕：原作“子崔圣鸟同志”，据《本草纲目》改。
〔5〕薄：原作“溥”，据《本草纲目》改。
〔6〕巂：原作“崔”，据《本草纲目》改。
〔7〕长喙好啄：原作“长指好喙”，据《本草纲目》改。
〔8〕顶：原作“项”，据《本草纲目》改。
〔9〕喙：原作“啄”，据《本草纲目》改。
〔10〕毵毵然：原作“秏截纫”，据《本草纲目》改。

头无毿毛，歛耳黄脚，功用颇同。

鸬鹚

一名水老鸦，渔人畜之。似鸦而小，色黑。味酸、咸，性冷，微毒。利水道，宽胸膈益[1]。

头骨　主鲠及咽，烧研酒服。

屎　治小儿疳疣，干研为末，炙猪肉蘸食，效。

鱼狗

即翠鸟，穴土为巢，大如燕，喙尖而长，足红而短，能水上取鱼，背毛翠色，可装女子首饰。味咸，性平，无毒。可食，治鱼鲠及鱼骨入肉不出，痛甚者，烧研饮服[2]，或煮汁饮，亦佳。

鹖鸮

即寒号虫，五台诸山甚多。其状如小鸡，四足有肉翅，夏月毛采五色，自鸣若曰："凤凰不如我"。至冬毛落，如鸟雏，忍寒而号曰："得过且过。"味甘，性温，无毒。食之益人。

屎　名五灵脂，治毒蛇所伤昏[3]愦，用五灵脂一两，雄黄五钱，同为末，每用二钱，灌下立苏。以渣敷咬处，其苦顿解。

鹘嘲

其目似鹘，其形似山鹊，其声啁嘲，其尾屈促，其羽[4]如褴褛。味咸，性平，无毒。助气，益脾胃。治头风目眩，煮炙食之，顿尽，一枚至效。

鹰

粤名麻鹰。北人多取雏养之，有雉鹰、兔鹰。味酸，性平，无毒。食之辟野狐邪魅。

头　烧灰，入麝香少许为末，酒服，治痔瘘、头风。

屎　治伤挞瘢痕，合僵蚕、衣鱼为膏，涂之效。

有禽本乎天，为阳中之阳，虽云补益，不宜多食。阴虚者，慎之慎之。且种类最多，不识甚性味，决不可食。凡有形色异常，如白首玄身、白身玄首[5]，及死不伸足、不闭目者，食之杀人。

兽　类三十二款

猪肉

天下畜之，而各有不同。生青、兖、徐、淮者，耳大；生燕、冀者，皮厚；生梁、雍者，足短；生辽东者，足白；生豫州者，味短；生江南者，耳小；生岭南者，白而极肥。味甘、咸，性微寒，

---

〔1〕益：疑衍。

〔2〕服：原作"食"，据《本草纲目》改。

〔3〕昏：原作"眷"，据《本草纲目》改。

〔4〕羽：原作"习"，据《本草纲目》改。

〔5〕白首玄身、白身玄首：原作"白首白身玄身玄首"，据《本草纲目》改。

无毒。补肌肤，润肠胃。诸书以为不可食，亦习传之偏执者。每食日用之常，何曾见其害？多食动风生痰，盖因其腻也。瘦者良。凡身热瘾疹，忌之。服木鳖子者，食之杀人。

猪头肉 同五味煮食，补虚，乏压丹石毒。有疮、心风症，勿食。

项[1]肉 俗名槽头肉，肥脆。多食动风。治酒积，面黄腹胀，以一两切如泥，合甘遂末一钱，作丸，纸裹煨香食之，酒下，利出毒积而愈。

猪脂 煎膏，解诸药毒，利肠胃，杀虫，润肺，生毛发。

猪脑 甘，寒，有毒，不宜多食。孙真人《食忌》云：猪脑，损男子阳道，临房不能行事，酒后尤不可食。

猪脊[2]髓 甘，寒，无毒。补骨髓，益虚劳。

猪血 味咸，性平，无毒。压丹石，解诸毒。下血不止，酒炒食之。清油炒食，治嘈杂有虫。服地黄、何首乌，诸补药者忌之。心血调朱砂末服，治惊痫癫疾。

猪心 补血不足虚劣，治惊邪忧恚。不可与茱萸同食。

猪肝 补肝，明目，疗肝虚[3]浮肿。不宜多食。

猪脾 俗名联贴，治脾胃虚热，同橘红、人参、姜、葱、陈皮、陈米煮羹，去橘红等食之。孙真人云：六畜脾一生勿食之。

猪肺 补肺。疗虚咳嗽，以一具，竹刀切片，麻油炒热，同粥食。又治肺虚嗽血，煮，蘸薏苡仁末食之。

猪肾 俗名腰子，理肾气，通膀胱，暖腰膝，治耳聋，疗产后劳乏，虚汗下痢，崩漏。有虚寒人，勿多食，恐伤肾经真气。痰火咳嗽人，忌食。

猪胰 一名肾脂，坐两肾中间，似脂似肉，乃人物之命门，三焦发原之处。能润五脏，滋肺气，治干咳喘急。不宜多食。

猪肚 补胃益气，去骨蒸痨热，四季宜食。以麻油洗去秽垢，良。

猪肠 润肠，止血痢脏毒，治大小肠风、热疮。患损伤者，忌之。

猪胞 俗名小肚。治梦中遗溺，疝气坠痛，阴囊湿痒，玉茎生疮，煮食良。

猪舌 健脾，补不足，令人能食。

猪蹄 下乳汁，托痈疽，压丹石。煮清汁，洗痈疽，能解热散毒，去恶肉，有效。

猪卵 即猪公外肾。治惊痫癫疾，阴阳易病，除阴茎、小腹等痛。

猪公有卵者，猪母生子，皆有毒，病人俱忌食。

羊

生江南者，为吴羊，头身相等而毛短。生秦、晋者，为夏羊，头小身大而毛长，土人二岁而剪其毛以为毡物，谓之绵羊。广南英州一种乳羊，食仙茅，极肥，甚补人。

羊肉 味甘，性热，无毒。补中益气，安心定惊，治虚乏汗出，益产妇，肥健人。患热病及天行病、疟病后，忌食。发疮疥痼疾，妊妇食之，令子多热者。忌铜器，勿

〔1〕项：原作“顶”，据《本草纲目》改。
〔2〕脊：原作“有”，据《本草纲目》改。
〔3〕虚：原作“虑”，据《本草纲目》改。

与醋同食。

羊头蹄 疗肾虚精竭，安心养胃，止惊敛汗，治风眩瘦乏，性补水，水肿人忌食。

羊血 解一切丹石毒，治产后血虚闷晕。凡中胡蔓草、砒霜、硇砂、轻粉、硫黄等毒刺，饮一升即解。服地黄、何首乌诸补药者，忌食。大便下血，煮熟，拌醋食最效。

羊乳 解蛛毒，润心肺，补肾气，益精髓，利大肠。治虚寒，干[1]呕反胃，心疼，温饮之良。

羊脑 发风，损人精气。书云：羊食百草，其病在脑者，不宜食之。

羊髓 润肺气，利血脉，去女子血虚风闷，和酒服之。

羊心 补心，除忧恚膈气。有孔者勿食。

羊肺 补肺气，止咳嗽，利小便，行水解毒。自三月至五月，勿食。

羊肾 即腰子。补肾气，益精髓，壮阳，健胃，疗虚损，止小便、盗汗，治耳聋。同蒜、薤食，消癥瘕。

羊外肾 治肾虚精滑。

羊肺 补肝明目，解毒杀虫。妊妇勿食。忌苦笋、梅子、生椒。

羊肚 补胃，止反胃、虚汗，治虚羸。小便数，作羹食之。

羊舌 无毒。补中益气。

凡白羊黑头、黑羊白头、独角者，肉有毒，食之则发瘟。羊毒者，饮甘草则解。

水牛

牛者[2]，稼穑之资，不可多杀。若自死者，血脉已绝，骨髓已竭，勿食，并防疔毒。

水牛肉 味甘，性平，无毒。安中益气，养脾胃，消水肿，除湿气，止消渴，补虚弱，壮筋骨。十二月勿食。疟疾后，忌之。生疔牛，有毒，食之作渴、发疮。中之者，取苦瓜核擂水，饮之即解。

牛鼻 治妇人无乳，作羹食之，不过两日，乳下无限，气壮人尤[3]效。

牛脑 无毒。去风眩、渴消。

牛乳 养心肺，解热毒，补虚，止渴，最宜老人。凡用，必煮过，停冷，徐徐饮之。

牛血 解毒，利肠胃。煮拌醋食，治血痢、便血。

牛髓 补骨髓，平胃气，暖水脏。同酒暖食，通[4]十二经脉。久食益气力，强健人。

牛心 补心，治虚忘恍惚。

牛脾 补脾。和朴硝作脯食，消痞块。

牛肺 补肺[5]。

牛肝 补肝明目，醋煮食，治疟痢。独肝者勿食。

〔1〕干：原作“吃”，据《本草纲目》改。

〔2〕者：原作“老”，据《本草纲目》改。

〔3〕尤：原作“光”，据《本草纲目》改。

〔4〕通：原脱，据《本草纲目》补。

〔5〕肺：原作“脯”，据《本草纲目》改。

牛肾 益精，补肾气，治湿痹。

牛肚 解毒，养脾胃，补五脏。醋煮食之良。

牛膍 一名百叶。解酒毒及丹石药毒，消热气水气。以姜、醋煮食，治痢。

牛舌 开胃健脾。

牛头蹄 下风热。患冷人勿食，蹄中巨筋，多食令人生肉刺。

牯牛卵[1]囊 治疝气，取一具煮烂，入小茴香、盐少许，拌食。阴茎治妇人漏下赤白，带下不孕，酒煮食者良。

黄牛与水牛功即相同。李梴云：黄牛发药毒，动病，不如水牛。盖黄牛温[2]而水牛冷故也。常食，以黄牛为妙。

狗

狗类甚多，其用[3]有三：田犬，长喙善猎；吠犬，短喙善守；食犬，体肥供馔。黄犬为上，黑犬、白犬次之。

狗肉 味咸、酸，性温，无毒。安五脏，壮阳道，补下元，益气血，厚肠胃。食，近腰连肾者佳。凡用，勿去血，始益人。阴虚人食之，发热，难治。孕妇忌食。狂犬及自死者，不可食。

阴茎 咸、平，无毒。六月上伏日取，阴干百日用。治劳伤阴痿不起，令强而有子。除女子带下十二病，每早磨酒服之。

肾 去产后虚乏似疟。

凡食狗肉伤者，用杏仁二三两，带皮研细，热汤二三盏拌匀，三次服，使肉尽消出而愈。

马

形色最多，入药用全白者，然马不常杀，有病及自死者，切勿食之。

马肉 味辛、苦，性冷，有毒。除热气，长筋骨，强腰膝。凡用，以水援洗数次，去净血，再以好酒洗，方煮之，更入酒烹熟，可食。同仓米、苍[4]耳食[5]，发病害人。同姜食，发气嗽。同猪肉煮食，成霍乱。患疮病下痢者，勿食之。食马肉毒发心闷者，饮清[6]酒则解，饮浊酒则加。中马毒者，饮萝卜汁，食杏仁[7]可解之。马肝及鞍下肉，有[8]大毒，食之杀人。误中，以豉、豆腐[9]食，解之。

〔1〕牛卵：原作“小阴”，据《本草纲目》改。
〔2〕温：原作“湿”，据文义改。
〔3〕用：原作“田”，据《本草纲目》改。
〔4〕苍：原作“仓”，据《本草纲目》改。
〔5〕食：原脱，据《本草纲目》补。
〔6〕清：原作“造”，据《本草纲目》改。
〔7〕杏仁：原作“大碗”，据《本草纲目》改。
〔8〕有：原作“令”，据文义改。
〔9〕腐：原作“付”，据文义改。

马阴茎 味咸、甘，性平，无毒。主男子阴痿不起，益精气有子。凡使，须当春游牝时力势正强者，生取得，阴干百日，剉用。

马脑 有毒，食令人癫。

驴

长颊[1]广额，磔[2]耳修尾，夜鸣应更，性善驮负。有褐、白、黑三色，入药以黑者为良。

驴肉 味甘，性良，无毒。安心气狂乱，补血气虚损。多食动风。与荆芥、茶相反，食之杀人。妊妇忌食。野驴肉，功同。

驴头肉 煮汁服，止消渴。同姜齑煮汁服，治黄疸。

驴血 无毒，下热气，利大小肠。将热血和麻油一盏，搅去沫，煮熟成白色，亦一异也。

驴乳 无毒，止消渴，治小儿惊痫、赤痢。

阴茎 无毒，强阴壮筋。

骡肉

大于驴而健于马，其力在腰。其后有锁骨，不能开，故不孳乳。味辛、苦，性温，有小毒。性顽劣，肉不益人，多食令人健忘。

驼肉

状如马，其头似羊，长项垂[3]耳，脚有三节，背有两肉峰如鞍形。有苍、褐、黄、紫数色。味甘，性温，无毒。壮筋骨，润肌肤，去风下气。驼峰、蹄最佳。

鹿

马身羊尾，头侧而长，高脚而行速。牡[4]者曰马[5]鹿，有角，夏至则解，大如小马，黄质白斑；牝者曰麀[6]鹿，无角，小而无斑，其子以六月而生[7]。

鹿肉 味甘，性温，无毒。补中益气，调血脉，益腰膝，助阳道。九月后，正月前，食之则宜，他月食之，伤神。凡饵药之人，不可多食，能解药力。

鹿头 辟恶梦，止消渴。煎汁、作胶，皆宜。亦可酿酒，少加葱椒，尤佳。

蹄肉 去风湿。脚膝骨蒸痛，同豉汁、五味煮食良。

鹿髓 同酒食，治伤中绝脉[8]，筋骨痛；同蜜煮食，壮阳生子；同地黄煎膏服，补阴强阳，填骨髓，壮筋骨。

脑髓 堪入面脂，不宜食之。

---

〔1〕颊：原作“颈”，据《本草纲目》改。
〔2〕磔：原作“碟”，据《本草纲目》改。
〔3〕垂：原作“重”，据《本草纲目》改。
〔4〕牡：原作“壮”，据《本草纲目》改。
〔5〕马：原脱，据《本草纲目》补。
〔6〕麀：原脱，据《本草纲目》补。
〔7〕六月而生：原脱，据《本草纲目》补。
〔8〕治伤中绝脉：原作“通绝脏治”，据《本草纲目》改。

鹿血 解药毒、痘毒，治肺痿肺痈，吐血衄血及崩中带下，止饥渴，充气血，起阴痿，止腰痛。生刺，和酒服之。

鹿肾 补肾气，壮阳事，安五脏，作酒及煮粥食之。

鹿筋 补虚劳，续绝脉。

鹿之一身皆益人，野族第一品也。或脯，或煮，或蒸，俱和酒食之良。

麋

鹿属也，其色青黑，大如小牛，肉蹄。目[1]下有二窍，为夜目。牡者有角，冬至则解，牝则无角。

麋肉 味甘，性温，无毒。补中益气，健腰脚。其功与鹿同。然鹿以阳为体，其肉食之暖；麋以阴为体，其肉食之寒。鹿之角属阳，夏至解；麋之肉属阴，冬至解。是鹿之茸、角补阳，右肾[2]精气不足者宜之；麋之角、茸补阴，左肾血液不足者宜之。其肉及各脏皆同，虽分阴阳，均补之也。不可合雉、虾、生菜、梅、李同食。

麋皮 作靴、袜，治脚气。

獐

獐冬居山，春居泽，似鹿而小，无角，黄黑色，大者不过二三十斤，雄者有牙出口外[3]。

獐肉 味甘，性温，无毒。补五脏，益气力，悦泽人面，酿酒有消风之功。八月至十一月食之胜羊肉，余月食之多则动气，发痼疾。孕妇勿食。忌与梅、李、虾同食。

獐心肝[4] 曝干为末，凡人心胆粗者，酒服下，即减小；胆若怯者，服之愈怯。

獐髓脑 益气悦颜。同薯蓣食，去暗风。同天门冬煎服，补虚损。

麝

其形如獐而小，黑色，常食柏华，又啖[5]蛇。其香，正在阴茎前，皮肉别有膜袋裹之。五月得香，往往有蛇皮骨。今人以蛇蜕[6]皮裹香，云弥香，是相使也。

麝肉 味甘，性温，无毒。治腹中癥病。蛮人常食之，似獐肉而腥气，云食之不畏蛇也。

麝香 味辛，性温，无毒。辟恶气，杀鬼精，消瓜果食积。治各病大功药性中详之。

麂

音几。居大山中，似獐而小，牡[7]者有短角，黧色，豹脚，脚矮而力劲[8]，善跳越。其行草莽，俱循一径。皮极软腻，靴袜珍之。大者曰麖。

麂肉 味甘，性平，无毒。同姜、醋煮食，治五痔有效。

---

〔1〕目：原作“日”，据《本草纲目》改。

〔2〕肾：原作“臂”，据《本草纲目》改。

〔3〕牙出口外：原作“角出外”，据《本草纲目》改。

〔4〕心肝：原作“堂用”，据《本草纲目》改。

〔5〕啖：原作“敢”，据《本草纲目》改。

〔6〕蜕：原作“蜿”，据《本草纲目》改。

〔7〕牡：原作“牝”，据《本草纲目》改。

〔8〕劲：原作“动”，据《本草纲目》改。

头骨　治飞尸，烧灰饮服。

麖　似麂，而大，肉稍粗，气味亦同也。

野猪

深山中有之，形如家猪，但腹小，脚长，牙出口外如象牙，其肉有至二三百斤者，毛褐色。

野猪肉　味甘，性平，无毒。补五脏，润肌肤，治肠风便血、癫痫[1]。煮炙如五味食良，雌者佳。青蹄者，勿食。

肪膏　酒浸食之，令妇人多乳，连有十日，可供三四小儿。本来无乳者，亦有。

胆中黄　老者方有，亦不常得。味甘、辛，性平，无毒。疗金疮，止血生肌，治鬼疰癫痫及小儿疳气，客忤天吊，阴干，研水服之。

外肾和皮　烧灰存性，米饮下，治崩中带下、肠风下血、血痢。

豪猪肉

状如猪，而项脊有棘鬣，长半尺许，粗如箸[2]，其状似笄及猬刺，白本而黑端，怒则激[3]去，如矢射人。味甘，性寒，无毒。多脂膏，食之利大肠。不可多食，动风气，令人虚羸。

猯

音湍，即猪獾也。山野间有之穴居，状似小猪豚，形体肥而行钝[4]，其耳聋，见人乃走，短足短尾，尖喙褐[5]毛，能孔地食虫蚁、瓜果。

猯肉　味甘、酸，性平，无毒。作羹食之，下水肿，治久痢大效。瘦人食之，长肌肉，肥白。

膏　治蜣螂蛊毒，胸中哽[6]噎，怵怵如虫行，咳血，以酒和服，或下，或吐，或自消也。

兔肉

大如狸而毛褐，形如鼠而尾短，耳大而锐，上唇缺而无脾，长须趺足，近有白者。味辛、甘，性寒，无毒。不益人，疗热气、湿痹，治消渴。久食损元气，弱阳事。不可与姜并鸡肉、獭肉同食，妊妇忌之。

羚羊

似羊而青色，毛麄，两角短小，夜宿以角挂树，不着地，角弯[7]中深锐紧[8]小，有挂痕者，为真。

羚羊肉　味甘，性平，无毒。和五味炒熟，投酒中经宿，饮之。消恶疮，治中风，筋骨急强。

---

〔1〕痫：原作“癓”，据《本草纲目》改。
〔2〕箸：原作“筯”，据《本草纲目》改。
〔3〕激：原作“澂”，据《本草纲目》改。
〔4〕钝：原作“纯”，据《本草纲目》改。
〔5〕褐：原作“碣”，据《本草纲目》改。
〔6〕哽：原作“硬”，据《本草纲目》改。
〔7〕弯：原作“湾”，据《本草纲目》改。
〔8〕紧：原作“素”，据《本草纲目》改。

角　味咸，性平，无毒。辟恶解毒，平肝舒筋，定风安魂，散血下气，明目起阴，治子痫痉疾。散产后[1]恶血冲心，烦闷，末，酒服。

山羊肉

一名羱[2]羊，有筋力，甚能陟险峻，皮可制靴履。味甘，性热，无毒。肥软益人，治妇人赤白带下，疗筋骨急强，益气血，补虚劳。时病人忌之。

狗獾肉

似小狗而肥，尖喙矮足，短尾深毛，褐色，皮可为裘，亦食虫蚁瓜果。味甘、酸，性平，无毒。补中益气，最宜人。小儿疳[3]瘦，杀蛔[4]虫，宜啖之。

虎

状如猫而大如牛，黄质黑章，锯牙钩爪，须健而尖，舌大如拳，生[5]倒刺，项短鼻齆[6]。夜视，一目放光，一目看物。声吼如雷，风从而生。

虎肉　味酸，性平，无毒。治疟疾，益气力，止呕吐恶心。食之入山，辟邪魅。勿热食，伤齿。药箭射处有毒，食者慎之。小儿未生齿者，勿食。

血　壮神强志。

肚　治反胃吐食，取生者，勿洗，新瓦固，煅存性，为末，入平胃散末一两，和匀，每服三钱，白汤下，神效。

骨　治手足风痛，磨酒饮之。

豹

状如虎而小，白面[7]团头，自攒其毛采。其文如钱者，曰金钱豹，宜为裘；如艾叶，曰艾叶豹，次之。

豹肉　味酸，性平，无毒。辟鬼魅神邪。冬食壮筋骨，安五脏，强志气，耐寒暑，暖肾气。

脂　合生发药，朝涂夕生。

象

有灰、白二色，形体臃肿，面目丑陋，肉倍数牛，目才若豕，四足无指，而有爪甲。行则先移左足，卧则以臂着地，头不能俯，颈不能回，其耳下蝉[8]。鼻大如臂，下垂至地，食物饮水皆以鼻卷入口，一身之力皆在于鼻。口内有食齿，两吻出两牙夹鼻。雄者，长六七尺；雌者，才尺余耳。

〔1〕后：原作“復”，据《本草纲目》改。
〔2〕羱：原作“源”，据《本草纲目》改。
〔3〕疳：原作“疽”，据《本草纲目》改。
〔4〕蛔：原作“蛇”，据《本草纲目》改。
〔5〕生：原作“支”，据《本草纲目》改。
〔6〕齆：原作“躿”，据《本草纲目》改。
〔7〕面：原作“而”，据《本草纲目》改。
〔8〕蝉：原作“䠢”，据《本草纲目》改。

象肉 甘、淡，性平，无毒。肥脆类猪肉，淡而含滑，通小便。烧灰酒服，缩小便。多食令人体重。陈藏器云：象具十二生肖，肉各有分段，唯鼻是其本肉，炙食，糟食更美[1]。

胆 苦，寒，无毒。明目，治疳。涂疮肿即消。徐铉云：象胆随四时，春在前左足，夏在前右足，秋后左足，冬后右足。

牙 消骨哽[2]，利小便。烧灰，治小便过多。作簪带，治夜梦鬼祟[3]。

熊

如大豕而竖目，人足黑色。春夏[4]膘[5]肥时，皮厚筋驽[6]，每升木引气。冬蛰不食，饥则舐其掌，故其美在掌，谓之熊蹯。

熊肉 味甘，性平，无毒。补虚乏，去风痹，筋骨不仁。患寒热积聚痼疾者，忌食。

脂 即熊白，味美，无毒。杀痨虫。寒月有，夏月无。其[7]腹中肪、身中脂，煎炼可入药用。如近阴令痿。燃灯，烟损人目。

掌 味甘美，得酒、醋、水三件同煮，易熟，大如皮球，食之可御风寒，益气力[8]。

胆 味苦，性寒，无毒。治时气盛热变为黄疸，小儿惊痫五疳，杀虫，治恶疮。□□□□□，涂也即愈。其胆春在首，夏在腹，秋在左足，冬在右足。

羆 大于熊，功用相同。

猫

一名家狸，畜之以捕鼠者。有黄、黑、白、杂驳色数种，治病，用黑者良。

猫肉 味甘、酸，性温，无毒。补有血，治痨怯，除瘰疬、杨梅恶疮。《简易方》云：凡预防蛊毒，自少食猫肉，则蛊不能害。

肝 杀痨瘵虫，取黑猫肝一具，生晒研末，每朔、望五更，酒调服之。

胞衣 治反胃隔食，烧存性，入朱砂末少许，压舌下，甚效。

狸

形类猫，其文有二，一如连钱，一如虎文。种类甚多，有猫狸、果狸、九节狸、香狸、下面狸，皆食品之佳者也。

狸肉 味甘，性温，无毒。补中益气，去游风痔瘘，治鬼疰恶疮，皮肉如针刺痛。正月勿食，伤神。

肝 祛鬼疰。

[1] 美：原作“甚”，据《本草纲目》改。
[2] 哽：原作“硬”，据《本草纲目》改。
[3] 祟：原作“崇”，据文义改。
[4] 夏：原作“下”，据《本草纲目》改。
[5] 膘：原作“臕”，同膘。
[6] 驽：原作“弩”，据《本草纲目》改。
[7] 其：原作“具”，据《本草纲目》改。
[8] 益气力：原脱，据《本草纲目》补。

阴茎　治男子阴疝，女人经闭，烧灰，调东流水服。

狐

形似小狗子，鼻尖尾大，有黄、黑、白三种，白色犹稀。尾有白钱文者，亦佳。日伏于穴，夜出窃食。声如婴儿，气极臊烈，性极多疑。毛可为裘。

狐肉　味甘，性温，无毒。补虚劳，暖中，去风辟、邪气，去恶疮疥，作羹食之。

五脏及肠胃　味[1]苦，性微寒，有毒。祛邪热，治蛊毒鬼魅，小儿惊痫。

阴茎　治女子绝产、脱阴、阴中作痒。小儿阴癞卵肿，炙为末，空心酒服。

皮　辟邪魅。

豺

俗名豺狗。其形似狗而颇细，前矮后高而长尾，其体细瘦而健猛，其毛黄褐色而鬇鬡[2]，其牙如锥而噬物，群行虎亦畏之。

豺肉　味酸，性热，有毒。食之无益。

皮　性热。治冷痹脚气，炙，缠病上，即瘥。

狼

俗呼为毛狗。其居有穴，形大如犬，而锐头尖喙，白额骈胁，高前广后，足不甚高，食鸡、鸭、鼠物，其色杂、黄、黑，亦有灰色者，其声能大能小，能作儿啼。

狼肉　味咸，性热，无毒。补五脏，厚肠胃，填骨髓，腹中有冷积者，宜食之。

膏　益气血，润燥，泽皱，涂诸恶疮。

喉靥　治噎病，日干为末，每用五分，饭上食良。

狈[3]　前足短，先知食所在，以示狼，狼负以行，匪此[4]，狈不能动，故曰狼狈。肉俱可食而功同。

獭

状似青狐而小，毛色青黑似狗，肤如伏翼，长尾四足，水居食鱼。能知水信为穴，乡人以占[5]潦旱也。

獭肉　味甘、咸，性寒，无毒。散风热骨蒸，治荣卫虚满，血脉不行，妇人经闭，及水气胀满，大小肠不通，能消男子阳气。不宜多食。忌与兔肉同食。

肝　甘，温，有小毒。治鬼疰蛊毒，传尸痨虫，久嗽虚热，除鱼鲠，并烧灰，酒调服之。诸畜肝叶皆有定数，唯獭肝一月一叶，十二月十二叶，其间又有退叶。用之，须见形乃可验，不尔，多伪也。

---

〔1〕味：原作“气”，据文义改。

〔2〕鬇鬡：原作“鬡鬤”，据《本草纲目》改。

〔3〕狈：原作“狼”，据《本草纲目》改。

〔4〕此：原无，据文义补。

〔5〕占：原作“古”，据《本草纲目》改。

皮毛 产母带之，易产。

猴

状似人，眼如愁胡而平颊[1]，有嗛，能藏食，腹无脾，以行消食，尻无毛而尾短[2]。手[3]足如人，亦能竖[4]行，声嗝嗝若咳[5]。

猴肉 味酸，性平，无毒。治风劳，辟疫瘴，酿酒弥佳，作脯食，治久疟。

头骨 作汤浴，治小儿惊痫，鬼魅寒热。

皮 治马疫。畜厩[6]中良。

鼠

有家鼠、田鼠、土鼠、貂鼠、黄鼠，种类甚多，然性味略同，故统录之。

鼠肉 味甘，性热，无毒。治骨蒸劳极，四肢羸瘦。小儿诸疳寒热，哺露腹大，取肉和五味、豉汁，作羹食之，作脯亦良。勿食骨，能瘦人，中毒死者，忌食。

毛 能致病。

头 有漏毒，宰者慎之。漏常在肝，肝有白点如豆在者，即是漏，剖破有虫屈伸，四五寸长。

脊骨 治齿折多年不生者，研末，日日揩之，甚效。

上兽本乎地，禀重浊之气，虽云各有滋补，多食必生痰动火，养生者，宜节之。凡兽肝青者、生疔死者、自死口不闭者、自死首向北者、带龙形者、五脏着草自动者、肉堕地不沾尘者、热血不断者、犬不食者、脯沾尘漏者、祭肉自动者、米瓮内肉脯及经宿未煮者、曝不燥者、煮肉不敛水者、落水中浮者，并有毒。误食杀人，形异不识者，切勿食之。

鱼　类七十七款

鲤鱼

具胁鳞一道，从头至尾，无大小皆二十六鳞，每鳞有小黑点，故理明白，故曰鲤。有赤色、黄、白三色，其情间理，黑者不可食。味甘，性平，无毒。止渴，消水肿，黄疸，脚气，主咳嗽，上气喘促。安胎，治怀孕身肿，并煮为汤，食之良。破冷气，痃癖气块，横关伏梁，作脍，和蒜齑食之，愈。腹有宿瘕及天行病后，俱不可食之，食之再祭即死。患疮疥者，

[1] 眼如愁胡而平颊：原作“眼如秋胡而类唷”，据《本草纲目》改。
[2] 短：原作“知”，据《本草纲目》改。
[3] 手：原作“兮”，据《本草纲目》改。
[4] 竖：原作“善”，据《本草纲目》改。
[5] 嗝嗝若咳：原作“嗝骨若刻”，据《本草纲目》改。
[6] 畜厩：原作“舟椆”，据《本草纲目》改。

忌之。久服天门冬人，不可食。凡溪间砂石中者，有毒，多在脑内，不得食头。凡修鱼[1]，可去脊上两筋、黑血，有毒。及口旁[2]有骨如乙字，食之令人鲠。肉忌葵菜子、忌猪肝，鲊[3]忌豆叶，同食害人。

鲢鱼

状如鳙而头小，形扁，细鳞，腹肥，其色最白，俗名扁鲢鱼，本草名色鳐鱼。味甘，性温，无毒。温中益气。多食令人热中，发渴，又发疮疥。

鳙鱼

鳙鱼者，状似鲢[4]而色黑，其头最大，有至四五十斤者，味亚于鲢。鲢之美在腹，鳙之美在头，俗名大头崇鱼是也。味甘，性温，无毒。暖胃益人。有宿疾者，忌之。多食，动风热，发疮疥。老人痰喘，用蜜、酒作脍，少食之良。

鳟鱼

状似鲩而小，赤脉贯身，圆而长，鳞细于鲩，青质赤章，好食螺蚌，善于遁网[5]，俗名红眼鳟鱼。味甘，性温，无毒。暖胃和中，多食动风热，发疥癣、痼疾。

鲩鱼

鲩似鳟而大，其形长身圆，肉厚而松，状类青鱼，有青鲩、白鲩二色，白者味胜，俗名草鱼。味甘，性温，无毒。暖胃和中，能发诸疮。

胆 治喉痹，搅冰，咽服。

青鱼

似鲩而背正青色，南人多以作鲙，古人所谓五侯鲭即此。味甘，性平，无毒。温中益气，力同韭白，煮食治脚气，痹弱烦闷。鲊[6]与服丹石人相反，不可合生胡荽、生葵菜、豆酱、麦酱同食。

头中枕 磨水服，治心腹血气卒痛。作酒器，解蛊毒。

胆 点睛目，涂恶疮，消眼赤肿。治蛾喉，含咽立效。

竹鱼

状如青鱼，大而少骨刺，色如竹色，青翠可爱，鳞下[7]间以朱点。味甘，性平，无毒。和中益气，除湿气。味如鳜鱼肉，为广南珍品，亦不发病。

〔1〕鱼：原作“里”，据文义改。
〔2〕旁：原作“傍”，据文义改。
〔3〕鲊：原作“鲜”，据《本草纲目》改。
〔4〕状似鲢：原脱，据《本草纲目》补。
〔5〕善于遁网：原作“遒于道渊”，据《本草纲目》改。
〔6〕鲊：原作“鲜”，据《本草纲目》改。
〔7〕下：原作“小”，据《本草纲目》改。

鲻鱼

状如青鱼，长者尺[1]余，其子满[2]腹，有黄脂，味美，獭[3]喜食之，俗名鰳鱼。味甘，性平，无毒。开胃，利五脏，令人肥健。与百药无忌。

白鱼

色白[4]，形窄腹扁，鳞细[5]，头尾向上，肉中有细刺，“武王白鱼入舟”即此。味甘，性平，无毒。开胃助脾，去水气，令人肥健，五味蒸煮，食之良。若经宿食之，腹冷生病。或腌[6]，或糟藏[7]，皆可食。患疮疖人食之，发脓[8]。多食生痰。忌与枣同食。

鯮鱼

体圆厚而长，似鳡鱼而腹稍起，扁额[9]长喙，口在颔[10]下，细鳞腹白，背[11]微黄色，亦能啖鱼，大[12]者二三十斤。味甘，性平，无毒。补五脏，益筋骨，和脾胃，多食宜人。作鲊尤佳，曝干香美，亦不发病。

鳡鱼

体似鯮而腹平，头似鲩而口大，颊似鲇而色青，鳞似鳟而稍细，大者三四十斤，啖鱼最毒[13]，池中有此，不能畜鱼，一名鳏鱼。味甘，性平，无毒。食之止呕，暖中，益胃。

石首鱼

形如白鱼，扁身弱骨，细鳞黄色，首有白石二枚，莹洁如玉，腹中白鳔可作胶。味甘，性平，无毒，开胃益气。

干者 名鲞鱼。化宿食，能消瓜成水，治中恶暴痢，炙煮食良。用大麦秆包不露风，陈久愈好，否则发红失味。

头中石 治石淋诸淋，每用十四个，当归等分，为末，水二盅煎，顿服，立愈。

粤中一种其形相似，名黄花鱼，功用颇同，亦不发病。

鲥鱼

形秀而扁，微似鲂而长，白色如银，肉中多细刺如毛，其子甚细腻。大者不过三尺，腹下

[1] 尺：原作“人”，据《本草纲目》改。
[2] 满：原作“青”，据《本草纲目》改。
[3] 獭：原作“赖”，据《本草纲目》改。
[4] 白：原脱，据《本草纲目》补。
[5] 细：原作“缁”，据《本草纲目》改。
[6] 腌：原作“酸”，据《本草纲目》改。
[7] 藏：原脱，据《本草纲目》补。
[8] 脓：原作“浓”，据《本草纲目》改。
[9] 额：原作“领”，据《本草纲目》改。
[10] 颔：原作“颌”，据《本草纲目》改。
[11] 背：原作“皆，据《本草纲目》改。
[12] 大：原作“火”，据《本草纲目》改。
[13] 毒：原作“青”，据《本草纲目》改。

有[1]三角硬鳞如甲，其肪亦在鳞甲下[2]。味甘，性平，无毒。补虚劳。多食发痼疾。患疥癞疳疾者，忌之。不宜烹煮，惟以笋、苋、芹、荻之属，连鳞蒸食乃佳。亦有糟藏之。

嘉鱼

状似鲤而鳞细如鳟[3]，肉肥而美，大者五六斤。味甘，性温，无毒。煮食，治肾虚消渴，劳瘦[4]虚损，令人肥健悦泽。

鲳[5]鱼

形似鳊鱼，脑上突起连背[6]，身圆肉厚，白如鲤肉，只有一脊骨，治之以葱、姜，炰[7]之以粳米，其骨[8]亦软可食[9]。味甘，性平，无毒。益气力，令人肥健。子有毒，食之令人痢下。

鲫鱼

形似小鲤，色黑而体促，肚大而脊隆，一名鲋鱼。味甘，性温，无毒。温胃健脾，进饮食，补虚羸，疗肠澼，月水不调，肠风血痢。烧灰可傅诸疮。丹溪云：诸鱼皆属火，惟鲫鱼属土，有调胃实肠之功。若多食，亦能动火，不可与沙糖、蒜、芥、猪肝、雉肉同食。

子　调中，益肝气。

胆　治小儿脑疳，鼻痒，毛发作穗，黄瘦，滴鼻中，三五日甚效。

鳊鱼

小头缩项，穹脊阔[10]腹，扁身细鳞，其色青白，腹内有肪[11]，一名魴[12]鱼。味甘，性温，无毒。调胃气，利五脏。和芥食之，能助肺气，去胃风，消谷。作脍食之，助脾气，令人能食。作羹臛[13]食，宜人，功与鲫鱼同。患疳痢勿食。

鲈鱼

状似鳜而色白[14]有黑点，巨口细鳞。味甘，性平，无毒。补五脏，和肠胃，益筋骨，利水气，安胎，多食宜人。作鲙、鲊尤佳。曝干，甚香美。不可与奶酪同食。肝有小毒，

---

[1] 有：原作“下”，据《本草纲目》改。
[2] 在鳞甲下：原作“有鳞甲丁”，据《本草纲目》改。
[3] 鳟：原作“斤”，据《本草纲目》改。
[4] 瘦：原作“瘘”，据《本草纲目》改。
[5] 鲳：原作“鳎”，据《本草纲目》改。
[6] 背：原作“皆”，据《本草纲目》改。
[7] 炰：原作“缶”，据《本草纲目》改。
[8] 骨：原作“背”，据《本草纲目》改。
[9] 可食：此后原衍“可食”二字，据《本草纲目》删。
[10] 阔：原作“门”，据《本草纲目》改。
[11] 肪：原作“肋”，据《本草纲目》改。
[12] 魴：原作“鲆”，据《本草纲目》改。
[13] 臛：原作“臞”，据《本草纲目》改。
[14] 白：原作“自”，据《本草纲目》改。

不可食，剥人面皮。中其毒者，芦根汁解之。

鳜鱼

扁形阔腹，大口细鳞，有黑斑。采斑色明者为雄，稍晦者雌。皆有须鬣刺人，厚皮紧肉，肉中无细[1]刺，有肚能嚼，亦啖小鱼[2]。味甘，性平，无毒。和脾胃，补虚劳，益气力，令人肥健。破恶血，止肠风泻血，去腹内小虫。小者味佳，至三五斤者不美。

银鱼

大者长四五寸[3]，身圆如箸，洁白如银，无鳞，若已鲙[4]之鱼，但目有两点黑耳，俗名自饭鱼。味甘、淡，性平，无毒。作羹食，宽中健胃，不发病。小者，曝干尤佳。

鱵鱼

音针。状类银鱼，但皆略青，喙尖有一细骨如针为异耳。味甘，性平，无毒。益人，食之不染疫症。

鱊鱼

音聿，一名春鱼。春月自岩穴中随水流出，状似初化鱼苗，收取用盖藏之，食以姜、醋，其味绝美。味甘，性平，无毒。醒酒，和中益气，令人喜悦。

蠡鱼

形长体圆，头尾相等，细鳞玄色，有斑点花文，俗名斑鱼，又名生鱼。北人不喜，以为水厌，南人珍[5]之也。味甘，性寒，无毒。治湿痹，面目肿胀，大小便壅塞。又，肠痔下血疼痛者，作鲙，和蒜齑食之，脚气风气亦宜。除夕煮汤浴儿遍身，能令痘稀。

胆　诸鱼胆苦，惟此胆甘，可食为异。腊月收取，阴干。治喉痹将死，点入少许即瘥。病深者，水调灌之。

鳗鲡鱼

其状如蛇，皆有肉鬣连尾，无鳞，有舌，腹白。大者长数尺，脂膏最好，皆有黄脉锦纹，名金丝鳗鲡。此鱼善穿深穴，冬寒穴热，始出而得之，俗名走风鳝。

味甘，性微温，有小毒。治痨瘵骨蒸，传尸疰气，和五味煮粥，食之。腰背间湿风痹，常如水洗及湿脚气，五种痔瘘，肠风下血，妇人带下阴疮虫痒，小儿疳劳虫痛，食之俱良。《日华子》云：此鱼虽有小毒，而能补五脏虚损，劳伤不足，暖腰膝，兴阳，令人肥健。亦美味也。妊妇忌食。

白鳝　形颇似，其味略同。然有滋补之功，而无治疗之能也。

黄鳝

黄质黑章，体多涎沫，大者长二三尺，小者正佳。

〔1〕细：原作“组”，据《本草纲目》改。
〔2〕有肚能嚼，亦啖小鱼：原作“有皮能窨赤啖小鱼”，据《本草纲目》改。
〔3〕寸：原作“尺”，据《本草纲目》改。
〔4〕鲙：原作“绘”，据《本草纲目》改。
〔5〕珍：原作“移”，据《本草纲目》改。

味甘，性大温，无毒。疗虚损，补中益血气，去十二经风邪湿痺，除腹中冷气肠鸣。妇人产前百病，产后淋沥，诸虚羸瘦，血气不调宜食。若过多，令人霍乱。时行病起，食之再发。

血 疗口眼喎斜，同麝香少许，左喎涂右，右喎涂左，正即洗去。又治痘疹后生翳，点少许入目即愈。

泥鳅

一名鳝鱼。长三四寸，沉于泥中，状微似鳝而小，锐首肉身，青黑色，无鳞，以涎自染，滑疾难握。

味甘，性平，无毒。暖中益气，醒酒解渴。同米粉煮羹食，调中收痔。阳事不起，煮食之良。忌与犬肉同食。

鲟鱼

背如龙，长者丈余。至春始出而浮阳，见日目眩。俗名鲟龙鱼。小者长二三尺，味亦佳。

味甘，性平，无毒。补虚乏，益气力，令人强健。煮汁饮，治血淋。

子 如小豆，食之肥美，杀腹内小虫。

鳇鱼 其状似鲟，大者长二三丈，味极肥美，功用颇同。多食生热痰。作鲊可绝，大不益人。

鲇鱼

无鳞，大首偃额，大口大腹，有齿，有胃，有须。生流水者，色青白；生止水者，色青黄。大者亦三四十斤。

味甘，性温，无毒。疗水肿，利小便，为臛美而补人益胃气。同葱煮食，治五痔下血，肛门疼痛。忌与野鸡、野猪、牛肝、鹿肉同食。赤须无腮者有毒，切勿食之。

黄颡鱼

无鳞，身尾俱似小鲇，腹下黄，背上青黄，肋下有二横骨，两须，有胃，俗名黄骨鱼。

味甘，性平，无毒。醒酒祛风。煮食消水肿，利小便，多食发疮疥。

河豚鱼

腹白，背有赤道如印，目能开合。触物即嗔怒，腹胀如气球浮起。俗名脆哥鱼。

味甘，性温，有毒，补虚去湿气，理脚气，去痔疾，杀虫。味虽珍美，修治失法，食之杀人。煮忌治煤并沾灰尘。肝、子有大毒，不宜食之。凡中此鱼毒者，用鸭血灌下立解。食生蟛蜞亦妙。干者，已经日曝火煨，煮熟以醋食之，无害，味亦甘美。

比目鱼

状如牛脾及女人鞋底，细鳞紫白色，两片用合乃得行，其合处半边平而无鳞，口近腹下，俗名塌沙鱼。味甘，性平，无毒。补虚，益气力，不发病。然多食亦动气。

沙鱼

有大、小两种，皮皆有沙。小而幼者，可磨光物，大粒者可饰[1]刀靶。味甘，性平，无毒。补五脏，消蛊气。

〔1〕饰：原作“馀”，据《本草纲目》改。

翅 名金丝菜，爽脾胃，甚益人。

增比鱼

形如比目，身横大而短，微黑色，以其肉增与比目也。味甘，性平，无毒。暖脾胃，益气血，与比目同而更宜人。

乌贼鱼

形如革囊，口在腹下，八足聚生于口[1]旁，其脊上只有一骨，厚三四分，状如小舟，形轻虚而白。俗名墨鱼。味咸，性平，无毒。益气强志，通月经。多食，动风气。

骨 名海螵蛸。味咸，性微温，无毒。杀虫，止痢。治女子血瘕，赤白漏下，血枯等症，为末，用干墨鱼煎汤，调服良。

鲦鱼

形如乌贼，但无骨尔。味甘、咸，性平，无毒。益气养血，干者尤良。

章鱼 其形相类而大，亦益人，味更美。

少阳鱼[2]

状如盘及荷叶，大者围七八尺，无足无鳞，背青腹白，口在腹下，目在额上，尾长有节，螫人甚毒，肉内有骨，节节联比，脆软可食，俗名蒲鱼，黄色者更美。味甘、咸，性平，无毒。治男子白浊膏淋，玉茎涩痛，不甚益人。中其尾毒者，痒闷不已，用葛布烧灰，调麻油涂，即愈。

塘风鱼[3]

形似鲇而小，青黄色，鳃下有[4]二横骨，能刺人，亦名肉鱼。味甘，性平，无毒。补血滋肾，调中兴阳，治腰膝酸疼，作脍食良。

黄皮鱼

巨口大头，细鳞黄色，长四五寸，首有白石二枚，腹中白鳔，极甘脆。味甘，性平，无毒。开胃益气，有益于人，亦不发病，其子尤佳。

凤尾鱼

尖嘴长尾，首亦有石，肉多丝骨。味甘，性平，无毒。和中暖胃。多食动风，亦发疮疥。

子 味甘美，酸食，益人。

土鲶鱼

似小鲤而鳞细，腹颔冬天益肥，一名土鲶。味甘，性平，无毒。补中开胃，益气血，功同鲫鱼，不发疮疥。嗽者忌之。

黄鱼

似鳎鱼而小。味甘，性平，无毒。醒酒。不益人，动风气，发疮疥。病人忌食。

---

〔1〕口：原作“日”，据《本草纲目》改。

〔2〕少阳鱼：《本草纲目》作“海鹞鱼”。

〔3〕塘风鱼：《本草纲目》作“黄颡鱼”。

〔4〕有：原作“右”，据《本草纲目》改。

和荞麦食，令失音。

赤鱼

状似鲇鱼而身青，粤东二三月间，甚多，大者十余斤。味甘，性温，无毒。益脾胃，养气血。多食动风，发疮疥，有病人，忌之。糟藏久者，味颇佳，但不益人。

鹌[1]鱼

音庵，言其味如鹌鹑也。状似赤鱼而小，头上亦有石二枚，俗名骨鹌。味甘，性温，无毒。补血气，滋水脏。多食发痼疾。疮患人，尤忌之。

赤赖鱼

形如小鳝，身紫赤色，大者长五六寸。味甘，性平，无毒。醒脾开胃，醋食良。有病人，忌之。

白颊鱼

形似赤赖，肉颇厚，身黄色，腹中有泥味，微苦，可食。味甘，性平，无毒。开胃益脾，令人肥健。少食则不发病。

七星鱼

似白颊而身黑，有白点纹。味甘，性温，无毒。滋肾益血，助阳补阴。煮同胡椒食良，火盛人勿食。

鲜壳鱼

状如七星，口大身圆，黄白色，有胃有鳞，大者长五六寸，咬虾，虽至小者，亦有子。味甘，性平，无毒。暖中，益气，其子尤佳。食去肠胃，则不发病。

海蛇[2]

即水母。味咸，性冷，无毒。治妇人劳损，积血带下，去小儿风疾丹毒。此物能化积，而不能自化，脾胃冷弱者勿食。

虾

有海[3]虾、沙虾、白虾、塘虾，大小数种，味有精粗，其性颇同。味甘，性温，有小毒。食之不益人，引风痰，发疮疥。小儿多食，令足软弱。有嗽病者，最忌。有无须及煮色白者，不可食。

鳖

即圆鱼，小者味佳。

鳖肉[4]　味甘，性平，无毒。滋阴调中，补虚乏，益气血，去热气。血热久痢，妇人漏下带下，血瘕腰痛，虚劳形瘦，宜常食之。忌苋菜。妊妇勿食。不可与鸡子芥菜同食。无裙而头足不缩者名纳、三足者名能音奈，并赤足者、独目者、腹下有王字、

---

〔1〕鹌：原作“鹌”，据《中华字海》，此乃“鹌”之讹字，据改。

〔2〕蛇：原作“蛇”，据《本草纲目》改。

〔3〕海：原作“蟥”，据《本草纲目》改。

〔4〕肉：原作“鱼”，据《本草纲目》改。

卜字纹者，皆有毒，食之杀人。

卵 盐藏煨食，止小儿泻痢。

头 烧灰，治脱肛，用米饮调服，并掺之。

甲 用生脱者。养阴治疟。去癖积，醋炙，为末服之。

胆 味辣，破[1]入汤中，可代椒[2]而辟腥气。

鼋肉

似鳖而大，背有䐺䐴[3]，青黄色，头有花点，俗名花头文。味甘，性平，微毒。治湿气邪气，诸虫，食之补益，稍与鳖肉同功。

蟹

红膏者为上[4]，名母蟹；肉实者，次之，名肉蟹；无肉者，为下，名水蟹。味甘、咸，性寒，微毒。去胸中邪热，解结散血，养筋益气，理经脉，利关节，除五脏中烦闷，消食。品中之佳味，最宜人。须是八月一日，蟹吃稻芒后，方可食，霜[5]后更佳。二月食之，伤神。多食动风，发霍乱、疮疥。妊妇忌食。有独目、四足、六足、两目相向者，皆有大毒，不可食。误中者，唯藕、蒜汁、冬瓜汁、紫苏、黑豆、豉汁，可解。

脚髓、壳内黄 捣烂，纳金疮中[6]，续断筋。

爪 堕胎，破血，酒煮汁服，止产后血闷。

龟

有大、小数种，然功用颇同。神庙中切勿杀之[7]。

龟肉 味酸，性温，无毒。补血，通血脉，资智慧，治风湿痹症久年，寒嗽，赤痢失血。酿酒饮，治大风踒折，筋挛骨痛。陶弘景云：作羹臛大补。而多神灵，不可轻杀。六甲日、十二月，俱不可食，损人神。不可合猪肉、菰米、瓜、苋食，害人。

甲[8] 无毒。滋阴，散麻痹癥瘕。

胆 点痘后，目肿不开者良。

尿 滴耳内，治聋。点舌下，治中风舌瘖及惊风不语。凡取龟尿，用瓷器盛住，以猪鬃刺鼻，尿即下。

鲎鱼

音后。形广尺余，如覆箕样，其甲莹滑，青黑色，眼在背上，口在腹下，头如蝶，脚足似蟹而大，雌常负雄，其血碧色。

---

〔1〕破：原作“砐”，据《本草纲目》改。

〔2〕椒：原作“根”，据《本草纲目》改。

〔3〕背有䐺䐴：原作“皆有胭”，据《本草纲目》改。

〔4〕上：原作“主”，据文义改。

〔5〕霜：原作“霍”，据《本草纲目》改。

〔6〕中：原脱，据《本草纲目》补。

〔7〕神庙中切勿杀之：原作“神痢中切物杀之”，据文义改。

〔8〕甲：原作“下用”，据《本草纲目》改。

鲎肉　味辛、咸，性平，微毒。疗痔杀虫。多食发嗽及疮癣。小者名鬼鲎，及单只者，勿食。

子　如珠粒，其性同，糟食颇美。

壳　烧灰，调麻油，搽子粒疮效。

蚝

即牡蛎[1]。粤中取壳，以为墙屋。

蚝肉　味甘、咸，性微寒，无毒。清火调中，令人细肌肤，美颜色，解丹石毒。治酒后烦热作渴，煮食，微和姜良。脾虚精滑者，忌之。

壳　烧灰，名牡蛎粉，涩精收汗。调鸡子白，涂恶疮良。

蚌肉

大者长六七寸，小者长三四寸，状如石决明类。味甘、咸，性冷，无毒。止渴，除热，解酒毒，去眼赤，治痔瘘，压丹石毒，止妇人血崩带下。虚寒人忌之。多食动风痰、冷气。

蚬

有黑、黄、大、小数种。味甘、咸，性冷，无毒。辟时气，开胃，治丹石毒，去暴热，明目，利水，下脚气湿毒，通乳汁，治目黄，解酒毒，多饮发嗽并冷气，消食。有白浊梦遗症，不宜食。服水土不相宜面黄者，忌之。酒后有色事，食之成虚损。

白蚬　形小而壳薄，腊月内肥美，性颇同而不发病。

马刀

长三四寸，阔五六分，头小锐，形如斩马刀，多在沙泥中。

马刀肉　味甘，性微寒，无毒。止烦满，去五脏间热，消水瘿、痰饮。

壳　有毒。化粉得水，能烂人肠。

沙螺

大五六分，长二三寸，两头一样大，壳青黑色，生沙中。味甘，性寒冷，无毒。清火调中，解酒止渴，去积热。胃冷人忌之。

指甲螺　形似沙螺[2]，但壳白而薄，生泥中，性颇同而功味劣[3]。泄泻者勿食。

蛤蜊

白壳，紫唇，大二三寸。味咸，性冷，无毒。醒酒开胃，润肠止渴。治痃癖血块，为寒为热，宜煮食之。服丹石人，勿食。

壳　烧灰，名蛤粉。治汤火伤，油调涂之效。

蚶

壳如瓦屋，又名瓦垄字，俗名敢蚶。心腹冷气，腰脊冷风。

肉　味甘，性温，无毒。开胃消食，和五脏，利关节，起阳道，止心气痛，冷气

〔1〕即牡蛎：原作“开牡舜”，据文义改。

〔2〕螺：原作“白”，据文义改。

〔3〕劣：此后原衍“思”字，据文义删。

风痛[1]。多食令人壅气。

壳 烧过，醋淬，为末，消血块，化痰积。

蛏肉

生海泥中，长二三寸，大如指，两头开。味甘，性温，无毒。压丹石毒，解酒，去胸中热邪烦闷，治赤痢。时病后，忌食之。

田螺

有大口，光身、花身二种。味甘，性大寒，无毒。解酒毒，去积热，利大小便，治目赤热、黄疸、脚气、热疮。有冷积人勿食。

海螺肉

大者如拳，青黄色，长四五寸，壳可为酒器。味甘，性冷，无毒。同菜煮食，治心腹痛。诸螺之中。此肉味最厚[2]。肠胃虚寒者，勿食。

蠕肉

形如蚬而大，壳青黄色。味甘，性温，无毒。压丹食，解酒毒，去湿热。多食动风气，发疮疥。咳嗽人忌之。

沙白肉

形如蠕而大些，壳光滑，黄白色。味甘，性温，无毒。清热补虚，除烦解渴，令人肥健，煮食最宜。

淡菜

一名海夫人，似珠母，一头小[3]，中衔[4]小毛，海之菜皆咸，唯此味淡，故名。味甘，性温，无毒。益阳事，补五脏虚损，吐血，理腰脚气，润毛发，消食，除腹中冷，去痃癖癥瘕，治产后血结冷痛，崩中带下，漏下，男子久痢，并宜以五味煮食之。去毛良。

海粉

成结绿色者佳，带黄色者次之。味咸，性寒，无毒。治肺燥郁胀，咳喘热痰，能降湿痰，能燥块痰，能软顽痰，能消渴。汤、酒泡食良。胃寒、虚弱人忌之。

海参

味甘、咸，滑性，微寒，无毒。润五脏，补益人。患泄泻、痢下者，勿食。

龟脚[5]

蚌蛤之属，形如龟脚，亦有爪肱，壳如蟹螯，其色紫，可食。味甘、咸，性平，无毒。利小水，小儿勿食。

角带子 味甘，性平，无毒。止消渴，下气调中，利五脏，止小便，消腹中宿物。

---

〔1〕冷气风痛：此前原衍“有”字，据文义删。

〔2〕厚：原脱，据《本草纲目》补。

〔3〕小：原作“尖”，据《本草纲目》改。

〔4〕衔：原作“术”，据《本草纲目》改。

〔5〕龟脚：《本草纲目》名石蜐。

煮食甚益人。

田鸡

俗名蛤鱼，类[1]鱼蟾身，其色黑。一种嘴尖，皆有青黄一线，名[illegible]青，一名青蛙。味甘，性温，无毒。暖胃气，补虚损，解酒毒。有疮患人，忌之。

青蛙 味甘，性平，无毒。治小儿疳瘦，大人劳热虚火，利水消肿，解热毒，杀尸疰病虫。取得养净，食之良。

禾虫

形如百足虫，长一寸许，青黄红色，腹内有白浆，粤中秋间盛出。味甘，性温，无毒。暖胃气，补虚弱，少加醋煮食。多食发疮疥。有湿热人，食之腹痛。咳嗽气喘者，忌之。

九香虫

产于贵州永宁卫赤水河中，大如小指头，状如水龟，身青黑色，至冬伏于石下，土人取之，以克人事。味咸，性温，无毒。治膈脘滞气，脾肾亏损，壮元阳。入补丸服[2]之，尤妙。

鱼胶

正石头鱼者佳。味甘、咸，性平，无毒。养筋脉，定手战，补肝肾。烧灰酒服，能催生，治产后虚风痉症，止呕血，散瘀血，消肿毒。凡脾虚者，勿多食。

鱼脍

俗名鱼生，乃诸鱼所作之脍，美恶同本鱼之性。味甘，性温，无毒。去胃热，止吞酸，利大小肠，补腰脚，起阳道，治上气喘咳，喉中结气。勿同奶酪、诸瓜食。脾虚人及时病后，忌之。

鱼鲊

以盐掺酝酿而成，诸鱼皆可为之。味甘、咸，性平，无毒。不益脾胃，皆发疮疥，生食损人，不可合生胡荽、葵菜、豆藿、麦酱、蜂蜜同食。无鳞鱼鲊，尤不宜食。

上诸鱼皆属火，食之自当慎节。鱼[3]中有毒者：目有睫、目能开合、二目不同、逆鳃、全鳃、无鳃、脑白连珠、白鳍，腹下丹字形及形状异常者，并有大毒，误食杀人。凡中毒以生芦根、马鞭草，取汁，饮之可解。

味　类二十八款

盐

白色者良。味咸，性寒，无毒。杀虫邪疰毒，善走肾，和五味，凉血润燥，吐

〔1〕类：原作“状”，据《本草纲目》“蟾、蛙皆鱼类”改。
〔2〕入补丸服：原作“人补九服”，据《本草纲目》改。
〔3〕鱼：原作“状”，据《本草纲目》“蟾、蛙皆鱼类”改。

胸中痰癖，止心腹卒痛，去皮肤风热。多食伤肺，发咳，令人失色，损筋力。患水肿者、咳嗽者，忌食。小儿中蚯蚓毒，阴囊肿痛，盐汤沃洗，可解。凡饮食过多作胀，以盐擦牙，温水漱咽二三次，可消。

酱

豆同面制者佳，米制者次之。味咸、甘，性平，无毒。杀鱼肉、菜蕈、百药毒，调五味，和脏腑，除烦热。多用发疮，动湿。勿与鲤鱼同煮。患肿胀、五疸、咳嗽者，勿食。

酱油 性味功同。调饮食尤佳。

醋

米糟酿者佳。一种糖醋损人，产后尤忌之。味酸，性温，无毒。解鱼肉、瓜菜毒，杀邪气，散瘀血坚块，消肿，敛咽疮，下气，除烦。多食损齿，伤筋骨，减颜色，不益男子。妇人产[1]后宜之，产妇房中，常以火炭沃醋气为佳。生产血晕，嗅之即醒。

酒

品评甚多，略分于后书。称仪狄作酒，又云杜康造酒，然《本草》已著酒名，《素问》亦有酒浆，则酒自黄帝始矣。烧酒自元时始创，其古法也。

味有甘、苦、辛、涩、酸、淡不一，其[2]性皆热，有微毒。行药势，杀百邪恶毒气，通血脉，厚肠胃，御风寒雾气，养脾扶肝。味辛者，能散，为导引，可以通行一身之表至极高之分；苦者，能下；甘者，居中而暖；淡者，利小便而速泄清水。

白面、白糯米，不犯药物，无碱[3]洁水冬月酿成，此真正酒也，少饮益人。

广西蛇酒 坛上有蛇数寸，言能去风，其曲[4]乃水中采草所造，其毒亦不能不[5]虑。

江西麻姑酒 以泉得名，今真泉亦少，其曲乃群药所造。浙江等处亦造此酒，不入水者，味胜麻姑，以其米好，然皆用百药曲，均不足尚。

淮安绿豆酒 曲有绿豆，乃解毒良物，固佳，但服药饮之，药无力。亦有灰，不美。

南东[6]瓶酒 曲、米无嫌，以其水有碱[7]，亦着少灰，味太甜，多欲留中聚痰。

山东秋露白 色纯味洌。

苏州小瓶酒 亦有葱及川乌、红豆之属，饮之头痛、口渴。

处州有金盘露 清水入小姜汁造曲，以浮饭法造酒，醇美可尚。香、味、色俱劣于东阳，以其水不及也。

东阳酒 即金华酒，古兰陵也，其水最佳，称之重于他水，其酒自古擅名。《事林广记》所载酿法，曲亦入药，今则绝无，唯用面、曲、蓼汁拌造，假其辛辣之力。

---

〔1〕产：此后原衍“妇”字，据文义删。
〔2〕其：原作“甚”，据文义改。
〔3〕碱：原作“酸”，据《本草纲目》改。
〔4〕曲：原作“面”，据《本草纲目》改。下同。
〔5〕不：原脱，据《本草纲目》云“不能无毒”补。
〔6〕南东：《本草纲目》作“金陵”。
〔7〕碱：原作“酸”，据《本草纲目》改。

蓼性解毒，亦无甚碍。俗人因其水好竞薄。薄酒味虽少酸，一种清香远达，入门就闻，虽邻邑所造，俱不及也。好事者清水和麸面[1]造曲，米多水少造酒，其味辛而不厉，美而不甜，色复金黄，莹做天香，风味奇绝，饮醉并不头痛口干，此皆水土之美故也。

红曲酒 大勋，有毒。发脚气、肠风下血、痔瘘、哮喘、咳嗽、痰饮诸疾，唯破血杀毒，辟山岚寒气，疗跌打扑伤，则尤妙也。

暹罗酒 以烧酒复烧二次，入[2]珍贵异香，每坛一个用檀香十数斤烧烟，熏之如漆，然后入酒，蜡封，埋土中二三年，绝去烧气，以出用之。有带至船上者，能饮之人，三四杯即醉，价值比常数十倍。有积病者，饮一二杯即愈。且杀虫。曾见二人，饮此酒打下活虫长二寸许，谓之鞋底虫。

粤中无灰酒 家曲自酿，亦糯米、蟹、泉水，少饮甚益人，尤胜金华酒也。

烧酒 绿豆曲家酿，陈久者色青味纯。升阳发散，暖胃扶脾，其功甚大。不宜过醉，浸各药最妙。

枸杞酒 补虚损，去劳热，长肌肉，益颜色，健腰膝，壮阳道，止肝虚目泪。

菊花酒 清头风，明耳目，去痿痹[3]。

葡萄酒 补气调中。然性热，北人宜之，南人不宜也。

桑椹酒 补五脏，明耳目。

桑寄生酒 祛风湿，益筋骨，安胎，补血。

豆淋酒 以黑豆炒热，用浸酒之[4]，疗男妇诸风，产后一切恶疾。

市上糯米酒 有灰味，甜，饮之聚痰伤脾。烧酒，曲用良姜、红豆，热毒之药，只以味辛为美，多饮头晕口干，腐肠败胃。又一种糖烧及浸药味以取辛辣者，切勿饮之。

丹溪云：大寒凝海，唯酒不冰，以其性大热也。过饮则相火昌炎，肺金受烁，辄致痰嗽。脾因火而困倦，胃因火而呕吐，心因火而昏狂，肝因火而善怒，胆因火而忘惧，膀胱因火而精枯。甚者劳嗽吐衄，哮喘，蛊胀，癫痫，痈疽，流祸不小。养生者，其节之。邵尧夫诗云“美酒饮教微醉后”，此得饮酒之妙，所谓醉中趣，壶中天者也。

酒糟

凡藏物，先用盐拌，糟后如不酸。味辛、甘，性温，无毒。温中消食，除冷气，杀鱼腥，去菜毒，润皮肤，调脏腑。有火热病者，勿用。

麻油

炒熟芝麻，榨钓。其气香，俗名香油。里阳来者佳，粤中榨的炒大焦，次之。味甘、辛，性温，无毒。杀五黄诸虫，下三焦热毒，止心腹痛，通大小肠。凡调物食宜生用，不宜经火诸毒，

---

〔1〕麸面：原作“面曲”，据“本草纲目”改。

〔2〕入：原作“人”，据《本草纲目》改。

〔3〕痹：原作“瘦”，据《本草纲目》改。

〔4〕以黑豆炒热，用浸酒之：《本草纲目》作“用黑豆炒焦，以酒淋之”。

谓其性冷。但麻经火炒，方榨出油，岂有复冷之理[1]？若以之煎物，其味焦而大热矣。粤中煮斋品常用，始与茶油、萝卜菜子油久煎，愈香而不焦。

川椒

即蜀椒。肉厚皮皱，如实益形，红色，子光黑。味辛，性热，有毒。杀劳虫，鬼疰蛊毒，解诸鱼鳖毒，散寒除湿，解郁结，消宿食，通三焦，温脾胃，补右肾命门，杀蛔虫，止泄泻。久食令人乏气，伤血脉。有实热咳嗽及暴赤眼者[2]，勿食。口闭者，拣去，不宜用。

花椒

即秦椒，处处可种，粤中亦有之。味辛，性温，有毒。除风邪气，温中去寒，止吐逆，解诸毒。功用与川椒同。

其叶　以之调食品香美殊胜。风弦烂眼[3]，捣烂，敷之良。

胡椒

出于胡地，其球如椒，故名。味辛，大温，无毒。温中下气，治寒痰虚胀，除脏腑风冷，止[4]霍乱及冷痢，杀一切鱼肉、鳖、蕈等毒。多食伤肺气。有火病人忌之。

砂仁

俗名宿砂。味辛，性温，无毒。治虚寒泻痢，宿食不消，腹痛心疼，霍乱转筋，定胎止吐，下气消酒。食味虽辛，而不伤于热也。

食茱萸

俗名榱子，名异茱萸。味辛、苦，性热，无毒。杀腥物，暖胃燥湿，疗心腹冷痛气逆，治冷痢带下。多食动脾火。目病者忌之。不可与鸡肉同食。

生姜

嫩者，名子姜；老者，名母姜。入药用老者，子姜只可作菜，不宜多食。味辛，性温，无毒。去皮则热，留皮则冷，解半夏、菌[5]蕈、野禽之毒。生用，发散。熟用，温中开胃，去秽恶，治风寒鼻塞，湿痰呕吐。多食损心气，发目疾。五痔、肠风下血、生疮疖人食之，长恶肉。夜间勿食。秋天宜少用，恐泄真气。

豆豉

入药用淡者，调食用后造法最美。味苦、甘，性寒，无毒。治伤寒头痛，寒热瘴气，烦躁[6]满闷，心中懊侬[7]，泻痢腹痛，杀六畜毒、药毒。得葱，发汗；炒熟，止汗；得盐，能吐；得酒，疏风；得薤，治痢；得蒜，散血。

---

〔1〕理：原作“神”，据文义改。
〔2〕者：原作“右”，据文义改。
〔3〕眼：原作“服”，据文义改。
〔4〕止：原作“上”，据文义改。
〔5〕菌：原作“苗”，据《本草纲目》改。
〔6〕躁：原作“燥”，据《本草纲目》改。
〔7〕侬：原作“浓”，据《本草纲目》改。

康伯造豉法 用黑[1]豆，以醋、酒拌，蒸，曝干，和香油又蒸、曝，凡[2]三次，加姜、椒末，量入盐，罨成。其豉，能调中，下气，和食，大胜今时豉油也。

豆腐

始于汉淮南王刘安，各豆俱可为之，今用白豆者多。味甘、咸，性寒，有小毒。宽中益气，和脾胃，消胀满，下大肠浊气，清热散血。多食动气，发头风、疮疥，杏仁可解，萝卜汤尤良。锅中凝结面上者，揭取，晒干，名豆腐皮，入馔甚佳，能益人而无毒。

粉皮

绿豆粉烫。味甘、淡，性凉，无毒。解酒及厚味饮食热毒。多食有难化，令腹痛泻，食杏仁能消。

粉索 亦绿豆粉，所用性味功用同。

大茴香

俗名八角。味辛、甘，性热，无毒。暖下元，助阳道，治膀胱寒疝。多食伤目，发疮，食料不宜过用。有火人尤忌之。

小茴香

味辛、甘，性微温，无毒。开胃调中，去秽气，暖丹田，治肾劳、癞疝及脚气，得酒良。有实火人，勿食。

莳萝

即土茴香，叶亦可食。味辛，性温，无毒。滋食味，杀鱼肉毒，开胃健脾，消食利膈，补水脏，治霍乱，痞满腹痛，两肋[3]气胀。实热人勿食。

紫砂糖

蔗汁煎炼，紫黑色成片者，俗谓之黄糖，全黑者次之。味甘，性温，无毒。治心腹热胀，口干渴，解酒毒。大小肠热燥，调水食良。多食生长虫，损齿，发疳，小儿尤忌之。不可与鲫鱼、葵菜并笋同食。

白沙糖

曝[4]之，洁白如盐，谓之白沙糖；凝结作饼，块如石者，谓之石蜜；坚白如冰者，谓之冰糖。味甘，性微温，无毒。润心肺燥热，止嗽消痰，解酒和中，助脾气，缓肝气。多食助热，损齿。石蜜、冰糖其功皆同，性稍冷利耳。

饴糖

用麦蘖[5]、糯米熬煎而成者。味甘，性温，无毒。解附子、乌头毒，养胃健脾，进饮食，益气力，消痰润肺止嗽，治咽痛唾血。熬焦，酒服下恶血。凡中满、吐逆、秘结、

〔1〕黑：原作“墨”，据《本草纲目》改。
〔2〕凡：原作“汛”，据《本草纲目》改。
〔3〕肋：原作“腋”，据《本草纲目》改。
〔4〕曝：原作“瀑”，据《本草纲目》改。
〔5〕蘖：原作“叶”，据《本草纲目》改。

牙璽、赤目疳病者，切宜忌之。多食生痰、动火。

蜂蜜

俗名蜜糖，白如膏者佳。凡试蜜，以烧红火箸插入，提出，起气真，起烟伪。味甘，性平，无毒。和百药，解诸毒，安五脏，润肠胃，除心烦、饮食不下，治肠澼、肌痛、口疮。多食动湿，伤脾。不可与生葱、莴苣同食。

茶

早采细者曰茶，晚采粗者曰茗。味苦、甘，性寒，无毒。清头目，利小水，消腻痰渴热，解热[1]毒，治血痢。如虎丘、天池、松萝之类是也。

茗 性味颇同。解酒，消食，除烦渴，涤油腻，解炙煿热毒。如宜兴岕茶、六安土茶之类是也。凡饮食，宜热不宜冷，宜少不宜多。过饮令人瘦，饥时勿饮，空心尤忌。饮茶多，令人少睡。忌和咸饮，伤肾。虚损人切勿用之。

蔎

状如茗，而大如手掌，俗常用以和茗烹。味苦，性平，无毒。消痰利水，止烦渴，清头目，解积热。噙咽，清上膈，利咽喉。胃冷者，不可用。

红曲

今人作鲜醋用者。味甘，性温，无毒。消食活血，健脾燥胃，治[2]赤白痢，下冷谷不化。治女人血气痛及产后恶血不尽，擂酒，饮之良。

乳腐

诸[3]乳皆可造，今惟以牛乳者为胜。味甘，性微寒，无毒。润五脏，利二便，滋养十二经脉[4]。老人便秘者，最宜。多食，动气生痰。患泄泻者勿食。

酪

牛、羊、马乳，并可作酪，入药以牛乳为胜。造法：用乳半杓，锅内[5]炒过，入余乳[6]熬数十滚，常以杓纵横搅[7]之，乃倾出，罐盛，待冷，掠[8]取浮皮，以为酥。入旧酪少许，纸[9]封放之，即成矣。味甘、酸，性微寒，无毒。润燥止渴，除胸中虚热，生精血，补虚损，壮颜色。患冷痢人勿食。

羊乳酪 勿同鱼鲊食，忌醋。

〔1〕热：原作“活”，据《本草纲目》改。
〔2〕治：原作“味”，据《本草纲目》改。
〔3〕诸：原作“计”，据《本草纲目》改。
〔4〕脉：原作“经”，据《本草纲目》改。
〔5〕内：原脱，据《本草纲目》补。
〔6〕乳：原作“北”，据《本草纲目》改。
〔7〕搅：原作“榾”，据《本草纲目》改。
〔8〕掠：原作“凉”，据《本草纲目》改。
〔9〕纸：原作“缎”，据《本草纲目》改。

酥

酥乃酪之浮面所成，世人多以白羊脂杂之，不可不辨。味甘，性微寒，无毒。补五脏，润心肝，解消渴，利大小肠，治咳嗽失血。患脾气虚寒者，勿食。《生生编》云：酥涤腹内垢腻，能追毒气出于下孔之间。

上味所以调和饮食者也，辛香之气能起脾胃，浓厚之味自然适口，常思古人所谓茹淡，受益者则不失于中和矣。

附：食治方

风

苍耳子粥

治目暗不明及诸风鼻流清涕，兼治下血、痔疮等症。用苍耳子五钱，取汁，和早米三合，煮粥食。又可作羹及煎之代茶。

葱粥

治伤风及妊娠动胎，产后血晕。用糯米煮粥，临熟[1]入葱数茎，再略煮，食之。

乌头粥

治风寒湿痹，麻木不仁，手足、四肢不遂，重痛不举等症，宜预服防之。用生川乌末四钱，白米半碗，慢火熬作稀粥，入生姜汁一匙，白蜜三匙，搅匀，空心温服。如中湿，更入薏苡米二钱。盖风客肝则淫脾，故疾在四末，宜谷气引风湿之药，径入脾经。

牛蒡馎饦方

治中风，口目瞤动，烦闷不安。用牛蒡根一升，去皮为末，和白米四合，煮熟，入葱、豉、椒、盐和匀，空心常服，效。

乌鸡臛

治中风、烦热、言语涩闷，或手足发热。用乌鸡肉半斤，葱白一握，煮作臛，入麻油、盐、豉、姜、椒再煮，令熟，空心渐食，善能补益。

黄牛脑子酒

治远年近日偏正头风。用牛脑髓一副，薄切，白芷、川芎末各二钱，同入瓷器，宜加酒煮熟，乘热服之，尽量一醉。睡后酒醒，其疾如失。

鹅酒

治头风痛，用飞鹅五只，去毛、翼、肠杂，以防风半斤装入腹内，缝合，以黄

〔1〕熟：原作“热”，据文义改。

泥固济，炭火煅，去烟存性，内出为末，每二三钱，热酒下，汗出即愈。

菖蒲酒

治风痹，骨立痿黄，医所不治者。一服，经百日颜色丰足，耳目聪明，延年益寿，久服通神。用菖蒲绞汁五斗，糯米取斗，炒熟，细面[1]五斗拌匀，入瓮密盖三七日后，取酒温服。

菊花酒

壮筋骨，补髓，延年增寿。用菊花、生地、枸杞根各五升，以水一石，煮取汁五斗，糯米五斗，炊熟。大细曲末，拌匀入瓮内，密封，候澄清，温服之。

大豆酒

治卒中风，口噤，身体反张，不语。用大豆二升，炒声静，即投下酒，煮一二沸，去渣，热服，覆卧汗[2]，瘥。口噤，扒开灌之。

槐花酒

治百种疮毒，初觉头脑、面背及身上下有疮，虽有大热，服此即退。用槐花四两，炒香，入酒二碗，煎一二沸，去渣尽服，即消。未效，再饮一服。

薜荔酒

取大木上薜荔二百叶，细研，入酒一升许，拌和搅汁，煎一二沸，随宜饮尽。未解，再服、三服不妨。虽气弱人，且去疮毒为急。

史国公药酒方

防风、羌活、虎胫骨、鳖甲、晚蚕砂、炒油松节白末各二两，秦艽、萆薢、当归、杜仲各三两，牛膝一两，苍耳子四两，枸杞子五两，野茄根蒸熟晒干八两。各咀细，盛布袋中，入大坛内，入好酒三十五斤，封坛口，浸十四日满，则坛入水锅悬煮一时，取坛，土内埋三日，去火毒。每日清晨、午后各服五七盅，大有补益。治半身偏重，手足拘挛，一切风疾神效，衰年染患者，亦宜。

以上各药，宜于本草雷公炮[3]制，切勿生用乃效。

寒

干姜粥

治一切寒冷，气郁心痛，腹胁胀满。用白米四合，入干姜、良姜各一两，煮熟食之。

〔1〕面：疑为“曲”字之误。
〔2〕汗：原作“汀”，据文义改。
〔3〕炮：原作“泡”，据文义改。

茱萸粥

治冷[1]气心痛不止，腹胁胀满，坐卧不得。用茱萸末二分，和米，煮粥食之。

川椒粥

细米[2]，入川椒少许同煎，或生姜、吴萸随入些，亦可辟寒。

肉桂酒

治感寒，身体疼痛。用辣桂末二钱，温酒调服。腹痛泄泻，以生姜、茱萸，雷酒俱好。如打扑伤坠，瘀血疼痛，用桂枝。

暑

绿豆粥

豆熟入米，同煮食之，最解暑渴。

面粥

治痢，色白不渴者，寒，用面炒过，煮米粥，调下方寸匕。兼止泻百行，医所不救者。

地浆

夏月饮之，解烦渴，益气，消痰，上燥下寒者乃宜。桂末一两，白蜜一斤。先以水二斗，煎取一斗，候冷，入新瓷瓶内，后下二物，搅令极匀。先油单纸一重，复土，加纸七重，以绳封之。每日去纸一重，七日开之，药成，气香味美。

湿

薏苡仁粥

和米煮粥食之，去湿极效。

麻子粥

治水气肿满，身体疼痛，不能饮食。用麻子一升，取汁，下米四合，鲤鱼肉七两，煮粥，入盐、豉、葱、椒和匀，空心食之。或用鲤鱼脑髓二两，粳米三合，和盐、豉煮粥食。兼治耳聋。

郁李仁粥

治水肿腹胀，喘急，二便不通，体重疼痛，转动不安。用郁李仁二两，研汁，和薏苡仁五合，煮粥食之。脚气亦宜。

---

〔1〕冷：原作“合”，据文义改。

〔2〕米：原作“茶”，据文义改。

苍米酒

除万病，润皮肤，久服延年益寿。用苍术三十斤，洗净捣碎，以东流水三石，浸二十日，去渣。以汁浸曲，如家酿治法。酒熟，任意饮之。忌桃李。

桑白皮饮

治水肿，腹胀喘急。用桑皮四两，捣汁，和青粱[1]米四合，研烂，煮饮，空心渐食。

赤小豆

治水气胀闷，手足浮肿，气急烦满。用赤小豆[2]三升，樟柳根[3]一升，同煮烂，空心取豆食之，渴即饮汁，勿食杂[4]物，效。

鲤鱼臛

治水肿，满闷气急不能食，皮肤欲裂，四肢常痛，不可屈伸。用鲤鱼十两，葱白一握，麻子一升，取汁，煮作羹臛，入盐、豉、姜、椒，调和，空心渐食。

鲤鱼汤

治妊娠五六月胎水，腹大异常，高过心胸。当归、白芍各一钱半，茯苓、白术各二钱，用鲤鱼一个，水煮清汁一盏半，入生姜七片，陈皮少许，同煎至一盏，空心服，未愈再服。

燥

生地黄粥

治妊娠下血漏胎。用糯米二合，煮粥，临熟，入生地汁一合，调匀，空心食之。

苏麻粥

治产后血晕，汗多便闭。用苏子、麻子仁二味，捣烂，水滤取汁，煮粥食之。

脊肉粥

用粳米煮粥，以猪脊肉切碎，入盐少许，及香油、川椒、茴香，调和饮之。以此养肾，则水有所司。

天门冬酒

用天门冬浸汁拌曲，如家酿酒；或为末，和曲、米。用生地、枸杞、火麻子俱可，或酿，或浸，饮之。

---

〔1〕青粱：原作“清粱”，据文义改。

〔2〕豆：此后原衍一“豆”字，据《寿亲养老书》删。

〔3〕樟柳根：原作“棹杨枝”，据《寿亲养老书》改。

〔4〕杂：原作“右”，据《寿亲养老书》改。

四汁膏

清痰降火，下气止血。用雪梨、甘蔗、泥藕、萝卜、薄荷各等分，捣碎滤汁，入铜锅内，慢火熬膏，饮之。

青豆饮

治消渴热中，饮水无度，常若不足。用青豆煮烂，饥则食豆，渴则饮汁，或煮粥食。

消渴方

用出子萝卜，薄切，晒，为末，每二钱，猪肉汤澄清，调下，食后，日三服而瘳。

火与热门参同

地黄粥

生地不拘多少，捣自然汁，浸粳米，渗透，晒干，再浸、再晒三次。每用瓷器煎汤一升，令沸，入前米一合，熬成稀粥，食远食之。日久心火自降，肝血清凉。专治睡起[1]目赤肿良，久则有益人。卧则血归于肝，因血热到肝，故睡起而目赤。良久无事者，血复散于四肢也。宜食此粥，以凉肝血。

薄荷茶

治火动，咳嗽便闭，及妇人经水不调。细茶、薄荷各四两，用水七碗，煎至二碗，去渣，入蜂蜜四两，候冷[2]，入童便二茶盅，露一宿。每空心温服一盏。童子痨加姜汁少许。

黄连酒

有火症及发热，绝不宜饮酒，盖酒性太热，因而发热，多致不治。或因喜庆欲饮，用黄连、枸杞各五钱，绿豆一钱，浸酒饮之。或以酾酒，尤妙。

黄柏酒

有相火而好色者，宜亦治生疮。用黄柏、猪胰各四两，生浸饮之，润脏，滑肌。胰，音移。

绿豆酒

治阴虚、痰火诸疾。用绿豆、山药各二两，黄柏、牛膝、元参、沙参、白苟[3]、山极[4]、天门冬、黄芩、天花粉、蜂蜜各一两，当归一两二钱，麦门冬一两半，甘草三钱，以好酒浸，服之。

---

〔1〕起：原作“觉”，据下文“故睡起而目赤”改。
〔2〕冷：原作“令”，据文义改。
〔3〕苟：疑为“芍”之误。
〔4〕极：疑为“栀”之误。

脾　胃

人参粥

治反胃吐酸。用人参末、姜汁各五钱，粟米用水煮粥，空心食之。

麦门冬粥

治反胃，用麦门冬浸汁，和米煮粥食之。妊妇亦宜。

粟米粥

治脾胃虚弱，呕吐不食，渐加[1]羸瘦。用粟米、白面[2]等分，煮粥，空心食之，极养胃气。

理脾糕

百合、莲肉、山药、薏苡仁、芡实、白蒺藜各末一升，粳米粉一斗二升，糯米粉三升，用砂糖一斤，调匀，蒸糕，晒干，常食。

参苓造化糕

人参、白茯苓各四两，白术、莲肉、山药、芡实各三两，为末，糯米粉一斗，用砂糖调匀，如法蒸糕，食之。

苏蜜煎

治噎病，吐逆，饮食不进。用紫苏二两，白蜜、姜汁各五合，微火煎沸，每半匙，空心细细服之。

姜橘汤

治胸满塞闷，饮食不下。生姜二两，陈皮一两，空心水煎服。

太和羹

最补脾胃，久服益精神，悦颜色。山药、芡实、莲肉、茯苓各二两，早米、糯米各半升，俱炒为末，茶、汤、酒任调服。或入砂糖范糕食，亦可。

莲肉膏

治病后胃弱不能饮食。用莲肉、粳米，各炒四两，茯苓二两，为末，砂糖调膏。每五六匙，白滚汤下。

豆麦粉

治饮食不住口仍易饥饿。用绿豆、糯米、小麦各一升，炒熟为末，每一杯，滚汤调服。

糯米糊

治泄泻，少进饮食，大有滋补，精冷者服之有孕。用糯米一升，水浸一宿，慢火炒干，入山药二两，为末。每半盅，加砂糖二匙，胡椒末少许，清晨，极滚汤调服。

---

〔1〕加：原作“如”，据《寿亲养老书》改。

〔2〕面：原作“曲”，据《寿亲养老书》改。

雌鸡馄饨

治脾胃虚弱，少食痿黄，益脏腑，悦颜色。用黄鸡肉五两，白面七两，葱白二合，如法切作馄饨，入酱、盐、椒、豉调和，煮熟，空心食之。

赤石馎饨

治脾胃冷气，痢下不止。用赤石脂五两，白面七两，煮作羹，临熟加葱、酱、盐、豉调匀，空心食之。

白米饮

治咽食入口即气壅，塞涩不通。用白米研杵头糠尘一两，煮热饮，调匀，空心食之。

醉乡宝屑

健脾进食，饮酒不醉。用干葛、白豆蔻、砂仁、丁香各五钱，甘草、百药煎各一分，木瓜四两，炒盐一两为末，不能饮酒者，温酒调服一钱，即能饮。

助元散

白术三两，白茯苓、陈皮各一两，莲肉一两半，麦冬五钱，为末，入白糖三钱，瓷器收贮，常安火边，空心或食远，滚白汤调服三钱。大补元气、脾胃，令人能食。年老之人，最宜常服。

助胃膏

治小儿吐泻，大和脾胃，进饮食。人参、白术、茯苓、甘草各二钱半，白豆蔻七个，肉豆蔻二个，木香一钱，山药五钱，砂仁二十二个，为末，蜜丸皂子大，每一丸，空心米汤下。

气郁同

杏仁粥

治上气喘嗽。用杏仁去皮、尖二两，研烂，或加猪肺、粳米三合，煮粥食之。

桃仁粥

治上气咳嗽及冷心痛。和米煮粥食之。

萝卜子粥

治气喘。用子三合，和糯米煮粥食之。

紫[1]苏子粥

治脚气毒闷，身体不任[2]，行履不便，一切痰气及冷心气痛，明目，利小便。用苏子捣汁，和粳米，煮粥食之。

---

〔1〕紫：原作“系”，据《寿亲养老书》改。

〔2〕任：原作“佳”，据《寿亲养老书》改。

麻子仁粥

治脚气，痹弱烦闷，吐逆不下食。用麻子一斤，取汁，和粳米四合，煮粥，空心食之。

荜拨粥

治冷气。荜拨末二合，胡椒一合，和米四合，煮粥，空心食之。

猪腰粥

治脚气，烦痹缓弱，行履不能。用猪腰一对，粳米四合，葱白半握，和煮粥，临熟，入椒、盐、姜、豉，空心食之。

猪肪汤

治上气喘嗽，身壮热，口干渴燥。用猪肪膏一块，切碎，入沸汤中煮，临熟，入盐、豉调和，食之。

猪胰酒

治上气喘急，坐卧不安。用猪胰三具，细切，青州枣三十枚，以好酒三升，浸，春夏一二日，秋冬三五日，密封，以布绞汁，空心，温酒任性渐服。

元胰散

治膜外气及气块。用猪胰切片，炙熟，蘸元胡索末食之。

平鲫丸

治膈气不食。用大鲫鱼一个，去肠留鳞，以大蒜去皮，切片，填鱼腹内，湿纸包，黄泥固济，慢火煨熟，去鳞、骨，入平胃散末，杵丸梧子大，每三十丸，空心米饮送下。

翻鸡汤

治转食。用翻翅鸡一只，煮熟去骨，入人参、当归、盐末各五钱，再煮取食。或为丸服亦可。

血

阿胶粥

止血，补虚，厚肠胃，兼治胎动不安。用糯米煮粥，临熟，入阿胶末一两，和匀食之。

桑耳粥

治五痔下血，常烦热，羸瘦。用桑耳二两，取汁，和粳米三合，煮粥，空心食之。

萝卜菜

治酒疾下血，旬日不止。用萝卜二十枚，留叶寸余及根，入罐内水煮极烂，以姜、盐、醋腌，空心食之，立止。

槐茶

治热风下血，明目益气，除邪，止齿疼，利脏腑，顺气。采嫩槐叶，蒸熟晒干，每日煎代茶。

柏茶

采侧柏叶，晒干，煎汤代茶，止血滋阴。

醍醐酒

治鼻衄。萝卜自然汁，入好酒一半，和匀，温过热服。

猪胰片

治肺损，嗽血咯血。用煮熟猪胰，切片，醮薏苡末，微空心食之益。薏苡能补肺，猪胰引入经络耳。如肺痈，用米饮调服，或水煎服。

猪肝脯

治气虚下痢，瘦乏[1]无力。常服，明目，温中，除冷气。用猪肝一具，切片，入醋一升，煮至醋干，空心食之，甚效。

韭汁

治赤痢。用连白韭菜一大把，捣汁，和酒一盏，温饮之。又治心痛，散气行血故也。

马齿苋方

治下痢赤白、水谷无[2]度，腹痛。用马齿苋菜，煮熟，入盐、豉，或姜、醋拌匀，食之。

鸡子煎

治久泻久痢及小儿痢泻不止。用黄蜡一钱，熔化，入鸡子一枚，打破于内，拌和炒熟，空心常食。

鸭子煎

治胎前产后痢下。用生姜汁一碗，虚者二碗，入鸭子一枚，打破于内，煎至八分，又入蒲黄三钱，空心调服，甚妙。

痰

茯苓粥

粳米煮粥，半熟，入茯苓末，和匀煮熟，空心食之。

茯苓面

茯苓、麻子各去皮，和匀，九蒸九晒，入蜜少许，食之。能断酒肉及盐、酪、浆[3]菜，亦愈痔。

〔1〕乏：原作“之”，据文义改。

〔2〕无：原作“不”，据文义改。

〔3〕浆：疑为“酱”之误。

谢傅饭后丸

细茶一两，薄荷五钱，儿茶二钱半，为末，蜜丸，饭后含化。或加百药煎，尤妙。善能消痰降火。

桂花饼

桂花一两，儿茶五钱，诃子七个，甘草五分，为末，桂花水制为丸饼。每嚼一丸，滚水下。清痰降火，止咳生津。

蒸梨法

治咳嗽，胸膈痞结。用雪梨去心，纳蜜蒸熟，或煨熟，停温食之。热食反令咳甚。肺寒者，去心纳椒五七粒，以面裹，煨熟停冷，去椒食之。又捣汁，和地黄、蜜，煎膏含咽，皆治嗽喘。伤梨者，用〔1〕羊肉汤饼饱食之，即安。

煨梨法

用雪梨一枚，去心，入白蜡末一钱，以湿绵纸九张包裹，火内煨熟，食之。润膈下气。

苏子酒

主消痰下气，调中补虚，益五脏，肥肌〔2〕肤，润心肺。用紫苏子，微炒，捣碎，以绢袋盛，纳清酒中，浸三日，少少饮之。

麻仁汤

治颠风，用麻仁四盏，以水六盏，猛火煮至一盏，去渣，空心温服。或发，或不发，或多言语，勿怪之，但以人为摩手足须定，凡进二三剂即愈。

热忌酒

栀子粥

治热眼赤痛。用米一二合，煮粥，临熟，入栀子仁末一钱，调匀食之。

甘蔗粥

主虚热，口渴咽干，鼻涕稠黏，止咳嗽，润心肺。用甘蔗捣汁一升，和米三合，煮粥，空心食之。

冬瓜羹

治消渴烦热，心神狂乱，躁〔3〕闷不安。用冬瓜半斤，豉二合，葱白半握，米粉煮羹，入盐味，空心食之。

---

〔1〕用：原作“佳”，据文义改。
〔2〕肌：原作“腕”，据文义改。
〔3〕躁：原作“燥”，据《寿亲养老书》改。

小麦汤

治五淋不止，身体壮热，小便满闷。用小麦一升，通草二两，水煎，渐渐服之。

甘豆汤

治诸热烦渴，大小便涩，及风热入肾腰痛。黑豆二合，甘草二钱，生姜七片，水煎服。

藕蜜膏

治小便常涩，痛闷之极。用藕汁、白蜜各五合，生地汁一升，和匀，微火煎成膏，每半匙，空心渐渐含化，食后又服。忌煎炙。

阴　虚忌多饮酒

枸杞粥

采叶，如常煮粥，量用盐味，空心食。

芡实粥

《液》云：鸡头实和米作粥，空心食之，可以益精强志，聪明耳目。用粳米一合，入芡实三合，或莲肉、山药俱可，煮粥。盖晨起食粥，推陈致新，利膈养胃，生津液，令人一日清爽。

猪肝羹

治肝脏虚弱，远视无力。用猪肝一具，细片，葱白一握，以豉汁煮羹，临熟，打破鸡卵，投入食之。

鳗鲡臛

能补虚痨，杀虫，治肛门肿痛，痔久不愈。用鳗鲡细切，煮作臛，入盐水、姜、椒，空心渐食。食多令人作泄。

菟丝子酒

不拘多少，淘净，酒浸，九蒸九晒，为末，紧急则用酒炒为末，贮瓷器中。每日空心温酒调服一钱。专治气血未定，时失调护，以致诸虚。服此大进饮食，能耐劳，能令肥健。如觉气背壅，少服麻仁丸润之。此黄山谷方也。

阳　虚

羊肉羹

治下焦虚冷，小便烦[1]数。用羊肉四两，羊肺一具，细切，入盐、豉，煮作羹，

〔1〕烦：疑为“频”之误。

空心食之。

人参鸡

专治虚寒，身体无力，精神不足。用初发啼鸡一只，缢死，去毛及肠脏、头、足，不见水，入瓦器内，放人参末一钱，姜汁一盏，老酒浸过面，用水煅熟，空心食之。妇人加益母草自然汁一盏。

戊戌酒

冬至后，用黄犬一头，煮至极烂，去渣，用汁和面造酒，随病入药，有大补益。

校后记

《养生食鉴》两卷，为食物养生专著，明末清初何克谏编辑。

一、作者与成书

何克谏，名其言，以字行。别号青萝山人，广东省番禺县沙湾人。约生于明代万历三十四年（1606 年），明亡后，他不甘事清，遂隐居于沙湾附近的青萝嶂，采药著书，种花酿酒，终其一生。岭南三大家之一的陈恭尹，有诗描写他的生活："青萝山中有茅屋，土墙蛎径幽人筑。春来屋内屋外花，客坐前山后山竹。盎头良酿开数升，架上素书闲一束。"读此，也可见其为人。他不独志节高娇，且能作诗，又常采药救济邻里。陈恭尹为他祝寿的诗写道："姓名不愧何高士，甲子终虚宋永初。七字题诗成白社，千峰采药散比间。"

他熟识草药的品种，后来又拜一位道士为师，经过研究与试验，写成《生草药性备要》二卷，书中所记之药都是广东土产，而又为《本草纲目》所未载。卷上有"七叶一枝花"等 149 种，卷下有"千子斗"等 164 种。每种注明药性与疗效，便于参考。此书有清康熙二十年刻本，后来又有守经堂、丹桂堂、壁经堂刊本。

二、主要内容及特点

本书上、下二卷，分为 8 部，共载药 375 种。上卷为水类 30 条、谷类 34 条、菜类 80 条、果类 60 条；下卷为禽类 42 条、兽类 32 条、鱼类 77 条（包括介类与虫类）、味类 28 条。对于所收入的食物药，大致均记载了产地、形态鉴别、性味、功效、主治及相关的禁忌，并涉及一些民间饮食习惯。本书所记载的食物药内容，大多取自李时珍《本草纲目》。另一说法，来自于沈李龙的《食物本草会纂》，由于沈氏晚于何克谏，故此说不可取。选取的内容比较简洁、易懂，具有较好的应用价值。

对于各药名，何氏常会给出粤地俗称。如茄，粤名矮瓜；丝瓜，粤名水瓜；苦瓜，粤名苦莛；孛荠，粤名马蹄子，等等。

对于食物药的功效主治，有时也会给出本人的见解。如关于泰和老鸡。李时珍《本草纲目》中云："江西泰和、吉水诸县，俗传老鸡能发痘疮，家家畜之，近则五六年，远则一二十年。待痘疮发时，以五味煮烂，与儿食之，甚则加胡椒及桂、附之属。此亦陈文中治痘用木香、异功散之意，取其能助湿热发脓也。风土有宜不宜，不可以为法。"何克谏针对粤中的水土气候条件，指出："此法粤中不可用，以南方风土暖，不可以火济火也。慎之，慎之！”

书后，还附有食治方凡103个，分为13类，包括风类13方、寒类4方、暑类3方、湿类8方、燥类7方、火类5方、脾胃类17方、气类12方、血类12方、痰类8方、热类6方、阴虚类5方、阳虚类3方。这些方子，亦以取自于其他食养医籍为多，如《寿亲养老书》等。但选择精练，都是一些很实用的食养食治药方。

三、本次校点的相关说明

据《中国中医古籍总目》记载，此书现存清代后期石印本两种，一为光绪二十年，一为光绪二十四年。两本的质量均不理想。本次校点以清光绪二十年甲午（1894年）石印本为底本，底本错字、误字很多，经常是卒读不通。由于本书食物药绝大多数来自于李时珍的《本草纲目》，故以明代金陵本《本草纲目》作为校本。凡书中文义能通，而文字与《本草纲目》不同者，不予改动。凡书中文义不通者，据《本草纲目》改，并出脚注说明。

原书无目录，现据正文补出。书后原附另一作者孙念劬的“延生戒期”，内容与本书无关，校点时略去。

杨金生　苏李

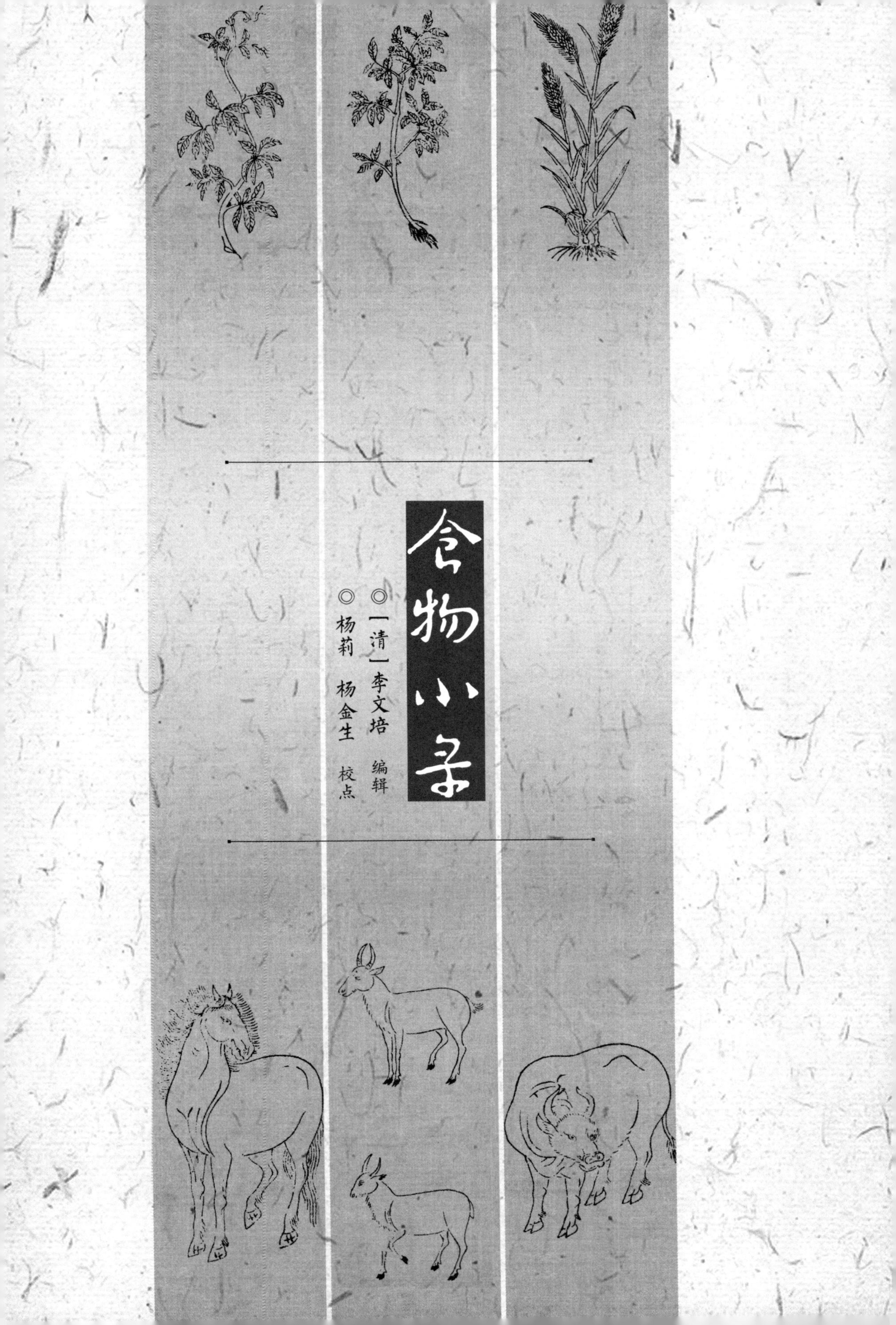

食物小录

◎［清］李文培　编辑

◎杨莉　杨金生　校点

内容提要

《食物小录》，分为上下两卷，清代李文培编撰，是一部关于食治食养的专著。其中上卷分水部、谷部、菽豆部、菜部、果部，下卷分鱼部、介部、禽部、兽部、造酿部，共10个部分。每部总论均引录明代著名医学家李时珍《本草纲目》的文字，略加改动，作为本部之说明。此书包括了300多种饮食物，附70多种，多为日常生活中常见的饮食物，对各饮食物的性味、有毒无毒、功效、应用以及食用宜忌，以简明的语言进行描述。此书分类之细，在诸食养、药养著作中较为少见。其中也不乏猴、猩猩等实际生活很少食用的物品。本次点校以清代乾隆戊戌（1778年）镌资生堂藏版为底本。

序

《素问》云：五谷为养，五菜为充，五果为助，五畜为益，皆养生者不可一日缺也。然五方所产之物各异，性味之良毒不同，养生者则又不可不知。故经云：病有之因有内因、外因、不内外因。外因者，由六气之所感；内因者，由不节饮食之所伤。为能慎寒暑，节饮食，则外不能感而内不能伤，又奚病之有？由此观之，则却病延年之功未尝不自饮食始也？予之录是篇者，亦不过欲养生者，和食饮，知良毒，别宜忌，慎调摄，以当卫其生耳。然物理之性味各异，而诸书之注释不同。余不揣固陋，采择诸家之长，集为《食物小录》。而文字多欠通明，难豁观者之心目，冀我同人谅许，并用以就正焉。

李文培友章氏谨识

目　　录[1]

卷之上[2]

〔1〕目录：原目录有的药名有小字注，有的则无，现统一删去目录药名后小字注，必要时在正文中出现。
〔2〕卷之上：此上原有“李文培友章氏甫识”八字，移至正文之前。
〔3〕秈米：原作“秈”，今据正文补。
〔4〕芥菜：原作“花叶芥”，据正文正名改。“花叶芥”在正文中为别名。

卷之下

卷之上[1]

李文培友章氏甫识[2]

水　部五种[3]

李时珍曰：水者，坎之象也。其文横则为☵，纵则为出；其体纯阴，其用纯阳；上则为雨露霜雪，下则为海河泉井。流止寒温，气之[4]所钟既异；甘淡咸苦，味之所入不同。是以昔人分别九州水土，以辨人之寿夭。盖水为万化之源，土为万物之母。饮资千水，食资千土。饮食者，人之命脉也，而营卫赖之。故水去则营竭，谷去则卫亡。然则水之性味，尤慎疾卫生者之所当潜心也。

今节取水之便于饮食者五种，以备资生之一焉耳。

雨水[5]

甘，平，无毒。煎茶良，洗衣物亦佳。春夏者有毒，不可用。

露水

甘，平，无毒。秋露繁时，以盘收取，煎如饴，服之令人延年轻身，不饥，颜色悦泽，止消渴。百花上露，令人好颜色。

腊雪水

甘，冷，无毒。煎茶煮粥，解热止渴。田家收之浸种，则禾苗耐旱，不生虫。

江河水

甘，平，无毒。有长流、急流、逆流之异。其名长流者，无休也；急流者，中溜也；逆流者，两拆之洄溜也。资生日用，不可一日缺也。长夏洪水有瘴，宜以管仲沉香解之，白矾搅之。

井泉水

甘，平，微咸，无毒。和朱砂服，令人好颜色，镇心安神，解内热。亦可日用，然烹茶煮粥无味。

---

〔1〕卷之上：原缺，据目录补。

〔2〕李文培友章氏甫识：原缺，据目录补。

〔3〕五种：原脱，据目录补。以后各部药物种类均据目录补，不一一另注。

〔4〕气之：原作“之气”，据《本草纲目》乙转。

〔5〕雨水：此前原有“食物小录水部卷之上水部”十一字，段前已作标题处理，此处删除。

谷　部十七种[1]，附一种[2]

李时珍曰[3]：上古人无粒食，茹毛饮血。神农氏出，始尝草别谷以教耕艺；轩辕氏出，始教烹饪，而人始得遂养生之道。《周官》有五谷、六谷、九谷之名；诗人有八谷、百谷之咏。谷之类，可谓繁且众矣。

五方之气，九州之产，百谷各异其性，岂可终日食之，而不知其气味损益乎？今节取人生日用所尝需者谷豆共二十九种，为服食者知所宜忌焉。

稻[4]即糯米

甘，温，无毒。补中益气。酿酒、造糖皆良。病人与小儿宜少食。作冻米佳。

粳即早米

甘，平、温，无毒。北粳凉，南粳温，赤粳热，白粳凉，晚白米寒，新粳米热，陈粳凉。益气，止烦渴，止泄，温中和胃，长肌肉。合芡实作粥食，益精强志，聪耳明目。凡人久食生米成瘕者，治之以鸡屎白。

籼米音仙

甘，温，无毒。有赤、白二种，功同粳米，为稻中之上品。

黄粱[5]**米**

甘，平，无毒。益气和中，止泄利小便，除烦热。

白粱米

甘，微寒，无毒。除热，益气。炊饭食，和中，止烦渴。

青粱米

甘，微寒，无毒。益气补中，轻身长年，健脾止渴。治泄精。

小麦

甘，微寒，无毒。新则性热，陈则平和。止烦渴，养心气。心虚病宜食之。北麦日开花，性微温；南麦花夜开，故性寒。凡作面、造酒，北方者佳。

大麦

咸，温、微寒，无毒。益气调中，补虚劳，壮血脉，益颜色，实五脏。久食令人肥白，滑肌肤，宽胸下气，凉血，消积进食。炒枯烹茶，解暑。

稷米

甘，寒，无毒。益气，补不足。作饭食，安中利胃宜脾。多食，发各种冷病。不可同附子服。

---

〔1〕十七种：原作“二十七种”，疑误将“菽豆部”十种计入，今据正文实际数改。
〔2〕一种：原作“六”种，同上改。
〔3〕李时珍曰：此处所引《本草纲目》文，已经李氏改动，与原文有异。
〔4〕稻：此前原有“食物小录谷部卷之上谷部”十一字，承上省略而删除。
〔5〕粱：原作“梁”，据文义改。下同。

蜀黍即芦粟

甘、涩，温，无毒。温中，涩肠胃，止霍乱。粘者与黍米同功，北方以此酿烧酒。

黍米

甘，温，无毒。补中益气。久食，令人多热烦。

粟米即小米

咸，微寒，无毒。养肾气。煮粥食，益丹田，补虚损，开肠胃。胃冷者不宜多食。

糯粟即秫

甘、酸，微寒，无毒。肺虚人宜食。北省以此作酒，不可常食，食多易成积病。

高粱即玉米

甘，平，无毒。调中开胃，助脾，亦可炒食。

薏苡仁米

甘，微寒，无毒。炊饭作面食，主不饥，健脾利湿。久服，轻身益气。

荞麦附：苦荞〔1〕

甘，平寒，微苦，无毒。降气宽肠，炼五脏滓秽。脾胃虚寒人少食。苦荞性寒不可食。

脂麻作芝非

甘，平，无毒。补五脏，益气力，长肌肉，填脑。久服，轻身不老，坚筋骨，明耳目，耐饥渴，延年，端步履，言语不謇，滋阴润肠，解毒。有黑、白二种，生寒，炒热，惟蒸者性温而补人。取油，以白者为胜；服食，黑者良。

菽豆部〔2〕十种，附五种

黑大豆即乌豆，附：青豆

甘，平，无毒。明目镇心，温补。久服，好颜色，变白〔3〕，不老。煮食，性寒，多食令人身重，解百药毒。小而扁者，名马料豆，治疝气。久服，乌须黑发，制首乌所必用。又有一种青皮豆，功亚黑豆胜黄豆，只可炒食、作腐而已。

黄大豆

甘，温，无毒。宽中下气，利大肠。炒食、作腐、榨油皆可。

赤小豆即红豆

甘，酸，平，微温，无毒。除烦满，通气，健脾，利小便，开心孔。久服则降，令人肌瘦身重。可煮、可炒，作粥饭、馄饨馅皆良。

绿豆附：粉、粉皮

甘，寒，无毒。利小便。其性微平，补益元气，和调五脏，安精神，解一切药草、

〔1〕附：苦荞：原无此三字，据原目录补，以便读者与“谷部”标题小字“附一种”对应参看。下同。

〔2〕菽豆部：此前原有“食物小录菽豆部卷之上”十字，承上省略而删除。

〔3〕变白：指变白发为黑发。

牛马、金石诸毒，作枕明目。为用甚广，作粥、炊饭、造酒、炒食，麨[1]食。澄粉，作饵、顿糕，荡皮，搓索，为食中要物。

白豆即饭豆

甘，平，微酸，无毒。补五脏，调中，暖肠胃，下气。亦可炊饮、煮粥。用以作酱极佳。

豌豆豆苗附

甘，平，无毒。煮食之良，益中平气，下乳汁；炒食亦佳。多食发病。其苗嫩时可茹，今人以之充蔬。

蚕豆

甘，温，平，无毒。快胃，和脏腑。多食发胀，炒食多损齿。

豇豆附：子

甘、咸，平，无毒。理中益气，补肾，健脾胃，和五脏，生精髓。有白、红、紫、赤数种，长尺许，如带，老时子最香。此豆可菜、可果、可谷，备用最多，豆中上品。

扁豆

甘，平，微温，无毒。和中下气，补五脏，暖脾胃。久服头不白，解酒毒、河豚毒。其荚有十余样，有娥眉、猪耳等名，然功用略同。但秋结者性微寒，叶清暑热。

刀豆

甘，平，微涩，无毒。温中下气，利肠胃，止饥，益肾补元。其子同猪肉、鸡肉煮食，尤佳。

菜　部

李时珍曰：凡草木之可茹者谓之菜，韭、薤、葵、葱、藿，五菜也。《素问》云：五谷为养，五菜为充。所以辅佐谷气，疏通壅滞也。古者三农生九谷，场圃蓺草木，以备饥馑，菜固不止于五而已。

今节草木之可以资生者三类，曰荤、曰柔滑、曰蓏，共八十六种。以便服饵者，知所辨别耳。

荤菜类[2]二十二种，附十种

韭附：花、子

辛、微酸，温，涩，无毒。归心，安五脏，除胃中热，充肺气。归肾，壮阳，止泄精，

[1] 麨：原作“炒”，与前重复，据《本草纲目·绿豆》改，指炒熟后磨成面。
[2] 荤菜类：原文无“类”字，现据目录及同级标题体例补。此前原有“食物小录菜部卷之上菜部”十一字，承上省略而删除。

暖腰膝。利病人食，可久食。花，亦可腌食。汁，解肉脯毒。子，辛温，甘，无毒。补肝及命门。

薤音械，即藠子

辛、苦，温，滑，无毒。益目精，除肝中邪气，温中，散结气。作羹食，利病人。煮食，耐寒，补虚，解毒，心病宜食之。

葱

白辛，平；叶温；根须平；并无毒。归目，益目精，安胎，安中，利五脏，通关节，利耳明目，杀一切鱼肉毒。同蜜食杀人。

蒜蒜苗、蒜头、小蒜功味略同。附：苗、头

辛，温，有毒。归五脏，消谷化肉食，下气健脾胃，宣通温补。醋浸经年者良，解水毒。

芸薹即油菜。附：子

辛，温，微苦，无毒。春食之，能发腰膝痼疾。其子炒过榨油，燃灯甚明。

菘即白菜。附蔓菜

甘，凉，无毒。通利肠胃，除胸中烦，解酒渴，消食下气，利大小便。其子榨油，涂头长发，涂刀剑不锈。茎圆小者，名蔓菜。

黄芽菜

甘，平，无毒。和中，利肠胃。

芥菜即花叶芥。附：子

辛，温，无毒。利九窍，明耳目，安中通肺，滑痰利膈，开胃。子，研末作酱食香美，通利五脏，散寒豁痰，利窍。多食，昏目损肺。

白芥附：子

辛，温，无毒。安五脏，功胜花叶者，其子入药最佳。

莱菔即萝卜

根辛、甘；叶辛、苦；温，无毒。煮食，下气消谷，和中去痰癖，肥健人，利关节，理颜色，练五脏恶气，制面毒，利五脏，轻身，温中，补不足。同猪肉食益人，令人白净，宽胸膈，利大小便。生食，止渴宽中；煮食，化痰消导，杀鱼腥，解酒毒。可生、可熟，盐腌、醋浸、糖饯、酱藏皆可。

生姜

辛，温，无毒。久服去臭气，通神明，归五脏，除风邪，去痰下气，散烦闷，开胃气，破血，调中益脾胃，解菌蕈诸菜物诸毒。可生用、可腌、可酱。少食宜人，故《论语》云：不撤姜，食不可多食。

茼蒿

甘、辛，平，无毒。安心气，养脾胃，消痰饮，利肠胃，亦能发疮疥。

蒝荽

辛，温，有小毒。消谷，治五脏，补不足，通心窍，利大小肠，补筋脉，令人能食。合诸菜食爽口，辟鱼肉毒，发诸疮。凡服一切补药及药中有白术、丹皮者，不可食。

胡萝卜

甘，辛，微温，无毒。下气补中，利胸膈肠胃，安五脏，令人健食，有益无损。有黄、赤二种。盐藏可久收。

水蕲

甘，平，微辛，无毒。养精，保血脉，益气，令人肥健嗜食，利口齿，利大小肠。

旱堇

甘，寒，无毒。久食除心下烦，芳香利齿嗜食，以其芳香故。入泮谓之采芹。

蘹香即八角

辛，平，无毒。开胃进食，下气，补命门不足，暖丹田。多食伤目，发疮疥。食料不宜过。

莳萝即小茴

辛，温，无毒。下气利膈，健脾开胃，温肠，杀鱼肉毒，补水脏。治肾气，壮筋骨，消食，滋食味。

椿芽

甘、辛、微苦，盐藏甘、平，有小毒。爽味口，能令人食。鲜者，多食损目。

野芹菜

辛辣，有毒。水生者可食，旱生者不宜人。

马兰菜

辛、苦，微寒，有小毒。行气活血。多食壅气。

芜菁即诸葛菜。附：花、子

辛、甘、苦，微温，无毒。利五脏，轻身益气，常食令人肥健。叶、梗、根、苗皆可食。子，研末明目，益气。花，治虚劳目暗。久服长生，可夜读书。

柔滑类〔1〕四十种，附三种〔2〕

菠菜

甘，冷，滑，无毒。利五脏，通肠胃热，解酒毒。服丹石人食之佳，通血脉，开胸膈，下气调中，止渴，润燥。根尤良。多食发疮。患痔瘘人宜常服。

蕹菜即无心菜

甘，平，无毒。多食作气。

〔1〕柔滑类：原在“菠菜”二字之后，据文义前移。

〔2〕三种：原作“四种”，据正文实际数改。

君荙菜

甘、苦，大寒，滑，微毒。以菜作粥食，解热；煎汤饮，开胃，通心膈，宜妇人，补中下气，理脾，去头风，利五脏。不可多食。先患腹冷人，食之必破腹。

苋菜

甘，冷，无毒。有白、红、紫数色，白者良。白苋，补气除热，通九窍。凡苋皆利大肠。

马齿苋

酸，寒，无毒。止消渴，能肥肠，令人不思食。煮粥，止热痢，解诸热毒。大者名马齿苋，小者名瓜仁菜，功用略同。诸苋皆不可同鳖食。

苦荬

苦，寒，无毒。久服安心益气，聪察少卧，轻身耐老。

白苣似莴苣，叶有白毛

苦，寒，无毒。补筋骨，利五脏，开胸膈壅[1]气，通经脉，令人齿白，聪明，少睡。可煮食，解热毒，酒毒，止消渴，利大小肠。平日患冷气人，食之即腹冷，亦不至太损。人产后不可食。

莴苣

苦，冷，微毒。利气，坚筋骨，去口气，白齿明目，通乳汁，利小便。久食昏人目，患冷人不宜食。人中其毒者，以姜汁解之。薹名莴笋，剥皮食，味如胡瓜。糟食、酱食亦良。

芋[2]

辛，平，滑，有小毒。宽肠，充肌肤，令人肥白，开胃通肠。和鱼肉煮食，甚下气调中，补虚。多食难克化，滞气困脾。生则麻口，可用生姜解之。

薯蓣即山药

甘，平，微咸，无毒。补中，益气力，长肌肉，强阴。久服，耳目聪明，轻身不饥，延年，补五劳七伤，镇心神，安魂魄，补心气不足，开达心孔，多能记事，强筋骨，涩精，健忘[3]，健脾胃。怀庆者良。

甘薯即山薯

甘，平，无毒。补虚乏，益气力，健脾胃，强肾阴，功同山药。多食壅气。

脚板薯

气味功用略同山药。

苦竹笋

甘、苦，寒，无毒。止消渴，明目，解酒毒，理心烦，益气。

---

〔1〕壅：原作“拥”，据文义改。后同不注。

〔2〕芋：原作“芋头苗”，据原目录改。

〔3〕健忘：指治疗健忘，而不是使人健忘。

诸竹笋

甘，微寒，无毒。笋同羊肝食，令人目盲。益气化痰，清热爽胃。

冬笋附：笙笋

甘、辛，平，无毒。利九窍，通血脉，滋味爽人，性坚难化，不益脾胃。性凉，患痰疾者宜服，不宜小儿。笙笋，味亦然。

百合

甘，平，无毒。补中气，安心，定胆益志，养五脏，温肺止嗽。其粉亦佳。

灰条苋

甘，平，有微毒。功同紫苋，味胜诸苋。

猪耳菜即车前草

甘，寒，无毒。去热，明目。不宜多食。

地菜即济菜。附：花、子

甘，平，微温，无毒。有长叶、圆叶、花叶、线叶、紫叶、青叶、高矮大小数十种，其功用性味皆同。能开胃，行肺气。连根食香美，花子并可服。多食无损，发诸疮。

枸杞芽

甘、苦，微寒，无毒。清火明目，止渴，解烦热。

金针菜又名黄花菜

甘，温，无毒。补胃气。多食滑肠，发疮毒。

蕲菜

甘，滑，微寒，无毒。利肠胃，不宜多食。

黄豆芽

甘，平，微温，有微毒。多食发疮，动气。

绿豆芽

甘，寒，无毒。清火，止烦渴。多食亦动冷气，生火毒人宜食之。

芦蒿

辛，有毒。开爽胃气，令人能食。凡病人及生疮疥者勿食，多食损目。

木槿花

甘，平，滑，微寒，无毒。清肺热，治目疾，止吐衄。白者佳，红者不堪用。

芦笋

甘，寒，无毒。止渴，利小便，解诸毒。多食有损无益。

鹿角菜

甘、咸，大寒，性滑，无毒，解面热，疗小儿骨蒸。

石花菜

甘，寒，咸，滑，无毒。解上焦浮热，暑热。大者名鸡脚菜，有红、白二种。夏日，以姜、醋拌食甚良。

木耳

甘，平，凉，有小毒。益气不饥，轻身强志，惟桑耳为上，难得。仲景云：木耳仰生及赤色者，不可食。

香蕈即香芯

甘，平，有小毒。益气不饥，发诸疮疥。不宜多食。

蘑菇

甘，寒，无毒。益肠胃，化痰理气。不可多食，发诸疮。

土菌即地菇

甘，寒，有大毒。生于阴湿之地，或因毒之气所成，食之杀人。凡中其毒者，必笑不止，可以苦茗、白矾解之。

石耳

凉，平，无毒。久食益颜色，至老不改，令人不饥，明目益精。

紫菜

甘，凉，无毒。凉血解毒。病瘿瘤、脚气人宜食之。

头发菜

甘，寒，无毒。平肝，清肾热，宜姜、醋拌食之佳。

羊肚菜

甘，平，无毒。和肠胃，养肝肾。

海带

咸，寒，无毒。清火化痰，消结核。

苞菜一名茭儿菜，老者似蒲

甘，平，无毒。开胃和中。

茭瓜

甘，平，无毒。开胃下气。

蓏菜类〔1〕十一种

茄

甘，寒，无毒。凡久患冷病人，不可食。秋后食损目，多食必动气，腹痛。蔬圃中惟此无益。

壶芦

甘，平，滑，无毒。除烦热，利小肠，润心肺。多食令人吐利。患脚气、虚胀、冷气人，食之永不除。苦者不可食。

〔1〕蓏菜类：原作“蓏类”，据原目录改，且原在“茄”字之后，据文义前移。

冬瓜

甘，微寒，无毒。益气耐老，除心胸满，练五脏，轻健者。可长食之。热食佳，冷食瘦人。其子助脾，皮可洗冻疮。

南瓜

甘，温，无毒。去皮、瓤瀹食，味如山药。同猪肉煮食更佳，亦可蜜煎。补中益气。多食发脚气、黄疸。不可同羊肉食，令人气壅。

越瓜即菜瓜

甘，寒，无毒。利肠胃，止烦渴，解酒毒。生食动冷气，令人心痛，脐下癥结，发诸疮，不益小儿。能暗人耳目。驴马食之即眼烂。白皮者名稍瓜，以姜、醋拌食良，亦可酱。

黄瓜

甘，寒，有小毒。清热解渴，利水道。多食动寒热，多疟病，令人虚热，上逆少气，损血，发疮疥。脚气虚肿、天行病后不可食。不益小儿，滑中生疳虫。不宜多用醋。

丝瓜

甘，平、冷，无毒。除热利肠，凉血解毒。秋后食之，令人发落。

苦瓜

甘，苦，无毒。除邪热，解劳乏，清心明目。

瓠子

性味功用略同壶芦。

北瓜

性味功用无异南瓜。

藠头

性味功用与薤。同醋浸，陈者良。

果　部

李时珍曰：木实曰果，草实曰蓏[1]，熟则可食，干则可脯，可助粒食以养生。故《素问》云：五果为助。五果者，以五色五味应五脏，李、杏、桃、栗、枣是矣。《占书》云：欲知五谷之收否，但看五果之胜衰。观此，则土产常异，性味良毒，岂可从嗜欲而不知物理乎？

兹节取人所日食者六十种，今为四类，曰五果，曰山果，曰夷果，曰蓏。

〔1〕蓏：音 luǒ，古书上指瓜类植物的果实。

五果类[1] 十二种

李李干名嘉庆子

苦、酸，微温，有小毒。多食令人胪胀，发虚热；临水食发痰疟；同雀肉与蜜食损五脏；同酱水食发霍乱。服术人忌食，肝病宜食之。苦涩者不可食。

杏

酸，热，有小毒。生食伤筋骨。心病宜食之。

巴旦杏

甘，平，温，无毒。止咳下气，消心腹逆闷。

梅

酸，平，无毒。多食损齿伤筋，蚀脾胃，令人发膈上痰热。服黄精人忌食梅。齿𪘨[2]者，嚼胡桃肉解之。同韶粉食，则牙不软。

乌梅

酸，温、平，涩，无毒。止渴调中，去痰，消酒毒，令人得睡。

白梅即盐梅

酸、咸，平，无毒。除痰，止消渴，散烦闷。醒酒功同[3]乌梅。

桃

辛、酸、甘，热，微毒。作脯食益颜色，肺病宜食之。多食令人有热，能发丹石毒。食桃饱入水浴，令人成淋及寒热病；多食生桃令人膨胀，生痈疖。服术人忌食。五果桃为下。桃有数种，其名不一，然性味皆同。

栗

甘，温，无毒。益气，厚肠胃，补肾气，耐饥。生食发气，小儿不可多食，性坚难克化。熟则滞气膈生虫，往往致病。

枣生枣即木枣

甘、辛，热，无毒。多食令人寒热，羸瘦人不可食。多食令人热渴，膨胀，动脏腑，损脾元，助湿热。

大枣即晒干红枣

甘，平、温，无毒。治心腹邪气，安中，养脾气，平胃气，补中益气，坚志强力，润肺，补五脏虚损。久服轻身，延年不饥。脾病人宜服。

胶枣即黑枣

甘，平，微苦而酸，无毒。补脾阴，养心肾，安神志。多食填中。

---

〔1〕五果类：原在“李”字之后，据文义前移。

〔2〕𪘨：牙齿酸痛。

〔3〕同：原作“用”，据文义改。

蜜枣

甘，平，温，微酸，无毒。助脾胃，润肺气。多食滞膈。

山果类[1] 十七种，附五种

梨诸梨附

甘，平，微酸，寒，无毒。润凉心肺，消痰降火，解疮毒、酒毒。

时珍曰：《别录》著梨只言其害不著其功，《陶隐居》言梨不入药。盖古人论病多主风寒，用药皆是桂附，故不知梨治风热，润肺凉心，消痰降火，解毒之功也。今人痰病，火病十居六七，梨之有益盖不为少，但不宜过食耳。《类编》云：一士人状若有疾，厌厌无聊，往谒杨吉老诊之。杨曰：尔热症已极，气血消铄，此后三年当以疽死，士人不乐而去。闻茅山有道士医术通神，而不欲自鸣。乃衣仆衣诣山拜之，愿执薪水之役，道士留置弟子中，久之以实自道。道士诊之，笑曰：尔便下山，但日日吃好梨一颗。如生梨已尽，则取干者泡汤，食滓饮汁，疾当自平。士人如其戒，经一岁复见吉老。吉老观其颜貌腴泽，脉息和平，惊曰：尔必遇异人，不然岂有痊理？士人备告吉老，吉老具衣冠，望茅山设拜，自咎其学之未至。观此，则梨之功岂小补哉！然惟乳梨、鹅梨、消梨可食，余梨则亦不能去病也。

山楂棠球附

甘、酸，微温。消坚积，补脾健胃，行结气，化饮食，消肉积。生食令人嘾[2]烦，易饥。损齿，齿龋人尤不宜也。大者名棠球。

柿

甘，寒，涩，无毒。通耳鼻气，治肠胃不足，解毒，压胃间热，止口干。诸柿食之皆美，而益人以核少者为佳。世传柿有七绝，一多寿，二多阴，三无鸟巢，四无虫蠹，五霜叶可玩，六嘉宾，七落叶肥滑可以临书。

白柿即柿饼

甘，平，涩，无毒，补虚劳，涩中厚肠，健脾胃气，开胃消痰，止渴，润心肺。柿不可与蟹同食，多食则吐。

安石榴

甘、酸，温，涩，无毒。多食损肺，损齿令黑。凡服药物人忌食。

橘附：橘饼

甘、酸，温，无毒。止消渴，开胃，除胸中膈气。甘者润肺，酸者聚痰。同螃蟹食令人患软痈。蜜饯者名橘饼，闽漳者佳。

---

〔1〕山果类：原在“梨”字之后，据文义前移。

〔2〕嘾：音 tǎn。

柑

甘、辛、酸，大寒，无毒。利肠胃中热，解丹石，酒毒，止暴渴，利小便。广产者佳。多食令人肺冷生痰，脾冷发痼癖，大肠泻利，发阴汗。

枸橼即佛手。附：佛片

辛、苦，无毒。下气，除心头痰水。煮酒饮，治痰气咳嗽；煎汤，治心下气痛。切片糖饯，晒干，名佛手片。

金橘附：金钱饼

酸、甘，温，无毒。下气快膈，止渴，解酲辟臭。皮，味甘尤佳。糖饯者名金钱饼。

枇杷

甘、酸，平，无毒。止渴下气，利肺气，润五脏。多食发痰热，伤脾。

杨梅

甘，热，大酸，无毒。盐藏食，去痰，消食止渴，和五脏，能涤肠胃，除烦愦恶气，下酒。作屑，临饮止吐酒。久食，令人发热，损齿及筋骨。忌与生葱同食。塩者，常含一枚咽汁，利五脏，下气。

樱桃

甘，热，涩，无毒。调中益脾气，令人好颜色，美志，止泄精。小儿食之过多，无不作热。此果三月末、四月初熟，得正阳之气，先诸果而熟，故性热。其色赤属火，性大热而发湿。旧有热病及喘嗽者，食之立病，且有死者。

《儒门事亲》云：舞水一官家有二子好食紫樱，每日啖一二升，半月后长者发肺痿，幼者发肺痈，相继而死。呜呼！百果之生，所以养人，非欲害人。富贵之家，纵其嗜欲，不固[1]生命是何理也。夭耶？命耶？实自取之也。邵尧夫诗云“爽口物多终作疾”，真格也。愿养生者戒慎其所好。

银杏即白果

甘，平，苦，涩，无毒。生食，引疳解酒；熟食，温肺益气，定喘。多食壅气动风，小儿多食昏霍发惊。同鳗鲡食，患软风。同甘蔗食，则蔗无滓。

胡桃即核桃

甘，平，温，微涩，无毒。食之令人肥健，润肌黑发，能食，通润血脉，骨肉细腻，补气养血，润燥化痰，益命门火不足，利三焦，温肺润肠。

榛

甘，平，无毒。益气力，实肠胃，令人不饥，健步调中，开胃。

槠子即苦槠子

苦、涩，平，无毒。食之不饥，令人健行。

〔1〕固：原作“故”，据文义改。

钩栗即茅栗

甘，平，无毒。食之不饥，厚肠胃，令人肥健。

夷果类[1] 九种，附一种

荔枝

甘、酸，热。时珍曰：气味纯阳。通神益智，健气。鲜者多食则醉，以谷浸水饮之即解。火甚人忌服。

龙眼

甘，温，平，微酸，无毒。久服强魂聪明，轻身不老，通神明，开胃益脾，补虚长智。火甚人忌食。

橄榄小者名青果

甘、酸、涩，无毒。生津液，止烦渴，治喉痛。咀嚼咽汁，解一切鱼鳖毒。其味先涩而后甘。醉饱宜之，然性温，多食能致上壅。

五敛子即阳桃

甘，平，酸，微涩，无毒。生津止渴。蜜饯者良。

榧子

甘，平，涩，无毒。治肺病，消谷，助筋骨，明目，轻身，令人能食。同鹅肉食，生断节风。五痔人宜之。同甘蔗食，其滓自软。又云：皮反绿豆，能杀人。

海松子

味甘，气香，微温，无毒。久服轻身，延年润肺，治燥结咳嗽。

槟榔附：大槟榔

苦，辛，温，涩，无毒。消宿食，御瘴疠，岭南人以之代茶。其功有四：一曰醒能使醉，盖食之久则熏然颊赤若饮酒然，苏东坡所谓“红潮登颊，醉槟榔也”；二曰醉能使醒，盖酒后嚼之则宽气下痰，余醒顿解，朱晦庵所谓“槟榔收得为祛痰也”；三曰饥能使饱；四曰饱能使饥，盖空腹食之则充然气盛如饱，饱后食之，则后食快然易消。又且赋性疏通而不泄气，禀味严正而更有余甘，有是德故有是功也。又有大槟榔同功。

波罗蜜

气香，味甘，微酸，平，无毒。止渴，解烦，醒酒，益气，令人悦泽。其核中之仁，补中益气，令人不饥、轻健。其核大如枣，内仁如栗黄，煮、炒食之甚佳。果中之大者惟此，其状大如冬瓜。

无花果

甘，平，无毒。开胃，止泄痢，治五痔，咽喉痛。

〔1〕夷果类：原在“荔枝”二字之后，据文义前移。

蓏果类[1] 十种，附三种

西瓜附：瓜子

甘，寒，无毒。消烦止渴，解暑热，宽中下气，利小水。食瓜后食其子，即不噫瓜气。其子炒食，醒脾。多食生痰。

甘蔗

甘，热，无毒。下气和中，助脾气，除心脑烦热，解酒，宽胸膈。同银杏食，其滓自软，同榧子食亦然。多食，发虚热，动衄血。

藕[2]附：藕粉

甘，平，微涩，无毒。消食，解酒毒。捣汁服，止闷除烦；煮食，助胃，补五脏。同蜜食，令人腹脏肥，不生诸虫。捣浸澄粉，名藕粉，食之轻身益年。白莲，生食味美，熟则不佳。红莲、野莲，生食味涩，蒸煮则良。

莲子

甘，平，微涩，无毒。补中养神，益气力，除百病。久服轻身耐老，不饥，延年，补五脏不足伤中，益十二经脉血气，止渴，去热，安心，止痢。治腰痛及泄精。多食令人欢悦，交心肾，厚肠胃，固精气，强筋骨，补虚损，利耳目。捣碎，和米作粥饭食，令人强健。

芰实即菱角，芰音妓

甘，平，无毒。安中，补五脏，止渴，解丹石毒、暑毒、酒毒。熟者，多食填中。捣汁澄粉食，延年。

葡萄诸葡萄附

甘，平，酸，温，微涩，无毒。益气倍力，强志，令人肥健耐饥。久食轻身不老，延年。多食，令人卒烦闷，眼暗。有紫、白、大、小数种，圆者名草龙珠，长者名马乳，白者名水晶，黑者名紫葡萄。蜀中有绿葡萄。西省有琐琐[3]葡萄，大如五味子，无核。云南所出大如枣，味尤长。诸葡萄皆可作酒，饮之则醄然而醉，故有是名。

芡实即鸡头子

甘、酸、涩，无毒。补中，除暴疾，益精强志，聪耳明目。久服轻身不饥，耐老，开胃，助气，止渴。

乌芋即葧脐

甘，平，滑，微寒，无毒。温中止消渴，下丹石，除胸中实热。可作粉食，明耳目，开胃下气，厚肠胃，不饥，解毒，消宿食。饭后宜食之。服金石人宜食之。大益小儿。

---

〔1〕蓏果类：原作“瓜类”，在“西瓜”二字之后，据目录改，据文义前移。

〔2〕藕：此后原有“水果类”三字，据目录为“蓏果类”，故删。

〔3〕琐琐：疑为“玛瑙”之误。

花红即沙果

甘，平，微酸、涩。清热，解烦，和胃。

苹果

甘，平，无毒。止渴，和中，醒酒。蒸食止痢。多食滞膈。

补遗类[1]五种

甜瓜即香瓜

气香，味甘，寒，滑。止渴除烦，利小便，暑月食之不中暑。其形大小团扁不一，其色黄绿青斑各异，五方所产不同，惟广陵者佳。

落花生

甘，平，微辛，无毒。炒食香温，润肺舒脾。多食生痰。

桑椹

甘，平，色黑入肾。补水，利五脏、关节，安魂镇神，聪耳明目，生津止渴，利水消肿，解酒。乌髭，浸酒佳。

茨菇

甘、苦，微涩，无毒。解热和中。多食滞气，发脚气。怀孕妇人不可食。

香芋

甘、涩、辛，香。利肠胃，益脾肺，通心气。此物可蔬可果。

〔1〕补遗类：原在“甜瓜即香瓜”五字之后，据文义前移。“果部”总论中云“分为四类”，未将此类计入其中。

卷之下[1]

李文培友章氏甫识[2]

鱼　部[3]

李时珍曰：鳞虫有水陆二类，类虽不同，同为鳞也，是故龙蛇灵物，鱼乃水畜，种族虽别，变化相通，是盖质异而感同也。鳞属皆卵生而蝮蛇胎产；水族皆不瞑而河豚目眨。蓝蛇之尾解其头毒；沙鱼之皮还消鱼积。苟非知者，孰能察之。

今节取世人朝夕之所供馔者四十九种，分为二类：曰有鳞，曰无鳞。俾养生者得以辨其性味之良毒焉。

鳞鱼类[4] 十九种，附一种[5]

鲤鱼附：尾

甘，温，有小毒而腥。煮食，下水气，利小便，下乳汁。鲤脊上两筋及黑血有毒，溪涧中者毒在脑，俱不可食。多食，动风动火，发诸疮。其鲜美在尾，为八珍之一。

鱮鱼音序，即鲢鱼

温，无毒。温中益气。多食令人热中，发渴、发疮。

鳙鱼

甘，温，无毒。暖胃益人。多食动风热，发疮。

鳟鱼即赤眼鱼

甘，温，无毒。暖胃和中。多食发热，发疮癖。

鲩鱼即草鱼

甘，温，无毒。功同鳙鱼。

〔1〕卷之下：原缺，依“卷之上”体例补。
〔2〕李文培友章氏甫识：原缺，依“卷之上”体例补。
〔3〕鱼部：原作“鳞部卷之下”，据下文改，并承上文省略而删除“卷之下”。
〔4〕鳞鱼类：此前原有“食物小录鳞鱼部卷之下鱼部”十二字，承上省略而删除。
〔5〕一种：原作“二种”，据正文实际数改。

青鱼

甘，平，无毒。助脾，益气力。不可同生蔗荽、葵菜食。

白鱼

甘，平，无毒。开胃，下气，去水气，令人肥健，助脾气，调五脏，补肝明目，助血脉。多食生痰。同枣食患腰痛。

鯮鱼音宗

甘，平，无毒。补五脏，益筋骨，和脾胃。多食宜人，作鲊尤佳，曝干香美。

鱤鱼

甘，平，无毒。暖中益胃。作鲊良。

石首鱼即鲞鱼，鲞音想

平，无毒。开胃，益气，消食，理脾胃。干者佳，鲜者动湿。

鲥鱼

甘，平，无毒。补虚劳，开胃助脾。其肪在鳞甲中，出水即死，最易馁败，不宜烹煮，惟以笋、苋、芹、荻之属，连鳞食乃佳。亦可糟藏。

鲫鱼

甘，温，无毒。作羹，治胃弱不下食，调中益五脏。诸鱼皆属火，独鲫鱼属土，有调胃实肠之功。若多食，亦能动火。

鲂鱼即鳊鱼

甘，温，无毒。调胃气，利五脏。和芥食，能助肺气，去胃风，消谷食。作鲙[1]食，助脾气，令人能食。

鲈鱼诸鱼二鳃，惟淞江之鲈四鳃

甘，平，有小毒。补五脏筋骨，和胃，治水气。多食宜人，作鲊良。曝干甚香美，益肝肾，安胎。作鲙尤佳。中其毒者，芦根可解。

鳜鱼

甘，平，无毒。益气力，令人肥健，补虚劳，益脾胃。

鲨鱼即沙沟鱼

甘，平，无毒。暖中益气。

鲦鱼即鲝鱼

甘，温，无毒。暖胃助脾，止冷泄。

鲙残鱼即银鱼

甘，平，无毒。作羹食，宽中健胃。

鳢鱼即乌鱼

甘，寒，无毒。有疮者不要食，令人瘢白。

〔1〕鲙：原作“绘”，据文义改。下同。

时珍曰：形长体圆，首尾相等，细鳞，色有斑点花纹，颇类蝮蛇，有舌有齿，有肚有腹，有鱮连尾，尾无歧。形状可憎，气息腥恶，食品所卑。南人有珍之者，北人尤绝之。道家指为水厌，首有七星，夜朝北斗，有自然之礼，故谓之“鳢”。凡吃斋人不可食。

无鳞类[1] 二十四种[2]，附三种[3]

鲇鱼

甘，温，无毒。大益有痔人。同甘草食，杀人。

鳗鲡鱼

甘，平，有毒。以五味煮食甚补益。腹下有黑斑者、毒甚小者，可食。重四五斤及水行昂首者，皆不可食。四目者，食之杀人。背有点无鳃者，不可食。妊妇食之，令胎有疾患。诸疮瘘瘰、疬疡风人，宜常食。

鳝鱼

味甘，大温，无毒。补中益气，补虚损。黑者有毒，时行病后食之多复。多食发诸疮，亦损人寿。大者有毒，杀人。不可同犬肉、犬血食。妇人产后宜食。

鳅[4]鱼 即泥鳅

甘，平，无毒。暖中益气，醒酒，解消渴。同粉煮羹食，调中收痔。

鲍鱼 即叵鱼。附：肚

甘，平，无毒。开胃，下膀胱水。其肚白如猪脂，和中，利肠胃，甚肥美。

黄颡鱼

甘，平，微毒。肉至能醒酒，煮食消水肿。不可同酱油与甘草食。

河豚鱼

甘，温，有毒。味虽美，终不可食，要洗净余[5]血。忌烟尘，犯之则杀人。其肝名为西施乳，甚是肥美。

比目鱼

甘，平，无毒。补虚，益气力。多食动气。

乌贼鱼 即墨鱼

酸，平，无毒。益气、强志益人，通月经。其尾后有二肾，名蛋，又呼为黑龙肝，其味甚美。宁波出者佳。

柔鱼

甘、咸，温，平，无毒。功同墨鱼。

---

〔1〕无鳞类：原脱，据原书目录补。

〔2〕二十四种：原作“二十八种”，疑将“补遗类”四种计入，今据正文实际数改。

〔3〕三种：原作“二种”，今据正文实际数改。

〔4〕鳅：原作“鰌”，同“鳅”。

〔5〕余：原作“予”，据文义改。

鳣鱼即鲟鳇鱼

甘，平，有小毒。利五脏，肥美人。多食难克化，作鲊极美。

鲍鱼

辛，臭，温，无毒。同麻仁、葱豉煮羹，通乳。妊妇食之，令子多疾。

鲛鱼即沙鱼。附：皮、翅

甘，平，无毒。作鲙，补五脏，功亚于鲫，亦可作鲊。翅，味甚肥美，南人珍之，以为上馔。《南越志》云：环雷鱼，鲭鱼也。长丈许，腹有两洞。腹贮水养子，一腹容二子，朝从口中出，暮还入腹。鳞皮有珠，可饰刀剑，治骨角[1]。此即鲛鱼也。皮，味尤美。

鲻鱼

甘，平，无毒。开胃，利五脏，令人肥健。

勒鱼

甘，平，无毒。开胃暖中。

鲳鱼

甘，平，无毒。令人肥健，益气力。子有毒，令人下利。

虾

甘，温，有小毒。下乳汁，补肾兴阳，动风。无须及腹下通黑、煮之白色者，皆不可食。

海虾

甘，平，有小毒。去疥癣风瘙，身痒初食，疮发则愈。同猪肉食，令人多唾。

刀鱼

甘，温，无毒。开胃助脾。多食助火，动痰，发疥。此鱼味佳于诸鱼，清明后其骨则硬。

刀鲚鱼

甘，平，无毒。助脾胃。多食发疮。

鱼鲙即生鱼

甘，温，无毒，剑切而成，故谓之。凡诸鱼之鲜活者，薄切洗净血鮏[2]，沃以五味香料，拌食之。补腰脚，起阳道。

鱼鲊

甘、咸、酸，温，无毒。凡鲊，皆发疮疥。鲊内有发，害人；鲊不熟者，损人脾胃。诸鲊，皆不可同生蔯荽、葵菜、豆藿、麦酱、蜂蜜食，令人消渴及霍乱。凡无鳞鱼鲊，食之尤不益人。

鱼鳞

诸鱼鳞烧灰，注鱼骨鲠。惟鲥鱼鳞煮之易烂，大益小儿痘疹。

---

〔1〕角：原作“鱼”，据《本草纲目》改。

〔2〕鮏：音 xīng，即鱼腥味。

鱼子

甘，平，微酸，有小毒。诸鱼子皆不可多食，能令人腹胀，惟青鱼子能治目中翳障。

补遗类[1] 四种

斑鱼

甘，平，有小毒。形似河豚而小，长二三寸不等，宜剥皮去头食。开胃，利五脏，食之令人肥健。多食，发诸疮。其肝更美。

燕鱼一名锅盖鱼，一名荷叶鱼

气腥、膻，味甘、酸，有毒。不宜食。

带鱼

味酸，气膻。动热发疮。

虎头沙鱼

扁头圆身，大四五寸，色黑，味甘，平。开胃益脾。

介　部十三种，附四种[2]

李时珍曰：介虫三百六十，而龟为之长。龟盖介虫之灵长者也。《周官・鳖人》：取互物以明籍，春献鳖蜃，秋献龟鱼，祭祀供蠯蠃蚳——以授醢人。则介亦人世供馔之所不废者。

今节取日用以之供馔者十六种，以为养生者知所损益焉。

龟[3]

甘、酸，温，无毒。作羹臛大补，然多神灵不可轻杀。六甲日、十二月俱不可食，损人神。同猪肉、菰米、瓜苋食，害人。时珍曰：甲虫三百六十，而神龟为长。龟形象离，其神在坎。上隆[4]而文以法天，下平而理以法地。背阴向阳，蛇头龙颈，外骨内肉。肠属于首，能运任脉。广肩大腰，卵生思抱，其息以耳[5]。雌雄尾交，亦与蛇匹。春夏出蛰脱甲，秋冬藏土导引，故灵而多寿。但其功用，俱在自死败甲。若杀而食之取甲用者，亦无效，必自死者，方为有益。余屡观默记世之杀龟打蛇者，往往受其险恶之报，养生者可戒诸。

〔1〕补遗类：原在“斑鱼”二字之后，据文义前移。“鱼部”总论云“分为两类”，不包括此类。

〔2〕十三种，附四种：原无此六字，据原目录补。

〔3〕龟：此前原有“食物小录介部卷之下介部”十一字，承上省略而删除。

〔4〕隆：原脱，据《本草纲目》补。下文中“天”“地”二字同，不另注。

〔5〕以耳：原脱，据《本草纲目》补。

鳖

咸，平，有微毒。治伤中，益气滋阴，补不足。胆，味辣，破入汤中可代椒，解醒气。《礼记》云：食鳖去丑。谓颈下有软骨如鳖形者，食之令人患水病。凡鳖之三足者、赤足者、独目者、头足不缩者、其目内陷者、腹[1]下有王字者、腹有蛇纹者，是蛇化也。在山者，名旱龟，皆有毒杀人，不可食。不可同鸡子、苋菜食。妊妇食之，令子短项。然此物虽有补益于人而终有毒，尝见嗜食者，往往生大毒腰疽等证。养生者勿食为上。

鼋

甘，平，微毒。食之难克化，发病，不可食。状如鳖，但背高腹长耳。

蟹附：蟛蜞、节蟹

咸，冷，有小毒。生烹、盐藏、糟收、酒浸、酱汁浸，皆为佳口。但久留易沙，见灯亦沙，得椒易膧。得皂荚或蒜及韶粉，可免沙膧。得白芷，则黄不散。得葱及五味子同煮，则色不变。独螯独目、两目相向、六足、四足、腹下有毛、腹中有肉、头背有星点、足斑目赤者，皆不可食，有毒害人。冬瓜汁、紫苏汁、蒜豉汁、芦根汁皆可解其毒。妊妇食之，令子横生。今人以为食中佳品，然亦不可多食。

蟛蜞　似蟹而小，咸，冷，有毒。

节蟹　似蟹而大，性味不如蟹。

蚌

甘、咸，冷，无毒。止渴，除热，解酒毒。多食发风，动冷气。

马刀蚌、蛤、蛳、蚬大同小异。

蚬

甘、咸，冷，无毒。通乳，解酒毒。糟煮食良。

蛏

甘、咸，平、温，无毒。清痰降火。天行病后不可食。

淡菜

甘、咸，平、温，无毒。熟食，补五脏，益阳事，理腰脚气，能消宿食。不宜多食，令头目暗。

田螺

甘，大寒，无毒。止渴，利小便，去腹中结热。诸螺蛳性味皆同。

青螺

甘、咸，凉、平，无毒。平肝肾，理五痔。

海蛇附：蜇皮、头

咸，平，无毒。补肾，清火化痰，能贴无名肿毒。

时珍曰：海蛇之形，浑然凝结，其色红紫，无口眼，腹下有物如悬絮，群虾附之，咂其涎沫，浮沉如飞，为潮所拥，则虾去而蛇不得归。人因割取之，浸以石灰、矾水，去其血汁，其色遂白。其最厚者，谓之蛇头，味更胜。生、熟皆可食。今人以蒜、醋、

〔1〕腹：原作“复”，据文义改。

香油拌食，味亦颇佳。

燕窝

甘，平，微腥，无毒。为馔之上品。补脾，助肺气，养肾气。凡气虚火旺，和白鸭服。兼有痰者，加大乌海参和服。气虚火衰者，和黄雌鸡或阉[1]鸡服。有痰，亦加海参。但胃气实者宜少食。血燕为上，白者次之，凡食，必浸去内中细毛。

海参

咸，平，微涩，无毒。其名有大乌、刺参、开片、草鞋底之名，然其性味皆同。惟大乌为上，刺参次之。清火化痰，养肾气，补血养肝，明目。长合燕窝、黄雌鸡、白鸭食之，大有功益于人。

禽　部

李时珍曰：二足而羽曰禽。羽虫三百六十，毛协四时，色合五方。山禽岩栖，原鸟地处。林鸟朝嘲，水鸟夜啾。山禽味短而尾修，水禽味长而尾促。其交也，或以尾臎，或以睛睨，或以声音，或合异类。其生也，或以翼孚卵，或以同气变，或以异类化，或变入无情。噫！物理万殊若此，养生者岂可纵其嗜欲，而不知其害乎？

兹节取人之常食者三十七种，为养生者别其利害而知所趋避焉。

水禽类[2] 九种，附四种

鹅附：血、卵

甘，平，微毒。开胃助脾，气味俱厚，发风疮莫此为甚，火熏食尤毒。

血　咸，平，微毒，解药毒。

卵　甘，温，无毒，补中益气，多食发痼疾。

雁大者曰鸿，小者曰雁

甘，平，无毒，微腥。壮筋骨，利五脏。久食动气，七月勿食雁，伤人神。《礼》云：食雁去肾不利人。道家指为天厌。

鸭附：血、卵

甘，冷，微毒。黄雌鸭为补最甚，白鸭肉最良，黑鸭肉有毒，滑中，发冷利、脚气，不可食。目白者杀人。肠风下血人，不可食。嫩者毒，老者良。尾臎不可食。

血　咸，冷，无毒，解诸毒。

---

〔1〕阉：原作“剦”，乃据方言自造之字，即“阉”。

〔2〕水禽类：此前原有“食物小录禽部卷之下禽部”十一字，承前省略而删。

卵　甘、咸，寒，无毒。多食发冷气，令人气短。生疮毒者，食之令人恶肉突出。不可同鳖肉、李子食。合椹食，令人生子不顺。

野鸭

甘，冷，无毒，补中益气，平胃消食。

䴙䴘即油鸭

甘，平，无毒。补中益气。五味炙食，甚美。

鸡鶄

甘、咸，平，无毒。炙食解诸鱼虾毒。

鹧鸪此系原禽，误入此条

甘，温，无毒。能利五脏，益心力，聪明。

鹭鸶

咸，平，无毒。炙食益脾补气。

鸬鹚

酸、咸，冷，微毒。大腹鼓胀，以此治利水道。

原禽类[1]六种，附十种

鸡附：八种，并血、卵

丹雄鸡　肉甘，微温，无毒。补虚温中。

白雄鸡　肉酸，微温，无毒。安五脏，治伤中消渴。

乌雄鸡　肉甘，微温，无毒。补中止痛，补虚弱。

黑雌鸡　肉甘、酸，温、平，无毒。安胎，安心定志。

黄雌鸡　肉甘、酸、咸，平，无毒。补五脏绝伤，疗五劳，益气力，添髓补精，助阳气。产后虚羸，煮汁煎药佳。

乌骨鸡　甘，平，无毒。补劳伤羸弱，益产妇。

反毛鸡　反胃，以一只煮烂去骨，入人参、当归、食盐各半两，再煮烂，食之至尽。

泰和鸡　甘，温、热，无毒。托小儿痘疹，老者良。

鸡血　咸，平，无毒。安神定心。

肝　甘、苦，温，无毒。补肾明目。

卵　甘，平，无毒。镇心，安五脏，止惊安胎，开喉声失音。

野鸡

肉　甘、酸，微寒，有小毒。补中，益气力。秋冬益，春夏毒，有痢人不可食。久食令人瘦。九月至十一月稍有补，他月则发五痔，诸疮疥。同胡桃食，则发头风眩运及心痛。同菌蕈木耳食，则发五痔，立下血，同荞麦食，生虫。

〔1〕原禽类：原在“鸡”字之后，据文义前移。

卵 同葱食，生寸白虫。自死瓜甲不伸者，杀人，不可食。

《周礼》：庖人供六禽。雉其一也，亦食品之贵。然有小毒，不可常食，损多益少。

竹鸡

甘，平，有毒。炙食之杀虫。谚云：家有竹鸡啼，白蚁化为泥。盖善食蚁也。

鹑

甘，平，无毒。补五脏，益中。

鸽

白鸽肉 咸，平、温，无毒。调中益气，解诸药毒。及人马久患疥，食之立愈。

卵 解疮毒、痘毒，益心肾。

麻雀

甘，温，无毒。调精益气。冬三月食之起阳道，令人有子，暖腰膝，缩小便。小儿夜尿食之效。

林禽类[1] 十三种

斑鸠

甘，平，无毒。明目。多食益气，助阴阳。久病虚损人，食之补气，令人不噎。

青鵻

甘，平，无毒。安五脏，助气，补虚损。

布谷

甘，温，无毒。安神定志，令人少睡。

蜡嘴雀

甘，温，无毒。治肌肉虚羸，益皮肤。

八歌

甘，平，无毒。

百舌俗呼牛屎八歌

炙食，治小儿久不语。

练鹊

甘，平，无毒。益气，治风疾。

黄鹂

甘，温，无毒。补益阳气，助脾，食之不妬。

啄木鸟

甘、酸，平，无毒。痔瘘及牙疳、䘌虫牙人宜食之。

---

〔1〕林禽类：原在“斑鸠”二字之后，据文义前移。

乌鸦

酸、涩，平，无毒。治五劳七伤，吐血，咳嗽，杀虫。

慈鸟

酸、咸，平，无毒。补，治瘦，助气。腌[1]炙食之良。但此鸟初生，母哺六十日，长则反哺六十日，可谓至慈孝矣。而人则忍心而食之，诚不仁矣，不如鸟矣。

喜鹊

甘，寒，微苦，无毒。妇人不可食。

杜鹃即子规

甘，平，无毒。其味甚美，然亦可[2]多食。

山禽类[3]二种

鹰

食之，治野孤邪魅。

鸮即猫儿头

甘，温，无毒。风痫、噎病宜食之。惟此鸟其性最恶，长则食母。

凡诸鸟雀为网取、枪铳所伤，硝黄熏铄，且又啄食百虫，不能无毒。养生者宜以身命自重，切宜少食。故孟子曰：守熟为大，守身为大。诚至言也。

兽　部

李时珍曰：兽者，四足而毛之总称，地产也。豢养者，谓之畜。《素问》曰：五畜为益是矣。周制庖人供[4]六畜、六兽，辨其死生鲜薨之物，兽人辨其物。凡祭祀、宾客，供其生兽。死兽皮毛、筋骨，入于玉府。宴氏攻猛兽，穴氏攻蛰兽。呜呼。古人之于养生送死、辨物用物之道，可谓慎且备矣。然物之性理万殊，人之用舍宜慎。

于是节取诸兽之可供膳者二十七种，分为类：曰畜、曰兽、曰鼠、曰寓、曰怪，以为养生者知所取舍焉。

---

〔1〕腌：原作“淹”，据文义改。

〔2〕可：此前疑脱“不”字。

〔3〕山禽类：原在“鹰”字之后，据文义前移。

〔4〕供：原脱，据《本草纲目》补。

畜　类[1] 八种，附六种

猪附：脏腑

肉　甘，平，无毒。补肾气虚竭，润肠胃虚燥。

猪头肉　有毒。凡病人勿食。

项肉　俗呼为糟头肉。肥脆，能动风。

油　甘，微寒，无毒。润肺，悦皮肤。

脑　甘，寒，有毒。损男子阳道，临房不能行事，酒后尤不可食。

髓　甘，寒，无毒。补骨髓，益虚劳。

血　咸，平，无毒。服地黄、首乌补药者忌之。压丹石，解诸毒。

心　甘、咸，平，无毒。补血不足，心虚自汗。

肝　苦，温，无毒。补肝明目，疗肝虚浮肿。

脾　俗名联贴。涩，平，无毒。凡六畜脾，人一生莫食之。

肺　甘，微寒，无毒。微腥，补肺，疗肺虚咳嗽。

肾　俗名腰子。咸，冷，无毒。虽补肾而久食令人少子。冬月不可食，损人真气。

肚　甘，微温，无毒。补中益气。

肠　甘，微寒，无毒。润肠治燥。

舌　健脾，补不足，令人能食。

羊附：脏腑

肉 甘、苦，大热，无毒。补中益气，安心，开胃，健力。

肾 甘，温，无毒。补肾气虚弱，益精髓。

肝 苦，寒，无毒。补肝，治肝风。同生椒食，损人五脏，最损小儿。同苦笋食，病青盲。妊妇食，令子多厄。

胃 温，无毒。补中益气。诸羊气味皆同，煮羊肉以杏仁或瓦片则易糜，以胡桃则不臊。羊肉同醋食，伤人心。

黄牛

甘，温，有毒。安中益气，养脾胃。病牛者大毒，令人生疔，暴亡。牛自死白首者，食之杀人。疥牛食之发痒。黄牛、水牛同猪肉、黍米、酒食之，生寸白虫。同韭薤食，令人发热病。同生姜食，损齿。煮牛肉入杏仁、芦叶相宜。

水牛附：脏腑、血、乳

甘，平，有毒，安中益气，养脾胃，补虚壮健，强筋骨。

牛乳　甘，微寒，无毒。补虚羸，止渴，养心肺，解热毒，润皮肤。

肝　补肝明目。

〔1〕畜类：此前原有“食物小录兽部卷之下兽部”十一字，承前省略而删。

肾 补肾气，益精。

胃 甘，温，无毒。补中益气。

心 补心。

肺 补肺。

骨髓 咸，平，无毒。治金疮折伤。

犬

咸、酸，温，无毒。补胃气，壮阳道，暖腰膝，益气力。然此物虽有补益，但有功于人而最有义，终不可食也。

《卫生》曰：雁行有序犬有义，鳢朝北斗知臣礼，人无礼义反食之，天地鬼神皆不喜。道家指为地厌。

又云：牢字从牛狱，字从犬，不食二物，牢狱永免。

夫牛上应星宿，下益地利，犬能夜守，二物大有功用于人，而人反忍心杀害以充口腹，且二物皆有大毒，予每见食牛犬之肉而中毒者，或生痈疽，或发皆对口，甚至生疔殒命，药而不救，何自罹于口腹之害？若此可悯哉，可惜哉，胡不勉而戒之。

马附：脏腑

甘、辛、酸，冷，有毒。长筋骨，强腰脊，壮健强志。

心 喜忘。

肝 有大毒。

肾 咸，平，无毒。强志益气，长肌肉，肥健，生子。

血 有大毒。

驴

甘，凉，无毒。补血益气，治远年劳损。食驴肉忌荆芥、茶。病人、妊妇食之，难产、动风。

骡

辛、苦，温，有小毒。性顽劣，不益人，孕妇食之难产。

兽　类〔1〕十六种，附三种〔2〕

虎

酸，平，无毒。益气，止多唾。肉作土气，味不甚佳。

豹附：胎

酸，平，无毒。安五脏，补绝伤，益气。冬食利人，壮筋骨，强志气，耐寒暑，令人猛健，宜肾。

〔1〕兽类：原在“虎”字之后，据文义前移。

〔2〕三种：原作“二种”，今据正文实际数改。

胎 至美，亦八珍之一。

野猪

甘，平，无毒。补肌肤，益五脏，治癫痫。

熊附：掌

甘，平，无毒。补虚羸。

掌 食之可御风寒，益气力，亦为八珍之一。

山羊

甘，温，无毒。益气，利产妇，不利时疾人。

鹿附：筋

甘，温，无毒。补中，益气力，强五脏，养血生容。

筋 续绝，治劳损。

麂

甘，平，无毒。血痔病，炼熟，以姜、醋进之，大有效。

獐

甘，温，无毒。补五脏，益气力，悦泽人面。

猫

甘、酸，温，毒。治劳疰、鼠瘘、蛊毒。

狸

甘，平，无毒。补中益气，去游风。其类甚多，惟虎狸善食虫、鼠、果实，其肉不臭，可食。玉面狸专上树木，食百果，冬月极肥，人多糟为珍品，大能醒酒。

狐

甘，温，无毒。煮食，补虚损及五脏，助气。患虫毒、寒热者宜多服。作脍生食，暖中去风，补虚劳。

貛

甘、酸，平，无毒。补中益气，宜人。

豺狗

酸、甘，热，有毒。食之损人精神，消脂肉，令人瘦。

狼

咸，热，无毒。补益五脏，厚肠胃，填骨髓。腹有冷积者，宜常食。

兔

辛，平，无毒。补中益气，止渴健脾。

水獭

甘、咸，寒，无毒。消男子阳气，不宜多食。

鼠　类[1] 一种

鼠

甘，热，无毒。炙食，治儿诸疳。

寓　类[2] 一种

猴

酸，平，无毒。作脯食，治久疟。

怪　类[3] 一种，附一种

猩猩附：唇

甘、咸，温，无毒。食之不寐不饥，令人善走，穷年无厌，可以辟谷。

唇　味最美，亦为八珍。

造酿部[4] 二十二种，附十二种

大豆豉

咸，寒，无毒。解烦热，调中，发汗，通关节，除腥气。

豆腐附：脑、皮、浆、干、乳

甘、咸，寒，小毒。宽中益气，和脾胃，清热。

石糕者　寒胃。

浆　食之提火。

脑　清火。

腐皮　甘，平、温，无毒。补中气。滑胎，妊妇至八九个月，宜麻油拌食，利产。

腐干　咸，平，无毒。和胃滞膈。

---

〔1〕鼠类：原在“鼠”字之后，据文义前移。

〔2〕寓类：原在“猴”字之后，据文义前移。

〔3〕怪类：原在“猩猩”二字之后，据文义前移。

〔4〕造酿部：此前原有“食物小录造酿部卷之下”十字，承前省略而删。

腐乳　咸、酸，微毒。食之作气动湿，生痰，不益人。

糉作粽，非

甘，平，无毒。五月五日取粽尖和截疟药，良。今人以为馈仪。

馓子

甘、咸，温，无毒。利大小便，润肠，温中益气。古人谓之寒具，盖冬春可留数月至寒食禁烟用之，故名。刘禹锡诗曰：织手搓成玉数寻，碧油煎出嫩黄深。夜来春睡经轻重，压扁佳人缠臂佥。

红曲

甘、酸，温，无毒。消食活血，健脾燥胃。

饴糖附：米糖

甘，温，微酸，无毒。补虚冷，益气力，止肠鸣，健脾胃，消痰，润肺止嗽，补中。用谷芽、麦芽造作，凝结色白而坚者，古称为“饧”，今人谓之“米糖”。

沙糖冰糖、白糖、潮糖

甘，温，无毒。和中助脾，暖肝气，滑痰，解酒。沙糖、白糖、冰糖、潮糖，名虽数种，皆蔗汁所成，乃一物精粗之各异也。

蜂蜜石蜜、岩蜜

草木精英合露气以酿成。生凉，能清热；熟温，能补中。甘和，故解毒；柔滑，故润燥，故能调营卫，除众病，和百药，功同甘草。不可同葱食。

酱

甘、咸，冷，微酸，有小毒。杀一切鱼肉、菜蔬毒，解砒毒、轻粉毒，调水服之。

醋一名苦酒

酸、苦，温，无毒。杀一切鱼肉、菜蔬毒，解烟火毒，强筋骨，敛肝气。多食损颜色。凡大小麦及饧皆可作醋，惟米醋最佳，今人谓之“滴酢”。

豆油

辛、甘，热，微毒。和胃，杀腥气，涂汤火伤。多食生痰动火，发咳嗽。

蜀椒附：柔椒

辛，温，有毒。温中。久服头不白，轻身，增年，壮阳道，下气，补右肾命门，利五脏，杀腥气。秦产者名“秦椒”，蜀产者名“蜀椒”，今人并呼为“花椒”。闭口者，食之害人。

胡椒

辛，大温，无毒。下气温中，去痰，除脏腑中风冷，调五脏，收肾气，暖肠胃，杀一切鱼、肉、鳖、蕈毒。多食损肺，令人吐血。

辣椒

生，甘、辛，温，大热；熟，甘、辛，平，温，无毒。去湿利窍，通关节，杀腥气。亦不宜多食。

茶油

辛，平、温、滑，无毒。调五味，润肠，泽肌肤。生者滑下作泻，炼熟则佳。

菜油

辛，温，无毒。行滞血，破冷气，消肿散结。燃灯甚明，涂头发长黑。

虾油

甘、咸、腥，有小毒。味虽美，不可多食。多食令人生痰，发痒。

白麻油

甘，平、凉，无毒。滑肠胃，行风气，通血脉，去头面浮风，润肌肉。乳母服之，子不生热病。妊妇食之，利产，清热解毒。

盐

甘、咸，寒，无毒。润下，通大小便，补心肾，坚肌骨，醒酒，解毒杀虫，止痛痒。多食损肺。盐之名不一，各处皆出，然功用则大同小异。

茗即茶

甘、苦、微涩，无毒。其名甚多，不能枚举，惟闽中之武夷、安徽之松罗诸细。茶陈者最良，能消宿食。多食损脾，粗者尤不宜多食。

菸音烟，今作烟字，非

辛，温，有毒。治风寒湿，滞气，停痰，山岚瘴雾。其气入口不循常度，顷刻而周一身，令人通体俱快，醒能使醉，醉能使醒，饥能使饱，饱能使饥，令人以之代酒、代茗，终身不厌。然火气熏灼，耗血损年，人自不觉耳。闽产者佳。

酒〔1〕附：诸酒

大麦烧酒　辛辣，有小毒。理气宽中，祛寒暖胃，进食，辟恶气，解水气，解暑。伤脾肺。久窖者良，不可多饮。

小麦烧酒　辛辣，有毒。功不及大麦之佳，其性烈，不可多饮，生痰动火，亦能伤脾肺。

芦粟烧酒　辛烈，有毒。祛冷，消食，化肉积。不可多饮，伤筋骨，耗气血，伤脾肺，动痰火，涩肠胃。

米烧酒　辛辣、甘，温，有小毒。燥大肠，暖胃消食。不可多饮，耗精气，伤脾肺。

小米烧酒　辛辣，有小毒。宽中利胃。多饮耗血。

凡烧酒性味辛烈，养生者宜少饮。

黄酒　甘，温，微酸，有小毒。性阳升，祛风寒，活血脉，助气。肠风下血人不宜饮，助湿热。多饮亦伤精气。凡酒各处所产，味有厚薄，质有浓淡，如江浙会泉寻酒、百花木瓜、绍兴玉兰、江右之丁坊，名虽各异，功用略同，然有有灰、无灰之别耳。

〔1〕酒：原无此标题，今据原目录补。

白酒　甘，温，性升散。助气，和血脉，醒脾胃，补中气，亦助湿热。色白无灰，糯米之脂汁也，如江右之水酒、江左蜜酒、江苏之三白、浙之水白酒是也。

豆酒　甘，温，辛，酸，有小毒。

诸酒皆能乱性，养生者宜少饮。予尝见嗜酒者醉后，或相争斗，或遭跌仆，轻则损折手足，重则伤生殒命。酒原不过陶情遣兴而已，何必务醉而辱，愿我同人节饮之为贵。《论语》云“惟酒无量不及乱”，斯言诚可味也。

补　遗十种

米粉

甘，平，微酸，无毒。补脾胃。多食滞膈，滞痰。

黄精

甘，平，无毒。补中益气，安五脏，益脾胃，润心肺，填精髓，助筋骨，除风湿，下三虫。久服不饥。九蒸晒者良。

泥螺

甘，寒，无毒。清火解烦渴。今人以糟藏之，可久留。

蚌螆

甘、咸，无毒。利肠胃，解酒毒。多食令人发疮疥。

虾米

功同鲜虾，味略次之。

猪筋

平，无毒。壮筋骨，健步履，补肝气。

糟

甘、辛，无毒。温中消食，除冷气，杀腥，去草菜毒，洗冻疮，敷蛇咬蜂叮毒。

虾蟆俗呼水鸡

甘，平，有小毒。助脾气，开胃进食。肝能解毒。

石蛇俗呼老蛤

甘，温，有小毒。助肠胃，补肺气。肝能解毒。然此二物，名虽不一，而总谓之“蛙”，盖以声“哇哇”然而得名也。今人食之者甚众，况其形状怪异而类人形，然终属虫类。或依腐草，或居蛇窟，专食虫蚁，岂能无毒？又云：不食水鸡，令小儿稀痘，可知此物甚无益于人也。

附：诸解毒方

中诸肉毒，食莱菔或蒜解之。

中诸鱼毒，食橘皮或橄榄解之。

中诸瓜毒，服烧酒或盐解之。

中诸菜毒，服甘草、童便解之。
中诸果毒，服烧酒、苦茗解之。
中诸菌毒，以新汲水和白矾饮之即解。
中豆腐毒，服莱菔或姜汁解之。
中诸酒毒，服枳椇子或黑豆煎汗解之。
凡中诸毒重者，以香油灌之令吐，即解。

校后记

《食物小录》，分为上、下两卷，清代李文培编撰，是一部简易的食养食治专著。

一、作者与成书

本书为清代李文培辑录诸家之长编撰而成。李文培，字友章，生卒年及籍贯生平无考。因此书刊刻于清乾隆戊戌年（1778 年），李氏当生活于清代前中期。

其于此书自序中云："五谷为养，五菜为充，五果为助，五畜为益，皆养生者不可一日缺也。然五方所产之物各异，性味之良毒不同，养生者则又不可不知。"他分析疾病成因不出三因，如果"能慎寒暑，节饮食，则外不能感而内不能伤，又奚病之有？"作者看到"物理之性味各异，而诸书之注释不同"，因此，"采择诸家之长，集为《食物小录》"，目的在于："之录是篇者，亦不过欲养生者，和食饮，知良毒，别宜忌，慎调摄，以当卫其生耳"。

二、主要内容与特点

《食物小录》分为上下两卷，是一部关于食治食养的专著。其中上卷分水部、谷部、菽豆部、菜部、果部，下卷分鱼部、介部、禽部、兽部、造酿部，共 10 个部分。每部总论均引录明代著名医学家李时珍《本草纲目》的文字，略加改动，作为本部之说明。此书包括了 300 多种饮食物，附 70 多种，多为日常生活中常见的饮食物，对各饮食物的性味、有毒无毒、功效、应用以及食用宜忌，以简明的语言进行描述。

此书分类之细，在诸食养、药养著作中较为少见。如菜部，又分为荤菜类、柔滑类、蓏菜类等 3 个子类；果部又分为五果类、山果类、夷果类、蓏果类等 4 个子类；禽部又分为水禽类、原禽类、林禽类、山禽类等 4 个子类；兽部又分为兽类、畜类、鼠类、寓类、怪类等 5 个子类。其中也不乏猴、猩猩等实际生活很少食用的物品。书中的阐述偏重于食物功用主治，对于食物制作及配伍多略。

原书中所附 70 多种，在原书目录各品种标题中以小字注形式体现，但在正文标题中却没有一一对应呈现，今为便于读者了解具体所附品种，正文标题据原目录加小字注。

三、本次校点的相关说明

此书现存两种刻本：清乾隆四十三年戊戌（1778 年）资生堂刻本与清光绪

十三年丁亥（1887 年）大成堂刻本，以及据这两种刻本的数种抄本。此次点校以清乾隆戊戌（1778 年）镌资生堂藏版为底本。

杨金生　杨莉

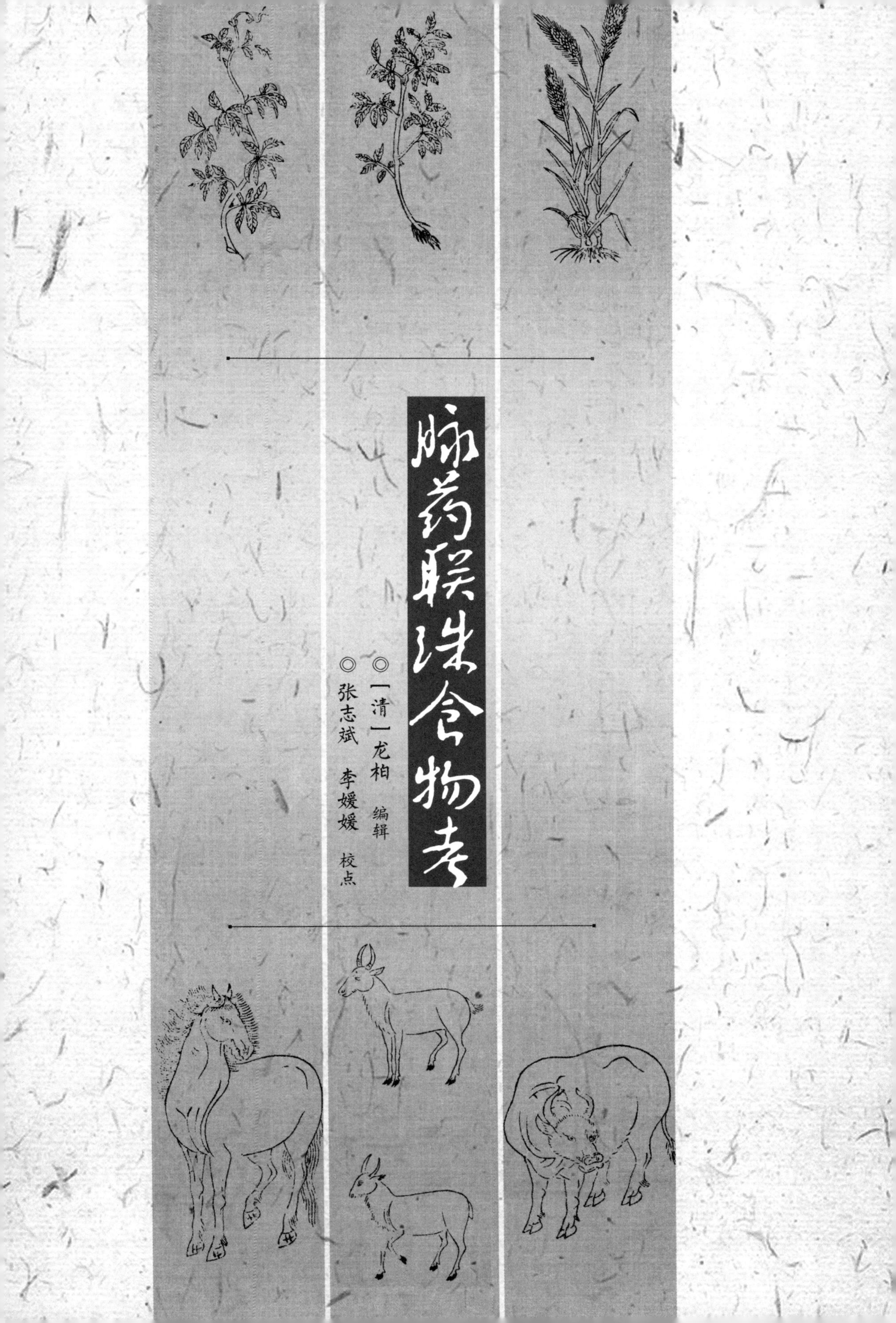

脉药联珠食物考

◎［清］龙柏　编辑

◎张志斌　李媛媛　校点

内容提要

《脉药联珠食物考》一卷，成书于1795年，为清代龙柏所撰之《脉药联珠》的第八卷，是一部食养食治专著。

本书可分为两大部分：《食物考目》与《食物考》。前者原本可能作为目录，但内容远远超出了目录的范畴，包括食物品名、别名、不同品种名称及不同部位名称。共分为15部，载药目990条。其中，诸水44条，诸火32条，五谷部35条，造食部22条，油部6条，造酿部18条，蔬菜部207条，百果部179条，茶部9条，禽部98条，畜部36条，兽部97条，鼠类48条，鳞部106条，介部53条，共990条。其子目则远远超过此数。如茶部为9条，以茶、吴茶、浙茶、闽茶、徽茶、楚茶、粤茶、滇茶、附录为名，实际记载了七大茶系，如浙茶便包括龙井茶、天目茶等16种名茶。后者以四言歌诀的方式，叙述各种食物的来源、品类、性味、功效与宜忌。也分为15类，全文除了分类与补遗，没有标题，品名融入歌诀之中，名称与种数均与前面之《食物考目》有较大的出入。所用语言均为作者自己重新创作，没有抄录之语。其特色在于四言歌诀易读易记，但缺陷也在于，四言歌诀往往言不尽意。作者常在一段歌诀之后，以小字注对未尽文义加以补充，同时，又以眉批进一步表达自己对于品种考订、食物制法及用药宜忌的观点，并补充部分服用方法和个人经验。本次校点以清嘉庆十三年戊辰（1808年）刻本为底本。

目　录

脉药联珠食物考

脉药联珠食物考

食物考目[1]

诸　水

雨水	清明前水神水
秋后水	腊水
梅雨水	立秋日水
端午日水	井华水
井水	新汲水
河水	流水
逆水	急水
石水	砂水
积水	浊水
山溪水	平川水
泉水	涧水
长流水	瀑布水
壑水	涛水
潮水	滥水
黄河水	江水
渎湖水	池溏水
古井水	龙渊水
死坑物毙水	五色纹水
赤脉水	自沸水
屋漏水	花瓶水
粪田水	淤注水
曝热水	败恶下流水

〔1〕食物考目：原书用作目录，但实际内容与正文不一致，其中包含了许多正文所没有的信息，更像是一个总论。现保留原“食物考目”标题与全部文字，而目录如前另出。

诸　火

燧火
阳火
阴火
龙火
雷电火
泽焰
鬼燐
井火
兽粪火
厌火国
樟脑火
獭髓火
猾膏火
浓酒火
积油火
击石火
镜照火
艾火
阳燧
火珠
神针
雷针
火针
灯火
火礶
桑柴火
炭火栎炭、烰炭、白炭、粟炭附
煤炭火
芦火
竹火
杂草火
山柴火

五谷部

稷　穄、竹叶青、牛尾黄、紫秆禾、棒杵穗、狼尾、驴尾、栎花谷、小米子、粟米、明粢、黏者曰秫、野鸡红、白猫蹄、红猫蹄、猪矢黑、老来变、隔沟杶、黄小米、谷米粢。

黍　黑黍、秬、一稃二米白[illegible]、赤黍、糜、稻尾、牛黍、燕额[1]、马革、驴皮、紫盖黍、罩蒿糜、鹁鸽卵、牛尾串。

粱　虋、赤粱、芑、白粱、黄蔴粱、黄粱、黑粱（即青粱）、黄毛、红毛、白毛、鲜粱、贝粱、枭粱、竹根黄。

稻　稌、糯、秔、稉、籼、占早、籼稻、玉田稻、粳稻。

小麦　来、秝、迦师错。

小麦面

面筋

小粉

〔1〕额：《本草纲目·黍》作“颔”。

大麦 牟麦、麰。

大麦面

穬麦 秀麦

雀麦 燕麦、杜姥草、蘥、牛星草。

荞麦 莜麦、花荞、甜荞、乌麦。粉，附。

高粱〔1〕 蜀黍、芦穄、木稷、蜀秫、芦粟、荻粱。

玉米 御麦、玉高粱、王麦、玉蜀黍。

薏苡仁 解蠡、薅米、蘎珠、薏珠子、西番蜀黍、芑实、毓米、回回米、草珠儿、苡米仁、粳穂（即菩提子）。

䅟子 龙爪粟、鸭爪粟。

稗子米 䓓。

稊子 乌木。

青稞

黄稞

黑豆 尗、马料豆。

花大豆

绿豆 油绿、摘豆、官绿、拔绿。

豌豆 胡豆、回鹘豆、毕豆、戎菽、青小豆、麻累、青斑豆、国豆、仁豆、吴人称“寒豆”。

白小豆 饭豆、蒌豆。

穞豆 驴豆。

黄豆 毛豆，附。

豇豆 䜶𧄍。

黎豆 貍豆、攝、豆蔃、虎豆、虎櫐。

干蚕豆 胡豆、大豆、发芽豆、鲜蚕豆，附。

赤小豆 赤豆、荅、红豆。

白藊豆 蛾眉豆。

黑脂麻 胡麻、方茎、藤弘、巨胜、狗虱、交麻。

白脂麻 油麻。

造食部

糯米饭 香珠糯、金钗糯、青秆糯、踶陈糯、芦黄糯、羊脂糯、秋风糯、鹅指糯、虎皮糯、胭脂糯、川粳糯、羊须糯、铁粳糯、矮糯。

粳米饭 箭子粳、软黄、稆秠粳、师姑粳、芋艻黄、香粳、红莲、雪里拣、天落黄、莳里白、

〔1〕高粱：此前原衍“荞麦”二字，据文义删。

乌口粳、常黄、旱白、芦白。

籼米饭 金成籼、细子籼、西番籼、大芦籼、白芦籼、麦争场、枇杷红、黏城米、谷耳子、红芦籼、闪西风、三朝齐、银条籼、梭子米、赤米、紫芒、小籼、红斑。

陈廪米饭

诸新炊饭 饭灰，附。

诸粥 糜、糯米粥、秫米粥、黍米粥、粳米粥、籼米粥、粱米粥、粟米粥、诸药粥、诸菽粥、诸肉粥。

炒米 粉，附。

谷糩糄

麦麨 麦糗、麦蚕。

穞麦

馓[1]子 寒具、捻头、环饼、餲、粰梳、粔籹、膏环、巧果。

馄饨[2] 烧卖、汤饺、蒸馒、饽饦、餺饼、合子、汤团，附。

角黍 糯米粽、粢，附。

诸糕 饸、馣。

绿豆粉 荡皮、索粉，附。

豆腐 水豆腐、腐皮、锅炙，附。

熏青豆 炙豆。

水豆豉

豆腐浆

豆腐干

小豆腐

豆滓

油部

豆油 豆饼，附。

脂麻油 香油。麻酱，附。

菜油

茶油 梣子油。

果油

核桃油

〔1〕馓：原作“鏾”，误，据文义改。
〔2〕馄饨：原作“锟钝”，误，据文义改。

造酿部

诸酒名考

糯米酒　籼米酒、粳米酒，附。

黍米酒　粱酒、粟酒，附。

豆酒

高粱烧　火酒、阿剌吉酒。

米糟烧

麦烧

玉米烧　即御麦烧。青稞烧、穇烧、菽烧、荞麦烧、粟烧、黍烧、稗烧、稷烧、粞烧、穤烧、粱烧、秫烧，附。

地瓜烧　枣烧、柿烧、桃烧、李烧、杏干烧、榧烧、榛烧、栗烧，附。

酪烧

葡萄酒

糟油　糟笋节中汁，附。

米醋　酢、醯、苦酒。诸醋，附。

诸酱

酱油　清酱。

豆豉　香豉。

饴糖　饧。

茶膏

蔬菜部

韭菜　草钟乳、起阳草、春韭、黄芽韭、夏韭、松毛韭。根、花，附。

山韭　藿、韱、虈、野韭。孝文韭、孔明韭、签童严，附。

小葱　芤、菜伯、和事草、鹿胎、汉葱，茎曰葱白，嫩尖曰葱青，衣曰葱袍，涕曰葱苒。

龙爪葱　龙角葱、龙楼。

黄芽葱　羊角葱。

冬葱　慈葱、冻葱、木葱。

茖葱　山葱、水葱、沙葱。

胡葱　蒜葱、回回葱。

薤菜　藠子、火葱、鸿荟、莜子、菜芝、小蒜、水晶葱。

小蒜　蒚、茆蒜、蒿、荤菜。

青蒜　山蒜、蒚、泽蒜。大蒜苗，附。

大蒜头　葫、军菜。

芥菜　南芥、石芥、紫芥、大芥、马芥、花芥、青芥、旋芥、皱叶、荷叶芥

白芥　胡芥、蜀芥。

芜菁　蔓青、九英菘、菘根、芜根、诸葛菜、蕵芜、葑苁、须、蘴、大芥、沙吉木儿、芥头、葑、荛、马王芥、疙瘩菜。

蓝菜　甘蓝、擘蓝、芥蓝、茹莲。

莱菔　芦菔、雹突、紫花菘、萝卜、温菘、土酥。菔蘡、菔花，附。

胡萝卜　丁香萝卜。

紫姜　子姜、小嫩姜。

水姜　老姜。

同蒿　蓬蒿、茼蒿。

邪蒿

蘼荽　胡荽、胡菜、香荽、蒝。

芹菜　水英、水芹菜、楚葵、荻芹、赤芹、渣芹、香芹。

旱芹　堇、赤芹、胡芹、蜀芹、紫芹、英芹、野茴香。

焯菜　獐菜、辣米菜。

草豉

罗勒　兰香、翳子草、香菜、西王母菜。

莳萝

蘹香

八角茴

秦椒　大椒、辣虎、海疯藤、辣茄、辣蓛、番椒。

胡椒　昧履支。

芸薹菜　寒菜、胡菜、油菜、菜心、塌科菜、葸菜、薹菜、薹芥、菜肩、青菜。

菘菜　白菜、牛肚菘、夏菘菜、鸡毛菜。

菠菜　菠薐、赤根菜、波斯草。

莙菜　莙荙菜、蛮菜、甜菜、红根菜，吴越人亦称曰菠菜。

蕹菜　北方无此。

东风菜　冬风、续游草

水苦荬　谢婆菜、半边山。

蕲菜　马蕲、毛菜、牛蕲。

葵菜　董葵、蒂菜、剥皮菜、楚葵、蒂芥、奇菜。

芋魁　土芝、青芋、紫芋、连禅芋、赤鹳芋、象芋、蹲鸱、白芋、曹芋、君子芋、百果芋、旱芋、青边芋、车毂芋、鸡子芋、蔓芋、旁巨芋、长味芋、九面芋。苗、子，附。

百合　䪥、蒜脑藷、摩罗、重迈、强瞿、中逢花、重箱、中庭。

薯蓣　山药、土藷、山芋、藷薯、修脆、藷芎、山藷、玉延、儿草。

零余子　山药子。
黄独子　土芋、土豆、土卵。
苋菜
落葵　蒸葵、藤菜、承露、藤葵、繁露、御菜、紫草子、胭脂菜。
生瓜菜
黄瓜菜
地瓜儿　甘露子。
水蕲菜　紫堇、蜀芹、苔菜、赤芹、楚葵、起贫草。
羊角菜　白花菜、黄花菜。
白苣　石苣、生菜。
莴苣　莴菜、千金菜。
露葵菜　滑菜、秋葵、春葵、冬葵、鸭脚葵。
蜀葵　戎葵、吴葵。
黄花菜　萱花、金针菜。
红花菜
蕨菜　蕨萁、紫蕨、月尔、鳖菜、迷蕨。
水蕨　荁。
薇菜　垂水、大巢菜、野豌豆。
荠菜　护生草、小荠、沙荠、香菜。
菥蓂
荷花莨莨　繁缕。子，附。
金花菜　鸡肠。
苦菜　荼、苦苣、苦荬、游冬、老鹳菜、天香菜、苦菜。
苜蓿　木粟、光风草、怀风、连枝草、塞鼻力游。
马齿苋
灰藋菜
胭脂菜
秦荻藜
鸡候菜
优殿菜
醍醐菜
茅膏菜
孟娘菜
黄芽菜　猪摇头、黄矮菜。
合欢菜
瑞莲菜
汗葱

蓬生果

蓬蒿实

莿头菜

杏叶菜

香芋

土瓜

莼菜

荅菜

茮菜

紫菜　紫荬。

石莼

海带　海苔菜、披葴、假燕窝。

石花菜　琼[1]枝、鸡脚菜、石华。

鹿角菜　猴葵、麒麟菜。酱凝乳，附。

龙须菜　石发。

睡菜　瞑菜、醉草、嫩妇葴、绰菜。叶、根，附。

茭白　茭笋、菰菜、茭粑、菰笋、菰手、茭儿菜。

蒲笋　落蒻、蒲儿菜、蒲儿根。

茄子　落苏、草鳖甲、青茄、银茄、蔓茄、树茄、昆仑瓜、黄茄、白茄、紫茄、水茄。

瓠子　瓟蒲、瓟瓠、瓤子。

冬瓜　白瓜、地芝、水芝。瓜皮，附。

南瓜　北瓜、倭瓜、阴瓜、番瓜、乌瓜。脯、子，附。

菜瓜　生瓜、越瓜、稍瓜、羊角瓜。

黄瓜　胡瓜。

丝瓜　天罗、布瓜、蛮瓜、天丝瓜、鱼鰦。

苦瓜　锦荔枝、癞葡萄。

天罗勒

沿篱豆　藊豆荚、鹊豆。

刀豆　侠剑豆。

豇豆荚

鹿藿　野绿豆。

巢菜　元修菜、翘摇、野豌豆。

大豆黄卷　豆蘖[2]。

黄豆芽

绿豆芽

[1] 琼：原作“璚”，据《本草纲目·石花菜》改。

[2] 蘖：原作“糵”，据《本草纲目·大豆黄卷》改。

木耳　木檽、木纵、木蛾、木菌、树鸡。

桑耳　桑檽、桑蛾、桑鸡、桑黄、桑上寄生、桑臣。

槐耳　槐檽、槐鸡、槐蛾、槐菌、赤鸡。

榆耳　榆檽、榆肉。

柳耳

柘黄　柘耳。

杨栌耳

地耳　地踏菇[1]。

石耳　灵芝。

香蕈　紫蕈、白者曰肉蕈、合蕈、台蕈、稠膏蕈、松蕈、麦蕈、玉蕈、寒蒲蕈、黄蕈、黄缵、黄犺、鹅膏。

杉菌

皂荚蕈

葛花菌　葛乳、葛花菜。

天花蕈　天花菜。

雈蕈　雚菌、雚芦。

舵蕈　舵菜。

土菌　杜蕈、菇子、獐头、地蕈、地鸡。

鬼盖　地盖、鬼伞、朝生、鬼屋。

地芩

鬼笔　朝生暮落花、狗溺薹。

蜀格

蘑菇蕈　肉蕈、羊肚菜、鸡腿蘑菇。

竹菰　竹蓐、竹肉、竹蕈。苦竹菌，附。

鸡纵　鸡菌。

雷菌

蛇菌

葛仙米

茶菇

黑蘑菇丁

花椒红　闭口椒，附。

醋林子　叶，附。

香椿芽

木盐　草盐，附。

榆仁

榆荚

〔1〕菇：原作“菰”，同“菇”。下同。

五加叶

棕笋　子，附。

槐芽

槿芽

枸杞芽

黄连头　黄连芽、凉茶树、黄连头、蓝香。

竹笋　竹萌、竹胎、竹子。

堇竹笋

冬笋

苦竹笋

淡竹笋

桃竹笋

酸笋

刺竹笋

盐笋

笋干　苞笋、明笋、玉版笋、火笋、绣鞋底、闽笋。

香菜　香薷苗。

地笋　泽兰苗。

马兰头

蓷菜　益母苗。

对节菜　牛膝苗。

仙菜　紫菀苗。

婆婆奶菜　地黄叶。

公公须菜　王瓜苗。

蒡翁菜　牛蒡苗。

地菘　天名精苗。

蓟菜　蓟草。

秃菜　羊蹄苗。

莜菜　酸模苗。

仙人杖草

金簪菜　蒲公英。

鸡冠苋　青葙叶。

红蓝菜　红花苗。子，附。

决明苗

蕺菜　鱼腥[1]草。

甘露子　蘘荷根。

〔1〕腥：原作“鮏”，同“腥”。下同。

车轮菜　车前苗。
香蓼芽
独帚苗　地肤。
百部苗
罂粟苗
齐头菜　牡蒿。
珊瑚菜　山葵、山花菜、防风苗。
笔管菜　黄精苗。
藕丝菜　荷蔤。
莜菜　鸡头菜、芡茎。
昆布
海藻
芦笋
紫苏
薄荷
豆藿
萍蓬草　子，附。
天藕　翻白草根。
菱茎

百果部

李子　嘉庆子、居陵迦。李脯、白李，附。

杏子　甜梅、金杏、木杏、山杏、沙杏、梅杏、柰杏、金刚拳。杏脯，附。

杏仁

巴旦杏　八担杏、忽鹿麻。杏酪，附。

梅子　消梅、观音梅、黄熟梅。青梅、霜梅、梅酱、乌梅，附。

桃子　李光桃、油桃、金桃、昆仑桃、白桃、沙桃、饼子桃、水蜜桃、生毛桃、匾桃。桃脯、播桃，附。

栗子　笃迦、栭栗、栵栗、板栗、锥栗、莘栗、茅栗、旋栗、山栗。栗粉、栗楔，附。

生枣　壶、樍、晳、羊枣、水菱枣、御枣、扑落酥、边、洗、遵、牙枣、狗牙枣、鸡心枣、牛头枣、黑枣、大枣、干枣、美枣、良枣、红枣、羊角枣、猕猴枣、细腰枣、赤心枣、三星枣、骈白枣、木枣、桂枣、夕枣、灌枣、墟枣、白枣、丹枣、棠枣、辘轳枣。晒枣、枣干，附。

仲思枣　仙枣。

西王母枣

谷城紫枣　诸枣脯，附。

南枣 魁枣、通新枣。

梨 快果、玉乳、乳梨、水梨、赤梨、紫糜梨、果宗、蜜父、鹅梨、消梨、青梨、甘棠梨、茅梨、御儿梨、秋白梨、雪梨、紫花梨、醋梨。

鹿梨 鼠梨、阳檖、树檖、树梨、山梨、罗、赤罗。

棠梨 杜、野梨、棠、梈。

海红子 海棠梨。

楂子 木桃和圆子。

榠楂 蛮楂、木李、瘙楂、木梨。

木瓜 楙。脯，附。

庵罗果 庵摩罗迦果、香盖、婆梨、波梨、鸭子梨。

榅桲 槟子、榅薜、䅵子。

苹果 柰、苹婆。苹脯，附。

林檎 来禽、花红、沙果、文林郎果。脯，附。

楸子 金林檎、水林檎、酢林檎、蜜林檎、黑林檎。脯，附。

鲜柿 镇头迦、红柿、黄柿、朱柿、牛心柿、蒸饼柿、塔柿、铜盆柿、烘柿。

椑柿 漆柿、青椑、花椑、绿柿、乌椑、赤棠椑。

君迁子 檽枣、牛奶柿、红蓝枣、樗枣、丁香柿。

柿干 柿饼、黄柿、乌柿、柿糕、醂柿、白柿。

柿霜

山楂糕 生者即檪球子，又名山里红，所造。

石榴 苦榴、金罂、四季榴、丹若、天浆、三尸酒、水晶榴、海石榴、火石榴。

橘子 福橘、黄橘、包橘、衢橘、塌橘、绵橘、沙橘、绿橘、冻橘、软条穿橘、油橘、乳橘、荔枝橘。筋膜，附。

柑子 木奴、狮头柑、九头柑、海红柑、洞庭柑、蜜萝柑。

橙子 金球、波斯橙、鹄壳。橙糕，附。

柚子 櫾、壶柑、匏、拨、条、臭橙、苞、朱栾、镭柚、文蛋、文旦。

香橼脯 枸橼、香栾、枸橼子、飞穰。

佛手脯

金柑 山金柑。

金橘 卢橘、夏橘、山橘、给客橙、山金橘

金豆

枇杷 焦子。

杨梅 杌子、圣僧。

樱桃 蜀桃、荆桃、崖蜜、含桃、楔、樱萄。

山樱桃 朱桃、英豆、柰桃、麦英、李桃。

桑椹 文武实。膏，附。

枳椇子 蜜椟楸、木珊瑚、蜜屈律、鸡距子、木蜜、鸡爪子、棘枸、结留子、癞汉指头、木饧、

鸡橘子、桔枸、曹公爪、树蜜、木石。

胡桃 羌桃、播罗师、核桃。

梧桐子

鲜酸枣

鲜山萸

胡颓子

榛仁 亲。

阿月浑子 胡榛子、无名子。

银杏核仁 白果、鸭脚子。

钩栗仁 巢钩子、钩栎、甜槠子。粉，附。

槠子仁 血槠、铁槠。粉，附。

橡实 栎梂仁、柞子仁。

槲实 槲仁、栎橿子。

荔枝 离枝、丹荔。壳水，附。

龙眼 圆眼、益智、亚荔枝、龙目、骊珠、荔枝奴、燕卵、鲛泪、蜜脾、川弹子。

龙荔

橄榄 青果、谏果、忠昊。脯、榄仁，附。

余甘子 庵摩勒、庵摩落迦果。

木威子 乌榄、榄豉。

毗梨勒 三果。

五敛子 阳桃、五棱子。

五子实

三廉子

榧子 榧实、赤果、玉山果、柀子、玉榧。

柀子

松子 海松子、新罗松子、南松子、华阴松子、孔雀松、栝子松。

椰子瓢 越王头、胥余。椰酒，附。

无漏子 千年枣、海枣、波斯枣、番枣、苦鲁麻枣、万岁枣、金果、木名海棕、窟莽、凤尾蕉。

甘蕉子 羊角蕉、鸡子蕉、牙蕉、美人蕉、牛乳蕉、佛手蕉、红蕉、胆瓶蕉。

波罗蜜 曩伽结、婆那娑、优钵昙、阿萨弹。

无花果 映日果、优昙钵、阿驵、底珍树。

文光果

仙果

古度子 蚊母树、柁、那子。

阿勃勒 婆罗门皂荚、波斯皂荚、忽野簷、阿梨树。

罗望子 苹婆果、罗晃子。

沙棠果

槑子
麂目　鬼目。
都念子　倒捻子、倒粘子。
都桷子　枸子。
摩厨子
齐墩果
德庆果
韶子
甜瓜　甘瓜、果瓜、龙肝、虎掌、兔头、狸首、羊髓、蜜筒、香瓜、白罔、小青、大青、白瓟、黄瓟、大斑、御瓜、温瓜、寒瓜。子仁、哈密瓜，附。

西瓜　寒瓜、灌顶醍醐、甘露酒。瓜皮、瓜子，附。
葡萄　蒲桃、草龙珠、马乳、水晶。葡萄干、锁锁葡萄，附。
蘡薁　燕薁、婴舌、山葡萄、野葡萄、藤名木龙。
阳桃木子　猕猴桃、藤梨、猕猴梨。
甘薯[1]　山薯、地瓜、甜薯、红薯。粉，附。
鲜葛　土瓜。葛粉，附。
甘蔗　竿蔗、竹蔗、荻蔗、藷[2]、杜蔗、西蔗、艻蔗、蜡蔗、红蔗、紫蔗、昆仑蔗。
沙糖　黄沙、红糖、赤沙、洁清。
白沙糖　石蜜、洁白、三盆、洋糖、洁扮、玉盆。
冰糖　水晶糖。
刺蜜　草蜜、给勃罗、羊刺、达即古宾。
猕齐　顷勃梨佗。
蜂蜜　石蜜、石饴、蜜糖、蜂糖、岩蜜。
留师蜜
莲藕　老藕、藕蔤、嫩藕、藕丝菜。
藕粉
莲子　莲实、菂、水芝、藕实、薂、泽芝、莲心、莲肉。
诸菱　菱芰、厥攈、薢茩、芰实、水栗、沙角菱、馄饨菱、乌菱、风菱。粉，附。
葧脐　乌芋、凫茨、凫茈、黑山棱、芍地零。
芡实　鸡头、雁喙、雁头、鸿头、水流黄、鸡雍、卯菱、苪子。鸡头壳，附。
慈姑　藉姑、河凫茈、水萍、白地栗。
津符子
必思答
甘剑子　海胡桃。
杨摇子

〔1〕薯：原作“藷”，同“薯”。下同。
〔2〕藷：这里指甘蔗。

海梧子
木竹子
橹罟子
罗晃子
柠子
夫编子
白缘子
系弥子
人面子
黄皮果　黄弹子。
四味果
千岁子
侯骚子
酒杯籐子
茼子
山枣
限支
未成核果
落地果
双仁时
双蒂果
沉水果
异色果
蛇蚀虫缘果
灵床上果
樱额　或即胡颓子。
菩提果
个摩子
青棂子
多南子
土翁子
侯闼子
猴总子
长生果　落花生、落花参、寿果。油，附。
棹树叶汁
赤黎木子
黏子

浮沉藤实

子藤实

兰子藤实

野聚藤实

跳子

卍果　蓬松子。

留求子　核，附。

蒲桃[1]

黎朦子　宜蒙、宜母子，浆名渴水。

蓬达柰　破肚子。

冬荣子

猪膏子

古米子

谷子果

木莲子

特乃子

不纳子

朱圆子

匾桃

蜜望子　莽果。

夭桃

石栗

山核桃

扁核桃

万寿果

草豚子

茶　部

茶　茗、荈、苦荼、槚、蔎。

吴茶　碧螺春、白云茶。

浙茶　龙井茶、天目茶、旗枪、香林茶、宝云茶、银针、顾渚茶、四明茶、紫笋茶、雀舌、径山茶、雨前茶、雁山茶、上云茶、罗岕茶、昌化茶。

闽茶　武夷茶、竹心、莲薏、麦颗、兰芽、白茅、凤翼，冬摘者为腊面茶。

---

〔1〕蒲桃：即葡萄。前已有，此处重复。

徽茶 松萝、紫霞、珠兰茶、雅山茶、六安茶、毛尖、大叶、梅片、香片、仙芝、嫩蕊、金地茶、茗地源茶。

楚茶 君山茶、安化茶。

粤茶 龙脊茶。

滇茶 普洱茶、感通茶、太华茶。

附录 茗山茶、后山茶、魏岭茶、小溪茶、北山茶、鸠坑茶、分水茶、口铸茶、方山早茶、紫凝茶，以上浙产；翠云茶、仙人掌茶，以上徽产，性味俱同。又黄莲头、槐叶、柳叶、枸杞芽、诸木芽，可充茶者，气味俱详本条。

禽 部

麦鸡 鸧鸡、鸧鸹、麋鸹、鸹鹿。

鸧鹙 扶老、鸴老、鹅鹍、秃鸧。

雁 鸿、鸨、鴈、僧婆、䴊鹅、鹙鹅、野鹅

天鹅 鹄、大金头、小金头、花鹅、不鸣鹅。

鸨鸟 独豹。

鸡鹊 交矑、茭鸡、鹊䴖、青庄、鸦。

旋目鸟

鸠 方目、泽虞、护田鸟、乌鸡、虾蟆护水鸟、姑鸡。

鸬鹚 鹚、水老鸦、乌鬼、鹈头鸡。

鱼狗 鴗、天狗、水狗、鱼虎、鱼师、翠碧鸟、小者名鱼狗、大者名翠鸟、鹬、翡翠。

野鸭 凫、野鹜、沉凫、䴔鸭、鸠。搗鸭、冠凫，附；血，附。

䴙䴘 须赢、水鸷、油壶卢、鸊鸠、油鸭、刁鸭。

鸳鸯 黄鸭、匹鸟、婆罗迦邻提。

㶉鶒 鸂鶒、紫鸳鸯、溪鸭。

白鹭 鹭鸶、丝禽、雪客、春锄、白鸟。

鸥 鹥、海鸥、水鸮、江鸥。

淘鹅

越王鸟

鹳玛 白鹮

鸢鸟 蠡母、吐蚊鸟。

野鸡 雉、疏趾、翚雉、鹞雉、鹫雉、华虫、鹎雉、海雉、翟雉、迦频阇罗。

鹳雉 鹞鸡、山雉、山鸡、鸦。

鹖鸡

鹫雉 山鸡、锦鸡、金鸡、采鸡、鵕鸃。

吐绶鸡 鹂、吐锦鸡、避株、锦囊、真珠鸡、孝鸟。

白鹇　白鷴、闲客。

鹧鸪　越雉、逐影。

竹鸡　山菌子、泥滑滑、鸡头鹘。

杉鸡

英鸡

秧鸡

鹠鸡

鹑　子曰鸡、鹌、罗鹑、早秋、白唐。

鷃　鹌、鴳、鴽、鸋。

鸽　鹁鸽、迦布德迦、飞奴。蛋、血，附。

鷇

麻雀　瓦雀、宾雀。

黄雀

蒿雀

突厥雀　鵽鸠、寇雉。

巧妇鸟　鷦鹩、桃虫、黄脰雀、蒙鸠、女匠、十姊妹。

黄脰

穙雀

白头翁

三和尚

胡燕　乙鸟、玄鸟、鸷鸟、鷾鸸、游波、天女。

土燕　石燕。

蝙蝠　伏翼、天鼠、仙鼠、夜燕、飞鼠、肉芝。

飞生鸟　鼺鼠、鸓鼠、鼯鼠、耳鼠、夷由、鹈。

寒号鸟　寒号虫、鹖鴠、独春。

斑鸠　斑佳、锦鸠、鹁鸠、祝鸠、小而无斑者曰佳、鷚、荆鸠、楚鸠、子曰鹁鸠、役鸠、糠鸠、郎皋、辟皋。

鸣[1]鸠　布谷、获谷、鴶鵴、郭公。

蜡嘴　桑扈、青雀、窃脂。

青雏　黄褐侯、有白雏、绿雏。

鵻鸠　鹁鵻、凤凰皂隶、榨油郎、铁鹦鹉、夏鸡、唤起、鸱鸡、鸭鴂、乌四、鸦鸪、驾犁。

苦恶鸟　姑恶鸟、苦鸟。

八哥　鸜鹆、鸲鹆、唰唰鸟、寒皋。

百舌　反舌、鹊鹳、牛屎唰哥、告天子。

伯劳　伯鹩、博劳、伯赵、䴗、鴂、百灵。

练鹊　拖白练。

---

〔1〕鸣：《本草纲目》作“鸤”。

黄鹂 鸎、黧黄、青鸟、黄鸟、仓庚、黄伯劳、博黍、金衣公子、楚雀、画眉。

啄木鸟 斲木、山琢木、䴕、火老鸦。

慈乌 慈鸦、寒鸦、孝乌。

山乌 鹨。

鸦乌 元乌。

鬼雀 燕乌、鸔鸔、白脰、老鸦。

白脰鸦

鸱鸠 鹗、鱼鹰、雕鸡、王睢、沸波、下窟乌。

雄鹊 喜鹊、乾鹊、刍尼、飞驳鸟、神女。

山鹊 鸒[1]、山鹧、赤嘴乌、鵫、戴鵟、戴鸠。

鹘嘲 鹘鵃、鹘鸠、屈鸠、鸒鸠、阿鵴、鷅鹨。

杜鹃 杜宇、子巂、子规、䳏鸠、催归、怨鸟、周燕、阳雀、鹎鸠。

鸜 鸜鹆[2]、鸜哥、干皋、臊陀。

秦吉了 了哥。

鸟凤 么凤。

孔雀 越鸟、摩由逻。

鹰 角鹰、鹩鸠、隼、苍鹰、鹞子、嘶那夜。

雕 鹫、皂雕、海东青、鷻、青雕、揭罗闍。

鹰背狗

虎鹰

鸱 雀鹰、鸢、隼、阿黎耶、鸱鹘、鷤、鹞、笼脱、鷣、晨风、鹨、鹬子。

毂辘鹰 鸱鸺、角鸱、怪鸱、雚、老兔、钩鵅、鵋鵙、呼唅鹰、夜食鹰、猫头鹰。

鹏鸟 鸮、土枭、鸡鸮、枭鸱、山鸮、训狐、流离、魑魂。

白鹅 家雁、舒雁。

苍鹅

鹅蛋

鸭 鹜、家凫、舒凫、鸩鸥。

鸭蛋 鸭鹊蛋、鹄蛋、雁蛋、鹭蛋，附。

丹雄鸡 烛夜、鸠七咤。

白雄鸡

乌雄鸡 六指四距鸡，附。

黑雌鸡

黄雌鸡

乌骨鸡

反毛鸡

---

〔1〕鸒：原作“鸴”，据《本草纲目》改。下同。

〔2〕鹆：原作“鹆”，同“鹆”。

骟鸡

老鸡　脑，附。

鸡蛋　卵、鸡子。

畜　部

豕　牡曰豭、牙，牝曰豝、豨，去势曰豮，子曰豚谷。一子曰特，二子曰狮，三子曰豵，末子曰幺。生三月曰豯、六月曰䝔。秦称豨、汴称彘、吴楚称猪。大曰豜，小曰豲。又曰刚鬣、参军，土生怪曰羵。

猪肉　猪头、槽头肉。火腿、腊肉、腌肉、风肉，附。

猪心　肝、肺、腰、肚、大肠、小肠，附。

狗　有悬蹏曰犬，多毛曰狵，长喙曰猃，短喙曰猲，去势曰猗，大高曰獒，小曰猣。一子曰玁，二子曰狮，三子曰猣。又曰獹、猎、地狼、地羊、虞。土生怪曰贾、彭侯。

狗肉　羹献。蹄、肾、心、肝，附。

羊　牡曰羖、羝，牝曰䍧、牂，去势曰羯，子曰羔。五月曰羜、六月曰𦍩、七月曰羍、未足岁曰䍮。白曰羒、黑曰羭，多毛曰羖䍽。西北曰䍽羺。无角曰羶、羘。又曰柔毛、少牢。长髯主簿，土生怪曰羵。

羊肉

胡羊

洮羊

绵羊

封羊　驼羊。

䍧羊

黄羊　羳羊、蛮耳羊。

骨种羊　地生羊、珑种羊。

吴羊

山羊

羱羊

白身黑头羊

独角羊

赤目羊

黑身白头羊

羵羊

羊心　肺、腰子、石子、肝、肚、舌、膍，附。

牛　犑、犊。水牛曰牯[1]，陆牛曰犅。牡牯曰犒，牡犅曰特。牝牯曰牸，牝犅曰牸。牯去势曰犗，

[1] 水牛曰牯：原在“犊”之前，据文义后移。

犅去势曰犍。牯之子曰犝、犅之子曰犊。一岁曰犋，二岁曰犋，三岁曰犙、犙，四岁曰牭，五岁曰犃，六岁曰犕。概言牡曰犌，概言牝曰牬。求牡曰犐，有子曰牳，不孕曰犗。纯色曰牺、黑曰犝、白曰犤，赤曰牸，驳曰犖。牯牛曰州留乍，犅牛曰犤牛。形小曰犤，形大曰犘。又曰太牢、一元大武、瞿摩帝。

黄牛肉

水牛肉　独肝、白首牛、自死牛、病疫牛，附。

牛心　脾、肺、肝、肾、膍，附。膍，一名百叶。

马　牡曰骘、曰儿，牝曰騇、曰课，去势曰骟。一岁曰馵，二岁曰驹，三岁曰騑，四岁曰駣。阿湿婆。肉、心、乳，附。

驴　牡曰叫，牝曰草。头肉、乳、病死者，附。

骡　駃騠、驼馲、騊駼、驒騱。牡曰儿，牝曰课，去势曰骟〔1〕。肝，附。

骆驼　槖驼、明驼、独峰驼、封牛、犏牛、物牛、犦牛、两脚驼。驼峰、蹄、肉、乳、脏杂，附。

乳酪　湩。

奶酥　酥油、马思哥油。

醍醐

奶饼　乳饼、乳腐。

奶茶

兽　部

虎　乌䖘、大虫、俚儿、山猫。浅毛曰虦猫，白曰䖠，黑曰虪，五指曰貙。

豹　程、失刺孙、金钱豹、艾叶豹、舍利猻、乌云豹、水豹、金线豹。胎，附。

豺　豺狗。

狼　毛狗。牡曰獾，子曰獥。狼筋，附。

象　伽耶。脏杂，附。

犀牛　兕、揭伽、水犀、沙犀、山犀。

犛牛　毛犀、摩牛、竹牛、猫猪、猫牛、犏牛、犨牛、猪神。

犩牛　夔牛。

㹀牛

月支牛

山牛

犪牛　牦牛、犏牛。

野马

䮑

骐

〔1〕牡曰儿，牝曰课，去势曰骟：凡十字，疑为衍文。

骟駼

野猪 野彘、懒妇。

豪猪 蒿猪、貆貐、鸾猪 山猪、狟猪。

猪獾 貒、獾豘。子曰貗貒。

狗獾 獾、狟、天狗。

貉 貈、狢。子曰貊，雌曰貁。

元豹 木狗。

熊 罴、魋、人熊、猪熊、马熊、狗熊、猳熊、子路。

熊掌 熊蹯。

羚羊 麢羊、九尾羊、羱羊。肺，附。

山羊 野羊、山驴、石羊。脏，附。

鹿 牡曰麚，牝曰麀，子曰麛。有力曰麖、马鹿，大曰麈。斑龙，密利迦罗。头肉、蹄肉，附。

麋 牡曰麔，牝曰麎，子曰麇。

麂子 麔、麖。

麞 麕。牡曰麌，牝曰麜，大曰麃。麆子、牙麞、银麞。子曰麆。心、肝，附。

麝肉 射父、麝麞、香麞、莫诃婆伽。

狐

风狸 风母、风生兽、平猴、狤猸。

兔 明视、娩、娩、毚、舍迦。大曰䨲。

香狸 灵狸、灵猫、神狸、类。

虎狸 子曰貄。

猫 家狸、为圆。

灵猫

野猫 牛尾狸、虎狸、猫狸、玉面狸、九节狸、花狸、犿、海狸。

水獭 水狗、大曰獱、猵。

海獭 海驴。

海狗 腽肭兽、骨貀、骨豽、骨肭兽、水乌龙、阿慈勃他你。

山獭

猴 猕猴、沐猴、为猴、胡孙、王孙、马留、狙、摩斯咤。

狨 猱、金丝狨、玃。血，附。

独

猨 猿、金线狨、玉面猿、黑猿、白猿、貐化猿。

豦 举父

猬

玃 老猴、猳、获父。

果然 禺、蜼、仙猴、猓然、狖、獑。皮，附。

猢狲 獑猢。

蒙颂　蒙贵。

犹豫　痴獝。

猩猩　唇、血，附。

野女　野婆。内印，附。

貘　白豹

豻

狡兔　昆吾兔。

啮铁兽

狮子　狻猊、僧伽彼、狮虓。

天铁兽　餂铁。

白泽　瑞兽。

麒麟

酋耳　驺虞。

驳　兹白。

貗貗　渠搜、露犬。

黄腰兽　谷。

山驴　闾羭。

骍

双头鹿　茶首机、余义。

狒狒　罵罵、枭羊、野人、人熊、土蝼。

彭侯

买肚

封肉

视肉

聚肉

太岁肉

猬膏髓

方相脑　魌。

魍魉　罔两、弗述、方良、蝹。

山都

木客

旱魃　旱母。

山精　魋。

山獠

山鬼

夔　独脚鬼、五通、亡郎。

山猝

山姑
山丈
海马　海蝤。
海骡　海驴。
海虎　海龙。
海牛
麋筋　麀筋、麂子蹄筋，附。
牛筋　羊蹄筋，附。
猬肉　骨，附。

鼠　部〔1〕

仓牡鼠　鼸鼠、老鼠、首鼠、家鹿。
竹䶉　竹㹠。
鼢鼠　土拨鼠、䶉鼥、答剌不花。
田鼠　鼹鼠、隐鼠、鼢鼠。
貂鼠　栗鼠、紫貂、鼦鼠。
银鼠　银貂、鼰鼠。
相鼠　黄鼠、礼鼠、拱鼠、䶇鼠、貔狸。
黄鼠　鼬鼠、鼪鼠、鼠鼠、地猴。油、毫，附。
松狗　松鼠。
火鼠
鼨鼠
鼮鼠　鼢鼠。
鼱鼩　地鼠。
鼶鼷
水鼠
冰鼠
竹䶂
鼷鼠
鼵鼠
鼩鼠
鼥鼠
鼢鼠

〔1〕鼠部：原作眉批“鼠类”，据前体例移作标题，并与前后标题统一，将“类”字改为“部”。

鼥鼠

䶂鼠

䶃鼠

䶄鼠

䶈鼠

鼬鼠

𪕨鼠

䶆鼠

䶋鼠

𪕳鼠

𪕣鼠

䶎鼠

𪖆鼠

𪕶鼩鼠

𪖇鼩鼠

𪕰鼠

𪚐鼠

𪙑鼠

𪕟鼠

鼶鼠

𪕬鼠

鼱鼠

𪖈鼠

𪕹鼠

𪙔鼠

鼷鼠　甘口鼠。

鳞　部

龙　那伽。肝，附。

蛟　有鳞曰蛟龙，有翼曰应龙，有角曰虬龙，无角曰螭龙。宫毗罗。

蜃[1]　蜄。

鼍　鮀鱼、土龙。

鲮鲤　龙鲤、穿山甲、石鲮鱼。

鲤鱼　赤曰元驹，白巨黄骥，黄曰黄骓。雄、子，附。

〔1〕蜃：原误作“唇”，据《本草纲目》改。

鲢鱼　鲊鱼。

鳙鱼　鳝鱼、溶鱼。

鳟鱼　鮅鱼、赤眼鱼。

青鱼　鲭鱼。大者名鲹鱼。五侯鲭。肝、肠、鳔、杂，附。

鲩鱼　鲩鱼、草鱼。

竹鱼

鲻鱼　子鱼、鲦鲻、训制鱼。

鲮鱼　鲮鱼。

鳡鱼　鲐鱼、黄颊鱼、鳏鱼。

白鱼　鲚鱼、鲌鲚。

黄花鱼　石首鱼、石头鱼、鯮鱼、江鱼。小者名踏水，春来。

白鲞

勒鱼　鲞，附。

江鲚　鲚鱼、鮆鱼、鮤鱼、魛鱼、鳠刀、鳢鱼、望鱼。

鲥鱼　瘟鱼、鮆鯄、箭鱼。

嘉鱼　鯄鱼、丙穴鱼、拙鱼。

鲈鱼　四鳃鱼。肝，附。

鲳鱼　鲍鱼、鲎鱼、鲳鯸鱼、镜鱼、昌鼠、锅盖鱼、车鱼、狗瞌睡鱼。子，附。

鳊鱼　鲂鱼、火烧鳊、缩颈鳊[1]、鲤。

石斑鱼　石矾鱼、高鱼。子、肠，附。

鳜鱼　罽鱼、石桂鱼、水豚。

鳖鱼

沙鰛鱼　鲨鱼、鲍鱼、吹沙、沙沟鱼、阿浪鱼。

土鲋鱼　杜父鱼、土鲋、杜部鱼、渡父鱼、黄鲋鱼、船矴鱼、伏念鱼。

鲫鱼　鲋鱼、鲭鱼。石鲫，附。

鳑鲏鱼　鲊鱼、鳜鲳、妾鱼、婢鱼、青衣鱼。

石鲅鱼

黄鲴鱼　黄骨鱼、黄姑鱼。

鳘鲦鱼　鲦鱼、白鲦、鳘鱼、鲌鱼、鲹鱼。

银鱼　脍残鱼、王余鱼。

鱵鱼　姜公鱼、铜哾鱼、竹嘴鱼。

鳑鱼　春鱼。作腊，名鹅毛眼。

丹鱼　棘鬣、吉鬣、赤鬃、方头、鲱鱼。

金鱼

乌鱼　北斗鱼、墨头鱼、蠡鱼、鳢鱼、黑鳢、元鳢、铜鱼、文鱼、七星鱼。

鳗鲡鱼　白鳝、蛇鱼。干者名风鳗。

〔1〕鳊：原作“编”，据文义改。

海鳗　慈鳗鲡、狗鱼。

黄鳝　黄䱇。

泥鳅　鳛鱼、鳛鱼。海鳅，附。

鳣鱼　黄鱼、玉版鱼、蜡鱼、阿八儿忽鱼。

鲟鱼　鱏鱼、鲔鱼、王鲔、碧鱼、鲟枪、䲛鳍、尉鱼、乞里麻鱼。鼻肉、子，附。

鮠鱼　鮰鱼、鳠鱼、鳂鱼、鳅鱼。

牛鱼　引鱼。

关东鱼　冰鱼。

鲇鱼　鳀鱼、鳀鱼、鳂鱼。尾，附。

人鱼　白鱀鱼、海妇、海和尚。膏，附。

孩儿鱼　鳑鱼、鰕[1]。

鲵鱼[2]　鲵鱼、鳎鱼。

鉠䰲鱼　黄颡鱼、黄鲿鱼、黄颊鱼、獏獏鱼、黄䰲。胆，附。

河鲀鱼　鯸鮧、蝴鮧、鰂鱼、吹杜鱼、鳊鮧。血、脂、眼、肝、子，附。

比目鱼　鲽、鰈沙、鞋底鱼、鳒、魪、鲑、婢簁鱼、奴屩鱼、版鱼、箬叶鱼。

海鹞鱼　邵阳鱼、荷鱼、鯆魮鱼、鲼鱼、石蛎、鲟鱼、魟鱼、鲯鱼、蕃踰鱼。

鼠尾鱼

地青鱼

鸡子鱼

䲠鱼　马鞭鱼。

文鳐鱼　飞鱼。

江豚　江猪、水猪、鱀[3]鱼、馋鱼、鲟鲱。

海豚　海狶。

鲛鱼　沙鱼、鲭鱼、鳆鱼、溜鱼、胡鲨、挺额鱼、白鲨、鹿鲨、虎鲨、锯鲨、鳍鲭、环雷鱼、鲛鲨、锦魟、青鲨、黄鲨、夹鲨、淡鲨、帽鲨、乌鳍鲨。

鱼翅

鲨鱼皮

墨鱼　乌贼鱼、鲄鲫、缆鱼。干者名鲞，骨名海螵蛸。

柔鱼　鲏鱼。

章鱼　章举、鲎鱼、涂婆。

鲍鱼　薨鱼、萧折鱼、乾鱼。

鲃鱼　腌鱼。

鱼虎　土奴鱼、泡鱼。

鱼师　鲕。

鱼鲙　鱼生。

---

〔1〕鰕：疑衍。

〔2〕鲵鱼：原作小字，据文义改为大字。

〔3〕鱀：原作“暨”，据《本草纲目》改。

乌鱼蛋

鱼子 鮇鮻。

腌鱼

海蛰 海蛇、水母、樗蒲鱼、石镜、虾蛇、海靼。

虾 草虾、白虾、赤尾虾、糠虾、涂苗、金钩子。

虾米 干虾肉。

海虾 红虾、鰝、对虾。子，附。

卤虾 虾酱。

鱼鲊 酱。

鲟鳇鱼 靠子、鲟鲚、鲟鲟。

鲰鱼 瞋鱼、包鱼、班鱼、气包鱼。

大姑鱼

琴鱼

幞鱼

桐鱼

琵琶鱼 华脐、老婆鱼、鮟鱼。

带鱼 鲳带鱼、柳带、白带。

蚂鲛鱼

鮥鱼 火桶[1]嘴

铜盆鱼 鳎鳗、鳎鲉。

海鳑

鲂鱼

鳞鱼

黄河鱼

石花鱼

香鱼

苦鱼

蛊鲐鱼

田瑟

介 部

龟肉 元衣督邮。

诸龟

呷蛇龟

贲龟

〔1〕桶：原作“筒”，同“桶”。下同。

蠵龟

鳖肉　团鱼、河伯从事、神守。胆，附。赤腹鳖、蛇纹鳖、独目鳖、三足鳖、五爪鳖、旱鳖，附。

瑇瑁　玳瑁。卵，附。

鼋肉　癞头鼋。

鲎鱼　子、血、脂，附。

蟹　螃蟹、郭索、横行介士、无肠公子。雄曰蜋螘，雌曰博带。

蝤蛑　蝑、拨掉子、拥剑、桀步、执火。

蠘

蟛蜞　彭越、蝟蛏、螃、蟛蚏。

望潮　沙里钩、涂蟢、锁管。

蟛蜞

蛫　沙虎、六足蟹。四足蟹名北。

蚌江

蛎奴

蟹奴

寄生虫

牡蛎　牡蛤、蛎蛤、古贲、蠔、蛎黄。

蚌肉　水菜。

马刀　马蛤、齐蛤、蜌蝷、螷、廛、单母、烠岸、单姥

蝛蜐　生蜐、蝛蛤。

蚬肉　扁螺。

石决明　九孔螺。

车螯　蜃、移角、姑劳、蜎蛾、羊蹄。

蛤蜊

蛏肉　蛏肠、蛏干。

文蛤　花蛤。

瓦垄子　魁蛤、蚶、瓦屋子、伏老、魁陆、蜜丁、空慈子。

车渠　海扇、珐瑮、车沟、牟婆吝揭拉婆。

海蠃　流螺、假猪螺、红螺、珠螺、梭尾螺、青螺、鹦鹉螺。

贝肉　贆、蝓、魧、余赋、鲼、元、贻、余泉、蚆、蜠、蟦、珠贝、绶贝、霞贝、浮贝、蟠贝、濯贝、虽贝、惠贝、蔷贝、碧贝、委贝。

珂螺　马轲螺、珬。

石蜐　紫蜐、紫蘁、龟脚。

淡菜　壳菜、海蜌、东海夫人。

田蠃

螺蛳　青螺、蜗蠃。

担罗　担螺。

江珧柱　海月、玉珧、马颊、马甲。

蓼蠃

琑玷腹中蟹　琐蛣。

青蛙　鼃、长股、田鸡、青鸡、坐鱼、蛤鱼。

虾蟆　骨，附。

蛇蝓　田父、石蝓。皮，附。

山蛤　石蛤、锦袄子。

海参　刺参、海婆、辽参。

燕窝　官燕、毛燕、血燕。

吐铁　吐蛈、泥螺。

海蛳

弹涂　土笋、沙蒜、涂笋、阑湖。

海胆　石榼。

食物考

诸水考

雨水甘平，调中益气。节候之水，原有等第。清明前曰：神水和剂。造酿制物，久留不替。秋后腊水，性亦同例。夏中梅【“梅”或作“霉”，与“黴”同，言其败物也。】水，造饮易敝。立秋端日，水除疟痢，井华水净，明目洗瞖。井水多咸，补阴血济。新汲水清，脏热涤去。河水属阳，流水性利，逆水性回，急水性逝。石水性寒，砂水性闭。积水性凝，浊水性滞。山溪水削，平川水腻。泉水清神，涧水沉粹。长流水行，瀑布水遽。壑水生瘿，涛水增悸。潮水致淫，滥水致痹，黄河水重，大江水费，渎湖水散，池塘水聚。水性不同，变随土地，南北有别，东西有异。方民饮之，性质所系。或刚或柔，或媸或丽，或直或诈，或愚或智，或雅或俗，或鄙或义。水土之殊，声音诡灒。水性之辨，先尝其味，甘咸苦淡，泉井河系。美恶清浊，生居有际。他乡不服，故里无忮。有毒之水，亦当识记。古井龙渊，死坑物毙，水面五色，赤脉自沸，屋漏花瓶，粪田淤注。曝热之水，浴饮痢痱。败恶下流，饮皆有忌。万水难穷，明者会意。

诸火考

燧人钻火，教民熟食。火有阴阳，良毒辨别。龙雷电火，流星焻熸。泽焰鬼燐，井火地出。有粪火兽，有厌火国。樟脑獭髓，猾膏水烈。浓酒自焚，积油自炽。诸属阴火，变化莫测，或有或无，日用不及。春取榆柳，枣杏夏赤，秋取柞楢，槐檀冬黑。四季之火，桑柘最得。此皆古法，犹非便易。今之取火，以金击石，镜照太阳，尤为速捷。引取阳火，于人有益。既存火种，绵绵不熄。或巨或细，或猛或灭。拨之而燃，罨之而歇。燔焚草木，性亦有别。不独烹饪，亦可疗疾。艾火灸病，通经调脉。阳燧火珠，引火开结。神针之火，桃枝烧出。【古人治疾有用雷针、火针、火罐、灯焠，亦艾灸、神针之意也。】心腹冷痛，风痹燻穴。雷针散毒，雄硫乳没，鼍甲乌头，艾麝纸合。散痈肿毒，消癥痃癖，火针劫刺，风痹筋急，瘫痪癥瘕，痈疽溃捷。灯火焠皮，痧惊并截。火罐更奇，疗痛痹湿。俞穴打之，风寒能吸。桑柴最良，堪消痈疖。燻灸诸疮，拔毒散郁。煎炼膏丹，能助药力。煮食去毒，利人关节。炙蛇见足，能杀老鳖。炭火性平，紧而不烀。栎炭煅炼，烰炭焙炙，白炭栗炭，熔销金铁。煤炭火毒，致生疮疾。臭毒毙人，救以莱汁。北地气寒，常用不贼。南方炎蒸，烧之助热。芦火竹火，煎物不迫。杂草山柴，火性不一，炮药不用，惟以熟食。火本阳气，有形无质。附物为用，烧燎不息。珍羞美恶，烹饪得失。生熟之宜，惟火之力。神乎神乎，民用之急。万变何穷，功用无极。附烧不尽，性情难述。调和鼎鼐，须当考识。

五谷部

稷黍粱辨，注者不实。考古证今，庶无讹失。稷乃小米，粟名总一。其穗一柱，细颗攒集。去稃曰穄，在秆曰稷，炊熟曰粢，性黏曰秫。其米圆黄，中央正粒。黄者甘凉，健脾气益。解苦瓠毒，能压丹石。白者曰粟，性粳味别，咸淡微寒，利脏除热，通便止痢，补虚解渴。通称小米。乃古之稷，种类颇多，名当考识。【稷与粱相似，但粱穗有芒，而稷穗无芒，犹大麦有芒，小麦无芒之别也。其米通称曰粟，黏者曰秫。而《纲目》另立粟、秫二条，致相紊乱也。】

黍乃谷子，其穗多歧。蓬松疏散，颗缀芒枝。形同稻尾，壳滑粒稀。在秆曰黍，离秆谷题。去稃称米，二米曰秠。苗赤白黑，赤乃称𪎊，黑者曰秬，定律无移。米亦称粟，种类须知。秆壳虽异，颗粒黄齐。黑白二种，甘缓和脾。多食滞气，肺病虚宜。动风热者，赤黍更穄，性温下气，止嗽[1]疗饥。有黏不黏，粳糯性殊。粳者造饭，糯者造饴。俱堪酿酒，质味醽醁。【黍有粳，有糯。粳者饭黍，惟关中有之；糯者为酒黍，燕、赵、齐、鲁间俱种。惟为糕、造酒耳。其米亦统称曰粟子，亦曰黄米，因其性糯，亦称秫壳。】

粱形似稷，其穗多芒。黄黑赤白，大粒柔香。赤虋白芑，粳糯分行。粳炊粥饭，糯造酒糖。健脾止泄，饭美黄粱，甘平益气，除痹风殃，霍乱烦躁，磨粉调汤。白粱微冷，脏热宜尝，宽胸定呕，煮汁和姜。青粱补气，泻痢食良，通淋利便，疏理膀胱。俗曰黄米，自古称粱。【粱性粳多而糯少，故堪造饭，参黍而造糕、造酿，其米亦称粱粟。凡稷、黍、粱之米统称为粟，黏者曰秫。如此分之，稷、黍、粱可一目了然矣。《陕西志》亦辨之甚详。】

诸稻水种，有糯粳籼。栽有早晚，获有后先。有芒无芒，熟遄不遄。糯有红白，

〔1〕嗽：原作“瘶”，同“嗽”。下同。

粒有长圆。圆米酿足，长米酒鲜。粳是晚稻，各种名专。或迟或速，随类栽田，或八十日，或逾百天。香粳别种，粒大皮斑。占城之种，籼稻不粘，其类亦众。梭子米传，亦有早晚，赤白色宜，熟惟两月，收割为便。又有御稻，产在玉田，颗[1]大洁白，地土使然。诸皆是稻，水插洼佃，收成迟速，节候无偏。种同名别，目录详编。【此水田所种者也。以谷浸水，发芽曰芽谷；以谷撒田，发苗曰秧；拔秧分插水田，长高曰禾；禾上结穗，曰稻；剥穗上之粒，曰谷；砻去其稃，曰糙米；杵去其糠，曰白粱，碎米曰粞。】

小麦甘寒，除烦渴热，养心肝气，止漏肛脱，杀蛔[2]治淋，虚汗煎食。汤火疮疡，烧灰敷贴。入手少阴太阳经，止吐血漏血，心病宜之。【小麦连皮则凉，去皮则热，物性然也。新者热，陈者平。】

小麦面温，厚肠强力。敷伤痈肿，止衄吐血。**面筋**宽中，解劳除热。北产者良，病后禁食。小粉甘凉，补中益脉。炒黑醋调，敷痈肿疾。【麦面北方者佳，南方者动热发病。】

大麦咸温，调中益脉。**面**平胃气，除胀凉血。**穬麦**性寒，久食劲力，除热补中，亦宜造蘖。二麦食之，不动风气，又雀麦面，甘平滑肠。【大麦炒食则温，煮食则凉。穬麦一名秀麦，产胡地。】

荞麦甘平，降气止泄，治绞肠痧，能压丹石。**粉**疗游丹，带浊痢疾，磨积滓秽，动风发脱。性燥伤血，故落须发。苦荞麦有毒，不宜人。【荞宜作河漏条，调蒜食，免致寒滞。苦荞麦伤胃动风，不堪食。】

高粱甘涩，本名蜀黍。益胃温中，烧酒最旨。有玉高粱，即是**玉米**，开胃调中，滑肠消暑。南人称御麦，北人称玉蜀黍，有黄白赤色。【高粱为心谷，造糟吊酒，大宜人。】

薏苡仁甘，微寒益土，渗湿去热，肺痿嗽吐，抑木清金，止淋兼补，湿痹脚气，筋挛是主。治泻痢水肿，利便进食，杀蛔止渴，破肿毒。【凡使，同糯米炒热，去米用，或以盐汤煮，入药。炊饭食，治冷气。】

穇子甘涩，益气厚肠。**稗子米**辛，微苦性凉。作饭调气，脾胃能强。稊名乌禾，亦可充粮。稗有水旱二种，水田生者稗，旱地生者稊。【稗黄白色，稊紫黑色，皆斗粟可得米三升。】

青稞、黄稞，形同大麦，皮薄面脆，麦中之一。西南夷人，倚为正食。下气宽中，壮筋益力。性平凉，除湿，发汗，止泄。多食脱发，损颜色。【青稞仁露于外，川陕滇黔多种之。味咸，可酿糟吊酒。】

黑大豆甘，腰子样式，所以补肾，药饵宜人，即是马料，煮寒炒热。调中下气，止痢挛急，利水除胀，追风活血。生研敷肿，吞止烦渴。解一切毒，甘草煎汁。伤中淋露，产后诸疾，明目悦颜，制服有益。又有**花豆**，绿紫黄黑，形圆而大，炒煮美食，下气宽中，多餐胀胁。【《本经》黑大豆即今之马料豆也，其色黑而形如人腰，故入肾经，益水明目，多服令人身重，一年后复原，久服身轻。非花豆中之黑大豆也。凡服豆，忌萆麻子、厚朴、猪肉。】

绿豆甘寒，除热止渴，解一切毒，去风明目，止泄散满，吐定水逐。赤丹风疹，生研汁服。反榧壳，杀人。忌鲤鱼同食，令人肝黄渴病。【食绿豆宜连皮，则清凉；去皮，则壅气。】

豌豆甘平，除吐泄痢，调和营卫，益中平气，解乳石毒，除胀水利。痈肿痘疮，

〔1〕颗：原作“粿”，据文义改。
〔2〕蛔：原作“疣”，据《本草纲目》改。

黚黯涂济。烧存性，同血余灰、真珠和油、胭脂点痘疔。【豌豆属土，故补脾胃，多食动气病。】

小白豆甘，补脏调中，益肾助脉，鬼气疏通。**穞豆**黑小，甘逐邪风，冷痹血滞，浸酒和融。穞豆治产后血风冷痛，其粒细，不及马料。【白豆即白豇豆，穞豆即小黑豆，因其粒细称驴豆，别马料也。】

黄大豆甘，煮温炒热。下气宽中，利肠水释。多食壅气，生痰嗽呃。鲜者毛豆，善发疮疾。有黑、白、青、紫数色，性味同，细者打油造腐。【黄大豆鲜者为毛豆，皆绿色，老则出荚。有青者为美食，黄者榨油。】

豇豆甘咸，补肾健胃，生津止渴，调和营卫，治痢便数，莽草毒退。**黎豆**甘苦，温中益气。豇豆汁泼莽草即烂。黎豆小毒，多食闷人。【豇豆为糕为酱俱佳。黎豆亦花豆中之一也。】

干蚕豆辛，快胃和脏，大能下气，多食饱胀。**发芽豆**甘，炒煮食当。鲜豆不滞，食之无恙。误吞铁针，煮蚕豆同韭菜食之，其针自出。【蚕豆煮食滞气，炒食动热，发芽以水浸，有微毒，发疮。】

赤豆甘酸，通心小肠。行水消胀，脚气奇方，排脓散血，痈肿诸疮，通乳解酒，泻痢止良。一切疮疽初起，研粉，合大黄、生南星研敷。【磨粉，作顿沙馅甚佳。忌鱼鲊，不宜造酱。】

白藊豆甘，温调脾胃，通利三焦，消暑解醉，升清降浊，霍乱呕退，行风止泄，除湿清肺。止消渴，益中气。多食胪胀，有寒热病者忌。【凡用，取白黄硬壳者，炒熟。或有去皮生用者。】

黑脂麻甘。益气润脏，逐风止惊，虚劳困恙，催生长发，洗阴疮疡。**白脂麻**同，补益为上。功专润燥去风，蒸食延年。生嚼，涂头疮效。【凡服食宜九蒸九晒，合茯苓良。】

造食部[1]

糯米炊饭，甘温止泄，滋脏疗虚。煮粥食益。打餈餻饵，过餐发热，滞气生痰，壅经血脉。缩小便，止盗汗。性黏滞难化，小儿病人忌。【糯米造酿最醇，磨粉作食为用颇多。然性太黏，宜参粳米三分。】

粳米饭甘，益气和胃，通脉壮筋，长肌色媚，滋脏益精，利便补肺。**粞**亦同功，啜粥热退。新米饭忌马肉，发痼疾。苍耳同食，致心痛。【粳米，晚稻也。夏栽冬刈，得金全气，故补肺粥饭俱宜。】

籼米饭淡，养胃和脾，除湿止泄，长力泽肥，宽中行滞，易化善饥。煮糜不黐，力薄同粞。籼米多产山田瘠地，故粒瘦而少黏，不滞。【籼米种类颇多而性俱不黏，故食之少滞。】

陈廪[2]**米饭**，微苦甘凉。调气和脉，益胃清肠。性不凝滞，产妇宜尝。病后弱极，煮粥研浆。婴儿缺乳，调哺称良。此指粳米，**籼粟**同方。蒸则力薄，造饭随汤。北方陈粟，稷黍诸粱，或窖或廪，囷积盖藏。日久汗出，性并清凉。浓煎呷汁，救怯扶尫，缓调胃气，复正回阳。诸麦同意，面亦无伤。【大凡新米、黍、粟、粱、麦，食之俱动风热，滞气。窖廪之后，

〔1〕造食部：原脱，据“食物考目”补。

〔2〕廪：原作“厫”，据《本草纲目》改。

蒸热发汗，则性俱平，食之宜人也。】

新炊之饭，益胃充肠。或籼粳糯，或粟黍粱，或新或陈，或白或黄，助气血脉，足志神强，扶弱起倦，调达阴阳，生津长力，脏腑和藏。病后慢食，复疾须防，宗气未转，骤食致伤。虽养人物，损益须量，食勿过饱，饫餲休尝。男女遗溺，饭泼尿床，私拌与食，止住奇方。诸般**饭灰**，消饭积良，俱用本食，拌以沙糖。【闽、粤、湖、湘、豫章多籼，故用甑蒸者多。江浙多粳，煮皆随汤而干者。北地皆泮汤殄饭。亦各处造法不同。治遗溺以饭泼尿床与食，勿令本人知。小儿伤食，即用本物烧灰服，即下。】

诸般煮糜，俗称曰粥。糯秫黍饘，益气血足，止渴和中。粳籼粱粟，消烦利便，宽膈滋腹。推陈致新，痰滞能逐，补虚扶弱，润火散毒。病后缓进，免致劳复。产妇婴儿，多顿少服。诸般补药，不如米谷。人贪厚味，食不能笃，或加药味，或合诸菽，或调酸咸，或加诸肉。乡方造作，味变气馥，其性其治，详在本物。总之和脏，治症别录。【粥乃扶内伤不足、脾胃不充之物。人之病后及产后、大恸哀号之后，皆五脏受伤，宗气亏弱，不能运化食物。故古人造稀糜以调脏腑，用其质薄而易行，气香而醒脾。然常人早啜亦大益。】

炒米苦甘，香温醒脾，涩肠渗水，舒气消脂。**炒米粉**同，和胃充饥。**谷饽**[1]**粰**淡，清肺实肌。此皆糯米参粳为之，和糖太多，亦生中热。【米粉有加茯苓、山药、苡仁、芡实、藊豆、莲肉、砂仁，为八珍粉。】

麦麸甘凉，俗称麦蚕。除热止泄，解渴消烦。**穱麦**炒食，性味同甘。**馓子**巧果，面作油煎，醒脾热胃，味合甘咸。**馄饨、烧卖、汤饺、蒸馒、饽饦、馎饼，合子、汤团，**包馅性易，滞气胸填。角黍餈粽，皆糯包抟。端节粽角，治疟药丸。诸糕养胃，粳糯相参。厚肠益气，缩尿便坚，年糕陈者，治痢烧研。【诸般粉面之物，无病之人点饥有益，若有病及病后，俱宜戒之为是。】

绿豆粉甘，性凉解酒。发背痈疽，护心毒走，烂痘痱疹，灼伤身手，扑之收痂，服疗吐呕。作饵、顿糕、荡皮、索粉，俱佳，脾胃寒者忌食。【解砒霜、诸药、菇菌毒。】

豆腐甘咸，清热散血，和中利脏，解毒下结。**水豆腐**同。**腐皮**美食，**锅炙**开胃，消滞逐积。豆腐能制硫黄毒。食豆腐伤者，萝卜解之。【造豆腐，以煮熟豆浆入缸，用盐卤或石膏、酸齑汁点之则成。】

熏青豆咸，鲜豆瀹焙，充果作馔，下气开胃。**水豆豉**咸，酱油瀹配，加以补皮，飧酒美味。以鲜青豆盐水瀹熟，焙干作果，可以带远。【水豉以透骨青浸透瀹熟，清酱渍之，飧酒甚美。】

补　遗

豆腐浆甘，微苦性凉，清热下气，利便通肠，能止淋浊，银杏研浆。**腐干**甘咸，开胃充粮。腐干有盐汤酱油煮，可久藏，为路菜之要。【皆以黄黑豆水浸去皮，同水磨成浆，以布滤去渣，煮熟再造。】

〔1〕饽：原作“粰”，同“饽”。

小豆腐甘，带渣造食，饱腹充肠，味粗而涩。**腐滓**气腥，垢腻月涤，救荒疗饥，饲猪肥益。北人浸豆连水硙，不漉渣，煮食，称小豆腐。【此豆质未去，不用卤汁，故性味与豆腐不同。】

油　部

豆油味甘，微辛性热。熬去其沫，肥滑调食，厚胃益气，润肠解结。外涂疮疥，亦解发脂。豆饼，饲猪壅田俱佳。荒年，人亦蒸食疗饥。【蒸熟榨油，气腥性腻。熬去其沫，则清香肥滑，煎物良。】

脂麻油甘，微寒利肠，下胞散结，涂癣疥疮，杀虫解毒，喑哑[1]五黄，蛔虫心痛，秃发抹良。煎膏药良，解河豚、砒霜毒，吐发癥，解热毒。【入药用生榨者良。今皆炒磨成酱，入水取油，止堪供食。麻酱同。】

菜油辛温，行滞破血，除冷润肠，杀虫散结，泽肤消肿，涂发长黑，汤火风疮，涂蜈蚣螯。汤火伤，调蚯蚓泥涂。蜈蚣螯，倾地取涂，效。【吴人以菜油为正食，故妇女少血闭之症，而人不知也。】

补　遗

茶油甘凉，气腥色绿，润肠清胃，杀虫解毒。不宜生食，用须熬熟。质清不腻，燃灯益目。以香料煎熬抹发，解脂不滞，胜于他油也。【乃梣树子油也，闽、粤、豫章多有，为人正食。煎不熟，令人泻。】

果油色白，甘平气腥。滑肠下积，腻膈痰生。调食味劣，点火少明。**核桃油**苦，有毒伤人。二油本佳，因人以陈坏者榨之，故味劣有毒。【果油即长生果油也，人以参菜、豆、麻油市之，味劣坏。核桃油有毒，好者补火。】

造酿部

诸酒名考[2]【凡“＿”者[3]皆地名非酒名】

酒类本繁，醚人惟一。**生、煮、烧、吊，**三种总结。方土异称，近乎什伯，无非曲造，

〔1〕哑：原作“瘂”，同“哑”。下同。
〔2〕诸酒名考：原为小字，因造酿部尚有非酒食品，故据文义另列标题。此上原有眉批：“以下凡○者分右酒名也”等十九字，因文中多数酒名未加标注，不能表达眉批原义，故删之。
〔3〕凡“＿”者：原作“凡△者”，为方便排版，故改之。

其名各立。曰**酰**曰**醴**，曰**畚酤酾**。未漉曰**醅**，醙酿名**叶**。桃花冬阳，春酒水白，隔宿三朝，俱言快易。**醪**带米粃，**酿**是米汁，掺水曰**酒**，醡去糟粕，重酿曰**酎**。久存醖的，此皆生酒，饮之无益。或煎或煨，煮酒名得，熟酒黄酒，老酒无别。

吴苏糯造，福珍三白，玉露天香，女贞琥珀，状元红燥。松江香雪，松酒清酒，泖水造澈。慧山泉酒，造于无锡，苦蒿苦露，金盘露洁。京口酿造，锅粑酒黑，木瓜百花，俱指曲蘖。雪酒皮酒，江都糯粒，其味多甘。江南酒挈，花醖碧香，蔷薇露彻，有竹叶青，梨花春设，造自杭州，鹤林旧说。秀州月波，并莲花白，有清若空，腊中酿秫。明州金波，双鱼印贴。赤城蒙泉，灵江风月。金华兰陵，郁金香醇。瀫溪桃曲，香山黄柏，风流泉酒，名于石室，洒落酿泉，严濑之质。处州谷帘，清薄绿艳。绍兴老酒，天下共[illegible]歠。以上诸酒，皆造于浙。

闽中老酒，味甘红色，造法不精，未入品列。江右麻姑，因泉名特，丁坊封缸，加烧酒蜜。广中女酒，瓮埋地泽，年久发饮，甘泉清绝。毒草酿成，造于南粤，有罗浮春。海南真乙，酒藤严树，造酿捣叶。又有椰酒，树生奇极，饮至酕醄，不生苦疾。楚滇黔酒，有名无实。俚酿村醪，未堪品及。黔中苗酒，味醇丹色，造法未明，盖亦吊出。河东鹤觞，骑驴酒杰，盛以小瓶，任时啜吸。干和桃博，蒲州美沥。潞安红酒，辛辣性烈。玉露珍珠，羊羔莹彻，豆酒清香，汾阳吊积。天禄舜泉，芳馨清冽，桑落玉液，索郎名匹，造自太原。汾清余滴，襄陵佳酒。河陕独出，齐鲁燕韩，滴花烧洁，或有黍酒，性味终劣。中国之酒，各省名毕。

红毛阿奈，葡萄醇馥。乌丸东墙，拂菻肉汁，扶南石榴，波斯三勒，更多药料，能助气血。顿逊国酒，树花醖泮。有文章酒，即是果汁。乌孙国酒，水注果核，随注随饮，即成美酾。天下之广，民用无极，方土酿醖，那堪尽述，驰名者录，以备考识。尽我所知，漏万挂一。

糯米酒良，陈者为妙。行药活血，经络通导，畅意消忧，泽肤腠窍，扶肝却寒，风痹并疗。浑浊酸甜，清薄苦燥，色味不同，略提其要。吴酒多甘，无灰藏窖。闽粤两湖，黔滇酿造。米用籼粳，醨而味拗，腊月造藏，老酒名号。以上米酒，入药取效。天下通行，出于浙绍，其味多酸，酿亦糯稻，有灰及砒，制药不妙。多饮头疼，发痔难疗。至于别谷，他物另道。酒性热中，令人气暴。【此皆煮煎，或糠煨过，故称煮酒，可久藏，又称老酒，陈者佳。】

黍酒苦甘，生热熟湿，饮伤脾胃，饱腹内急。**粱米酒**甘，性味同列。**粟米酒**苦，升降散郁。俱是无灰，拌药亦得。**豆酒**气腥，性味俱劣。生酒伤脏，热毒烦渴。物变难详，明者博识。【此等酒不能久留陈饮，故为下品。惟黍、粟、粱于沧州造者，亦可久藏，而究为生酒。】

烧酒类多，性皆辛烈，少饮宜人，高粱第一。御寒驱瘴，补气化积，宽膈行痰，燥皮开郁，止痢腹痛，霍乱疟疾。取其纯阳，能散阴结，可布全身，胃家之粒。其次**糟烧**，肺谷色白，专达皮毛，腠理开密，亦堪散寒，令人气逆。麦烧为下，味辣气劣，升而不降，头重鼻塞。麦本心谷，火随火急，多饮伤神，有损无益。玉米青稞，穇䅟荞麦，粟黍稗稷，粞糯粱秫，以上诸谷，酿糟拌蘖，败酒坏糟，造之味劣。蒸吊虽同，性味有别。又有果酒，木性不一，蒸酒之性，不离本物。有**地瓜烧**，有枣柿汁，桃李杏干，榧榛仁栗，其酒伤脾，助肝耗血。羊酥马酪，牛驼乳酻，俱堪蒸露，气膻[1]不洁。以上诸酒，曲性总烈，饮之昏神，扰乱血脉，腐骨烂肠，被害难涤。善养生者，毋任贪餮。【烧酒乃蒸吊之酒，以黍、粟诸米拌曲酿糟，入锅蒸煮，其上升下溜之气水，即酒也，故曰吊酒。诸物可吊，惟高粱即蜀黍最佳，其次糯粳籼粞吊酋可，其麦及诸物皆下品也。头酒为干烧酒，二吊三吊则味淡而不醇矣。被其毒者，盐水、冷水、绿豆粉解之。】

葡萄酿酒，气味甘辛。性热温肾，少饮怡神。吊烧大热，破冷消癥，行痰助气，健骨强筋。有毒，多饮致发喉风，口烂痔瘘，诸疮下血。【北[2]人常饮，习而不觉，南人服之致病，慎之。】

糟坛底酒，名曰**糟油**。开胃暖脏，呕哕饮瘳。解蔬[3]菜毒，素食拌投。**糟笋中汁**，调味同俦。糟油摩风瘙腰膝痛，笋汁亦涂疠疡风。【用粳米糟名曰大糟，腊月造成，陈年者佳。】

米醋酸温，滋肝益血，消痈肿毒，破癥散积，解鱼肉毒，血运熏焠。多食伤脾，损人颜色。麦、豆、糟、酒、败果，皆可造，性凉，惟米醋入药。【造法不一，而诸谷[4]、粟、果俱堪酿之，大概罨黄拌水，搅打成之。】

造**酱**之法，或豆或面，蒸熟罨黄，盐淹曝变。漉油磨滓，腌藏物擅，性俱咸凉，解毒利便。多食令人皮黑，涂汤火伤，解诸菜毒。油同。【以三伏曝盐水下黄蒸，日晒熟，赤红陈久者佳。】

豆豉咸寒，杀腥和味，解热除烦，调中开胃。或益香料，性则变异，姜橘茴香，性温利气。凡调食宜淡豉，和盐为正味，胜于酱油也。【楚、粤、闽、浙多食豉，北人多食酱，吴人多食酱油，物同而造异耳。】

饴糖甘温，补虚去冷，润肺止嗽，疗伤扑损。能出箭镞，治诸骨鲠，解乌附毒，瘭疽涂陨。多食动风，热伤肾损，齿中满疳䘌者忌之。【粳、籼、糯、粞及黍、粟诸粱，俱堪造。以大麦糵和熬而成。】

补 遗

茶膏苦甘，和药煎成。性凉气馥，止渴生精，宽胸开胃，解酒宜神，舌糜口臭，喉痹俱清。或加甘草、贝母、橘皮、丁香、桂子等和煎者。【诸茶膏俱非佳叶煎炼，皆系回残茶末造之也，然性俱凉。】

蔬菜部

韭芽香美，多甘少辣。**春韭**甘温，味肥性滑，安脏助阳，根涂长发。**夏韭**辛苦，

---

〔1〕膻：原作“羶”，同“膻”。下同。
〔2〕北：原作“此”，据文义改。
〔3〕蔬：原作“疏”，据文义改。
〔4〕谷：原作“榖”，据文义改。

通肠腻刮。亦可腌食。花腌，蘸白肉食爽口，多食昏目。【生辛熟甘，食之便臭，其温暖水脏可知。至于止痢止血，疗扑伤，绞汁和童便饮。并除喘急，解肉毒，狂犬咬伤，盖俱温散功也。】

山韭咸寒，叶圆头白，助肾健脾，利便除热。**孝文韭**辛，除胀肠癖，温中补虚，产于塞北。有孔明韭，性味相同，又签童严乃水韭也。

葱类颇多，各随地土，性俱辛温，和肴是主。**小葱**多辛，生熟并咀，散寒通气，内结颓堵。有**龙爪葱**，不同葱伍，盆种根分，气平微苦。【小葱白冷青热，同蜜食，下痢，壅气杀人；同枣、犬、雉食，致病。服地黄、常山人忌。】有**黄芽葱**，羊角名古，白多叶少，中实不鼓。其味甘多，生啖脆乳。**冬葱慈葱**，**木葱**名数，**茖葱山葱**，沙水一谱。**胡葱蒜葱**，**回回葱**辅。形名虽别，性味合所。驱逐风寒，调和脏腑。鼎鼐生香，解肉毒蛊。黄芽葱生啖佳，冬葱同小葱。【茖葱即大葱，佛氏五荤之一。胡葱，方术家用以煮石，先同梅子煮烂去梅，捣饼阴干入药。凡葱多食，昏神损性。】

薤菜辛苦，俗称藠子。白冷青热，助阳同使。泄气开滞，带痢能止，心病宜食，金疮涂已。温中散结，下水气，散血安胎，胸中痛，解毒。【黄热病人忌。勿同牛肉食，致生瘕。汁涂汤火伤。】

小蒜辛热，茎叶似葱。消谷理胃，除痹温中。汁涂丹疹，并治疔痈。腌食下气，齑吐蛊虫。多食损性。脚气、风病人忌。杀蛓毛沙虱毒。【独头少瓣者即小蒜也。吴地种之，北土俱栽大蒜。】

青蒜甘温，辟膻腥气，调中开胃，善和五味。**大蒜苗**甘，腌食脏利，冷癖堪消，亦能止痢。苗，糖饯、醋浸、盐腌，作蔬佳。久食伤目昏神。【青蒜即胡蒜瓣种之所发青扁叶也，苗即叶老而中抽嫩茎也。】

大蒜头辛，大温微毒。暖脏壮阳，消食积谷，能除百病，脏腑邪伏，虫蛊痃癖，鳖瘕水畜，霍乱疟痢，诸风入腹，心膈疰痛，关格通速。外炙痈疽，疔肿散逐，捣涂虫螫，贴足止衄。醋浸盐腌，捣泥蘸肉。其气熏烈，多食损目。【葫气极荤，置臭肉中，能掩其秽，故煮海鱼诸肉宜之。夏月能解暑，嗅之辟瘟疫恶气，乃得纯阳之气者。】

芥菜辛温，种类不一。南旋青紫，花大皱叶，七种腌煮，利窍下逆，通肺豁痰，开胃畅膈。多食动风发痔，忌鱼兔。白芥同子堪入药。【诸芥宜盐腌而不宜煮食，或以醋酱泼辣，亦去寒开胃，然发病。】

芜菁辛苦，即是蔓菁，曰疙瘩菜。芥叶大根，生熟堪啖，利脏通经，消食除冷，解毒性平。宜腌食，可久藏，病人食之无碍。蔬中美品。【代北者，大而甘；燕齐者，辛苦而小；吴楚者[1]，细长甘辣。一物数形。】

蓝菜甘辛，大利脏腑；通经活络，关节无阻；益心坚肾，髓衰能补；聪耳明目，精神鼓舞。多食健人少睡，去黄病，解诸毒。蔬食之珍。【云中产者根大，十余斤，有九蘡。亦称菘根，燕称擘蓝即此也。】

莱菔种多，味皆甘辛，有红有白，大小粗精。沙地松脆，沃土坚轻。有圆有长，有紫有青。生升熟降，面毒能清。消痰止嗽，血症安宁，宽肠化滞，疗浊通淋，解酒止渴，利肺开音。或麸或醋，腌酱糟燻。**菔蘡**辛苦，盐拌装瓶，曰天仙干，春不老名，

〔1〕者：原无，据文义补。

尽皆爽口，蔬食之珍。**菔花**糟食，能使目明。地黄参忌，同食伤营。伏硇硫毒，善解鱼鲑。【燕赵产者，脆实而甘美者，曰水萝卜，生啖止渴，解煤火面毒。两淮产者，红紫可爱而辛多。余皆绿头白身，辛多甘少。】

胡萝卜香，小大二种，红黄色异。下气开壅，利膈宽肠。腌食味总，生熟宜人，家野共奉。小者气芳，有丁香之名，生熟可啖，腌食佳。【豫章人冬盐腌作瓶菜，至春夏开食，称状元红，甚佳。】

姜有二种，老嫩之殊。**紫姜**辛热，制造佳蔬，酱糟麸醋，糖渍蜜菹。清神温脏，寒散风驱，下气止呕，暖胃和脾，解菌蟹毒，禽兽恶除。筵中助飧，哺啜佳茹。多食肝耗，血热筋纾，更令伤目，发痔疮疽。孕妇饕餮，致子指歧[1]。**水姜**是老，味辣质粗，行痰逐冷，发汗喘舒，杀半星毒，莨[2]菪恶沮。调和百味，外症忌咀。煎药为引，透络经踈。【子姜酱醋糟腌，纳蝉蜕，则虽老无筋。水姜连皮温，去皮热，单用皮凉，一物之变如是，故炮炙不可不详。】【杀半夏、南星、菪毒，制药作引，皆用水姜。】

同蒿气芳，辛甘利肠，醒脾开胃，痰化宽腔。**邪蒿**辛馥，胸膈舒张，通脉益气，治癖疗疮。二物生食动风，熟食除恶。忌胡荽，令汗臭。【同蒿、邪蒿一类二种，在叶之粗细别之，今人并呼为蓬蒿。】

蒝荽茎叶，气臭辛温，利肠消谷，鱼肉毒清，散热头痛，表汗舒筋，痘疹不起，煮酒频喷。发痼疾，昏神，伏钟乳。口臭、胡臭、脚气人忌。【根不可同食，发痼疾。】

芹菜甘香，开胃进食，除赤白沃，益气止血，去风利肠，疗烦解渴，淋血崩中，五种黄疾。去伏热，杀石药毒，疗酒后鼻塞，小儿暴热。【水芹苗短根长，白如银，生熟可茹，中有虫子，宜洗净，免致成患。】

旱芹菜甘，性凉除热，止烦霍乱，能下瘀血，瘰疬瘘疮，生捣服汁，杀鬼吐蛊，外敷结核。气似芎䓖，能舒肝郁，性走散，多食发狐臭。【本草另出紫堇，乃即旱芹之赤色者，不中食，今并为一。】

蔊菜辛温，去冷利膈，疗心气痛，豁痰进食。**草豉**辛平，解五脏结，开胃调中，加餐气益。草豉产巴西，形似韭豉，出花中，食之甚美。【蔊菜，江右建阳、严陵人喜食之，而亦能发痼疾。】

罗勒辛温，调中消食，除恶水气，啘呕饮汁。多食动风，壅闭血脉。**莳萝苗**辛，下气利膈。莳萝即小茴香苗，其子似蛇床，不入肴馔。【今药中所用茴香，皆莳萝子，俗反称大茴香，皆未考耳。】

蘹香苗叶，治呕恶呃，小肠气痛，骑马痈疖，和酒煮饮，渣敷效捷。**八角茴香**，调羹臭辟。八角茴香出西番及两粤，为调鼎之要品。【蘹香子与莳萝子并称茴香，而番舶之八角茴香别是一种。】

秦椒辛热，温中散寒，除风发汗，冷癖能蠲，行痰去湿。多食眩旋，动火发痔，齿痛肿咽。北人为调食之要。若油煎炒酱，动火发痔。【《纲目》诸注误为秦地花椒，此乃草本辣椒也，又名辣虎。】

〔1〕歧：原作“岐”，据文义改。
〔2〕莨：原作“莨”，据文义改。

胡椒辛热，下气温中，去痰除冷，积滞行攻，鱼肉蕈鳖，蔬毒消融。嗜食昏目，损肺发痈。山居石饮者宜之。他处过食，发疮痔，吐血。【研去黑皮用末，煮瓠瓜诸冷物宜以调之。】

芸薹菜心，辛凉破血，风疹乳痈，火丹敷汁，产妇恶瘀，痹痛煮食。过食损阳，发疮痼疾。患脚气、狐臭、口齿病者忌。多食腹内生虫。【薹菜，吴人切碎拌盐入瓶装实，倒罨灰中，月余开食，佳。】

菘菜甘凉，下气消食，通便解酒，治瘴烦渴，止嗽宽胸，和中清热。多食恶心，能发冷疾。发皮风瘙痒、气虚有足疾者忌，壮人宜之。【菘菜煮食，宜用姜腌食及瓶菜俱佳，宜加花椒。】

菠菜甘冷，利胃通肠，解酒伏石，开壅尤良。**菾菜**性同，解热痛疮，止郁积痢，禽兽诸伤。菠菜多食，破腹脚弱。忌鳝[1]鱼。菾菜寒，动气。【甜菜治疾，俱捣汁服、外敷效。】

蕹菜甘冷，产难宜服，宽膈利肠，杀莽草毒。有**东风菜**，清肝明目，风热壅气，食臛除却。有水苦荬，辛寒，治风热上壅，咽喉肿痛效。【先食蕹菜，后食野葛则无害，汁滴野葛则萎。水苦荬食根。】

蕲菜辛苦，性凉清胃，利膈宽胸，通肠降肺。**堇葵**菜寒，消烦热退，剥叶而食，蒂芥名配。蕲菜有白毛，宜挼揉煮食，楚地、豫章最多。【堇葵，江右称苔菜，浙江称蒂菜，栽时剥叶而食，渐剥渐生。】

芋魁辛滑，充胃宽肠，调中下气，破血敷疮。**芋苗**辛冷，胎动安良，治泻痢肿，涂蛇虫伤。芋子味美，疗烦热，止渴，令人肥，多食滞气。【煮芋宜用稻草灰汁良。凡野芋及独根者，俱不可食，有毒杀人。】

百合甘苦，润肺宁心，清热止嗽，益胃和营，补中利便，胪胀堪轻，肺痿疮肿，百合病清。治伤寒百合症，清热和脏要药，虚人宜之。【白花者良，根形似肺，故专治肺病。百合症者，魄散也。】

薯蓣煮食，补气调中，滋养脾胃，筋骨丰隆。**零余子**同，疗饥有功，补虚益肾，利湿多功。薯蓣数类入药，惟怀庆者胜，余皆充饮馔。【薯蓣即山药，主治在迟部，零余即山药子也。】

黄独子根，即是土芋，辛寒微毒，诸药毒除，蒸食甘美，热嗽能去，厚肠充胃，稀痘食豫。生研饮汁，能吐一切毒药，蒸熟儿食有益。【蒸熟[2]食之，解一切药石毒。】

苋菜甘冷，除热通窍，杀虫止痢，通肠滞导，妊妇食之，快产得效。**落葵**酸滑，利肠味妙。有生瓜菜甘寒，治走注阳毒，除烦利膈佳。【苋同猪肉食生癥。落葵，曾遇犬啮者，不可食。生瓜菜服汁，去热毒。】

黄瓜菜苦，即野油菜，通结利肠，性亦相类。**地瓜儿**甘，盐醋酱配，蜜渍饧浸，菹果可爱。地瓜儿亦名甘露子，与蘘荷根名同物异。【黄瓜菜即野油菜，因西北不种故野生。而黄花又误为黄瓜。】

水蓟菜酸，形似荞麦，苗可充蔬，江淮人吃。**羊角菜**辛，盐菹可食，动风滞脏，伤痹无益。羊角菜花有黄白二种，俱有膻臭，不中食。【羊角菜煎水洗痔，捣敷风湿痹痛，擂酒饮止疟。】

---

〔1〕鳝：原作“鲌”，据《本草纲目》改。
〔2〕熟：原作“热”，据文义改。

白苣甘寒，解酒毒热，利肠开胸，理气通脉。**莴苣**性同，通便尿血，杀蛇[1]虫毒，令人齿白。诸苣相同，多食动冷气，昏目，有微毒，杀虫。【白苣、莴苣皆生食之，菜亦堪炒，食其笋，腌食作脯、蜜饯俱佳。】

露葵苗叶，俗称滑菜，味甘性寒，热积行快，时疾黄疸，赤淋白带，能压丹石，涂疮肿瘥。蜀葵苗叶同，忌猪肉。捣敷汤火伤、金疮，效。【多食动风，发留饮。冷，利脏腑。忌鲜鱼、黍米。狂犬咬过者勿食。】

黄花菜甘，下气怡神，解热散郁，利便疸清。**红花菜**同，活血止崩，煮羹葅食，并号金针。黄花菜即萱花，红花菜即山丹，并可调羹。【金萱、山丹二花相似，齐汴人栽种，采其花，干而货之，和肴甚美。】

蕨萁甘滑，性寒去热，利水安脏，通经气结。**水蕨**性同，除痰痞积。**薇菜**甘寒，逐水脏益。蕨多食，令人目暗、鼻脚弱。水蕨味微苦。【薇菜调中益气，消水肿。水蕨淡煮食，下恶物，忌杂食油腻。】

荠菜甘温，利肝明目，益胃和中，拌食解毒。**菥蓂**本同，沟茹味馥，捣汁点眼，能消胬[2]肉。菥蓂、荠菜一物也，惟菥蓂叶有白毛为异。【荠有数种，蔬食惟取三月前嫩苗者，拌食佳。】

荷花莨莨，古称繁缕，嫩摘瀹食，恶血下取。有**金花菜**，蔬食脆旨，除脏脂腻，鸡肠名此。繁缕，南人种以扰泥壅田甚肥，子亦可食。【北人食苜蓿，南人食繁缕，鸡肠草惟吴人食之。】

苦菜性寒，俗称苣荬，除脏热邪，血淋痢瘥，调经和脉，拔毒疔快，安脏止烦，涂恶疮疥。食之，去口糜、舌烂、齿痛。捣煮，熏痔疮大效。【燕人于三四月采嫩苗，连根拌食。不可近蚕室，令蚕烂。】

苜蓿甘淡，利脏除热，和酱作羹，干茹胃益。**马齿苋**寒，除风散血，煮熟[3]晒干，食疗毒结。苜蓿子可酿酒。有水马齿苋可煤食，性同。【西域有苜蓿草，可疗目疾，又非此苜蓿也。】

灰涤菜甘，煮食除痧。**胭脂菜**同，瀹食并佳。**秦荻藜**辛，作葅采芽。**鸡候优殿**，蔬吃餐加。又醍醐、茅膏、孟娘诸菜并可茹，治疗另详。【此皆草类而可蔬食者也，山野贫人或为常食。】

黄芽白甘，燕地佳菜，炒煮并美，脏腑宽快，腌葅嫩脆，窖藏不败。他处种之，色味不类。安肃县产者，叶皺黄而紧绉，齐地则青松也。【吴越种之，则矮而叶松如猪耳，故称猪摇头。闽、粤、黔、楚俱无。】

合欢菜美，又名青囊、食蠲忧忿，出在高凉。有**瑞莲菜**，食脆清香，解酲消暑，宽腹充肠。又洋葱，似独蒜，切丝食，味辛甘，产粤门岛。【洋葱番人款客切缕，珑玢满盘，不臭。】

蓬生果美，又名乳瓜，青皮白肉，酱食脆嘉。树同棕类，皮亦腌糍，味如萝卜，结实不花。树如棕榈，叶同蒲葵，又称木瓜树，出肇庆。【此盖如菜瓜而树生者也。】

蓬蒿之实，名曰沙米，清热消风，饥荒食旨。**莿头菜**肥，作蔬滑美。**杏叶菜**甘，

〔1〕蛇：原作“疣”，据《本草纲目》莴苣条改。
〔2〕胬：原作“努”，据文义改。
〔3〕熟：原作“热”，据文义改。

春蔬摘取。蓟头菜形似椿芽，出房山。杏叶菜，出盘山。【沙米乃救荒寒苦人所食，其去风消热，人不知也。】

香芋藤生，如山药子，味甜开胃，芳香散痞。**土瓜**似葛，甘凉脆旨，可果可蔬，解食消痔。土瓜，闽粤甚多，根如大升，可生啖，作蔬佳。【香芋，吴人多种之，作蔬羹果食。多食，令人气耗而闷。】

莼菜甘寒，多食发痔，损颜毛发，伤胃及齿。病后忌食，病复致死。张翰之思，寓怀而已。性滑寒中，七月有虫着上，误食令人霍乱[1]。【莼，水草也。因张翰有莼鲈之思得著名，而食不宜人。】

荇菜似莼，叶尖为异，白茎脆美，糖醋拌味。**茉菜**即苹，瀹食爽利，可以已劳，并除油腻。此皆泽居者常得而食之，亦与莼同类耳。【"荇"，《诗经》作"荇"，俗亦称荇丝菜，黄花者是也。】

紫菜咸寒，消瘿脚气，利水散热，咽喉痛闭。多食吐沫，饮醋即住。**石莼**咸平，利肠风秘。石莼下水通便，散脐下结气，治疳疾五膈。【皆海产之物，能软坚利水破结，用时勿太洗淡，减力。】

海带咸寒，拌食味美，解热利脏，疗风下水，消瘿瘰疬，结痰清理，催生下胎，散癥化痞。山居之人多瘿宜食，故山陕人充蔬作菜。【其白色者，切丝漂淡干之，名披蛰，庖丁用以充燕窝，颇相似。】

石花菜甘，微咸寒滑。鹿角菜同，面热能杀，解丹石毒，浸水抹发，煎胶酱食，经久得法。又名麒麟菜，煎胶为酱，凝乳多食发痼疾。【石花、鹿角乃一物，形色少异，皆可煎胶酱，食为凝乳。】

龙须菜寒，利气消瘿，又名石发，解热便清。**睡菜**甘寒，清热定神，胸膈邪散，睡得安宁。睡菜叶似慈菇，根如细藕，食之令人思睡。【龙须菜又名石发，与石衣之石发不同。】

茭白甘冷，性滑利脏，解酒去热，除烦消胀，止渴通便，丹石毒荡。黄病热痢，食之无恙。多食，发痼冷，伤阳道。禁蜜，忌巴豆。茭苗同。【南人嗜食鱼，盐多中热，故种茭白以为蔬，虽多食无伤。】

蒲笋甘凉，除脏邪热，口臭糜烂，妊妇食益，安胎除烦，利便止血，聪明耳目，调气和脉。生食止消渴。治乳痈肿痛，捣根敷之，并服。【或盐或糟甚鲜美，治病捣汁服良。】

茄子甘寒，除劳散血，止痛消肿，滑脏宽膈。冷妇子宫，能发痼疾，动气损目，多食少益。凡人冷疟、痢、伤寒病后、产妇，俱不宜食。【煮茄食，宜加花椒，或胡椒，或砂仁，以制其冷性。】

瓠子甘寒，利水清热，开胃滑肠，止渴解郁，压丹石毒。发脚气疾，虚冷脾寒，不宜多食。过食令人吐泻发暴，以香薷汤解之得效。【本草瓠、壶卢、瓠瓠，并而为一，盖不知瓠不可为器。】

冬瓜甘寒，利水通肠，止渴解毒，消痈肿良，止痢通便，马汗诸疮。性走而急，多食瘦庞。瓜肉可茹、可果，要蜜脯。触酒、漆、糯米即烂。【冬瓜同桐叶饲猪，肥大三四倍。治痰生用，煮食宜姜。】

---

〔1〕霍乱：原作"癨乱"，同"霍乱"。

南瓜甘温，开胃益气。多食发病，疟疾尤忌，脚病黄疸，同羊肉闭。乌瓜番瓜，北瓜称异。可窖藏，耐久充粮，蜜饯为脯。子炒食味佳。【豫章称北瓜。而北瓜另有一种，形小色黄，惟可供玩而不中食。】

菜瓜甘寒，止烦利肠，通便解酒，麸酱煮尝。**黄瓜**甘寒，利水发疮，清热解渴，痼疾宜防。越瓜发心痛癥结，病后忌。黄瓜滑中生疳。【生瓜宜麸酱盐腌，可久藏，为蔬菜之珍。黄瓜只可鲜食淡晒干。】

丝瓜甘冷，多食痿阳，清胃解毒，除热利肠。**苦瓜**苦寒，清热邪亡。或腌炒肉，味亦佳良。又有天罗勒，即野丝瓜也，亦治外症诸疮。【苦瓜，闽、粤、豫章颇食之，其瓤可生啖，解劳，清心，明目。】

沿篱豆荚，甘寒清胃，瀹煮炒蒸，充蔬美味。多食气胀，发疟冷痢。带荚而食，与诸豆异。此即藊豆之花色者，因食其荚，故入蔬部。【与白扁豆同形异色，只可带荚鲜食，酱煮佳。】

刀豆甘平，蜜饯酱渍，烧灰利肠，止虚呃逆。**豇豆**荚甘，色紫绿白，可蔬可果，腌煮脯食。刀豆惟堪蔬果，而豇豆又堪充粮，为胜也。【刀豆嫩时蔬，其子止堪栽种，疗呃。豇豆，惟寒热病宜忌。】

鹿藿可茹，生啵味苦，子亦可食，粉与豆伍。**巢菜**辛平，常食带补，止疟治疸，羹馅美咀。巢菜即翘摇，子名野蚕豆，可以磨粉充粮。【凡豆叶皆称藿，而此鹿藿即野绿豆也，又鹿喜食之，故名。】

大豆黄卷，即是芽蘖，甘平无毒，消水除热，湿痹筋挛，和脏破血。**黄豆芽**同，解药毒结。又绿豆芽甘，清凉散火，利三焦，解酒热毒。【诸豆芽俱受湿热郁浥[1]之气，故疗疮，动气，食多膨胀。】

木耳甘平，微毒疗痔，拌食煮食，灰止血使。**桑耳**甘平，散癥积痞，治带崩中，排毒痈痔。槐耳苦辛，肠风血止，烧灰杀蛔[2]，能断月水。**榆耳**疗饥，色白脆美，作蔬调羹，素肴必使。**柳耳**定吐，补胃气理。**柘黄**解毒，肺痈堪已，百齿霜丸，服效无比。杨栌**耳平**，破血酒煮。【今之造木耳者，多于春末夏初，诸木或柳或槐诸杂木断段，以刀錾隙缝，泼以粥浆，用草罨之即生，收干货之。中其毒者，捣冬瓜蔓汁解之。】**地耳**甘寒，地生色紫，明目益气，令人有子。**石耳**寒平，石崖悬珥，气并灵芝，久食色美，益精悦神，至老不毁，泻血脱肛，灰服愈矣。【石耳产诸石崖，形同木耳，堪茹味美清香。】

香蕈甘平，开胃通秘，破血引毒，调鼎美味。**杉菌**甘辛，心脾痛利。**皂菌**辛毒，荡垢涤腻，肿毒涂消，肠风血信。**葛花菌**苦，醒酒积去。天花菌甘，蛔虫能制。**雚菌**咸平，心痛消弃，杀腹中虫，白秃涂塈。**舵菌**咸寒，清瘿结气。**土菌**甘寒，有毒宜试，误食腹痛，霍乱吐泻。**鬼盖地芩**，鬼笔同意，烧灰傅疥，疗肿并治。**蜀格**味苦，疗带痿痹。蘑菇甘寒，化痰行滞，素食佳品，生于北地。**竹菇**甘寒，止赤白痢，破血杀虫。**苦竹菌**济。**鸡枞**滇产，甘平益胃，消痔清神，菌大形异，虫窠上生，其毒可计。又有**雷菌**，与之不啻。**蛇菌**大毒，色美食毙。菌类极多，笔难尽缀，湿热蒸成，发疮与疠。【诸蕈皆湿热熏蒸而茁于诸草木间，性良毒亦各随所附，今采者不辨，食者何知其有毒者，形色必异。若干之，则其汁尽气散，

---

〔1〕郁浥：原文此二字散漫不清，据《本草纲目》绿豆条补。

〔2〕蛔：原作“疣”，据《本草纲目》木耳条改。

虽毒犹缓。若食鲜者，立致病亡，可不慎矣。其有毒者，如皂树、枫树、苦竹及杭药、墨荔、烂蛇、死马、蛇穴诸蕈，俱不可食。又南夷以胡蔓草毒人致死，悬尸树上，滴汁于地，生蕈名菌药，毒人更烈，皆当知识。凡中毒，以苦茗、白矾、地浆、粪清等解救。】

葛仙米淡，石耳之流，暴干馈远，色褐形柔，和羹素食，鼎鼐佳脩，清神解热，痰火能疗。产北流勾漏山，俗传是葛稚川遗丹所化。【生泉流之石上，细粒如米，或云久服延年，盖亦能清脏热者。】

茶菇南产，香甘质脆，味甲诸菌，调食无忌。**黑蘑菇丁**，凉州产粹，味美质瘦，清香柔细。茶菇，盱江南赣有之，质瘦而脆，生梣茶树。【黑蘑菇丁产凉州诸处，有茎而无盖，形如鼓丁，味佳实脆。】

花椒红辛，香调鼎食，杀鱼肉毒，开胃散积，多食散气，损心乱脉，中其毒者，凉水解得。闭口椒杀人。畏防风、附子、雄黄，能收水银。【素食用末，微出汗。研，煮物，生用，或连葱剁酱香美。】

醋林子酸，温止久痢，痔漏下血，蛔虫尽去，生津醒酒，诸疳服济。多食舌粗，动火之弊。出两川，形似樱桃，盐、醋藏收充果，叶亦酸。【夷獠人采得，入盐和鱼鲙食，味胜[1]米醋。】

香椿芽苦，瀹食性温，盐干美味，拌腐甘馨，消风祛毒，多食神昏。**木盐草盐**，并可调羹。又榆仁，可造酱酿酒，嫩荚煠食甚美，杀虫。【椿芽，多食壅[2]气，闭经，动风热。木盐即盐麸树，草盐产北方。】

五加嫩叶，堪腌菹食，造酿作饮，能除风湿。**椶笋及子**，味苦性涩，可作果蔬，醋酱蜜渍。又槐芽、槿芽、枸杞芽，俱堪盐菹，瀹食，代茗。【枸杞嫩头作蔬肥滑，槐芽以拌面食佳。】

黄连头苦，微甘代茗，盐食酸甜，解喉痛哽，味如橄榄，消热酒醒，舌烂口糜，嚼汁解㤘。吴、越、闽中人皆采食，北方鲜知其味也。【叶似槐而尖嫩时采，干代茶，胜槐、榆、柳叶也，木甚细腻。】

诸般**竹笋**，性滑甘寒，利膈下气，去热消痰。**堇竹笋**凉，解渴风删。**冬笋**最美，食味宜餐，能发痘疹，解毒消斑。**苦竹笋**苦，解酒除烦，黄汗音哑，灰擦牙疳。**淡竹笋**治，惊痫游丹，热狂迷闷，胎运能安。**桃竹笋**苦，六畜疮疟。**酸笋**性凉，解醒肠宽。**刺竹笋**毒，落发瘦颜。诸般**盐笋**，各种**笋干**，名色不一，难载多般，其性虽滑，滓化却难，称刮肠篦。忌合羊肝。菜不宜人，笋蕨同班。【凡竹之笋皆寒滑利脏，虽甘而回味终苦。若内热燥结者，食之有益；若中寒不固者，非所宜也。】

药苗充蔬，诸名备述，性味宜忌，亦当考识。**香菜**味美，卒温气苾，采拌作蔬，醒脾宽膈。地笋味佳，泽兰根赤，酱醋拌之，甘温气馞。**马兰头**辛，鲜汋芳洁，暴干煮肉，味胜薇蕨。**錾菜**清香，微苦瀹食，调以酸咸，通经活血。有**对节菜**，乃是牛漆，以芼以瀹，苦味即失。**仙菜**辛香，紫菀苗即，醋渍盐调，盘餐味杰。**婆婆奶**菜，地黄苗叶，亦可作蔬，滋阴火息。**公公须**嫩，王瓜藤樀，盐拌晒干，堪和脯喋。有**蒡翁菜**，子即恶实，根苗可茹，和中散结。**地菘叶**臭，救贫蔬食。**蘄菜**蒸啖，同鱼美吃，亦解鱼毒，外症消释。**秃菜**水煮，寒止痢疾，多食滑肠，解毒效捷。**蓚菜**可餐，酸模名别，性亦寒凉，火毒散撤。**仙人**

〔1〕胜：原脱，据《本草纲目》醋林子条补。
〔2〕壅：原作“痈”，据文义改。

杖草，作蔬口适，温除风冷，亦去痰癖。**金簪菜**甘，蒲公英苣，解毒消肿，食疗乳疖。**鸡冠苋**肥，青葙苗茁，炒煮作蔬，调羹滑啜。**红蓝嫩苗**，茹解瘀癖，**子**捣拌蔬，入醋煎汁。**决明苗**凉，食去目涩，利脏清头，翳障退彻。**莼菜**小毒，食发气逆。**蘘荷**旁根，作蔬蛊辟，本是佳蔬，盐酱醋滴。**车轮菜**凉，善通淋溺。**香蓼**嫩芽，拌食辛烈。**独帚嫩苗**，苦而味劣，明目止痱，头风可歇。**百部之苗**，亦堪煮吃。**罂粟苗**甘，作蔬美特，开胃厚肠，除泻痢泄。**齐头蒿**苦，疏[1]解血脉。有**珊瑚菜**，驱风散郁。有**笔管菜**，黄精苗即，食之甘美，五脏利益。**藕丝菜**美，即是荷密，脆滑芳甘，食散瘀积。**莜菜**味甘，止烦消渴。**昆布海藻**，肴馔并列。**芦笋**盐食，能解五噎，除诸鱼毒，利便呕截。**紫苏薄荷**，蜜煎糖渍，充果作蔬，华筵亦设。**豆藿**为羹，明目去热。**苹蓬草**根，名曰水栗，味亦如之，俭年充食，子形如粟，煮粥味涩。**天藕**甘苦，形同白术，救荒和饭，剥皮煮淅。**菱茎**曝干，造饭和粒。以上诸苗，救荒济急，野菜山蔬，名宜考切。

百果部

李子酸甘，肝病宜食，去骨节痛，痼疾劳热，多餐胪胀，忌雀肉蜜，发疟霍乱，曝脯美食。李类颇多，性味相似，盐曝、糖藏，白李为胜。【李不沉水者，有毒勿食。其树接梨树者不酸。有无核者曰徐李。】

杏子酸热，过食伤筋，损目发疾，生痰昏神。曝脯去冷，止渴益心。多食发落，燥血之征。凡五果树皆以他木接之，则味不酸，形异。【杏类梅者酸，类桃者甘，多食致疮痈膈热。】

杏仁苦甘，降气止咳，开胸喉痹，发汗胀快，惊痫瘟病，伤寒喘赖，利膈通肠，杀虫疮疥。能治百病，服食之需，去痰理肺，气分要药。【凡用，汤泡去皮、尖，炒用。双仁有毒勿食。解锡毒、狗毒。】

巴旦杏甘，止咳下气，消心腹闷，研酪通秘，定喘止渴，虚烦服济，补肺行痰，泻者亦忌。杏仁有甜、苦二种，苦者入药，甜者造酪食。【研杏酪，以杏仁百枚，泡，去皮、尖，捣烂和水，漉浆去渣，即为杏酪。】

梅子酸苦，多食损齿，伤筋脾胃，核桃解龋。蜜饯**青梅**，脆甘味旨。盐作**霜梅**，罨伤血止，敷疔痈肿，喉痹点使。**梅酱**酸咸，淹渍盐水，加鲜紫苏，解渴消暑。**乌梅**下气，疟痢用取，疗吐霍乱，安蛔痛济，解酒热噎，利筋和体，宁嗽生津，内烦渴已，痈疽恶肉，灰敷蚀砥。【北地无梅，种之变杏。造白梅：以盐汁渍晒十余次成。造乌梅：以稻草灰汤淋过，糠薰干黑，凡用去核。】

桃类不一，酸甘性热，作脯悦颜，肺病宜食。多餐膨饱，所忌鳖术，发丹石毒，有损无益。又发疮疖。俗传蟠桃，服之神仙，盖非此类。【柿接为金桃，李接为光桃，梅接为脆桃，梨为白桃，物性之妙。】

栗子甘温，厚肠益气，健利腰脚，扶脾肾济。生食难化，熟食多滞。疗筋骨碎，

[1] 疏：原作“蔬”，据文义改。

涂肿散瘀。患风水人忌。小儿多食，令齿不生。作粉佳。【一球三颗中匾者为栗楔。】

生枣甘热，多食膨胀，损脾动气。**黑枣**安脏，润肺益肾，和中气畅。**红枣**健脾，**晒枣**味上。诸枣干同，疳𧏾中满人忌。多食助湿黄齿。

仲思枣美，形大核小，甘温补虚，润脏嗽少。**西王母果**，谷城紫枣，同是仙种，服之色好。此皆异种致。诸枣脯糖渍、蜜渍，性味已变。【生枣滑肠，蒸黑枣调营卫，晒红枣健脾胃，入药惟用红黑二种。仲思等枣皆长三四寸，乃异种也。】

南枣甘暖，产浙金华，形大核细，香脆味佳，糖渍蜜饯，肉皱皮赧，食多痰腻，虫𧏾伤牙。少食可口，因过甜则热中伤肾，腻膈聚痰。【生食香脆，泡熟蜜煎，可久藏寄远，皱皮如谷，红润可爱，曰枣脯。】

梨种颇多，味甘酸涩。北产者佳，其树俱接。性味甘寒，品称冰雪，润肺清心，消痰降热，驱风定喘，散痞塞结，解酒火毒，能压丹石，咳嗽失音，虚烦气急。汤火灼伤，切片易贴。**鹿梨**涩酸，煨止痢疾。**棠梨**味同，滑痢烧食。【梨多食成冷痢，若病劳热痰火症，则多食始有效也，然必得消梨、雪梨、鹅梨，不酸之梨乃可。】

有**海红子**，名海棠梨，酸甘可食，泄痢收提。**楂子木桃**，**榠楂木梨**，异名同类，酸梨名齐，味皆酸涩，解酒痰宜，止痢霍乱，醋心可医。多食损齿，伤气筋疲。**木瓜**同类，主治如之，木瓜作脯，香美和脾，蜜饯糖渍，性味俱移。【海红、楂子，皆木瓜同类，而似梨可生啖，榠楂大而无重蒂者，味皆酸涩。多食损齿伤气，入筋致癃闭。或盐、糖、蜜渍，庶易其性味。】

庵罗果甘，微酸止渴，通经营卫，调和血脉，清胃生津，西域所出。多食动风，忌与蒜食。此亦梨也，皮细而嫩，北人呼为婆梨，味佳。【其色半红半黄，与梨同而形色稍异耳，又俗称鸭子梨是也。】

榅桲酸涩，俗称槟子，温中下气，消食酒水，止泻烦热，辟臭甚美。多食动气，聚痰发痞。似花红气香而大，北地有之，滞血脉，发疝。【榅桲一名槟子，惟燕、赵、晋地有之，因其气香，故名同醖醇之音，可以取汁造豉，又可压酱作果单，乃澄粉也，调食颇佳。】

苹果即奈，香寒甘味，生津止渴，能益心气，和脾消食。多餐胀肺。为脯晒干，充食佳制。生时亦酸涩，熟则甘香清美，开胃和中。

林禽甘酸，即是花红，俗称沙果，下气宽胸，消痰止渴，疗痢和中，霍乱腹痛，闪癖因风。多食令脉弱，发冷热疾、疮疖。作脯，晒干佳。【树生毛虫者，以蚕蛾埋树下，或以洗鱼水洒之即无。】

楸子甘酸，小于沙果，色黄红黑，如樱桃颗，产于代北，清香味颇，作脯点茶，怡神口可。多食涩气，令人好睡，子宜去尽，食之烦心。【与林禽同名而异类，本草未分，今正之。】

柿类颇多，树皆移接，性寒益肺，熟甘生涩，利脏清胃，通耳鼻塞。红紫青黄，其色不一，牛奶鹿心，铜盆形别，八棱鸡卵，猴枣椑漆，解酒除烦，能压丹石。**君迁**楠枣，味美悦色，多餐引痰，忌同蟹食，腹痛吐泻，木香解得。各种**柿干**，其名须识。柿饼柿糕，黄酥乌白，性变甘平，补虚止血，润和五脏，专疗咳逆，肠风便毒，五痔瘘疾，反胃血淋，火疮虫𧏾，烧灰断下，破瘀解结。**柿霜**甘凉，清上焦郁，生津化痰，咽痛糜舌，多食动脾，生痰腻膈。【柿乃脾肺血分之果，故主治诸疾。生食寒中，同酱食霍乱。柿干燥者，冷火熏者，热。

一物性，殊不可不察。致治疾之应，当先诚本物由来致。酥柿，或水收盐浸灰池，使汁尽存肉，性味大变，治病非所宜也。】

山楂糕酸，微温化滞，消肉冷积，平胃开秘。多食嘈烦，齿齲人忌。热胃损齿，因夹糖味。名棠球子，北产者佳，亦可生食，消癥除胀。【以棠球子去皮核，捣烂，加豆粉、蔗糖和成，北京造者佳。】

石榴甘酸，有红有白，性温收敛，能压丹石，利咽损肺，疗痢赤白，止带崩中，因其性涩。多食损齿，生痰，能止泻、断痢，解渴，下三虫。【酸者，疗痢止崩。皮能黑齿，其亦火化而丙辛成水之意耶。】

橘瓤甘酸，开胃利膈，润肺聚痰，多食胀逆，**筋膜**[1]能解，忌同蟹食。**柑瓤**甘寒，利肠解热。柑瓤利便，解丹石毒，多食冷肺。产难灰服。【柑子瓤类橘，皮如橙，甘多酸少，皮亦可食。橘皮辛苦不可食。】

橙子瓤酸，杀鱼蟹毒，伤肝发疠，最忌猿肉。**皮**辛苦甘，下气甚速，开胃调中，解酒痰逐。橙糕酸甘，敛五脏浮热、浮风，多食伤齿筋。【可糖藏、蜜饯，其皮香，糖果馅中宜用之。】

柚瓤酸甘，性寒解酒，产于楚粤，北地无有，逐脏恶气，妊妇淡口，多食中寒，消食止呕。味稍带苦而酸少，故与橘、柑、橙性不同也。【闽、粤、江右最多，闽称文旦，粤称匏，江右称柚子，兵瓤如丝。】

香橼脯甘，气香开胃，调气和中，性温糖配，**佛手脯**同，快膈更锐，散郁消癥，去哕醒醉。橘、柚、柑、橙、金柑俱堪蜜饯为脯，性味略同。【本草香橼、佛手为一物，实两种也，树木果形俱异，古人未识耳。】

金柑芳香，皮甘肉酸，同嚼佳美，快气中宽，解醒止渴。止恶胃安。**金橘金豆**，性味一般。金柑如枣，橘、豆如弹，同类异形，俱堪作脯。【形长、皮肉皆甘者，金柑也；圆而皮甘肉酸者，金橘也，又名金豆。产洞庭者最胜，广中虽有，不及吴地之美。】

枇杷甘酸，止渴下气，定吐清热，滑肠利肺，多食聚痰，诸面所忌。亦可蜜饯，糟藏美味。北地绝无，南方有之，吴郡者胜，树接不酸。

杨梅酸甘，微毒性热，荡涤肠胃，冷痢可绝。食损筋齿，令人衄血，发疮致痰，忌同葱食。烧酒藏之不败，更助其热。盐藏者可灭瘢。【以桑树接之不酸，以甘草钉钉之不癞，多生瘴地。】

樱桃甘热，调中益脾，能益颜色，止泄痢奇。多食发热，风动筋疲，喘嗽痈毒，受害无知。有山樱桃，辛平味劣，止泻肠澼，除热调中。【雨后则内生虫，以水浸之则出，如堪食。山樱桃有毛，别是一种。】

桑椹甘苦，利脏安神，乌须黑发，聪耳目明，醒酒活血，疏络通经，消水散结，久服阳兴。疗诸骨鲠、瘰疬、结核。熬膏浸酒，反老变白。【须以紫黑者佳。捣汁熬膏忌铁器。】

枳椇子甘，大能解酒，并疗消渴，通便止呕，宽膈利肠，除风热走，和脾理湿，淋症尽剖。一叶入酒，即能淡味，故解酒，利水止渴良。【多食发蛔虫。止头风有效。】

胡桃仁甘，润脏泽肌，乌须黑发，补肾相宜，止嗽养血，痿弱宜之，多食动火，虚热勿施。润肺肾之燥，连皮则涩精，与破故纸同用。【胡桃，肾之果也，能透命门。油胡桃有毒，

〔1〕膜：原作“模”，据《本草纲目》称“橘瓤上筋膜”改。

不可食。】

梧桐子甘，清心益肺，解热利咽，舒脾开胃。**酸枣**味酸，鲜食醒睡，止汗滋肝，生**山萸**配。酸枣、山萸俱可生啖作果。胡颓子亦可食。【梧桐子亦可榨油，调食、燃灯俱佳，然造者甚少。】

榛仁甘平，益气实肠，调中开胃，健力筋强。**阿月浑子**，同类温良，肾冷痿弱，止痢充粮。产处不同，乃一物也，俱开胃、除肠中秽积。【阿月浑子得木香、山萸能兴阳。】

银杏核仁，苦甘微毒，温肺定喘，止带便缩，生用降痰，杀虫疗浊，肠风齿䘌，阴虱涂伏。治狗咬、疳疮、鼻皶。多服胪胀。忌鳗，致风疾。【其树于夜半开花即谢，人不得见，考其性阴毒。】

钩栗仁甘，充饥厚肠，令人肥健，久食无妨。**槠子仁**同，苦涩性凉，止泄破血，亦可充粮。二物一类，有甜、苦之别，皆可作粉，疗饥妙。【槠子多食不宜人，盖其性枯涩，燥人津液故也。】

橡实蒸晒，微苦性温，止痢健胃，御饥可珍。**槲仁**苦涩，蒸煮性平，救荒食**粉**，止痢功能。其性俱涩，故止泻痢、救饥充肠而能益人。【取仁，水浸，淘去涩味，蒸极熟食益人。槲仁同。】

荔枝甘酸，性热爽口，下气宽膈，止渴解酒，消瘿去瘰，瘤赘解纽。多食鼻衄，火病特抖。荔，火果也，形如心，多食血溢，饮壳水解之。【鲜者味美而热甚，曝干则性味俱变，酸多甘少，福产者佳。】

圆眼肉甘，利滑五脏，滋心安志，归脾血旺，鲜者香温，压蛊毒胀，性味和平，食之无恙。又有龙荔，味甘性热，小毒，生食动风发痫。【以荔接龙眼则结龙荔，形质既变，性味亦异。】

橄榄酸涩，细嚼回甘，解酒鱼毒，开胃除烦，生津止泻，咽痛咀安，烧灰研擦，牙䘌风疳。盐食、作脯俱佳。榄仁香甘，开胃。研敷唇裂。【树大子繁难采，但于根下刻孔，纳盐少许，一夕子尽落也。】

余甘子涩，性味酸寒，能压丹石，清肺嗽齁，涂头生发，除热风痛，橄榄一类，俗号白圆。又木威子，亦橄榄之类，辛酸，治心下恶水。【广中所产橄榄也，形如枣，较橄榄更松脆，俗称白圆。】

毗梨勒苦，微温带涩，下气止痢，疗风发脱，暖肠去冷。作浆性热，能染须发，变白为黑。又名三果，亦治风虚热气，烧灰，能干血效。【树似胡桃，核如诃子，产地南海诸国。】

五敛子酸，甘除风热，止渴生津，晒干美益。**五子实**甘，金疮宜食，霍乱冷吐，性温止得。有三廉子，即五棱子也，味俱同，可充脯。【此皆产于闽广，形如田家碌碡，皮肉脆软。五子实相似。】

榧实甘涩，消积化虫，利肠疗痔，经络能通，止嗽白浊，助阳有功。**柀子**甘温，主治相同。忌鹅肉，生风动火。多食引火入肺，致气壅。【榧、柀本一类也。榧、柀反绿豆皮，能杀人。】

松子仁甘，滋脏除风，醒脾强智，止嗽神充，泽肌疗痹，经络疏通，润燥开秘，毛发敷荣。辽产者佳，久食悦颜润肤，清神，开益脾胃。【服食家多用之，同柏子仁治虚秘。】

椰子瓤甘，治风益气，悦色疗饥，糖煎美味，浆曰椰酒，风水肿去，涂头黑发，吐血止住。多食昏人，故称为酒，动气增渴，性温故也。【缅甸有树头酒，即椰子中浆汁也。】

无漏子树，即是海棕，子温甘美，消食宽胸，除痰止嗽，益气调中，久食无损，肥健泽容。此即凤尾蕉之子耳，或称为枣，实非枣也。【以刀剥去青皮，石灰汤瀹之，蜜浸瓶封，可久藏寄远。】

蕉子甘寒，止渴润肺，通血破血，解酒醒醉，蒸熟晒干，清肌热退，小儿客热，丹石毒溃。性滑不益人，多食动气寒中，内燥者宜之。【有数种，惟广中所产羊角蕉最甜美。】

波罗蜜瓤，甘香微酸，止烦解渴，醒酒悦颜。**核仁**味同，益气除痰，疗饥健力，五脏能安。不花而实，形似冬瓜，内肉如橘，子大如枣。【核仁如栗，黄色，炒煮食之俱佳，此果中之最大[1]者也。】

无花果子，性味甘平，开胃止泄，疗痔咽疼。**文光**如栗，**仙果**如樱，**古度子**酸，俱无花名。古度子煮作粽食，数日不煮，即化蚁飞去。【无花果即优昙钵也，而文光等皆不花而实者。】

阿勃勒子，味苦性寒，除心膈热，杀虫下痰，通经活络，疗小儿疳。有**罗望子**，甘美煨餐。此亦不花而实者，形如白皂荚、刀豆，炙煨食。【阿勃勒如皂荚，中有黑子，如饴美食。】

沙棠果甘，能却水病。**探子**甘涩，止嗽痢应。**麂目**酸甘，发冷痰症。**都念子**酸，嗽唠可定。又都桷子酸涩，止泄疗痔，解酒、止渴、除烦。【沙棠如李无核，探子如梨，麂目似梅李，都念似软枣，都槲如梅。】

摩厨子甘，其汁如膏，益气润脏，可以煎熬，疗饥肥健，气血和调。有**齐墩果**，形似阳桃，压油煎饼，香美佳殽。有**德庆果**，炙食如脍。又有**韶子**，甘温味饶，治痢心痛，腹冷俱消。【摩厨子似瓜，德庆果形大如杯，韶子似栗，肉如荔枝。又有藤韶子，大如凫卵柿。】

甜瓜甘寒，性滑通肠，有青有白，有黑有黄，除三焦壅，消暑为良，多食下痢，去瓤无妨，或发黄疸，解胀麝香。**子仁**炒食，破内痈疮，月经能止，清肺热方。有**哈密瓜**，多肉少浆，香甘柔美，作脯佳尝，可藏可久，更可充粮。【瓜双蒂者杀人，子仁压去油，水调服，止月经太过，效。】

西瓜瓤甘，消烦止渴，利便解酒，清暑退热，多食伤脾，致成痢疾，**瓜皮**甘凉，盐酱可食。皮烧灰涂口疮。瓜子甘寒，多食生痰动火。【伤寒、瘟疫烦热大渴宜食，名天生白虎汤。】

葡萄酸甘，性热当究，有白有紫，北产肉厚，除肠中水，五淋能透，益力强志，健人疗瘦，食多发痔，烦闷心疚，亦可造酿，曝干远售。**琐琐葡萄**，如椒似豆，产在回邦，大能发痘。南产紫圆，**蘡薁**名旧，味甘酸涩，温脾悦膄。俱是葡萄，分条则谬。【南产葡萄形圆，紫色，酸多核大，即古之燕薁也。北产形长而肉厚者，乃西域之种。致琐琐葡萄亦蘡薁之类耳，《纲目》分之，误也。】

猕猴桃寒，酸甘止渴，调中下气，解烦除热，骨蒸风痛，能压丹石，通淋疗痔，瓤可煎食。内热者宜之。多食冷脾胃、动泄癖。可晒干。【生时极酸不可食，熟则带甘。过食寒中。】

甘薯甘平，又名地瓜，生热可啖，甘美味佳，补虚益气，脾胃充夸，**磨粉**久贮，粮糗功加。可以造粉，可以酿酒，充饥救难，功佐粮储。【一名地瓜，闽粤人以为正粮，蔓生，食根。】

---

〔1〕大：原作“久”，据《本草纲目》波罗蜜条改。

鲜葛味美，如梨似卜，甘凉清胃，解酒热毒，和脏除烦，止血吐衄，济渴疗饥，澄粉调服。产于闽、粤、楚地者，大而松脆，他处不如也。【造粉之法与造藕粉同。】

甘蔗甘寒，多食反热，下气调中，除烦宽膈，解酒止呕，利肠行积，多嗜损齿，口糜烂舌。**烧滓**油调，秃疮涂失。**沙糖**甘温，和脾行血，治痢酒毒，过餐引湿，生蛔心痛，成疳齿䘌。**白沙糖**同，缓肝脾益，润脏和中，腻腔痰积。又有**冰糖**，称为石蜜，煎炼澄成，色有黄白，味更鲜精，体存晶结。煎酥和酪，浸酒调食，动火生虫，其害则一。【青皮者白荻蔗，白皮者曰竹蔗，紫皮者曰昆仑蔗。造糖惟用竹蔗，去皮叶砲成浆，用樟木槽澄清，煎过，入瓮，凝结成沙糖。榨净汁炼，凝为冰糖。亦等次不一。】

刺蜜甘平，草头上出，除痰嗽痢，消烦止血。又有䣽齐，断取枝汁，其味香甘，清美疗疾。或云草蜜，甘露所凝，亦无考，实乃熬成者。【草蜜，一种羊刺，一种蔓生，皆取草汁为蜜。达即古宾，盖甘露也。】

蜂蜜甘酸，性非一样，产石土木，用宜考当，缓中除邪，毒风追荡，合姜止嗽，和药滋脏。蜂之造蜜，采百花酿成，留师蜜性味相同。【宜炼，生者令人泻，石岩者佳。除众病和百药。忌葱、莴苣，反鱼鲊。】

藕味甘凉，解热散血，通气清胃，醒酒止渴，蒸煮俱佳，鱼蟹毒释，止泄热痢，霍乱烦急。风去水气，其味更甘，水果之中，最为宜人。【老藕味涩，惟可蒸食作蔬。六七月之嫩藕可生啖，宜人。煮，忌铁。】

藕粉淡凉，清五脏郁，合冰糖冲，性温味别，通便开胃，散血和血，太甜聚痰，调和宜蜜。澄粉其味已变，再用沙糖冲拌，则失本性。【今造藕粉[1]俱是老藕，其性微涩，真者良。】

莲子甘温，补中养神，益气止痢，固肾涩精，强筋健骨，耳目聪明，除湿白浊，带下血崩。煮食补虚益脏，多食滞气，大便燥者忌之。【莲肉，脾之果也，能交媾水火，会合木金者也。】

菱芰一物，形味有别，四角两角，青紫红黑。青皮双角，**风菱**腰折，甘嫩清凉，只宜生吃。入泥变乌，生餐味劣，熟煮甘平，堪充粮食。四角**红菱**，嫩甜肥洁，生啖宽中，清胃除热。**馄饨沙角**，生熟俱得，老则甘香，补中气益。生者解酒，能压丹石，澄粉久藏，调食和蜜。水乡皆产，吴中第一。【三角、四角者为芰，两角者为菱，生熟可啖，生甘熟香，可以充粮，故曰菱米。生食性冷伤阳，其花背日向月，乃纯阴之性也。】

葧脐甘寒，开胃下气，消食除积，止崩血痢，化铜压石，黄疸渴济，疗膈磨坚，癥瘩并去。能辟蛊毒，多食发冷气，煮食甘平，和胃良。【生啖发冷气。海蜇煮食，化痰癖。亦可造粉。】

芡实甘平，补中益精，除湿通痹，耳目聪明，白浊白带，便数遗精，多食难化，动冷风生。鸡豆壳涩，肉甘，涩精药中，当连壳捣粉用。【鲜者煮食佳，或暴干剥仁用。以防风汤浸过，则不坏。】

慈姑根苦，汁寒治淋，疗惊解毒，产后血昏，煮熟甘凉，发疮漏崩，肠风脚气，食不宜人。多食滞气，损齿，失颜色，燥皮，发缓风，干呕。【孕妇忌食，恐滑胎。难产、胎衣不下，捣汁服。】

---

〔1〕粉：原作“於”，据文义改。

杂果类多，性味当识。**津符子**苦，爽口呆舌。有**必思答**，产回回国，甘凉顺气，《饮膳》载集。**甘剑子**酸，多食发疾。**杨摇子**甘，异形有脊，生树皮中，剥出可食。**海梧子**甘，形如大栗。有**木竹子**，如枇杷实。**橹罟子**甘，攒聚球结。**罗晃子**酸，七层皮出。**枦子**似桃，酸同梅汁。**夫编子**平，调羹美酵。**白缘子**甘，核桃样式。**系弥子**苦，回甘佳餮。**人面子**酸，食用蜜渍，人面之称，专指其核。**黄皮果**酸，拣子仿佛。**四味果**奇，味变刀切，竹刀剖甘，苦因遇铁，木酸芦辛，能止饥渴。**千岁子**甘，栗味类龀。**侯骚子**甘，冷消痰积。**酒杯藤子**，解酒散郁。**茼子**味淡，熟如梨赤。**山枣**如荔，味酸甘洁。**隈支**味甘，与荔无别。诸般果品，多产闽粤，川蜀滇南，交趾西域。形色难详，性味略笔。养生之家，辨其损益。【津符子出《千金方》。必思答出回回地。甘剑子似巴榄，产闽、粤。杨摇子产闽、越。海梧子树似青桐。橹罟子夏熟色红。罗晃去皮肉如栗。枦子、夫编子俱可盐藏食之。白缘子味似胡桃。系弥子如软枣。人面子大如梅。黄皮果出闽、粤。四味果出祁连山。千岁子似李。侯骚子蔓生，大如鸡卵。酒杯藤子味如豆蔻。茼子核如鱼鳞。山枣如荔。隈支如荔而肉黄肤甘。皆南方之果也。】

诸果有毒，亦当知识。**未成核者**，发疮痈疖。**落地之果**，致成漏疬。**双仁**杀人，**双蒂**同例。**沉水者**毒，**异色者**一。**蛇蚀虫缘**，俱不可食，**灵床上果**，除谵语疾。

补　遗〔1〕

樱额甘涩，产于北地，实似燕薁，温补脾气。有**菩提果**，清甘美味，实似枇杷，食之快意。有箇摩子，藤生，黄壳，里肉如莲子，堪煮食。【樱额似野葡萄而树生。菩提树似冬青。】

有**青棂子**，产于四明，味甘青色，树不可寻，天台异果。**多南子**名，**土翁侯闼**，**猴总**柿形。此皆异果也，味甘美，产天台四明，他处所无。【青棂子每于石上拾得，不知生于何树，故称仙果。】

落花生甘，名长生果，生研下痰，炒熟味可，开胃醒脾，滑肠积哆，干嗽宜餐，滋燥润火。多食生痰。反黄瓜。其油性同，煎食肥滑。【藤生，种于沙地，花落沙中，结果于下，果不附本，是一异也。】

棹树似椿，渍果煮叶，香甘而美，味在其汁，同彘肉餐，或遭雷击。有**赤黎木**，子亦堪食。有黏子味酸甜，四月花，八月熟，色红子细。【按赵均黏子诗云“结实重重黑正圆”，盖似紫葡萄也。】

浮沉藤实，其大如瓯，熟时赤色，甜酢津流。**子藤实**赤，味与梨侔。**兰子藤实**，桃味同俦。又野聚藤实，味甜酢，可煮食。藤俱堪用。【此皆藤生之果，而其藤亦可束物。】

跳子性滑，不花而实，产在粤西，肉紫黄色，柏树呼名，壳裂子出。**卍果**香甘，味佳生食。又留求子，形如栀子，肉味如枣，核治积滞。【卍字果乃其形也，又名蓬松子。】

蒲桃壳厚，花似绒球，**实**如苹果，甜美香柔，造膏酿酒，产在罗浮。**黎朦子**酸，

〔1〕补遗：原无，据文义补出。

浆饮渴瘳。黎朦子大如梅，形似橘，孕妇宜食，能辟暑。【黎朦即宜蒙，食之能安胎，故又名宜母。】

篷莛柰干，来自暹罗，形大如李，红润甘和。有**冬荣子**，似抽瓤皤，蔓生炙食，味美甘多。又猪膏子，大如杯炙，而食之似猪肉，甚美。【蓬莛柰产海外，来内地惟干耳，以沸汤泡之，皮脱而肉美。】

古米子黄，肉如米粒。**壳子果**甘，橄榄一色。**木莲子**紫，胡桃无别。有**特乃子**，如榧味涩。有**不纳子**，甘酸可食，朱圆子红，形同楝实。**扁桃**形扁，色青味洁。有**蜜望实**，酸甘香冽。又有**天桃**，木瓜形色，二物食之，船晕止得。核桃形者，有名**石栗**，壳厚肉少，腴甘熟食。有**山核桃**，槟榔样式。有**扁胡桃**，形类半月。其味亦同，并名不忒。有**万寿果**，味类柚橘。有**草琢子**，肉白壳黑，味赛核桃，甘香清蜜。以上诸果，并产南粤，少尝佳美，多食不益。【蜜望实食之能解船晕。夭桃止呕吐。凡航海者，购买携之，以济治疗。】

茶　部

茶类最多，精粗不一，性味苦寒，大概无别。**碧螺白云**，吴茶名特。细者清淡，产于闽浙，**龙井天目，旗枪**杰出，**香林宝云，银针**相匹。**顾渚四明，紫笋雀舌，径山雨前**，雁山嫩质，**上云罗芥，昌化叶榴，**去腻除烦，却昏散积。**武夷**嫩者，**竹心莲薏，麦颗兰芽，白茅凤翼**，天下通行，味厚浓艳。止渴醒睡，下气消食，清火除烦，和经调脉，陈者发汗，解药性急。槟榔合饮，令人洞泄，多饮寒胃，发痧呕逆。徽产**松萝，紫霞**气醇，或窨**芝兰**，芬芳更烈，多饮寒脾，令人冷呃。**雅山六安，毛尖大叶，梅片香片，仙芝嫩碧，金地源茶**，味清绿澈，北方宜之，因其水劣，和胃理中，解烦去热。湖湘**君山，安化**红赤，味浓色艳，清脏利膈，通便下行，多饮瘦瘠。或造为砖，行于西北，苦寒峻利，叶杂不洁，去腻削脂，解毒燔炙，牛羊酥酪，得以荡涤，济渴养生，殆不可缺。佳于此者，广西**龙脊**，亦造成砖，治疗有力，除瘴解毒，治痢赤白。滇南**普洱，团茶**苦涩，逐痰下气，刮肠通泄。**感通太华**，并产美叶，其性俱寒，煎宜姜汁。诸方产者，名难尽笔，考其性味，苦寒同列。垢腻能驱，伤脾引湿，坏胃败肾，多损少益。嗜嚼叶者，生虫成癖，面貌痿黄，神疲力怯，致死不改，深为慨惜。嗜茶之害，人皆不识，古者制饮，为济火食。【按陆羽《茶经》，但品茶之气味，未及茶之性质。而又品泉水与之相合，则云若佳若否，此只是扬茶之美，为雅蕴之风，而但知饮茶之益，未及饮茶之害也。夫古人制茶为饮者，缘人食膏粱厚味，腻积于中，则发热渴，遂饮茶以解火食之毒、荡涤脏腑积热，饭后渴时饮之，是得茶之益也。奈何风俗以茶款客，一碗未已，一碗复继，本无热渴而嗜饮绵绵。更酒后强饮，引湿入肾伤脾，致变病百出，此被饮茶之害，人不知也。又嫩茶上浮而气平，老茶下降而气利，新茶气聚而满中，陈茶气散而发表，此皆《茶经》之所未及也。至各处地气不同，产茶性味各别，皆录正文，亦不免挂一漏万耳。】

禽　部

麦鸡肉甘，杀虫解蛊。**秃鹫**[1]**肉**咸，甘温能补，疗虫鱼毒，炙食作脯。**雁肉**除痹，利益脏腑。食雁去肾，多食除风，动气伤神，解丹石毒。【鹤、鹳、鹈、鸛，阳鸟诸肉俱不入馔，盖腥气而不益人，伧父亦食之。】

天鹅肉甘，益人气力，通利五脏，宜腌炙食。**鸨鸟肉**补，去风痹湿。**鸡鹊肉**咸，鱼虾毒释。又旋目似鹭，又鸡同类，性味与鸡鹊肉等。【天鹅煮冷炙食。鸨纯雌无雄，与他鸟合，见鸷激粪射之，毛自脱。】

鸬鹚肉酸，微毒利水，冷治鼓胀，烧灰服已。**鱼狗**翠毛，肉咸味美，能治鱼鲠，亦煅灰使。鱼骨鲠，默念"鸬鹚"数十遍则消。治水肿效。【鱼狗言其能啄鱼也，翡翠指其羽采，虽属林栖，亦游溪涧。】

野鸭肉甘，益气补中，平胃消食，除热驱虫，病人食益，疮疖收脓，利水解毒。**䴙䴘**同功。血解蛊毒，热饮探吐。䴙䴘即䴔也，与凫同。【凫有数种，刁鸭最佳。又冠凫，乃海凫，云是石首鱼所化，味同。】

鸳鸯肉咸，小毒动风，作臛味美，肥泽肤丰，夫妇共食，相爱和同，疗梦思慕，血痔收功。又鸂鶒肉甘平，食之去惊邪，治射工毒效。【诸瘘疮以酒浸，炙热贴之效，鸂鶒能食短狐，故治其毒。】

鹭肉咸平，治虚羸瘦，益脾补气，风疾能透。**鸥**亦同类，性味不谬。**淘鹅肉**滑，微带醒臭。又越王鸟乃仁禽，惟食木叶，人当勿食其肉。【越王鸟即鹲䴉，嘴钩末如冠，可为酒器。】

鸀玛如鹭，俗称白鹎，游于大泽，不入林巢，肉味不美，腥气无膘。**鹪鸟**肉类，亦带腥臊。鹪，蚊母也，如鸡，黄白色，常呕吐蚊虫数升。【鸀玛，《纲目》引为鸑鷟，误也。鸀玛色白如鹭，俗称白鹎。】

野鸡肉甘，补中止泄，治痢蚁蝼，多食发疾。**鹳雉肉**同，安脏喘息。**鶡鸡肉**甘，食健气力。雉肉同胡桃、鲜菌食，发头风、痔疾，能瘦人。【野鸡忌同荞麦、生葱食，致生腹虫。鶡鸡益人。】

鹫雉肉甘，性温微毒，食之聪慧，补虚不足。**吐绶鸡**奇，行避草木，其肉温肥，辟灾宜畜。吐绶鸡嗉囊中有采绶，每向日吐之焕烂。【二鸡俱宜豢畜，能禳[2]辟火灾。云吐绶鸡亦反哺。】

白鹇肉甘，补中解毒。**鹧鸪肉**温，除蛊酒服，疗疟利脏，益心明目。**竹鸡肉**甘，腹虫能逐。鹧鸪、竹鸡俱有毒，宜生姜解之。又杉鸡同。【鹇，白雉也。鹧鸪飞必南向。竹鸡畜之，辟白蚁、壁虱，烹宜用姜。】

英鸡肉甘，温益阳道，补虚悦色，冷患食妙，因食石英，其性无肖。**秧鸡肉**甘，蚁蝼服效。又一种邓鸡亦同类，食之俱宜人而无损。【英鸡，如鸡而雉尾。秧鸡，白颈、长嘴、短尾。

〔1〕秃鹫：原作"鸦鹫"，同"秃鹫"。

〔2〕禳：原作"穰"，据文义改。

邓鸡，雄褐而雌斑。】

鹑肉甘平，益气补脏，散热止痢，除疳鼓胀。**鴽肉**味同，疮疾可荡。鹑鹌两物，形体一样。鹑，虾蟆、海鱼所化，有斑。鴽，田鼠所化，无斑。【同猪肝食生黑痣，合菌食发痔。治胀用鹑。】

白鸽肉咸，调精气益，解诸药毒，疮疡宜食。**蛋**解痘毒，治蛊用**血**。**鹬肉**甘温，补虚疗怯。鹬，田蛙所化，知阴雨，与翡翠名同而物异。【鸽最补气，服他补药者能解药力，又不宜过食。】

麻雀肉温，益精壮阳，止崩带下，补弱气强。**黄雀**味美，糟炙肥香，入水化蛤，形小毛黄。又蒿雀味同，益阳道。突厥雀性热，甘，补虚。【忌李、诸肝，妊妇多食令子淫。合豆酱食生䵟䵳。服白术人忌。】

巧妇鸟肉，甘温味佳，称十姊妹，雌类相谐。**黄脰**味美，**穙雀**同侪，**白头翁肉**，开胃除痃。有三和尚，皆小雀也，肉味俱佳，病人宜食。【皆能助阳，盖与麻雀同类。】

胡燕肉毒，治痔虫疮。**土燕肉**甘，暖脏壮阳，添精补髓，除瘴瘟疫[1]。产于乳穴，食乳者良。紫燕不可食。土燕产钟乳穴中，如蝙蝠形。【渡海人不宜食燕肉，亦损人神气。】

蝙蝠肉咸，微热有毒，炙食解忧，止疟明目。**飞生鸟**温，有毒是肉，食之堕胎，催生亦速。寒号鸟肉，甘温无毒，食之补益，即鹖鴠也。【此等肉不入肴馔，惟伧人食之而可治病疗疾。】

斑鸠肉甘，补阳助阴，益气明目，大宜病人，食之不噎，**血**解蛊灵。**鸣鸠肉**暖，定志安神。又蜡嘴雀肉甘温，补虚羸，长肌肉，泽皮肤。【或云斑鸠，春分化为黄褐侯。鸣鸠秋化为鹰。】

青鹤肉甘，味美安脏，助气补虚，炙腌糟酱，疮痈疖瘘，服之脓畅。**鸹鸠肉**甘，味佳馈饷。又苦恶鸟味劣，陈思所谓“声嗅嗅”者也。【青鹤云斑鸠所化，秋复化斑鸠。】

八哥肉甘，食治吃噫，五痔下血，久嗽并瘥。**百舌肉**同，儿食语快，即告天子，飞鸣不懈。又伯劳肉，小儿食之能言，即俗称百灵也。【此皆利舌之鸟，故小儿食之能言也。】

练雀肉温，益气治风。**黄鹂肉**同，补气调中，食令不妒，脾胃亦充。**啄木鸟肉**，疗痔追虫。啄木鸟治风痫、牙疳、痔瘘，烧灰纳孔中效。【啄木儿能以嘴尽符取虫食，头有赤毛者俗称火老鸦，善食火。】

慈乌肉酸，补劳虚瘦，骨蒸劳损，煮食止嗽。**山乌鸦乌**，其肉气臭。**鬼雀**不祥，老鸦白脰。诸鸦肉皆醒气。又睢鸠肉臭恶，俱不堪食。【乌与鸦有别，慈乌是乌也。有山乌、燕乌、楚乌、元乌皆是鸦也。】

雄鹊肉凉，热解淋通，亦止消渴，痰结能松。**山鹊肉**甘，诸果毒攻。**鹘嘲肉**咸，益气除风。鹘嘲即拙鸠也，食之治头风目眩，益脾胃。【其翼左覆右者是雄。又烧毛入水沉者雌，浮者雄也。】

杜鹃肉甘，脆美佳食，疮痔瘘虫，薄切熟贴。**鹦鹉肉**温，虚嗽煮吃。有**秦吉了**，鸟凤同炙。孔雀肉咸凉，味同鸡、鹜，能解诸药蛊毒效。【凡食孔雀肉者，自后服药无效矣。】

鹰肉酸腥，食辟狐魅。**雕肉**咸平，疗伤逐祟。**产鹰背狗**，**虎鹰**同类。**鸱肉**疗癫，

〔1〕疫：原作“瘟”，据《本草纲目》石燕条改。

诸鸟积退。毂辘鹰肉治恶疟。鹳鸟肉治噎食、风痫、瘘。【鹳鸟南方甚多，见不为怪。鸮、鸺亦常闻其声而不为灾也。】

白鹅肉甘，温脏动热，补虚生津，味厚而饻，多食生风，发疮痼疾。**苍鹅**有毒，生痈疮疖。鹅蛋甘温，补中益气，腌糟味佳，多食发病。【炙食动风发疮。小鹅有毒，老者良。】

鸭肉甘凉，补虚除热，和脏利水，疗惊痢疾，黄白者良，有毒是黑。**鸭蛋**咸毒，腌食味益。蛋忌鳖、李、椹，多食闷气。鸩鹡、鹄、雁、鹭蛋同。【以石灰拌盐腌之为变，蛋黄白俱黑，温中，多食滞气】

丹雄鸡肉，甘温补虚，益肺止血，带漏能除。**白雄鸡**同，安脏邪驱。**乌雄鸡**补，孕产宜茹。多食助肝火，动风发疮。六指、四距者有毒。

黑雌鸡甘，安胎活血。**黄雌鸡**同，强脾止泄，**乌骨鸡**补，治虚劳怯，**反毛鸡**同，反胃宜食。骟鸡肉味美益人。老鸡脑毒，肉性热发痘。【肉坏怪症，口鼻出臭水如铁色，有虾鱼走跃者急，多食白鸡馔。鸡类最多，而味性俱补肝，故多食动风发疮。雄补火，雌益血。】

鸡蛋咸凉，除热益气，生吞开音，煮食止痢。**白**寒除烦，涂面䵟去。**黄**温补中，呕逆能治。多食闷气生癖，忌糯米、鳖、獭兔、鲤肉同食。【黄雌卵佳，将鷇者可造琥珀，而黄白入药颇多。】

畜　部

猪肉咸冷，为民正食，虚火宜餐，多食化湿，动风生痰，弱筋滞脉。产各有方，味性不一。北产肉粗，味薄气劣；南产肥柔，厚膘啖脂。忌同食者，乌梅连桔，苍耳动风，落发荞麦，牛肉羊肝，鸡蛋龟鳖，鱼豆茱萸，有损无益。所疗治者，火嗽关格，洗痘疮疡，能解丹石。**猪头**有毒，除癃惊热，敷鱼脐疮，灰调蛋白。**槽头肉**同，能清酒积，去其滞腻，腌熏性别。**火腿**咸温，开胃宽膈，病人宜之，下气疗噎。**腊腌风肉**，脂清味洁，和胃补中，良不发疾。【凡作肴馔，宜合菜蔬萝卜等，分其脂腻，不致伤人，十日一餐亦无妨碍。白煮酒爊，多食皆滞气生痰。其黄膘米猪、病猪、老母猪俱不宜食。煮用土硷、山楂易烂，得皂荚、桑白皮、高良姜不发风，合砂仁不腻膈。修馔繁多，亦难尽录，惟宜精洁少食，庶几无损。】

猪心咸平，疗惊悸疾，自汗怔忡，卒痛引救。**肝**苦性温，益筋血䐢，止泄虚冷，多食目瞀。**肺**甘微寒，疗虚咳嗽。**腰子**咸冷，肾热通透，止痛治聋，定崩带候。**肚子**甘温，补虚劳瘦，益胃扶脾，泽扶肉厚。**大肠**甘凉，疗痢血漏，脏毒肠风，黄连合凑。**小肠**苦暖，止便不谬。脏腑之性，与人合就，用以引导，药力功奏。春不食肝，夏心勿遘，秋肺冬肾，旺脏勿茾。善养生者，食性当究。【心，多食耗心气，忌吴萸。肝，合鱼食生痈伤神，合鹌鹑食生䵟䵟。肺，合白花菜食滞气，霍乱，忌饴。肾，多食冷肾。肠、肚宜人。小肠补火。】

狗肉咸暖，带血用肴，种类不一，性味同条。雌者力薄，黄色雄高，壮阳健胃，益肾除劳，填精通脉，温暖三焦。黑白花色，猃猲猗獒，肥龙猎犬，俱可充庖。虚寒宜食，阳盛休饕。**蹄肉**下乳，**肾**毒暖腰。**心**除恚气，风痹能调，治疮鼻衄，疯犬伤消。**肝**疗脚气，治痢功饶，涂狂犬咬，气味臭臊。肉反商陆，海鲉忌交。悬蹄猘狗，有毒勿肴。【狗肉之补，功在于血，故宜绞杀，用之则有益。不宜炙食，令人消渴。孕妇食之，致子喑哑。伤寒疫病后大忌。道家为地厌，故不食。自死、赤眼、癞病者有毒，俱不宜食。肝和泥涂灶，令新妇孝顺。】

羊肉甘咸，气膻性热，其类本多，性味有别。**羯羊**大尾，脂丰膘泽，补形暖脏，除寒通脉，治风眩瘦，开胃健力，五劳七伤，疗虚劳怯，产妇宜餐，润肤悦色，**羖羊**止惊，壮阳肾益，牝羊除风，能下乳汁，**胡夏洮羊**，膏多肉洁，**绵封羜黄**，并产西北。**骨种**地生，不膻可吃。**吴羊**味苦，助阳燥血，性发疮疥，动风复疫。**山羊、羱羊**，南北并出，肉美气同，性温一例。羊有毒者，白身头黑，独角赤目，黑身头白，**羵羊**怪异，俱不可食。烹羊忌铜，令人洞泄。半夏菖蒲，鳜鱼荞麦，或共食之，能发痼疾。古[1]羊肉汤，虚羸疝啜。【煮羊肉以杏仁五片则易糜，入核桃则不臊，同竹鼦则助味。黄羊脑不可食。伤寒、瘟疫、疥疮、肿毒病后不可食，致复病。以铜器煮之令人伤阳。娠妇多食，产子发疮疥。】

羊心甘温，亦能补心，解忧恚气，有孔毒人。**羊肺**有虫，食宜洗清，利便行水，止嗽肺宁。**羊腰子**暖，益肾固精，补虚阳健，更散瘕癥。**羊石子**同，更治滑淋。**羊肝**凉苦，肝热能平。忌合梅食，椒豆伤经。**羊肚**益胃，虚瘦调羹。**羊舌**补气，**羊靥**消瘿。【羊心，用白羝羊者良，有孔者杀人。肺，三、四、五月有虫。腰子补肾，煨食佳。羊肚，多食令人唾水，反胃作噎。】

牛类不一，性味有殊。**黄牛肉**甘，温胃养肌，补益腰脚，百疾堪医。有倒仓法，熬膏服奇。**水牛肉**咸，微冷疗虚，强筋健骨，消水和皮。独肝白首，自死病疲，食之有毒，致发疔痍。**心**亦补心，**脾**亦健脾，并治痔瘘，痞块能驱。**肺**亦益肺，**肝**止疟疷。**肾**理腰脚，**胃**治风痱。**膍**能除热，煮食痢稀。广南之**犤**，凉地**犦犎**，俱称菜牛，肉嫩甘肥。【《本经》缘只用髓、胆、黄及角，故不分种类。如食肉，则水牛、秦牛形体不同，性味各异，须宜分别也。然热病后大忌。合猪肉、黍米、酒食之，生癥痞。煮，入杏仁易糜。劣马食之则驯，亦物性之异。】

马肉辛冷，除热有毒，下气强志，长筋健骨，亦疗痿痹，汁洗白秃。**心**治健忘，**乳**能消肉。中马肉毒，饮莱菔汁、杏仁可解。多食生疔。【反苍耳、苍米。宜洗尽血，煮不可盖釜。病死者有毒。宜饮清酒。】

驴肉甘凉，除风止狂，补血益气，劳损食良。**头肉**治疸，风眩消亡。**乳**甘冷利，去热急黄。肉反荆芥，妇食难产，病死者毒，乳点赤目。【黑驴乳治小儿惊邪、赤痢、天吊，卒心痛饮之良。】

骡肉苦温，性味俱劣，令难生产，孕妇勿食，禀气不正，食之无益。牡马交驴，**駃騠**名识。牡驴交牛，名曰**馲䭾**。牡牛交驴，**騊𩧢**称切。牡牛交马，**駏驉**呼别。惟驴交马，**蠃**名总摄。牝骡不孕，后有锁骨。古用**骡肝**，亦堪疗疾。【骡乃非类交媾而成，故牝牡俱不能生育，其肉之性可知，善养生者须当考之。】

驼肉甘温，除风下气，壮筋健骨，耐寒疗痹。**驼峰**称珍，**蹄肉**美异。**乳**甘性冷，经络通利。驼，北方畜也，其脏杂与牛同，番人炙食之。【驼肉盖与牛肉相同，惟堪炙食，烹煮者少。】

奶酪甘冷，煎炼和良，止烦解渴，饮理阴阳。诸乳并合，驼马牛羊。牛寒羊暖，马冷驼凉，并而熬就，润燥滋肠。**奶酥**甘美，泽色肤光，酥之精液，**醍醐**更良。亦堪作酒，

---

〔1〕古：疑为“牯”之误。

醇美肥芳。有**酸奶饼**，味醋色黄，生津齼齿，解热疗狂。

奶茶即乳，甘凉除热，多饮饱中，更令泻泄。**造腐**甘咸，利咽凉膈，多食伤脾，致成肠澼。北人造酪酥，南人造乳腐，单用牛乳为之。【奶酪等性皆寒，北人嗜食。炙煿饮此，以解火毒。更风高土燥，服此得以滋润脏腑，悦泽肌肤，土地相宜也。若南人效食，必致腻膈，生痰助湿，生虫成痞，不可不知。惟虚火甚者堪服。】

兽　部

虎肉味咸，益胃止恶，杀精鬼魅，能除恶疟。**豹肉**相同，强志力作，安脏壮神，肾亏宜酌。虎肉臊劣，宜腌炙。豹胎味美，为八珍之一。【虎肉只宜盐食。豹肉食之，令人志性粗豪发勇。正月忌食。】

豺肉酸热，有毒食损，消脂伤精，令人瘦瘠。**狼肉**咸热，益脏除冷，味胜狐犬，补髓令猛。或云狼筋，焚之能发窃盗，亦术者所为也。【豺瘦无肉，食之损人。狼肉味胜狐、犬，其肠直鸣，则诸窍沸应。】

象肉甘淡，肥滑而脆，烹调味美，滋脏和胃，能通小便，灰又止秽，调油涂秃。**脏杂**可脍。自死者有毒，臭秽不堪馔。交缅有生杀者。【《吕氏春秋》云："肉之美者，旄象之约。"《尔雅》云："象肉肥脆。"】

犀肉甘凉，水牛同气。**牦**即毛犀，肥甘美味。**犩牛肉**丰，**犤牛肉**利。**月支牛肉**，疗伤亦异。犀、牦与水牛同类。山、犤、犩、猎，皆是野牛也。【犀及诸野牛肉皆肥美无毒，食之益人。《纲目》失载，亦一缺也。】

野马肉甘，毒不沾沙，食亦味劣，治痹木麻，马痫迷惑，筋脉抽斜，《千金方》用，羹煮服瘥。驨，一角似鹿。无角是骐。又騊駼皆野马也。【用当去净血。其皮可以为裘。产辽东、甘肃，亦有山水二种。】

野猪肉甘，味美胜豕，润肌益脏，食疗肠痔，癫痫亦除，多食风起。**豪猪肉**寒，利肠通里。豪猪非野猪，有矢射人。南海有鲍鱼所化。【野猪多食，能减药力，令人虚肥。豪猪有毒，不宜多食，瘦人。】

猪獾肉酸，能除水胀，止痢咳嗽，肥肤和脏。**狗獾肉**美，补益肥壮。**貉肉**甘温，食之无恙。三物一类异名，俱肥美宜人。又元豹肉同。【狗獾、貉皮可为裘，甚温暖。貉好睡，故俗云貉睡作瞌、渴，并非。】

熊类数种，**人猪马狗**，其头虽异，似人脚手。**肉**甘除风，筋骨健走。**掌**为八珍，补益悦口。性温，御风寒，除脚气，补虚羸。有痼疾者忌。【肉有痼疾人勿食。掌难腰，以酒醋水同煮，即如球熟已。】

羚羊肉甘，柔筋和骨，能去恶疮，蛇虫伤螫。**肺**疗水肿，利便引急。**山羊肉**同，却冷性热。山羊肉、脏俱热，虚寒人宜。除瘴疟、赤白带。【山羊，石羊也，或称山驴。其血能疗伤止血，非羱羊之山羊也。】

鹿肉甘温，去风养血，补中益气，通调经脉。**蹄**止筋痛，脚风鹤膝。**头肉**安神，

鬼梦能释。肉生切，贴中风口㖞。忌雉、蒲、鮠、虾等同食。【正月前、九月后宜食，余则发冷痛。炙不动、曝不燥者，毒，杀人。】

麋肉甘凉，补脏不足，利阴益阳，虚火滋伏，亦健腰脚。性异鹿肉，多食弱房，孕妇勿食。忌猪、雉肉，发痼疾。合虾、梅、李、生菜食损精。【多食发脚气。孕妇食之子病目。】

麂子肉甘，五痔食愈。**獐肉**甘温，祛风带补，益力悦颜，滋和脏腑。**麝肉**甘温，去癥消蛊。食獐心肝，令人去肉。忌梅、鸮、李、虾，能病人。【麝肉腥气，不中食，而能解诸蛇毒。】

狐肉甘温，羹治迷惑，寒热蛊毒，语言恍惚，补虚益脏，久疮食臛。**风狸肉**同，驱风活络。食狐去首。风狸虽死，吸风复活，皆妖兽也。【狐之皮制裘，一身之间名色十数，以腹腋者贵。】

兔肉甘凉，去热湿痹，止渴健脾，凉血肠利。**白兔**味薄，**黄兔**味腻。孕妇忌之，食痿阳事。忌鸡、獭、橘、芥，致发病。多食伤血脉，发疮毒。【八月至十月食之美，余伤人。孕妇食之难产，且令子缺唇。】

香獭肉甘，食之性灵。**虎狸肉**同，疫鬼驱清。**猫肉**疗疰，其味酸温，瘰疬鼠瘘，蛊毒食平。灵猫，食之令人不妒，又野猫肉已瘰疮，反藜芦。【狸类颇多，肉皆可食。惟猫狸肉不美。香狸自为牝牡。】

水獭肉咸，性凉解热，治水肿胀，骨蒸劳怯，疏经通脏，调理血脉，煮食味佳，亦去温疫。又海獭即海驴，肉咸温，烹饪颇佳，出关东。【其皮皆可制裘帽，甚佳。】

海狗肉温，即膃肭兽，补虚助阳，暖脏去疢。**山獭肉**温，益精气茂，疗损补虚，兴阳经透。山獭乃淫兽也，或云其精及茎用造缅铃。【海狗肾补阳，其肉可知。山獭，滇粤夷人珍食之，味美而温补。】

猴肉酸美，熏炙佳餐，风劳能去，疟瘴消删。**狨肉及血**，五痔食安。有**独猨**、**獽**，**猬**、**玃**同班。玃无牝，猬无牡，猨善啼，獽善掷，独鸣猿散。【猴头作羹甚美，肉可盐藏，粤夷喜啖。】

果然兽肉，无毒咸平，味非佳品，治疟最灵，坐能止咳。其**皮**可珍。**狮猢**、**蒙颂**，**犹豫**异名。果然可必，犹豫无决，物类虽同，其性名别。【果然乃仁兽也，食相让，居相爱，生死可必。犹豫，多疑之兽也。】

猩猩肉咸，味美性温，食之不眛，益力健行。**猩唇**佳美，品列八珍。**血**染毛罽，红号猩猩。又野女亦类猩猩，遇男求合，腰间有肉印。【猩猩似人形而不害人，故与人熊、狒狒有别也。】

貘豻狡兔，**啮铁兽**别，性俱属火，餐铜食铁。**肉**同虎豹，味粗性热，强骨坚筋，壮神多力。《神异经》云：南方啮铁兽如牛肉，食之长力。【吴王武库兵器皆尽，掘得二兔，脏腑皆铁，取以铸剑，能切玉。】

狮子猛悍，象犀能裂，吞食百兽，惟畏**天铁**。西域所产，肉精美洁。**白泽**应瑞，人言报德。**麒麟**似牛，有鳞采色，仁不伤生，盛世一出。**酋耳**似虎，其毛黑白，专杀恶兽，驺虞名特。**驳**状如马，身白尾黝，独角锯牙，以虎为食。**貙貗**似犬，虎豹畏怯。**黄腰**逆兽，食母恶极，形小似豹，前后黄黑。**山驴**有角，曰间羭即，歧蹄马尾，《山海经》述。有**䍺**如羊，四角翘立。有**双头鹿**，余义名色。以上诸兽，良恶非一。肉稀有餐，录备考识。【魏武至白狼山获狮子，杀之。唐高宗时伽昆耶国进天铁盖能擒狮猊。白泽似狮而能人言。或云黄腰亦虎生，长则食母。】

狒狒之肉，味类猩猩，杀虫癣疥，切薄贴平。**彭侯**似狗，**贾朏**如豚，肉温酸美，食啖壮神。**封肉**似手，烹食强筋。**视肉聚肉**，如牛肝形。**太岁土肉**，炙食俱馨。**猾兽膏髓**，水中火生。**方相**四目，脑辟邪灵，二目为魌，物同异名。又有怪魅，羊彘首身，魍魉即是，曰弗述蝹，食亡人脑，插柏逃奔。**山都木客，旱魃山精，山缲山鬼，夔狎**共称。**山姑山丈**，夜叩人门，邪踪不测，惟畏正人。遇之驱逐，爆竹之声，老蟾能杀，善退呼名。【此等或是野兽，或是山精，名虽异，而其作祟害人一也。或有获之者，其血肉可食、不可食，亦当识之。故备录存考，或千岁蟾蜍能食之，或呼其名则退。】

海马肉暖，名曰**海骝**。**海骡**[1]同类，皮可为裘。**海虎海龙**，并有**海牛**，衣皮食肉，西北佳修。海骝、海骡产辽东，海虎、海牛俱产鄂罗斯[2]。【海马、骡皮如獭皮，可制帽沿。海虎，毛丰皮厚，制裘胜豹皮。】

麋筋狍筋，与鹿同类，煮食续绝，健筋开胃。**麂子蹄**[3]**筋**，多食力倍，味薄称珍，浓肴杂配。皆蹄筋也，味甘淡，合诸厚味为山珍之一。【诸筋人皆伪充鹿筋市之，竟无可辨。】

牛筋甘凉，食去风热，能消胀满，通小便涩。**羊蹄筋**咸，作羹腊功，病冷人忌，性亦补益。牛筋多食，令人生肉刺，盖亦补筋所致耳。【羊筋最补，患水病人不宜食之，百不愈一。】

鼠　部

猬肉甘平，肥滑美炙，理胃止呕，令人进食，诸瘘能疗，烹调饮汁。**骨**宜去尽，误食瘦瘠。猬或作蝟，盖能除胃虫也，故治反胃有效。【猬类颇多，惟脚似猪蹄者佳，鼠脚者次之，有山犹蟒，形相似。】

仓牡鼠肉，温甘似鸡。小儿痟疾，煨里黄泥，除骨作羹，水胀亦宜，骨蒸劳瘦，虫积皆医。竹鼺肉甘，益气解毒。鼦鼥肉肥美，治诸瘘。【榲鼥及仓囷中者，肉肥而不臊。土地水中者腥气。】

田鼠驾化，肉味咸凉。通经去热，消散虫疮。或云鱼变，烹食味良。**貂鼠银鼠**，肉美堪尝。又相鼠肉，肥甘润肺，煎膏疗诸疮，解毒效。【田鼠春化为驾，至秋驾复为田鼠。亦有鱼化者。】

黄鼠狼肉，味劣气臭，惟可煎油，涂疮疥瘘。**毫**堪造笔，捕鼠技骤。又有**松狗**，肉味亦陋。鼠类极繁，肉有美劣，贵者不尝，寒贱所食。【黄鼠狼人捕之，急则放屁，极臊臭，肉亦不美。】

火鼠之毛，火浣布织，**鼨鼣鼱鼩，鼶鼵**灾出。**水鼠冰鼠，竹鼦**与**鼮**，即邛巨虚，

〔1〕骡：原作“螺”，据《食物考目·兽类》改。

〔2〕鄂罗斯：即俄罗斯。

〔3〕蹄：原作“啼”，据文义改。

即云其拙。**鼵鼠**无争，与鸟同穴。**⿰鼠刃⿰鼠冘，⿰鼠今鼥⿰鼠元⿰鼠殳，⿰鼠方⿰鼠益⿰胡鼠⿰此鼠，⿰鼠穴⿰鼠耳⿰鼠同⿰鼠令，⿰鼠含⿰鼠易⿰鼠从鼩，⿰鼠足鼩⿰鼠卢⿰鼠戠，⿰鼠番⿰鼠页鼶⿰鼠易，鼱⿰鼠雀⿰鼠光⿰鼠戠**备识。**鼷鼠**无功，肉俱可食。【鼠类本系，大概肉皆可食，而皮皆可裘。惟鼷鼠形小，口毒啮畜伤人，令成疮致死，宜以狸肉疗之。】

鳞　部

龙肉可醢，亦可作羹。汉和烹食，以赐群臣，作鲞用错，五色俱生，食之脆美，**肝**更称珍。粤中有堕龙，海人烹食，云味美如鲟鳇。【按《左传·述异记博物志》所云，则龙可食，本草未载，是缺也。】

蛟本可食，骨青肉紫。汉昭作鲊，烹调称美。**蜃**亦同类。龙雉之子，土人挖食，肉腴滑旨。或云龙、蛇与雉交，产卵入土，久化为蛟蜃。【汉昭帝钓于渭水，得蛟作鲊食，甚美。又南夷挖二寻蛟而食。】

鼍肉似鸡，味甘小毒，补虚益气，癥虫并逐。**鲮鲤肉**涩，气味腥恶，有毒发疯，血亏忌服。鼍身具十二生肖，惟蛇肉在尾，大毒杀人。【鼍肉最补，然有灵之物，不宜多食。鲮鲤肉大动风疾，慎之。】

鲤鱼肉甘，止咳气逆，黄疸水肿，烧灰疗得，定喘利便，反胃痃癖。**雄**甚兴阳，即是其白。白俗称雄，公鱼所有也。子合猪肝食，害人。【脊上两筋及黑血、脑有毒，俱不宜食。肉忌犬、葵菜。多食动风。】

鲢鱼肉甘，温中下气，腌食佳美，开胃肠利，多食热中，发疮疥痢。**鳙鱼**相同，头肉腴腻。又鳟鱼性味俱同，多食皆能动风发疥。【鳙鱼之已疣同鳟俱暖胃益人，味美滑脆。】

青鱼肉甘，食疗湿痹，韭白同食，能疗脚气。**肝肠醥杂**，肥美滑腻，酱豉调煮，甘腴美味。肉腌糟食佳，肚杂多食反胃。服术、石人忌。【忌生胡荽、生葵菜、豆藿同食。】

鲩鱼肉甘，暖胃发疮；竹鱼肉平，和气甘芳；鲻鱼肉洁，开胃宽肠；**鲹鱼肉**同，腌干食良。有鳡鱼肉，食之止呕，暖中益胃，俱不发疾。【鲹鱼产江湖，腊月淡风干味美，或称楚鱼，因楚地多造也。】

白鱼甘平，调胃和经，益肝助脾，脏腑得宁。腌糟味美，多食痰生，热中疮发，痈肿可兴。多食伤胃滞膈，致腹冷。与枣同食，患腰痛。【用葱、豉、花椒调烹，少食宜人。】

黄花鱼肉，甘能开胃。干称**白鲞**，消瓜为最，下痢腹胀，食积并退，大能去腻，病家食配。此鱼饮咸水而无热中之患，故宜食之也。【鲜者味美。多食发疮疥，臭败者坏人。】

勒鱼肉甘，开胃暖中，作**鲞**咸涩，下食肠通。**江鲚**味甘，性发疮痈。**鲥鱼**腴嫩，蒸食油融。皆海鱼也。暮春始出，性俱温，发痼疾疮疽。【甜瓜生者，用勒鲞骨插蒂即熟，白鲞亦可。鲥脂在鳞，宜带鳞烹。】

嘉鱼肉甘，川产丙穴，益肾虚瘦，令人肥泽。**鲈鱼**四鳃，吴淞所出，甘腴柔美，五脏补益。皆珍味也。有微毒，发疮疾。鲈鱼肝不可食。【嘉鱼常食乳石沫，故补益。鲈忌奶酪同食。二物为吴蜀佳品。】

鲳鱼肥美，食之健力。其**子**有毒，误食痢疾。**鳊鱼**甘温，调胃脾益，助肺除风，疳痢忌食。有石斑鱼，肉毒。其子、肠食之，令人吐泻。【鲳，海鱼也，多食发疮。鳊食宜人。石斑与蜥蜴交，故毒。】

鳜鱼甘平，肉紧而脆，肥健益力，能补脾胃，肠风下血，腹虫俱退，亦治劳瘵，又名石桂。又有鰧鱼，形相似而味同，惟尾赤纹苍耳。【黄身黑斑或有桂花点，故称桂花鱼。仙人刘凭嗜食之。】

沙鰛肉甘，俗称阿浪，暖中益气，食之无恙。**土鲋鱼**温，肉紧脆壮，擘口咬卵，能消痨胀。此皆溪河中小鱼也，肉多刺少，食之甘美。【土鲋讹音杜父，其色黑，阔口大腹宽尾。小儿癫疝，以鱼口含之。】

鲫鱼肉温，止痢补土，调中逐水，肠澼痔阻。糖食生疳，合芥肿苦，反麦门冬，忌同鹿脯。诸鱼属火，惟鲫属土。又黔中石鲫，味美同。【鲫鱼治一切外症，或烧灰熬膏，治疗俱在沉部。】

鳑鲏鱼温，其名曰鲂。味甘气腥，多食中热。**石鲅鱼**甘，发疮疹疾。**黄鲴鱼**温，煮食止泄。又鳘鲦鱼甘温，腌食更佳，暖脾胃，止冷泻。【此皆溪河中小鱼也，不入肴馔，而常人食之，令人多子。】

银鱼甘平，健胃宽中，曝干炒煮，味美和冲。**鱵鱼**细脆，其啄消风，食之辟疫，开胃宽胸。有鲔鱼名鹅毛脡，味甘胜虾米，和中益气。【此亦鱼之最小者。若天津银鱼，亦长四五寸，与吴越者异。】

丹鱼色红，或鲤或鲫。肉味甘咸，食止痢疾。**金鱼**供玩，种类不一，肉韧味短，鳞黄赤白。金鱼形小，鳞有花、黄、红、白、黑者，腥，不中食。【凡丹鱼，是鲤居多，故亦称金线鲤，以葱、椒烹食，治噤口痢效。】

乌鳢肉甘，性寒利水，通便消肿，除风疗痔，浴儿稀痘，脚气食止。善发痼疾，道家忌此。头有七星，道家为水厌，与蛇通气，故有毒。【同赤豆、葱白、冬瓜煮食，治十种水气，效。】

鳗鲡鱼甘，性温肥腻，疗痔杀虫，传尸劳瘵，补虚益阴，诸药毒制，湿风带下，诸疮食济。海鳗味逊而功用同，煮之极烂则无毒也。【腹下有黑斑及水行昂头、四目、背有白点、无腮者，俱毒杀人。】

黄鳝肉甘，大温补益，健骨壮筋，增强气力，追风疏络，产后宜食。黑者有毒，蛇变辨识。多食动风发疮，难化，复疫症。忌犬肉及血。【食之，劳动作强则增力健筋，若坐卧不动，致滞胀发病。】

泥鳅甘温，暖中益气，补胃健脾，能兴阳事，醒酒解渴，收痔止痢，作臛甘美，犬血所忌。生溪涧沙中者佳，池沟江中次。海鳅味劣。【泥鳅处于土中，故亦属土而温补脾胃，不动风也。】

鳣鱼微毒，俗称着甲，甘平肥腻，利脏性滑，动风发疮，生热气乏。荞麦荆芥，切忌同呷。俗称鲟黄鱼，而实非鲟也。多食难化，发疾。【其身灰色，体有甲三行，亦能化龙，大者千斤。】

鲟鱼即鲔，其肉甘平，补虚益气，能治血淋。**鼻肉**作脯，下气调羹。**子**亦肥美，

杀虫消癥。多食动风，发诸药毒，疮疹、心痛、瘫痪诸症。【肉如鳣，而鼻长与身等，歧尾无鳞，亦能化龙。】

鮠鱼似鲟，其尾如鲇，开胃利水，发疾疮痁。**牛鱼**似鳣，辽产味甘，肉腴刺少，腌脯风干。牛鱼治六畜病。又关东鱼，似鲭，肉厚味佳。【鮠形似鲇而肉似鲟，身白无鳞。牛鱼似鳣而无鳞，背有斑纹。】

鲇鱼肉甘，作臛性温，消水利便，疗血痔疼，补虚开胃，有毒无鳞，牛肝鹿肉，同食风生。尾贴口㖞。同野猪肉食，令人吐泻。反荆芥。【治食，先割其翅悬之，则其涎自流尽，不滑。】

人鱼白鱀，形似妇人，肉甘有毒，疗蛊瘕癥，其膏不耗，可以燃灯。**孩儿鱼**毒，疫疾追清。孩儿鱼能援木，獭鱼也，误为鳎、魶、鲵等字。【人鱼，白鱀也。至鳑、鲵，即孩儿鱼，一物也，《纲目》为二条，非。】

鲀鲍鱼甘，醒酒祛风，消水浮肿，利便疏中，灰治瘰疬，敛溃收脓，性反荆芥，外毒俱攻。无鳞鱼也，有毒，其胆春夏在上，秋冬在下。【无鳞鱼也，似鲇而小，色黄黑，多食发疮。】

河鲀鱼温，甘腻味珍。**血脂眼毒**，**肝子**害人。煤炲甘草，桔菊附荆，相反毒发，橄榄救醒。中毒者，以槐花、胭脂、芦根、甘蔗、粪汁解之。【河鲀似鲴鱼而大，乃海鱼也，江淮亦有，去尽脏杂、眼、血，则无毒。】

比目鱼甘，补虚长力，多食动气，荆芥忌切。**海鹞鱼**咸，食之无益，治浊膏淋，玉茎痛涩。有鼠尾鱼、地青鱼、鸡子鱼，有肉翅，无鳞同。【海鹞有毒刺在尾，螫人致死，以獭皮解之。】

鮹鱼甘平，疗痔下血。**文鳐鱼肉**，甘治痔瞿，烧灰酒服，难产即出，临月佩佳，并疗狂疾。文鳐有肉翅，群飞海上则有大风，状如鲤。【文鳐，鸟翼鱼身，苍文、白首、赤喙，其音如鸾，常夜飞。】

江豚海豚，拜浪风生，肉咸醒腻，治蛊疗癥，或称懒妇，膏可燃灯，石灰调和，船缝舱凭。金陵人取其脂，楷元青缎，黑光润而不泛。【作脯食之，亦疗瘴疟，味如水牛肉。】

鲛鱼肉甘，补脏利益，作鲊宜人，功亚于鲫。**鱼翅**甘脆，海珍之一，味美清痰，开胃进食。鲨鱼皮甘咸，烧灰治蛊疰，下一切鱼毒，效。【即鲨鱼有数种，鹿鲨能变鹿，虎鲨亦变虎，翅为正食。】

墨鱼肉咸，活血通经。**柔鱼**相类，无骨异名，益气强志，动风味珍。**章鱼**相似，性冷食平。章鱼俗称皮鱼，似乌鲗而骨无用，肉味同。【三鱼俱可焐干作鲞，豫章、闽、粤为正肴。】

鲍鱼鹲化，墨柔章类，即是鲀鱼，淡干食贵，行血利肝，通经疗痹，腌称鲍鱼，作臛开胃。鲀，即墨鱼。鹲化为鲀，干称鲍鱼。鹲，音同也。【鲍鱼，即墨鱼、柔鱼、章鱼所造，去骨焐干，形似马蹄者，淡鱼也。】

鱼虎有毒，形如刺猬[1]，变猪变虎，物化之异。又有**鱼师**，杀人须记。鲨鱼化鹿，成乎大气。或云鱼虎化鲨，鲨化虎，有化麋鹿、野猪者。【鱼虎有毒，或亦化鲨鱼。鲕，老鱼也，《纲目》作鱼师，非。】

鱼鲙虾生，和以姜芥，味美脆滑，口爽胃快，兴阳利水。多食发疥，成癖生虫，

〔1〕猬：原作“猥”，据文义改。

变异百怪。多食动风伤脏，受害无穷。疮家、小儿尤忌。【近夜勿食，不消，成积生虫。】

乌鱼蛋咸，开胃利水，产在登莱，柔脆味美。令人闷者，诸般**鱼子**，小儿戒食，目疾药使。决明散用之，亦只取青鱼、鲤、鲫之子而已。【乌鱼蛋即白也，凡鱼雄有白，雌有子。】

诸般**腌鱼**，味咸性暖，开胃进食，利肠消满。多食动热，发疮嗽喘，腌卤面调，蒸食痢缓。凡鱼皆动风，腌之则杀其性。然多食热中。【诸鱼或有毒，或无毒，得硝、盐、矾腌之，其性已杀。】

海蜇咸凉，本名海蛇，或即是鲊，引动须虾，除劳血癖，积聚癥瘕，河鱼腹疾，丹毒疯痧。外生者为白皮，近内者为花头，陈者良。【海蜇鲜者不堪食，皆以盐、矾腌之，始堪食。】

诸虾甘暖，托痘壮阳，开胃进食，下乳宽肠，动风发疥。**虾米**味良，多食虫积，热反生疮。海虾肉粗味劣，有小毒，发疥癣癞，干食佳。【虾清明后□□，芒种后抱子，味更佳，子煎酱油味美。】

卤虾咸温，味鲜气臭，爽口开胃，动痰发嗽。**鱼鲊**甘咸，疗疮痔瘘，白驳风斑，揩擦热透。鱼鲊不熟，损人脾胃，发疾，忌蜜、豆藿同食。【卤虾、鱼鲊皆生肉，糁盐酝酿成者也。】

鲚鮆海产，俗称靠子，肉少子多，煎食佳美，气温发疮，鲊烧疗痔，河生细小，腥气不旨。海鲚多食坏胃，发疥动火，腌曝干，煎食良。【产菏泽者四时皆有，小而无子。海产者自二月至五月，有多子。】

鲴鱼善瞋，鼓气如毬，肝大肉少，味佳微毒，开胃益气，甘滑水逐，**大姑**似鲤，肥美子足。大姑鱼大鳞无鲠，冬月子多味佳，发疮疹。【鲴鱼似河鲀而小，产于江河，非河鲀也，《纲目》未分。】

琴鱼细小龙鬣鲽腹。**鲯鱼**形同，无鬣美肉。更有**桐鱼**，春时游逐。俱产宁国，嫩腴味足。又琵琶鱼，形同蝌蚪，无鳞，冬初始出，味美。【桐鱼，桐花时始有。诸鱼烹调食之俱佳，过食反胃。】

带鱼形长，扁薄似带，色白无鳞，肉细佳脍，腌鲍风干，久藏不败，煎烹味美，多食发疥。又鸟鲛鱼，似鳙而无鳞，味亦腴美，如鲳鱼。【带鱼衔尾而行，得一可连数十，腌食佳。黑夜有光，故有毒。】

鲳鱼肥美，似鳊一概，名火桶嘴，腌食可爱。又**铜盆鱼**，味亦相类。**海鳊鲂鱼，鳅鱼**佳配。诸鱼俱产闽、浙，多食动风发疥，宜腌食佳。

黄河之鱼，鲜白者多，滑柔肉嫩，味美性和。**石花**佳品，保德州窝，江湖淮海，味不能过。池塘沟洫，清浊泥沙，所产诸鱼味性有别。【《志》云，黄河无老鱼，盖水浊而无激湍，鱼不劳也。石花最佳】

香鱼味美，产雁荡山，潮通淡水，鱼出其间。**苦鱼**微辛，形细色斑，烹食腴美，消酒除瘴。又蛊鲐鱼尾有星穴。泥中田瑟，无鳞可食。【此皆小鱼也，可食而不入馔。】

介　部

龟肉甘温，除湿风痹，踒折筋痛，止嗽血痢。**诸龟肉同**，气味不异，惟呷蛇龟，有毒食忌。贲龟肉辟时疾消肿。蚼龟肉去风热利肠。【以龟肉酿酒，治大风拘挛，忌猪肉、菰米、

瓜苋同食，六甲日忌杀，忌苋菜、猪肉、兔、鸭、芥子同食。反薄荷、荆芥。】

鳖肉甘冷，补阴疗热，益气止痢，带下赤白，虚劳羸瘦，脚气宜食。**鳖胆**味辣，代椒腥辟。凡赤腹、蛇纹、独目、三足、五爪、旱鳖俱杀人。

瑇瑁肉甘，除风逐热，调气安神，通经利脉。**鼋肉**甘毒，杀虫利湿，熟煮毒消，食之补益。鼋性难死，剐其肉，悬之即垂长，多食成癖。【瑇瑁肉解毒，去风膈热气，其卵可腌食，煮之白不凝。】

鲎鱼非鱼，形似熨斗，原属介类，雌雄并偶，肉咸疗痔，杀虫定吼。**子**醢酱美，开胃爽口。雌大雄小，常相负行，血碧色，脂烧之可集鼠。【小者名鬼鲎，食之害人，肉微毒，多食发嗽、疮疥。】

蟹肉甘咸，蒸煮性冷，调羹去热，胃清酒醒，多食痿阳，腹泻痛紧，糟酱盐藏，亦称佳品。紫苏、蒜汁、芦根、木香解其毒。忌柿，反荆芥。【独螯、独目、六足、四足、腹有毛、有骨头、背有星、目赤者，害人。】

蝤蛑名蟳，咸寒解热，膔硬味佳。同美有蠘，**蟛蜞望潮**，糟酱味益。**蟛蜞蚝北**，有毒少食。又蚌江、蛎奴、蟹奴、寄生虫、似蟹，有毒害人。【蟛蜞以下，皆形似而性异，今吴人概称蟛蜞。而堪食者，蟛蜞也。】

牡蛎肉甘，调中和血，补损泽肤，解烦止渴。**蚌肉**甘冷，醒酒除热，止血崩带，疗痔眼赤。又马刀与蚌同，多食俱动风湿，冷气反热。【蚌中有珠者，其水点目、疗痔更妙。】

蝛蜐肉冷，多食动风。**蚬肉**甘咸，开胃气通，解酒去湿，洗痘疗痈。**石决明肉**，与壳同功。又车螯，甘咸性冷，解酒，止渴，消肿，勿多食。【车螯俗称蜃蛾，亦曰蜃，非蛟蜃之蜃也，多食冷胃。】

蛤蜊咸冷，止渴润脏，开胃散血，醒酒胸畅。**蛏肉**甘温，治痢热当，产后虚损，热烦消荡。又文蛤肉，与蛤蜊肉相同，或以黄雀所化。【蛤冬天始有，乃黄雀所化者。蛏肉可晒干，为海错之一。】

瓦垄子肉，甘温利脏，健胃进食，追风冷恙，痿痹泄痢，疮肿消畅。**车渠肉同**，丹热毒荡。海赢肉，甘脆开胃，下痰疗心痛，洗目赤痛。【瓦垄肉，过食壅气。海赢肉，脆滑味美益人。】

贝肉不一，其性相同，形如蝌蚪，食可消风。**珂赢石蛐**，肉少味融，闽粤人食，利水宽中。此皆滇南及海边人，以姜醋调食，味如蛤。【贝大、小、紫、白、黄、黑色不同，古者以其壳为货易。】

淡菜甘温，补虚止痢，散血疗崩，赤白带治，兴阳消瘿，癥瘕积聚，多食脱髮，动风之弊。多食令人闷闹、肠结、发丹石毒，微利即止。【以少米先煮熟去毛，同萝卜或紫苏、冬瓜同煮佳。】

田赢肉甘，大寒除热，利便醒酒，黄疸痢疾，去湿通淋，水点目赤，疗肿火症，疗痔痛捷。治一切火症咽肿大效。虚冷久泻人忌食。【煮食宜用椒、姜，否则寒人脏腑。痔疮胃热人宜之。】

螺蛳肉甘，寒解热痢，黄疸消肿，通淋便利，白浊痔痛，脱肛目翳，解酒止渴，吐衄可治。又担罗大能消水，合昆布散结气，消饮食。【春日采取，蒸之肉自出，晒干酒烹、糟

煮食佳。】

江珧柱肉，甘腴鲜美，调中利脏，滞消尿止。**蓼蠃肉**辛，姜醋和旨，飞尸游蛊，亦能涤洗。琑玮腹中蟹，有毒不可食。琑玮即明瓦也。【珧柱调羹食之，令人加餐。蓼蠃、琑玮，俱不中食。】

青蛙甘寒，食调疳瘦，除劳解热，消肿水透，疗痢噤口，肛蚀痔漏。**虾蟆肉**同，性味不谬。其骨反热，令人苦淋。娠妇食之，致子夭寿。【渔人以虾蟆去皮，作田蛙，味似，而股肉多。惟狗俱不食。】

蛇蛉甘温，又名田父，味美胜蛙，开胃带补，助阳通阴，除积逐蛊。脆滑其**皮**，肉盈腿股。又山蛤肉，食之微毒味美，性味与蟾、蛙等。【此山居之人取而食之，蛇蛉目赤者能食蛇，有毒，去头目无害。】

海参咸寒，降火滋肾，通肠润燥，除劳怯症。辽产小佳，刺蜜脆硬，南产厚大，肉味稍逊。虚火燥结者，同木耳切烂，入猪大肠煮食。【海参辽产者佳，吴、浙、闽、粤者肥大而无味。】

燕窝甘咸，降火化痰，调中益气，清肺平肝，滋养五脏，定嗽利咽，生津止渴，虚热能删。燕归海上，即水沫成之，故能清火化痰也。【此乃海燕所造，或云食海边虫，虫背有筋，吐而成窝，未知然否。】

吐铁咸凉，肉韧壳软，糟食最佳，海边所产。**海蛳**性冷，如蚕有靥，肉与螺同，暮春佳啖。吐铁亦螺类也，似蜗牛而微长，口大无靥。【海狮于清明前后有之，吴人以葱、椒煮食，过时则无。】

弹涂味咸，质同蚯蚓，潮退而出，跳跃形蠢，似鳅而短，亦名土笋，椒酱醋醯，多食性冷。又海胆亦螺类，取一连十，鲜煮食如鹿脯。【土笋煮之如糊，而色赤味甚鲜美，闽人嗜之。】

校后记

《脉药联珠食物考》一卷，成书于1795年，为清代龙柏所撰之《脉药联珠》的第八卷，是一部食养食治专著。

一、作者与成书

作者龙柏，字佩芳，号青霏子。长洲（今江苏苏州）人。生活于乾隆、嘉庆间。既擅长诗文，又精于岐黄，行医达三十年，治疾多效。他认为："联珠一法，先言脉理，因脉言症，因症治药，方药虽定，亦一阵图而矣。"据此撰《脉药联珠》一书，成书于乾隆六十一年（1795年）。其实为一部丛书，内含三部独立的子书，即《古方考》（第1~3卷）、《药性考》（第4~7卷）、《食物考》（第8卷）。书前有"自序"，无"总论"。因三部子书的内容相互没有什么关联，后人也将它们分别称为《脉药联珠古方考》《脉药联珠药性考》与《脉药联珠食物考》。

二、主要内容与特点

此书可分为两大部分："食物考目"与"食物考"。

前者原本可能作为目录，但内容远远超出了目录的范畴，包括食物品名、别名、不同品种名及不同部位名。共分为15部，载药目990条。其中，诸水44条，诸火32条，五谷部35条，造食部22条，油部6条，造酿部18条，蔬菜部207条，百果部179条，茶部9条，禽部98条，畜部36条，兽部97条，鼠部48条，鳞部106条，介部53条，共990条。其子目则远远超过此数。如茶部为9条，以茶、吴茶、浙茶、闽茶、徽茶、楚茶、粤茶、滇茶、附录为名。实际记载了七大茶系，如浙茶便包括龙井茶、天目茶等16种名茶。七大茶系凡45种，附录13种，共载58种茶叶。这种15类分类方法在以往食物书中较为少见，将"造食部""油部""造酿部"从"五谷部"中分出，较为清晰。全将"鼠部"单独列为一部，却实无必要，鼠部中所列各品，在其他书中也极少见到。

"食物考"按作者原意，应该是本书的正文部分。以四言歌诀的方式，叙述各种食物来源、品类、性味、功效与宜忌。或一种食物为一诀，抑或数种食物并为一诀。"食物考"分类与"食物考目"相同，亦为15类。全文除了分类与补遗，没有标题，品名融入歌诀之中，但名称、种数与"食物考目"却有较大的出入。所用语言均为作者自己重新创作，完全没有从其他书中选录摘抄的语言。其特色在于四言歌诀，易读易记。但缺陷也在于四言歌诀，往往有以文害意之嫌。作者常在一段歌诀之后，以小字注对未尽文义加以补充，同时又以眉批进一步表达自己对于品种考订、食物制法及用药宜忌的观点，并补充了部分服用方法和个人经验。如菜油条眉批："吴人以菜油为正食，故妇女少血闭之症，而人不知也。"这是古人注意到地区日常食品与某些疾病关系的例证。但终因形式所限，纸短话长，终留有言不尽意之憾。

三、本次校点的相关说明

据《全国中医古籍总目》记载，此书现存有版本较多，但早期的版本不多。最早为清嘉庆元年丙辰（1796 年）刻本，但仅上海中医药大学图书馆藏有残本。其次，则为清嘉庆十三年戊辰（1808 年）刻本，藏于中国中医科学院图书馆等三处。今以后者为底本进行校点。

因原书"食物考目"部分的实际内容远远超出了目录的范畴，且所列品名也与正文不一致，但包含了许多正文所没有的信息，更像是一个总论。现保留原"食物考目"标题与全部文字，另据全书标题补出目录。

原书"食物考"部分所有的药名均不作为标题出现，而是融汇于歌诀之中，并用六角括号标注。因校点本从原书竖排改为横排，现为醒目起见，将药名改用黑体来表示。为了保留原书四言歌诀的体例，四字之间不用标点符号。只是为了区分药名，在药名之间标以顿号。这一部分，除正文歌诀之外，还有小字注与眉批。三部分相互补充，缺一不可。今校点本中各以字体加以区别：歌诀正文用小四宋体表示，小字注以小字表示。眉批则用小字加以"【 】"表示。

为了保留原书面貌，对于书中有些不甚妥当的观点，不予修改纠正。如鲍鱼条下眉批曰："鲍鱼，即墨鱼、柔鱼、章鱼所造。"这可能是作者为内陆人氏，对于鲍鱼缺乏客观认识。至于禽兽之间的互变，在本书也多处提到。另外，书中还记载了一地传说中的麒麟，山鬼、旱魃、魍魉之类，可供参考，未足为凭。这些内容均提请读者阅读中注意加以鉴别。

张志斌

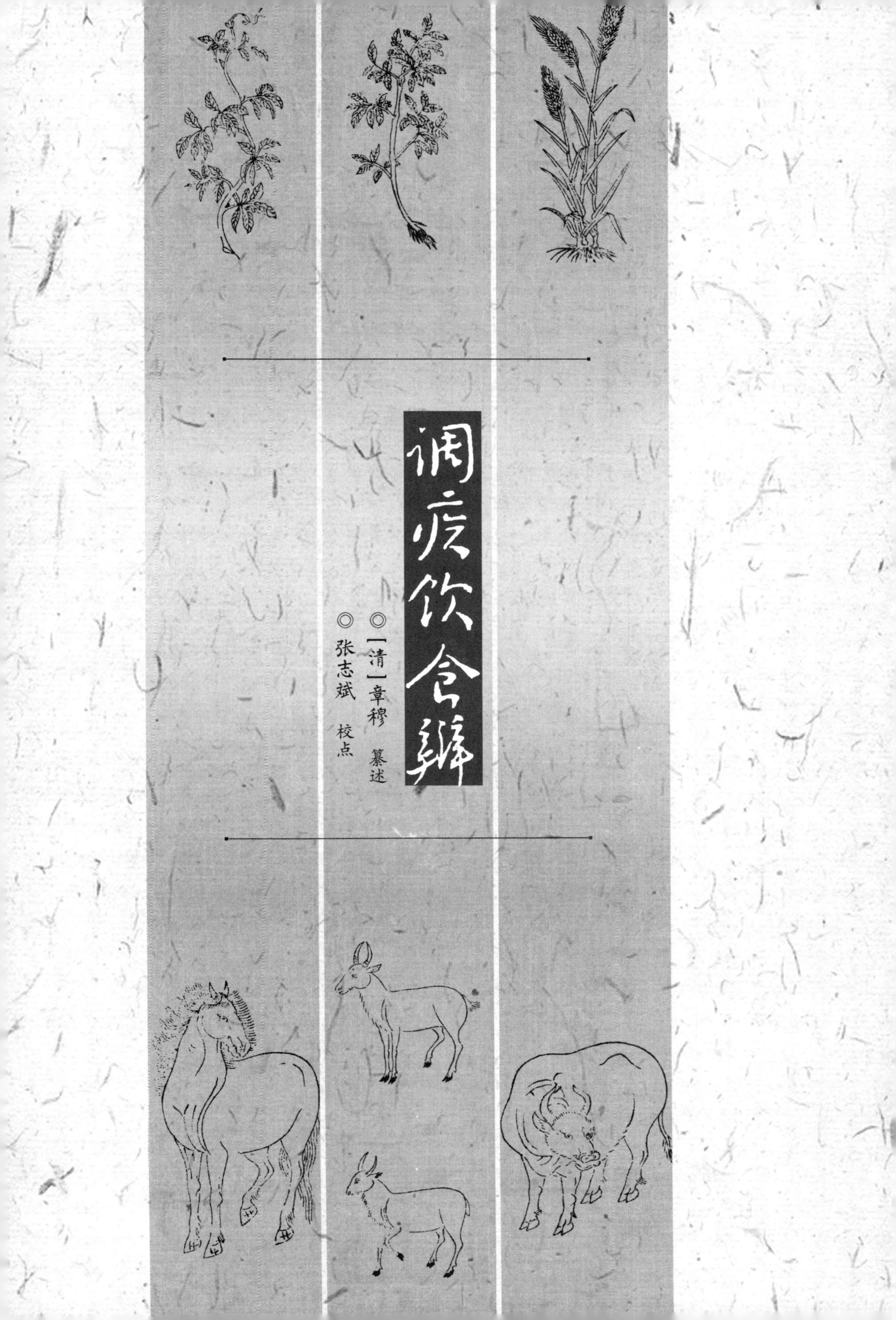

调疾饮食辩

◎【清】章穆　纂述

◎张志斌　校点

内容提要

《调疾饮食辩》6卷，清代章穆纂述，是一部专门讨论调理疾病常用饮食物的食治专著，成书于清嘉庆十八年（1813年），初刊于清道光三年（1823年）。

按原书总目，其书载药共653条，然正文中载药只有617条（其中还包括16个药条为参见条，没有实际内容，故实际载药为601条）。全书分为6类，其中总类包括水、火、油与代茶诸品，凡77条；谷类包括米、饭、粥、泔、酒、饼饵、豆及豆制品，凡189条；菜类，凡136条；果类包括鲜果、干果、糖、糖藏诸物，以及诸粉，凡77条；鸟兽类包括家禽、野禽、家畜、野兽，凡51条；鱼虫类包括有鳞无鳞鱼类、鱼杂、淡水咸水介类，以及杂虫类，凡87条。此书各论诸饮食物与其他清代食物本草类著相似，以《本草纲目》所载为主，采用缩编重著的方式，相对系统地介绍药用食物的名物训诂、产地、性味、功用，尤其是各种食物对不同体质及不同疾病者之或宜或忌深加考究。特别值得指出的是，此书与其他以摘抄为主的著作绝然不同，其综合历代诸家之说，重在理论评述。而其评述部分，实为本书的精华。在这一部分中，章氏充分显示了他的博学强记、见解独到与真实性情。他考古证今，扬善针弊，抨击时俗，言辞激昂，褒贬分明，此书实为清代食物本草著作中难得的好书。

本次校点以道光三年（1823年）经国堂刊本为底本。

序

饮食为生人大欲，拂之则颠，纵之则流，诚不可不辨也。观经传所载，以及本草、职方、诸子百家，言饮食者甚繁。古人谓保寿有三，其一在腹中量所受，即是辨之明耳。吾乡前辈章杏云老先生，儒雅士也，本经术湛深之余，手订《饮食辩》一书。上穷天文、日星、岁序、历算，下究草木、虫鱼、山海珍错。凡五行百产之精，一饮一食之微，无不源源本本，辨其性之刚柔燥湿，与其用之损益斟酌。条分缕析，较钟伯敬《遵生八笺》[1]异曲同工矣。老先生积籍颇富，自少而壮而老，未尝一日废学。资敏善记，数千言过目一二遍，便能背诵永不忘。更精医理，家虽贫，曾不知阿堵为何物。闻相识有奇险症，蔽裘破盖，辄亲往无难色。指下活人无数，人望之如生佛。云是书之成，盖得自老先生博览群书，识之于心，笔之于简。不惟日追驹影，亦且夜费兰膏，孜孜矻矻，至老不倦。所著各种，皆经试验不爽，既考诸古，复证诸今，并非剿说雷同可比。老先生仁心为质，久欲以是编问世，苦无力不能遂意，又不肯因人成事，在日仅镌半集辄止。老先生寿履耋耄，以无疾而终。夫乃知其得力于手订之功居多，是书不即现身说法者欤。殁后，板存半，稿存半。适有好善者求其后稿，续刻成编，昨问序于余。当夕，予就睡甫交睫，忽与老先生大令嗣，乃已故明经轩凌先生相晤于南柯下，渠似有所托之状。予醒而惊，恍然老先生英光慈范犹在目前。嗟乎！神物断无终埋，明珠自应合浦。老先生数十年攻苦，婆心济世，功当不朽。览斯编者，奉为饮食之经，即共跻夫仁寿之域，此其德泽之垂于无穷，亦岂予后学所能扬其万一哉！亦聊以志感慕不忘之意云尔。

时道光三年岁次癸未浴佛节同邑后学曹建顿首拜撰

〔1〕遵生八笺：明代高濂之作，此处误为钟伯敬。钟伯敬，名惺，亦为明人，著有《饮馔服食谱》。

目　录

调疾饮食辩卷一（上）

调疾饮食辩卷一（下）

调疾饮食辩卷二

调疾饮食辩卷三

调疾饮食辩卷四

调疾饮食辩卷五

调疾饮食辩卷六

调疾饮食辩述臆

粤稽《周官》医师为医官长，其下四官。疾医疗疾，疡医疗疡，兽医疗兽，命之曰医，宜也。食医职司调食，不及药石之具，亦以医名，知饮食之关于疾病者大矣。故《鲁论》载不食之条，《大易》著观颐之训，虽无疾犹当谨之，况其在沉疴困顿间乎？杏云老人阅历病情五十余载，见误于药饵者十五，误于饮食者亦十五。药饵之误，罪在医；饮食之误，罪在病人。而律以食医调食之旨，医者亦不得辞其责也。然食品繁多，讲求不易，自古医书谈此事者代不乏人，鲜有善本。独前明李氏《纲目》最称淹洽，而诠理多乖。爰不揣弇鄙，举世间食物分为六类，考订以《纲目》为宗，诠理则折衷于汉、魏、六朝、唐、宋、元、明数百家之说，期于得义理之安而后已。是役也，寒暑三更，稿凡五六易，书成得二十万言。焚膏呵冻，挥翣驱蚊，悉老人亲搽不律，无一人一日之助也。而其以“辩”名书者何？李氏博学多闻，于医术则未窥堂奥。盖自轩农肇立医经，传至宋时而统中绝。金、元、明，刘、张、朱、李、薛、赵、高、韩诸子，识趣卑陋，学植空疏。《纲目》为其所囿，全部论说物理病情，总不能出此数家之尘雾。此则如金在沙，非淘之汰之使沙尽，而金胡以见，岂好辩哉？实将拥慧中逵，为研搜者清拓古开蒙之道，俾无愧于称师称长也云尔。

时皇清嘉庆十八年太岁在昭阳作噩皋月上浣

鄱阳杏云老人章穆自题于瓣香书屋

调疾饮食辩发凡

病人饮食，借以滋养胃气，宣行药力。故饮食得宜，足为药饵之助；失宜，则反与药饵为仇。乃世俗之弊则有二：饕餮之人，但贪口腹，不遵禁忌，误在放纵；谨慎之人，不知物理，概不敢食，误在拘泥。加之嗜好万有不齐，风土五方各别，误投害固非浅，而当食不食，坐失亦多矣。然毕竟谨慎者误小，放纵者误大。数十年中，常见用药不误而病日深者，皆不遵禁忌之人也。故书中谆恳言之，愿举世病人，各以生命为重，慎勿欺瞒医人，偷食不宜之物，以自丧其生，且令医人蒙不白之冤也。

食物有极宜病人而俗医反以为大戒者；有极不宜病人而反不戒者。是病人不知物性，医人更不知物性也。书中辩论处，必反复申明。其理固已，又必援引古训，或一二家，或数家之说以证之，明吾辩之有所依据，非一人臆度之私也。愿举世医人，各以病人生命为重，慎毋偏执一知半解，悍然自是，致病人遭杀人不用刃之祸也。

历代医书本草，考据精详莫过于唐陈藏器《拾遗》、甄权《药性》，宋苏颂《图经》、掌禹锡《嘉祐》、寇宗奭《衍义》，明李时珍《纲目》。而论食物稍详者，惟唐孟诜《食疗》，南唐陈士良《食性》，明宁原《食鉴》、王颖《食物》。书中引证处，惟以《纲目》为主。其余诸家，亦不下十之五六。凡整篇整段及语关切要者，必标其名。间有节引一二句，或合数家之论以成一说者，势不能一一标名，恐隔断文气，令读者目迷，非敢掠美也。

此书之作，虽全以《纲目》为主，而断制处，则不敢随声附和。盖考据之精，《纲目》为最，于理境则不能无欠也，明眼人自知之。

书中援引各家之说，十九非全录原文。其改窜删补处，取理明辞畅，使读者了然心目而已。盖古人千虑一失，义理或有未安，辞旨不无渗漏。鄙意欲明示后人，乃正以纳忠。古人九原可作，当亦相视而笑，莫逆于心也。

书中所录诸方，皆极平稳且应验，阅者随时检用，不须加减。以此乃医家、病家两用之书，家置一册，即得百千救急妙方。其因病制宜不可执泥者，乃医家变动不拘之活法，非人人所能用也，任是佳方，概不敢录。

书中辩论不厌详明，理也。而语多提撕儆戒，未免嫌于狂憨，盖非立异鸣高，亦力挽颓波，不得不然之势也。试观大司马九伐之法，载在《周官》。子舆氏则曰："善战者服上刑。"矫时救弊之言，易于抗激古今，血性人往往如斯，惟读者谅其愚直而已。

书中所引医家论说，动关实用，不敢稍有舛讹。其经、史、子、集四库中典故，及稗官、野史、说部、丛书，不过借为考据，或偶然涉笔成趣。篇名、地名、人名、朝代，不无间有纰谬。盖此书成于晚岁，学业久荒，又卷帙散亡，无片纸可供獭祭，惟读者谅其昏髦而已。

医书与儒书并重，故本朝进呈医家论著，亦得与《四库全书》并尘已览。武英殿书目中，皆蒙钦定考语，示其优劣。而《本草纲目》一书，《康熙字典》亦多采择。诸凡术艺家言，不得与焉。乾隆年间，复奉敕纂修《医宗金鉴》，薄海内外，无不钦遵。故此书所载典故，如藏冰、盐政、茶课、鱼课、历法、河工、牧政、马政等条，略于前代。而于本朝，谨遵乾隆年间钦定条例，详悉缮入，俾草野儒生共知损益百王之盛轨焉。其不能尽载者，《会典》久已颁行，朝野恪遵为成宪，留心有用之学者，可以全考也。

调疾饮食辩卷一（上）

鄱阳　章穆（杏云）　纂述
同里　程步岩（敏斋）、王源江（秋航）　参订
男　希世（竹泉）、安世（锡蕃）
孙　家杰（廷伟）
门人　王衡、程庆春　同校字

《内经》饮食宜忌[1]

《灵枢·五味篇》：黄帝曰，愿闻谷气有五味，其入五脏，分别奈何？伯高曰，胃者，五脏六腑之海也，水谷皆入于胃，五脏六腑皆禀气于胃。五味各走其所喜：谷味酸，先走肝；谷味苦，先走心；谷味甘，先走脾；谷味辛，先走肺；谷味咸，先走肾。谷气津液已行，营卫大通，乃化糟粕，以次传下。帝曰，营卫之行奈何？伯高曰，谷始入于胃，其精微者先出于胃之两焦，以溉五脏。“之”字当虚字看，“先出于胃之两焦”者，上节分行也。注家乃云“之，至也”，则是看作实字，如“之一邦”“之三子告”之类。本文亦当“先出于胃”作一句，“之两焦”作一句理解，殊觉牵强。别出两行，营卫之道。必内溉五脏，然后能外濡躯壳，故曰“别出”也。两行者，营主血，卫主气，谷入于胃，则气血一时同受其荫，无先后之分，故曰“两行”。王太仆注云“清者入营，浊者入胃”是也。其大气之抟而不行者，积于气海，出于肺，循咽喉，故呼则出，吸则入。天地之精气，其大数恒出三入一。人肖天地以生，故呼吸之气亦出三入一。故谷不入，半日则气衰，一日则气少矣。可知人无谷气则无胃气，无胃气则无呼吸。俗医遇病必戒食粥，是恐其益胃气？用炒米汤，是欲其无胃气？然则人必呼吸寂然，始为无病乎？无理，不通。帝曰，谷之五味，可得闻乎？伯高曰，五谷，粳米甘，麻酸，大豆咸，麦苦，黄黍辛。五果，枣甘，李酸，栗咸，杏苦，桃辛。五畜，牛甘，犬酸，猪咸，羊苦，鸡辛。五菜，葵甘，韭酸，藿咸，薤苦，葱辛。脾病者，宜食粳米饭、牛肉、枣、葵；心病者，宜食麦、羊肉、杏、薤；肾病者，宜食大豆黄卷、猪肉、栗、藿；肝病者，宜食麻、犬肉、李、韭；肺病者，

〔1〕《内经》饮食宜忌：按原书目录在卷一之下，而正文则置于卷一之前，现将按目录将之移至卷一。

宜食黄黍、鸡肉、桃、葱。肝病禁辛，心病禁咸，脾病禁酸，肾病禁甘，肺病禁苦。此言五脏之虚，故以本行所属之味补之，而复禁其相克，以免贼害。只甘、苦、酸、辛、咸五味，为一定之理，其诸物则万不可泥。肝宜食甘，如肝木乘脾，非参、耆、甘草不能缓肝急是也。粳米饭、牛肉、枣、葵皆甘；心宜食酸，如心热不眠及汗出，非酸枣仁、竹茹不能安，不能敛是也。犬肉、麻、李、韭皆酸；脾宜食咸，如脾约便难，非苁蓉、芒硝不能润是也。大豆、豕肉、栗、藿皆咸；肺宜食苦，如肺实而壅，非黄芩、葶苈不能泄是也。麦、羊肉、杏、薤皆苦；肾宜食辛，如肾寒邪闭，非细辛、肉桂不能发是也。黄黍、鸡、桃、葱皆辛。此言五脏之实，各引一二病以示大概，而不能尽也。盖义理深微，病症又极其繁赜，从前注家亦未能尽合。此不过为病人饮食起见，期于显浅共喻，岐黄精理，总未深谈，故不赘陈以滋轇轕[1]。

黄帝问于少俞曰，五味入于口也，各有所走，各有所病。酸走筋，多食之令人癃闭也；咸走血，多食之令人渴；辛走气，多食之令人洞心心中空如无物；苦走骨，多食之令人变呕；甘走肉，多食之令人悗心犹言厌厌欲吐不吐。注家以为闷，非是。余知其言也，不知其由，愿闻其故。少俞答曰，酸入于胃，其气涩以收，上之两焦，弗能出入也。不出即留于胃中，胃气和温，则下注膀胱。膀胱之胞薄以濡，得酸则缩绻，约而不通，水道不行，故癃。阴者，积筋之所终也，故酸入而走筋矣。咸入于胃，其气上走中焦，注于脉，则血气走之谓走聚咸所，血与咸相得则凝，凝则胃中汁注之，注之则胃中竭，竭则咽路焦，故舌本干而渴。血脉者，中焦之道也，故咸入而走血矣。辛入于胃，其气走于上焦。上焦者，受气而荣诸阳也，姜、韭之气熏之，营卫之气不时受，久留心下，故洞心。辛与气俱行，故辛入而与汗俱出。苦入于胃，五谷之气皆不能胜。苦入下脘，三焦之道皆闭而不通，故变呕。齿者，骨之所终也，故苦入而走骨。入而复出，知其走骨也此义未晓。甘入于胃，其气弱小，不能上至于上焦，而与谷留于胃中者，令人柔润者也。胃柔则缓犹言松软，缓则虫动，虫动则令人悗心。其气外通于肉，故甘走肉。

《素问·宣明五气论》曰：五味所入，酸入肝，肝属木，《洪范》曰“木曰曲直，曲直作酸”。辛入肺，肺属金，“金曰从革，从革作辛”。苦入心，心属火，“火曰炎上，炎上作苦”。咸入肾，肾属水，“水曰润下，润下作咸”。甘入脾，脾属土，“土爰稼穑，稼穑作甘”。五味所禁：辛走气，气病无多食辛辛能令气散；咸走血，血病无多食咸咸能令血凝；苦走骨，骨病无多食苦苦能令骨重；甘走肉，肉病无多食甘甘壅气能令腠理不通；酸走筋，筋病无多食酸酸能令筋挛。

《灵枢·九针篇》曰：酸走筋，病在筋，无食酸；辛走气，病在气，无食辛；咸走骨，病在骨，无食咸；苦走血，病在血，无食苦前言咸走血，谓其能凝血也。此云苦走血，心属火，主血脉，苦者火之化也；甘走肉，病在肉，无食甘。口嗜而欲食之，不可多也，必使自裁。前《五味篇》谓脾病宜食甘，心病宜食苦，肾病宜食咸，肝病宜食酸，肺病宜食辛，此则五脏皆曰不宜者，前主五脏之虚言，故宜以同气者补之；此主五脏之邪言，故不宜以同气

[1] 轕：原作“葛”，据文义改。

者助之也。

《素问·至真要大论》曰：五味入胃，各归所喜，故酸先入肝，苦先入心，甘先入脾，辛先入肺，咸先入肾，久而增气，物化之常也。气增而久，夭之由也。

《素问·生气通天论》曰：阴之所生，本在五味，阴之五宫，伤在五味。《六节藏象论》曰：天食人以五气，地食人以五味。天，阳也；地，阴也。故曰阴之所生。是故味过于酸，肝气以津，张注曰，津，溢也。酸助肝，助之太过，则肝气满而溢也。脾气乃绝木过盛必伤土；味过于咸，大骨气劳，注家皆云过咸则伤肾，故骨气困顿。夫咸本补肾，过咸固必有伤，然所伤必不在肾。下文曰"短肌，心气抑"，正其所伤也。观本句大字，劳字似亦指肾气过盛而言。盖肾乃作强之官，过盛则或力作无度，房事不节，皆得云劳，皆病情之所有，非咸仅伤肾也。短肌，注曰：咸凝血，血伤，故肌肉消缩。此则极是。试观体肥之人，多喜食淡。而嗜食咸者，任精神充实，肌肉必不能肥也。心气抑火受水克；味过于甘，心气喘满，甘能作胀，故上焦滞而心下满，非伤心也。心字只作胸字看。此与《伤寒论》治胸膈间痞，而名其方曰泻心者，同一理也。色黑，肾气不衡；肾属水，黑者水之色。衡，平也。肾气伤，故不得其平也。味过于苦，脾气不濡不润泽也，胃气乃厚；不能运化，则留滞而生胀满，故曰厚。按：前三脏俱是伤其所克，此味过于苦，火之化也，宜伤肺金，何以伤及脾胃？盖味苦者性必寒，苦寒肃杀，脾胃之所最恶也，故《五味篇》云：苦入于胃，五谷之气皆不能胜。谷气不能胜，非脾胃受邪而何？治热病不顾中气，肆用寒凉者，其撙节之；学河间、丹溪者，尤宜痛改之。味过于辛，筋脉沮弛，辛为金化，味辛者必伤肝木。肝主筋，筋得热而长，故弛。味辛者性必热，热则却阳伤血，血被热劫而枯，故沮。精神乃央。辛散气，肺主气，气得热而耗，精神自然困顿。央，犹殃也。前酸、咸、甘、苦皆只各伤一脏，此则伤及诸脏。治寒病不顾营阴，不保津液，肆用热毒者，其酌裁之。读《薛氏医案》《景岳全书》者，尤宜猛省之。是故谨和五味，骨正筋柔，气血以流，腠理以密。前三篇皆论五味之宜忌，此三篇则不论宜忌，即宜食者亦不可久而太过。妄用霸药之医人，与偏嗜厚味之病人，皆当铭诸座右。

《素问·异法方宜论》曰：东方之域，天地之所生也，鱼盐之地，海滨傍水。其民食鱼而嗜咸，皆安其处，美其食。鱼者使人热中，咸者胜血，故其民皆黑色疏理，其病皆痈疡皆字只作多字看。西方者，金玉之域，沙石之处，天地之所收引也。其民陵居而多风，水土刚强，其民不衣而褐荐，其民华食而脂肥，故邪不能伤其形体，其病生于内。北方者，天地所闭藏之域也。其地高陵居，风寒冰冽。其民乐野处而乳食，脏寒生满病。南方者，天地所长养，阳气之所盛处也。其地下，水土弱，雾露之所聚也。其民嗜酸而食胕，故其民皆致理而赤色，其病挛痹。中央者，其地平以湿，天地所以生万物也众。其民食杂而不劳，其病多痿厥寒热。故圣人杂合以治，各得其所，宜知治之大体也。五方风土，饮食、居处、嗜好既各不同，则其生病亦必不同，《左传》所以有河鱼腹疾之问也。然不可泥就一方而论，亦有山居泽居，膏粱藜藿之异，故篇末曰"知治之大体"。医者知此，可以窥测病情，病者知此，可以移换气血。凡六淫外入之症，与深邪痼疾久而不愈者，皆宜奉为圭臬[1]也。

〔1〕臬：原作"阒"，据文义改。

总　类计七十七种〔1〕

水

天地间未有万物先有水，故水者万化之源也。水何以先乎万物，曰水即气也，气即水也，水为气所生，气又为水所生。试观一阳之气起于下，阴上遏之，则气聚而为水云雨之理；一阴之气聚于上，阳下蒸之，则水复散而为气釜甑之理。《易·乾之象》曰：云行雨施，品物流行。盖气聚而为云雨，自无形而之有形，自有此有形之水，而太虚寥廓之中，生生化化不穷矣。其行于地也，流则为江河，为沟浍，大小皆流也；止则为行潦，为海水归墟，大小皆止也。上而有此云雨霜露，下如有此江湖河海。而水之类不齐，水之性味亦各异。《本草纲目》分为天水、地水两类，各辨其甘淡咸苦之味，而著其寒温良毒之性。自古谈物理者，未有若是其详且尽者也。况乎民非水火不生活，是平人、病人日不可离之物，医者可置焉不讲乎。谨依《纲目》，条例如下。

雨水

《纲目》曰：立春雨水，宜煎发散及中气不足、清气不升之药。此说出虞抟《医学正传》。然不拘何日雨水，尚未落地，其性清真，用供病人饮食药饵，无不相宜。若夏秋暴雨，承取其水，冷如冰雪，煎时行暑热之药，更有应验。

露水

夜中无云星光照，吸地中滋润之气，升于半空，降而为露。故阴晦之夕，及不见星光之所，如树下、屋中，虽地湿亦无露。其性属阴，最能长养万物。月能吸海水为潮汐，星能吸地气为霜露，故其性皆属阴，说见揭子宣《璇玑遗述》。饮之能退大热，止消渴。出《本草拾遗》。凡有此二症，服药不效危急者，宜多用瓷盘承取，实有奇功。秋露秉肃杀之气，宜煎润肺杀祟之药。出《医学正传》。柏叶上露，能明目，旦旦洗之热眼极效，寒者禁用。出《纲目》。《续齐谐记》曰：赤松先生八月一日取柏叶上露以明眼。《鸡跖集》曰：八月一日作五明囊，盛百草露，可以明目。

雪水

《尔雅》《释名》曰：雪，洗也，故洗涤冤诬，谓之昭雪。洗除瘴疠虫蝗也。《纲目》曰：雪花六出，阴之数也。冬至后三戊为腊，腊前三雪宜麦。《授时通考》载古谚曰：若要麦，腊月见三白。瓦器盛，紧筑密封泥口避日。宜小口旧瓦罐未经盐者。用藏一切果实，不生虫蠹。夏月置几席间，蝇自去。宜煎伤寒、火暍之药。伤寒即是热病。《日

〔1〕计七十七种：原无，为保留信息，据原书目录补。后各类均如此，不另注。

用本草》曰：煎茶煮粥，能解热止渴。《本草拾遗》曰：解诸毒，治天行瘟疫，酒后暴热，黄疸，小儿热痢。张从正曰：洗目，退赤热。

霜水

霜即露也，然禀寒冷肃杀之气，结而为霜，其性极寒，较雪尤甚。凡雪水所主之病，霜皆能治之。而解毒退热之功，于时行瘟疫尤为亲切。收藏宜冬至后立春前，日未出时，用鸡翎扫取菘、芥叶上者，旧瓦器藏，如藏雪水法。《国语》：驷见而陨霜。注：房星见在霜降节。今时霜降，太阳在房屋之后，法当昏见。然以距太阳不远，日入时房星已近地平，不能得见。以岁差逆数之，春秋鲁隐公元年己未，距今大清嘉庆十六年辛未，共二千五百三十三年。每年五十一秒，差一十二万九千一百八十三秒。度法收之，得三十六度弱。距度愈近，更不能得见。至于火见心星也而清风戒寒，天根见氐星也而不涸，皆与当时星度不合，不知何故。霜雪水，解春秋时行瘟疫、暑热、疟、痢等毒，实有奇效。而苦于无人收取，则危急时万不可得，医者所以宜司岁备物也。

冰

篆文作仌，亦曰凌。南方地气暖，冬时虽有冰而不厚。藏之，春暖即融，亦仅如霜雪水耳。北方地气寒，河流彻底皆冻，车马可以通行。故《月令》：季冬之月，水泽腹坚。藏之，至夏不释。《诗·豳风》曰：二之日，凿冰冲冲；三之日，纳于凌阴冰室。《周礼·天官》：凌人掌冰，正岁十有二月，令斩冰，三其棱。凡内外饔之膳羞、祭祀、宾客无不用之。《左传》：古者日在北陆而藏冰，西陆朝覿而出之。其藏之也，深山穷谷，涸阴冱寒，于是乎取之。其出之也，朝之禄位，宾客丧祭，于是乎用之。其藏之也，黑牡、秬黍，以享司寒。其出之也，桃弧、棘矢，以除其灾。祭寒而藏之，献羔而启之，公始用之。火出而毕赋，自命夫、命妇至于老疾，无不受冰。山人取之，县人传之，舆人纳之，隶人藏之。夫冰以风壮，而以风出。其藏之也周，其用之也遍，则冬无愆阳，夏无伏阴，春无凄风，秋无苦雨，雷出不震，无灾霜雹，疠疾不降，民不夭札。

按：藏冰于冬，及夏而用，借其阴寒，以制暑热，理之所有也。故《拾遗》曰，去热烦。《日用本草》曰，解烦渴，消暑毒。《纲目》曰，治伤寒阳毒，热甚昏迷。冰之用如此，已不可谓不大。且能杀蝗螨。故《春秋》以冬燠无冰为灾，纪之者三。谓当寒不寒，恐为岁害也。独不知藏冰遂能无愆阳、伏阴、凄风、苦雨，乃至无雷震、无霜雹、无夭札疠疾。左氏之失也诬，此或其一也。本朝藏冰之制，伐冰取诸御河及龙王堂莲花池。岁以冬至后半月，工部委司官一人，募夫伐取明净坚厚者，以方尺有五寸为块。紫禁城内窖五，藏冰二万五千块；景山西门外窖六，藏冰五万四千块；德胜门外窖三，藏冰二万六千七百块，以供各坛庙祭祀，暨内廷之用。德胜门外土窖二，藏冰四万块；正阳门外土窖二，藏冰六万块，以供公廨、官学及各衙门、各监狱官暑汤之用。凡陵寝祭祀，则藏冰于畿辅遵化州、蓟州、易州、丰润县等处。车驾巡幸直省，均由地方有司供用，无常数。惟热河定额二千块，喀喇河屯三百块，巴克什营、两间房、长山谷、桦榆沟、中关、小营、波罗河屯各一百块。又古者虽命夫、命妇至于老疾无不受冰，而藏冰则有品节，大夫非有采地者不得与焉。故《大学》孟献子曰，伐冰之家，不畜牛羊。不知冰既可为夏月消暑之用，先王之立此制，其理安在。今则户户可藏，且鬻于市，消融为水，热病人煮粥、煎茶诚佳。若整块冷食，不免败人脾胃，中寒者切戒。

江河长流水

水以动为性，以润下为德，故水无不流。中国地势，西南高，东北下。故天下之水，皆发源于西南，而下注于东北江河。其最大者，江曰南条，河曰北条。江源出蜀之岷山，所汇之水，两川、滇、黔、两湖、两江，如洞庭、彭蠡诸巨浸皆纳焉。至浔阳而分九派，故曰九江。至南徐今镇江府而始入海。自源迄委，水程九千三百余里。河流则来自塞外。《尔雅》曰：河出昆仑虚，色白。所渠并千七百一川，色黄。百里一小曲，千里一曲一直。邢昺疏曰：河源出昆仑山下之基，其初纤微，源高激凑，故水色白。迨所受渠多，凡一千七百并为一川，沙壤溷淆，故水色黄。《海内西经》曰：帝之下都，昆仑之虚，方八百里，高万仞。河水出东北隅，以行其北，西南又入渤海，又出海外，即西北，而北入禹所导积石山。又《北山经》云：敦梦山，敦梦水出焉，西注泑泽，出乎昆仑东北隅，实为河源。今注云：西北者，盖传写讹也。《汉书·西域传》：河有两源，一出葱岭，一出于阗。于阗在南山下，其河北流，与葱岭河合，东注蒲昌海。蒲昌一名盐泽，去玉门、阳光二百余里，广袤三百里。其水亭居，冬夏不增减，皆以为潜行地下，南出积石，为中国河。又《山海经》云：不周山，东望泑泽，河水之所潜也。其源浑浑泡泡。郭注云：河出昆仑，潜行地下，至葱岭山、于阗国分流歧出，复合而东注泑泽，又复潜行，南出于积石，而为中国河，泑泽即蒲昌海也。古之谈河源者如此。元朝遣使逆流溯之，西南行，至一处名星宿海，云是河源。然星宿乃彼处众水所汇，其上游必复有源，则是河源远甚，莫可得而稽也。其行于塞外也，自南而北，凡六六大湾。其入中国也，由秦而晋而豫，过齐、鲁，入直隶，去海跬步不即入海，忽而后转，复北流二百余里，及瀛洲今河间府而始入海。故人以自矜其有者，一遇高人而自丧，如河伯之自旋其面目也。究竟此乃游戏之笔。缘海岸陡绝，地高下之势使然耳。其源虽不可知，而自星宿海至直隶河间，已数万余里矣。河既源远流长，挟沙而行，其水浑浊，故名黄河。其自积石、龙门下浮中国，在甘、陕、山西之地，束于万山不能旁决。至河南开封，建瓴而下李青莲诗曰"黄河之水天上来"，加以地势平衍，沙不积则顺轨安流，一积则顷刻旁溢。其决而南也，害在颍、亳、徐、宿；决而北也，害在曹、濮、单、郓。不知禹锡元圭而后，历夏、商、周一千余岁，何以不闻河决？至敬王二十三年始决，自后代代有之，迄元、明、本朝，其决尤数，究在何理？说者曰：齐桓公任管仲将九河故道尽垦为田，故下游无所泄。此说见《春秋纬宝乾图》，云移河为界，在齐吕填阏八流以自广。郑康成据此亦云：齐桓公塞八河，同为一河。郭注：《尔雅》云九河，徒骇在今东平县，太史、马颊、覆釜俱不言所在，胡苏云在东莞县，简、絜、钩盘、鬲津亦不言所在。邢岛引《汉书·沟洫志》疏之曰：成帝时，河堤都尉许商上书云古记九河之名，有徒骇、胡苏、鬲津，今在成平、东光、鬲县界中。自鬲津以北至徒骇，其间相去二百余里。是知九河所在，徒骇最北，鬲津最南。盖徒骇是河之本道，东出分为八支也。许商上言三河，下言三县，则徒骇在成平，胡苏在东光，鬲津在鬲县，其余不复知也。然九河之次，从北而南既知三河，其余六者亦可想见。太史、马颊、覆釜即覆鬴，在东光之北，成平之南。简、絜、钩盘在东光之南，鬲县之北。以今考之，九河故道皆在直隶河间。河之决，由沙壅，不关下游不泄。河决之所，在开、归、淮、徐等处，去海岱之邦远甚。且也禹之行水也，行其所无事也。苟拂其性而塞之，湍流之下，虽寻丈之渠，且无所施其知巧，况滔天之河，可塞其八而为一乎？观前乎禹者有鲧，筑堤障水，九载而绩用弗成；后乎禹者有梁武帝，欲以邻国为壑，浮山筑堰，而漂没田庐数十万顷，沉溺人民数十万家。是则齐桓公塞河之语，盖经生冒昧之谈，不足信也。曰若然，则八河何为而塞乎？不知高岸有时为谷，深谷有时为陵，此殆有天焉，非人力所能为也。不观今之黄河，日徙而南，旧河皆成陆路，谁塞之乎。惟其南徙，故前明之世，有欲引河与漕合流者。既以漕水千步百折，河流湍激，必不能按辔徐行。有欲引河与淮合流者，又以淮水独流，且有泛溢之患，加之以河，其泛溢也必更甚。今则黄淮已合矣，而泛溢依旧。古治河之策有三：曰疏，曰浚，曰塞。疏在下游，分支洒泽；就所决之一处，暂开支河以杀水势，庶便于兴工，非欲坏山东之田而寻九河故道也。浚在河身，筑堤固岸，使水刷沙行也；塞，堙其决口也。治河之人，元总管贾鲁。事见《元史·河渠志》。当时史臣欧阳元，就贾公细询颠末，得其物料工费之全数，与分支、固岸、塞口之全法而备纪之，为前史之所未有。至明代，贾鲁河已成陆地。其河臣则有徐武功有贞、潘尚书季训。此三人一出，而无河患者或三十余年，或四五十年。后之从事于斯者，皆取则焉。儒生伏处而谈经济、礼、乐、兵、农，或可得其要领，此事恐难究十全也。

我朝河工政务，黄、淮二渎为大，运河次之，永定河又次之。及南北诸条附流入海，分流济运者，咸受治焉。其职掌江南河道总督一人，掌黄、淮会流入海，洪泽湖、汕、黄济运，南北运河泄水行漕，及瓜州江工，支河湖港疏浚、堤防之事。所属河库道一人，司出纳河帑。淮徐河道一人，同知、通判、州同、州判、县丞、主簿共十六人分管。天津河道一人，同知、通判、二十四汛州同州判每汛一人、县丞、主簿、巡检，共五十四人分管。淮扬河道一人，同知、通判、三十八汛州同州判每汛三人、县丞、主簿、巡检、十四闸闸官，共一百六十九人分管。设河标兵二十三营，副将二人，参将二人，游击三人，都司三人，守备二十四人，千总二十七人，把总五十人，兵一万三千七十二人。

山东河南河道总督一人，掌黄河南下、汶水分流、运河蓄泄及支河湖港疏浚、堤防之事。所属山东运河道一人，同知、通判、二十八汛州同州判每汛三人、县丞、主簿共一百一十三人。又分理泉河州同府、经历、县丞、巡检、四十八闸闸官，共四十三人分管。兖沂曹兼管黄河道一人，同知、县丞、主簿、巡检、守备、千总、把总，共二十人分管。河南开归陈道一人，同知、通判、州判、县丞、主簿，共一十六人分管。彰卫怀道一人，同知、通判、县丞、主簿、巡检、典史、守备、千总、把总共三十八人分管。河标兵七营，副将一人，游击二人，都司二人，守备六人，千总十有二人，把总十有九人，兵三千二百五十五人。直隶总督兼河道总督一人，掌彰卫入运归海、永定河归淀、疏浚堤防之事。所属永定河道一人，同知、通判、州判、县丞、主簿、吏目，共十九人分管。通永河道一人，同知、通判、州同、州判、县丞，主簿共十六人分管。天津河道一人，同知、通判、县丞、州判、县丞、主簿共十七人分管。天津河道一人，同知、通判、县丞、州判、主簿、巡检共十七人分管。清河道一人，同知、通判、州判、知县、县丞、主簿、巡检、典史，共二十一人分管。大广顺河道一人，同知、知县、县丞、典史、守备、千总、把总共四十九人分管。设督标兵十五营，副将一人，参将一人，游击三人，都司二人，守备五人，千总二十五人，把总四十五人，兵五千八百四十五人。

凡河兵，于绿旗营兵之外，别自为伍，专属河工调遣守汛防险之事。惟江南苇荡营兵，专司樵采，不与杂役。凡夫役，江南、山东、河南设堡夫；山东、江南设闸夫；直隶、山东设浅夫；河南设柳船长夫、桩埽夫；山东设徭夫、泉夫、坝夫、军夫、桥渡夫；直隶设衩夫、防夫，各随其地之宜。凡工式，蓄泄以渐曰涵洞。束水曰堤；堤外重堤曰遥堤；堤外筑堤，俾河流绕越而过曰越堤，亦曰月堤；兀立者曰缕堤。截流者曰坝；泄涨者曰滚水坝、曰竹络坝；锐出河流，以分水势者矶咀坝。护堤曰埽，埽有鱼鳞、龙尾、丁头之别；双埽曰障，障有六棱、三棱、排木之异。他如以导大溜则有木龙、柳簰；以济覆舟则有救生桩木。

凡经费，各工有修防、俸饷、役食、岁报、图册之费。江南河工有岁增五寸之费，山东有疏浚运河之费，各有常额。凡物材，苇、柳、秫稭论束，荷麻论斤，土论方，砖论块，石料分双、单，桩木别杉、杨，下至米汁、钉铁之属。有额者，岁办如额；无额者，需要之时，如数购备。

凡修防，当冲溜须用长桩、大埽，岁加镶筑。费有定额者，曰岁修。或河流迁徙，或三汛届临偶被刷损，随时抢护，工费在五百两以内者，曰抢修。江南淮、运河堤，每岁增高五寸，亦曰岁修，其核费具题岁修以十月。抢修无定期，题销均以次年之四月。凡三汛，以清明节后二十日为桃汛；自桃汛后至立秋前为伏汛；自立秋至霜降为秋汛。届期该管官弁督率兵夫，多办物材，昼夜分防。有警则鸣金为号，附近兵夫协力抢护。凡疏浚，河道面必广、底必深，运土必于堤内。无堤者，必去河百丈。运河岁小浚，间岁大浚。黄河无定期，遇沙停淤即浚。其法，或以勺，或以刮板，或以浚船，因地以制其宜。凡浚船以疏瀹河道，柳船以运物材，垡船与浚船同，石船与柳船同。凡保固，黄河工程限一年，运河限三年，江南、河东、直隶、南运河同北运河限二年，永定诸河险工限一年，其余平易工程并限三年。均以报竣之日起限，限内冲决，责承修督修官赔修。限外冲决，守汛官弁暨该管文武、沿河州县，皆分别议处。经制详明，超越前代如此。以故百余年来，河流不无泛溢，而不为民害者，赖先事豫防之早，后事补救之速也。其前代河政，诸史《河渠志》载之甚详，均可考也。

自河而外流，水之大者，西则有泾、渭，东则有淮、济、汝、泗，南则有汉、沔、睢、漳，北则有桑干、漕、濮。《内经》以此诸水分配人身十三经络，疑是后人伪造，非古圣人之言也。何则？诸水所经，不过《禹贡》九州岛腹内一线之地。碛路所回，三万余里，就沙漠碛石言之如此，陈卧子诗曰“碛路西回三万里，青天遥挂白龙堆”。若论北极至漠北穷荒，西极至阔滦海、大秦，犹不止此数。沧溟所浮，数十余国，此亦就历朝会典，声教所及，言之如此。朱从训诗云：海外波臣三十国，一时浴日颂唐尧。若论东极、南极远隔重洋之地，亦必不止此数。皆不共此水道。其民将无经络乎？将生于彼国，而效中国水道以为经络乎？抑将变而肖彼国之水道乎？此不待辩而明者也。又医书有东流水，亦尽可勿泥。盖中国地势，西高东下，水无有不下，故百川皆东汇于海。《易》曰：天与水违行。天西转，水东流，故曰违行，言其大概耳。就一处而言，则各有不同。塞外之水皆北流，西藏之水皆西流，姑勿深论。就中国而言，如吾乡饶、广、抚、建之水，皆西会于彭蠡；章、贡、虔、淦诸水，皆北会于彭蠡，又共西北流而入于江。《禹贡》曰：江水东汇，泽为彭蠡。误也。蔡虚斋曰：江西古苗地，禹迹或未亲履其处，故有此误。或然耳。两粤及闽中之水，无甚大会，皆各自南流，或东流而入于海。浙东之水，皆东北会为太湖。浙西之水，亦东北会为浙江而入于海。益州之水，漾、沱、黑、白，四派分流，故名四川。此数千里之地，其水皆不尽向东流，皆不可为药饵、饮食乎？总之，长流之水合千派而不竭，纳众污而不污。所以郭景纯《江赋》曰：咨五行之并用，实水德之灵长。随在可以汲取，养生疗疾，无所不宜。古方云宜煎下行利导之药，理则然耳，但居近长流者，平时饮食无非此水，用以煎药，何独能速下乎？存其说而已矣。

溪涧急流水

江河溪涧者，流水也。江河取其长，溪涧取其速，性顺而善下则同也。但山居者平日长饮此水，临病用之，未必遂有奇效，是亦不可全恃也。《尔雅》：山夹水，涧；陵夹水，濆。杜预注《左传》：涧溪，沼沚止之毛曰溪，亦涧也。李巡曰：水出于山，入于川为溪。皆急流之名也。

逆流水

水无逆流之理，因流势本急，又遇河道转变之所，此岸顺流屈曲而下，则彼岸必逆流回旋而上，其逆者，顺之转也。水大弯长，可逆上一二十里；水急弯陡，可成漩涡大数亩。《尔雅》曰：过辨回川是也。古方用煎中风卒厥及涌吐之药。然回旋逆上处，即秽污所聚处。汲取此水，非精细人不可用也。除煎药之外，一切饮食概不宜用。《诗·秦风》：溯洄从之，道阻且长。溯游从之，宛在水中央。《尔雅》曰：逆流而上，曰泝洄；顺流而下，曰泝游泝同遡，又作溯。孙炎《正义》曰：此顺逆指渡者，非言水之顺逆也。

劳水

《伤寒论》名甘澜水。《纲目》曰：用流水置大盆中，以勺高扬千万遍，有沸泡相逐，乃取用之。水味咸而体重，劳之则甘而轻，取其不助肾气而益脾胃也。此解大误，总是取其善行不止，观下二方可见。其来最古，《灵枢》治卫气常行于阳，不得入于阴，目不得瞑，多年不寐，半夏秫米汤：用千里长流水八升，扬之万遍，半夏五升，秫米一升，炊以苇薪，取汁一升，饮一小杯，以知为度。此欲行卫气，使得入于阴也。《伤寒论》治发汗后，脐下悸，茯苓桂枝甘草汤：茯苓一两，桂枝三钱，甘草二钱半，甘澜水煮服之。此欲假其善行，而去脐下蓄水也。凡病经络阻滞，及内有积水，中满胪胀等人，饮食之中能用此水，亦可以助药力也。

止水

大而湖荡，小而陂塘，皆止水也。水性动，止而不行则静，拂其性矣。且四岸秽污，有纳而无出，故凡乡村饮此水者，其人丁必不繁盛，且多中满蛊胀，矧病人用之乎？

井泉水

《世本》云：伯益始作井，或云黄帝穿井。《尔雅》云：泉一见一否为瀸谓有时出，有时不出。井一有水一无水为瀱汋谓夏有冬无。滥，泉正出，涌出也《诗》作槛。《大雅》曰：觱沸槛泉。《公羊传》作濆泉。昭五年，叔弓败莒师于濆泉。杜注云：直，泉涌也，直即正也。沃，泉县[1]出，下出也《曹风》：冽彼下泉。氿，泉穴出，仄出也大东有冽氿泉。归，异出，同流肥《邶风》：我思肥泉。瀵，大出尾下郭注云：尾犹底也。泉之名不同如此。盖泉者，地之气脉也，其大小视乎气脉之盛衰，优劣视乎气脉之清浊。

医书之用井水，随时初出曰新汲，出瓮未放曰无根谓未曾放手落地，平旦首汲曰井华。平人、病人，饮食、药饵，新汲水最佳。盖夏月阳气用事，阴伏于下，井水极冷；冬月阴气用事，阳潜于下，井水微温。此皆地脉阴阳之正理。若汲之既久，则失其本性，与地面停蓄者何殊？隔宿尤劣。然此皆小者。论其大要，第一宜辨味，味甘而淡为优，咸者及作石气、泥气者为劣。次论色，色清如水晶为优；色白如米泔，及虽清而面有红、黄、紫沫者为劣。此数种水，其作石气、泥气及白如米泔者，由地脉实实不佳，必另凿他井得佳泉，乃可汲饮。否则，非居人之地，速宜迁去。伍子胥之治姑苏，白香山之治杭州，胥此为首务，不宜执“改邑不改井”之说也。至于味咸及水面浮沫之井，人烟稀少处仅无，通都大邑则十九如此。此由居人稠密，粪秽杂污渍入泥土所致，虽地脉本旺，饮之者人户未尝凋敝。而明明秽物，岂可入口，况病人药饵乎？夫浚泄沟渠，清理街道，亦为民父母者所有事，是在官兹土者，加之意焉。矧膏粱藜藿，富贵贫贱各殊，而井汲同受，王明之福，则为民亦以自为也。《纲目》曰：《河图括地象》云，九州岛殊题，水泉刚柔各异。青州角、征会，其气慓轻，人声急，其泉酸以苦；梁州商、征接，其气刚勇，人声塞，其泉苦以平；衮豫宫、征会，其气平静，人声端，其泉甘以苦；雍冀商、羽合，其气驮烈，人声捷，其泉咸以辛。观此，知人赖水土以生，可不择乎？然九州水土固不同，就一处而言，相距咫尺即异，是又不可以执论也。

其新汲冷泉水之入药，《集简方》治中砒石毒，仓猝不能得药，速速多饮冷水，轻者得吐利即解，解后仍宜频饮，重者亦可缓死待救。然毒轻则解，毒重则膨胀而死，其死反速，此不可不知也。又治中乌喙[2]毒即川乌、草乌，方同上。《济急方》

〔1〕县：音 xuán，通“悬”。
〔2〕喙：原作“啄”，据文义改。

治中蒙汗毒，《经验方》治中煤炭烟毒不速治，能杀人，均以冷水灌之。《千金方》治马汗或马毛入疮毒其气入腹亦杀人，冷水浸之。不可浸者，不住手淋洗之。内饮美酒取醉，立瘥。《肘后方》治误服热药，或吐，或衄，或发狂，频饮冷水，以安为度。《保寿方》治疔疽恶疮初起，痛痒或麻木，身发寒热，乃极毒之候，急用针刺破，挤尽恶血，令人口噙冷水吮之，水温吐去，再噙吮，至痛痒皆住即愈。《延寿方》治鼻衄不止，冷水淋洗后项风池、风府，或浸湿布巾贴之。《伤寒论》曰：病人欲饮水者，少少与之。不特伤寒，凡一切时行热病、瘟疫诸症，但大热大渴急欲得凉水者，均可用。宜频饮一二口，不可顿饮过多。

其热而为汤，须极熟，故古名百沸汤，《伤寒论》名麻沸汤。《本草衍义》曰：能助阳气，行经络。《拾遗》治小儿客忤卒死，用瓦器盛热汤，隔衣熨其腹，冷即易，气通立苏。《嘉祐本草》治霍乱转筋，亦以器盛热汤熨之，仍令足踏热器，使足底热透，内服安和脾胃之药即愈。《千金方》治暑月暍死，以热汤徐徐灌之，略举其头，令汤入腹即苏。又治手指肿痛，热汤久浸。《延寿书》治金疮血不止，旧布蘸热汤合之。《纲目》曰：热汤善通经络，加以药力，其效更速。予每治寒湿，用艾煎汤。治风虚，用桑、槐、桃、柳、榆枝，或五加皮煎汤淋洗。按：此法触类变通，其用无尽。如治客忤，可用葱、韭。治转筋，可用五加、木瓜用药煎汤，只蘸所隔之布，器内熨汤，但取其热，不必用药。治暍死，可用蒜。治手指肿痛，可用大黄、地丁。治金疮血出，可用荆芥、白芷。不能枚举也。

又《本草拾遗》有生熟汤加盐引吐之法，原治误食毒物，胪胀，欲作霍乱用冷水、沸汤各半相和，俗名阴阳水。《纲目》遂谓其能通阴阳，升降清浊，誉之未免过情。盖果系热病，可全饮冷水。无热病而饮阴阳汤，往往有害。考其法始于陈藏器，自唐以前医书、本草并无之，不足信也。

诸水有毒

《本草纲目》曰：沙河中水，饮之令人喑声哑也。阴地流泉，行人饮之，成瘴疟，损脚力。两山夹水及流水有声者，久饮令人成瘿疾。泽中停水，五六月有鱼鳖精，饮[1]之令人成瘕病。即无之，久停之水，总不宜人饮食、药饵。说见前“止水”条。

古井、眢井井无栏谓之眢井，井栏古名银床。唐人句曰“井梧花落尽，一半在银床”。 久无人汲者，夏月行人纵渴甚，不可妄饮。有毒甚者，能杀人。《周易》所以云井道不可不革也。

温泉 《本草拾遗》曰：下有硫黄，即令水热，故温泉多作硫黄气。热甚处可焊猪羊、熟鸡卵，非有疯癞病人，不宜轻入。《渔隐丛书》曰：天下温泉，惟黄山是朱砂泉，春时水色微红。长安骊山是礜石泉，俱不甚作气。有砒信处，亦有温泉，其水大毒。《本草会编》曰：卢山温泉，患疯癞及杨梅疮人，饱食入池，久浴至汗出乃

〔1〕饮：原作“饭”，据文义改。

止，旬日自愈。按：温泉天下有处甚多，其下不有硫黄，即有砒石，总皆有毒，浴且不宜轻入，况可入饮食、药饵乎？独骊山者可浴。白香山《长恨歌》曰：春寒赐浴华清池，温泉水滑洗凝脂。此乃地脉之奇也，他处慎之。

花瓶中水 饮之杀人，蜡梅尤甚。

炊汤甑下水 洗面令人无颜色，洗体成癣，洗脚疼痛生疮。贫家以惜薪故，每用泡茶，病人切不宜饮也。

水经宿面上成五色者 有毒，不可入饮食，不可濯手足，与饮汤同。

春夏大雨 山水暴涨，有毒。山居别无他水可汲者，宜捣蒜或白矾末少许，投水缸中。已受其毒，梅叶煎汤解之。无梅叶，矾、蒜俱可。《本草会编》曰：昔在浔阳，忽一日城中马死数百。询之，云数日前，大雨洗出山中蛇虫之毒，马饮其水故也。

秋冬水涸 湖荡沟渠停蓄[1]之水，虽无甚毒，极能作胀伤脾。泽居必须饮此水者，亦宜常捣矾、蒜投之。然住居此地，若无高阜可以凿井，常饮此水，其人丁总不繁盛，非乐土也。陆羽《茶经》，尚知辨天下性之美恶，况病人饮食、药饵，反不知辨，岂不戾哉。以上并见《本草纲目》。

诸水治病

地浆 亦曰土浆。此物最古，《名医别录》即有之。陶隐居曰：掘黄土地作坎，深三尺一二尺亦可，以新汲水沃入搅浊，少顷取清用之，病轻取清，重者连泥浊饮，力更大。能解一切卒急不可名状之恶毒。盖凡物遇土则化，香者不香，臭者不臭，坤德之所以能受也。若罗天益《卫生宝鉴》云：地属阴，于墙阴掘坎作地浆，乃阴中之阴，能泻阳中之阳。语乃大谬。作此须稍远居人，高阜洁净黄土地，常受风日雨露之所则佳。树下、墙阴、屋内，皆不可作。第一善解枫菌、土菌等毒，闭口椒毒，口吐白沫，身冷欲死出《金匮要略》；热毒烦渴出《圣惠方》，天行热病及瘟疫尤佳；干霍乱病即搅肠痧，胀痛不得吐泻，救迟则死，饮地浆三五盏，以鸡羽探喉中，得吐即生。大忌米汤，尤忌姜汤，但一滴入口，则万不能救出《千金方》。误服或过服热药，烦躁瞀乱出《肘后方》，中野芋毒、黄鲿鱼毒《集简方》，并饮地浆则解。

酸浆 《本草蒙筌》曰：炊粟米半熟，投冷水中，浸三五日，待面生白花，味酢用之，古方凡用浆水者即此。性能调中，消宿食，解烦渴，止呕吐，并温服一盏。浸至臭败者不可用。城居挤粉店中，日日有之。乡居卒急不能得，勿用收豆腐之酸浆。此乃豆汁，非米汁也。然米浆亦不宜妄服。《衍义》曰：孕妇服，令儿骨瘦。饮多能绝产。醉后饮之失音。

齑水 《纲目》曰：此即作黄齑菜中酸水也，温饮能涌吐痰饮、宿食，不可过多。

磨刀水 《纲目》曰：利小便，消热肿。《集简方》云：肛肿痛欲作痔疮，急取屠刀磨水，内服外洗，数日即效。《扁鹊方》云：盘肠生产，肠干不上，取磨刀水温

[1] 蓄：原作“畜”，据文义改。

润之。内服好磁石末。《救急方》云：蛇咬毒攻入腹，取两刀于水中相磨，饮其汁活人。《心统》曰：耳中卒痛，取刀于粗石上磨汁，滴入即愈。

甑气水 《集简方》云：小儿唇面生疮，烂成臼孔，取蒸糯米甑篷滴下气水，日扫数次，数日即愈。无糯米，籼米、粟米俱可，但更须多上。

市门溺坑水 俗名沟尿。《本草拾遗》曰：能治消渴，饮一小盏，三四度瘥。按：此物能解大毒，但须不近豆腐、酒店，又无焊猪血水者，又必晴日乃佳，雨后者无用。凡时行瘟疫，头项作肿，或生疙瘩，大热烦渴，吐血便血，哮喘等症，取数升，烧铁一块令赤，投中淬之，少顷水清，饮数次可以起死。猪、牛瘟病，缚置坑中，捺其头于水内，使不得息，水自然入腹，一二次便瘥。

缫丝汤 《纲目》曰：止消渴。

沤麻水 《别录》曰：止消渴。

浸蓝水 解毒退热，与蓝淀同，见后。

火

《纲目》曰：水、火皆所以养民也。太古燧人氏钻木取火，教民熟食，使无腹疾。《周官》：司烜氏以燧取明火于日，鉴取明水于月，以供祭祀。司爟氏掌火之政令，四时变国火以救民疾。春取榆、柳之火，夏取杏、枣之火，季夏取桑、柘之火，秋取柞、楢之火，冬取槐、檀之火。季春龙见于辰而出火，于时为暑。季秋龙伏于戌而纳火，于时为寒。后世寒食禁火，乃季春改火遗意。观唐时清明日，赐百寮新火，新字可见矣。俗作介推以是日焚死，故禁火，岂不谬哉。按：先王之世，火政如此，似乎近迂。且所云顺天道，而百工之作息皆因之，以免水旱灾祲之流行，其理尤不可信。今惟戛石取火，或以玻璃照日取火，得火之由，只此二法。火几无日不新，于养生疗疾未见其害也。《纲目》论火乃远扯君火、相火，及周濂溪圣人定之以中正仁义而主静，朱紫阳人心、道心诸说，一派空谈，全无实际。医家不宜有此。盖火之优劣，视乎薪炭，故桑树可以烹老龟，轩辕墓上千年华表可以照狐魅。次视乎文武久暂之候，故丹经有温养之义，内典有烈焰烧空之喻，而养生疗疾于此外，又奚足辩乎。

桑柴[1]火

诸木作薪，惟桑火最烈。故凡牛、羊、鸡、鸭老者，煮之不烂，得此即糜。熬鹿肉、虎骨等胶，得此比他薪较损而得胶且多。宜煎一切补药，如地黄、二冬、牛膝之类，汁本难出，且补药宜熟也。况桑性能除风寒湿痹诸病，此数种病人，不拘饮食、药饵，概宜用之。

〔1〕柴：原脱，据目录补。

竹火

此火亦烈，但逊于桑耳，宜煎补药。

松火

凡木供爨，此为最多，火性在紧缓间。又香窜之木，火亦窜，惟此与柏不窜，故可用。

杂木火[1]

诸木火虽不能如桑火之烈，然桑薪不能常得，不拘何木，加而用之，火候既足，亦有同功也。

樟木火

此薪中之最劣者。作饧作腐，草柴中但夹樟木叶数片，则满锅皆成清水。且釜中未沸，近底处先焦。故炼为樟脑，能于水中发火。若烹饪诸物，能令滋味全失，且带樟木气。病人切宜避之，为害不小也。杉木火较樟木之害稍杀，病人亦不宜用。

芦火

其性柔缓，烹饪用之不助热，煎药不耗药力。故《灵枢》半夏秫米汤方后，曰烹以苇薪。荻火同。

诸杂草火

但香窜者，即不宜供病人之用。其余性皆柔缓，可随便用。

萧艾蒿蓼诸火

凡草木气香窜者，作薪火亦窜。观所烹蔬菜、鱼肉失味，茶无香，可见矣。不堪为病人饮食药饵之用。

诸稻粱黍麦等穰火

一名秆，俗呼禾秆、粟秆、麦秆。易烬多灰，火性极其柔缓，烹饪难熟，煎药岂能出汁。但火性既[2]柔，则不耗药力，加而用之可也。

诸菽穰火

一名萁。陈思王诗：煮豆燃豆萁。火性紧而烈，又且难烬灰少。作饮食易糜，煎药出汁，又不助热，与木中桑火同佳品也。不拘黄、黑大豆，赤、白小豆，豌豆、豇豆同，落花生穰亦同。

诸麻穰火

其火性虽平，不助热，苦其易烬。脂麻穰稍可，火麻尤易烬。病人饮食加而用之。

---

〔1〕杂木火：原作“诸杂木”，据目录改。

〔2〕既：原作“槩”，形近而误，据文义改。

糠火

砻糠供爨，有二用：一用风箱曳搧，焰甚烈，而火性不热，病人饮食、药饵俱不忌；一不用风箱，不能作焰，仅能煨养诸般食物，易糜而有味，但性较热，不宜煎滋阴补血之药。凡麦芒、秕谷、秕粟等，俱可燃，性亦仿佛。

白炭火

用杂木煨糠火中，不使其燃，俟烟尽，闭窑灭火，其炭坚结，故俗呼硬炭。外有白粉者良，故名白炭。无白粉者多爆，其火甚烈，能使肉食易糜，药易出汁。但极热，平素饮食惯用薪火者，骤遇炭火所烹，令人口糜舌烂，或咽痛，或鼻衄。凡肺热咳嗽及天行热病人，切宜远之也。冬月烤火亦然。研末蜜丸含咽，治卒然咽喉闭塞。无白炭，蜉炭亦可《千金方》。烧红，急研为末，陈香油调搽愈陈愈佳，治汤火伤灼《济急方》。一种独木所烧，名鸡骨炭，能治跌扑伤损。见果类砂糖下。

杂木烰炭火

较白炭稍不热，病人治食、煎药皆无所忌。栎炭尤佳。泡汤饮，或研末蜜丸含咽，治卒然失音，杉木炭最验，但勿用曾经水淬者及竹炭，皆不验。前咽喉闭塞方，无白炭，可代以烰炭。此则必用蜉炭，不可代以白炭《得效方》。

煤炭火

《纲目》曰：一名石炭，一名乌金石，即《拾遗记》之焦石。古人用以书字，故又名石墨。南北产处甚多。代薪炊爨，锻炼铁石，大为民利。曹叔雅《异物志》云：豫章有石，黄色而理疏。张华谓之然石，以水灌之则热，可以烹鼎，冷则再灌。高安亦有之。按：高安、豫章，与吾饶接壤，不闻有水沃之然石，或古有今无乎？石灰初出窑时，坚硬仍如石体，扣之亦作石声，按之不热，遇水则烟焰陡发。榜人装载稍不检点，可以焚舟。张公、曹公得毋为人所愚，所云然石即此乎？ 高安、豫章多有灰窑。有煤之山，必有乱石成行，高出土面。风雨之夕，火光炳耀，倏明倏灭者即是。其在土中，浅深不一，必作坎如井，少则二三丈，多或十余丈。得炭，则为隧横入凿取，用修绠辘轳出之。有三种：一种色黑而黯者为红火炭，其焰色红，烟多易烬；一种深黑，光明如黑鋻者，为绿火炭，其焰色绿，烟少难烬；一种焰绿而更难烬者，名铁炭，惟供煅铁之用。炊爨者以价昂不能用也。三种炭火皆作硫黄气，性烈有毒，红火者尤烈。中其烟毒，能令人昏瞀，速以冷水灌之，移向风吹则解一切烟毒皆宜解以冷水。乍食煤火所烹之物，其害甚于白炭，病人概宜避之，煎药则断断不可。研末，同滑石末水调，或人尿调，可敷金疮血出不止《医学集成》。

调疾饮食辩卷一（下）

油

凡草木、谷果、蔬菜之实不能酿酒者，均可榨油，故油之类不一，而烹饪必资之，性之美恶可弗究乎？

脂麻油

入馔能解饮食之毒。但性滑，蔬菜中过多则败脾。病人大便不解者，酌而用之。《别录》曰：主天行热闭，服一合，取利为度。《胎产须知》曰：漏胎难产，浆水先下，其胎干涩不行，麻油半两，蜜一两，入汤煎数沸，顿服。《食疗本草》曰：通大肠热闭，治蛔攻心痛，麻油一合，鸡子两枚，芒硝一两，搅服。又，总解百毒，香油灌之。又，治盘肠生产，其肠不收，用油烧温，盆盛，令坐其中，食顷以灯草掭鼻作嚏，立上。陈者外用作薄贴膏药，愈陈愈妙，至一二十年即是仙丹。能消肿解毒，散血生肌。但过陈者不宜食耳约二年为率，二年以外者，切勿入病人之馔。

豆油

熬熟入食料，味比他油较美，而滑肠助热则同。凡草木之实，可榨油又可作酒者惟此，余皆各得其一也。

茶油

此虽名茶，实非茗也。有二种：一种树高二三丈，生子反少；一种仅寻丈，生子反多。均可榨油。吾乡虔、吉、南、赣及湖南诸郡甚多，为利于民甚巨。肥腻不亚豆油，性亦热而滑。

芸薹油

即菜子油，为诸油中第一劣物，能败阳发病，损精神又损腰脚，生寸白虫见《食物本草》。又能使女人不孕见《纲目》。凡生产不顺欲断产者，及师尼寡妇虑受私胎者，诸古方皆用油菜子则不孕之说，岂虚语哉。吾乡反贵之，呼真香油，而以搀和脂麻者为假香油。香油载在医书、本草，不知几千百见，皆谓脂麻油，无道及芸薹者。市侩不知，以此为价之低昂，无足深责，医人岂皆无目，何竟愦愦也？认贼作子，认子作贼，可发轩渠。独其外用消肿解毒，与脂麻油同，亦愈陈愈妙。过陈者尤不可食。

乌桕油

乌桕壳内之仁，其油之滑泄热毒，与桐油等。而壳外白皮另取入榨，名皮油，白腻如蜡，云可食，味肥美。然大热大毒则同，病人切戒。又此油亦可敷肿毒，亦愈陈愈妙。且能杀虫，凡头疮疥癞之有虫者有虫则痒，敷之其功乃在脂麻、芸薹二油之上。

吉贝油

即木棉子油。木棉花，本出缅甸、车师、八百媳妇等国，汉末始入中土。原名古贝，番语也，后讹为吉贝。衣被天下之功固大，作油充食似非所长。而食之者云，初食则泄，久食则不泄，性能暖肾，未知果否。大抵较乌桕稍不毒，而大热则断断如也。然患疮毒人，但行木棉地畔，触其气则肿痛倍加，是未尝不毒也。凡有病人，切不宜食。缅甸及交、广、滇、黔等处，地无霜雪，木棉有成大树者，名古贝。他处一岁一种者仅草本，名古终。盖一类二种也。

按：病人食料，脂麻油为上，茶油、豆油次之。若内伤诸病可以不戒肉食者，莫如猪油为妙。其乌桕、吉贝、芸薹等油，切宜严戒。虽然，凡油无不热，亦无不滑，忌者固忌，宜者亦勿过多。滑则败脾，热则助火。而肥酿入胃，足令诸药无功，病者毋过贪适口也。油即火也。《博[1]物志》曰：积油满千石，则自焚。古衡数小，得今三分之一也。今满三百石则焚，七十年中三见其事矣。而《别录》乃云：满百石则自焚。夫百石，肆中常有之积，未见其焚。即以累黍成斤法算之，四钧为一石，百石当一万二千斤，所差亦不远。而齐梁间衡数与今相较，仅得今秤四千余斤。然则此焚者，或天时地气有不同乎？总之，积多且久必焚。观油纸置箱箧，遇湿热蒸之，则火自内发，可知油即火也。

盐

《纲目》曰：一名鹾，天生曰卤，人生曰盐。《说文》：东方谓之斥《禹贡》曰：海滨广斥，西方谓之卤，河东谓之鹹。“鹹[2]”字有二音二义：一音咸，盐味也；此音减，盐土也，鹹地也。后人或作鹼、作鹻，又或作醶、醶。醶字从酉，西方金也。《易传》曰：兑为泽，其于地也为刚卤。黄帝之臣夙沙氏始煮海为盐。管子亦曰；煮海为盐，其利通于天下。然盐不尽出于海，夙沙氏就其多者言，管子就齐国言也。市语隐其名曰海沙，不知古方士久已呼之。《周礼》：盐人掌盐之政令，祭祀共[3]苦盐、散盐，宾客共形盐、散盐，王之膳羞共饴盐。苦盐名颗盐，出于池，皆成颗粒，未经炼治，其味咸苦。散盐名末盐，出于海及井，皆散末。形盐名丘盐，刻作虎形，或曰积卤自结，不烦印刻。饴盐味咸而甘，或曰以饴煎治，非也。

盐品甚多：海盐取海水煎炼而成，今辽、蓟、山东、两淮、浙、闽、广南所出是也。井盐取井水煎炼而成，今四川、云、贵所出是也。池盐出河东、安邑、解州，疏卤地为畦，引池水注入，候南风大起，一夜结成，谓之盐风。海丰、深州亦或引海水入池晒成。并州、河北皆碱盐也，刮取碱土煎炼而成。阶成、凤州皆崖盐也，生于土

---

〔1〕博：原作“傳”，据文义改。

〔2〕鹹：现代简化规范字当“咸”。然“咸”字在文用作注音，为作区别，此句中保留繁体字。此后他处仍作简体。此句中其他字也因训诂需要而保留原字。

〔3〕共：通“供”。

崖，状如白矾。此五种，皆食盐也海盐、井盐、池盐、碱盐、崖盐，共五种，上供国课，下济民用。海盐、井盐、碱盐出于人，煎治也，煎盐必以皂荚。盐成就焉，筹策数之。故司盐政、督厂灶之官，谓之治盐荚，或曰算盐荚。池盐、崖盐出于天。自然而成，不须煎炼。又有戎盐生于土，伞子盐生于井，石盐生于石，木盐生于树，蓬盐生于草，造化之妙，诚难殚知也。

本朝盐政，凡沿海及有池井之地，听民辟地为场，置灶开畦，为盐而售之商，或官出帑收盐授之商，而行之以盐课。大使掌其场地、交易、权衡之政令，运同、运判分司其地而纠察之。

长芦都转运盐使司所属分司，天津运同治场八，沧州运判治场二，兼辖山东都转运盐使司所属分司，滨乐运同、胶莱运判，各治场五，每场设大使下同。盐行直隶及河南开封、彰德、卫辉、陈州、怀庆，南阳府属之舞阳，许州属之临颖，共九十六万六千零四十六引，课入六十万零三百九十四两。山东盐行本省及河南归德、江南宿州、徐州府属之铜、丰、沛、砀，正引五十五万，票引一十七万一千七百四十，课入二十四万五千六百八十八两。

两淮都转运盐使司所属分司，泰州运判治场十有二，通州运判治场十，淮安运判治场三。盐行江南之江宁、安庆、凤阳、庐州、池州、太平、宁国、颖州、淮安、扬州各府，六安、滁、和、泗、通、海各州，徐州属之邳、宿州、睢宁三州、县，江西之南昌、饶州、九江、南康、建昌、抚州、临江、吉安、瑞州、袁州，河南之汝宁府、光州，及湖南、湖北共一百六十八万五千四百九十二引，课入二百一十七万九千二百六十四两。

河东都转运盐使司中分司运同，治山西解州安邑，盐池一，设场三；陕西、甘肃定边大池一，设盐池大使，统隶于河东盐政；其灵州小池一，设盐池大使，别隶于陕甘总督兼甘肃巡抚。盐行河南之南阳，河南府陕、汝二州，许州属之襄城，陕西之西安、凤翔、同州府，邠、干、商、兴安州，共四十二万六千九百四十七引，课入四十二万九千三百八十二两。陕甘盐行汉中、延安、墉、绥德各府、州，共三万九千四百引，课入八千九百八十两；行兰州、巩昌、平凉、庆阳、宁夏、泰、阶各府、州，灵州、洮州各卫，共七万二千六百八十八引，课入二万零四百一十六两。

两浙盐驿道所属分司宁绍运副，治场二十，嘉松运判治场十有一，盐行本省及江南之苏州、松江、常州、镇江、徽州、太仓、广德，江西之广信等府、州，共正引七十万零四千六百九十八，票引十万零六百九十八，课入七十三万七千七百零五两。

福建盐法道所属盐场十有三，在内地者十有一，均不设盐课大使，其八场委简发试用官，三场委知县或首领佐贰官，令其场务。在台湾者二，以知府兼理之，统隶于闽浙总督。盐行本省，共九十四万六千四百八十五引，课入三十九万七千三百四十二两。

广东都转运盐使司所属分司惠、潮、汀、赣运同，治场十有三，盐行本省及江西之南安、赣州，福建之汀州，湖南之桂阳、彬各府、州，贵州之古州，共五十三万八千五百二十二引，课入四十六万八千七百八十七两；行广西共六万五千六百一十引，课入十二万三千七百八十二两。

四川驿盐道所属盐井七千七百有三井，大使十有二。盐行本省，及湖北之施南府，宜昌府属之鹤峰、长乐二县，云南之东州、昭通二府，曲靖府属之南宁、沾益、平彝三县，共一十一万五千一百八十五引，课入八万九千五百三十六两。

云南驿盐道所属盐课提举司三，分辖盐井十有六井，大使十有一。盐行本省，以道远不颁引，按井给票，课入二十六万一千六百四十三两。

贵州各府，近湖广者食淮盐，近四川者食川盐，不通商，不颁引，小民就近负贩而输税于官，布政司、盐驿道兼理之。课入七千六百一十五两各有奇。

凡盐课以乾隆十八年奏销册所定，天下直省总共营销六百三十八万四千二百三十一引，课入五百五十六万零五百四十两有奇以上。本朝盐政大略，其分行分征各细数，限于幅隘不能悉载。若夫历朝盐法，诸史《食货志》具存，留心有用之学者可以详考也。

按：盐生于海，生于池，生于崖、井，总不外《洪范》润下作咸之理。而草木土石本备五味，草木土石之酸、甘、辛、苦既所习见，而又何异乎咸？独是五味分配五行，其入食品也，酸、甘、辛、苦可有可无，咸则日用所不可缺。酸、甘、辛、苦各自成味，咸则能滋五味。酸、甘、辛、苦暂食则佳，多食则厌，久食则病，病而不辍其食则夭。咸则终身食之不厌不病，虽百谷为养生之本，非咸不能果腹。《别录》所以云“坚肌骨”，《拾遗》所以云“令人壮健”也。陶隐居乃云：西北人食不耐咸，故多寿少病；东南人喜咸，故少寿多病。悖理之言，至于此极。《素问·异法方宜论》亦只云东南人黑色疏理，病多痈疡，未尝言少寿也。而西方、北方亦必云病生于内，或脏寒生满病，未尝言不病而多寿也全文已载卷首，可查阅。使果北人必嗜淡，南人必嗜咸，何一母所生，其食性即不同？使果北人必寿，南人必夭，何一爨所供，其修短即悬绝？况欲以南北畛域齐亿兆人之嗜好，且齐其命数，不亦傎乎？试观力作之人多喜食咸，彼非咸则不能力作，肾之所以为作强之官也。咸走骨，咸补骨。令人壮健之说，岂不信哉。又牛马食盐则肥健，业弦高之业者，遇羸瘦老牛，每日饲之以盐。旬月之间，牛必肥健，得价倍之。是盐乃补肾上药，延寿金丹也。橐驼嗜盐故多力。畜艾豭者，每饲必以盐，故一日数交而不疲，皆咸补肾之力也。人与诸物，灵蠢之性虽殊，血肉之躯则一，取彼证此，理岂难明。我尝叹世间膏粱纨绔之子，见力作之人多喜食咸，彼则以食淡为高雅，食咸为村俗。视其形状丑弱尫羸，几于临风欲倒，而又多置妾媵，广田自荒；或且狎比娈童，狭邪渔色，必致精寒肾痿，不得不服补药、买春方。乌知有此绝妙春方而不能用，乃乞灵于鸦片、硫黄，以速其死，诚可悲而复可笑也。杏云老人治病五十年矣，除血症、水肿、消渴、喘嗽而外，从未一申食咸之禁。过咸则劫血，又生水，又伤肺，故此数种病，食物宜比平人略淡。盖他物恐其过食，此则万不能过也。彼嗜咸者遇咸物，正其本色，且太咸亦不能食。嗜淡者遇咸物，自不肯入口，安俟医人之琐琐哉。

《纲目》曰：盐之主病极多。补肾药用之者，咸走肾也；补心药用炒盐者，盐炒则苦，苦为火味，故入心也；积聚结核用之者，咸软坚也；诸痈疽、眼目、血病用之者，咸走血也；诸风热用之者，咸消风散热也；大小便病用之者，咸润下也；诸齿病、骨病用之者，咸补肾，肾主骨也；发吐亦用炒盐者，苦以泄之也。唐柳子厚纂《救死三方》，一治搅肠痧，即干霍乱，腹中急痛，爪甲青色，上不得吐，下不得泻，四肢厥冷，魄汗淋漓，顷刻杀人。用盐一大匙，炒令通赤，研碎，入童小便一大盏，冷服。无童便，大人尿亦可。但略带黄赤色者，即是有病之人，不可用。少顷得吐下即愈，不吐以鸡羽入喉探之。此症切忌米汁，尤忌姜汤。曾犯之者，必死无救，切勿误治招谤。《救急方》治霍乱转筋欲死，或气已绝，但腹有暖气者，以盐填脐中，灸盐上七壮，即苏。《子母秘录》治小儿脐风撮口，《药性本草》治小儿卒然不尿，顷刻杀人，方并同上。《儒门事亲》治病笑不休，形若疯狂，炒盐用流水煎沸啜之，探吐即愈。《外台方》治体如虫行，盐一斗，水一石，煎汤频浴之。此数太多，每浴一次，约水二斗、盐半斤是矣。《经验方》治蚯蚓咬毒，眉发俱脱，形如大风，方同上。《奇疾方》治虱出怪病，临卧遍身出虱数升，每夕渐多，血肉俱坏，痛痒不可言状，昼夜号哭，舌尖出血，身齿俱黑，唇动鼻开，但饮盐醋汤十余日即安。《肘后方》治肾风耳鸣，又治耳卒痛，盐五升蒸热，布包枕之，冷即易。《东阳方》治目中多泪，《直指方》治目翳初起，研生盐点之。《急救方》治牙龈宣露，食盐频搽，温水嗽[1]之。《肘后方》治手足心毒，盐末、花椒末，醋和敷。《外科精义》治溃痈作痒，以盐水抹其四围，或煮猪肉汁入少盐频洗。《千金方》治喉中生肉，渐碍饮食。《圣惠方》治帝钟垂长俗名小舌，并用绵裹箸[2]头蘸药频点。《易简方》治喉痹、乳蛾，盐煅赤，研，箸头点。《小品方》治面生酒齇，炒盐频擦，如出血水，将盐按止。又治妇人阴户痒极难忍，生盐频搽。腹痛如绞，呕吐不休，炒盐包裹，隔衣熨之。凡寒气作痛，不拘炒饭、炒米、炒麦麸、炒葱，俱可解，借其暖气以散寒也。惟血凝气滞之痛，非炒盐、炒韭菜不验。又《千金方》治蜂虿恶蝇叮螫，并用冷水沃洗，嚼盐涂之。《徐伯玉方》治毒蛇伤螫，方同上。但涂后宜灸三壮，灸后仍频涂之。《千金翼》治一切癣疮，食盐频擦之。

碱

此非煎盐之碱，乃用炭灰及杂薪灰淋出。性能涌吐，去顽痰、宿食。外用蚀疮疡久烂，死肌恶肉，点疣痣。饮食中用稍多，亦令人吐。其性甚烈，内外俱不宜轻用。石灰及煅灶中灰尤烈。

茶

《纲目》曰：《尔雅》云，槚、苦荼。郭注云：即茶也。蜀人谓之苦荼，又名荈。陆羽曰：其名有五，一茶、二槚、三蔎、四茗、五荈。《丹铅录》云：茶即古“荼”字，音涂。《诗》曰“谁谓荼苦，其甘如荠”是也。颜师古云：荼陵地名，汉时始转涂音为宅加切，是则荼即茶也。或言六经无茶字，未深考耳。观杨氏、颜氏二家

〔1〕嗽：音 shù，通“漱”。
〔2〕箸：原作“筯”，为“節”字形近而误。筯，为“箸”的异体字。

之说，则六经有茶字。但考《尔雅》茶字凡两见，其“释草”云：荼，苦菜。郭注引《诗》“谁谓荼苦”释之。“释木”云：槚，苦荼。郭注云：叶可煮作羹饮，早采为茶，晚采为茗。是明明二物，恐苦荼之荼，可读宅加切；苦菜之荼，仍当作涂音。杨氏引《诗》之言，未免失考。清明前采为上，谷雨前次之，此后皆老茗耳。此亦视乎南北地气，但卖者必曰雨前细茶。若清明前，叶尚未萌，未必可采。采、蒸、揉、焙俱有法，详见《茶谱》。茶之税，始于唐德宗，盛于宋元，至我朝时珍自谓明朝乃与西番互市易马，遂为朝廷赋税之助，其利溥哉！

我《大清会典》所载茶课：凡山乡宜茶之地，土人莳茶为业者无征。惟商贾转运而售之民者，征其商曰茶课。

榷茶之法，由户部颁引，州县官暨茶马司甘肃五司以道府同知兼之批验茶引所江苏设大使一人，受而布之商。商采茶于山及经过关津，居积待售于各府、州、县，运行于边界。土司皆凭引以为信，无引冒行者为私茶，私茶之禁与私盐同。

茶引之颁于各省者，江苏、安徽、江西、浙江、湖南、湖北、陕西、甘肃、四川、云南、贵州，岁行三十六万四千九百四十有九引。已行之引，由所司照验截角，更颁新引。

茶课之专入奏销者，陕、甘岁征银六千二百六十六两有奇，茶一十三万六千四百八十篦十斤为篦。四川岁征银五万九千七十两有奇。商有逋负者，经理之官论。若江苏、安徽、浙江所属茶课，由经过关津验引征收，归入关税。江西、湖北、湖南暨贵州仁怀一县，归入杂税。云南归入田赋。其他直省不产茶及虽产茶不颁引者，皆听民贩运，赋归关市，不列茶课。

陕、甘茶商受引于本省，市茶于湖南，回经河南，由陕州照验出关，均不征课，惟行于陕、甘有征。其所赋篦茶，初制于关外互市以易番马，后停易马之令，所赋篦茶贮库发售。

四川茶引行于外州、县者为内引，行于沿边者为边引，行于土司者为土引。其赋入不同，各酌土俗之宜，以定征输之等，此本朝茶课大略。

按：凡饮，古人惟曰羹，不专用茶。羹者，诸饮之通称，不拘肉、菜、谷、果汁，皆可为之。至唐始尚，卢仝遂有《七碗》之诗，此后其品渐众。《纲目》曰：茶有雅州之蒙顶、石花、露芽、谷芽，建宁之北苑、龙团、凤团，东川之神泉、兽目，陕州之碧涧、明月，夔州之真香，邛州之火井、思安，黔阳之都濡，嘉州之峨嵋，泸州之纳溪，玉垒之沙坪，荆州之仙人掌，湖南之白露，长沙之铁色，蕲州之团面，寿州之黄芽，六安之英山、霍山，武昌之樊山，岳州之巴陵，辰州之溆浦，衡州之紫笋，福州之生芽，洪州之白露，双井之白毛，卢山之云雾，常州之阳羡，池州之九华，丫山之阳坡，袁州之界桥，睦州之鸠坑，宣州之阳坑，金华之举岩，会稽之日铸，皆产茶有名者。其他尚多，而猥杂更甚。盖茶产处既多，其所谓有名者，缘货者巧立名色。品茶之书，如陆羽之《茶经》、丁谓之《北苑茶录》、毛文锡之《茶谱》、蔡宗颜之《茶对》，大率皆如《笋谱》《菌谱》，为清客所矜夸而已耳。

其性但能去油腻，清头目，同川芎、葱白止头痛，浓煎吐风痰而已，他无所长。而其害则在刮削脏腑，消人腹内脂膏。嗜茶之人，营卫既伤，必面无血色，枯瘦痿黄。积伤既久，暗损寿元。有茶癖者，曾不悟也。试观肴馔中，无论猪、羊、牛肉，任十分膘肥，遇茶则油腻全无，滋味尽失。几案油腻用茶洗之，则油去如新。人乃血肉之躯，全赖脂膏充足，可胜此消伐乎？惟其如此，故西北塞外之民，日食牛羊、饮奶酪，非茶不能去肥壅而得其平。明之所以开互市、增国赋者，职是故也。中国食稻粱、饮酒醴，何取乎其消也。观食肉饮乳宜茶之消，则平素食厚味，肥白娇嫩之人，亦必宜之。盖此等人脏气多壅，故多中风、痰厥之病，饮以浓茶，乃以偏救其偏之法，不可不知。每见嗜茶成癖者，必好食茶叶，甚至刻不可离，男子犹少，妇人极多。其人身必多病，所不待言。且必失财败事，久而不愈必死。若晦运将终，亦必不食茶叶，乃得身家安泰。然则茶也者，灾星厄难之媒也。文人之笔，如卢仝《七碗》“两腋生风”，以为戏谈则可耳，肯为之夸色、夸香、夸味，作谱、作经乎？苏颂《图经本草》乃至引毛文锡《茶谱》，谓蒙山中岭茶，得四两可以成仙，直到无稽呓语。

其入药，自古本草皆不收，至苏恭《唐本草》、陈藏器《本草拾遗》始载。又有《神农食经》亦载之，此乃后人伪造，非上古之文也。盖载籍所传，自《郭注尔雅》以前，总无荼字，安得神农时即有之乎。李笠翁《偶寄》曰：六经无茶字，《史记》、前后《汉书》亦无之。始见于陈寿《三国志·吴志·韦曜传》，曰：韦曜性不饮，每宴会，孙皓命以荈代酒。荈即茶也。自唐以后，医方用之者，皆只前所列去油垢、清头目、吐风痰而已。至宋陈承《本草别说》云：同醋煎治泄利，已无理不可信。杨士瀛《医说》又巧立姜茶治痢方，谓姜助阳，茶助阴，一寒一热，调平阴阳，昔苏东坡用治文潞公有效。夫苏、文二公诚名士，诚贵人，而服药治病不论资格，苟药饵不当，恐二竖无知，非势力所能压也。医书论列诸方，多有某帝王、某卿相试验之说，竟是游方术士虚张声势，哄骗乡愚之法，可鄙可笑。且潞公偶然患病，偶然服药，正史既所不书，稗官野乘又复无有，数百年后之医何自而知？而士瀛言之，《纲目》信之，尤为不值一笑。即使果有，其所患必是寒痢，治之而愈者，得力于姜也。设为热痢，而欲借茶之寒茶何曾寒，制姜之热，岂非梦梦？而今之愚俗，虽目不识丁，无不知姜茶治痢方者。迨至百用百误，而犹圭臬奉之，不可解也。且茶能令人不睡，此亦耗人精血，有消无息之验也。李廷飞《延寿书》曰：饮茶宜少，不饮尤佳，空腹最忌。此见理之言。但茶不知始自何人，欲使举世不饮，实难劝喻。惟饮宜少宜清，忌多忌浓，或以他草本之可煎饮者代之，尤妙。平时有平时之代法，遇一病有一病之代法。此非创论，《尔雅》注暨各本草甚多。若夫渴症及诸热症发渴者，多饮此物，病更难愈，尤不可不代也。独茶子能治天白蚁，其症头中鸣响如虫蛀物声，蛀穿唇鼻则死。以茶子研末，频吹入鼻中。又俗传茶能解药，夫药有千百性，但补药忌茶之消，其他岂此一物所能尽解？然此或古医制病人少饮之法，其意甚佳，不必辩也。又俗尚陈茶，仅来年或二年止矣，乃竟有陈至五七年，一二十年者，能令人立时失音或暴死。盖凡物过陈者皆有毒，愚俗何足以知之也。

代茶诸品

金银花叶汁[1]

《纲目》曰：诸藤右转，此独左旋，故名左缠藤。凌冬不凋，故名忍冬藤。又名鹭鸶藤。其花初开色白，一二日变黄，前后相续则黄白相间，故名金银花。处处皆有，蔓延篱落间。初夏开花，其气芳馥，连叶收采，曝干备用，花叶与蔓功用如一。药中凡用一切草木之花，皆以半开者为上。若含苞时气尚未盈，大放后气又尽泄。此花柔细，势不能逐朵摘取，故净花每一斤，半开者不及数两，其余非未成之嫩芯，即已过之残花。而俗医每尚净花，是为不知物理，且不知叶与蔓性虽稍有不同，解毒则一也。《别录》曰：治寒热身肿，久服轻身益寿。《药性本草》曰：治腹中胀满，上气喘下澼泄。《本草拾遗》曰：浓煎多服，解热毒血痢。《纲目》曰：治尸疰鬼击，一切风湿及痈疽疔疮，百般恶毒。尸疰见下。鬼击，谓人忽然狂言，遍身青紫如被刑杖，用此藤浓煎酒服，取醉立愈。又治百般肿毒，同甘草浓煎酒服水煎则无力，常令醺醺，勿使间断，以愈为度。能解百药不能解之恶毒，为外科第一神方。《肘后方》治五种尸注同疰：一飞尸，游走皮肤，洞穿脏腑，每发刺痛，变动不常；二遁尸，附骨入肉，攻凿血脉，每见死人、闻哀哭辄发；三风尸，浸淫四末，不知痛之所在，每遇风雪则发；四沉尸，缠结脏腑，冲引心胁绞痛，每遇寒冷则发；五尸注，举身沉重，精神错乱，常觉昏废，每遇节气则发。并是身中尸鬼勾引外邪为祟。宜用忍冬茎叶，剉数斛，煎取汁，去渣熬浓，和温酒下，以醉以度，每日三四服。《选奇方》曰：恶疮不愈，用忍冬藤叶一大把，捣烂，雄黄五分，水二升，瓦罐煎，纸封七重，穿一孔，以疮对孔熏之，待黄水流出，用生肌药取效。《卫生易简方》曰：脚气痛引筋骨，一时卒不得药，取忍冬藤花叶无花亦可，煎酒热服，不计多少。如有药，用羌活、独活、怀牛膝、生首乌各五钱，忍冬藤叶一两，尤效。凡此皆因病用。若平时代茶，气味芳甘，饮至二三年不断，其人必不患天行瘟疫，必不患时毒热痢，必不患痈疽疔肿，必不患脚气肿满。若男女俱饮，又能戒食姜、椒、辣枚等恶物，所生子女必不厄于痘疮。无如为茶叶所误，不暇用此，且为《茶经》《茶录》及清客所误，不屑用此。陶隐居曰：忍冬既能治病，又可长年，且极易得，人多不用，而更求其难得者，贵远贱近，庸人之见大抵如斯。诚哉，是言也。

枸杞苗叶[2]汁

《纲目》曰：《尔雅》作枸杞，《别录》作枸忌。《诗·小雅》：集于苞杞。《陆疏》曰：一名苦杞，以其苗叶作蔬，味微苦也。《开宝本草》曰：枸杞无刺，有刺者溲疏也。《本草衍义》曰：枸杞一名枸棘，未有无刺者，但树小刺多，大则刺

〔1〕汁：原脱，据目录补。后枸杞苗、侧柏、松、五加根、槐枝叶同，不另注。

〔2〕叶：此后原有“子”字，据目录删。

少。溲疏另是一物，子类枸杞，枝叶不类。所辨良是。苗、叶、根、皮、子俱可代茶常饮，久而不辍，必无皮肤、骨节诸风，及虚劳、吐血、目疾、痈疽、消渴等病。夫妇俱饮，其子女亦必无之。但苗叶不滑，子多膏则滑，大便不结者忌之。此与忍冬俱易栽莳、繁衍，五六月叶盛时捋取，曝干用。

侧柏叶汁

寇宗奭《本草衍义》曰：予官陕西，登山望柏，见千万株一一皆西指。《纲目》曰：凡木向阳，柏独指西，盖阴木而有贞德者，故其性凉，能入阴分而治吐血、衄血、痢血、崩中赤白、热痹出《别录》。治历节疼痛，止尿血出《药性本草》。作汤常服，杀五脏尸虫，益人出《图经本草》。按：柏性有三异，凡木向阳而柏向阴，一也；凡气香者必入气分，柏香而反入血，二也；凡味辛者性必热，柏辛而反凉，三也。性极坚贞，故能耐久。吾饶城北，一株大可五六人合抱，高六七丈，团团如盖，故老言乃元明以前物。考杜工部《古柏行》，所谓“孔明庙前有老柏，柯如青铜根如石。霜皮溜雨四十围，黛色参天二千尺”，则元明以前之说不诬也。入药治病，大率皆凉血之效，而气香味辛得天地之正性，故又能治诸风、诸痹。煎汁代茶，久服必无上文所列诸病。即虚劳吐血、痔漏肠风二症，有父子、祖孙相传，世世不绝者，服此不辍，必断其根。且能使筋骨壮健，耳目聪明，令人高登上寿，至老不衰。其木虽难长，有子可种，山场宽广之家，虽欲植千万株，可唾手而办。惜皆为茶叶所误，举世无一人用之也。

其子之性尤佳。用须自采，肆中难得真者。《本经》曰：治惊悸善补心血故也，益气，除风湿，安五脏，久服令人润泽美色有油故也，耳目聪明，不饥不老。《别录》曰：疗恍惚、虚损、历节，及腰中重病，益血止汗此乃止汗第一药，汗为心液故也。《药性本草》曰：治头风，腰肾中冷，膀胱冷脓[1]宿水清浊不分，尿如米泔及膏淋之类，故曰“脓”；柏性凉，何以反能治冷，气辛味香故也，兴阳道，益寿，祛百邪鬼魅，小儿惊痫。《纲目》曰：养心血，润肾燥，安魂定魄，益智宁神。凡心虚、血虚而燥者，用以代茶，比叶尤妙。

松叶汁

载籍所传，皆松、柏并举。《诗》曰：徂徕之松，新甫之柏。《礼》曰：如松柏之有心也。《论语》曰：岁寒然后知松柏之后凋也。实则松不抵柏远甚。柏树高大，任狂风不能拔折，松则易拔易折。柏虽老无枯枝败叶，松则常有。柏材锯板，滑腻如镜，松则砢礧多节，甚不美观。柏历数百年，绝无虫蠹，松则易生毛虫，每发则遍山皆是，食叶尽则气无所泄而树死。《明史》：崇祯十六年癸未，南京孝陵松树为毛虫所食，望之如赭，树尽枯死。柏材作屋、作棺，白蚁不蛀，松材稍遇湿气，即为招蚁之媒。是松种种不如柏也，独其叶、其花、其皮、其节、其脂入药治病，则与柏各有所长，难分轩轾。

〔1〕脓：原作“浓”，据《证类本草·柏叶》改。

叶煎汁代茶，可治风湿、诸疮，生毛发出《别录》，疗恶疾出《药总诀》，谓大风癞疾，治一切风疮出《日华本草》，去风痛脚痹，杀米虫人腹中有此虫，即好食生米，数年必死。出《纲目》。《千金方》治中风口㖞，松叶一斤捣烂，酒一斗浸二日，微火温一夜，初服半升，渐至一升，汗出即愈。又治中风三年，如此其久，宜和以养血之药如地黄、首乌等。又治历节风痛、脚气风痹、大风癞疮，方并同上。其大风、风痹二症，非数十百斤不效，少则无功。

其花上黄粉，可掺痘疮抓破溃烂。其皮节与脂，所主无非风疾，而松脂研细末火煅过，退火气则可研，和生铜末，可治金疮血出不止，干掺之出《经验方》。其节用有油者。凡用皮、叶，俱宜有油者。其无油者，谓之枞，入药无力。《尔雅》曰：枞，松叶柏身；桧，柏叶松身。酒煎服，可治骨节痛风。炒微焦，乘热冲热酒服，可治阴毒腹痛出《集简方》。其层迭厚皮，可治堆皮疮，揭去一层又生一层，或痛或痒，总不收口，烧存性，研末，湿则干掺，干则陈麻油调搽出《得效方》。若用以代茶，其味苦而涩，初颇难饮，久则稍可相安。凡有风癞诸病，皆系恶疾，非多服、久服不能取效水煎代茶则效迟，酒煎常服则效速。秦时毛女食松叶成仙之说，虽未必其然，而利骨节，长毛发，祛风愈病，则确乎有验，慎毋畏难而辍饮也。

五加根叶汁

《纲目》曰：一枝五叶交加，故名五加。《丹铅录》作五佳。《炮炙论》作五花。《本经》名豺[1]漆，《别录》名豺节，不知何义。根皮酒煎入药，疗痿躄，小儿三岁不能行出《本经》。主男子阴痿，囊下湿痒，小便余沥，女人阴痒，腰脊痛，两脚疼痹，风弱五缓，坚筋骨，久服轻身耐老出《别录》。破逐恶风，四肢不遂，腰脚酸软，湿痹疼痛出《药性本草》。明目，治中风，骨节挛急，五劳七伤出《日华本草》，风痹，四肢拘挛出《图经本草》，并煎酒久服。作饭代茶，可免诸病，所不待言。耐老轻身，的的不妄。茎、叶功用相同。

槐枝叶花实汁

俱可入药，俱可代茶，性相去不远。《纲目》曰：古作櫰。《周礼》：外朝之法，左九棘，孤、卿、大夫位焉，群士在其后；右九棘，公、侯、伯、子、男位焉，群吏在其后。面三槐，三公位焉，州长、众庶在其后。吴澄注目：槐，怀也，怀来远人也。《春秋元命苞》曰：槐，归也。古者树槐听讼其下，使情归实也。《尔雅》曰：槐叶昼聂合也宵炕开也，曰守宫。《神农本经》曰：槐子主五内邪热，止涎唾，中州有热，则胃缓不能约束津液，故多涎唾，槐子治之。若无热病而多涎唾，乃脾虚不能收摄，食牛肉则愈，勿误用此。疗妇人子脏急。脐下痛连阴户者是，若不连阴户，乃小腹痛，非子宫也，当温药理其气，勿误用此。《别录》曰：久服明目益气血，头不白，治五痔疮瘘。其枝煎汤加盐少许，可洗阴囊湿痒。煎酒疗大风痿痹宜久服。根白皮煎汤频呷，治烂疮，喉痹

〔1〕豺：原作“犲”，为“豺”字形近而误。

寒热。《药性本草》曰：治口齿风疳䘌血，多服取效。根皮不能多得，叶、子但可。《本草拾遗》曰：杀虫去风，明目除热泪冷泪勿用，头脑心胸间热风烦闷，风眩欲倒，吐涎如醉，漾漾如在车船之上。《日华本草》曰：花治五痔肠风，皮肤风热，赤白久痢。叶治小儿惊痫，壮热非壮热者勿用。根皮煎汤，浸洗五痔，一切恶疮，妇人牝门痛痒。浓煎膏，涂消痈肿，生肌上痛。《本草衍义》曰：疏导风热。《纲目》曰：花炒香频嚼，治肺热失音及喉痹。《图经本草》曰：青枝烧热揩牙，止风热及虫痛。《保寿堂方》曰：凡大痈大毒将发，觉有头运眼花，口干舌苦，心惊背热，四肢麻木，即是其候。说症详确，习医者宜谨记。急用槐子一大合，炒褐色，热酒一碗沃之，略煎，乘热饮，一汗即愈，未愈速速再作。神方也，但须及早，迟至二三日则不能散矣。《集验方》曰：咯血、吐血，槐花炒研，每服三钱，糯米饮下。舌衄，出血如线不止，槐花研末掺之。齿衄亦可。《箧中秘密方》曰：小便尿血，槐花炒，郁金煨，各一两研末，每服二三钱，豆豉汤下。

按：槐治病之功如此，总不外乎退热疏风，凉血解毒，而上而热在喉舌，下而热在大肠，尤为专用。凡有诸病人，代茶多饮，功效如神。惟性能堕胎，故催生方中亦用之，妊妇不宜饮也。

麦门冬汁

气味和平，功专补益，故仲景用治伤寒解后，虚羸少气及脉代结歇至也，心动悸。《别录》谓能治胃络脉绝。质润多膏，故《巢氏病源》《千金》《外台》用治劳热，口干燥渴。性近乎凉，故《拾遗》谓能止烦热。善入肺，故《日华本草》谓能止热嗽，定肺痿。作饮代茶，于一切虚热喘嗽，呼吸短气，脉弱神倦及热病后最宜，浓煎多饮。平人暑月代茶亦佳。注夏人，同五味子、甘草煎汁长饮尤妙。《纲目》曰：本作虋，麦须也，省笔作门。此草之根，似麦粒而有须，又凌冬不凋，故名。

天门冬汁

《嘉祐本草》曰：《尔雅》云，蘠蘼，虋冬。注云：门冬也，一名满冬。《抱朴子》名颠棘，或名地门冬，或名筵门冬。《纲目》曰：《尔雅》云，髦，颠棘，或作天棘，乃门冬。其蘠蘼乃营实之苗，而《尔雅》指为门冬，盖古书之讹也。其根滋润多脂，味甘微苦，能润燥滋阴，清金降火。《别录》云：保定肺气。《蒙筌》云：润肾燥，清热痰。《药性本草》云：治肺气咳逆喘急，肺痈肺痿。《本经》云：除诸风湿痹，强骨髓。天门冬善治风痹之血虚枯燥者，不能治湿。按：天门冬可入药，可代茶，可作果。然性平而缓，少则无功。凡肺肾二家咳喘，风痹之症，及老人痰火久咳者，并宜长久服。惟肺肾有寒及大便滑者忌之。

地黄汁

《尔雅》曰苄，又名芑。《本经》曰地髓。河南怀庆者佳。为填精补血之首，又为活血行血之良。其代茶也，于一切肾虚、血虚之近燥涸者、近热者，跌扑损伤，痈疽，目疾及妇人崩带胎产，并宜多饮。惟中洲有湿者忌之。《肘后方》曰：跌扑折伤筋骨，地黄捣烂，醋炒，乘热厚敷，日二次，外以杉木皮紧扎。《挑灯集异》曰：有人坠马，折伤手足痛甚。医云宜用生龟和药捣敷，龟已得矣，但药未备，未捣。夜见梦曰：勿害我命，我有奇方奉告，用生地黄一斤，生姜四两，酒糟一斤同捣，炒热罨之，冷即易。用之果愈。《圣济总录》曰：物伤睛突，但目系未断者，捣地黄，绵裹敷。此条不列补方者，以地黄填精补血，主病极多，难拘成法，故虽有佳方，一概不录。其入药也，古名干地黄，即肆中所售之生地，入药必须煎煮，即是熟地。如欲生用，须临时掘取，不曝，不见火煎，冷水捣汁。故《别录》云性大寒。宋仁宗病内热，求生地黄不得，即不用。以其非掘取之时，不许有司索之百姓。事见脱脱《宋史》。若肆中干者，可称生地，则随时皆有，有何难得。俗医不知古方之用生地，乃是不见火煎之名，而干地黄入汤煎煮，谬云此乃生地，大寒不可轻服，不学面墙，聋瞽之谈，误人病症。考《神农本经》，只有干地黄，其末曰：生者尤良。《名医别录》有生、干二地黄。生者则曰大寒，治妇人崩中血不止，产后血上薄心，胎动下血，堕坠踠折，瘀血流血，衄血吐血。又曰皆捣饮之，言不可见火煎也。所主诸病，一取其寒，一取其生性走而不宁。于干者则曰：主男子五劳七伤，女子伤中，胞漏下血，补五脏内伤不足，通血脉，益气力，利耳目。是明明以既经煎煮，则温平而补，故无一语道及寒字。此即今医所用之生地，请细思之。其书具在，有目者所共见也。此二书乃药性之开天鼻祖，后人只宜详考深玩，切勿妄肆讥评，以招端木氏不知量之责也。自此而后，作本草者五十余家，皆遵用生、干二味，并无蒸熟入药之法。其书亦具在，可考而知也。至宋时，添造一种熟地黄，始于《太平惠民和剂局方》。寇宗奭首先收入《本草衍义》。金之张元素乃云，脐下痛，非熟地黄不能除。诸家之言生地，似乎比芩、连更寒。元素之言熟地，竟至与桂、附同热。距知地黄气味甘平，纵寒不肃杀；本为阴药，纵温不燥烈。况脐下痛，果属肾脏阴寒，乃地气加，天之渐，阳药中倘杂以归、地，能使桂、附不能成功，岂可用以为治？此理惟喻嘉言先生知之，《寓意草》中言之悉矣，元素庸下之资，何能梦见。而元之李杲、朱震亨、王好古、戴元礼辈，群然附合。至明李时珍，载之《本草纲目》。薛己、张介宾等，遂纷纷议论，有谓宜用酒者，有谓宜用水者，有谓宜九蒸九曝者，有谓宜拌砂仁末者，又有谓不宜者，皆未见《本经》《别录》之文已尽地黄之用，徒为此纷呶，以误世也。读书不能详考深思，虽见亦如未见。盖地黄蒸熟则滞膈伤中，无论治病何如，先已不宜于脾胃。今之常知六味、八味丸为补益者，至晚年成中风偏废，或水肿、气肿，不知凡几，乌知此物之为害也。追原祸本，总因畏生地之寒，故为辗转迁就，遂生如许葛藤。不知干者煎汁，即是熟地，故《本经》别之曰“生者尤良”。生地之寒，不可煎煮，故《别录》申之曰：皆捣饮之。读宋以后书人，乌足以知此。

甘草汁

其纯甘而厚，性极和平，能和百种峻厉之药，解一切急迫难解之毒，故《别录》称为国老。凡病内热烦渴，腹中急痛，虚羸惊悸，痈疽恶尰，肺痈肺痿，咽喉热痛等症，均为圣药。并宜浓煎汁代茶多饮。腹痛加酒炒白芍药，惊悸加麦门冬，咽痛见下。《直指方》治热疮烦渴，甘草、栝蒌根等分，浓煎汁服。即伤寒热病烦渴，此方亦妙。盖病而至于烦渴，其热已深，徒恃每日一服锱铢之药，万难胜病。幸而能饮，即是挽回津液之机。乃又以茶误事，愈加消伐，不死奚待。故此方代茶多饮，即是救命仙丹。《伤寒论》治汗下过度，脉结代，心动悸，炙甘草汤。虽用人参、姜、桂、麦冬、生地、麻仁、阿胶、大枣、酒诸品，而以甘草名方此乃千古补方之祖，盖首重甘草。故全论言病，但涉于虚，所主方必定重用甘草。《千金方》用此治诸虚，脉微欲绝，更名复脉汤。《伤寒类要》治此，专用甘草一味，水煎常服，皆得仲景遗意。后世不知，只以人参为补，是未见古人用补之法也。又治少阴咽痛，亦用甘草一味，蜜水炙此亦千古咽喉百方之祖，或加桔梗半之，二方代茶多饮，无不愈者。热甚加牛蒡子，再甚加黄连；寒痛加紫苏叶、薄荷叶。《圣济总录》治舌肿塞口不急治，杀人，甘草煎浓汤，漱饮，愈多愈妙。《千金方》解误服热药毒如川乌、草乌、附子、姜、椒、巴豆等，甘草、黑豆或绿豆浓煎汁，多饮。《百一选方》解初生胎毒，甘草浓汁，绵裹指蘸抹儿口中无绵，新青布、红布俱可，一日数次。月内常常用之，令儿智慧无病，出痘稀少。若三四岁儿，多生热疮，口气腥臭，小便常赤者，未经出痘，即是痘殇之先兆。既经出痘，又是将来虚劳夭折之先兆。速宜绝去茶汤，专以甘草代之此物味甘，小儿喜欢。《外科精要》治一切痈疽，甘草熬膏，用酒或白汤点下，勿计次数。外科宜酒，不如即用酒煎甘草，或加金银花尤妙。水煎则无力。十分不能饮者，酒水各半煎之。李迅《痈疽方》治阴下悬痈，大甘草三两，水蘸湿，文武火慢慢炙之炙即是焙，炙至中心润透，切片，酒煎汁。一日服尽，明日再作此方。不能速效，服至二十余日，必消尽而愈。乃外科第一解危救急之方。昝殷《产宝方》治产难，交骨不开，大甘草五寸，柞木一尺，剉碎，新汲水三升半，入砂锅内，纸封三重，文武火煮取一升半，每饮一大杯至三四杯，必下。按：柞木在在有之，高仅数尺，或丈余，叶小有细齿，光滑而韧，五月开细白花，不结子，枝丫及叶俱有刺。《李楼奇方》治汤火伤灼，甘草煎蜜涂之。

《便用单方》曰：暑月辛苦力作，或负重远行，常带甘草，不时以数片含口中咽汁，则口不渴，少饮茶水，必不中暍而死，救命方也。侍候官府办公夫役，尤宜知此，宜广传。按：甘草能愈诸病固已，无病之人，暑月常用代茶，可免天行热病，痈疽疮毒，三秋热痢，咽喉热痛等恶疾。但素患中满及腹内有虫者、呕者，忌之。

芦根汁

《纲目》曰：毛苌。《诗疏》云：苇之初生曰葭，未秀曰芦，长成曰苇。《图经本草》曰：其茎都似竹，而叶抱茎生。《尔雅》注云：葭，即芦也。苇，即芦之长成者。菼薍，似苇而小，江苏呼为乌蓲。或谓之莛，即荻也。此非萧荻之荻，《尔雅》邢疏曰蒹荻乃牛尾蒿，即《郊特牲》所谓焫萧合膻香者是也。至秋老又谓之萑。《左传》：子太叔为政，盗取人于萑苻之泽。蒹似萑而细长，此亦荻类，《尔雅》曰蒹蘼。其花皆名芀，《唐本草》曰花名蓬蕽。其萌皆名虇，可食，如茭笋。其根似竹根而节疏，入药代茶，味甘平纯正，为退热除烦，止渴止呕热呕之上药，解一切鱼、鳖、虾、蟹、肉毒之神丹。《肘后方》治热病呕哕：芦根煎汁，频饮勿辍。若以童子小便煎服，其效尤速。干呕为呕，有物为吐，唐以前医书从不混称。至宋以后，始无区别。哕即呃逆也。《内经》《难经》《伤寒论》《金匮》《东阳》《深师》《千金》《外台》诸书，皆千百见，皆称哕不称呃逆。金元时始创呃逆之名，而以哕为干呕。此《肘后方》乃晋人葛稚川所著，其呕、哕二字，当从前解。《金匮》治五噎吐逆，即上方。《千金方》治霍乱烦闷，芦根、麦门冬煎汤常饮。又《肘后》治伤寒解后食复劳复。《外台》治骨蒸肺痿。《别录》治消渴客热。《唐本草》治伤寒内热，腹中虚热，不能下食。《药性本草》治大热噎哕此哕亦即是呃逆，不可误作干呕。《日华本草》治时行热病、烦渴、热泻、热痢、孕中胎热。《食鉴本草》治小便热闭。《梅师方》治食肉中毒，不拘马、牛、羊、犬、鸡、雉，其症心下坚硬，腹胀口干，发热妄语，吐血便血。《千金方》治食河豚、鲶、鳠、虾、蟹等毒，并用芦根煮汁，不计多少，频饮之。此物味甘近补而不助邪，性凉善清而不伤胃。无病之人，暑月常用代茶，暑热、疟、痢诸病，可以一概消除也。

芦叶，陈者研末，可治痈疽久烂，葱叶、花椒煎汤洗净，以末掺之，甚效出《乾坤秘韫》。烧灰可治秃疮，盐汤洗净掺之出《圣济总录》。同白炭灰芦灰十之八，炭灰十之二，开水淋汁，瓦罐煎，减十之八，可涂烂疮，蚀恶肉。蚀尽然后用生肌药。但其性猛厉，不可过用出《肘后方》。花能破血，凡吐血、衄血、血崩，但色带紫黑者，无不宜之。方用芦花、槐花、白鸡冠花、红花、茅花一名芭茅，其叶能割人手等分，水煎服。但芦花、茅花开不同时，得一味倍其数即有效出《万表积善堂方》。

土茯苓汁

《纲目》曰：俗名冷饭团，又名山地栗。根形似萆薢，故又名土萆薢。《拾遗》名草禹余粮。处处皆有，蔓生，茎有细点，叶不对节，厚滑如瑞香叶，根连缀而生。肉软味甘，可生啖，小儿喜食之。有赤、白二种，白者良。性能健脾胃，强筋骨，去风湿，利关节，止泄泻。治拘挛骨痛，恶疮痈疽，解汞粉、银朱毒。近有好淫之人，多生梅疮，又名霉疮，粤中尤甚。医用轻粉、银朱劫剂，五七日即愈。毒气收闭，窜入经络之间，发为挛痛，为痈毒疳漏，轻者必成废人，重者即死。惟此物或单用，或和皂角子、五加皮、金银花、苦参，煎汁多饮。能饮者酒煎服，不能饮者水煎和酒服，常令醺醺，勿使间断。未服轻粉者半月，已服轻粉者一月可愈。古方有土茯苓一两，薏苡仁、金银花、防风、木瓜、木通、白鲜皮各三钱，皂角子炒研四钱，甘草、当归各五钱，酒煎，一日三服。切忌饮茶及牛、羊、鸡、鹅、鱼、鳖、虾、蟹、诸禽卵、烧酒、房室，救命金丹也。盖其性子味甘，能解大毒，不独梅疮，一切痈疽疔毒，结核瘿瘤，用以代茶或煎酒，皆有奇效。但须多饮，少则无功耳。

苎根皮叶汁

《纲目》曰：苎可绩纻，故名。种之，岁可三刈，宿根自生，一种不须再种。亦有野生者。其根皮治心膈间热，漏胎下血，体厚之人，孕中下血，宜用苎根水煎频饮，或和生地、黄芩尤佳。此血热也。若平素体薄而胎漏，为冲任虚，当补其气血，如耆、术、归、地、阿胶、杜仲之类，勿误用此。产前后心烦，天行热病，大烦大渴，误服热药毒气入心令人瞀冒癫狂。又治血热胎动不论下血与否，出《日华本草》。又治小便血淋出《圣惠方》。又通治诸般淋疾出《斗门方》。并煮汁代茶频饮之。又治痈疽发背，初起未成，苎根和醋，捣极烂敷，日夜数易，肿消为度出《图经本草》。又治肛门热肿及脏热脱肛，苎根捣烂坐之出《濒湖集简方》。又治咽喉骨哽，百方不下，苎根捣烂，搓丸如龙眼大，极力吞下，以汤送之出《医方大成》。苎麻可治喉痹乳蛾，烧烟，张口尽力吸入喉内，皮破血出立愈。又治风虚腰痛，新苎麻酒润湿，甑内蒸之，乘热紧束腰间并出《便用单方》。

叶功专散血，行一切败血。《纲目》曰：五月五日采，和石灰捣作团，遇金疮跌扑血出者，刮末敷立止，且易结痂。《永类钤方》曰：凡跌扑伤，瘀血在腹内，久不能行即死，苎叶、苏叶擂烂，流水绞汁服不如酒，血皆化水而出。秋冬以根代之。又治热痢赤白，阴干为末，冷水服二钱，戒食热物出《护命方》。又治蛇咬，嫩叶捣汁和酒服，渣敷之出《摘元方》。按：苎叶虽能破血，而性味甘平，故饥年可以代粮。凡有血疾，常用代茶，皆有益无损也。

蓝叶汁

《纲目》曰：《埤雅》云，《月令》仲夏令民无刈蓝以染，郑康成以为恐伤生养之气。是刈蓝先王有禁，故字从监。刈蓝何以独伤生养之气，此理殆不可晓。至于字从监，或六书谐声之理。解为监禁，未免牵强。《尔雅》曰：葴，马蓝。《本经》收蓝实入药，列为上品。而蓝有五种：蓼蓝，子、叶皆如蓼，花浅红色；菘蓝，叶如白菘；马蓝，叶如苦荬，即《尔雅》注之大叶蓝，一名板蓝，花、子并如蓼蓝；吴蓝，长茎如蒿，叶如槐而花色白；本蓝，长茎如决明，花淡红，叶亦如槐。《本经》所用蓝实，乃蓼蓝之子。云能解百毒，作丸服，杀蛊蚑疰鬼鬼病有此三种：蛊即云、贵、两广人家所畜之蛊；蚑亦作魃，小儿鬼也，专害人家小儿；疰见鱼虫类鲛鱼条。《药性本草》云：能填骨髓，明耳目，利脏腑，通关节，治经络中结气，使人健而少睡。《唐本草》云：疗肿毒。而诸蓝形状既各不侔，则其功用自有微别。然可以作澱[1]则同澱或作淀，又作靛，味苦而甘，性寒则同，解百种恶药毒，如蛇虺、蜈蚣、斑蝥、蝎，误食则捣汁内服，被螫则外敷。退一切大热，于天行狂热、斑疹烦渴尤验。行一切败血，于跌扑金疮，血闷欲死及产后血晕尤验。亦无不同。则诸神通用，自无不可也。是则先王之世禁之者，此以时当仲夏，炎熇正盛，毒虫正多，意在留有用之物以救民疾。观“以染”二字，可见言不当为染色之小用也。不然长养之气，万物所共，何刈他草不禁，独禁蓝乎？凡有上文所列诸病及游风热毒、热眼赤肿者，宜代茶久饮之。又治阴阳易病，伤寒初愈交合，余热入里，必病手足拘挛，小腹急热，头重眼花，当汗之。此症满四日则死，死后必舌出口外数寸。蓝叶一两，雄鼠屎两头尖者是三七枚，水煎热服，温覆取汗。仲景原有烧裈散，取所交女子裈裆当阴处方五寸，烧灰水服取汗。女病用所交男子裈。如服之不愈，急用此方。又治惊痫发热，蓝叶煎汁，调牛黄末三五分服，不发热者勿用并出《圣惠方》。又治热药过剂，烦闷欲死，捣蓝汁频服数升出《肘后方》。又治痘疮出不透彻，热不退，板蓝根或叶一两，甘草三钱，煎汁入温酒一杯，鸡冠血数点，频服出《钱氏小儿方》。

其叶入窖久罨即为蓝靛，用以染布。靛缸面上浮泡，名靛花，干之为青黛。但靛内有石灰，内服不宜过多。外用及杀虫方中，其力更大。盖石灰，虫所最畏也。《圣惠方》治时行发热烦躁，蓝靛一杯，新汲水一杯，和服。《集简方》治天疱热疮及丹毒，蓝靛敷。《肘后方》治毒箭伤人，靛花和水饮，并敷。无，则以新染蓝布未经入水者，热汤泡汁代之。《千金方》治口鼻急疳，数日即蚀尽肌肉而死，名走马疳。蓝靛敷，日夜十余上，内服三黄解毒汤。又治腹中鳖瘕，按之有头足，能走动。靛花汁

〔1〕澱：澱、淀二字同出作为训诂之用，故保留原字。

温饮一大杯，日二三次。《圣济总录》治头疮烂痒，染缸内久罨臭靛频涂。《普济方》治误吞水蛭，青靛和水饮，即泻出。《摘元方》治产后热入血室发狂，四物汤和靛水服。华佗《中藏经》治肺热咳嗽、咯血，干靛花、杏仁、牡蛎粉各一两，研匀，黄蜡化和，作三十饼。每以一饼，用干柿半枚夹定，湿纸裹，煨香嚼食，粥饮下。《活人书》治热病发狂，靛花和水服。《古今录验》治诸毒虫伤，靛花末，雄黄末减半，毒轻则津唾调搽，重则内服外搽。《奇疾方》治应声虫，腹中有虫随人言语作声，靛花温饮，不计次数。此方较旧服雷丸方更验也。又解鳖毒，靛花水频饮。

车前叶实汁

能清水道之热，治淋闭，利小便，分清浊，止水泄，解肝热，明目，治热眼久痛，云翳等病。又治产难出《诗经注疏》。凡有以上诸病及素患难产人，均宜代茶多饮。有叶用叶，无叶用子。

桑叶汁

详见果类桑椹下。性能逐水利湿，损人津液，中病即止，不宜多饮。

木槿花叶皮汁

《纲目》曰：《尔雅》云，椵，木槿。榇，木槿。郭注云：别二名也。或呼曰及，亦曰王蒸。白曰椵，赤曰榇。《诗》谓之舜华。其花颜色娇艳，朝开暮落。性凉能退热，治肠风下血，赤白痢及血痢久而不愈，痢后热渴，风热瘾疹，大肠燥结，利小便，消疮肿，令人得睡。内热则不睡，木槿善清内热。若不睡而大便燥者、渴者，用之尤验。凡有诸病人，宜代茶多饮。又可洗痔疮肿痛出《直指方》，皮、叶俱可，热泻脱肛，洗后以白矾、五倍子、滑石末掺，或用多年陈脂麻油调大黄末搽出《救急方》。其花七月始开，红者是单瓣五出，白者千瓣。一种枝叶全似，而花红千瓣，四月即花，霜时方止，名扶桑，又名佛桑，又名朱槿。取其花或叶，同木芙蓉、牛蒡叶无则以生大黄末代之和蜜少许，同捣，可敷痈肿热疖见《纲目》。

脂麻汁

汉时始自胡地入中国，故又名胡麻。叶名青蘘见菜类。茎名麻藍，一名麻秸。有黑、白二类，四棱、六棱、八棱诸种。花有紫、白二色。《纲目》以为随土地之肥瘠而变，非也，种各不同也。又有一茎独上者，有分枝四散者，《纲目》以为随苗之稀稠而变，亦非也，白者独上，黑者分枝也。《证类本草》曰：俗传胡麻须夫妇同种则茂，故唐人诗曰：蓬鬓荆钗世所稀，布裙犹是嫁时衣。胡麻好种无人种，合是归时底不归。性能解毒，又去风不拘黑白，又极多油，故能润燥。上治干咳，下润大肠。若咳而痰清及大便溏滑者忌之。而《食性本草》云"初食则滑，久食则否"，误也。《食鉴本草》曰：生者性凉而解毒，炒者性热而发病，蒸者性温而补益。然入药可生用，或蒸用。陶隐居曰：蒸不熟，令人发落。《炮炙论》曰：宜酒拌湿，从巳至亥为率。点茶，或作果馅，或下酒、下饭，均须炒，不炒不香也。大抵炒者必热，一定之理。而摊晾去火气，或隔一二日方食，亦不甚热。《食疗本草》曰：生食能滑肠胃，去浮风，润肌肤所以能去风者，总因其润也，食后生啖一合。宜研极细，无一粒完者方可。凡病人食脂麻，俱宜如此。此与诸米正相反，米完者作粥饭则益人，碾粉作糜糕则困脾胃；脂麻碾粉则无害，完者则败脾作泻。乳母之子多食之，孩子永不生病。不生痈疽疔肿及皮肤诸风病也。又生儿屡患痘殇者，其母尤宜多食之。生嚼敷疮疖。又云，久食抽人肌肉。脾胃燥热之人，食之则解毒、润肌肉；无燥热或中洲有湿之人，久食则滑泄败脾胃。故云抽肌肉者，令人瘦也。其汁停久者，饮之发霍乱。炒研点茶，闽、广最尚，客至无此不为恭敬。《日华本草》曰：润养肺气，干咳无痰及老人痰火久嗽，此茶最妙。《延寿书》曰：病风人，久食则步履端正，语言不謇[1]。《经验方》曰：妇人乳少，盐炒脂麻多食。《三因方》曰：误吞麦芒，在咽曰谷贼，在喉曰尸咽，脂麻茶常饮。《外台》方曰：小儿初生，预备红色或青色绸绢未见水者，甘草汁蘸湿。儿出胎时，急用此绢裹指入儿口中拭去污血。生嚼脂麻，同淡橄榄肉捣烂，绢包与儿吮之，解下胎毒，令儿无病，可免痘疮。汤火伤灼，生研脂麻涂《肘后》治妇人阴痒生疮同。

脂麻之用如此。而服食家有云服之不饥可以辟谷者，有云长生不死者，皆荒诞之言也。而《本经》亦有补虚羸伤中，益气填脑髓，久服轻身不老之说，疑其另是一物。盖《本经》所说名巨胜，后人云即胡麻。若果即胡麻，《本经》乃上古之文，汉时始入中国之说，又当作何解乎？

小麦汁

煮麦熟为度，淋家、汗家、渴家宜代茶多饮。

大麦汁

肿胀病宜代茶多饮，亦治淋，治渴。

黑豆汁

能解毒，凡误服毒药及痈疽等毒，同甘草煎汁代茶，毒消即止，过多能败脾作泻。余见谷类。

绿豆汁、扁豆汁、粳米汁、糯米汁、粟米汁、秫米汁

见谷类诸饮、诸泔条下。

紫苏叶汁

其味辛，故能发表；气香，故能理气；色紫，故能调血。凡肺寒咳嗽，胸膈胀满，痰气喘急，及妇人气滞血中，胀满疼痛，胎前产后，一切气血不调之症均宜代茶饮。发散肺寒，宜同姜、葱煎汁。《纲目》曰：同橘皮、砂仁，则行气安胎；此三味乃治胎气作胀。若欲安胎，宜同归、地、阿胶、杜仲等。同藿香、乌药，则温中止痛；此亦仅能理气。若欲温中，宜同姜、桂、砂仁、白蔻等。同麻黄、香附，则发汗解肌；麻黄固能发汗，香附亦仅理气。若欲解肌，宜同白芷、葛根、姜、葱等。同木瓜、厚朴，则散湿解暑，治霍乱脚气；此四病非紫苏所能治。湿宜木瓜、苍术；暑宜利水分消；霍乱宜安中理气；脚气宜祛风胜湿。同川芎、当归，则和血散血；同桔梗、枳壳，则利膈宽肠；同杏仁、莱菔子，则消痰定喘此三语确当。《肘后方》曰：伤寒气喘不止，紫苏叶煎汁，稍稍饮之。霍乱胀满，不得吐下，生紫苏叶捣汁饮，无则以干者煎汁。加陈皮、枳壳，亦治痢疾胀痛。

〔1〕謇：原作“蹇”，据文义改。

《永类钤方》曰：金疮跌扑，血出不止，紫苏叶捣敷，无则以干者研末掺。《必效方》曰：同生姜、半夏，治咽喉寒痛；同桔梗、牛蒡子，治咽喉热痛。《千金方》治疯狗、蛇虺咬伤，紫苏叶嚼封之同生荆芥自嚼尤佳，一日十余易。《金匮要略》曰：食蟹中毒，紫苏煎汁二升，频服一般鱼虾毒俱可解。《外科精义》曰：悬痈溃烂，紫苏捣封，虽肾囊全溃，肾子空悬者，亦可收功。紫苏叶皱而色紫，似人之肾囊，此医家用形之理也。

凡此皆调气调血之效。然气味俱厚，能耗人真气，凡作饮代茶，病去即止，不宜久服。《纲目》曰：散风寒，调和血气，宜用叶；清利上下，润燥定喘，宜用子。至于《药性本草》谓煮粥长食，令人肥白身香；《日华本草》谓补虚劳，肥健人，皆误矣。又不可同鲤鱼食。

薄荷汁

《纲目》曰：《食性本草》作菝蔺。杨子云《甘泉赋》作茇葀。吕忱《字林》作茇苦。《千金方》作番荷番，古鄱字。虽处处皆有，苏产者特良药中非苏产者勿用。其味甚辛，而性反凉，不惟不助热，转能散热。暑热症之宜汗解者，时行阴阳二毒头痛如劈者，及头脑风热，舌胎语謇，入药、代茶均不可少。又为口齿咽喉圣药同甘草煎汁代茶。然性专于散，未免耗气，不可多饮。《药性本草》曰：久病新愈，食之令人虚汗不止。虚弱人久食，发消渴。《外台》方：凡浴头面水入耳，致湿痒不已，鲜薄荷汁滴入即愈。无鲜者，用干药研末吹之。

莱菔汁

《纲目》曰：《尔雅》曰，葖，芦葩。邢疏曰：紫花菘，俗名温菘，大者为雹葖。吾乡于诸物之大者皆曰雹头，盖本诸此。又名芦菔。《广韵》曰：鲁人名菈遝，秦人名萝卜。《农书》曰：四时可种。春生者小，名破地锥；夏曰夏生；秋曰萝卜；冬曰土酥。《图经》曰：有大、小二种，小者重一二斤，山东、河朔大者可至一秤。有长、圆二类，红、白二色。其红者，皮红肉白，色如渥丹，然味短肉硬不堪啖。《汉书》注曰：南人呼为萝瓟。《埤雅》曰莱菔。性能温中利气，快膈宽肠。生辛而升，食则嗳气；熟甘而降，食则泄气。大抵此物熟食甘多辛少，故同猪肉煮最宜。又解小麦毒，消豆腐积。《延寿书》云解豆腐毒，非也。《本草会编》云消豆腐积，则是。豆腐腌熏干硬及肆中所售腐干，皆难消化。但煮莱菔，随意食，生者亦可。然味虽甘，而纹形如车毂，老则中空似木通、防己，故性主行而不主补。药中原有用形之理。木通、防己，惟中空，故能行上下、走经络。《唐本草》谓其肥健人，《日华子》谓其治劳嗽，皆非也。而朱震亨谬云：属土，有金与水此六字，实实费解，煮食过多，往往停滞成溢饮。夫消耗过甚，成中虚则有之，岂反停滞乎。古语云“上床萝卜下床姜”，正取其消食也。在震亨，开口必欲扯入痰字，故捏造溢饮等字，乃医家之邪魔外道，切勿信之。其奈[1]后世愚夫，惑于其说，名之曰土人参。而凡一切气滞胀满之病，畏不敢食，可笑可怪。杨文

〔1〕奈：原作“柰”，为形近而误，据文义改。

公《谈苑》云：种芋三十亩，可省米三十斛；种萝卜三十亩，计益米三十斛。可知此物果能消也。生食止消渴，除痰癖，开胸利膈，治噤口痢。杏云治痢数十年，不论噤口与否，必用生莱菔捣汁和药，无则以干莱菔丝煎汁代茶。其噤口者，生莱菔汁、生苦荬汁和热水服，往往得效。热甚者加梨汁，胃口不纳者略加熟薤汁。外用大蒜敷足心，或田螺敷脐下。无则以干莱菔丝煮汁多饮，获效者不止十人之九。又《普济方》治痢疾里急后重，及诸滞胀痛，痢后肠痛，并用生莱菔汁和炼蜜饮。又治喉痹肿痛，和皂角末少许服，吐之。《濒湖方》治食物作酸，生食莱菔或梗叶俱可。又治满口烂疮，生莱菔汁频漱，取涎吐之。《普济方》治喉痹胀痛，生莱菔汁同牙皂末服，取吐。《摘元方》治大肠脱肛，肠中有滞气重坠，服升补收涩药不效者，生莱菔每日捣敷脐中。《折肱漫录》治翻花诸痔，莱菔煎汤，每日洗。《急救方》解中煤炭烟毒，捣汁灌，移向风吹即活。《如圣方》治偏正头痛，仰卧凳上，以鼻孔向天，莱菔汁滴鼻中。凡中气虚弱人勿生食，熟者亦不宜多。其酱藏、糟藏，及来年萝卜丝，性味平和，百病不忌。惟服地黄人忌食。

子，治肺喘咳嗽，行气消肿，生研末，温水调服二三钱。能涌吐，凡伤寒热在膈上，反复颠倒，心中懊憹即栀子症及卒中风痰，不省人事，搅肠痧痛，上下不通诸危急症，并宜用之。若服后如人行半里不吐，宜再服，或用鸡翅毛探之。张景岳曰：此物能涌吐，又能行气。凡停痰滞饮，吐之不尽者，必下行肠胃而去，其功殆胜于瓜蒂、藜芦。诚确论也。又凡诸般食物不消，莫如以此吐之，较消导方更捷、更稳。又栀子症用此，莫如即以栀子豉汤调之。又《折肱漫录》云：有仆妇患小便不通，诸药无效，一医以白萝卜子炒香，白汤服数钱，立通。此亦理之可信者也。以上用莱菔子诸方，治痰气宜炒，涌吐宜生。

芋汁附梠芋、野芋、黄独〔1〕

《纲目》曰：《史记·卓文君》曰，南山之下，野有蹲鸱，至死不饥。注曰：芋也，一名土芝。其大者，《后汉书》名芋渠，又名芋魁。《别录》曰：宽肠胃，充肌肤。《唐本草》曰：冷啖，或冷饮其汁，疗烦热，止热渴。《拾遗》曰：久食令人肥白，开胃，通肠闭，产妇食之破瘀血，饮汁止血渴产后下血过多，血虚发热而渴，大便难，无外感症，为血渴。《日华本草》曰：破宿血。和鱼羹食鳜鱼、鳢鱼最佳，甚下气，调中补虚。凡脾虚不能摄气，因而作肿，服行气导滞药，则更虚更肿。遽补其脾，又壅而更肿。惟芋性能益脾而质滑，食之即消，乃治虚肿之妙品。《衍义》曰：多食难克化，滞气困脾。此因过食致害，凡物皆有，不可不知。

茎、叶俱可食，亦能除烦止渴。又疗妊妇心烦迷闷，胎动不安，煮汁饮。又同盐捣，敷蛇虫咬；同醋捣，消痈肿出《日华本草》。又可擦蜂螫出《衍义》。又生芋捣烂敷软疖出《简便方》。

〔1〕附梠芋、野芋、黄独：七字按原目录，附于第三卷“芋”之后，而正文中，彼处仅“详见一卷”四字，所附内容均见于本条，故将七字移此。

凡此皆芋实有之功，而不独有功于病也。培壅足者，亩收一二百斤，又耐水、耐旱，长啖不厌，粒食可无，其功乃在百谷之上。不知世人何故不肯种之，偶一歉收，即啼饥号寒，转死沟壑，不大可怪哉。

陶隐居曰：芋掘取不尽，遗种自生者，名梠芋。又别有野芋，并杀人，慎不可食。又有一种土芋，《唐本草》曰：蔓生，根如小芋，肉白皮黄，梁汉人呼黄独。《拾遗》曰：食之去热嗽，甘美不饥，厚人肠胃，可代谷。杜诗曰：长镵长镵白木柄，我今托子以为命。黄独无苗山雪盛，短褐单衣不掩胫。此非野芋一种，且蔓生不类芋，因根形似，故名土芋。无毒，且益人，佳品也。

冬瓜汁

《本经》曰白瓜，又名水芝。《广雅》曰地芝。《纲目》曰：冬瓜者，以其冬熟也。《齐民要术》曰：十月种者，结瓜肥好。二说皆误。此物夏时天气稍凉，瓜即黄落不成，可以冬种冬熟乎。蓏属有南瓜，有西瓜。南瓜之形扁者，或呼北瓜。则冬者，东之讹也，必曰冬种，附会，无理。

其味甘性凉，能除烦止渴，退热解暑，和中益气，利小便，消肿胀。生捣汁饮，治大热大渴。又治热痢噤口，生冬瓜汁、生莱菔汁和合饮，甚者加苦荬汁、梨汁。《古今录验》方治产后久病，津枯口燥，四肢浮肿，冬瓜一枚，黄土泥之，煨熟，绞汁饮。《兵部手集》治水肿危急，冬瓜任意食，愈多愈妙。《圣济总录》曰：水肿烦渴，小便少者，冬瓜内白瓤煮汁淡饮，以多为妙。如嫌味淡，可略加醋，不得加盐、加糖。《杨氏家藏方》治十种水气，浮肿喘急，冬瓜一枚，切盖，纳赤小豆三五升于内，仍合盖，竹签签定，黄土包好，如包盐蛋，糯糠火煨极熟，切片，同豆焙干为末，水丸。每服四五钱，煎冬瓜子汤下，日三服，至小便利则渐减，以愈为度。《肘后方》治发背热肿，冬瓜截去头，合之。予意不如捣烂敷之。《小品方》治食鱼中毒，煮冬瓜汁饮。凡热病后及平人注夏，与体肥畏热者，宜长食出《食疗本草》。外用，切片蘸滑石末摩痱子，甚佳。又《海上名方》治积热泻利，冬瓜叶嫩心拖面煎饼食。无叶用瓜。又藤捣汁服，解木耳毒。用糖霜收者，名冬瓜饯，病人宜食。又冬瓜内瓤，常用洗面，令人白净。

梅汁

古作槑，又作梟，又作某，象子在木上之形。后人作梅。然《书》之盐梅，《诗》之标梅，皆从木、每，则其来亦古矣。《尔雅》曰：梅，柟。孙炎《正义》曰：荆州曰梅，扬州曰柟。《纲目》曰：梅实酢，可以媒合众味，故名梅。《书》曰：若作和羹，尔维盐梅。《埤雅》曰：梅入北方变为杏。故《诗疏》曰：杏类也。此说殊不然。橘逾淮而为枳，形既相似，花、实又复同时，谓之同类则可。梅、杏形既不似，花、实早晚更极相悬。杏花在开桃花之殿。梅花早者初冬即放，宋人句曰“十月先开岭上梅”，迟亦不过冬至前后。杜工部《冬至》诗曰：“岸容待腊将舒柳，山意冲寒欲放梅。”惟其受气各殊，故荣枯节候各异。徒以其变杏谓为同类，则物之易地、易时而变者，多不可以理测，如雀、蛤，雉、蜃，鼠、鴽之属，皆可云同类乎？至因梅字，谓反梅为杏，反杏为梅，尤为拘泥。范石湖《梅谱》曰：江梅不经栽接，花小而香，子小而硬。消梅多液无渣。绿萼梅枝跗皆绿。重叶梅枝叶重迭，结实多双。红梅花红如杏。杏梅色淡，实扁而斑。鸳鸯梅一蒂双实。虽种类甚多，惟白花、单瓣者结子最繁。至于花色，俗竞繁华，惟红梅是艳。不知白花五出者，玉骨冰肌，寒香冷艳，其品尤绝高也。高青邱诗曰：“琼姿只合在瑶台，谁向江南处处栽。雪满山中高士卧，月明林下美人来。”林和靖诗曰：“疏影横斜水清浅，暗香浮动月黄昏。”逸韵孤芳，夐乎不可尚已。

其子充果，可以香口，然味太酸，极不益人。《日华本草》曰：多食损齿伤筋《素问》曰：酸走筋，蚀脾胃梅能消肉，《本经》曰，去死肌，蚀恶肉。脾主肌肉，故外消肌肉者，必内伤脾胃，发膈上痰热酸则聚饮，故发痰。酸为木味，木生火，故发热。蜜饯、糖藏皆不为美，热病及表病人切忌。作饮代茶，不可过酸。《拾遗》曰：能收敛肺气，凡久嗽、久痢宜之同干姜止冷痢，同黄连止热痢。又生津止渴，凡霍乱吐下，心烦及受暑吐泻、汗出但渴者，皆津液受伤也，无不宜之同粳米或糯米煮汁，米熟为度。病止即停，不宜过饮。惟暑月力作及注夏人汗常大泄，不拘粥饮。茶汤中用数枚同煮，微带酸味，长饮极佳。

入药，烟熏为乌梅，盐腌为白梅。能制虫，仲景治蛔厥，《食鉴本草》治蛔虫上行，皆用之。又《拾遗》用止吐逆，浓汁频饮一匕。又涌吐去涎。《圣济总录》用治喉痹乳蛾，白梅去核，包白矾半分，含汁。甚者加炒盐、牙皂末各少许，捣为丸，噙汁咽。又蚀疮疡久烂，死肌恶肉，《刘涓子鬼遗方》用乌梅烧存性，研敷。又止血，《圣惠方》治血痢腹痛，乌梅肉、黄连末同捣为丸，米饮下。《食疗本草》治血崩不止，乌梅肉烧存性，研，米饮下。又治小便溺血，方同上，酒下。又解鱼毒、硫黄毒水煎浓汁。又《图经》治乳痈肿毒，《食物本草》治刀伤血出，均用白盐梅捣敷。又刺在肉中，捣敷即出。深不能出，亦不作脓出《食疗本草》。又解马汗入疮毒，刺破，挤去紫血，乌梅和醋捣敷出《经验方》。又开牙关紧闭，凡中风惊痫、喉痹痰厥等症，牙关不开，药不能入，梅肉擦牙龈，涎出即开。

其叶，夏月衣生霉点，煎汤洗即去并出《纲目》。春夏山水暴涨，饮之令人吐泻，头痛恶寒，心烦拘急，日轻夜重，梅叶捣汁，和开水频饮出《肘后方》。

橄榄汁

《纲目》曰：橄榄虽熟，其色亦青，故《梅圣俞集》名青果。初食苦涩，回味乃甘，故王稹《农书》名谏果，《记事珠》名忠果，比之忠言逆耳，久乃利于行也。一种方橄榄，出广西两江峒中，有三角，或四角。《开宝本草》曰：树甚高，端直可爱，结子如诃子，无棱瓣。《食疗本草》曰：《南州异物志》云，闽、广诸郡沿海浦屿间皆有。叶如榉柳，二月开花，八月成实，两头尖，核亦两头尖而有棱。核内有三窍，窍中有仁可食。《图经》曰：其树高峻，不可梯缘。采取者，但刻根下方寸许，纳盐于中，一夕子皆自落，树亦无损。枝节间有脂膏如桃胶，南人采取和枝、叶煎汁，可以歙船，坚如油漆。性善消酒毒，解一切鱼鳖毒。生者最佳，无生者则用盐腌者，须加数倍。凡鯸鲐鱼河豚、鲶鱼、黄觛等此皆有毒之鱼，入五七枚同煮，最妙。中鱼鳖毒，急嚼食，或捣汁煎饮出《开宝本草》。又治鱼骨鲠咽久不下出《衍义》。又解百毒出

《图经本草》。作饮代茶，能生津液，止烦渴，治咽喉痛出《纲目》。《集效方》云：小儿初生，用橄榄一枚，烧存性，和朱砂一分，研末，另嚼生脂麻一口，唾和为丸如枣核大，绢包，安儿口中，待咂一个时辰。取下肠胃秽毒，令儿少疾，出痘亦稀。此方不用朱砂，以二三年好徽墨代之，尤妙。盖墨乃油烟，色黑，善解血热。儿有胎毒，母血热也。能一月之内，每日用之，其功更大。以上诸方，无橄榄，均可以核代之。又核磨汁点目，可去翳。按：橄榄能解鱼毒，而诸书皆云其木作楫，拨着鱼背即浮出，则是江边渔子，可无须罾钓矣。恐无此理。又《延寿书》云：食橄榄，必过白露，始不发痞疟也。是此物能发疟，患疟人不食为是。

梨汁

《尔雅》曰：梨，山樆。疏曰：人植之曰梨，野生曰樆。《图经》曰：处处皆有，种类殊多。乳梨，皮厚肉实，味极长。鹅梨、皮薄浆多，味差短，香则过之。其余水梨、消梨、紫糜梨、赤梨、青梨、茅梨、甘棠梨、御儿梨之类，俱不入药。一种桑梨，惟堪蒸煮食之。《纲目》曰：梨树，高二三丈，尖叶滑腻有细齿，二月开白花，六出如雪。上巳无风则结实佳。故古谚曰：上巳有风梨有蠹，中秋无月蚌无胎。《齐民要术》云：梨每颗十余子，种之惟一二生梨，余皆生杜。杜，棠梨也，花叶似梨而小。梨品甚多，必棠梨或桑树接者，子乃早而佳。有青、黄、红、紫四色。乳梨即雪梨，鹅梨即绵梨，消梨即香水梨也，俱为上品。御儿梨一作语儿，地名也，在苏州嘉兴县，见《汉书》注今嘉兴县不隶苏州。其他青皮、早谷、半斤、沙糜诸品，皆粗涩不堪，只可蒸煮。一种醋梨，必换水煮熟则稍甘。昔人言梨，皆以常山、真定、山阳、巨野、睢阳、临淄、巨鹿、宏农、京兆、邺都、洛阳为美。盖梨性宜北土，南方仅宣城稍佳耳。吾乡南安、赣州一种瓜梨，皮厚必削去始可食，味则甘美不亚北产。若徽歙所出，则极淡不堪啖。故《史记》云：淮北、荥南、河济之间千树梨，其人与千户侯等。

按：冬至阳生，而后自梅为始，凡花多五出，阳数也；梨花独六出，其得阴气可知，故梨性寒。而艳阳天气，丽紫嫣红，争妍斗巧，而梨花独全白，其禀金气可知，故梨性清肃下行而降肺火。凡秋后热痢口干，生梨汁同莱菔汁频饮。时行热病，噤口热痢，痈疽热渴，生梨汁和生蔗汁饮。热嗽心烦，喉腥带血，咽喉热痛，生饮梨汁，或和炼熟蜜少许，或切片同炼熟蜜蒸半熟食。皆有起死之功，较一切苦寒败胃之药验而且稳。观《类编》所载：宋时有病恹恹无聊者，杨吉老断其三年当以疽死。后遇高僧教其多食消梨，梨尽则预储干者泡汤饮汁食渣，期年颜貌腴泽，脉息和平。益阴退热，夫岂小补云乎哉？《食疗本草》曰：热结胸中滞涩者最宜。《普济方》曰：消渴，饮水梨汁和熟蜜熬热甚者不必熬，热水或冷水不时调服。《图经》谓其不入药用，《衍义》谓其不能却疾，非确论也。惟《开宝本草》云：多食令人寒中萎困，金疮、乳妇、血虚者，尤不宜食。则持平之论。肺虚寒嗽痰清，小便色白，大便溏滑，背心畏寒，及脾虚饮食不化，腹痛呕泄诸症，更不宜食。盖有一利必有一害，何物可以肆食，何物不对病，可以误食乎？若味微酸或涩者，即为劣物，病人切忌。一种极涩，多渣无液，皮生黑点者，俗名糠头梨，涩肠难化，更不可食。

叶煮汁饮，止霍乱吐泻。木锯为版片，可以镂字，与枣木同，古今载籍，借以流传，为用更大。杏云生平癖嗜读书，于历算、岐黄二家之学尤喜钻研，间有管窥，悉已命笔。今此书已付梓人。此外，医学有《四诊述古》《伤寒则例》《医家三法》，历学、算学诸稿亦稍其梗概，未知何日得谋剞劂。其为寿之梨枣乎，抑灾梨祸枣乎？昔司马长卿慕人千载以前，鄙意乃窃效杨子云，慕人千载以后矣。梨乎，枣乎，其于我有缘乎。

枣汁

《纲目》曰：《埤雅》大曰枣，小曰棘。棘，酸枣也。枣树高，故重朿；棘树低，故并朿。朿音刺，如芒刺之刺，非约束之束。二木皆有刺，六书所谓会意也。古有巧对云：枣棘为薪，切断劈开成四束。命意虽巧，而识字未真。《图经》云：枣处处皆有，青州者特佳，晋绛者虽大而味不及，江南所出，坚燥无脂。其种甚多。郭注《尔雅》云：壶枣大而锐，壶犹瓠也。边要枣，细腰，今谓辘轳枣。櫅，白枣，子白乃熟。洗，大枣，出河东猗氏县，大如鸡卵。遵，羊枣，实小紫黑，俗名羊屎枣。即曾皙所嗜，味不甚佳。故孟子曰：羊枣所独也。樲，酸枣，木小而实酢。还味棯枣，其味短。槭泄苦枣，其味苦。皙无实枣，杨彻齐枣，煮填枣，俱未详。枣木四月生叶，五月开小白花微青。《尔雅》所载之外，郭义恭《广志》有狗牙、鸡心、牛头、羊肉、猕猴、细腰、赤心、三星、骈白之名，又有木枣、氐枣、桂枣、夕枣、灌枣、墟枣、蒸枣、白枣、丹枣、棠枣，及安邑、信都诸枣。谷城紫枣，长二寸。密云小枣，核细味甘。《齐民要术》云：收枣须待全赤，日日曝而撼之，则红皱肉厚味长。半赤者，干即色黄，轻虚味短。

按：枣产处既多，种又各异，收藏之法又复不同，其性必不能画一。而其安中养脾胃之大致，则不甚相悬。诸本草谓入药必须青州所出，未免拘泥。大抵肉厚味长者力厚，肉虚味短者力薄，随症随方损益之，以适其宜可矣。其养脾胃，补气，生津液，主大惊凡卒遇大惊，令人神气萧缩，气血分离，用数十枚煎汤饮。或干食，或和龙眼煎更佳，得睡即安，四肢重脾主四肢，枣能健脾。《别录》曰：除烦闷，疗心悬。《日华本草》曰：润脾肺，止虚嗽。《用药法象》曰：和阴阳，调荣卫。妇人脏躁，悲伤哭泣，状若鬼神，数欠者呵欠，大枣十枚似乎太少，当用二三十枚，小麦一升，甘草二两，水煎服。又解误食或多食花椒，毒令人气闭不能呼吸，但食枣即愈出王璆《百一选方》。又小儿患秋痢，脾胃素虚者，与蛀枣食之出《食疗本草》。其为果饵也，《左传》曰：女贽不过榛、栗、枣、修，以告虔也。用以代茶，百病脾胃不足，津液短少者均宜，每日枣一二十枚煎汁饮。心脾二家虚弱无火者，同龙眼煎尤妙。然味过于甘，性偏于壅，多食助胀、生虫、损齿、滞膈，凡中满、虫病、齿病切忌之。生枣未经蒸煮，性尤劣。孙氏曰：人多食令热渴膨胀，动脏腑，损脾元，助湿热，凡羸瘦人切勿食之。其木与梨木同，可锓字印书，有功文教，较他木之为栋梁棺椁者，用尤大矣。

龙眼汁

荔枝以粤东为胜，闽中次之。龙眼则闽中者绝佳。福州所产，壳薄如纸，核小如豆，虽焙干，肉尚能满壳。《图经》曰：荔枝才过，龙眼即生，故南人呼荔奴。《南方草木状》名川弹子，又名骊珠，又名鲛泪，取其形之圆正如珠也。《蜀都赋》名龙目。《闽小记》曰：树似荔枝，枝叶略小，凌冬不凋。然性极畏寒，惟岭外无霜雪之地可种，岭以北则绝无。结子甚繁。惟畏一种小虫，生枝叶间，尖喙硬壳，钻破其壳，则坠落不成，彼人名曰石背虫。周栎园先生初至闽，厅事前龙眼一株，实离离满树。问书吏曰：今年龙眼必熟？吏云：石背多，恐不熟。曰：十倍多，反不熟乎？吏曰：石背多。曰：十倍多，犹不满尔意，欲百倍、千倍乎？吏顿足，以手书空曰：石背，非十倍。细询之，始为捧腹。《纲目》曰：食品以荔枝为美，滋益则龙眼为良。荔枝性热，龙眼性平也。严用和《济生方》归脾汤用之，治思虑劳伤心脾，怔忡健忘，虚烦不眠，自汗惊悸，及久郁伤脾，木来乘土，心痛等症，大有殊功。

按：龙眼虽较荔枝稍为性平，然生于炎陬，秉亢阳之气，毕竟性热。若上文所列诸症，稍有火者，服之反能加剧。惟心脾血分虚而火不足者，宜服归脾汤，宜食龙眼，宜煎汁代茶。若妇人忧郁，小儿偶被大惊，致令神气失守，尤亟宜煎汤饮，或食之也。

柿汁

详果类。

橘饼汁

其性顺气，和中快膈，凡喘嗽、胀满、痰气等症之属实者，代茶最宜。如属气虚，慎不可用。佛手片、金橘、香橼条等，同此。

以上代茶之物，虽有多种，而因病制宜，见诸家木草者尚多，不能枚举，明物理者临症自有变通。一可助药成功其功实大于药饵；一可缘此少饮茶汁，免其消伐。至若不论有病无病，可以长饮代茶者，性味皆极醇良，功能实非小补。安得举世尽废茶叶，而代以诸物，则却病长年之益，可坐而致矣。又，古不专以茶作饮，故《尔雅》注疏但云“可作羹饮”，并代茶二字无之。由是以观《茶经》《茶录》，明理人不屑挂诸齿颊矣。

槟榔汁

《纲目》曰：齐徐之才《药对》名宾门。司马相如《上林赋》曰仁频。颜师古注曰：即槟榔。又名洗瘴丹。有数种，尖圆如鸡心者为槟榔；圆而小者为山槟榔，又名蒳子；圆长而大者为猪槟榔，又名大腹子。《图经》以味甘者为山槟榔，涩者为猪槟榔。《炮炙论》以尖者为槟，圆者为榔。性能下气，利脏腑，御瘴。治里急后重，除心腹胀满。南人用当果食，无日不啖，必以扶留叶又名卢都叶、古贲或瓦屋子灰同啖皆蚌名，见鱼虫类，吐出红水如鲜血，乃滑美不涩。罗大经《鹤林玉露》甚言其功，吴兴章杰《瘴说》又言久啖必有害。东阳卢和曰：槟榔本以祛瘴，有瘴诚不可缺，无瘴而食之，能无开门延寇之祸乎？

按：槟榔，闽粤人用以当茶，非当果也。凡客至，可不设茶，先出此为敬。而世俗女子受聘，谓之吃茶，以盘盒中有茶叶也。闽粤则概用槟榔，不用茶叶，非当茶乎？蛮烟瘴雨之地，诚不可少也。又《岭表录》云：槟榔出自舶上，难得真者。交、广所生，皆大腹子也。然食者不甚分别，并有益无损，是其品类虽多，功用等耳。

烟叶[1]

自有明中叶以前，中国无吃烟者。成化而后，自东洋吕宋国阑入中土，名淡巴姑巴一作把，彼处番语也。其国近台湾。初入时盛于福建，而后渐及于南北诸省。故天下货烟之人，福省为多；莳烟之地，亦福省为上。全闽山多土少，素号贫区，近一二百年渐致富厚，不可谓非烟叶之力也。今嗜者日众，上自公卿大夫，下而舆抬负贩，鲜有不吃。即至闺闼妇人，亦十之七八。每一城市村镇，每岁卖烟之钱，较盐数倍。无怪闽人之坐兹致富。嗜之者云：宁可无饭，不可无烟。尝读王渔洋先生《池北偶谈》云：某年，与韩慕庐先生同会试。公在闱中，酒盏、烟筒不去于手。戏询之曰：烟与酒，皆公熊鱼之嗜，倘必不得已而去，于斯二者何先？公沉思良久，曰：去酒。此正与宁无饭不可无烟之意同也。论其味辛气烈，自非和平之物，且他物虽烈，不过性恶损人而已。此则燃之以火熏其喉舌。以理揆之，其害当不崇朝而见，而嗜之者终身不断，未尝不高登耄耋，长育子孙。世有酒，人多成酒病，未有成烟病曾作何形症者，不可解也。其盛，自明末隆万时始。国初，曾奉严禁。然天下之大吃烟者，多未能遽止也。至康熙十六年，御史成其范因星变上疏，请兵讨吴逆三桂，朝廷允其详，发兵从川黔而进。一夜，兵宿贵州山中，忽受山岚瘴气，病者多人，惟嗜烟者不染。以故瘴疠之区在古最恶，宋人谚曰：春循梅新，与死为邻；高窦雷化，说着便怕。今不甚为害者，赖有此也。缘此，遂弛烟禁，但敕有司每春出示，凡新垦山地始许种烟，成熟地亩不得擅种而已。此物最宜新垦之地，其色、香、味俱高绝。以吾鄱而论，莳烟亩可得二三十金。而烟宜荒土，故人乐于开垦。近五十年来，野无旷土者，烟之力也。其性既能辟瘴疠，则可以宽中调气，下食醒酒。故每食后、酒后吃烟，倍觉腹内宽舒，精神疏爽，且又能辟恶气。凡医人入伤寒热病、时行瘟疫之房，必须吃烟，令从鼻出，可以不染。烟筒中油烟屎，能杀一切恶虫毒。被蛇咬者，急用冷水洗净，以此涂之。少顷，又洗又涂，痛减为度。刨烟时榨出油，可涂风疮疥癞，及猪、犬、牛、马癞疮。

近二三十年，另创一种吃法：用铜制管，大其末如喇叭状，内贮少水。吸烟从水中过，一吸辄吹去，又入烟吸而吹之。少者八九吸，多或一二十吸，烟俱未烬，满地火点，有若列星，烟缕缕飞腾。无论暴殄天物，又最为火烛之媒。且其吹吸，形状丑恶，对之令人欲呕。吃水烟者，不曾知耻也。初乃西人作俑，故卖者曰兰州水烟。后乃处处有之，然亦不过优伶及衙门、长随、门役等人。一见水烟，则满地吹之，以示佻达不羁之状。此辈本无耻之人，不足深责。讵意十数年来，农工商贾吃者大半，即缙绅士大夫亦被其染，渐至妇女，无所避忌。古称男女食不同器，今吃水烟者，岂但同器，较共牢合卺尤过之矣。嗟乎！此非甚不得已之事，何遂荡检逾闲至此极也。

又有一种鸦片烟，鸦片本名哑芙蓉，后讹为鸦，又书作阿，乃罂粟壳上之津液凝结而成。本肾家涩精兴阳补药，为房中术所必用。此烟实非鸦片所造，假其名耳。倡自闽粤，功令本有严禁，彼处凶顽，暋[2]不畏也。或三五人，十余人群聚而吃，誓同生死，易室宣淫。

---

〔1〕烟叶：原目录作“烟”。保留正文标题，改目录。

〔2〕暋：原作“愍”，据文义改。

发觉到官，则逞凶拒捕，被获则骈首就戮。彼乃云此烟一吸，其乐逾于登仙，虽死不悔也。彼处淫娼吃此烟，虽日交数十人而不倦，云其乐较男子尤过之也。近乃渐及各省，亦尚止衙门、长随、娼优等类。所幸者其价甚昂，且一吃不能复止不吃则死。计每日所需，非五七百文不足。将来此风纵如水烟之盛，必不能人人皆吃，一不足虑也。又吃此烟者，初则壮健非常，三数年渐渐羸瘦，不久必髓竭精枯而死。坐拥厚资而求快乐，讵知乃以求死，二不足虑，翻足快也。且一罹法网，则刑典随之，三不足虑，尤足快也。世传此烟乃远年冢墓棺底土淋汁所造，借人之精气以补人，故其效大而且远，此语殊不可信。闽粤售者甚多，彼处坟茔岂尽任人刨挖，其子孙绝不照管，官府全无觉察？且棺底土有何精气，纵有亦是死气，何能如此之补。又俗传其灰能止久痢。夫痢而至于邪尽，当用补涩，方药甚多，何必弄巧逞奇，用及此物。迹是以观，补而至于鸦片烟，顷刻使人壮健，快乐逾于登仙，补之极矣，而数年即死。富贵之家，遇病惟信薛立斋、张景岳之言，不肯去邪，惟喜补塞，岂知其害较克伐尤惨也，宜憬然悟矣。吃鸦片烟者，身本无病，且数年必死。若有病，宜散宜攻，而补以塞之，其死乃在一日、半日，迟亦不过三五日。欲求如鸦片烟之偷息数年，胡可得已，故曰惨也。

又有一种鼻烟，名虽为烟，实不用火，以辛香药碾为细末置小饼内，就鼻吸之，颇觉爽快。然辛必热，香必窜，总为有损无益。且鼻通于脑，素有内热之人，断不宜近之也。

花椒[1]

《乐雅》曰：檓，大椒。郭注云：椒树丛生实大者为檓。《诗》：椒聊之实，繁衍盈升。《陆疏》云：树似茱萸，有针刺，叶坚而滑泽。蜀人作茶，吴人作茗，皆合煮以为香。成皋诸山，有竹叶椒，树如蜀椒，热毒，不宜入药，惟堪入食料，蒸鸡、豚，辛香可食，然不益人。《纲目》曰：秦椒，花椒也。始产于秦，今处处有之。叶对生，尖而有刺。四月开细花，五月结实，生青熟红。椒以色红者为上，故本草曰：椒红俗呼大红袍。粒大，其目虽黑而不甚光。椒外面皮肉作两瓣，包核于内，老则绽开，皮红核黑，似人目内黑睛，故名椒目。不开者为闭口椒，有大毒，能杀人，药中、食中均宜拣去。中其毒者，食枣解之。蜀产者名川椒，粒差小，皮红，目极光黑，气味亦佳。

按：椒性热而有毒，《本经》谓除风治寒痹，下气温中则是。又云久服轻身耐老，令人头不白，延年通神，则大不可信。《别录》云：治吐逆、疝瘕，去老血，发汗，杀鱼虫毒。《食疗本草》曰：主上气咳嗽，久风湿痹。《药性本草》曰：治恶风，遍身四肢瘰痹，女人月闭不通行血药内加此助之，腹中冷痛。《日华本草》曰：暖腰膝，缩小便，疗阴汗，去下焦肝肾沉寒。皆不可谓无功。然中病即止，不宜过服，过服则令人气闭，与闭口椒同。或发一切热病，如吐血、衄血、溲血、便血及疮疡痈毒等症。其入食料，虽辛香有味，又解食毒，而热毒之害则同，不宜多食、久食。

〔1〕花椒：此后原有"末"字，据目录删。

素患阴虚内热及伤寒热病、痈家、痘家、血家、渴家、汗家、女人崩漏、孕家，皆禁食。《上清诀》曰：凡吃饭过饱，心胸痞闷，水吞生椒一二十枚即消。一切肉食及粢糕之类同治。俗医不知温中消食之理，专用山楂、麦芽、神曲伤其脾胃，致令愈消愈胀。近又创造焦查，将山楂炒成炭，尤可笑可恶。《证治要诀》曰：凡呕吐服药不纳者，必有蛔在膈间，但于药中加川椒少许，即虫伏而药可受。胃热者同黄连用，辛苦皆虫所畏也。《本事方》曰：上逆作喘，或呃噎者，宜于补肾药中微加川椒，引之归下。盖川椒善温下焦，故《千金方》治冷气入阴囊，阴茎缩，疼痛欲死，川椒一二升，热水湿之，布裹置囊下及小腹，蒸之，冷即易。更宜内服温补肝肾之药，亦不可无川椒。如卒急不得川椒，用胡椒或葱、姜、韭和麦麸炒热俱可。又治久冷下痢，川椒醋浸，焙，研末，小麦麸炒黄色，下水煎粥，入椒末一匕食。《斗门方》治腹内虚冷，令人不思饮食，或食而难化，或时作微痛，或溏泄不止，川椒浆水浸一宿，每新汲水吞十数枚。此大误也，岂有饮冷水治冷疾之理。宜用开水，米饮更佳。又不如同白术、甘草、酒炒芍药研末，米饮下更佳。又治虚冷少气呼吸微弱无力也，乃下元气海虚寒所致，川椒一两，酒三升，浸三日，随量饮数杯更宜速进脾肾二家补药。《独行方》治诸疮中风，令人口噤头摇，四肢搐搦，角弓反张，如破脑伤风状，椒末一升，酒拌湿，以面饼裹椒末如馅，勿令漏气，分二裹，灰火内煨熟，取出刺作孔，对疮口罨之，使椒气射入，冷即易。须臾疮中水出，遍身冷汗，立瘥。仍宜内服祛风托里酒药，如羌、独、荆、防、白芷、甘草、归、耆、乳、没、蜈蚣、山甲珠、蝉蜕等。破脑伤风亦宜此法。《物类相感志》曰：凡生漆疮者，令人身肿溃烂，寒热，甚者眉发俱落，但以川椒末唾调涂鼻孔内外，即不生。已生者，煎汤浴之。

椒目性能利水。《千金方》治水肿胀满，椒目略炒，勿太熟，研末，每酒服方寸匕。

胡椒

《证类本草》曰：《酉阳杂俎》云，胡椒出摩伽佗国，名昧履支，蔓生，极柔弱，叶长寸半，有细条与叶齐，条条结子，两两相对。其叶昼开夜合，合则裹子于内。《纲目》曰：今南方诸国及滇南、海南皆有。蔓生，附树或作栅引之，叶如扁豆叶。正月开黄白花，结子累累，缠藤而生。生青熟红，青者更辣。五月采曝，皮皱如梧桐子。遍中国食品皆用之。味极辛，性大热，能走泄真气，助火发疮，伤目。《海药本草》曰：多食损肺，令人吐血。

按：胡椒之热较花椒尤甚，食料中些微用作调和，及不长用，尚无大害。若多而且久，其害不可胜言。平素阴虚内热及一切血疾、目疾、咽喉疮疡、瘟疫、伤寒等病，女子胎孕、崩漏，即分毫不宜入口。而嗜之者惟取一时之适口，不悟其祸乃在终身。盖积热伤阴，暂时不觉，积之既久，或血疾缠绵，或目成瞽废，莫不以为病使之然，乌知致病者此也。独伤寒及时行瘟疫，误食胡椒生姜、辣枚子同，内劫营阴，领邪深入。少则助热留邪，久而不愈。愈后且有时热时止，肌肤消削，盗汗不眠诸病，皆辛热伤营之症。所以古昔经方原有竹叶石膏成法，此在秦汉间，世无胡椒、辣枚子之祸，且有此方，何况今日。乃今之聋瞽，全然不知，只识四君、六君、八珍、十全大补等方，愈补愈伤，则十人中死者又复五六，诚生民之大厄也。多则必成不起。然其死在当时者少，在一旬或二旬前后者多，医者不知根究及此，病者更谁知归咎于此也。尤可恶者，俗传胡椒索面之方，但有感冒，不论是寒是热，皆肆食之，以为发散。如系寒邪，温散固所当用，而胡椒只能温中，不能发表说在菜类葱、谷类小麦面索二条，倘为热病，反加以热物，害更何如。数十年中，屡见食此过多，一二日即死者。未死时，必唇焦舌黑，津液全无。此《灵枢》所谓阴竭也。阴竭者，血死也。血既枯而死，更有何药使之复生。又必昏冒无知，此华佗所谓胃烂也。胃俗名肚子，既为热物蒸烂，更有何药能令再生一肚。且死后必遍身青紫，与中砒毒无殊，可惨也。又有一可笑可恶之方，愚蠢之妇竞传胡椒炒鸡可以调经，可以种子，岂经水不调与不孕，尽属血寒？即使果寒，温暖血室，鸡已足矣，何必助之以椒。不寒而多食此，必致血枯经绝俗名干血劳，或热漏、热崩虚而崩漏者可治，热而崩漏者难为，或成热劳吐血性极伤肺故也，岂非无病求病，不死求死乎？胡椒之害，大概如此。至于一切寒病，本草载有多方，未必尽无功效，然其性太偏，不如花椒之稳，方概不录。

芥末

白芥子生研末取辣，入食料辛辣如芥苔芥菜嫩心也，颇爽口，宜拌猪羊肠肚食。然性热而散，耗气助火，食不可多，不可久。素有内热、血疾、目疾、咽喉疮疡、痘后、孕妇俱禁食。《千金方》用治痰在胸胁，咳嗽支满，上气多唾，每橘皮汤下芥末二三分。又利气散结，凡结核在项下、耳前后、胸胁者，药中均不可无此体虚者炒用。余见菜类。

诸香料

其类不一，用处亦广，不拘肉食、菜食、果饵中均可加入。虽辛香者总不免于耗热，然所用不多，无甚损益，独浸酒饮，虚人忌之。又姜、桂古人并入食料，所谓老而愈辣也。今因价昂，用桂者少。蓼，屡见于《礼记》，今亦不闻有用者。至若砂仁、白豆蔻、益智仁、草果、荜澄茄、吴茱萸、盐麸子、荜拨等，皆入食品。有癖嗜之者，多则耗气助火，少亦无甚损益也。

调疾饮食辩卷二

鄱阳　章穆（杏云）　纂述
都邑　段逢年（秋圃）
同里　朱霖（梦岩）　参订
男　希世（竹泉）、安世（锡蕃）
孙　家杰（廷伟）
门人　吴光汉（德辉）同校字

谷　类计一百八十九种

周人尊后稷以配天，必曰粒我蒸民，而后曰帝命率育。由是观之，洪荒之世，茹毛饮血，夭札疵厉必不能无。自有神农，又有后稷教之树艺五谷，而含哺鼓腹之民，乃得遂生适性，共安于耕凿之乐矣。独是谷类甚繁，《周官》有五谷、六谷、九谷，《诗》有八谷、百谷。加以南北土产，各各不同，则繁而益繁矣。所以职方氏辨九州之谷，地官辨土宜穜稑之种。播获宜知养生疗疾即在其中也。

诸谷考

郑康成《诗笺》曰：麻、黍、稷、麦、豆为五谷，稻、黍、稷、粱、麦、瓜为六谷，稷，秫，黍，稻，麻，大、小麦，大、小豆为九谷，其分别处，或有稻无麦，或稻、麦俱无，或无粱，或无麻，总皆未当。至杨泉《物理论》，谓稻、粱各二十种，蔬果之能助谷者各二十种，共为百谷，而麦、黍、稷并遗之，更为杜撰。盖《诗》之百谷，不过极言其多，必泥定其数以求解，则凿矣。此所考以八谷为主，而诸凡粒食，似已尽该，何劳辞费也。

粳米、籼米

即八谷之禾。粳，一名杭米。籼，一名占米。九十月收者为粳，六七月收者为籼。自唐以前，中国无夏熟之谷，故《豳风》曰：十月纳禾稼。又曰：十月获稻。始自闽人得种于占城国，宋真宗就闽中取三万斛，分给诸道种之。一说占城贡新米，真宗讶其早，贡使曰其国谷皆以六月熟，帝命明年贡谷，得数万斛，分给诸道为种。《纲目》曰有水、旱二种：南方土下涂泥，宜水稻；北方地平，宜旱稻。又真腊国有水稻高丈许，随水而长。真腊在占城之西南，由中国开洋至占城，行丁未针；再由占城开洋至彼处，行坤申针。海程甚远，安得此种。则《禹贡》扬州之域，厥土惟涂泥，厥田惟下，下者复何忧涝岁乎。《图经》曰：一种香稻，长白如玉，可充御贡。按：香稻今名白米，惟浙东、西可种。本朝苏、松、常、镇、杭、嘉、湖等郡，计田贡之，岁漕京、通二仓，用供内府光禄寺，以待王公、百官、各国贡使廪饩之用。江苏六万九千四百四十七石，浙江三万零五百五十三石。又转输蓟州一千三百一十五石，易州四百五十石，用供陵寝官兵俸饷之用。民间日食则不能常得，以收成不及籼、粳之多也。性之中和，味之醇正，为百谷之首。其余种类甚多，总不外乎籼、粳二类，详见钦定《授时通考》。

糯米

即八谷之稻。《纲目》曰：又名稌。《周颂》曰：丰年多黍多稌。《内则》曰：牛宜稌。《乐雅》曰：稌，稻。《开宝本草》曰：稻即糯也，其不黏者为粳。《说文》曰：沛国以稻为糯、粳。或以稻为诸谷之总称，非也。周官有稻人，汉有稻田使者，则非总称可知耳。禾亦总名，《诗》八谷有禾，复有稻。又《论语》曰：食夫稻。言非常食之物，如粢糕之类。取其适口，非以养生，故孝子不忍为也。若作总名，是诸谷皆不食，可以枵腹三年乎？详说在掌禹锡《嘉祐本草》暨《本草纲目》。

粟米

即八谷之粱。《纲目》曰：陶隐居云粱米皆是粟类，考之《周礼》九谷有粱无粟可知。亦可为诸谷之总称。有粒大粒小，有毛无毛，青、黄、红、紫各种。穗大者长尺余，小者才一二寸。获无早晚，早种早收，晚种晚收。《尔雅》曰“虋，赤苗；芑，白苗”，郭注皆以为粱；“秬，黑黍；秠，一稃二米”，郭注皆以为黍。《诗》“维秬维秠，维穈维芑”是也。《尔雅翼》以秠为来牟，大误。

糯粟

《纲目》曰：《尔雅》曰众秫。郭注云：黏粟也。苏恭《唐本草》曰：秈者为粟，糯者为秫。苏颂《图经》谓：秫为黍之黏者。许慎《说文》谓：稷之黏者。崔豹《古今注》谓：稻之黏者。皆误也。然《离骚》屈原种秫，《明史》洪武四年禁民种秫，则秫似又为诸黏谷之总名也。

小麦

《周颂》曰来，一作秾。有有芒、无芒二种，每种各有多类。详《授时通考》。

大麦

《周颂》曰牟，《孟子》作麰。有迟、早及落芒、不落芒数种，红、黄二色。其燕麦、穬麦各种，均各有大小之分。见后。

穄米

即八谷之稷，又名粢。《礼记》曰：稷曰明粢。《尔雅》曰：粢，稷。罗愿《尔雅翼》曰：稷、穄、粢，皆一物，语音之轻重不同耳。《纲目》曰：稷与黍，苗似粟而低，结子似粟而光滑，颗粒稍大，似芦粟略小。其穗分枝而疏散，不若粟穗之丛聚攒簇也。黏者为黍，不黏者为稷。为八谷之长，故祀谷神以稷配社。上古以烈山氏之子为稷主，至成汤时始易以后稷，皆有功农事者。稷主犹言谷主，谷类最多，举其长以概其余也。二三月种，四五月即收，其获最先，故以长八谷。吴瑞《日用本草》、汪昂《本草备要》均误以芦粟为稷，未免臆说。

黏稷

即八谷之黍。按此二种，吾乡通呼水粟。盖黍、稷一类，但分黏、不黏，俗皆呼粟，又讹黍为水也。但《尔雅》既云"粢，稷也"，《礼记》亦云"稷曰明粢"，是黏者为稷，不黏者为黍。注家皆反其说，恐误也。存考。

麻

《诗》八谷曰禾、麻、菽、麦，后人以脂麻当之。脂麻本名胡麻，来自大宛，汉时始入中国，仅可榨油及作饼饵，不堪为饭，安得三代时即列于八谷。疑是火麻，即《本经》之大麻，《尔雅翼》谓之汉麻，《诗疏》曰枲麻，以其皮可作布及履索也。又曰牡麻，雌者名苴麻。《尔雅》曰：黂，枲实。郭注曰：《仪礼》云"苴，麻之有黂者"，盖有子之麻为苴黂，即蕡字。故《尔雅》又曰"蕡，藹"，郭注曰"树实繁茂奄藹"。又曰"莩，麻母"，郭注曰"苴麻之盛子者为莩"。陶隐居以蕡为无子之麻，误矣。《诗》咏桃夭，亦曰"有蕡其实"，蕡乃实多之象。且服食法有大麻子救饥方，其为八谷之麻无疑。

豆

即八谷之菽，本作尗。《纲目》曰：谷之有荚者也。有大、小二类。大豆有黑、黄、青、白诸色，早收、晚收数种；小豆有青、白、黄、绿、斑诸色，粒圆、粒长数种。其类甚多。张揖《广雅》曰：大豆，菽也；小豆，荅也。董仲舒注《诗》八谷，亦曰菽是大豆，小豆名荅。

按：小豆种类较大豆尤多，其扁豆、蚕豆、豌豆等，粒虽大，皆是荅类。一种赤小豆，俗误以相思子当之，大非。此乃木实，半截红，半截黑，亦有全红者，其硬如铁木，团团如盖，密叶不凋，人或植之门庭为玩，不可为谷也。沈自然诗曰：从此人间无别离，门前不种相思子。李义山诗曰：玲珑骰子安红豆，入骨相思知不知？不知即此木之子也。与赤小豆全不相涉，不知何时误起，必不可从今药肆中尽是此物。其赤小豆叶蔓似绿豆，花黄色，粒长，亦有圆者。秋种可和米作饭，极耐饥，故名饭豆。有青、赤二种，赤者即赤小豆，青者名白豆。

诸饭总说

病人饮食，一欲其不改故常，则胃气安；病易治，药饵之外不必饮食为助，则饮食只如平时。一欲其顿改故常，则脏气变。病难治，或不能多服药饵，则视宜合病之饮食，变更平日，以助药力。此不特粥饭，凡茶、酒、蔬、果、鱼、肉，皆宜如此。五谷虽曰中和，而稻、粱、黍、麦，不一其种；南方、北方、水生、陆生，不一其地；播种、收获，节候早晚，不一其时。则其性又安能画一也？南人食米，北人食麦，均可滋生气血，长育子孙，亦且同登寿考，无方隅之异者，脏气习而相安也。平时既可养生，病时即可养病，而病人脾胃必逊于平人。南人米饭，平时爱食干硬者，病时即不宜，伤寒热病之后尤不宜，稍易以滋软，则无弊矣。北人面饭，平时爱食炙焨者，病时亦不宜，内伤虚热之症尤不宜，或发以酒酵，或隔汤蒸煮，则无弊矣。而米面及诸杂谷之可为饭者，有极佳，有极不佳，医家、病家，皆不可不知也。

白粳米饭、白籼米饭

粳熟于秋，性稍凉；籼熟于夏，性稍温。总皆和平，但养胃和脾，粳力较胜而已。独伤寒久热之后，只宜食粥，不宜食干饭，食之即反。此《内经》所戒，切勿犯之。又凡米新者，极香极甘，煮汁亦极浓，其和中益气之功，过于陈者。试观诸米、麦、黍、稷初登场时，作饧作酒，皆汁多味美，非新者力厚乎？稍久则渐少渐薄，非陈者不及新者之明验乎？世医乃谓新米堵气，病人及产后忌食，大不明理之言也。彼盖因诸本草有陈者最良之说，不知彼取陈者性凉，为热病而言，各本草陈米之上下文，皆有其语，请细阅之。岂禁食新者乎？惟汪颖《食物本草》曰：天生五谷，所以养人性，籼、粳得中和之气，同造化之功。忽而又曰：新米乍食动风气。如此美物，何陡然又有此害。问之汪公，亦难自解。其为药，治生儿无皮，白籼米粉每日扑之出《圣济总录》。又治胎动腹痛，下黄水，粳米一升，黄耆六两，水七升，煎取二升，分四服出《圣惠方》。又治表虚漏汗不止，白米粉绢包扑之出《肘后方》。《元和纪用经》用麻黄、藁本、白芷各三两，米粉四两，扑之，尤妙。《伤寒论》名白粉。

红米饭

此米气味亦颇不恶，而其不益脾胃实甚，病人及产妇食之，枯瘠尪羸，极难复旧。且糠喂猪，长毛不长肉；秆食牛马，足重难行。牛马之劣者，不择佳者，自不肯食之。而举世农家不察也，医家更不察也。自古医书、本草，皆云白为胜，独孟诜《食疗本草》异于众说，云“红米粒大而香，益人”。《纲目》乃谓“白米益胃，红米益脾”，请问此是何理？更属杜撰。又凡药色白者入气，赤者入血。故医书有血病用红米之方。此以红、白分走气、血，较分走脾、胃之说，似乎近理。然性本不益人，诸方亦不足采。

粟米饭

养脾胃，益气补虚，与籼、粳同。而性稍凉，烦渴、热淋、热痢，及诸病之属热者宜之。陈者至隔冬而止，二三年者断不可作饭，气味极恶，最败胃气。又有食粟米即腹中微痛者，此脏气偏寒，非粟米之罪也。故久食则相安，而痛亦止。若病中，改食他谷可也。中寒最宜小麦。

秫米饭

味甘质软，但可作糕饵暂食，不宜作饭常食。难化，困脾，病人及小人忌之，曾发黄病者尤忌之。

糯米饭

虽能清肺固表，但寒中难化，非肺热病人不宜食。借其秆卧，令人生癞。牛、马、猪、羊等圈中，亦不宜用。

大麦米[1]饭

《食疗本草》曰：煮须极熟，带生则损人诸饭皆然。能健脾胃，行气消肿，止渴止泄，久食令人肥白。麦蘖[2]芽也消食，比谷芽倍猛，能败脾作泄，且耗散血气。观妇人产后子死乳不回，肿痛发寒热及乳痈初起，麦芽五钱炒香，水煎顿服，立消，未消再作必愈，其耗何如。儿科视为泛常，肆用无忌，不知若干小儿受其害也。

小麦米饭

小麦宜于磨面，而《别录》云：作饭食，养肝气，止漏血孕中下血名胎漏、唾血亦指孕妇言，能令女人易孕。《别录》陶隐居所辑。陶，齐梁间人，此书乃汉晋人语，不比后世医书艰。子者盍仿而行之，事极不难且无损也。《纲目》曰：《素问》云麦属心，火之谷也。郑康成《诗笺》云：麦有莩甲，属木。《说文》云：麦属金，金旺而生，火旺而死。而《别录》云"养肝气"，与郑说合麦能益血，所以养肝，非属木也。《千金方》云"养心气"亦益血之效，心主血脉也，与《素问》合。夷考其功，除烦、止渴、敛汗、利溲、止血，皆心病也。盖许以时，郑以形，《素问》以功耳，当以《素问》为准。又北方麦性平，南方者稍热，此地气使然，凡物皆同，匪独一麦也。近有强作解事者，云北方麦花皆夜开，故凉北麦性稍平耳，亦不凉；南方则昼开，故热。岂知北人食面不助热、不发渴者，以习惯食之，何关花之昼夜。不观北人来南，常食面饭，皆南方昼花之麦，亦未尝发热、发渴，非胃气习而相安之明验乎？其作为汤面及饼饵，各处制法何止几千万种，性之优劣，当各随其和合之物，明理者自知之，难以悉数也。大抵汤食者醋佳，干食者酵佳耳。

其入药也，《奉亲书》治老人腹满淋沥，小麦一升，通草二两，水三升，煮取一升饮。《刘涓子鬼遗方》治金疮肠出，小麦五升，水九升，煮取四升，滤取汁，待极冷，令病人卧席上，含噀之，或噀伤处，忽而又噀其头面，病人一凉，肠即一缩，俟渐入则噀其背。总勿令病人知，然后抬席四角，轻轻摇动，令其易入。若历时久，肠干滞不能入者，《千金方》用大麦米煮粥噀之，入则以新桑根皮作线缝口口小者不必缝，热鸡血涂之，新湖绵烧灰如无新绵，旧绢帛衣物亦可，沾油者勿用，同海螵蛸、生大黄研极细末，掺疮口，包好。十日内但可略食美物，海物最佳，如海参、鱼肚、蛏干之类，及猪肉、鳜鱼。不宜过饱。未入时，切不可令闲人看视，妄语嘈杂，致令忧惶不能入，即死。又能止汗。古方用浮小麦，乃麦之未成者，殊属无谓。若云麦热麸凉，浮者取其有皮无肉，何如只用麦麸。予治汗症，但用陈麦，不论浮沉，无人不效。盖浮者肉既未成，皮亦无力也。

面，主呕吐不止，醋和作弹丸二三十枚，先烧沸汤，入丸煮熟，漉出投浆水中，待温，吞三两枚，呕定，即不用复吞。未定，如人行一里再吞出《兵部手集》。又治

〔1〕米：原脱，据目录补。后小麦米饭、穬麦米饭、燕麦米饭之"米"字均同，不另注。
〔2〕蘖：原作"糵"，形近而误，据文义改。后同不注。

虚寒白痢日久者，小麦面炒老黄色，以方寸匕和粥食，能疗百方不能止者出《外台秘要》。又治头皮虚肿，形如裹水，皮薄如纸，以口嚼面敷出《梅师方》。又治远行足趼成泡，水调生面涂出《海上方》。醋及尿调尤妙。

麦奴，即麦穗之不结实，如被火烧有黑灰者。《千金方》暨朱奉议《南阳活人书》有黑奴丸，初虞世《古今录验》名水解丸，又名高堂丸。治阳毒，温毒，热极发狂，发斑，热哑，大渴，诸恶症。小麦奴、黄芩、大黄、麻黄、釜底墨、灶突墨、梁上尘等分为末，蜜丸弹子大，每服一丸。诚起死良方也。然非预备不能得，古人所以司岁备物也。

穬麦米饭

西北诸处种之，亦有大、小二种，皮稍厚。《别录》曰：穬大麦，作饭食，令人多力健行。萧炳《四声本草》曰：穬小麦，作饼食，补中。

燕麦米饭

西北一种燕麦，即《尔雅》之雀麦，一名蘥。其穗分数枝，子亦疏散，略似野麦。《唐本草》竟以为野麦。《纲目》至解为燕雀所食，均误也。作饭与大麦仿佛。燕小麦亦可作面，而性不及小麦。

稷米饭

主安中，益脾胃，凉血解暑。《纲目》曰：《吕氏春秋》云，饭之美者，阳山之穄。高诱注云：关西[1]谓之糜，冀[2]州谓之鋻。然味涩，性又近凉，气滞者、便难者、中寒者，均不宜食。

黍米饭

即稷之黏者，凉而涩与稷同，而又难消化。热、泄、滑、汗等症，可以暂食，其余百病忌之。《食疗本草》曰：久食缓人筋骨，小儿多食行迟。小猫、犬食之，其脚跼屈。醉卧其穰，令人生癞。

蜀黍饭

《纲目》曰：俗名芦粟，又名蜀秫，又名高粱。《广雅》名木稷，又名荻粱。《食物本草》名芦穄。有粘、糯二种，红、黑二色。性虽温而味则涩，非滑症皆忌之。连壳研碎煮汁饮，止霍乱吐泻。久食亦败人筋骨。《博物志》云：地种蜀黍，年久多蛇。

玉蜀黍饭

《纲目》曰：似蜀黍而稍矮，六七月开花成族，如秕麦状。叶间别出一苞如梭，苞上出白须垂垂，久则苞裂子出，子大如芡实之小者。有红、白二色。一本生二三

---

〔1〕西：原脱，据《吕氏春秋》（高诱注）补。
〔2〕冀：原作“益”，据《吕氏春秋》（高诱注）改。

枚，或五六枚。山中呼为笣芦。作饭、作面俱可。性能开胃和中。其根、叶煮汁多饮，能利小便，治砂石淋。

菰米饭[1]

即茭草之实。《纲目》曰：《说文》曰雕苽，《唐韵》曰蔣胡，《管子》曰雁膳，孙炎《尔雅正义》曰茭米。《周礼》供御，乃六谷、九谷之列，五饭之一，故《内则》曰：鱼宜菰。《西京杂记》“汉太液池边皆凋胡”，杜诗“波漂菰米沉云黑”是也。气味甘凉无毒，能止烦渴，调肠胃，热病最宜。

黄蓬饭

有二种。《尔雅》曰：啮，凋蓬；荐，黍蓬。其蔓细而纠结，有如乱发，故发之末栉者曰蓬首。又轻虚，风易拨之，随风飞去，故《诗》曰“首如飞蓬”。吾乡讹为黄坯。荒年泽居，人采以为食。味极苦涩，故能除热，不免败胃。《拾遗》乃谓“作饭无异粳米”，必不然矣。病人勿食。

岗草子饭

《尔雅》曰“皇守田”，郭注云，一名守气。生废田中，似燕麦，子如凋胡，可食。《拾遗》曰：作饭，去热，利肠胃。按：此物吾乡绝不之见。既云生废田，恐亦如王莽时之野谷，兵凶则有，太平则无耶？抑方隅之异，有生有不生耶？

自然谷物

《拾遗》曰：《博物志》云，东海洲上有草名筛草，又名自然谷，又名禹余粮。结子如大麦，七月熟，民敛获，至冬乃尽，食之不饥轻身。李珣《海药本草》曰：补虚乏，温肠胃，止呕逆，久食健人。据此二说，则极佳。而《纲目》引方正学诗：海边有草名海米，大非蓬蒿小非荠。妇女携篮昼作群，采摘仍于海中洗。归来涤釜炊松枝，煮米为饭充朝饥。莫辞苦涩咽不下，性命聊假须臾时。又似不佳。或者濒海可食之物不一耶？海边人当深考。大抵甘平则益，苦涩必损也。

米渣饭

平人、病人总宜胃气充畅。胃气者，谷气也。今病而思食，胃气和也。医乃教人煮去米汁，或去二三次，然后予之，云米汁堵气，不知甘香之气味全无，所食乃米渣也。岂万病尽由气多，尔之医病，总欲病人气绝乎。无理不通，可恨可杀。

隔宿饭

饭以旋出甑为美，至隔宿必伤胃气，圣人所以食饐而餲不食也，可予病人乎？

再炊饭

虽不隔宿，至冷而复饮，亦不宜食。炸炒必干硬难化，重蒸则气味无存也。

〔1〕菰米饭：目录此前原有“黎米饭”，正文无，故将目录中“黎米饭”删去。

青精饭

出陶隐居《登真隐诀》，云神仙所食，言颇荒诞。《拾遗》曰：乌饭，用南烛枝叶捣取汁，浸粳米，九浸九蒸九曝，米粒紧小，黑如瑿珠，作饭能益颜色，坚筋骨。按：南烛即南天烛，本肾家补药，坚筋骨之言或有可信。若今释家四月八日所作之青精饭，皆用糯米，采集杂木染成青色，病人断不宜食。

胡麻饭

即脂麻，其内有油，伤脾败胃，令人作泄，本不堪作饭，只作果馅及榨油耳。乃亦云神仙所食，语更不经，诗文中至用为典故，自小说刘晨、阮肇入天台山始，岂可信之？又药肆一种胡麻，乃壁虱。胡麻与脂麻名同，实非谷类，不入食品。

韩懋《医通》曰：凡造饭，用荷叶汤者宽中，芥菜汤者豁痰，紫苏汤者行气解肌，薄荷汤者去热，竹叶汤者解暑。按：此法触类增加，不仅此数种。然必气味纯正，始可入馔。若辛酸苦劣与饮食不相投者，纵合病，只可入药，不宜入食，恐因此减膳，是弄巧反拙也。又古人左饭右羹，羹以养阳，食以养阴。若因病所宜，用各种蔬菜、鱼肉汁下之，是即古人之羹矣。不能悉载，明物理者自有化裁也。

白粳米粥、白籼米粥

《尔雅》作“鬻，糜也”，郭注曰“淖糜”。又曰“餬，饘也”，郭注曰“糜也”。邢疏曰：稠者曰糜，淖者曰鬻，餬、饘是其别名。《左传》曰：饘于是，鬻于是，以餬其口。刘熙《尔雅》释名：煮米使糜烂也。故凡食粥，必须久煎极烂，使无完米。性能养脾胃，生津液，利小便，消胀满，调中健脾，除烦止渴，利膈益气，推陈致新。万症皆宜，平人亦妙，其功不可殚述。《纲目》曰：每早食粥，胃中空无他杂物，谷气先入，所补不细。又极柔腻，与肠胃相得，最为饮食妙品。薄者为淖，凡病腹中气胀，小便不利，渴者，烦者，水泄者，及表虚不能大发汗者，乘热尽量啜之，初觉胀满，转瞬即快然矣。厚者为饘、为餬，凡病脾胃虚寒呕泄者，乘热渐次啜之，其效皆捷于药饵。又极虚久泄肠滑，随食随出，百药不能止者，作夹饮粥，食之即止。其法：用未经油腻瓦罐入米煮，俟米熟汁出，捞去米，再入米煮极稠食之。是两次米汁俱在一粥之中，真能回元气于无有之乡。此而不效，乃真死症也。无识之医，乃为首禁，谓其堵气。讵知其为行气通肠，利水消胀之第一物乎。故凡病未必遂无生机，无奈医者禁其食粥，又不能食干饭，则胃气空虚，病必日甚。胃虚不能宣布传达，则药必无功。加以炒米汤，则胃气死矣。明理之人，广为传说，俾病人不致饿死，其功德必无量也。又粥之愈疾，全在于热。出锅即啜，啜时自觉阳和满腹，遍身汗意津津，乃有奇效。若稍冷，则真能堵气，慎不可啖。又热饮能解误服大黄，冷饮能解误服巴豆，均有神验。

粟米粥

性能养脾胃，百病不忌。与籼米、粳米同，而粟熟于秋末冬初，秉清凉之气。故《别录》曰：养肾，去脾胃中热，利小便，解烦渴。又治热痢、热淋。韩懋《医通》曰：有人病淋，不肯服药，予令专啖粟米粥，绝去他味，旬余减，月余痊。观此，则凡病症属热者，宜多啖之。

秫米粥

性虽黏滞，煮为粥则易消，能清肺中百药不能清之热。《灵枢》治多年不寐，半夏汤中用之，取其益阴而清肺也。血淋、血痢、肺痈、肺痿、热渴、烦、汗等症，均宜多食，中寒者切忌。

糯米粥

秉秋金之气而成，质又黏滞，故性寒。功专补肺，治肺虚热咳。惟其补肺，故又能固表，肺主皮毛也。肺虚表热，漏汗不止最宜。肺寒咳嗽，表邪未散，脾虚饮食不化切忌。而《别录》谓其“温中，令人多热”，《纲目》乃误信之，力诋《图经》《食疗》性寒之说，为谬。至谓冷泄病及老人便数，皆食糯米即止，谬极，万不可信。

绿豆粥

主解热毒，止烦渴。凡病稍近热者，无不宜之。平人暑月常食此粥，亦极佳。

大麦米粥

磨如粟米大，煮粥，主宽中下气。和熟蜜少许代茶饮，治淋痛出《圣惠方》。又久食治皮里膜外水气出《圣济总录》。

粥能滋养，虚实百病固已。若因病所宜，用果、菜、鱼、肉及药物之可入食料者，同煮食之，是饮食即药饵也，其功更奇更速。方书所载甚多，摘录数十种于后。

葱白粥

细切葱白，俟粥将成时投入，煮熟。热啜取汗，主散表寒，行气。又主胃寒呕吐、泄泻，气痢，腹痛。葱不宜过多。

薤白粥

主奔豚冷气，胃寒吐逆，胸胁胀痛，老人冷痢。气实者略煮带生，虚人煮极熟用。

生姜粥

主散表寒，又主胃寒吐逆，上气干呕。又《奇效方》有神仙粥法，治感冒风寒暑湿，头疼骨疼，四时疫气流行初起。用糯米半合，生姜五大片捣烂，共入沙锅内，水二升，煮至米熟，入连须葱十数茎，再煮稠，加真米醋二三匕。乘熟啜，温覆取汗。

花椒粥

川产最妙，随处土产者亦可用，但宜陈耳。研末，纤少入粥，主胸腹胀满，冷痢刺痛。又主蛔虫上膈，烦躁吐涎。

苏子粥

微炒，研末入粥，主上气喘急，肺寒咳嗽，干咳无痰。或用紫苏嫩叶切碎入粥，更能散寒。又消胎气胀满，行妇人一切血中之气。

杏仁粥

去衣炒研入粥，主治同上。或加苏子。

莱菔粥

主消食利膈，痢疾腹痛，里急后重。无莱菔时，以子炒研去油代之。或干莱菔丝切碎入粥，亦妙。

菠薐粥

切碎入粥煮烂，主大便燥结。

芥子粥

炒研去油入粥，主豁痰利气。痰气甚者，芥子取辣用。取辣法：生芥子研末，以瓷瓯入沸汤内泡热，盛芥子，温水调如糊，湿纸封口，覆地上半刻许，取出，辣如新芥菜。

麻仁粥

主津枯便闭。用火麻仁炒，去壳，研末入粥。或加皂角子炒熟同研。能治大肠风闭。皂角子减三分之二。

脂麻粥

用黑芝麻炒，研极细，入粥。不细则败脾作泄。主治同上。又主干咳无痰。痰清者忌食。

葱豉粥

主发散表寒。

赤小豆粥

即饭豆。主利小便，消水肿。又治脚气，用赤小豆多米二三倍，先煮烂，捞去豆，然后入米煮食。

薏苡仁粥

亦须多用苡仁，如煮赤豆粥法。主除湿，利腰脚。然性专下行，故久食令人身重，降令太过也。《本草》乃云“久服轻身”，不可误信。

郁李仁粥

主消水肿，润肠通痹。

酸枣仁粥

主胆虚烦热不寐，炒熟研末入粥。

小麦粥

主宁神敛汗，止渴除烦。先煮小麦熟，捞去麦，取汁入米，煮粥食。陈者良。

莲子粉粥

主健脾胃，止精滑泄利，气虚者用白莲，气血两虚者用红莲，去皮、心，研为粉，同米煮。气滞中满及大便涩者忌。

芡实粉粥

功用同上，力远不及。

菱实粉粥

主益气健脾，厚肠胃，止暑泻。气滞者忌食。

薯蓣粉粥

主益气健脾，固精滑，止久泻。气滞者、便难者皆忌食。

金樱子粥

先用金樱子煮浓汁，布巾滤去渣，入米煮粥。主肾虚精滑，泻利脱肛，妇人产后子肠不收。

百合粥

主补脾肺，止虚汗、虚泻，定虚喘、虚嗽。

芋粥

用生芋切细如芡实大，同米煮。主宽肠胃，益脾气，消虚肿。食滞者忌食。

藕粉粥

主补心脾，涩精滑，及妇人产后血虚、血滞。内热人忌食。

葛粉粥

主热病后津液不回，口中燥渴。此物能引津液上潮于口。生者尤佳。又解酒毒。

麦门冬粥

用麦门冬杵烂，先煮浓汁，去渣，入米煮。主热病后气虚，呼吸微弱热则伤气及津液不回，咽干口渴，心烦不寐。又主肺热久嗽、虚喘、虚汗。

天门冬粥

煮法如麦冬粥。主润肾燥，治老人痰嗽及少年人干咳。又补肾虚，治相火上炎，虚热，虚汗。

黄精粥

切碎同米煮，主一切诸虚百损，不拘阴阳气血衰惫，无不宜之。

黄耆粥

用北地真箭耆，味甜如蜜者，煮浓汁，去渣，入米煮粥。主表虚自汗，痘疹不起，痈疽内溃，不能成浆及一切虚阳下陷，子肠不收，脱肛等症。

龙眼粥

主安心神，定魂魄，敛汗液。内有火者禁用。

腽肭脐粥

主阳痿不举，精寒无子，火衰溏泄及一切肾虚之症。

海参粥

主一切肾阴亏损之症。

燕窝粥

主一切气虚及表虚之症。

人参粥

主一切脾肺气虚之症。

猪肾、羊肾、鹿肾粥

主一切肾虚之症。鹿为最，羊次之，猪又次之。

猪肝、羊肝、鸡肝粥

并主肝虚目暗，多年冷泪，瞳仁散大，羞明怕日等症。羊为最，鸡次之，猪又次之。

羊汁、鸡汁粥

并主劳损，又大补产后蓐劳。血分有火者禁用。又大补瘦人，肥人禁用。

鸭汁粥

主虚劳，肺热咳嗽，肺痈、肺痿等症，又消水肿。

鲤鱼汁粥

专消水肿。一斤以上者佳，愈大愈妙。勿去鳞。

牛乳、羊乳粥

大补阴血，八月以后佳，春夏勿用。

酥蜜粥

南方酥不可得，以牛、羊乳代之。酥宜多，蜜半之。又蜜须炼至滴水成珠，方同米煮。主养心肺，润脏腑燥涸及一切津枯血少。又主肺虚久嗽，干咳无痰。

炒面粥

见前小麦下。

茴香粥

平肝和胃，治胸胁胀痛，疝气偏坠，研末入粥。

甘松[1]粥

研末入粥，主胃寒作呕，脾气不运。又最能引胃气上升，令病人思食。

橘皮粥

用陈广橘皮研末入粥，或漳州糖饯橘饼切碎，同米煮。治脾气不运，食物作胀。

石灰粥

炒石灰和些须入粥，其味甚甘。然大热，能令人吐血、衄血、便血，不宜久食。惟寒湿作胀，腹中窄狭者，暂食最佳。

〔1〕松：原作“菘”，据文义改。

粥说[1]

上所列粥五十余种，大半出《本草纲目》，非杏云老人创造也。然实散见各书，乃历古相传之旧法，亦不自《纲目》始也。《素问·玉机真脏论》曰“粥浆入胃，泄注止，则虚者活”，是以粥代参、耆也。《伤寒论》桂枝汤方后曰“啜热稀粥一升，以助药力，取微似汗”，是以粥代麻黄、葛根也。神明变化，触类引伸，虽千百种亦奚不可？其各种粥，通用白粳米或籼米，惟热病用粟米，表虚、肺热用糯米、秫米。妙用总在热啜，尤须久煮极烂。

盖诸药温凉补泻，性各不同，一饮下咽，总由胃气传布，病人胃气既不能速行，停留片刻，药之气味即殊。试观平人饮食，偶有不顺，转瞬嗳出，即成酸水。故凡用药，行速则有功，行迟则无力。古法所以有人行十里、五里、一里之限也。若其停蓄不行，变为酸水，尚何功效之与有？惟以谷气助其胃，以热气速其行，而桴鼓之应，乃迥非汤剂所能及。此古人用粥治病之精理，千载无人道破者也。即使不以粥为药，亦必以食为天。水之与谷，实后天生命之原，无水谷，安望有生乎。今日禁人食粥之医，谓其堵气。请问此语见于何书、何人所说？尔自阅历以来，曾见何人受粥之害。盖彼不过借医糊口，何曾读书，不过人云亦云，何曾实有所见。虽死者目接于目，犹以为死于病耳，乌知其横遭饿死哉？愿遍天下医人，平心细绎之，清夜猛省之。

炒米汤

此天下第一害人之物，宜痛心疾首与病家严申厉禁者也。今曰禁人食粥之医，必教人食此，竟有炒五七次至黑而成炭者。历观往古，风寒湿痹熨以炒米者有之，用为粥饭则未之前闻。至明李氏《纲目》始见，本朝陈飞霞小儿科再见。而李说乃云不去火气，令人作渴。夫既知炒之而热，能令人渴，其助热劫阴明矣，何如勿炒，自相矛盾，百口奚辨。试思米经火炒，煮之水清无汁，嗅之无气，食之无味。是去其甘香之正性，必不能充养脾胃，一也；味苦而淡，不能下咽，故常枵腹而胃气不充，药何由效，二也；性热伤阴，劫人津液，三也；不能充养胃气，弱者将自此不复思食，强者得火气以助其热，必旋食旋饥，而又不许食粥饭，势必借助于饼饵馎饦诸不益人之物，病更难愈，四也；且也，任如何摊晾，总不能去火气，病寒者害在伤胃，病热者必且留邪，五也。坐此五害，故凡死于病者十之一，死于药者十之三，死于炒米汤者十之六七。设使不信，倘世有父母患病，为之子者先且自食二三顿，此亦父饮药子先尝之通议，视其口中尚能知味否？腹中尚能泰然否？精神尚能照旧否？如其无害，是杏云老人为谬言，可以等诸野田泄气，可将吾书焚之，弃之，酱瓿覆之。不然，平人且不能当其害，何况病人。当奉吾说为师之箴矣，当听吾言如朦之诵矣。

〔1〕粥说：原脱，据目录补。

诸米饮

凡诸米为饭，其汁为米饮，医书中用之甚多。然作饭之法，只煮半熟，捞出再蒸，则其饭软硬得所。病人所用之饮，捞去饭后，宜再煮数沸，然后服。否则其饮未熟，能生虫败胃，且令人肠胃收缩，食量减少。

粳米饮

止渴除烦，热病渴不能止者，勿予茶水，以此代之极佳。无病之人，暑月代茶亦妙。浓者能止泻。籼米同。以下诸饮、诸泔，俱宜多饮代茶，少则无济。

粟米饮

热病小便不利及霍乱烦躁、大渴危症也，不能止者死，均为圣药。

秫米饮

救霍乱烦渴，不如硬粟。止诸热渴及利小水，则过之。

糯米饮

止消渴。又主霍乱烦躁，服诸饮不止者。古方：糯米三合，石蜜一合，此两粤山中野蜂所酿，味甘微苦，色微白，今名广蜜。水三升，同煮，至米成饭捞去之。频饮勿辍，得睡即愈。又暑月力作及注夏之人，常饮代茶秫米亦妙，能保肺气，固卫阳，胜于药肆燥热伤阴之药茶万万也。

大麦米饮

亦止消渴，又调中消胀，极佳之品。

小麦米饮

治暴淋，止虚汗，不必论浮沉。

诸米泔

一名渖，洗米水也。医书曰“淅二泔”，淅亦洗也。《孟子》曰：接淅而行。二泔，先略洗一次，倾去水，再入水用力洗之，取其糠去而汁清也。

粳米泔

代茶止消渴，利小便。

粟米泔

亦止霍乱烦躁。《唐本草》曰：臭粟米泔，止消渴妙方也。按：此但当云隔宿酸泔，若臭则不堪用矣。

秫米泔

烦渴，身大热，饮诸泔不愈者用之。

糯米泔

主治同上。

上诸饮、诸泔，性虽不无小异，而生津养胃则同，故主治不甚相远。但味皆淡，病人不能频饮者，可微加糖、蜜须炼熟，或盐、醋。均须极少，多则谷味反为所夺，必无济矣。

酒

北人呼为南酒，亦曰白酒。吾乡则呼水酒。《纲目》曰：清者曰酿，浊者曰盎，厚者曰醇，薄者曰醨；重酿曰酎，一宿曰醴，美曰醑，未榨曰醅；色红曰醍，绿曰醽，白曰醝。凡一切草木谷果之实无油者，均可酿酒。入药暨病人饮，糯米为胜。能宣布药力，通行经络，活血和营，上行头顶，外达皮肤，旁通四末。平时嗜饮，病时恶饮，病斯剧矣。若稍稍思饮，则剧者生矣。盖酒人以酒为命，病中思饮，即如不饮者之思粥饭，切勿禁之，但宜节耳。又单饮醇酒取醉，能治马汗入疮。此症最恶，凡患疮毒，一触马汗，立时肿痛倍加，或搐搦不省人事，不急救有死者。若猘犬伤，则最忌酒，《肘后方》云"能戒一年乃佳"。若被蛇咬，宜以冷酒洗淋出《广利方》。若卒遇大惊而死，急以热酒灌一二杯即苏出《急救方》。

若其腐肠乱性，助湿生虫，甚且败国亡家，招尤起祸，则古今戒之屡矣。诗歌既醉，书谨德将，不俟医家繁喙也。至若李氏《纲目》云"天之美禄"，浊俗俚言，见于何典？操觚著述之儒乃挂诸齿，是犹孔北海之手荐，导人沉湎，乌可训乎？

淡酒

酒人喜浓，而医家有用淡之法。其性极利小便，凡小便不利及腹中有积水者，以甘淡酒烫[1]至极热，乘热尽量饮之。酸者慎不可用，不热慎不可饮。初觉胀满，少顷尽从小便而出。酒去，腹中之水亦随以去，与啜热稀粥无二理，均妙方也。此法杏云屡用得效，及阅《东恒十书》，见王海藏云"淡酒能利小便而速下"，则已先得我心矣。然范汪《东阳方》治水肿，已有用薄酒之法，则海藏之言，盖有所本也。但须下水本多，酝酿日期满足。若临时搀入生水，及下水才一二日。酝酿未到者，反能败脾作泄，切不可用。

淡酒稀粥说

或问：淡酒、稀粥之利小便固已，设用稠粥、酽酒，亦有济乎？曰：不能。《内经》曰：膀胱者，州都之官，津液藏焉，气化则能出矣。凡饮食入腹，自咽喉以至大肠，皆有其入之路，独膀胱只有下口，可决而出，无上口，不能受以入。设有上口，则清浊一齐传入，水谷何自而分乎。故饮食初入胃中，传至幽门胃之下口与小肠相接处，而下小肠，此二处水谷犹未分也。再传而下至阑门小肠之下口与大肠相接处，其地前当脐，后当两肾之中，人身阳气发源于此。此处之热，过于釜甑。谷被蒸而腐化，入大肠为干粪。水被蒸，则化为升腾之气，透出小肠而布于三焦人身大腔子，包罗脏腑之躯壳，统名三焦。气既上腾胸胁间，如春夏时之地气，空蒙翳塞，故曰上焦如雾也。至中焦，则积上、中二焦之热气，其气更热、更浓，凡躯壳之内，脏腑之外，受此热气，皆津津若汗珠，气复化为水也，故曰中焦如沤。沤者，水面浮泡，即形容汗珠之状也。至下焦，则积上、中、下三焦之热气，是又不仅如汗珠，而如汗之淋漓直下，

[1] 烫：原作"盪"，形近而误，据文义改。

故曰下焦如渎。渎者，江河之总名，水流之道也。此外正当膀胱之外，脂膜如絮，可以受如渎之水，此脂膜即胰[1]也，惟其能受水，故售猪、羊胰者，以水淋之则倍重。民火又蒸之，总一肾中，阳气分立，心为君火，肾为相火，膀胱为民火。诸各色者，便于指称耳。于是气化之水，复化为气，渗入膀胱，出前阴而为小便矣。然则小便不利，由民火不旺，故不蒸，不蒸故聚胰之水不能化气，膀胱既无上口，空蒙之气可蒸而入如渎之流，何自而入乎。不入膀胱，何自而出乎？是小便者，本由饮水入胃，传至小肠，受肾火之蒸，化气而出，复为躯壳所遏，如雾之气不得泄，又化为如沤、如渎之水，而聚于胰，再受民火之蒸，复化为气，始透入膀胱而为小便。故曰：州都之官，州都者，三焦之水悉聚于胰，有通都总汇之象。津液藏焉，藏者，胰能尽受三焦之水，有包藏含蓄之象。气化则能出矣。民火能蒸，聚胰之水则能复化为气，入膀胱而出前阴也。今以淡酒、薄粥入胃则水多，水多则迫以不得不归小便之势。且也，谷气助而胃气骤长，热气助而火气倍增，则无虑其进入大肠而为泄泻，是又迫以不得不蒸之势，而膀胱之化，虽欲不速于平日，不可得矣。若稠粥，但益脾胃而果腹，且易饱不能多食。酽酒，但活血脉而通经，且易醉不能多饮。均之，水少与膀胱无涉，安望其气化速而小便多也？此经文“气化能出”精而又精之理。杏云为中人以下说法，煞费苦心，学者幸毋浑囵读过也。

糟

一名粕，能温中消食，开胃健脾。既榨去酒，曲中毒烈亦微，又加油、盐，则酒毒全失。盐最能淡酒，又能腌藏鱼、肉、瓜、姜等物，病人食之，无所不宜。且酒之害在多，糟则非能多食之物，故为用胜于酒也。独糟姜性热，糟虾动风，各有所忌。其他一概不忌。淡糟和葱、韭、蒜、薤等煠食亦佳。外用罨跌扑损伤，风寒湿痹，蒸热糟加姜、韭等，捣烂厚罨患处，取效如神。烧酒糟亦可。

烧酒

又名火酒，《饮膳正要》曰阿刺吉，番语也。盖此酒本非古法，元末，暹罗及荷兰皆东洋之国，近福建。荷兰即红毛番等处人始传其法于中土。凡水酒之害，烧酒均有之，而性之恶劣倍屣。耽饮太过，有七窍流血而死者，有二便出血而死者。或不即死而发为流注，疼痛过于刑夹。俗名流火，未有烧酒之前，世无其病。故古医书无其治，并无其名。以诸痹、诸疰及痛风、历节风法治之，皆不验。必壮年能断烧酒，或有愈者，老则必死于此。然酒人酷嗜，不可挽回也。其丧躯命、损精神、招愆尤、膺恶疾，皆所自取极，无足惜。独其耗粒食，困民生，则为害于天下。古之所谓耕三余一，耕九余三者，今则绝无其事。偶有水旱偏灾，即烦有司之吁请，廑当宁之忧勤，而蠲赈频仍，害且及于天庾，蠹国伤农，莫此为甚。

---

〔1〕胰：原作“脏”，同“胰”。后同不注。

而其为用于病，能行冷气，消水湿。凡涝岁民病身寒吐泻，及胀满腹中窄狭者，落水遇救腹中水吐之不尽者，频饮火酒，均小便利而愈也。至其害则不可胜言。凡有血疾人，不戒火酒，药必元功。风损及跌扑折伤筋骨，一饮火酒，必成废疾。孕妇好饮火酒，子多痘兀及疮疡惊痫。男女俱嗜此者，其子女必凋零。若子孙又复嗜之，必至绝灭，无能饮三代不覆嗣者。杏云盖目击数十百家，故苦口言之。彼沉溺者，曷不屈指自计邻里、戚友，存者、灭者奚若，当亦憬然悟、惕然思矣。至《耳剽集》所载：吴江知县周伟酷嗜烧酒，终日目昏，颠罔可笑，未几醉死。设奠焚楮钱，棺中火发，亟救之，尸已烬矣。此殆天恶其昏德，故示罚于死后耶，固应得之罪也。

禁烧酒说[1]

按：烧锅功令所禁，凡囤贮米麦至八石以上者予罪。而近来此风愈甚，每一城市、村镇，店至数十百家。每家所积，至数百千石。统计一岁之入，给饔飧者三之一，作烧酒者三之二。饮此酒者，每日二三次为撙节。不节，或五七次，十余次，竟有入醉乡十年、二十年未醒者。较之古昔游惰之民，其为害不知若干倍屣。伏读本朝敕修《明史》，见前明赋敛苛繁,几于敲骨取髓，民风凋弊，理有宜然。本朝定鼎，凡诸虐政，悉予蠲除，正供而外，无寸丝粒米之征求。迄今百七十年中，休养生息，大有频书。凡遇国家大庆、普免天下钱粮漕米者，不知几千百万亿。偶有水旱偏灾，随在蠲赈者，又不知几千百万亿。而民积亦未见加盈，非此物之害，又谁之害欤？独是烧锅例禁虽严，实难认真办理，是不能不望于贤当事焉。考《酒诰》曰：群饮尔勿佚，尽执拘以归予周，予其杀。此等人本圣世所必诛，虽待之过严，绝之过甚，不为虐也。

葡萄酒

《纲目》曰：葡萄[2]及藤，汁皆可酿酒。《梁四公子记》云：高昌献蒲桃干冻酒，入风谷冻成之，终年不坏。叶子奇《草木子》云：元朝于冀宁等路造蒲桃酒，久藏者中有一块，虽极寒，其余皆冻，此独不冰，饮之令人透腋而死。又云：酒至二三年，皆有大毒。此说极是。微论葡萄，凡诸谷所造，至来年性必加烈，愈久愈烈。初饮不觉其醉，至出户遇风，酒性一发，猛不可当北风犹可，南风更甚。有醉死者，有成病者。病人切戒，不可犯之。至《史记·大宛列传》云：乌孙以西，地近匈奴，俗嗜饮，以蒲陶为酒，富人藏至万余石，久者数十年不败。此则何以不毒，殆水土使然，不可援以为例也。《饮膳正要》曰：蒲桃酒有数等，哈剌[3]火者最烈，西番次之，平阳、太原又次之。总之，徒有曲蘖，而无谷味，不论新陈，病人概不可饮。又云：蒲桃久藏，不必加曲，亦自成酒，芳甘酷烈。《癸辛杂志》曰：梨久藏，亦不用曲自

[1] 禁烧酒说：原脱，据目录补。
[2] 葡萄：本段“葡萄”一词，有多种写法，因多为引文，均按原字。
[3] 剌：原作“嗽”，据《饮膳正要·葡萄酒》改。

成美酒。《书》曰：若作酒醴，尔惟曲糵。无曲糵何以成酒，又何以酤耶，理不可晓矣。又凡诸果，皆可为酒。元人诗曰：洞庭春色应无价，多种黄柑作酒材。又西域葡萄烧酒，中国人饮之必醉死，《本草纲目》切戒之。

各种酒

凡酒皆活血，而芦粟及稷、黍之酒反滞血。凡酒皆利气，而莜麦及诸豆酒反壅气。凡酒皆热，而隔年醇酒尤热。俗名酒娘，酒之未下水者。味虽甘美，性则酷烈，饮之令人喉舌干燥，多饮则腹痛、溺血。若今时所尚各种老酒，大率浓[1]厚，加以辛热香窜之药，助火劫阴，损神耗气，倍于常[2]酒。又绍兴酒，最为时尚，其味酸不成酸，涩不成涩，饮之令人头痛口干，曲性之烈可知矣。山西之汾酒，则又甚焉。又浙绍一种玉兰酒，一种会泉酒，暨吾江右之丁坊酒，虽味俱甘美，而性皆酷烈。又有一种金华酒，又名东阳酒，味极甘美。酒乃净醇，《食物本草》曰“入药最佳”，然口干头痛，伤血之害，亦如吾乡之来年醇酒。金华，即古兰陵也。李青莲诗所谓“兰陵美酒郁金香”者，徒以其气味耳，其性必不良也。入药之言，为北方专饮烧酒，无水酒处言之也。至于射洪酒，擅名天下，云夏月饮之，可以解暑。明人诗曰：六月江干冰雪凉，射洪春酒郁金香。自从筇竹通西夏，汉使年年出夜郎。盖此酒造法，传自西夷，汉武帝用事西南，而大宛、月氏、筇筰、康居，一时尽通中国，自博望候始，故诗云尔也。然天下未有性凉之酒，或以夏月伏阴在内，少饮不至大醉，稍觉适然耳。今嗜烧酒者，亦有解暑之说，亦犹是也。又若秦蜀之咂嘛酒，晋赵之襄陵酒，山东之秋露白，淮南之绿豆酒，燕冀之薏苡酒，金陵之瓶酒，苏州之小瓶酒，处州之金盆露，皆载籍所传，均未之见。即如建昌之麻姑酒，近在跬步，亦未获沾唇。一以生平未出户庭，故见闻弇陋；一以量不胜蕉，故见如未见。总之，此物功过各半，损益兼行。造法虽多，均之热毒。为病人谋，莫如仿汉赐丞相上樽酒法，糯为上[3]，稷为中，粟为下。设地处偏方，病人嗜酒，而酒不宜病，则惟略和以热水，使厚者薄，醇者醨，是调剂之良也。试观隔年醇酒，少饮亦热，倘以热水洽为酒汤，即至醉亦无害，是可以得酒之理矣。然获罪醉乡主人不小矣。

医书所载可以治病之酒，又有多种，摘录于下。

五加皮酒

用五加皮煎浓汁酿酒。主一切风湿痿痹，壮筋骨，加怀牛膝更佳。

天门冬酒

造法同上。主阴虚劳损，老人痰嗽。

〔1〕浓：原作“酴”，据文义改。
〔2〕常：原作“当”，据文义改。
〔3〕上：原作“山”，据《本草纲目·酒》改。

地黄酒

造法同。主补精血，壮筋骨。中满者勿服。或用地黄石臼内捣烂浸酒，亦佳。

枸杞酒

造法同。主阴虚阳痿，精寒无子。或加地黄，或加桂。便溏忌。

当归酒

造法同。主补血虚，行一切血滞。便溏忌用。

黄精酒

捣烂煮汁酿酒，补益虚羸，调和血气。性无所偏，百病不忌。

龙眼酒

主思虑伤脾，郁怒伤肝。与龙眼粥不同。此有酒力，故补而兼行；彼加谷味，故一于补。气滞痛胀者加木香。肝脾有火忌用。

巨胜酒

即脂麻，每一升炒研，同生地黄三两，捣烂煮酒。主血虚风痒，及老人津枯便闭，干咳无痰。

柏子仁酒

炒研去油浸酒。主心痺血少，夜不安神，怔忡，盗汗，肌肤消削，眼倦无神。龙眼、麦冬、炒枣仁俱可随证加用。

蜜酒

用沙蜜炼熟，和酒饮，主风疹、风癣，肌肤枯燥。或加猪脂尤妙。肺热忌用。

海藻酒

洗净煮酒，频饮，勿令酒气间断。主益阴利血，散结消瘿。凡人身上有结核者，不拘痛与不痛，溃与未溃，均宜饮之。

菊花酒

或煮酒，或煮汁酿酒。主去头风眩运，明目，除痿痹。

松液酒

用嫩黄松香煮酒，频饮，勿令酒气间断。主一切大风顽痹,脚气不仁。松毛，主眉发脱落；松节，主骨节痛风。

槐枝酒

用嫩槐枝，或根皮，或青叶煮酒熟，另以槐实炒香为末投之，频饮。主远年便血，大风痿痹。加地榆、生地黄、何首乌俱可。

木瓜酒

用木瓜蒸熟煮酒，主补肝脾，舒筋挛，利腰脚，治转筋。病愈即止，不宜久服。

柏叶酒

主风痹，历节疼痛加松节。又主远年便血，加槐实、地黄。

茴香酒

主肝、脾、肾三经血凝气滞，胸胁腰腹胀满刺痛，脚气攻心，疝气偏坠。

木香酒

主胸腹胀满，一切气滞不行，研末浸酒。

缩砂酒

用砂仁研粗末浸酒。主和胎气，除心腹痛，消食积。此与木香均不宜煮。

椒酒

用川椒浸酒，不宜多，当使有椒气而无椒味。主冷气刺痛，胸腹胀满。

橘红酒

用广陈皮浸酒，主一切气病。此物与酒相宜，《墨娥小录》曰：凡人家喜庆，亲友馈酒，其味酸甜不一。杂贮之则酒败，以橘皮一二两，煮热浸之，俱变为甘美。

蓼酒

用蓼汁酿酒，不宜多。主中寒脾胃不健，饮食减少，胸腹刺痛。

金银花酒

用连叶金银花无花专用叶煮酒，鲜者尤佳。主一切奇疡恶毒，初起服之则立消，已成脓服之则易溃、易敛。古方同甘草煮酒，为外科起死回生之圣药。宜多饮，令酒气不断，病愈为度。若用水煎，则力缓无济。但其味太甘，病人不能多饮者，可略用盐、酱、小菜下之。

冬菊花酒

此乃小朵菊花，非前之菊花也。有黄、白二色，俱可用，白者为胜。花开独晚，至冬犹不绝，故名冬菊。山居者，用盐腌可以点茶。性能治一切恶疔初起，浓煮酒，饮至尽醉，渣敷患处立消，外科救命仙丹也。无花用叶、用根俱验。

豆淋酒

黑豆三升炒焦，以酒五升烫热沃之。主中风困笃，口噤口祸，背强瘛疭，目眩头旋。又主产后瘀血。均须饮酒尽量，温覆取微似汗，极效。

麻仁酒

用火麻子炒研煮酒，主脏燥便难，或加皂角子炒研同煮。又主骨髓风毒，痛不能动。

红曲酒

研末煮酒，主腹中积血，及妇人产后瘀血不行，加桂亦可。

花蛇酒

主诸风顽痹，疥癞恶疮，瘫痪挛急。

蚺蛇酒

每蛇一斤，同羌活四两煮酒。主诸风挛痹不仁，大风恶疾，历节痛风。

虎胫骨酒

炙黄，研极细，绢包煮酒。主历节风痛，膝胫无力。加故纸、肉桂，主肾虚，膀胱寒痛。平素肺热者忌用。

羊羔酒

用嫩肥羊煮如糜[1]，搅酒饮。主阳虚，脾胃不健，肌肉消减，又主妇人产后蓐劳。平素有风损、疮疥人，切不可用，无徒羡党家风味也。

上诸酒，古方所载殆千百种。此书为病人饮食而作，故与前诸粥皆取气味与饮食相近者录之。如五加皮、地黄、天冬、黄精、龙眼、当归、巨胜、枸杞、蜜酒之类，无病人饮之，亦有裨益。其辛酸苦劣诸物，虽各有治病之功，然是药方，非饮食也，概不利。又凡可入粥者，均可入酒；入酒者，亦可入粥。大抵欲行须酒，欲守须粥，入血宜酒，入气宜粥，因病而变通之可也。

饧

诸谷果之无油者，可作酒，俱可作饧，糯米为胜。《尔雅》释名曰：清者为饴吾乡呼小糖，稠者为饧，稠而浊者为餔吾乡呼水糖。《离骚》谓之侬馇。本紫，拨而牵之则变白。古人清明、寒食食之，吹箫而卖。故唐宋诗词，“卖饧箫”皆点缀春景之句。其入药，能和胃补中，稼穑作甘之义也，仲景建中汤用之。又治蛟龙病，见《芹菜》下。多食伤脾败胃，作胀作泄。蘖性善消，故伤中耗气也。又甘能伤肾，又生虫，又经火炼，极助湿热。脾虚肾虚，中州有热及胀满者，虫病及齿病者，均切忌。

醋

亦作酢，即醋字。《鲁论》曰醯，《伤寒论》《金匮》曰苦酒。诸谷粟皆可作，籼、粳米为上，小麦及糯米次之，余皆下矣。作法，有蒸熟者，有用生米者。入药宜米醋，陈者良。性能开胃进食，杀一切鱼、肉、菌、菜毒，添滋味。又能制面毒，凡面食入醋些须，食之即不作渴，味亦倍佳，是相制而又相成也。世医以其味酸，畏其收敛，严禁病人勿食。夫不宜酸敛者，惟外感宜散之症，虑其收住表邪，他病收住何物乎？且醋味虽酸，却能通窍，又最能散结气，行滞血，虽表症犹必用之，况其他乎。如菜类葱条下所载，《济生秘览》《千金》诸发表方皆用之是也。此外尚多，不可枚举。

观其消食积，攻气痞，止血运，破产后瘀血，以铁或砖瓦烧红，好醋淬之，令血晕者闻其气即醒，俗呼打醋炭。甚则醋煎荆芥，入酒壶中，以壶咀对鼻，急合其盖，令气入鼻中尤妙。治血凝气滞之痛。凡痛症药，如陈皮、白芍、白芷、香附、元胡、灵脂之类，均须醋制，非醋不能开气结也。敛乎？散乎？外用散痈疽肿毒，外科敷药必用之物。久而不溃者，醋调雀屎，贴疮头即穿出。出《肘后方》。解蜘蛛、蜈蚣、蛇、蝎、疯犬咬毒，并以醋磨生铁涂之。出《箧中方》。蒸跌扑损伤出《日华本草》，白虎风痛，足上转筋出《外台》方。并以旧棉

---

〔1〕糜：原作“麋”，形近而误，据文义改。

絮浸醋中，甑上蒸热裹之及各种风寒湿痹出《近效方》，敛乎？散乎？《千金方》治鬼击卒死，不省人事，吹少许入鼻中即苏。霍乱心烦腹胀，饮之即定。且炙附子塞耳，能开气闭之聋。和釜底墨涂舌，可消卒急不消之肿。同葛根、葱白可疗肌解表。至于孙光宪《北梦琐言》云：一婢抱儿，落炭火上烧灼，以醋和泥涂之，旋愈无痕。《洗冤录》曰：醋和大黄末更佳。均之，其为敛乎？为散乎？又其散逆气，能止百方不能止之呕见小麦下。治胞衣不下，血满腹中，此死生呼吸之候，非散何以解救乎？用无名异一两，研末，鸭卵白调匀。温醋一盏吞之。其余用也，犹能治虱出怪病，见《首卷》。《外台秘要》云：蠼螋尿疮绕身，匝则死，以燕巢土醋和，猪脂调敷。《肘后方》云：蝼蛄即土狗咬人痛甚，醋和石灰涂，立止。醋之为用如此，何者取其敛乎？即《尔雅》释名亦只云：醋，措也，能措置食毒也。未尝言收敛病邪也。盖醋成于酿造，与作酒、作豉同理，故味虽酸而性则散，比诸乌梅、五味生而酸者，迥不侔也。如果收敛，则虚汗、虚泄、阳脱、阴脱，百凡宜饮之症，何古今方书无一人用之。寇宗奭乃谓涂蜂虿毒为收，且引皱皮靴为喻，可谓不知物理。虽然，醋以酸而为散，奇矣。若夏秋暑热、疟、痢等病，汗出过多，其后病虽愈，而表虚漏汗或畏风者，久开难以骤阖也，任日服参、耆、燕窝、乌梅、五味，不如饮食调和，中略加醋即安。海味尤佳，宜肉食者，海参、鱼肚、蛏干之类；宜素食者，海藻、昆布、海带之类，取其益阴滋血，阳开阴阖之理也。杏云盖屡用之，无不效。且于注夏人，令其调和之中，常用此物，亦无不效。是醋也者，有邪则散邪，无邪则敛正，乃仙品也。独其久食，令人筋骨无力，此则耗之太过，故血不荣于筋《内经》曰：酸走筋。凡物过中皆有之害，醋肯任其辜乎。

酱

此亦诸谷皆可作，而且有用鱼、肉作者。调和诸馔，虽无大益，亦丝毫无损。《尔雅》释名曰：酱，将也。制饮食之毒，如将之平祸乱也。《鲁论》曰：不得其酱不食。其字所该者广。古人必有某酱如何造法，某物宜用某酱之方，不得其酱，则毒无所制，故圣人不食也。今人用酱，取其咸而且鲜，比盐较美而已。其制食毒之法及造法，一概失传。何故禁之？乃医人亦必禁之，不知何意？至《内则》：豕胾，芥酱；濡鸡，醢酱；濡鱼，卵酱；濡鳖，醢酱；鱼脍，芥酱；麋腥，醢酱；桃诸、梅诸，卵盐。虽着诸酱之用，亦略而不全。且观桃、梅之用盐，附于酱后，则用酱即与用盐同理也。故《仪礼》公食大夫三饭以湇酱。又曰：凡炙无酱。盖无咸味者，必濡酱，炙有咸味，故不复濡酱，其理亦同也。《纲目》曰：调水服，解砒毒。又，用榨去油脂麻枯滓，和面蒸罨作酱，味更鲜美。惟榆仁、茱萸、花椒等酱，不免热毒，不宜轻食。

酱油

《毛诗》曰醓。用黑豆如作豉法，蒸罨生黄，入水加盐，曝。气味芳鲜，能引胃气。俗医谓其作嗽，禁人勿食，不知何本，不必信之。

附酱藏诸物

酱之藏物，比盐较鲜美，为胃气之所爱。天下土产可以酱藏者，不能悉数。病人爱食，即是渐进饮食之机。且咸物不能多食，些微不合，亦无大碍。惟酱越瓜性冷难化，极不益人今之医者，专教病人食此，百病忌之。酱姜性热，热病忌之。

黄蒸

用小麦面水调作饼，罨生黄衣，曝干收藏。用时，水浸湿，加盐蒸熟不蒸则带窨气，可调和诸馔。即是作酱之法，此取其便也。

女曲

以完全小麦蒸罨生黄，曝而收之。用同捣碎，加盐蒸食，以供缺酱时之用。有旨蓄御冬之意，故名女曲。《拾遗》名麲子，亦即作酱之法。此二物藏过冬者，能消食止泻出《图经》。为末，米饮下，又治黄痹、黄汗，水煎绞汁服出《必效方》。

红曲

《纲目》曰：红曲，古本草不载，法出近世，奇术也。其法：用白粳米一石五斗，水浸一宿，作饭。分作十五堆，入曲母三斤，搓令匀，并作一堆，以帛密覆。热即去帛摊开，觉温急急堆起，又密覆。次日午又作三堆，过一时分作五堆，再一时合作一堆，又过一时分作十五堆，稍温又作一堆，如此数次。第三日，用大桶盛新汲水，以竹箩盛曲作五六分，蘸湿又作一堆，如前法分合为一次。至第四日，如前又蘸湿。若曲半浮半沉，再依前法作一次。又蘸，若曲尽浮，则成矣，日干收之。性能消食、健脾、活血。煮酒饮，下产后瘀血。

按：红曲性大消肉食，今人作鱼、肉鲊用之，较古之鲊稍易化。然总属生物，病人大忌。

附神曲

古无此药。《纲目》曰：昔人用曲，即造酒之曲。至宋贾思勰《齐民要求》始创造此，其法繁琐。叶氏《水云录》、甄权《药性论》，群相附合，云以五月五日、六月六日，或三伏日，用白面、青蒿汁、赤小豆末、杏仁泥、苍耳汁、蓼汁，和合作饼，罨生黄衣，爆炒用，名六神曲。盖以此配青龙、白虎、朱雀、元武、勾陈、腾蛇六神也。至倪维德《启微集》，乃云：生用能发生气，炒熟能敛暴气，百病皆治。张元素云：能养胃气。夫医非巫觋，安用六神医方治病，不过取温凉补泻之药，胜寒热虚实之病。乃牵扯六神，已极无理可笑。况青蒿、赤豆等物，何以即能配合六神。想创始者亦如青鸟家，扯《河图》《洛书》等书，辄自以为深入理窟乎。今药肆所造，仅以麦麸少和面，水调作饼，炒黄色。云苏州出者名吴曲，四川出者名峡曲。价比白面数倍，医者受其欺而不悟，更不值一笑矣。

蘖米

始见《别录》。《衍义》曰：粟蘖也。《唐本草》曰：《食经》用稻蘖，稻乃诸谷之总名。《纲目》曰：凡谷以水浸湿，候芽生去壳，炒研入药，皆主消导。而麦蘖性猛，中州实滞者可暂用。谷蘖性稍平，能快脾开胃，下气和中。小儿饮食不节，可和白术、山药、扁豆、莲肉、砂仁，加糖霜作饼饵食。《澹寮方》有谷神丸，用谷蘖米四两，入姜汁、盐少许，作饼焙干，同甘草、白术各一两，砂仁三钱为末，白汤服。

面筋

小麦面热而麸凉，洗面筋者，以麸入水揉擦[1]，其近麸之面结而为筋，故凉。《食鉴本草》曰：宽中益气。《纲目》曰：解热和中，病人宜汤煮食，不宜干炸。平人不拘。

麨

《尔雅》曰糗。《孟子》曰：舜之饭糗茹草。《尔雅》释名曰：糗，龋也。饭而磨之，使龋齿也。按：此或米或麦皆可作。吾乡以粳米蒸为饭，曝干炒之，名曝米。或冬月蒸糯米，俟冻过，然后曝炒，名冻米。或以大麦生炒，不必蒸曝，名焦麦，均可。硙为细面，汤泡，加糖蜜食。不再炊煮，取其便也，故为舜微时所食。焦麦粉久食，最消腹中气胀。《拾遗》曰：性能健脾胃，解烦热，止泄利，实大肠。盖味甘气香，为脾胃之所爱，而与炒米之失去本性者，不可同年而语也。惟糯米作者难化。又固表，外感及中虚人忌之。俗以脂麻、黑豆、早糯米同磨粉食，名三合粉。云甚益人，则极不知物理者，详《早糯米》下。

粃

《纲目》曰；诸谷粟之壳为糠，其近米之皮为粃。粃，薄之义也。味极甜，凶年可以济饥。《食物本草》曰：作糗食，能充滑肤体，可以颐养。按：此乃米之精华，实能益脾开胃，长肌肉，悦颜色。《史记》：陈平食糠籺[2]而肥。《晋书·王戎子》：万有美名，少而大肥。戎令食糠而肥愈甚。皆粃也。古人互称。或蒸或炒熟，拌糖、蜜，或拌猪肉汁食。病后虚羸，肌肤枯瘠者，极宜之。以此乃米之皮，故长肌肉、润皮肤之力多也。

陈仓米

一名陈廪米，一名老米，言其囤积仓廪陈久耳。乃又名火米，或以日久腐败，色红而黯，似乎烧灼，《汉书·文帝纪》曰"粟红贯朽"是也。《纲目》解为用火烧治，或火蒸治而成。夫烧则为灰，蒸则为饭，岂可复贮仓廪乎？此米气味俱尽，煮汁不浓。《别录》收为下品，取其冲淡而已。然伤脾败胃，故《食鉴本草》曰"多食反饥"，得之矣。又曰"宽中消食"，则未也仍伤耗中气，非宽中也。《千金方》治洞注下利，炒研末，米饮下。本是米，又用米饮下，正以制其耗也。《日华子》乃云"补五脏，涩肠胃"。《食疗本草》至谓其"补中益气，坚筋骨，起阳道"。盖误以治泄为补为涩，大不明理之言也。仅可入开胃、消食、下利之药，断不可为粥饭。二三年者止矣，若至数年，虽入药且不堪矣。俗医用数十年陈谷，碾米以为妙药，大误。又此米只用籼、粳，而《本草》云陈粟米亦可，不知粟米陈至二年，其气味如歁船之油灰，更伤脾胃，慎不可用。又有畬田火米，乃新垦之地《尔雅》曰：二岁曰畬，用火烧

---

〔1〕以麸入水揉擦：《本草纲目·小麦》作"以麸与面水中揉洗"。

〔2〕籺：原作"核"，通"籺"。

过，然后插禾故名火米，与此不同。

早糯米

此种与籼米同获，而质黏粒团皆如糯。自古医书、本草，暨《尔雅注疏》、《说文》、《物理论》、《种植书》、《农书》、《齐民要术》、本朝钦定《授时通考》，均未齿及，其为无用之物，可知矣。而世俗甚珍之，云性暖健脾，补气，且和脂麻、黑豆为糗食之，名三合粉。不知健脾宜用籼、粳，取其性暖也。糯则性寒，黏滞难化，最能困脾。设有表虚自汗，火嗽喉腥，痈毒无脓，痘疮不起诸病，宜用寒糯，取其性凉也。无既用糯米之寒，又取其暖之理。且此米作饧、作酒俱少，每一斗不及寒糯九合，其无汁可知。又极易败饧，可食一二日。酒则出缸即酸，或臭，或未出缸即已酸败。总不能醇正，其性不平和可知。味俱带涩，其壅气可知。加以脂麻、黑豆之滑泄，欲其补气健脾，实伤气害脾也。此理于诸书既无可考，请遍询作饧、作酒之人，果实有酸败无汁之事乎？抑杏云之好为异说，强词夺理乎？

饼饵总说

束皙《饼赋》曰：三春之初，阴阳交际，寒气既消，温不至热，于时宴享，馒头宜设。炎律方回，纯阳布畅，服絺饮水，随阴而凉，此时为饼，莫若薄壮。商风既荐，大火西移，鸟兽氄毛，树木疏枝，淆馔尚温，则起溲可施。元冬猛寒，清晨之会，涕冻鼻中，霜成口外，充虚解渴，汤饼为最。此随四时气候，适饮食之寒温，非言物性也。若以物性论，四方饵饼制法何止万千。虽杨子《方言》、《齐民要求》诸书，且不能得夫百一。然综其大概，不外乎米、面、麻、豆诸种，油、糖二料。病人以不食为佳。必欲食之，小麦面粉为上，米粉为中，麻、豆为下。以面粉易化不壅，米粉壅气困脾，麻、豆则敗脾作泄也。调和之物，水与酵为优，油为劣。以水与酵不滑，油则滑而热也。肉食为馅者，随病有忌有宜。糖则极不宜多，多则百病及平人皆忌。不能悉数，录常见之数种以见意，余可类推也。

蒸饼

《饼赋》曰馒头，俗呼包子，乃小麦面发酵而成。面已过性，不助湿热，且易消化，百病不忌。性能消食导滞，养脾益胃，利三焦，通水道。又大消胀满，故古方治水肿、气肿，多以蒸饼打调和丸。长食尤佳，无馅者良。如用肉、菜、糖霜诸物为馅者，随病各有宜忌。参考之，自得其全也。又烈火焙烧存性，热酒沃之，乘热饮酒，并食其焦黑之渣，极消病后虚肿出《必效方》。又治腋气，一名狐臭，《千金方》论作胡臭，《教坊记》作愠羝。用热蒸饼擘开，掺密陀僧细末钱许，紧挟，候冷弃之出《奇效良方》。

粢、糕、饵

《纲目》曰：糯米粉作者曰粢，粳米粉合豆末作者曰饵，黍糯合粳米作者曰糕。吾乡则论所作之形：大块方正曰糕；小而圆扁曰粢，又曰粑，又曰果，岁终相餉曰年粑，或不设馅，或用糖霜及绿豆、赤豆、脂麻为馅，或以米面粉裹蔗糖、脂麻及肉、菜等作；长扁如梭形，中为折迭曰饺。新正则以糯粉裹蔗糖为小丸，煮、炸食，名元宵果。杨子云《方言》曰：饵，谓之糕，或曰粢，或曰饩，或曰餣。然则诸物本无一定之名也，刘郎不敢题糕，岂以子云之说，犹未足为典要乎？总难克化，且寒中滞气，有损无益也。

寒具

一名捻头，一名环饼，一名馓子。《纲目》曰：服虔《通俗》曰餲，张揖《广雅》曰粰䊀，《杂字诂解》曰膏环，《楚辞》曰粔籹。小麦面、糯米粉俱可作。《齐民要求》曰以牛、羊脂合作。吾乡以小麦作者为油馓，糯米作者为油粢、油团、油饺。均用油煎食，困脾作泄，极非所宜。糯粉尤甚。然其来甚古，郑康成注《周礼》云，寒具，米食也。又晋桓元宴客，盛陈名画、法书，客有食寒具不濯手者，污其画。元大不怿，自是宴客不设寒具。又苏东坡《寒具诗》曰："纤手搓成玉数寻，碧油煎出嫩黄深。夜来春睡浓于酒，压扁佳人缠臂金。"六经无糕字，乃有寒具乎？诗中豪聊以自解也。

馎饦

或作怀饦，又作不托。以小麦面入少油作饼，内包葱、韭，或糖或肉，炸食之，即《饼赋》牢九之类也。《丹铅录》曰：《饼赋》本作牢丸，乃汤饼也。《酉阳杂俎》有笼上牢丸，汤中牢丸。苏文忠误以"真一酒"对"牢九具"。然《归田录》引《饼赋》馒头、薄持、起溲、牢九，作久近之久，安知段成式非误以牢九为牢丸。吾乡呼烧饼，亦曰火烧。观其名，知性之热矣。虽无大损，不宜多食。

馄饨

馄亦作馉。以小麦面和绿豆粉作薄皮。包葱、韭或肉，瀹食。或不用包，切肉、菜如糜，和绿豆粉为丸，入汤瀹之。其来亦古，唐宋时有萧家馄饨、庾家馄饨。每晨食之，谓之头脑汤。虽无甚益，然汤瀹则不热不滞，必无损也。

粽

亦曰角黍，是以黍为之。今用糯米，裹以箬叶，如牛角形。五月五日设之，云屈原以是日溺死汨罗江，楚人怜其忠，投角黍以食蛟龙，免戕其尸也。一云蛟龙最畏糯米，故投之。性黏滞难化，病人勿食。

米粉索

碾粉则壅气，米之本性也。而作索必入酸浆，更非脾胃所宜。山居者买肆中成排曝干米粉，取其便宜又可久留，用以供客，亦或充馔。平人尚无大碍，病人食之则胃气不行，药多无效，且助胀困脾，乃真正堵气之物。而病人多嗜之，医人反不戒之，不可以理喻。况味甚不佳，何故群嗜，又不可以理解也。

小麦面索

米粉索壅气，面索似不壅气。然未经发酵，令人作渴。多饮茶水，必破腹作泄，甚为腹胃之害。令人每遇有病，不论内伤、外感，必食此物。多入胡椒，辣味至不堪入口，云可以发散。甚或每日食之。其后虽遇明医，无可解救。而愚俗习为故常，不知归咎。五十年中，见死于此者，盖不止千百人矣。愿举世医人、病人猛省之，切戒之。推原其所以相习成俗之故，盖以病之中人，重症少，轻症多。轻症遇此，不过加重几分，未必尽死，遂自以为得计。若其症本重，未解表先伤其胃气，劫其营血，不死奚待哉。又市肆擀[1]为薄饼，切作条者，名切面。其助热发渴，伤中作泄之害同。又平人、病人食索面，不助热，不发渴法：煮须极熟，令如糜，则受水足，入胃中不能复受水，津液不被其渗，故不发渴，且受调和，又须略入醋一二匕，则面有所制，不助热，且倍添滋味。又须少用油，则不滑泄。今人食面，群嗜生食，好油腻，必不肯用醋，不可解也。

面饼

水调生面，就釜烙为薄饼，或用糖、蜜蘸食，或包葱、韭诸菜、诸肉食。北人以此为饭，南人习食粳米。病中食此，不免助热。

绿豆

此诸豆中第一佳品也。《日用本草》曰：有二种，圆、小、色深绿者，名油绿豆；粒稍大、浅黄者，名官绿豆。官豆粉多。《开宝本草》曰：大者名植豆，小者佳。春、夏、秋皆可种。性凉而不伤胃，能退诸热，解百毒。凡热肿、热痢、热渴、热淋、痈疽、痘毒、斑疹[2]、金石药发、误食砒信、误服热药，一切草、木、菌、蕈及自死禽兽等毒，无不宜之。然退热、解小毒宜煮汁饮。解大毒宜生研末，冷水调下。服之必吐，吐过又进，得倾囊而出，毒立解矣。再以甘草三四两，绿豆、黑豆各半升，煮浓汁频饮。不宜去皮。《夷坚志》解附子毒，绿豆、黑豆各数合，末服，并煮浓汁饮。《医学正传》治痘后痈毒，绿豆、黑豆、赤小豆等分为末，醋调，时时涂之，加生大黄更佳。《全婴心鉴》防痘入眼，绿豆七粒，令儿作七遍自投井中，迴视七遍，则可免。《普济方》治消渴饮水，饮绿豆浓汁，并煮粥食。《集验方》治多食易饥，绿豆、大麦、糯米各一升，炒熟磨粉，白汤泡，尽量食，三五日见效。《食鉴本草》治湿疮不结痂，绿豆粉干扑，加海螵蛸末少许更妙。《外科精要》治恶疽五日内，防毒气内攻，护心散、绿豆粉一两，乳香半两，灯心同研，甘草煎浓汤，调服三四钱，日三四次。若有呕逆症，是毒气攻心，更宜多服。《简易方》治暑月痱疮，绿豆、滑石末和匀，扑其甚处。不可全扑，闭住热气，必生他病。《直指方》治痘后目翳，绿豆皮、白菊花、谷精草等分，同柿饼煮。每食一二枚，日三次，并饮其汁。又《普济方》治赤痢经年，绿豆嫩荚或叶，常煮食。无则以豆及芽代之。又叶能解草乌毒，误服者，捣汁或煮汁饮。中毒箭者，捣烂敷。

绿豆粉

其退热解毒之功在皮，去皮澄粉则力减矣。然可为病人食料，如泡藕粉法食之。热病最宜，寒病亦不必忌，性本中和也。

〔1〕擀：原作“撼”，据文义改。
〔2〕疹：原作“瘆”，同“疹”。

绿豆粉皮、粉索

以铜锡器入沸汤，烫为薄皮，最为食中佳品。或以漏勺就沸汤作索，性虽同，稍难克化。

绿豆芽

《纲目》曰：绿豆本佳，发芽则受湿热郁浥之气，未免发疮动气。试之殊不然，盖受湿热而发生，非受湿热而腐败也。亦病人食物之佳品。

黑大豆

古名菽，角曰荚，叶曰藿，茎曰萁。凡诸大豆，黄、黑、青数色，早收、晚收数种，皆有油，故性皆滑泄。但可点茶、下酒，不可为饭。诸小豆，赤、白、绿、豇、豌数种，皆无油，故可和米作饭，亦可单食济饥。《氾胜之种植书》反云大豆能保岁，可以备凶年，小豆不保岁，误说也。黑大豆性能解毒同甘草煮，又为肾部引经。而炒食则动风发毒，煮食则败胃伤脾。故《灵枢·五味》篇不曰肾病宜食大豆，而曰大豆黄卷，意可知矣。而古方用为药物，亦多可取。《延年秘录》豆黄方：能益瘦人，长肌肉，填精髓见《雁肪》下。《千金》豆淋酒法：治中风及产后瘀血见前。《肘后》治腹中肠痛，胁痛，炒二升，酒五升，煮二升，顿服。又治误服巴豆泻不止，煮汁冷饮。此方又可解一切恶毒。《广利方》治脚气冲心，烦闷，不省人事，用一升煮汁服，未定再作。《东阳方》治新久水肿，大豆一斗，煮取汁八升，去豆，入薄酒八升，再煮取八升，顿服，水当从小便出。《外台》治瘟疫头身发肿，用二升，甘草一两，水煎，豆熟取汁频饮。《千金》治打伤头面青肿：豆黄末敷。《普济方》治痘疮湿烂：生研末敷。《产乳方》治子死腹中，母闷欲绝，黄大豆三升，醋煮汁服。《济急方》治蛇头指疮，臭烂痛甚，生研末入茧内，笼之。《急救方》治斑蝥毒：煮浓汁服。又可解草乌、附子毒。

大豆黄卷

即大豆芽。豆有油，故滑泄。发芽则无害，故《内经》曰肾病宜食。然退热之功，远不及绿豆芽也。

黄豆

有黑豆之害，而无其功。独其可以作纸，则为用于世甚大。作腐充馔，其小焉者也。晚收者粒加大，欲名泥豆。

青豆

有早、晚二种，晚收者粒大，炒食香美。其害与黄、黑同。

黑料豆

粒差小而多汁，作豉、作酱，较大豆稍浓，故名料豆。亦仅为肾部引经。煮食、炒食，害与大豆同。

煮豆法

煮豆，甘草为上，蜜次之，蔗糖又次之，盐为下。然平人点茶宜甘，下酒宜咸。

病人诸病宜甘，中满、呕症、虫症忌甘。肾病宜咸，血病忌咸。煮宜极熟，频翻转之。旋煮旋食，能令人泄，必曝之。曝不宜过干，过干则坚硬难化，更伤脾作泻，且泻出完豆。用糖、蜜煮，稍多犹可。盐则极不宜多，愈咸愈硬，且发渴而多饮茶水，无不破腹之理。脾胃既伤，大便不结，药必无功。俗云豆能解药，职是故耳。此物总为无益，必欲食之，宜淡而润。又宜少，忌咸而干，又忌多。乡邨蠢妇，至以腌菘芥挤出之盐卤煮豆，又曝至硬如砂石，又无樽节，纵儿取食。其子女必皆鸠形鹄面，黄发枯皮。每云生来多病，乌知此物之为害也？若炒豆，动风发病，肿毒遇之，脓血必无了期。十分痊愈者，可以复发。且作泄伤脾，过于煮豆。凡有病人，尤不宜食。

豆豉

豆经蒸罨为豉，则不作泄，为食中佳品，百病不忌。有咸、淡二种。咸者但充食料，淡则能升能散。仲景栀豉汤用以涌吐，升也；《肘后》葱豉汤用以发表，散也。又治血分诸病，血痢刺痛，豉一升，水煎二沸，绞汁顿服。伤寒暴利，以薤白一握，水三升，煮薤熟，纳豉再煮，分二服并出《药性论》。舌上血出如针孔，豉一升，水煮，日三服。牙缝出血同出葛氏方。毛虫螫人，嚼豉敷之出《外台秘要》。又解砒毒，煎浓汁冷饮，以多为妙。

豆腐

豆固有油，故伤脾作泄。为腐则油去豆存，不为大害。《延寿书》乃云中豆腐毒，莱菔解之，夫豆腐有何毒。《食鉴本草》云能宽中益血，消胀满，和脾胃，则又何曾有其功。毁誉皆失其平。总之，无益且无味，病人不宜多食。惟火嗽久而不愈者，以石膏所收豆腐，煮老豆腐不入油、盐，久煮则老，加糖霜，每夜食，颇效。又治休息久痢，醋煎豆腐，每夜食，不可用油出《得效方》。有石膏、酸浆、盐卤、木叶各种收法，皆甚微少，入食料可不必拘。又豆腐浆，冷饮二三升，能解砒毒。相传造法创自淮南王刘安。有《咏豆腐》诗云：旋乾磨里流琼液，煮月铛中滚雪花。亦小有风致。

豆腐皮

作腐时揭取浆面凝结之皮，不但无油，更精华之所萃也。诸病宜之。热病津液枯少，病后大便常结及孕妇尤宜。素患产难者，孕时宜多食。黑豆作者尤良。

豆腐乳

以豆腐滤干，罨生黄衣，入水，加酒糟、盐、酱，藏久而腐熟。体质消融，酥腻有如奶酪，不愧腐乳之名。且香美能引胃气，令人甘食，极宜病人。世医乃重禁之，不可解也。

豆腐干

用布巾包豆腐滤干，或淡、或加盐、或酱油浸。性与豆腐无异，而质硬难化则困脾，冷食尤甚，百病忌之。世医反不禁之，尤不可解也。又一种作法，可数月不坏，行旅赍之以致远，甚珍之。坚韧如牛革，更为劣物。

油豆腐

以豆腐入沸油煎，则发大如面之得酵，最易消化，故不困脾作泄，与面筋同为素食佳品，和肉食亦佳。

又豆腐所制食物，各处不同，难以悉数，大抵易化则宜，难化则忌也。

赤小豆

性能逐水、利小便，水肿腹大极宜食。《纲目》曰：和鲤鱼、鲫鱼、黄雌鸡煮粥食，并利水消肿鸡不如鸭。又性善降，《食疗本草》曰：和鲤鱼煮食，治脚气。惟其逐水而降，故能劫津液，久食令人枯瘦身重，脾气不运，津枯血少者忌之。《本草》谓其健脾胃，以其粉多。然粉多者皆壅脾胃，虽虚亦勿多食。独其能通乳汁，《产书》单用煮汁饮。又生研末，醋调外敷痈疡、痄腮、疔肿甚效。又《千金方》治六畜肉毒：炒研末，水服三方寸七。

豇豆

一名䜂豆，一名豇豆。《纲目》曰：处处种之，蔓长丈余，叶本大末小，花有红、白二色。荚有红、紫、青、斑数种，俱长尺余，必两两并垂。子长而微曲，如人肾形。嫩时充菜，老则收子，可菜、可果、可谷。有二种：一种宜风，必插竹引蔓使高，名豆荚棚，荚条直；一种不必晾风，就地铺满，层层相压，荚皆纠曲，极肥厚，名缠地豇。性能和脏腑，止消渴。煮熟、日干不拘，素食、肉食俱可。

子能补肾健脾，止吐泻。然亦不免壅气，中满者忌之。《袖珍方》云：能解鼠莽毒，煮汁灌之。鼠莽即水莽，又作菵，亦名断肠草，生水沟内，似马齿苋，北方最多，南方亦间有。人、畜中其毒者必死。北方宜广传也。

豌豆

《纲目》曰：本出西域，故《尔雅》曰“戎菽，谓之荏菽”。《辽史》曰回鹘豆，《饮膳正要》曰回回豆，《唐史》曰毕豆，崔实《月令》曰跸豆，《拾遗》曰胡豆，《别录》曰青斑豆，《千金方》曰青小豆，又曰麻累，《邺中记》曰国豆，俗呼安豆。蔓长七八尺，有须，叶似蒺藜。二三月开花，淡紫色者豆粒小如药丸，白色者粒大如楮子。花并如蛾形，芳香可爱。结荚长一二寸，每荚四五枚。性能健脾止泻，功同扁豆而力过之。然亦壅气，气滞中满者勿食。《圣惠方》治霍乱吐泻，豌豆、香薷三两，煮汁，分二服加草果、陈皮更佳。

扁豆〔1〕

一名沿篱豆，一名蛾眉豆。嫩时食荚，老则食子，均如豇豆。荚有长短各种，长者良。子有紫、白、斑诸色，白者良。荚充菜食，能消暑和中，解河豚毒出《图经》。子健脾胃，消暑止泄，同陈皮、草果仁、白术、车前子、木瓜研末服。亦治霍乱吐

〔1〕扁豆：原作“藊豆”，同“扁豆”。

利，同香薷、紫苏叶、陈皮、草果，水煎频服出《千金方》。又治误服毒药堕胎，或已伤未堕，口噤手强，头低，魄汗似中风，九死一生之候，煮浓汁频饮出《永类钤方》。又治禽兽肉毒，烧存性或生研末，冷水服出《事林广记》。又解砒霜毒，方同上。然亦壅气，中满者少食。

蚕豆

《农书》曰：蚕时始熟，故名。性能快脾胃，利脏腑，故不壅气。炒食、煮食皆佳。《积善堂方》曰：有女子误吞针入腹，或教令煮蚕豆，同韭菜食，针自大便出。《食物本草》曰：其苗、叶能解酒醉不醒。

刀豆

《酉阳杂俎》曰"乐浪有挟剑豆"，即此。乐浪，古辽东，《后汉书》封公孙康为乐浪侯是也。荚长者盈尺，短或五六寸，形似腰刀。嫩时可腌、可酱、可煮，虽不佳，尚无大害。老则子大如拇指，味甘气恶，能令胃气逆上，必屡吐乃已。古方用治呃逆，乃"病在上，因而越之"之义，与用瓜蒂、藜芦同理。《纲目》乃谓其"温中下气、利肠胃"，误矣。

荍麦

俗作荞，非。《尔雅》曰"荍，蚍衃"，注曰"多华少叶，叶皆翘起"。此物似之，故取以名。花时全不见叶，田陇间一望，平铺如三冬瑞雪。《诗·陈风》曰"视尔如荍"，亦言其多华也。若荞则大戟苗，一名泽漆。亦见《尔雅》曰"荞，邛巨"，与此无涉。《纲目》曰：性主降气宽肠，故能炼肠胃滓滞，而治浊带泄利，腹痛上气之疾，气盛有湿热者宜之，若脾胃虚寒，食之则大泄元气。至言也。《食疗本草》曰：实肠胃，益气力，续神。则误说也。又痈疡未溃，食之必难作脓；已溃，食之则难收口。外科不拘何症，总为忌物。又不可同羊肉食。

苦荍麦

此物似荍麦而苦恶，须蒸晾去其恶气，乃可磨粉食。贫有聊以济饥，实非谷类。《纲目》曰：多食败胃，动风动气，发诸病。黄病人尤忌，独膈噎症宜之。

调疾饮食辩卷三

鄱阳　章穆（杏云）　纂述
同里　汤建中（勋重）、程步岩（敏斋）　参订
男　希世（竹泉）、安世（锡蕃）
孙　家杰（廷伟）
门人　程德春（润堂）同校字

菜　类计一百三十六种

养生以粒食为主，粒食而外，似可无烦注意也。然古圣王经理邦国，言饥而不敢忽乎馑，故艺草木于场圃，以备民食。小者可为百谷之辅，大者且济百谷之偏。菜之为益，岂浅鲜哉!又况《内则》详诸菜之名，《素问》明五菜之用，其于病也，所系更大且多矣。至于谷之有诸粥、诸酒，是以谷代刀圭也。而菜者，性备寒温，功兼补泻，因病而施，合宜而用，何莫非方剂之良也。若夫力有其偏，性有其毒，则古人炯戒具存，悉著于编，览者其无忽焉。

韭

熟食甘温，益脾肾，助阳益阴，利气补血宜极熟，不可带生。故又名草钟乳，又名起阳草。生食辛热，破血行气，行一切败血，治胸胁血凝气滞诸痛，跌扑损伤，产后儿枕作痛。极走泄真气，凡症属虚者忌之。又多食伤目，生者尤甚。《千金方》治喘息欲绝，生韭汁频饮。又治喉肿，韭叶捣烂，炒熟敷，冷即易。又治百虫入耳，生韭汁灌之即出。《食医心镜》治卒然中恶，韭汁灌鼻中。又治水谷痢疾，韭菜煮粥，或煠炒，任意食，赤白痢亦佳。《活人书》用治阴阳易，阴肿，小腹绞痛，头重眼花，顷刻不救，宜豭鼠屎十四枚两头尖者，韭根一把，水二碗，煎七分，去滓，再煎二沸，温服，得汗即瘥，未汗再作。《简便方》治猘犬咬伤，七日必一发，三七日不发，乃为真愈。初咬时，急于无风处冷水洗净，服生韭汁一碗，隔七日又一碗，四十九日共服七碗。须百二十日忌食酸咸，一百五十日忌闻金鼓声，一年忌食鱼腥，终身忌食狗肉。

按：此法出《肘后方》，一本作薤汁，未知验否，而徐本斋云甚效，且随处皆有，故录之，为医药不便处救急之用。《摘元方》治产后怒哭伤肝，呕青绿水，韭汁一盏，入姜汁一匙，同饮。丹溪治产后血运，韭叶捣烂，入酒壶内，沃以热醋，将壶

咀对鼻，频开合其盖，令气冲射入鼻中即醒。《千金方》治衄血不止，韭根、葱根同捣如枣大，塞鼻孔，频易，以止为度。又治刺伤中水肿痛，刺虽出，因盥濯为生水所伤，复作肿痛，不治必作脓溃，韭菜杵烂，炒热敷。跌扑伤亦可用，加醋更佳。若挑去刺时，淋以热尿，隔二三日不见水，则无此患。刀伤亦然。《濒湖方》治金疮血出，韭汁和风化石灰，晾干为末敷。若用鸡骨炭、松香等分研末，生韭汁调作饼，临时再研细，敷金疮血不能止，尤妙。《备急方》用解肉脯毒，凡熟肉未冷，用密器盖过夜，丝毫不透风者，为郁肉；沾茅屋漏者，为漏脯，皆有毒，并捣韭汁生饮。又《千金方》治食物中毒，不知其毒，当作何解法，饮生韭汁最佳。又凡诸病宜用细辛、牙皂嗃[1]鼻者，不如俱代以生韭汁更便更稳。《纲目》曰：《内则》“韭曰丰本”，言其美在黄也。大误。《本草衍义》曰：韭黄未出粪土，含抑郁未伸之气，病人切忌。此确论也。盖《礼》所谓丰本者，言其根茂可以屡剪，非贵其黄也。至郑康成谓葱变韭，《尔雅翼》谓老韭变苋，均幻谈也。

野生者名藿，《尔雅》曰：藿，山韭。其性不佳。

韭子，温补下元，主梦中泄精，肝虚溺血出《别录》。暖腰膝，治梦与鬼交出《日华本草》。又主小便频数，梦中遗尿，及女人白带、白淫出《本草纲目》。又烧烟可熏虫牙出《救急方》。

葱

《纲目》曰：一名菜伯，一名和事草，一名鹿胎，一名芤，草之有孔者也。有数种。一种名冬葱，又名冻葱，又名慈葱，无子，分根而种，颇易繁衍，吾乡呼四季葱。一种名汉葱，结子可种，宿根仍可复栽。又有茖葱、野生之名。《尔雅》曰：茖，山葱。楼葱、龙角、羊角、水晶等葱。

其性：熟甘温，能和中利气；生辛热，能通窍散寒。凡内有寒滞、外感风寒人，均宜食之。且热而不燥，故不劫阴。世俗治感冒风寒，妄用生姜、胡椒为食料，炮姜、附子、吴茱萸为药饵，劫阴伤液，致寒变为热，遂成不起者，比比然矣。不知《肘后》葱豉汤发散表寒，乃历古相传之妙法。而《千金》《外台》《活人》诸书，葱豉、葛根、白芷等，皆表病初起一定之方。无轻用姜、附、茱萸，先夺其营血，以为发汗散邪之理也。盖风寒外入为阳邪，发热恶寒为阳症，虽治寒以热，理所必然，而外解肌肤之表热，与内攻直中之阴寒，殊不可同年而语。病家每不知此，无足怪矣。医家而不知此，令人轻病致重，重病致死，尚得云医乎？清夜扪心，能无愧且惧乎？故《济生秘览》治时行感冒，头痛发热，葱二十根，碎切，和米煮粥，入醋少许，乘热食，汗出立解。又治各种伤寒初起，不能分别何经，亦用上方。《类要》治娠妊伤寒，尿血，赤斑变黑，葱一握，捣烂煮汁，热服尽，取汗。《千金方》治伤寒后交接劳复，腹痛阴肿，葱，和醋一盏，捣汁服，取汗。此症若遇张景岳，必用右归饮。

〔1〕嗃：原作“搐”，据文义改。

遇赵养葵，必用八味丸。乌知此病由余邪乘虚内陷，故汗解之。与《外台》方之用竹皮二升，煎汁服，治余热内陷，同一法也。古人精理，讵可以晓流俗哉？愿后人平心阅之，无偏执取咎也。至如《活人书》治伤寒头痛如劈，葱半斤，姜一两，水煎，分数服。此因表寒甚，故助之以姜，而葱多姜少，亦不致大伤阴分也。

以上葱白散寒之用，而其开闭通窍也。《经验方》治小儿无故卒死，葱捣烂，纳入肛门及两鼻孔，气通或嚏即生。此法大人中恶卒死亦可用。《婴孩宝鉴》治小儿盘肠腹痛，内钓搐搦，葱汤洗儿腹，仍以葱炒热敷脐上，得尿即愈。《本事方》治小便闭胀，葱三斤，炒热帕包，更互熨小腹，气通即通。《外台》方治大小便闭，葱和醋炒，敷小腹，灸七壮。又治急淋阴肿，热葱捣贴脐上。《独行方》治气闭耳聋，生葱捣烂塞之。《全幼心鉴》治小儿胎热，不尿或不乳，葱白乳煎，灌数匙。良久未通，再灌。惟脐四旁青色及口撮者不治。《危氏方》治腹皮麻痹，煮葱多食自愈。《折肱漫录》载其家西宾患水肿，腹胀如鼓，头面四肢俱肿，小便闭而大便泄，偶食葱煎豆腐，小便遂通，乃连食半生熟葱不辍，肿消而愈。开闭之功又如此。

至其安和脏腑，华佗《中藏经》治脱阳危症，由大吐大泻大汗后脱阳勿用此方及与女子交接后，四肢厥冷，不省人事，小腹、阴茎搐缩，须臾不救，外以炒葱熨脐，内灌酒煎葱汁，阳回即活。《南阳活人书》治阴毒腹痛，四肢厥冷，唇青卵缩，六脉全伏，内服大剂四逆汤，外用葱炒热贴脐上，熨斗熨之，手足渐温必愈。若良久不温，不可救也。《深师方》治霍乱烦躁，坐卧不安，至危症也，葱二十茎捣，大枣二十枚擘，水煮，分二服。《食医心镜》治赤白痢腹痛，葱煮粥，日日食之。《瑞竹堂方》治卒急心痛，牙关紧闭，诸药不效，葱五根捣烂，以匙送入喉，灌以麻油四两，但得下咽即苏，不拘虫痛、积痛，皆下。

又，其于杂病也。《普济方》治阴囊肿痛，葱白、乳香捣涂，或煨葱半熟，入盐少许，捣涂。《千金方》治乳痈初起，生葱汁和热酒服，取汗，重者须二三次，医药不便处宜知。又治一切肿毒，葱汁渍，日四五度。《外台》治血痔痛甚，葱三斤，煮汤熏洗。《圣济总录》治疔疮恶肿，刺破，挤去败血，生葱、生蜜同捣，贴两时，用醋汤微温洗之。《洗冤录》治自刎将死，葱捣烂，炒热敷。又暑月热渴欲死，道中仓猝无水，嚼生葱二寸，和津咽下，可抵饮水二升。《奇疾方》治血壅怪病，人身上忽然肉出如锥，痛痒不能饮食，名血壅，不速治，必溃为脓血，以赤皮葱烧灰淋洗，多饮豉汁即安。韦宙《独行方》治水病足肿，煮汤浸足，日三五度。《永类钤方》用同蜜捣，敷肾囊，治小便不通。皆妙方也。又解钩吻、藜芦及桂毒。然亦走泄真气，凡体虚忌之。又不可同蜜食。又久食伤目。

葱子，功同韭子，而力不及，然治膀胱冷气作痛，力更胜于韭子也。

薤

《尔雅》曰“䪥，鸿荟”，邢疏曰“一名菜芝”。《纲目》误混藠子为一。其叶似葱，中空无棱；根似小蒜，圆长。薤叶虽空而有三棱，全不似葱，且虬曲不能植立。色碧绿亦不似葱、藠之青。质极光滑，露难久伫，故挽歌曰“薤露”，喻人生之不久也。其根下子正圆如楮子，白色，亦不似藠子之圆长。又谓，薤收子宜火烘，故又名火葱。不知宜火烘者，即是汉葱。汉者，熯之讹也。薤子不必火烘。王氏《农书》曰：薤生则辛散，熟则甘补。凡气结中寒，胸痹刺痛，下焦冷滞，食薤宜带生；中虚脾阳不足，食少难化、久痢冷泻，虚呃，宜煮极熟。《金匮》栝蒌薤白白酒汤栝蒌实连皮、子一枚，薤白半升，白酒七升，煮二升。治胸痹痛彻心背，喘息咳唾，短气，喉中燥痒，不治则死，此方甚验。《千金》半夏薤白汤治前症，薤白四两，半夏一合，枳实半两，生姜一两，栝蒌实半枚连皮同捣烂，白截浆三升，煮一升。注：白截浆，酢浆也。盖醋瓮底之浑浊者。《肘后》薤白一味生捣汁饮治奔豚冷气，用其散也；范汪治产后冷痢，同羊肾煮食，用其补也。此外如《肘后》治中恶卒死，或先病，或本无病，寝寐奄忽而死，皆是中恶，生薤汁灌鼻中。《独行方》治霍乱干呕，生薤一把，水煮，顿服。《心镜》治赤白痢，薤同米煮粥，每日食。《拾遗》治血痢，薤同黄柏煮汁饮热甚者宜黄连。《梅师方》治患疮毒人，早行沾被冷露，肿痛，身发寒战，甚者杀人，薤白煨熟捣烂，敷疮中，出水即愈。《圣惠方》治咽喉肿痛，薤白同醋捣敷。又治气闭呃逆，一息一声闻隔舍，水煮薤汁饮。然辛能助热，且耗散真气，凡内热及阴虚者忌之。《图经》乃云“性冷”，谬极矣。久食伤目，热中。

山薤

《尔雅》曰：葝，山䪥。《农书》：野薤。吾乡呼鸟蒜，山居者亦采以供馔。生麦畦中，根、叶俱似薤。但薤无花，不结实。此物抽苔开细碎紫花，结小实，气味似家薤。性宜亦略同，古方未经采用。

藠子

一名莜子。《纲目》误以为薤，《图经》误以为蒜。其叶条直，不类薤之虬曲。根似葱，不似蒜，尤不似薤。叶老有筋，不堪食，惟根可醋浸、盐腌食，故吾乡呼藠头。性亦颇利气，但系生物，不宜多食。

蒜

有大、小二种。《古今注》曰茆蒜。《说文》曰荤菜。《纲目》曰：炼形家以小蒜、大蒜、韭、芸苔、胡荽为五荤；道家以韭、薤、蒜、芸苔、胡荽为五荤；佛家以大蒜、小蒜、兴渠阿魏也、慈葱、茖葱为五荤。《蜀本草》曰蒚。《农书》曰泽蒜。《衍义》曰宅蒜，盖泽字之讹。以上诸名，皆小蒜也。叶如韭，根茎[1]如薤。今所莳者为大蒜，本名葫，又名胡蒜，汉时始自西域入中国。二蒜生熟异性，其理与葱、韭、薤同。能温中化食，理脾胃，除邪痹，止霍乱，消胀满。凡酱藏、盐藏、醋浸蒜瓣，均能开胃进食。

又能解各种毒：

一　面毒。食小麦面，捣蒜如泥，加盐、醋为调和，即不作渴。

〔1〕茎：原作“僅”，据文义改。

— 水毒。春夏大雨暴涨，山中腐草、蛇虫诸毒，流入溪间或井中，饮之令人腹胀作泄，或食蒜，或每日捣蒜数瓣浸水缸中，俱解。

— 暑毒。叶石林《避暑录话》曰：一仆夫暑月驰马，忽扑地欲绝，用大蒜及道上热土同研烂，新汲水和，取汁，抉齿灌之即醒。

— 饮食腥膻虫鱼毒。鱼、肉腐败，捣生蒜入，臭气即为所掩，食之有味，且不伤人，《农书》所谓"化腐臭为神奇，调鼎俎代盐醯"也。

— 蛇毒。凡被毒蛇螫，急饮白芷、雄黄煎酒，白芷宜多，煎酒汁浓，尽量饮，略醒又进，常令醺醺，药气不断。多食生、熟大蒜，则毒不内攻入腹。《食疗本草》曰：蛇螫，用大蒜捣烂封之，日六七易。另以蒜一升去皮，人乳二升，煮熟，空心顿服，明日又进。又以蒜一升捣烂，人尿一升，煮三四沸，浸伤处。《梅师方》用独头蒜，同酸莓草即破铜钱草捣敷。

— 闭口椒毒。花椒闭口者有毒，能杀人。即开口者，药中、食中用之太过，中其毒亦可杀人，性热故也。煮蒜食出《金匮》方。

— 蟹毒。令人瞀乱发狂，或吐血，或便血溺血不急治亦杀人，蒜瓣煮汁饮。

又治心腹冷痛，醋煮大蒜，每日食。又治血逆心痛，用行气散寒药不效者，生蒜捣汁频饮并出《肘后方》。又治气淋，腹胀，大便时闭时泄，小便淋沥，为气淋，大蒜煨热，每日空心食出《集验方》。又治暴下血，用滋阴凉血药愈甚者，大蒜五七枚，去衣捣烂，豆豉数百粒，同捣为丸梧子大，每米饮下五六十丸出《衍义》。又治肠毒下血，独头蒜煨热，同黄连末捣为丸，日日米饮服出《济生方》。又治积年心痛，煮蒜，勿着盐，饱食出《兵部手集》。又能吐虫、吐蛊。《纲目》曰：李延寿《南史》云，李道念病五年，丞相褚澄诊之云"食白瀹鸡子过多"，取蒜一升，煮食，吐出鸡雏翅足俱全凡十二枚而愈。《后汉书》云：一人病噎食不得下，华佗令饮蒜齑三升，立吐一蛇。《奇疾方》曰：人头面上有光，他人手近之如火炽者，中蛊也。蒜汁半两，和酒服，当吐物如蛇状。又云：眉光动摇，目光交睫，唤之不应，但能饮食，亦用前方。

其外用也。

— 灸艾。疔肿、发背及一切内症用灸者，均必须此。有二法。李迅曰：蒜瓣切薄片如钱厚，炷火灸三壮一易，能使疮不开大，又能使内肉不坏，疮口易合。《外科精义》曰：用醋浸纸封疮上，视先干处为疮头。随疮头大小，以蒜十颗，淡豉数十粒，乳香一钱，同捣烂，敷疮头二分厚，着火灸之。痛灸至痒，痒炙至痛。

— 捣敷足心。治霍乱转筋，下利噤口恶症。又治伤寒久热，不省人事，四肢厥冷。又治鼻衄不止。皆能引热气下行。

— 捣敷脐中。治寒泻冷痢，小儿脐风。敷讫灸之，灸至口中有蒜气则愈。或用盐、蒜同捣敷脐，灸七壮。亦可治霍乱转筋。

— 汁嗃鼻中，治头风疼痛。

— 煨熟捣烂塞入肛门。治关格，大小便闭。

— 烧热揩牙，治胃火及虫牙肿痛。

此物之功，在性热而能散热，故不劫阴而反能解暑毒、蛇毒、面毒及椒、蟹诸热毒，且外敷肿毒。盖肿毒属阳者，敷寒凉药本不为误，而热结则不散，愈用寒药冰之，则愈不散。惟大蒜捣汁和大黄末敷，或加醋，最为良法。凡性热者，皆散寒，皆能助热，独此热而散热。即外敷足心、敷脐、纳下部、嗃鼻诸法，总一散热之效也。而其害则在熏辛荤臭，故多食耗气伤血，损目昏神。凡葱、韭、薤、胡荽、芥、莱菔等俱损目，惟蒜为最。《拾遗》乃云"初食昏目，久食反明目"，大误。

蒜叶、蒜薹即二三月抽出之茎，俗名蒜心，又呼蒜苗，功不及蒜瓣，害亦少杀。干蒜梗叶，煎汤洗冻疮，极佳。若每年至冬必冻者，于五月五日、六月六日，以此汤浸洗一次，即不冻。孙氏曰：大蒜不可同生鱼食鱼鲙、鱼鲊皆生物，令人阴核作痛。又不可同蜜食。

野生者名萬。《尔雅》曰：萬，山蒜。

姜

《说文》作薑[1]。此物性极刚猛，亦极偏僻。散寒发表者其功，助热劫阴者其害。入食料，在平人为佳品，在病人为忌物。平人胃气总宜温暖，不宜寒凉，故为佳品胃中非温暖之气不能蒸腐食物。且又能杀腥膻，添滋味。《吕氏春秋》曰：和之美者，杨朴地名之姜。人多爱之而遂狎之，不知其偏于辛而无回味，即偏于热而无回性也。食之断不宜多，断不宜久。夫性稍偏于温，久食犹有积温成热之害。故《内经》曰：气增而久，夭之由也。况极辛大热乎。孙氏曰：多食姜，患眼损寿，减筋力。《纲目》曰：食姜久，积热害目。蒜性热而散热，故不积热。食蒜昏目，不食则愈。食姜害目，必生胬肉，起红筋，无药可解。比皆为平人言。

若其予病，则惟感冒寒邪，借其辛热而解表；胃寒呕吐，借其温中而散逆；虫症，借其辛热以制虫。其他万千病症属内伤者，并无用表散之法，亦无不重阴血之理，其为大禁，不待言矣。若属外感，似乎宜散，而姜性偏热，止能散寒，不能散风、暑、湿、燥、火。外感原有此六症，《素问》名曰"六淫之邪"，非仅一寒气能伤人也。多服生姜、炮姜，营血受伤，津液被劫，外感变为内伤，虽有良医，无从解救。至《论语》记圣人饮食，不曰必以姜食，亦不曰无姜不食，而曰"不撤姜食"。撤字从手，捡而去之也。盖指圣人作客而言。凡作客者，于主人所设，各随其便，不宜当食讲究烹调。《曲礼》曰：毋絮羹，毋歠醢。絮羹、歠醢，是临食时加入调和，撤姜是临食时捡去调和，皆非作客之礼。姜虽有害，少食亦自不妨。调和之内业已有姜，圣人必不于食时令其捡去，但不多食而已。然则此句当连下句成文，始为通贯，今竟解作无姜不食。其误亦不始于《朱子集注》，汉、晋人注疏，已有"通神明、去秽恶"之说。而汉人则又出于《神农本草经》，"秽恶"作臭恶，言能调和滋味也。而"通神明"殊不可解，神明指人身何物。盖此书传自上古，其中为后人附益处甚多，须善读也。而陶隐居曰：久食少志伤心气。辛辣物惟此为常，故《论语》云"不撤姜

[1] 薑：原作"疆"，据《说文》改。

食”。言可常食，但不可多。既云久食有害，又云可常食；既云可常食，又云不可多。曲为汉人文过，遂不自觉其言之矛盾也。若《朱子语录》则亦曰“秋姜夭人天年”，是亦明知其非佳物也。不知《大学》可增可改，《易》之象数可亡，《诗》之小序可削，《春秋》之三传可背，此不过汉人误注，何必不可正之也。又有善啖此物不见其害者，往年一佣工，每日可食生姜二三斤。此乃脏气极偏，不可以常理论。如夏竦之日服钟乳不热，周维岳之饮酒数瓮不醉，举以借口者，皆自伐其生机也。

然力既刚猛，用之得当，治病未尝无功。凡寒嗽，痰澼卒倒，心痞呕哕，胸胁胀满，冷痢冷泻，及诸虚寒无火之症，均必需之。《急救方》治冻死救活及尚未死者，生姜二两，陈皮五钱，煎汤频服。《扶寿方》治刀斧伤，生姜捣烂敷。《易简方》治跌扑伤，和面捣烂，炒热罨。《元和纪用经》治寒呕不止，橘皮四钱，甘草、生姜各二钱，半夏三钱，煎汤分三次服。《衍义》治寒眼肿痛，鼻塞泪流，古铜钱刮姜汁点之。若畏点姜汁，宜内服羌、独、荆、防、菊花、白芷、蔓荆子、蝉蜕、当归、蒺藜，散之，连服数剂，无不愈者。夏子益《奇疾方》治产妇用力太过，垂出肉线长三四尺，触之痛引腹，用老姜连皮三斤，入麻油二斤。拌炒至干油恐是二两，若二斤不能令干，绢袋盛作二包，轻轻盘起肉线，作三团，纳入产户。以姜袋就近熏之，冷则更换，至二日夜可收入，且不可断，断则死。又脉溢怪病，毛窍血出不止，皮胀如鼓，目、鼻、口俱胀合，生姜自然汁和水各半盏，服即安。至陶华《伤寒六书》用擦舌胎变黑，《普济方》用治口疮牙痛，《杨氏医说》姜茶治痢方，并无理不通。又方广云“能治干霍乱”，尤为谬极。干霍乱即搅肠痧，但一滴姜汤入口，即必死无救。凡腹中急痛，不吐不泻者切戒之。吐泻者即非此症，生姜、砂糖、陈皮同煎服最佳。又孕妇食之，令儿盈指枝指也，且助胎热，令儿多疾。痈疡人食之，则生恶肉。

姜皮，性较姜稍平，能行气消胀。《拾遗》乃云“皮性凉，用姜要热则去皮，要冷则留皮”，大谬。岂有姜而可用为冷药乎。

芥

《农书》曰：其味辛烈，菜中之介然者。《纲目》曰：芥有数种。青芥，又名刺芥，叶有柔毛。大芥，又名皱叶芥，色深绿，叶有皱纹。马芥，叶有花歧。紫芥，茎叶皆紫。石芥，低小。其性仿佛，能豁痰利气，然助热伤中，损神耗气动血，热病及气虚人切忌。叶煎汤可洗漆疮。三月起苔，取嫩心，瀹存性，入瓶中罨一二日，辣尤甚，谓之芥蓝。姜、桂之性，老而愈辣，此独嫩者最辣，食之令人涕泪齐出，耗气助火倍于老芥。《埤雅》曰：望梅津生，食芥泪坠，五液之自外至者也；慕而涎垂，愧而汗出，五液之自内生者也。若用盐水煮熟，曝干，再蒸曝之，俗名盐菜，辣味全失，病人可食。其子古方用之，能散寒、利气、豁痰。今惟用白芥子矣。《岭表录异》曰“南土芥子大如鸡卵”，未知果否。

白芥

性与芥同，热过之。《纲目》曰：其种来自西戎而盛于蜀，故又名胡芥，又名蜀芥。子白色，取辣入食料，甚辛美。入药能温中下气，豁痰消肿。《圣惠方》治喉痹肿痛，辣芥子末，醋调取汁，点入喉内，待喉内鸣，却用陈麻骨烧烟吸入，立愈。《千金翼》治痈肿热毒，芥子末同柏叶捣涂。《摘元方》治腰脊胀痛气滞在经络故胀，芥子末酒调敷外用新麻布酒喷湿，火上烘热，紧束之，立愈。《濒湖方》治肿毒初起，醋调芥子末涂。《济生方》治身体麻木，方同上。取辣法，见二卷《芥子粥》条。

菘

又名白菜，又名黄牙菜。叶层层相裹，一株重一二斤，北方者可至十余斤。秋末即为晚菘，寒早也。南方秋后始栽，正月犹可食。性味甘平，能和中退热，止渴除烦。惟药中用甘草者忌食。陶隐居曰：张仲景言甘草同菘菜食，令病不除。故《千金》《外台》诸方后多忌之，以此也。叶生捣，涂漆疮，胜于芥汁。又可点飞丝入目。又涂小儿赤游丹，火行于上下，至心则死出《子母秘录》。又有黑菘、白菘二种。白菘圆茎者名箭杆菜，扁茎者为瓦沟菜。黑菘圆茎者名瓢儿菜，扁茎者名春不老。味远不及菘，性亦和平。惟暑月所种白菘，每日浇灌，成于人力非时催逼，且受湿热郁蒸之气，病人食之多腹胀作泄，并生病后虚肿。不时，所以不食也。

芸薹

《埤雅》名薹菜，《胡居士方》名寒菜，又名胡菜。《沛县志》名薹芥，俗呼油菜。菜中贱品也。菘菜之佳者收子稍老，或地土不宜，皆变为油菜，而油菜不能变菘。亦犹籼白米之渐变为红，红米不能变白。盖不能葆其本真，则必流于污下，人与物同也。苗、叶味短且伤血，惟春初嫩茎味鲜腴。近人因子可榨油，种之甚广。春时花放阡陌间，如给孤祇园，现黄金世界，足供玩赏。《闲情偶寄》云：香风导酒客寻帘，锦蝶与游人争路。《食疗本草》曰：损阳气，发疮，患腰脚人食之加剧。又生腹内诸虫。独能外治疮疡。孙氏曰：赤游丹肿，取叶捣敷即愈，亦可捣汁服。又手足瘭疽，四肢肩背累累如赤豆，掐之汁出，油菜叶煮汁服，并食其叶数顿，少用盐酱，无叶用子研水服。又异疽似痈而小，脓如小豆汁，挤去复满，油菜叶捣，煨热布包，更互熨，不过二三度，无叶用干者并出《千金方》。豌豆斑疮，煎汁洗出《外台秘要》。

子，破血消肿及游风丹毒、热肿方中用之，性能伤妇人子宫。古方经水行后，服四物汤加油菜子，能断产，极非佳物也。又妇人方用子十五粒何其少也，研末酒服，云催生神效，似乎难信。但产难大事，此物易得，且必无他害，存其方加而用之，以备缓急可也。

莱菔

见一卷。

芜菁

《唐本草》曰蔓菁，《食疗本草》曰九英菘。掌禹锡曰：《尔雅》云，须，葑苁。《诗·谷风》曰“采葑采菲”，毛苌注曰：葑，须也。《尔雅正义》曰：一名葑苁。《礼·坊记》注曰：葑，蔓菁也。《诗疏》曰：即芜菁也。杨氏《方言》曰：蘴、荛，蔓菁也。陈楚谓之蘴，齐鲁谓之荛，关西谓之芜菁，赵魏谓之大芥。《尔雅》注曰：葑，须也，芜菁也；葑苁，葑苁也。蘴、荛也，大芥也，一物也。《嘉话录》曰：诸葛武候令兵士种之，故又名诸葛菜，取其四时根叶俱可啖也。至《三国史》[1]谓“先主闭门种芜菁”，不过自韬，非有取于此也。南方种者绝少。《唐本草》谓：北土无菘，有人将子往种二年，尽变为芜菁。若将芜菁子南种，亦二年尽变为菘。误说也。菘菜北土极多且美，南方远不及北产，且每年必有大半变为芸薹，不变芜菁。又《别录》列芜菁、莱菔为同条，或以其根、叶皆可食也，后人遂以为一物，亦误也。《纲目》曰：芜菁是芥属，莱菔是菘属。亦误也。莱菔与菘，根、叶、花、实俱不相似。但所云芜菁根长而白，味辛苦，茎粗，叶大而厚，夏初起苔，黄花四出，子亦如芥，则诠解明晰。《食物本草》曰：性能止渴，消食下气，去心腹冷痛，热毒风肿，乳痈寒热，止嗽。其性当冷，或云温者，恐误也。予意此菜性必微温，观所主之病可知矣。温而又能止渴者，津汁多，如莱菔亦有止渴之效也。治热毒者，辛能散，如大蒜亦能消痈肿也。苦以为冷，则世间岂有味辛而性冷者乎？

子，明目，压油涂头，能变蒜发。少年发白也。《辍耕录》作算发，谓心多思虑所致，实乃禀气也。出《东斋纪事》。

蕹菜

宜湿地。《南方草木状》曰：南人编苇为筏，浮水上种之，不须土养。性滑利，能和中解热，大便不快及闭结者宜多食。叶妙于梗，又能解野葛毒。《纲目》曰：《唐瑶方》捣汁和酒饮，治产难。滑可知矣。

菠薐

一名菠菜。《证类本草》曰：刘禹锡云出颇陵国，讹为菠棱，误也。菠者其名，棱者，因其子有棱角如菱芰也。《唐会要》曰：太宗时，尼波罗国献菠棱菜，类红蓝花。《纲目》曰：有雌雄，就茎间开碎红花，攒簇不显，实似蒺藜。亦误也。菠萝花全绿，与叶同色。类红蓝花者，谓其茎叶之形，非谓花色也。但有雄雌，雄者开花无子，雌者结子无花，异物也。种之难出，有云必过月朔乃生，试之不然。性甘凉而滑，调中止渴，润燥，利脏腑，开胸膈。张子和曰“久患大便滞涩者宜常食”，《食性本草》曰“令人脚弱，发腰痛”，俗医云“发疮毒”，皆大不然。惟素病腹冷者，久食破腹，则或有之。

苋

《尔雅》曰：蒉，赤苋。《蜀本草》谓：有六种。白苋稍耐老，赤苋、紫苋不堪久食。味虽甘平，性则冷利，能滑肠破血。脾胃虚弱，下元不固，胎前及男妇血分素虚者，均忌之。又不可同鳖食，生鳖之说或未必然，有毒则确也。凡病人，惟血痢初起、产后瘀血不行宜之。《谈野翁方》用以煎汤洗漆疮。《集验方》治蛇咬，用紫苋捣汁，服一升，渣敷之。

〔1〕三国史：当指三国志，然《三国志》中并无此语。

其子，一名莫。能明目去翳，取其形色如目珠之光黑，与青葙子、鸡冠子之明目同一理。然苋实，《本经》谓“久服益气力轻身”，《日华本草》谓“益精血”，则实能补肾矣。肝虚目暗者，宜多用之。

莙荙菜

一名菾菜。《纲目》曰：二月下种，宿根亦自生。叶青白，如白菘而短，生熟皆可食。四月开细白花，结实如茱萸梂而轻虚，黄色，内有细子。根白色。《嘉祐本草》曰：性凉，内热人宜食，素患腹冷者忌之。《别录》曰：生捣汁饮，治时行壮热，解热毒风肿。《唐本草》曰：夏月作粥食，解热毒，止热痢甚者亦宜生饮其汁，敷灸疮及汤火伤，止痛易瘥。

莴苣

《纲目》曰：一名千金菜。有三种。青者名莴苣；紫者名紫苣，叶光滑；白者名白苣，叶有细毛。《农书》谓之石苣。《诗疏》曰：青州谓之芭，其根叶折之有白汁粘手。诸本草云苦寒、苦冷，皆过也。味甘淡微苦，性亦和平，热病最宜，能通乳汁，利小便。《食鉴本草》曰：解热毒、酒毒，利大小肠，令人齿白。《拾遗》曰：利五脏，通经脉，开胸膈。紫者有毒，入烧炼用。《丹房鉴源》曰：和土作器，火煅如铜。《墨客挥犀》曰：莴苣自呙国来此国诸史无考。性有毒，百虫不敢近，蛇虺触之则目不见物。谬说也，此菜无毒。《纲目》曰：一名生菜，宜生食，不宜蒸煮。亦误也。此菜生熟皆佳。其叶渐剥梗渐高，可一二尺，名莴笋。削去外皮，盐腌、酱藏、糖蜜饯皆脆美。但稍难克化，脾胃虚寒人忌食。

苦荬

《纲目》：《本经》曰荼，《说文》曰蘧。又名游冬，又名苦苣，又名褊苣，又名老鹳菜，又名天香莱。《诗》曰“谁谓荼苦”，注“苦菜也”。陶隐居曰“苦菜即茗”，《唐本草》曰“苦菜即苦荬”，苦蘵亦名苦菜，与此不同，见后。茗乃木类。《尔雅·释草》云“荼，苦菜”，即此；《释木》云“槚，苦荼”，即茗。二物全别，陶说误矣。叶狭长有丫歧，淡碧色，茎中空，折之亦有白汁。黄花如野菊，结子如茼蒿子，有毛如絮。味苦平，性凉，能凉血解毒，平素血热好生疮毒人宜长久食。主肠澼、热痢、热淋、热渴、霍乱后胃气烦逆、天行热病。凡有以上诸病人，尤宜多食，或生食，或生饮其汁，可以起死。《本经》曰：久食安心益气。《嘉祐本草》曰：性虽冷，甚益人。《洞天保生经》曰：夏三月宜食苦荬，能益心，和血通气。《菽园杂记》曰：痔疮痛，宜苦荬煎汤频熏洗，可解毒止痛。生捣敷一切痈疡疔肿，捣汁和酒饮，渣敷之。《治对》曰：恶疮多服取效出《经验方》。又能拔疔肿，取白汁厚涂出《拾遗》。又可敷蛇咬出《日华子》及壶蜂叮螫。出《摘元方》。壶蜂言其大也。《离骚》曰：南方元蜂若壶。又解沙虱毒。此物在水中，细小不可见，人澡遇之，钻入皮里。初得赤如黍豆，痛如刺。三日后发寒热，成疮毒，入骨则死。岭南多此。但以茅叶刮去，苦荬生汁涂出《肘后方》。又治喉痹肿痛：生苦荬汁，灯心汤泡捻取汁，各半盏和服出《普济方》。又白汁可点疣子出《衍义》。又治血尿，血淋，血痢，并生饮汁。

其根，《嘉祐本草》云“煮汁饮，退骨蒸”。盖性主凉血，善入阴经，宜有此效，但必多服耳。

荠

《纲目》曰：释家谓其茎作挑灯杖，可辟虫蛾，故称护生草。俗呼地菜。有大、小二种。小者名沙荠，大荠稍大。其茎硬而有毛者，名菥蓂。《尔雅》曰：菥蓂，大荠。《本经》名大蕺。《吴普本草》曰：一名菥目，一名荣目，一名马驹，一名马辛。亦可食。皆以冬至后生苗，叶末圆长，近本处有刻缺，类黄瓜菜。春暮起茎五六寸，开细白花，结荚如小萍而有三角荚，内细子如葶苈子。子名蒫。《诗》曰：谁谓荼苦，其甘如荠。性能补肝，利五脏。功专利目，眼生翳膜者，宜长久食之。子为末，每夜点大眦，涩痛忍之，能退翳，消胬肉出《圣济总录》。又《三因方》治肿满腹大，四肢枯瘦，溺涩难便，葶苈子、荠菜根等分为末，丸如弹子大，每服一丸，橘皮汤下。

马齿苋

《纲目》曰：《别录》名马苋。初生小莩甲似苋实，非苋类。《图经》名五行草，内有水银，曝之难燥，故又名长命菜。叶有大、小二种，俗呼大叶者为豚[1]耳草，小叶者为鼠齿苋。《宝藏论》《八宝灵变篇》并名马齿龙牙，又名五方草。方士隐其名，曰九头狮子草。与龙须草为同类。马齿苋生阴湿地，能变龙须草；龙须草生干地，亦变马齿苋。处处有之，野生，亦可种莳。作蔬宜大叶者，嫩而有味。入药则取小叶。《雷公炮炙论》曰“凡使勿用大叶，内无水银”，指入药而言。

味酸性寒，能解百毒，暑月宜多食，好生疮毒人尤宜多食。又能散血消肿，利肠，滑胎，通淋，治产后虚汗生捣汁和热水服。出《妇人良方》。《产宝》方治产后血痢，生捣汁三合，煎沸，和熟蜜一合服。《经验方》治痔疮初起，马齿苋煮熟食，以汤熏洗，一月不断，愈。《濒湖方》治肛门肿痛，马齿苋同三叶酸莓等分，煎汤熏洗，日二次。《圣惠方》治小儿热淋，生捣汁饮。《海上方》治蛀脚臁疮久烂生虫为蛀，研末，蜜调敷。此菜耐燥，难以研末，不如和蜜捣烂。干者略以水润，亦可捣也。和生猪脂，可敷反花恶疮。《灵苑方》治毛虫螫痛，生捣涂。又痘后余毒生手足者可废人肢体，生头项、腹背、胸胁者可杀人。稚时每见先君朴庵公，以羖猪蹄煮烂一两，和马齿苋四两，捣如泥封之，皆愈。自后遇此，如法治之，无不愈者。又《唐书·顺宗纪》：帝居谅阴，不御酒肉，惟食马齿苋。此物虽微，亦曾入天厨，供御膳矣。

黄瓜菜

一名黄花菜。春初生野田卑湿处，小科如荠，四月开黄花。《食物本草》曰：味甘微苦。作羹甚美，能退内热，通结气，利肠胃。热病后宜食，热结者尤宜多食。又煮汁饮，治虎咬伤，渣敷伤处，立止疼痛。或以饲豕，可辟瘟。饲鹅儿，易长大。

---

〔1〕豚：原作“豘”，同“豚”。

苦菜

《纲目》曰：《本经》名败酱，又名鹿肠。《别录》曰鹿首，又名泽败。一名苦菜，与苦荬、龙葵同。又名苦蘵，与酸浆、黄除同。俱名同物异也。春初生苗，深秋始凋此误也，苦菜凌冬不凋。叶狭长有锯齿，面深青，背浅。夏秋起茎，高二三尺，数寸一节，节间生叶，四周如繖即伞字。开白花成簇。作菜食，味微苦，气如陈败酱，故名。性能退热，排脓散血，破多年凝血，消痈疽焮肿，治赤眼、障膜、胬肉。凡热病在血分或吐衄者，宜多食。痈疽、痘后、平素好生疮毒及久热伤眼者，更宜多食。

竹鸡菜

《纲目》曰：一名鸭跖草，又名蓝姑草，又名碧蝉花。处处有之。夏初生苗，紫茎亦有绿茎者，竹叶。嫩时可充菜食，五月开花如蛾形，两叶如翅，碧色可爱。

按：碧乃浅绿，江淹《别赋》"春草碧色"是也。此花翠蓝色，非碧也。味微苦，性寒。《拾遗》曰：消疔肿，治丹毒发热，大腹热肿，热痢，热淋，痈疽等毒。并宜煮汁饮，或作蔬食。肿毒则内服、外敷。《日华本草》曰：和赤小豆煮食，饮其汁，下热肿水气，除痹，利小便热闭，又消喉痹。寒痹及中寒人忌之。

蘩缕

《纲目》曰：《尔雅》云"蔜，薮缕"，郭注曰"鸡肠草"。误。《千金方》曰"滋草"，言其易长也，俗呼鹅肠菜。古乐府曰：为乐当及时，何能待来滋。滋即此草也。此解牵强。今兹、来兹，诗文常用字面，若加点作滋，则不可解。《唐本》《图经》皆误以为鸡肠草，不知《别录》列蘩缕于菜，列鸡肠于草，明是二物，形相似耳。蘩缕蔓方，折之中空，内有一缕，故名，花黄、白二色。鸡肠蔓圆不空，花紫，内无缕。蘩缕能破血。《别录》曰：治恶疮、痔久不愈。《拾遗》曰：产后宜食，既去瘀血，又能通乳。若腹中血积成块不下，酒炒绞汁温服，即可取下。《食疗本草》曰：恶疮，捣汁涂，五月五日者神效。《东阳方》治淋闭，常煮汁饮，血淋尤妙。但作蔬不宜久食，伤血故也。

苜蓿

《纲目》曰：《尔雅翼》作木粟，因其米可炊饭也。《尔雅》注作牧宿。《西京杂记》曰：乐游苑多苜蓿，风在其间常萧萧然，日照其花有光彩，故名光风草，又名怀风草。茂陵人呼连枝草。张骞使西域始得其种，见《史记·大宛列传》。今北土处处有之，年年自生，岁可三刈。嫩则作蔬，老则以饲牛马。明汤胤绩《塞上诗》曰：苜蓿含花草露斑，奚奴扰扰出沙湾。尘飞大夏三千里，泥满东风十二闲。按：苜蓿贱而易得如此，又苦而无味，故贫士之家曰苜蓿斋。头唐薛令之为东宫侍读，官署闲冷，作诗曰"盘中何所有，苜蓿长阑干"。长，平声，作上声误。阑干，横斜也。言物既微贱，烹饪割切又失宜，极形贫家况味也。或加木旁作栏杆，尤大谬。又广文署亦曰苜蓿斋。明沈自然赠以教职而参戎幕府者，曰"苜蓿阶庭春渐肥，榆关滇海雁书稀。管城亦有封侯骨，磨盾看君试短衣。"足令读书人增气。其性，《别录》曰：安中利人，可久食。《食疗本草》曰：补五脏，轻身健人。又曰：少食好，多则冷气入筋中，令人瘦。以理揆之，苦寒之物必不能中和，惟热病及素有内热人宜之。《衍义》曰：利大小肠。《食疗》亦曰：去脾胃间邪热。其根，《唐本草》曰：热病烦满，小便赤，发黄者，捣汁一升服，得吐利则愈。《纲目》曰：捣汁煎饮，治砂石淋痛，皆有验也。

藤菜

《尔雅》曰：葴葵，繁露。一名承露。《别录》名天葵，《食鉴本草》名藤葵，释家呼御菜，俗呼胭脂菜。有二种。一种味酸如马齿苋者，吾乡呼木耳菜。《纲目》曰：三月种，五月蔓延，叶似杏叶而肥厚，故名木耳。软滑性凉，利大小肠，脾冷人不可食。《别录》曰：滑中解热。陶隐居曰：被狗咬者食之，终身不愈。一种味甘平不酸者，叶薄而长，不似木耳菜之圆厚，性较优。亦能解热利肠，不助脾冷。

头发菜

此菜惟甘、陕最多，南方绝无。蔓细如发，故名头发。予曾食其干者，味鲜腴无比。《闲情偶寄》亦称为蔬菜之首。吾老友有官关中者，询之彼处医人，云“熟食能清肝肾之热，生用盐、醋腌拌，下气和中”。此菜味甘而滑，定能清热。色深绿近黑，定入肝肾。虽陈者犹带芳香，定能调气。此医盖明于物理者也。

萱

《说文》曰忘忧，《古今注》名丹棘，《风土记》曰妊妇佩之生男，故名宜男。《毛诗》作谖。性喜阴湿，故云“焉得谖草，言树之背”。嫩叶及花皆可食，花为胜。市肆干者名金针。味甘性凉，能去热，除烦渴，利胸膈，治小便赤涩。均宜煮汁淡饮，勿用油、盐。同猪肉煮，安脏腑，滋气血。根下砂石淋，又治酒瘅身黄，生捣汁，和热水服出《拾遗》。又治乳痈初起，擂酒服，渣敷之出《纲目》。吾乡有先辈云：忧岂可以食物忘者，此物殆昏人神知故耳。语虽有理，加之萱草则误也。《延寿书》乃云：食之令人昏然如醉。夫萱乃常食之物，从无此害。此则造言生事，厚诬萱草者也。或曰萱叶食之如此，亦未闻也。

葵

一名滑菜，又曰露葵。《纲目》曰：采葵必待露解，故曰露葵。非也。必带露采，始可曰露葵，杜工部诗云“山中习静观朝槿，松下清斋折露葵”是也。有紫茎、白茎二种，白者良。大叶小花，花黄紫色，叶如丝瓜。叶小者名鸭脚葵。迟早皆可种，故有春、秋、冬葵之名。《素问》“五菜为充”之一也，古人以为百菜主，故《农书》曰“蔬茹之佳品，民生之资益”。今人不复食，亦无种者。性凉滑，《图经》曰，妊妇食之，胎滑易产。《本草会编》曰：除客热，治恶疮，散脓血，小儿热毒下利，丹毒，并宜之。张从正曰：久病大便滞涩者，宜食葵，滑以养窍也。《外台秘要》曰：痘疮发斑，煮葵叶同蒜齑啖，则止。《奇疾方》曰：人手足忽长倒生肉刺，如锥痛不可忍，但食葵即愈。然《食疗本草》谓其发宿病，天行病后食之，令人失明。又葵心及黄背紫茎者，皆有毒。又不可同鲤鱼、黍米及鲊鱼食。又被疯犬咬者，永不可食，食之即发。

根，治胎漏下血，《千金方》用葵根烧灰，酒服方寸匕。葵能滑胎，根反固胎，亦犹麻黄之根，赤豆之叶，皆与其本物相反，物理原有如此。又葵子一两，榆白皮二两，煎汁顿服，可治胎干难产出《便用方》。

蜀葵

《尔雅》曰“茼，戎葵”，郭注云“蜀葵也”。《尔雅翼》曰吴葵，又作胡葵。《纲目》曰：《夏小正》四月吴葵华，即此。形似葵，叶有歧丫。嫩时充菜茹，老则茎高五六尺，花似木槿，有深红、浅红、紫黑、白，千瓣、单瓣之异。性味功用如葵，亦能退热解毒，滑窍易产，润燥通淋。《千金方》云：被狗咬者不论疯与不疯食之，一生不愈。久食钝人志性。

胡荽

《说文》作葰。《纲目》曰：本作蒝荽，俗误作芫。《拾遗》曰：石勒时讳胡字，呼香荽。《日用本草》以为葫子，云“根苗如蒜”，大误。其气荤辛香烈，经霜则色微紫，故入心、脾、肺血分，外达皮肤，生熟皆可食。痘出不快者，杨士瀛《直指方》用酒煎胡荽喷，或浴之。此法反惹外风加感冒，大不佳。不如内服药中加入少许更稳、更捷，麻症更宜。《嘉祐本草》亦云发痧疹。凡麻痘之家，床榻间宜多挂此菜，无则以子研末撒之。可辟汗臭狐臭、天癸淫泆，一切秽气。又治肺寒咳嗽，煮汁饮。又解蛊毒，用根捣汁半升，和酒服出《必效方》。蛇螫，合口椒研末，同苗捣敷出《千金方》。食肉中毒，下血不止，面色痿黄，子一升，煮汁俟冷，分二次服出《食疗本草》。肠风下血，子研末，以米面饼裹食出《普济方》。痔疮疼痛，子研末，空心温酒服二钱，数服效出《海上方》。痔漏、脱肛，子一升，粟糠一升，乳香少许，同入小口瓶内，烧烟熏出《儒门事亲》。牙痛百药不止，子煎汁含漱出《外台秘要》。但气味俱厚，荤辛耗散，凡虚弱人不宜用。又患脚气及金疮者，药中有牡丹皮、白术者，均切忌。《拾遗》曰：不可同邪蒿食，令人汗臭、难产。汗臭犹小，难产则关系大矣。总之，耗血伤气之物，虽无邪蒿，妊妇亦不宜食。又食猪肉不宜食此，能烂人脐。又不可同鲊鱼食。

茼蒿

叶似蒿，花黄如单瓣野菊。掌禹锡曰：多食动风动气，熏人心，令人气满。孙氏曰：安心气，养脾胃，消痰饮，利肠胃。盖此物煮极熟，能温中下气。气滞胀满者食之，气从下泄而解。有升必有降也。虚人食之反作胀。掌氏指气虚者言，孙氏指气滞者言也。而僭上之物动风动气，亦理所有也。又性善升者必发，患疮毒人忌之。

邪蒿

《纲目》曰：四月生苗，似青蒿，叶纹皆邪[1]，色浅不臭，生熟皆可食。《食医心鉴》曰：煮食，治五脏恶邪气。大约辛香能宽中理气耳。又治热中大渴，肠澼，暴疾。辛温之物，安能有此功用。虚病及热病忌之，勿为所误。《齐书》：邢峙以经授太子，厨宰进邪蒿，令去之。曰：此菜有不正之名，殿下不宜食。显宗闻而嘉之。

---

〔1〕邪：即斜。

青蒿

《本经》名方溃，又名草蒿。《尔雅》曰“蒿，菣”，孙注曰，荆楚之间呼蒿为菣，又曰“蔚，牡菣”，郭注曰“无子为蔚”。《诗·蓼莪》曰：匪莪伊蔚。《蜀本草》曰：《鹿鸣》章“食野之蒿”者，即此。嫩时醋腌为菹，颇香美。《纲目》曰：诸蒿叶背白，此独青，故名。《衍义》曰：陕西银、绥间，蒿丛中一两茎独深青，谓之香蒿。深秋众黄，此犹如故，恐古人所用在此。性能退骨蒸劳热，虚劳盗汗。凡久热不愈及屡愈屡发者，作蔬常食，或熬膏服，皆良。《本经》亦云“治留热在骨节间”，不知何故列为下品也。

白蒿

《尔雅》曰“蘩，皤蒿”，又名由胡。《食疗本草》曰：蒌蒿，一曰蔏，一曰蕭，一曰萧。吾乡呼篱蒿。叶如细艾，气亦似之，有白毛。故古诗云：同心托萧艾，一器戒熏莸。《诗疏》曰：先众草而生。香美可食，生熟皆宜。《纲目》曰：陆生熏辛，不及水生者香美。《诗·鹿鸣》“食野之苹”，陆蒿也。“于以采蘩，于沼于沚”，《左传》“苹蘩蕴藻”，皆水蒿也。性能温中，开胃下气，利膈，解河豚鱼毒。然辛温香窜，耗气昏神，助火动风，发毒，皆所不免。凡中气虚弱及素有内热，风损、血疾人均不宜食。痘后、痈疽疮疥及天行热病后，虽已痊愈，未满半年者，食之即发。而《本经》收为上品，云“补中益气，疗心悬善饥”，此物正令人嘈杂易饥，何相反若是？或者《本经》白蒿别是一物，诸家之训皆误，亦未可知。盖皤即白也，《尔雅》既曰“蘩，皤蒿”，又曰“苹，蕭萧”，是明明二种，不得合为一物。且蒿之类不一。《尔雅》曰“蘩之丑，秋为蒿”，郭注曰“春时各有种类，至秋通呼为蒿”。考《唐书》德宗御经筵，问宰臣曰“呦呦鹿鸣，食野之苹”，苹是何草？杨珏以蕭萧对。帝曰：《诗疏》云“叶圆花白”，似非蕭萧。恐《诗疏》所云，即《本经》之白蒿。存之以俟博识。

椿芽

《纲目》曰：《禹贡》作杶，《左传》作櫄，《集韵》作櫄。为材之最美，又多寿。其嫩芽，瀹食、腌食味并佳。《食疗本草》曰：多食动风壅气，令人神昏，血气微。《生生编》曰：瀹食消风祛毒。揆诸理，气味熏辛之物，昏神耗气，助火发疮，皆所必至，当以《食疗》之说为是。

水芹

《纲目》曰：古作蕲，后省文作芹《鲁颂》曰：思乐颊水，薄采其芹。则芹字亦古矣。性冷滑如葵，故《尔雅》谓之楚葵此误也，芹不冷滑。《吕氏春秋》曰：菜之美者，云梦之芹。云梦，楚地。楚有蕲州蕲水县。《尔雅翼》曰：因其地多产蕲，故名。据此，则芹字不从芹，亦不从蕲，当作蕲矣。然芹音勤，蕲音淇，二字原不相涉。且《晋书·地理志》：豫州所属，谯郡有蕲县，弋阳郡有蕲春县。岂亦因其产芹乎？诸书皆附会《吕览》之言而误也。又徐锴注《说文》曰：蕲字从艸，从靳。考诸书无靳字，惟《说文》别出芹字。据此，则蕲州当作芹州，或作蘄州矣，亦误也。

此菜有赤、白二种。《延寿书》曰：赤者害人。白者，《本经》言能保血、养精、益气。语不可信。《纲目》引《诗》“觱沸槛泉，言采其芹”及杜工部“香芹碧涧羹”，谓皆美芹之功，亦不可从。盖其形状气味，皆似芎䓖，性能僭上，上盛下虚人食之，多走泄真气。若夙有头痛头眩及上焦火重，常患咽喉口齿疮痛人，尤不宜食。《金匮》言春秋二时，蛟龙带精入芹菜《纲目》曰“非蛟龙，乃蜥炀、蛇虺之属”，极是，人食之，面首青色，腹满如孕，名蛟龙病，当服硬饧三二升，吐出蛟龙乃愈。大抵此物香窜辛烈，温中，理气，开胃，引清气上行则有之，其性必不平和。故《列子》曰“蜇口惨腹”，凡病属虚者忌之。惟生捣汁饮，能治小便淋痛，又治小便出血，日二三合出《圣惠方》。

旱芹

《唐本草》作堇。《尔雅》曰“啮，苦堇”，郭注云，即堇葵也。《纲目》曰：乌喙[1]苗，亦名堇。与此不同。《嘉祐本草》曰：此《内则》所谓堇、荁、枌、榆也。气味辛香，与芎䓖更相近，俗呼川芎芹。昏神耗气，助上焦火，比水芹加甚，上盛下虚人尤不宜食。《淮南万毕术》云：生捣汁，可涂蛇咬。《纲目》云：芹菜花紫色，黄者有毒杀人。今旱芹花皆黄，未闻有毒。不知古人误乎，抑传写之讹乎。存考。

马蕲

《尔雅》曰“茭，牛蕲”，孙炎《正义》曰“一名马蕲”。郑樵《通志》作胡芹。俗呼野茴香。《纲目》曰：三四月生卑湿地，一本丛生如蒿，白毛蒙茸，叶似水芹而小，五六月开细碎如蛇床花，结实似莳萝子。作菜食，益脾胃，利胸膈，祛冷气。此物气香而性热，寒病则宜，热病忌之。

子，醋炒、研末，治寒气心痛出《食疗本草》。

茴香

又作蘹香，俗呼小茴。子名八月珠。陶隐居曰：煮臭肉，入少许即不臭。臭酱入末，即变为香，故名茴香。苗粗茎丝叶，嫩时可为蔬。气香而不窜，味辛而不烈，佳品也。《药性本草》曰：煮食治卒恶心，心中似嘈杂非嘈杂，似胀满非胀满，欲吐又不能吐，为恶心。卒恶心者，谓本无其病，仓卒而起也。腹中不安。《食疗本草》曰：卒肾气冲胁，如刀刺痛，喘息不得，生捣汁，和热酒服。《图经》曰：《范汪方》疗恶毒痈肿，或连阴卵髀间髂骨疼痛挛急，牵入小腹，一宿即杀人，用茴香苗叶，捣汁一升，和酒服，范汪时一升，以《晋书·律历志》，积一千四百四十一寸斛率，用刘徽考定《九章·商功》法算之，得今时官量三合二勺有奇。日三四次，渣敷之，冬月用根无根用子，以上诸方皆然。

子，温丹田肾脏，治膀胱冷气，疝气偏坠，肾寒腰痛如刺，腰胁胀痛、刺痛，茴香一两，枳壳五钱，各炒为末，每酒服二钱出《袖珍方》。又治便数，茴香入盐少许，同炒为末，糯米和山药作糕，蘸食出《摘元方》。又治蛇咬久烂，茴香同白芷研末敷出《千金方》。

〔1〕喙：原作“啄”，据文义改。

番舶上八角茴香，近时粤东、西俱有，俗呼大茴。形虽不同，功用相近。然味辛性热加甚。

莳萝

《开宝本草》名慈谋勒，俗亦呼小茴香。形状、气味皆似茴香，而味加辛，性加烈。《纲目》曰：苗作蔬食，下气利膈。

子，治一切气病。《拾遗》曰：主腹冷气胀，两胁痞满，霍乱呕逆。杀鱼、肉毒，添滋味。研末酒服二钱，治内挫腰痛出《永类钤方》。

罗勒

《邺中记》曰：石勒时改呼香菜，吾乡呼香草。《嘉祐本草》曰：一名兰香。叶形如紫苏，色不紫，香闻二十步。作蔬食，调中消食，去恶气，消水气，宜生食不如熟食。多食涩营卫，壅关节，令人血脉不行。又动风，发脚气。《纲目》曰：此菜能和血润燥，《嘉祐》谓其壅涩，非也。按：此物辛香性热，多食则伤阴血，非壅涩也。《纲目》谓其和血，亦非辛热之物所能，与《嘉祐》两失之矣。

子，大如蚤，褐色，能治翳，可安三五枚入目中，少顷湿胀，与翳俱出。目中不可着一尘，独此可安三五枚。然但能取去热泪，去翳则不能。陶隐居曰：羖羊角、马蹄烧作灰，撒湿地遍踏之，即生罗勒，俗呼西王母菜。是此物无种自生，未知果否。

紫苏、薄荷

并见一卷。

胡萝卜

元时始自胡地入中国，根似小莱菔，故名。色赤。煮熟能下气补中，利胸膈。今惟用盐腌生食，质硬难化，病人不宜。

草豉

《拾遗》：生巴西诸国。叶似韭，豉出花中。主调中开胃，去恶气。按此菜南方绝无，观其所主，性必辛温，热病忌之。

焊菜

《拾遗》名蔊菜，又名辣米菜。《纲目》曰：焊味辛辣如火烘，故名。考《唐韵》《玉篇》并无蔊字，止有焊字，则蔊乃焊之讹，生南方小草也。冬月布地丛生，长二三寸，柔梗细叶，二月开小黄花，结荚长一二分，内有细子。野人连根、叶食，味极辛辣。林洪《山家清供》曰：朱文公每酒后喜食此。考亭食性如此，格物之儒乃不知物理乎？寄语谈道学人，他事效之，此事切勿效之，况在酒后乎。稍有内热者，是自速其死也。《拾遗》又曰：主久寒冷气，饮食不消。李鹏飞曰：焊菜拌生蜜汋食，爽口。然发痼疾，生热病。好食辛辣人爱其爽口，与服春方人喜其纵欲，事不同而理则一。发疾，异日之忧，何暇计哉。此物性味若此，设使内无寒冷食积，长食、多食何处着落？劫阴助火，理势必然。《素问》曰：人年四十，阴气自半。阴气者，精与血也。一身之中，百年之内，本自无多，加以辛热，日日劫之，岂长有生命之理哉？司空表圣曰：六龙飞辔长相窘，更忍乘危自着鞭。言之可为寒心也。

辣枚子

近数十年，群嗜一物，名辣枚，又名辣椒，亦薼菜之类也。叶如萝卜而薄，枝干高尺余，四五月开小白花，结子前后相续，初青后赤。味辛辣如火，食之令人唇舌作肿[1]，而嗜者众。或盐腌，或生食，或拌盐豉煠食，不少间断。至秋时最后生者，色青不赤，日干碾粉，犹作酱食。其形状不一，有本大末小者，有本小末大者，有大如拇指长一二寸者，有小如箸头短仅一二分者，有四棱如柿实形者，有圆如红琅牙、火齐珠者，植盆中为玩可也。今食者十之七八，而痔疮、便血、吐血及小儿痘殇亦多十之七八父母嗜食辛辣，其精血必热，故遗害于儿女。夫先师所慎者三，疾居其一。《乡党》一章，所载不食之物多端，虽未尝作疾，犹当谨之，况明明有害而反嗜之哉？明理之人，饮食以冲淡和平为正。酞厚之味，久必伤生；毒劣之物，嗜之损寿。乃食此而不尽夭者，以体无内热也。若有内热，死安能不速耶？读吾书者，幸毋倔强也。

蕨

《尔雅》曰：蕨，虌。《埤雅》曰：初生无叶，状如人足之蹶。此解牵强。蕨初生如人手之握，苏长公句曰“竹笋初抽黄犊角，蕨芽已作小儿拳”，则体物之工也。周秦曰蕨，齐鲁曰虌，苗曰蕨萁。《拾遗》曰：多食消阳气，弱人脚，令人好睡。澄粉食性稍平。《食疗本草》曰：多食令人目暗鼻塞，有冷气人食之腹痛。《纲目》曰：蕨性冷滑，能利水道，泄阳气，降而不升也。然饥年赖以存活，又不无济世之功矣。热病或可，寒病忌之。

水蕨

似蕨，生水中，又名蒀。《纲目》曰：《吕氏春秋》云，菜之美者，云梦之蒀。治腹中痞块，淡煮，食一二日即下，忌杂食一月余。攻痞之物，必不和平，病人无痞，不必食之。

薇

《尔雅》曰“垂水”，孙炎《正义》曰，生水旁，枝叶垂于水，故名。《纲目》曰：生麦田原野。《诗》曰“山有蕨薇”，非水草也。一名野豌豆，蜀人谓之巢菜。蔓、叶皆似豌豆。其藿作蔬，味颇佳。《诗》曰“薇亦柔止”，《礼》曰“芼豕以薇”，皆此物。《诗疏》以为“迷蕨”，迷蕨似蕨而色紫，有花歧，味苦不堪食，非薇类。《通志》以为“金樱苗”，皆误也。《拾遗》曰：蒸食利人，久食调中，利大小肠。《海药本草》曰：利水道，下浮肿，百病不忌。

翘摇

《尔雅》曰“柱夫，摇车”，郭注曰“俗呼翘摇车”。《拾遗》曰：幽州谓之苕摇。《纲目》曰：苏子瞻云，菜之美者，蜀乡之巢。盖《诗疏》有大巢、小巢二种。小巢即此，大巢乃薇也。生稻田中，一名漂摇草，一名野蚕豆。作羹甚美。《食疗本

〔1〕肿：原作“种”，据文义改。

草》曰：利五脏，止烦渴，去热风，令人轻健，长食不厌，甚益人。又疗五种黄病，每日食之，以愈为度。

鹿藿

《尔雅》曰：蔨，鹿藿，其实莥。郭注云，鹿豆根黄而香。《纲目》曰：豆叶曰藿，此叶鹿喜食之，故名。俗呼萱豆，《野菜谱》名野绿豆。生麦地及野中，苗、叶似绿豆而小，引蔓。三月开淡粉紫花，结小荚子，大如椒目，黑色。可煮，亦可碾粉。

按：此与薇、翘摇三物，所在皆有，形略相似，但翘摇蔓细而短，此稍长大。《本经》收为下品，后世本草皆失载，至《纲目》始着其形状，云治蛊毒，女子腰腹疼，肠痈，瘰疬，疠疡风。主治如此，其性必不平和，病人不宜轻食。

蕺菜

俗呼鱼腥草，气恶也。《唐本草》曰：蕺[1]菜生湿地则引蔓，叶似荍麦，茎紫赤。《纲目》曰：叶似荇[2]，三角，半红半青。陶隐居曰：蕺不利人脚。《食疗本草》曰：小儿食之，三岁不能行。久食损阳气，消精髓。孙氏曰：脚气人食之，永不愈。然能治疔疮发背，捣敷出《积德堂方》。又治蛇咬，同皱面草即杜牛膝、槐树叶、草决明同捣，涂出《救急方》。

灰藋

梁简文帝《劝医》文作灰涤，俗讹为灰条。《炮炙论》名金锁天。《纲目》曰：所在有之，二月生苗，茎有紫红线棱，叶尖有刺，面青背白，中心嫩叶背面皆有白灰。三月皆老不堪食。性能杀虫。

秦荻藜

《山海经》所谓秦山有草，名曰藜，如荻。今所在皆有。《食疗本草》曰：菜中最为香美。性能破气，疗心腹冷胀。

藜

即灰藋之红心者，故又名鹤顶草，又名胭脂菜。嫩时可食，老则茎可为杖。刘向校书天禄阁，太乙下观，吹杖头出火，所谓太乙燃藜者是也。《诗》：南山有苔，北山有莱。《陆疏》曰：莱，藜也。性亦不过杀虫。灰藋、秦荻藜皆藜类，皆非佳物，病人忌食。

藿

豆叶名藿，贫贱所食。而豆有多种，其性大同中亦有小异，分列于下。然《左传》“肉食不能谋，谋及藿食”，元徽之诗“野蔬充膳甘长藿”，皆犹孟子之言茹草，泛言蔬菜，不专指豆叶。盖训诂家必云豆叶，临文可以勿泥也。

---

〔1〕蕺：原作“葅”，据《本草纲目·蕺》改。

〔2〕荇：原作“莕”，同“荇”。后同不注。

黑大豆叶

嫩者充菜茹，能解毒退热。生捣敷蛇咬，频易取瘥。

赤小豆叶

煮食明目，去烦热，止小便数。《纲目》曰：赤豆利小便，叶反止小便，犹麻黄发汗而根止汗也，物理之异如此。

绿豆叶

退热解毒之功，在黑豆叶上，暑月常食最宜。又疗霍乱吐泻烦渴危症，生捣绞汁，加醋少许，温服绝佳。

白豆叶

即饭豆。利脏腑，下气。

豌豆叶

味甘滑，在诸藿上，其利脏腑、止烦渴亦在翘摇上。

蚕豆叶

亦能退热除烦，又主酒醉不醒。

扁豆叶

煮食，治霍乱吐下不止。吐下后转筋，生捣绞汁，少加醋，温服，立止。亦可敷蛇咬。

莜麦苗叶

《药性本草》曰：作菜食，下气。多食作泄。尤不可生食，动刺风，令人身痒。

脂麻苗叶

一名青蘘。《本经》曰：治风寒湿痹，益气补虚，坚筋骨。《纲目》曰：祛风解毒，润肠。嫩苗，《别录》名梦神。取子种之，苗出即采。甚滑美，亦能补益。又治崩中，血凝注腹中成块，不速治杀人，叶生捣汁半升，温服，立愈。无脂麻叶，用苎麻叶。无苎麻叶，用苎麻根皮。又治食物碍咽不下及飞丝入喉，生嚼脂麻叶，满口吞之。

地黄苗

在在有之。根入药用，以河南怀庆者为胜。苗则随处皆可食也。《礼》曰“羊苄豕薇”，其充菜茹久矣。春初生最早，叶深绿如小芥，有皱纹。带生食，不入油腻，能活血行血，产后及痈疽疮疥、便血吐衄、跌扑伤疼血在腹者宜之。煮极熟，加油腻，或同猪、羊、牛、鸡、鸭肉煮，能养阴益血，填精补髓，胎前及诸虚百损，骨蒸劳热，蓐劳，凡虚在血分者，无不宜之。《抱朴子》曰：饲五十岁老马，能使生驹，又过一百三十年乃死。虽未必如此其神，有益无损则确也。

牛膝苗

《本经》名百倍，《广雅》名牛茎，《救荒本草》名山苋菜，又名对节草。《纲目》曰：所在有之。方茎肿节，叶似苋，对生。性专下行，壮筋骨，活血行血。凡痛风寒痹，腰膝疼痛无力及妇人经血凝闭、癥瘕血块，跌扑损伤，痈疽初起，均宜多食。《肘后方》治小便不利，茎中痛欲死，酒煮服。《直指方》治溺血及五淋砂石，水煮服。又可外治折伤闪肭出《简易方》，金疮作痛出《梅师方》，卒得恶疮，不识何症出《千金方》，并捣敷。又治胞衣不下，无苗用根，八两上诸方俱可用根，葵子一合，水煎，分三服出《延年方》。又治乳蛾喉痹，捣汁和陈醋饮出《肘后方》。又治老疟不止，酒煎浓汁，尽量服，不过三度必愈同上。又治妇人阴痛，方同上出《千金方》。又连根叶捣酒挤汁，治猪瘟喉肿出《得效方》。

枸杞苗

子，填精益髓，补也。根，退骨蒸劳热，亦清而补也。嫩苗充菜，味苦微甘。《日华子》曰：补五劳七伤，去皮肤骨节间风，消热毒痈肿，明目，祛头风，凉血，和脏腑，止消渴。热病后、产后、痘后、痈疮后及一切虚劳客热，均宜多食。或和羊肉、鸭肉作羹食，尤佳。

五加苗

其味辛甘，气芬馥，作蔬多食，下气开胃，去上焦头项诸风，行中焦腰肾胸胁诸气，外解皮肤风热。余详一卷。

罂粟苗

子有油，故作粥食能润，主反胃隔噎，久泻肠枯。壳能涩，主肺虚久嗽，肾虚精滑，脾虚久泄脱肛。苗作蔬，能除热开胃，润燥厚肠。同猪、羊肉煮，补久病羸瘦，肌肉不生，极佳之品。花本绛红，烂漫时能变五色，故又名丽春，又名虞美人。结子似小罂，罂中子如粟粒，故名。其津液为阿芙蓉，又名阿片，讹为鸦片，又讹为哑芙蓉，能补肾涩精。房中术及阿片烟，皆实非此，假其名耳。

菊苗

《纲目》曰：《尔雅》曰治蘠，《本经》曰节华，《抱朴子》曰周盈。《埤雅》曰：本作蘜，穷也。《月令》：九月，蘜有黄华，花事至此穷尽也。种甚多，刘蒙泉、史正志、范石湖皆有《菊谱》。范《谱》曰：甘菊有邓州黄、邓州白入药、充蔬皆取此二色，余不堪用。嫩苗花叶，均可煠食。《博物志》曰：苦者名薏，有毒，不可食。按：菊苗盐腌、糖蜜饯，皆美过于诸蒿。且又能去头目风热，明目，调四肢，疗湿痹。升而不僭，香而不窜，佳品也。

车前苗

《本经》曰当道。《尔雅》曰：芣苢，马舄，车前。《诗疏》曰：牛舌，嫩苗作蔬，大滑。《纲目》曰：《山居录》有种车事前作菜法。性能利小便，通五淋，治尿血，凡水道有热人宜之。陶隐居曰：主泄精。《衍义》曰：车前作菜，食便觉小便不禁，陶说误矣。不知陶盖指水脏有热者言，热去泄精自止，非谓其能涩虚滑也。无苗用子，同茯苓研末服。又《诗》“采采芣苢”，注云“能利产”。故《梅师方》治孕妇热淋，《子母秘录》治横产不下，皆用其子，则何不于临月时多食其苗。又治热眼久痛，或生云翳，肝肾补方中均须其子。唐张籍诗云：“开州五月车前子，作药人皆道有神。惭愧文君怜病眼，三千里外寄闲人。”又治夏月水泻注下，清浊不分，车前子研末，米饮下。

竹筍[1]

《尔雅》曰竹萌，《说文》曰竹胎，《筍谱》曰竹芽，《神异经》曰竹子。《埤雅》曰：旬内为笋，旬外为竹，故从旬。旬有六日而齐母也，俗作笋，非。《纲目》曰：从旬，谐声也。顾凯之、僧赞宁皆有《笋谱》。赞宁《谱》曰：江南、湖南人于竹行鞭时，掘取嫩者为鞭笋，冬月取未出土得为冬筍。《东观汉记》谓之苞笋。并可鲜食，为珍味。其次则曝干者，为玉版筍、明筍、火筍，盐曝者为盐筍，并可为蔬食。采宜避风日，见风则本竖。入水则肉硬，脱壳煮则失味，生着刃则失柔。煮宜久，生必损人病人尤宜久煮。味莶者戟人咽，先以灰汤煮过，再煮。《诗》曰：其蔌伊何，维筍及蒲。《礼》曰：加豆之实，筍菹鱼醢。则筍之充食久矣。

按：诸筍，《别录》渭其益气利水，可久食。《吴氏本草》谓：淡竹、甘竹、苦竹筍，冬筍、鞭筍皆可久食，均不可信。盖筍味虽鲜脆，而锐上之性耗气损神，滑肠败胃，平人可以暂食，病人则断不宜，况可久乎？冬筍稍平，春筍更劣。故《食物本草》用以发痘。《纲目》极訾之，目为刮肠篦，不为无见。筍性锐上，痘症必下身浆满，上身不起者宜之。又伤中气，令人作泄，必脾胃素强、大便燥结者始可用之。俗医一例混施，及至贻误，犹不解其故也。至于明筍、盐筍，病人反可食。盖盐筍经汤煮，加以久浸，又得咸味相制，锐上之性，化为平和。明筍亦经煮浸，再用白矾代盐腌藏，用时又须久浸去矾，始柔软可食。名虽为筍，筍之性味全无，加以调和，反无大碍。《日用本草》曰：筍同羊肝食，令人目盲。又凡食筍，用麻油调和，其害略减。观榨麻油枯滓撒竹林，竹死，可知其性所畏矣。又《海槎录》曰：交广人用沸汤泡筍，冷水浸二三日，缕如丝，醋煮，曝干，吙美可食，且能止渴解醒，豁痰利气。又小竹筍为箈。《尔雅》曰“箈，箭萌”，郭注云：筍属也。《周礼》曰：箈菹雁醢。又市肆一种青干筍，青如旋掘，庖人用配燕窝，云性大补，亦属谬谈。

芦笋[2]

《食鉴本草》曰：消膈间客热同麦门冬、甘草煎汁多饮，利小便，解河豚及诸鱼鳖毒。按此物不能常得，芦根可以代之。

蒲笋

一名蒲蒻，即香蒲嫩苗，味甘平。《本经》曰：主口中烂臭，坚齿明目。《食物本草》曰：生啖止消渴。《饮膳正要》曰：熟食补中益气，和血脉。《产乳全书》曰：捣汁服，治孕妇劳热烦躁，胎动下血，绝佳品也。又《野菜谱》有蒲儿根，然则根亦可食，无笋用以代之。

---

〔1〕筍：现代简化规范字作“笋”，但此字原文用认为乃误字，故在本条中凡“竹筍”之意，均保留原字。

〔2〕笋：原亦作“筍”，因此处已超出上条训诂内容之外，故使用简化规范字。后同不注。

茭笋

一名菰笋，即茭草之嫩苗。味极甘淡，性亦和平，而《食物本草》及《图经》皆极言其冷。《拾遗》曰：作蔬食去烦热，止渴，除目黄，利大小便，止热淋。均生捣汁，和热水频饮。夫功效如此，性非不凉，而甘淡和平，与苦寒伤胃者，迥不侔也。

菰手

《蜀本草》曰：菰生三年，中心起白苔如藕，似小儿臂而白软堪啖，名菰首。《图经》曰：此名茭白《通志》亦作茭白，生熟皆可食，甚甜美。又名菰手，作首者非。《尔雅》曰：出隧，蘧蔬。郭注云：生茭草中，状如土菌，味甜滑。《广雅》曰：氍氀。《食物本草》曰：能去胸心浮热。《拾遗》曰：煮食止渴及小儿暑泄大人亦宜。菰手之小者，臂内有黑灰，名乌郁，俗名茭粑。味甘而涩，煨熟或和面作饼食，止水泄，绝佳。

芡茎

《图经》曰：一名芀，一名菋菜，一名莅菜。味极甘平，质极柔嫩。生食，止渴除烦，退膈间客热；煮熟，补脾开胃，益气生津。凉不伤气，补不助邪，佳品也。根煮食，能消小腹气块及偏坠作痛见《法天生意》。

菱茎

菱为果中佳品，茎则苦涩不堪食，惟暑泄脾虚者，同米煮粥食一取其涩，一清暑也。余病忌之。性忌铁，宜手掐断，瓦罐内煮。

藕

详果类。

莼

《纲目》曰：本作莼，一名茆，一名水葵。颜之推《家训》曰：蔡朗父名莼，改莼为露葵。《蜀本草》曰：叶如凫葵，浮水面。三月至八月，茎细如钗股，短长随水深浅，名丝莼，味甘体软。九十月，茎粗硬。冬时萌在土中，粗短，名瑰莼。叶如荇而圆，形似马蹄。茎紫色，大如箸，柔滑可羹。

按：莼味甘而生于水，性近寒凉。《日华本草》谓其治热痺，厚肠胃，逐水解毒。《唐本草》亦云久食宜人，主胃虚不能下食。而陈藏器、孟诜皆言不堪食，陈说至云食之多死，未免过情。且张翰因秋风起而思莼鲈，则必为吴中常食之物，岂遂害人至死乎？亦岂有性味甘平，反杀人乎？当以《日华》《唐本》之言为正。

荇

一名凫葵。《纲目》曰：《尔雅》云“荇，接余，其叶苻”，则凫当作苻。《说文》谓之莕。《楚辞》谓之屏风，“紫茎屏风文绿波”是也。《诗·周南》作荇菜。杜诗云“水荇牵风翠带长”，谓其茎也。叶似莼，微尖，故《野菜谱》名靥子菜。与莼同类异种，性亦仿佛，能去热，治消渴，利小便。

蘋

《拾遗》名芣菜。杨升庵《卮言》名四叶菜，又名田字草。《韩诗外传》《臞仙真[1]隐书》《名医别录》《唐本草》诸书，所载莼、荇、蘋形色不一。独《纲目》考订加详。曰：叶大如指顶，面青背紫，有细纹，四叶合成一叶，中折十字，如田字形者，蘋也；叶径一二寸，有一缺而形圆者，莼也；似莼而稍尖长者，荇也。花并有黄、白二色，不结实。叶径四五寸，花黄，结实如小角黍者，蘋蓬草也。《尔雅》曰：苹，蓱，其大者蘋。后人注《诗》“于以采蘋”，皆因之大误。苹无根，浮泛水面；蘋根连水底，二物绝不相侔。《吕氏春秋》曰：菜之美者，昆仑之蘋。《吴氏本草》曰：甘寒而滑。主暴热，下水气，利小便，止消渴。《山海经》曰：食之已劳。

水藻

《诗》曰：于以采藻，于彼行潦。《陆疏》曰：有二种，一种叶如鸡苏，茎如箸，长四五尺。一种叶如蓬蒿，茎如钗股，谓之聚藻。并挼去腥气，糁蒸食，滑美。荆扬人以济饥。《尔雅》作“薻”，曰“莙，牛薻”，郭注云“江东呼马薻”。《纲目》曰：水藻，叶长二三寸，两两对生。一种聚藻，叶细如丝，节节连生，即蕴也，俗名鳃草，又名牛尾藻。一节长数寸，长者二三十节，可食。

按：藻、蕴一类二种，吾乡俱呼须草。其马藻根连水底，不可移栽；聚藻无根，不借土养。池沼及鱼缸内皆可蓄之。味甘气腥，性寒而滑，主治暴热、热利、热淋，止消渴，甚佳。寒病大忌。孙氏曰：极冷，无过于此。凡热毒疮肿及丹毒，捣敷，干即易，其效无比。

海藻

《纲目》曰：《尔雅》曰“蒚，海藻”，郭注云“一名海萝”。《本经》曰：落首。《别录》曰：藫。《拾遗》曰：有二种。马尾藻生浅水，如短马尾，细叶，黑色。大叶藻生深海，新罗诸国取以货之四方，形似水藻，功用不同。水藻生淡水，性冷，但能退热。此生咸水，故能软坚益血，亦能泄热利水。《本经》曰：消瘿瘤结气，散项下硬核痈肿，破癥瘕坚气，治腹中上下雷鸣，下十二水肿。凡病血亏气滞者宜食之。

海蕴

《纲目》曰：缊，乱丝也。此叶似之，故名。与海藻同种异类，犹水藻之有水蕴也。功同海藻。

海带

《嘉祐本草》曰：似海藻而粗，柔韧而长。用以下水，甚佳。又能凉血补血，催生，妇女宜食，阴虚血热者尤宜多食。

昆布

《吴氏本草》曰：一名纶布。《纲目》曰：生登莱者，搓如绳；生闽、浙者，大叶如菜。然今肆中昆布，薄如菘菜叶，青黄色，全无布形。而海带之阔者，俗名海

〔1〕真：疑为“神”之误。

布，狭者乃为海带。恐《尔雅》“纶似纶、组似组”者，指此二种。其似海藻与菘者，皆别为一物，不可知也。但海中诸菜，性味相近，软坚散结、下气利水，均有同功。而《食物本草》谓海中菜皆损人，北人食之必生病，极为无理。海物皆软坚利水，且能益血养阴。惟近海人食过于多，则咸能劫血，其害不在北方也。

沙箸

《纲目》曰：《岭表录异》云，生海岸沙中，春吐苗，心如骨，白而劲，可作酒筹。采者须轻步速拔之，若闻行声，即缩入沙中不可得，异物也。塞外一种雪莲，亦能缩入土中。《海药本草》曰：治水肿结气，宿滞不消，腹中虚鸣。

紫菜

一名紫荬。《纲目》曰：生闽、粤海边，大叶而薄。彼人搓成饼，曝干货之，色紫。病瘿瘤及脚气者宜之。咸故软坚，滑能利下也。

石莼

《拾遗》曰：生南海，附石而生。形似紫菜，色青。主下水，利小便。《海药本草》曰：煮汁饮，下结气。此二物食过多，令人腹痛，饮热醋少许即解。

石花菜

《纲目》曰：生南海沙石中，高二三寸，似珊瑚，故又名琼枝，有红、白二色。沸汤泡胀，入姜、醋甚脆美。根埋土中可复生。一种稍粗者，名鸡脚菜，味更佳。二物久浸，皆化成胶，郭景纯《江赋》所谓“土肉石华”者是也。《食鉴本草》曰：甘、咸，大寒滑，去上焦浮热，发下部虚寒。确论也。今人暑月用以煮鱼，其胶如冬天鱼冻。鱼性热，石花寒，两物相合，想当两无弊也。

鹿角菜

《南越志》曰：一名猴葵。《纲目》曰：生东南海中崖石间。长三四寸，大如铁线，分丫如鹿角，紫黄色。土人采曝货之。水浸则发大如新，醋拌食滑美。久浸亦化为胶。《食性本草》曰：去热风，退骨蒸劳热。久食治虚劳肺痿。《食疗本草》曰：丈夫不可久食指无热病者言，损腰肾，令人脚冷。按：此与石花、鸡脚一类三种，养阴退热，可以通用。虚寒人均宜戒也。

龙须菜

《纲目》曰：生东南海边石上。丛生，无枝叶，状如柳根之须，长者尺余，白色。醋拌、肉煮皆可食。性能消瘿结，解热气，利小便。《博物志》之“石发”似指此物，与苔类之石发名同物异也。

芋

详见一卷。

甘薯

又名翻薯，其蔓宜数翻动，否则节节生薯，力分而薯小矣。味甘美，性能健脾胃，补虚乏，强肾阴。长食代粮，可以辟谷。《南方草木状》《本草纲目》《说铃》皆极言其功，为天下第一利济无穷之物。较芋尤美，芋须培壅，此得培壅更佳，无培壅所收亦倍于芋，且十倍于禾稻。芋耐旱，须沃壤沙土，倘硬黄土地，亦不能耐。此不论地土，均能耐旱，均可多收。但不能耐水。此可择地而种，淹处少，不淹处多也。芋长食未能胜于米麦，此物长食使人多寿。此薯原出吕宋国，其地专食甘薯，不食五谷，人多寿考。或谓其人多寿，乃水土所生，未必由甘薯之力。不知食物为后天生命之源，甘薯设非佳物，水土乌之，甘薯亦必害之，今食甘薯而得此水土之功，即甘薯之功也。且不劳而得。乃种藷者仅一闽省，近数十年，江西吉、赣、南、宁、南、瑞、袁、临、抚、建诸郡，亦稍稍种之。自吾饶以西以北，甘受水旱凶灾之苦，无一人肯试种之，岂不怪哉，岂不怪哉！忆乾隆四五十年间，因河南旱灾，普行蠲赈，旋发帑金收买闽中薯种，择老农若干人，至豫省教民种藷。嗣命天下有司，每春出示，普劝各直省农民广种。迄今二三十年，竟无一人遵而行之。使果遵而行之，何水旱之足忧哉。又其最小行鞭之薯，可以捣澄为粉。

苗、叶煮食甚佳，糁蒸尤美，取以饲豕，可代米麦，余用犹有如此。诚哉，其利济无穷也。

薯蓣

一名玉延。《图经》曰：江、闽人呼为薯，音殊，或音诸，语音之轻重也。《衍义》曰：唐代宗讳预，改为薯药。宋英宗讳署，改为山药。尽失当日本名。有大、小二种：大者盈握而轻松，小者才如拇指而结实，俱长尺余。一种山中自生，不假培壅者，更结实，名山薯。俗误呼甘薯为山薯，盖翻字之转而讹也。一种扁阔如姜者，一枚可重数斤。俱不及小者力厚。性能安心神，健脾胃，强肾阴。凡虚劳羸瘦、盗汗怔忡等症，宜多食。味甘微涩，凡脾虚久泻、肾虚精滑、便数等症，尤宜多食。此与芋皆补气补血上品，而主治不同者。芋甘而滑，故能利肠胃；此甘而涩，故能固肾脾也。鲜者能散血消肿。痈疡初起，同鲫鱼捣烂，加醋敷，可以内消。已溃者，周围束之，亦能使根脚易敛。《食疗本草》曰：山药不宜和面作饦饦，令人作胀。

百合

《纲目》曰：《韩诗外传》名强瞿。俗名强仇，又名摩罗，又名重相，又名中逢花。《吴氏本草》名重迈，又名中庭。或名蒜脑薯，因其根形相似也。顾野王《玉篇》曰：䔕，百合蒜也。竟呼为蒜，则比之不伦矣。性能温肺补肺，止虚嗽，健脾胃，安心神。凡脾、肺、心三脏气分虚者，宜食之。《别录》谓其治浮肿，消胀满。《元和纪用经》用桑白皮三两，汉防己两半，茯苓、郁李仁、百合各一两，治水肿。每日一服，忌食盐。《药性本草》曰：治百邪鬼魅，涕泪不止。故王右丞诗曰：果堪止泪无，欲纵望江目。温肺宜同蜜煮，补诸虚宜猪、牛、羊肉煮。生者可捣涂天泡湿疮出《濒湖方》。又治骨哽久不下，百合五两，和蜜捣，围颈项，包住，不过三、五次必下出《圣济总录》。

山丹、卷丹

此百合同类异种也。《纲目》曰：叶短而阔，白花者，百合也；叶长而狭，红花者，山丹也；叶似山丹而茎高，四月结子在枝间，七八月乃开黄花，带红色有黑点者，卷丹也。三物功用相近。入药用百合，充食可不必拘。《纲目》谓山丹与百合迥别，卷丹似百合，不堪食，未为确论。至陶隐居云蚯蚓所化，更属幻谈。

瓠

《国语》曰苦瓠，亦曰苦匏。《诗》曰：匏有苦叶。瓠本甘美，间有苦者。以人畜践踏其苗，或壅以牛马粪，皆能变苦。若瓠甘，叶亦甘。《诗》曰：幡幡瓠叶，采之亨之。《尔雅》曰"瓠，栖瓣"，郭注云"瓠中瓣也"。《诗》云：齿如瓠栖今《硕人》篇作"瓠犀"。性滑而降，故能下水通淋，治四肢面目浮肿，石水腹大。味甘而平，故能和中退热，治胃虚饮食不进。煮汁淡饮，除注夏热渴，解热烦。凡有以上诸病人，宜多食。

壶卢

《说文》曰瓠瓜，《论语》曰匏瓜。《纲目》曰：壶，酒器；卢，饮器。此物各象其形，故名。《诗·豳风》曰：八月断壶。俗作葫芦，非。葫，蒜名；芦，草名也。圆者曰匏，亦曰瓢。凡蓏属皆得称瓜，故曰匏瓜、瓠瓜。《说文》曰：瓠，匏也。又曰：瓢，瓠也。后人以长如越瓜者为瓠，瓠之一头有腹长柄者为悬瓠，无柄而形扁者为匏，匏之有短柄大腹者为壶卢，壶之细腰者为蒲芦。各分名色，其实一也。

按：壶与瓠一类各种，性味诚不相远。蔡虚斋据《埤雅》"匏短瓠长，匏苦瓠甘"，谓为二物，且引《论语》"系而不食"以证之。不思瓠亦可称苦，《国语》：苦瓠不材于人，共济而已。盖匏有甘、苦，瓠亦有甘、苦，故可互称。其一种生成味苦绝无甘者，乃别为一物，形似瓠，《本经》谓之瓠𤬏。不以匏名，安得云匏苦瓠甘乎。又匏可为樽，古人之祭天地及婚礼合卺用之。然《公刘篇》"酌之用匏"，则燕饮亦用之矣。又《风俗通》曰：烧穰可以杀瓠。注曰：黍穰也。故云：蓄瓠之家不烧穰，种瓜之家不焚漆。物性相制也。

冬瓜

见一卷。

南瓜

味甘色黄。凡脾虚、久疟、久利宜食。俗医谓其有毒，非也。味过于甘，故性偏于壅。痈疽、痘疹、痢疾初起诸症忌之者，壅则生脓，壅则滞气。与忌白术同理，非毒也。凡嗜食此者，加细切葱叶或花椒末为调和，则无弊矣。气滞中满及素患脚气、黄瘅者忌食此二症虽已愈多年，犹当忌之。又不可同羊肉食。其内瓤[1]治铳子入肉，厚封之即出。

丝瓜

《事类合璧》曰天罗，又曰布衣。《本事方》曰天丝瓜，又曰蛮瓜。有二种：一种瘦长者为丝瓜，一种粗短者为蛮瓜。又曰鱼鰦，或作虞刺。《食物本草》曰：痘疹及脚痈方中用之。性能解毒退热，利肠胃，和胎气。味甘平，百病不忌，热病及痘

[1] 瓤：原作"穰"，据文义改。后同不注。

疹、肿毒尤宜。或多饮其汁，能解大毒。《生生编》谓其暖肾助阳，俗医谓其化痰，均大误。此物捻之绵软，形如已痿之阳，故善能痿阳。《直指方》治痈疽疮口大深不能敛合，捣叶频搽。丹溪治玉茎疮溃，捣汁，和五倍子末频搽。《普济方》治喉闭肿痛，捣汁饮。又稀痘诸方用其藤上须，不验，不足录也。

苦瓜

《纲目》曰：《救荒本草》名锦荔枝，又名癞葡萄。《星槎胜览》曰：苏门答剌一种瓜若荔枝，未剖臭如烂蒜，剖开香甜可口，或即苦瓜也。按：此瓜嫩时色青，味极苦，能除邪热，解劳乏，清心明目。老则色红，味极甘，能益肝肾，壮阳明目。一物前后补泻二用，皆有奇功，异品也。暑月不拘有热无热，宜多食。目疾人更宜多食。

越瓜

《食物本草》名梢瓜，又名菜瓜。味虽甘淡，而质硬难化，能败脾伤胃。《开宝本草》曰：利肠胃，止烦渴。盖指病热者言。然清凉退热之物甚多，何需乎此。故《食物本草》谓其冷中，令人心痛，又令人脚弱不能行。总一败阳伤胃之害也。霍乱人犯之则难救。萧子真曰：久食烂人眼，观驴马食之眼烂可知。盐腌、酱藏皆不为美。百病忌之。平人食多，秋来亦不免疟痢。俗医乃令病人专食酱瓜，大误。患疮毒人食之，令难收口。至劣物也。

黄瓜

本名胡瓜，石勒时讳胡，改呼此。《食鉴本草》曰：清热，解渴，利水。然寒中损胃、伤脾作泄之害，与越瓜同。《食疗本草》曰：生食多食发疟病，动疰气，败阳气，损阴血，发脚气、虚肿百病，小儿食之生疳虫。天行病后尤不可食，食之即发。《千金方》用治热水浮肿，服温暖药转甚者，胡瓜一枚，连瓤与子醋煮至烂，空心尽食之。《海上名方》用治热利，嫩黄瓜同蜜生食。《医林集要》治咽喉热肿，老黄瓜开一盖，去子，入火硝，填满阴干，候硝透出，取吹之。《寿域神方》用治火眼赤肿，取硝点之，亦可用皮硝。《医方摘元》治汤火伤灼，老黄瓜入瓶内封，挂檐下，待成水，取刷之。按：此物虽入药用，然舍此数方而外，不宜滥试。又不可同落花生食。

茄

《纲目》曰：《拾遗》名落苏，未详其义。《五代贻子录》云酪酥，言其味甘也，穿凿之至。《太平御览》名昆仑瓜。《开宝本草》曰：多食动气，发疮及痼疾。李鹏[1]飞曰：秋后食多损目。《生生编》曰：女子食多伤子宫妇人不孕及数堕胎者切戒。《酉阳杂俎》言其厚肠胃，大非，茄性滑败肠胃也。今人或切碎曝干腌食，或摘下即拌盐生食，未经蒸煮，辣味全在，伤人更甚。

---

〔1〕鹏：原作“廷”，据《本草纲目·茄》改。

木耳

一名木檽，一名木蛾。性之良毒，视所生之木。而山中人不知，往往杂采而食，甚或贪一时之口腹，损百年之身命。谨依本草考订如下。所不能尽知者，惟自爱之人谨之可也。至若市肆所售，从无一人中毒，岂不由业此者择木而伐，非零星杂凑者比哉。观此，木耳可食不可食之理，较然矣。

《名医别录》曰：五木耳生犍为山谷。二月多雨时采，即曝干。陶隐居曰：五木耳不言何木，惟老桑树上有。青、黄、赤、白者，湿软者，人采以作菹耳。《唐本草》曰：桑、槐、楮、榆、柳为五木耳，并堪啖。《纲目》曰：木耳各木皆生，今货者亦多杂木，惟桑、柳、楮、榆之耳为多云。

按：五木耳者，取其最良有益于病也。其余杂耳，货者并由伐木酿埋，既已择去有毒之木，虽无大益，亦不至伤人。然非湿热郁蒸之气不生，故皆有毒无益。其性专走血分，非血病人不宜多食也。

桑耳

《本经》曰：治妇人漏下赤白，血病，癥瘕，阴痛。凡女人血病及肠风、痔瘘不拘男女宜之。

槐耳

亦主血病，而槐性本清大肠之热，故于肠风、五痔为更宜。又《圣惠方》治月水不断，劳损黄瘦，暂止复发，槐耳炒黄色，赤石脂各一两，为末，每食前热酒下二钱。按：赤石脂难得，以海螵蛸代之更佳。如无槐耳，用他木耳加醋炒槐米一两，亦可。

榆耳

亦主血病。《淮南万毕术》云可辟谷不饥，幻谈也。

柳耳

《生生编》曰补胃理气，恐未必然。又《活人心镜》治反胃吐涎，用柳耳或柳菇[1]五七枚，煎服。

柘耳

《纲目》曰：反胃、咳唾脓血，柘耳一两，研，百齿霜二钱梳篦上垢腻，糊丸梧子大，每服三十丸。按：百齿霜最令人吐，今反以治反胃，或有深意。然非唾脓血者，毋轻试也。

楮耳

诸书原缺。又不拘何木耳，冷水浸噙，皆治胃火牙疼。

杉菌

《图经本草》曰：即杉树上木耳，治心脾气痛。

〔1〕菇：原作“菰”，同“菇”。后各“菇”字同，不另注。

枫耳

食之令人狂笑不休，不速解杀人。

地耳

生卑湿地，不假木气，状如木耳，春夏时雨过即生，俗名地踏菇。亦土菌之类，中其毒亦杀人。《别录》乃云“明目益气，令人有子”，无理之极。但食之有死有不死，亦似土菌，可竟以为佳物乎？

石耳

生天台、四明、黄山及巴西诸山石岩上，庐山亦多，石之精华所发。形似木耳，性则判若天渊。《日用本草》曰：久食益颜色，令人耐饥，大小便少。《纲目》曰：益精明目。又治泻血、脱肛、热淋、热痢。

按：木将枯朽，受天地湿蒸之气，精华外泄，而为木耳。木在脏为肝，在体为血，故性专走血分。肆中所售杂耳，既不害人，入药无不可用。而桑耳、柘耳之补血，槐耳之凉血，非他耳所及。临病觅之，万不能得，幸肠风、崩漏均可缓治。三十年前，曾令患肠风者隔冬觅得槐树一株，去皮，任春雨淋洒，久晴则覆以草，不使过干。至初夏，天气倏晴倏雨，隔数日以清糯米粥洒之，遂生多耳，用之神验。病深者盍仿而行之，所费无多，且次年复生，可以待用，不仅愈一疾也。

诸耳有毒

《金匮要略》曰：木耳赤色及仰生者，并不可食。《拾遗》曰：采归色变者、夜视有光者、欲烂无虫者，皆有毒。

解毒法

《拾遗》曰：中木耳毒，生捣冬瓜蔓汁，饮之。然不能随时随地皆有，不如地浆灌之最妙见一卷，粪汁亦可。

香菇

一名香蕈，一名香菌，一名树鸡，一名木纵。本无种类，感湿热之气而生，形色气味亦无一定。大率有毒。宋人陈仁玉作《菌谱》，云有九种：一曰合蕈，二曰稠膏蕈，三曰松蕈，四曰麦蕈，五曰玉蕈，六曰黄蕈，七曰紫蕈，八曰四季蕈，九曰鹅膏蕈。生孟溪、五台、天台、括苍诸名山。芳香气味，莫与伦比。然此不过山家之清供，富室之珍肴已耳，于养生治病无关也，概置不录。所辩者，肆中处处皆有，常食之菇也。此菇系伐木罨造，木本无毒，加以糯米汁引之，糯米之性速朽，故诸果见之即烂，古方有猪、羊血拌糯米饭，干笋包之埋土中种灵芝之法，与此理同。食之无害。然湿热之毒，总不能无。中气弱者、下元虚冷者及疮疡、痘后，均不宜食。菇禀木气而生，故善升。《易》曰：地中生木，升。愈升则中下愈弱，必头眩鼻衄，或足不能行。菇成于一二日，其生最捷，故善发。疮疡、痘后，虽痊愈，食之必复作脓。诸《本草》有云益气补虚者，有云食之不饥者，皆非见理之言也。近或用以发痘，亦当论其上下，必上部头面未起始可，若上部已发，下部未发者，大不宜也。

蘑菇

长二三寸，本小末大，中空，如玉簪花，气味香美，价亦极昂。寻常之菇，有木处皆有。此惟生于山东、淮北，然湿热之毒及善发善升之性，无异地菇。《生生编》曰“益肠胃，化痰理气”，误说也。《饮膳正要》曰“动气发病，不可多食”，则正论也。

羊肚菜

此菇状如羊肚，有蜂窠眼，味极鲜腴，食之终日不饥，然不恒有。明季岁饥，各处皆生此菜，至秋谷熟则无。参此上苍救济灾黎，不可以常理论也。见朱竹垞《静志居诗话》。

鸡坳

生滇南沙地，大头高脚，土人以充方物，性近香菇。

雷菌

广西横州，遇雷雨过即生，须速采，稍迟即腐或老。作羹甚美。然湿热郁蒸之气，暴长暴消，性又在香菇下矣。

藿菌

此物《本经》所收，不着形状。陶隐居曰：生鹳屎中，附会之谈，何处有许多鹳屎？为末和猪肉食，可杀蛔虫。《唐本草》曰：渤海芦苇中咸卤所化，非鹳屎也。观其所主之病，知性之劣矣。

竹蓐

《拾遗》作竹肉，云生苦竹枝上，如鸡子，似肉脔，有大毒，须灰汁煮二三度，然后可食。否则戟人喉出血，手爪尽脱，是其害过于砒、鸩。《本草》犹云“能治痢”，好奇无理。

土菌

《尔雅》曰“中馗，菌也”，孙炎注曰“地蕈”。或曰地鸡，亦曰獐头。《食物本草》曰：菇子，其生与地耳同理，而湿热之毒过之，味虽鲜美，性则恶极，自爱之人断不肯食，而愚俗嗜之，岁有死者。推原其故，每云死者不能辨识，误食恶菇。彼则别择精详，无何而善辨者亦死矣。其辨之之法，云色红黄者、背无鸡丝坼纹者不可食而已。讵知此物本无种类，湿热之气倏长倏消，受气轻者，食之或不尽死，遂侈为善辨。一遇气重，则身命殉之。安能遍告天下愚夫愚妇，阴司菇子鬼，尽是阳间善辨菇子之人。其不善辨者，不敢食也。至诸《本草》皆云：蛇虫从下过则有毒，是菇本无毒，杀人者乃蛇毒矣。无理不通，相沿千百载，无不随声附和，极为可笑。夫百果百菜皆生于原野，蛇虫无地不有，独不过其下乎。何以千万年来，从未闻何年何地，有何人食某谷某果某菜而中蛇毒者？谷菜犹可，果中樱桃、杨梅、葡萄，蛇最喜食，盖无一树一架不经蛇过者。夫天下有毒之物多矣，岂必蛇虫？而蛇之毒在口，被螫者轻者肿溃，重则立死，中其涎毒也。自涎而外，一身首尾尽可抚摩。乞儿终日弄之且食之，药剂亦多用之，岂一过即毒人至死乎？蛇有不可食、不可入药者，无不可弄。盖菇之毒在湿热，全不关乎蛇虫。菇之难辨在无种，亦难拘以形状。《本草拾遗》虽载办法，亦不能尽。附录于下：夜中有光者、烂不生虫者、煮不熟者、煮汤照人无影者、上有毛者、下无纹者、仰卷者、色赤者，并杀人。《食物本草》曰：煮菇以姜屑、饭粒投入，色变黑者有毒。中其毒，以地浆及粪汁解之地浆最妙。张景岳曰：解菇毒以大剂补中燥湿之药，如理中之类，加姜、附服之。此言极有理。予意略加黄连，寒温并行，湿热两解，似为更妥。清明前菇毒乃寒湿，勿用黄连。即饮地浆得吐后，亦宜多服此药，乃善后之良策也。

制造诸菜

盐藏

凡菜不经烹饪，旋采旋用盐腌，概非病人所宜。若久藏者，浥郁之气更伤胃气。惟蒜苗、蒜梗、葱、韭等稍可，又难克化，则亦非佳物也。北地一种大头菜，其叶甚佳，根如莱菔，味美而质硬，病人爱食，细切如缕，可以不忌。

酱藏

见二卷。

醋藏

醋用于调和则佳，专食味过厚，病人即素性爱酸，亦宜少食。惟醋浸蒜瓣，味甘不酸，可以开胃下气，令人思食。

糟藏

见二卷。

黄齑菜

不拘何菜，以煮饭热米饮浸一二日，色变黄，味微酸，加盐食，颇爽口。此菜虽微，其来古矣，性亦无益有损。

面筋、豆腐、豆腐反、豆腐干、豆腐乳、油豆腐、绿豆芽、大豆黄卷、豉豆荚、扁豆荚　并见谷类。

调疾饮食辩卷四

鄱阳　章穆（杏云）　纂述
同里　汤建中（勋重）、陈元春　参订
男　希世（竹泉）、安世（锡蕃）
孙　家杰（廷伟）
门人　程德春（润堂）同校字

果　类计七十七种

谷、菜皆以养生，诚不可缺。若夫果仅用之交际，供妇人之贽而已，其轻重相较悬绝也。然《周官·太宰》以九职任万民，其二曰园圃树草木。职方氏辨五地所宜之果。场人掌场圃，果蓏珍异之物。笾人掌笾实，馈实之笾，复有加笾。《内则》楂、梨、枣、栗、瓜、桃诸果，皆列庶羞，是养与宾祭所必需，宜圣王之注意也。至其品类甚繁，补泻温凉不一，为利不少，为害亦多，可置焉弗讲欤？独不知《素问》“五果为助”，何取乎桃、李、杏也。意者轩农之世，九州犹未尽入版图，故殊方所产，圣人亦未必悉知耶？读《内经》者，师其意而勿泥其物，斯为善学古人矣。

梅、梨、枣

并见一卷。

栗

《纲目》曰：《说文》作㮚，像花实下垂之状。木高二三丈，花作条如箸，可点灯。子苞生，多刺如猬毛，有青、黄、赤色。九月苞裂子出，大者为板栗，中心扁者为栗楔。《图经》曰：所在皆有，兖州、宣州为胜。叶似橡栎。《诗疏》曰：虽五方皆有，周、秦、吴、扬特饶。濮阳、范阳者甜美，他方不及也。《衍义》曰：栗欲干收，宜曝或风干。欲生收，宜润沙藏，至夏犹新。生食质硬难化，极不宜人。惟能活血，治腰脚病，古跌扑方用之。《纲目》曰：食生栗须细嚼乃有益。苏子由诗曰：老去自添腰脚病，山翁食栗旧传方。客来为说晨兴晚，三咽徐收白玉浆。熟食补脾肾，厚肠胃，耐饥。昔有患内寒暴泄如注者，食煨栗二三十枚，顿愈。栗于五果属水，水潦之年，则栗不熟，故《素问》以为肾之果。然其味甘多咸少，毕竟补脾胃之力为优，故能厚肠胃、耐饥。《农书》云：《史记》载，秦饥，应候请发五苑枣、栗赈之。

按：栗诚佳果，而生食难化困脾，熟食壅气，亦不免困脾，食之总不宜过多。若脾虚不运饮食难化人忌生，气滞中满人忌熟。惟心悬善饥及脾肾两虚常病滑泄，乃为宜食之物。其木至数十年将老，勿俟其枯，锯之，留本一二尺，则复发新枝，不数年，居然大树，又可结子数十年。复锯复生。故古者宗庙神主，以栗木为之名栗主者，取其一本相传，生生不已也。树既可久，结实又多，故《国策》苏秦说燕王曰，燕北有枣、栗，民虽不田作而足食。《史记》曰：燕、秦千树栗，其人与千户侯等。栗楔、栗获壳内薄皮及球壳、根皮悉入药用，均不甚验，方概不录。

榛

《纲目》曰：《尔雅翼》云，郑康成注《礼记》榛、栗、枣、脩，言关中鄜坊甚多。关中，秦地，故字从秦。一名山栗。圆而末尖者为锥栗，小如指顶者为茅栗，即《尔雅》之糯栗，又名栵栗，《诗·皇矣》：其灌其栵。又名栭栗。《礼·内则》：芝、栭、菱、椇。《图经》曰：桂阳有莘栗，树低小，丛生，实大如杏仁处处皆有，不独桂阳。又有奥栗，子亦小。或云即莘也。《诗》：树之莘栗今《楚丘》篇作榛栗。《陆疏》曰：榛有两种。一种枝、叶、球、实皆如栗而子小，树亦低小；一种高丈余，子如胡桃，久留易油坏。此另是一物，《陆疏》误也，榛无油，与胡桃迥别。性与大栗仿佛，而生食较大栗稍易消，熟食稍不壅气。《开宝本草》曰：益气力，实肠胃，耐饥健行。《日华本草》曰：调中补胃。皆言熟食之功也。而同破故纸、山茱萸、杜仲、怀牛膝等为丸久服，实能益肾，脚弱人最宜。其功胜于大栗。

柹[1]

俗作柿，非。柿音沛，削木屑也。《纲目》作杮，亦俗字也。《隋书》：文帝将伐陈，造舟于水次，木柹蔽江而下。《晋书》王濬伐吴，亦有造舟河干，木柹蔽江事。《图经》曰：柹有多种。红柹，所在皆有；朱柹，出华山，略圆小，味甘美；黄柹，生汴、洛诸州；椑柹，色青，可生啖。又有一种小者，谓之软枣，俗呼牛奶柹。

世传柹有七绝：一多寿，二多阴，三无鸟巢，四无虫蠹，五霜叶可玩，六可款嘉宾，七落叶肥滑，可以临书。《纲目》曰：柹大者如碟，八棱，稍扁；其次如拳；小或如鸡子、牛心、鹿心。一种小如钱者，谓之猴枣。皆以核少为佳。生食，《别录》谓治肠胃不足，除胃热，止口干，解酒毒。而《拾遗》云：饮酒食柹，令人易醉。则解酒之言，误矣。性冷，故陶隐居云：多食令人腹痛。又不可同蟹食。干柹性稍平，《日华本草》曰：能健脾胃，涩肠凡病大便滑泄者宜之，涩者忌食止渴，治怔忡健忘、肺痿咳嗽、血淋肠澼均煎汁久饮，生者亦可。其精华外溢，结而为霜，味尤甘美，能清上焦心肺之热，生津止渴，宁嗽，治咽喉口舌疮痛。方勺《泊宅编》曰：脏毒下血，干柹烧存性，研末，米饮下，每服二钱。《经验方》曰：有人三世死于反胃，后

〔1〕柹：即今规范简体之“柿”字，“杮”字亦然。然此处对于三字专作形训，故在本条中保留原字。

得一方，以干柹同饭食，绝不饮水，遂愈。《食疗本草》曰：捣和酒服更佳。又曰：脾虚，腹皮浇薄，饮食不消，随食随出，时泄时止，用干柹三斤，酥一斤无酥亦可，蜜半斤炼熟，同柹饼贮不津器中，每日空心食三五枚。又小儿秋痢脾虚及大人脾肾不足常病滑泄，柹饼捣烂，同粳米煮粥食。又解桐油毒，干食。盖其味醇正甘美，故能补心、脾、肺之虚；质滋润多膏，故能入血；味甘而涩，故能上止虚嗽，下止虚痢。然甘则生虫助胀，涩则闭邪，中满及虫症，嗽、痢初起，邪气未尽，大便燥结，皆不宜用。惟其甘而健脾胃，故饥年可以代粮。《明史》：孙传庭督秦师讨贼，以士卒饥疲，主固守。杨嗣昌为本兵，一日发马上红旗六道督战。公不得已，引兵出潼关，而兵以无饷而哗。时柹正熟，乃就食之，谓之柹园之役。

蒂，能止呃逆，煮汁饮。其木于皮外画作花卉、人物，鸟兽形，以刀刻之，深一二分许，久之，内中纹理即如所刻，锯板作器，甚美观。

一种椑柹。《纲目》曰：树矮小，故谓之卑。他柹生青熟黄赤，此虽熟亦青黑，故又名绿柹、青柹、乌柹、花柹。浸汁可染罾网、折扇，或染苎布，作衣颇爽汗，谓之柹漆，或曰柹油。其柹只可生啖，不能干收。味极涩，性尤冷，凡有病人，概不宜食。

君迁子

《纲目》曰：即梬枣。《千金方》作软枣；《齐民要术》名红蓝枣；《广志》名梬枣；司马温公《名苑》名牛柹。木类柹，叶稍长，结实小而长，形似牛奶，熟则紫黑，味甘美。一种小如指头者尤美。《日用本草》名丁香柹。《拾遗》曰：君迁之名，始见于左思《吴都赋》“平仲君迁”是也。子中有白浆如乳，性极益人，善止消渴，去烦热，令人润泽。《海药本草》曰：令人轻健。《救荒本草》以为即羊屎枣，误矣。羊屎乃枣类，此因其形圆长似枣，故名枣，实柹类也。

橘

《纲目》曰：橘与柑、柚，三者相类而实不同。橘实小，味微酢，皮薄而红，味辛苦。柑稍大，味甘，皮厚而黄，味甘辛。柚大小如橙，味酢，皮最厚，味亦甘辛。宋韩彦直《橘谱》云：橘出苏州、台州，西出荆州，南出闽、广、抚州，皆不如温州最胜。柑品有八，橘品十有四。黄橘扁小，多香雾，橘之上品也；朱橘色赤如火；绿橘绀碧可爱，霜前色味已佳；乳橘状如乳柑，皮硬瓤多，味极酸；塌橘大而扁，外绿心红，瓣大多液，经春乃甘美；包橘外薄内盈，其瓣隔皮可数；绵橘软美可爱，而不多结；沙橘细小甘美；油橘皮极光滑，中坚外黑，橘之下品也。早黄橘秋半已丹；冻橘八月始花，冬实春采；穿心橘大而心虚可穿；荔枝橘肤理致密，形如荔枝前云橘品十四，所列只十三。橘下埋死鼠则结实多，故《物类相感志》云：橘借尸荣。又《周礼》：橘逾淮而为枳，地气便然也。

按：橘色赤而不黄，味甘而不酢。黄者、酢者，皆柑类也。橘皮气味最薄，入药者悉柑皮也。而自古《本草》皆曰陈橘皮，不闻呼柑皮，大抵柑、橘古人互称，其性相似，亦可以互用，原无一定之区别也。但瓤味厚者，皮力薄；瓤味薄者，皮力厚。丰兹啬彼，凡物皆然，匪独一橘也。且今富贵家所尚橘红，云化州所出名化红，不知其皆橙皮所造，橘皮安得如许之大且厚耶？是则橙、橘亦可互称，况柑、橘乎？不观金章宗之《咏橘罇·生查子》曰："风流紫府郎，痛饮笥纱岸。柔软九回肠，冷怯玻璃碗。纤纤白玉葱，分破黄金弹。借取洞庭春，飞上桃花面。"橘罇之制，取皮面光滑之橙，刮去内瓤，俟稍干，随意捻成方圆瓜瓣之形，可以为罇、罍、盒、盎。橘小而皮薄，不能也。然不曰橙罇而曰橘罇，亦橙、橘互称之一证矣。其瓤充果食。《日华本草》曰"止消渴，开胃，除胸中膈气"，极是。而陶隐居曰"食之多痰"，《纲目》曰"橘皮下气消痰，其肉聚饮生痰"，皆误也。《本草拾遗》曰"酸者聚痰"，此则或然。甘者和中开胃，止渴行气，最为果中妙品，无生痰之理。且柑、橘、橙、柚俱走气分，与痰无涉。自陶隐居倡之，《拾遗》《纲目》和之，后世遂误以橘皮为消痰之药。此说在《纲目》以前，如六君子、二陈等瞎方皆是，陶氏、陈氏不得辞其罪也。而所谓化红者，无不诩为消痰上品，富贵家或藉以锦袱，或束以彩丝，或韬以沉、檀、金、玉之椟，群相矜尚。不知其皆各处土产橙皮，去白久压，以取平正，不即燥干，失其本性，毫无功力。纵有功力，亦只行气，断不能消痰。贵耳贱目，徒为奸贾所愚而已。至东垣李杲，又创为异论，曰，留白则补脾胃，去白则理肺气，同白术则补脾胃，同甘草则补肺。一能导胸中寒邪，二破滞气，三补脾胃，多服、久服能损人元气。夫既补脾胃又补肺，是能益人，何以多服、久服又忽而损人。然而破滞气之药，必不能补，补脾补肺之谈，竟是梦中呓语。《纲目》既知其治百病总是取其理气，而于此等自相矛盾之邪说，不知驳正，且复表章之，眶中尚有瞳子耶？

又添造一种青皮，亦在宋、元间，古方绝无用者。李杲云足厥阴肝引经之药，朱震亨云肝胆二经气分之药，盖以其色青属木，故入肝胆。不知其色青者，由未黄先摘，非如青靛、青蒿、柴胡之类，始终青色，异于众草，故入肝胆之经。医家原有用色之理，如赤多入血，白多入气，黑多入肾或止血，黄多入中州，青多入肝胆，大概如此，而不可泥者甚多。信如所云青皮入肝胆，则天下万草万木秉水土之间色水黑土黄，合二色则为青，故画家以靛青、藤黄和合为绿，其始也无不色青，无不入肝胆乎？《纲目》又曰：青皮色青气烈，能发汗，此杨士瀛之妙论，世人罕知。荒诞之言出于理外，世人诚不得而知也。若论其性，当如枳实之于枳壳，未曾黄熟，行气之力较猛耳，与发汗何涉。然市肆所售，皆先时坠落不成之柑橘，内瓤尚不可食，皮岂有力。试思青皮、陈皮价值相等，陈皮瓤既可食，皮乃弃物，又复得钱，而未黄之先皮，虽可充青皮，瓤不可食，谁肯专为此皮弃其半价，预先采摘。此眼前易见之理，著书之人尚自不知，而纷纷议论，留许多梦话贻误后人，可笑之至也。

柑

《开宝本草》曰：柑霜前酸，霜后甜，故字从甘终不及橘。《纲目》曰：汉李衡种柑于武陵洲上，号千头木奴。《橘谱》云：乳柑出温州，泥山为最，味如乳酪，彼人呼真柑。木婆娑，叶纤长，实圆正，肤理如泽，大六寸，皮薄不粘瓣，食之无滓，子甚少，一颗仅二三枚，亦有全无者，擘之香雾喷人，柑中绝品也。生枝柑微酸，必久留枝间，味乃变甘。海红柑，树小而颗大，有围及尺者，皮厚色红，可久藏，今狮头柑是也。洞庭柑，出洞庭山，皮细味美，熟最早。甜柑，类洞庭而大，每颗必八瓣。

木柑，皮粗瓣大少液。朱柑，色红瓣大味酸。馒头柑，近蒂起一包如馒头尖，味香美。

按：韩《谱》名橘，而柑亦载其中，其无大分别可知。瓤性与橘同，而不能如橘之醇正。《开宝本草》曰：解肠胃热毒，止渴，利小便。又云：多食令人肺冷生痰，发癖疾，泄大肠，发阴汗。今食者并无此害。盖柑、橘、橙、柚，不拘味甘、酸、苦，皆带微辛，故总皆理气，无助冷生痰之理。《集效方》曰：柑橘瓣阴干，烧存性，研末，温酒服二钱，可催生。恐此物多滓少，既阴干又烧之，失其性矣。素患难产人，不如预食之，盖能利气，又利小便。

核，又治疝气，则其性专走前阴，催生之言可信。

叶不拘柑、橘，和酒捣饮，治肺痈脓血出《经验良方》。其刺和叶煮豆腐食，治风热牙疼，呼吸畏风。热甚加石膏末煮。煎酒服，治乳痈初起，浓煎，尽量饮，未消再作出《必救方》。

橙

《纲目》曰：一名金球，一名鹄壳。《埤雅》曰：柚属也。叶有两刻缺，如两段，亦有气臭者。大小有各种。色黄皮厚，多瘖瘟，可芼鲜，可为菹醢，可作酱齑，可蜜饯、糖藏。性能降气，利膈宽中。《衍义》曰：宿酒未解，食之速醒。

按：橙味酢而苦，惟广南者味甘。一种金钱橙，绕脐起圆晕如钱，气清芬，肉酸苦。此物性猛烈，走泄真气，不比柑、橘之和平。凡气虚人不宜食，气虚有火人尤不宜食也。

柚

《纲目》曰：《尔雅》作櫠，又曰椵，又曰条，又曰櫾。《食性本草》曰朱栾，又曰臭橙。《广雅》作镭柚；《唐本草》作壶柑。其大有围一二尺者，形之圆长，皮之光皱，亦有多种。橙属皮皱而香，瓤味辛苦。柚属皮粗而臭，瓤味甘。

按：古人之分橙、柚如此。然《禹贡》“扬州厥包橘柚”，孔安国注云，小者橘，大者柚，皆柑属也。是则诸物本可互称。其性，柑、橘和平，橙、柚猛烈，故《本草衍义》辩其皮谓不可混用。后世以柚皮为橘皮，贻无穷之害。盖病有虚实，体有强弱，一猛一平，诚不可混用。彼矜尚化红者，可废然反矣化红皆柚皮、橙皮所造。

龙眼

见一卷。

荔枝

《图经》曰：荔，劦也，与劙同。其实未熟时，枝虽弱，蒂牢不可脱，采取者必劙断其枝，故名。司马相如《上林赋》作离枝。其品以闽中为第一，蔡君谟谱其种至三十余品。蜀中次之，岭南为下。结子甚繁，大树可至百斛。种始传于汉世，初出岭南，后至蜀。故左思《蜀都赋》云：旁挺龙目，侧生荔枝。《纲目》曰：荔枝，炎方之果，性最畏寒，易种而根浮，然能耐久，有数百年犹结实者。生时肉白，干则红，日晒、火烘、卤浸、蜜饯，皆可致远。白香山《图序》云：荔枝生巴峡，树团团如盖，叶如冬青，花如橘而春荣，实如丹而夏熟，朵如葡萄，实如枇杷，壳如红缯，膜如紫绡，肉白如冰雪，液甘如醴酪。大略如彼，其实过之。若离本枝，一日色变，二日香变，三日味变，四五日色、香、味尽去矣。蔡《谱》云：荔枝以甘为味，然千百树莫有同者，奇品也。若麝香触之，则花、实尽落。《海药本草》曰：荔枝人未采时，百虫不敢近。人才采，则鸟雀、蝙蝠之类无不伤残。故必合众手，日中采尽。

按：今广南荔枝绝佳，而诸书皆云闽为上，蜀次之，广为下。或者闽中得蔡君谟之《谱》，蜀中得白香山之《图》，一经品题，便作佳士，物以人重，未可知也。惟其色、香、味易变，故唐时以马递上供。杜牧之诗曰：一骑红尘妃子笑，无人知是荔枝来。其性少食则止烦渴，多则令人醺然如醉，且反发烦渴口干、鼻血出《延寿书》、龈肿口痛。凡病齿䘌及肺热人，皆不可食出《纲目》。干者虽稍平，然助热生虫，损齿伤肺亦同。

入药，治病痘疮出不快，或颜色灰白，或浆汁不满，或为秽气所触，出而复收，连壳剥开，酒煎温饮，并食其肉出闻人规《痘疹论》。呃逆不止，用七枚，连皮、核，烧存性，研末，白汤下，立止出《医方摘要》。或同硫黄、乳香，烧烟吸之。疔疮恶肿，和白盐梅各三枚，捣贴疔上，根即出出《济生方》。风热牙疼，擘开壳，入盐少许，煨，研，擦之出《集效方》。或不用盐，单用荔枝煨，研，亦可出《普济方》。荔枝性热本伤齿，反用以治齿，火郁发之之义，乃服寒凉药不效之妙方。俗医谓其酸敛，盖不明物理之言也。其核醋炒为末，治心脾气痛，每热酒服二钱出《易简方》。同香附子等分，醋炒为末，治妇人血滞作痛出《妇人良方》。又治癞疝肿痛，同茴香各醋炒，加木香勿炒，研末，每服二钱，日三服。寒甚者加桂、附，虚者加破故纸出《必效方》。盖荔枝每结必双，皮红皱，似人之肾囊，核圆长似肾子，而煨炒则气香，故入气分治癞疝也。

胡桃

《名物志》名羌桃，俗呼核桃。《纲目》曰：其叶长四五寸，似大青叶，对生，颇作恶气。三月开花，如栗花。结实如桃，熟时沤烂皮肉，取核为果，故名核桃。

按：胡桃性热，其壳外皮肉，可染帛作缁，又能黑发，故入肾而治虚寒。外皮并壳内薄皮，味俱极涩，故能上收久嗽痰喘之肺气，下收精寒滑泄之肾气。又有油，故能润肺而治无痰之干咳。古有“黄柏无知母，破故纸无胡桃，犹水母无虾”之说，盖破故纸温补肾阳，胡桃亦补肾阳，相须为用，治肾气虚寒，不为大谬。乃自明以来，劈空造出命门之说，云居两肾之中，为人身生命之源，相火之主。《难经》而后，已有左为肾，右为命门之说，至明又变为此说。立青娥丸、胡桃丸等方，皆用胡桃。《纲目》备著其说，谓命门非脂非肉，形如胡桃仁，故用胡桃，全然杜撰。其流弊遂有薛己、张景岳、赵养葵诸子，妄立真阴、真阳、先天、太极名色。甚且谓孔门一贯儒、释、道三教之传，皆在此命门之内。如讲学家一味空谈，全无实际。国朝自吕留良焚骨后，禁绝其书，不独儒者知务真脩，即医者亦觇实学。赵养葵医书，即吕留良评点，名天盖楼《医贯》。未奉严禁时，曾及见之，全部盲辞瞎辩，高谈性命。人胸中一无知识，于此可以概见。今例禁其书，既不许行世。又有喻嘉言、周禹载、徐灵胎、汪苓友、叶天士诸先生，出而阐明轩岐之学，故元明一切浮泛无根之谈，至本朝而熄。不知命门二字，本出《内经·灵枢·根结》

篇，曰，太阳根于至阴穴名，在足小指甲后，结于命门。命门者，目也。经文明白如此，造作空言者，岂未之见乎？抑欺后人之必不见乎？至胡桃之充果食，肺燥、肾寒者宜之润肺宜去衣，温肾宜留衣，肺肾有热者忌之。《食物本草》谓"多食动肾火"，则是。《开宝本草》谓"多食动风，脱人眉，同酒食多，令人吐血"，亦理之所有。孙氏则谓其"性冷滑"，大误。盖有油，故滑大肠，非冷也。

橄榄

见一卷。

枇杷[1]

《衍义》云：叶形似琵琶，故名。昔有误书枇杷作琵琶者，或诮之曰，枇杷不是此琵琶，只为当年识字差。若使琵琶能结果，满城箫管尽开花。然如《衍义》所云，则枇杷作琵琶不为别字。而《六书正讹》以为枇杷本即乐器，不可别作琵琶。《尔雅》释名则曰：批把，胡琴也。推手前曰批，却手后曰把。从手不从木。批字同批写之批，把字同把持之把。则书"枇杷"作"琵琶"，误；书"批把"作"枇杷"，亦误矣。

性专入肺，能止渴下气，利肺气，止呕逆，主上焦热出《日华本草》。久患肺嗽人宜之。而味兼酸则不纯正。《食物本草》曰：同热面食，令人患热。

叶，治肺热久嗽，又治时行温热，呃逆，呕吐，泡浓汁代茶饮。

木皮，煎汁冷饮，止吐逆不下食，能疗百药不能止者。出《千金方》。

安石榴

名义不可晓。《博物志》谓"出涂林安石国，汉张骞使西域得来"，《齐民要术》谓"种榴必须安石块于根下，则结实多，故名安石"，皆附会之言。考张骞使西域事，出《史记·大宛列传》，只有安息国，无安石国。云安息在大月氏西，其俗土著耕田，以银为钱，钱如其王面，王死则更铸，效王面焉。汉使至安息，其王发使随汉使来献大鸟卵如瓮，未及安石榴。至使者得诸种于外国，亦只云自乌孙以西，俗嗜葡萄酒，马嗜苜蓿，汉使取其实来，于是天子始种葡萄、苜蓿此事亦在张骞卒后数年，亦未及安石榴。乃今草木谷果之来自外夷者，悉云张骞出使得种，恐西域不通舟楫，万里驰驱，马烦车殆，不能携带许多物件也。《纲目》曰：《广雅》名苦榴，《古今注》名丹若，吴越王钱镠改名金罂，《酉阳杂俎》名天浆。树低小丛生。一种海石榴，仅长尺许即结实，可盆植为玩。花有红、黄、白三色，千瓣、单瓣二种千瓣者不结实。实有甜、酸、苦三种，子有红、白二类白者名水晶石榴，味最甘，性亦稍平不热。每颗分数房，有膜隔之，子满其中。秋后皮裂子见，乃可食。按：榴性大热，极伤人肺，损人齿，发咽喉热痛。《别录》谓"解咽喉燥渴"，大误。朱震亨谓"恋滞成痰"，更为谬极震亨无痰字不开口。皮极涩，止肠滑久痢。根能杀虫。千叶不结实者，其花止吐血、衄血。

〔1〕枇杷：目录此前原有"银杏"，正文无，故将目录中"银杏"删去。

桃

《纲目》曰：桃易种、实早，类甚多，花有红、白、紫、碧、千瓣、单瓣之殊，诸桃花总皆艳冶，因其开早，寂寞春光借以点缀，故诗人吟咏多及之。大抵实早者花必迟，实迟者花反早。又视乎其地。白香山诗曰：城中二月芳菲尽，山寺桃花始半开[1]。惟白桃、碧桃独标雅淡，惜不免繁缛，且无香耳。实有大、小、方、扁、有毛、无毛、酸、甘、苦之别，扁桃味甘，油桃无毛，味亦甘。其余诸桃，毛厚者必酸苦，毛稀者必甘甜。时有夏、秋、冬熟之异，冬桃一名仙人桃，一名西王母桃，一名昆仑桃，因其实大而色赤，极美观，故命以美名也。色有红、绯、绀、碧、金、银、胭脂诸品。惟一种毛桃，即《尔雅》之褫桃，多毛味恶，其仁充满。《尔雅》注云：食者必去毛，故名褫。然诸桃皆须去毛。《内则》云：桃曰胆之。杨铁崖、宋景濂集，并载元朝御库蟠桃核大如碗。《拾遗记》载汉明帝时，常山巨桃霜后始花，次年夏乃熟。《元中记》载积石之桃，大如斗斛。《酉阳杂俎》载九嶷桃核，半扇可容一升。蜀后主桃核，半扇可容五升，贮水则变为酒。悉属幻谈。昔人谓桃为仙果，然性不佳，多食令人膨胀，生痈疖。

按：《纲目》之言极是。且又难克化，伤脾胃，生腹中长虫，疟、痢人食之加倍难愈。《素问》列为五果，云肺病宜食，切不可从。至《尔雅注》谓“冬桃能解劳热”，尤不可信。惟核中仁，能破瘀血，开血闭，消癥瘕，润大肠，破蓄血。仲景治伤寒蓄血如狂抵当汤，妇人伤寒热入血室桃仁承气汤，皆用之。

其实着树干枯，经冬不落者，名桃枭悬挂为枭，故罪人悬首示众曰枭首，又名桃奴，又名桃景，又名神桃，又名鬼髑髅。《本经》谓能杀百鬼精魅，《圣济总录》用治鬼疟，均不验。盖此物小时不成则坠，大时不成则反不坠，性本如此，非有异也。

惟桃花，《本经》谓能杀疰鬼，《杜阳杂编》谓能治肝伤血闭之疯狂，极可信。有此病者，宜广收用之，或为末，或和米面作饼，或辅以他药为丸。缘花乃精华所发，不比桃奴，为未成之实。况此木性专辟恶，《山海经》神荼、郁垒居东海度索山蟠桃树下，主领众鬼之说，虽不足深信，而古人悬桃板于户以辟邪，后人或作桃梗、桃杙、桃橛、桃符，岁终则更换，有“新桃换旧符”之句。溯厥由来，在周、秦以上《战国策》中已有其语，故识在周、秦以上。故《礼》曰：王吊则巫祝以桃前引，以辟不祥。

其叶可蒸汗。凡天行热病，暨伤寒连发汗而汗不出者，死症也。《备急方》用水二石，煎叶取汁，置床箦下，厚被覆盖，蒸之，少时汗出遍身，至两足，渐去其覆。《小品方》用炭数十斤，烧地令热，以水少洒之，布干叶于上，厚三四寸，安席叶上，温覆卧之。此二法蒸得汗，皆就被中粉之，汗收尽始可去覆。后法更佳。无桃叶，柏叶、麦麸皆可代。而《纲目》引《梁书》徐文伯蒸范云，谓其二年后当不起，至期果死之事，谓不俟汗出时日，先期劫病，贻害无穷，似不可信。盖伤寒得汗，惟恐不早，有何时日可俟？且此法原治屡发汗而汗不出之危症，非可以服药发汗而求速效也。桃枝、桃根、桃胶，古方并用，均不验，不录。

[1] 城中二月芳菲尽，山寺桃花始半开：原诗作“人间四月芳菲尽，山寺桃花始盛开”。

李

《纲目》曰：李之种近百，子之形状大、小、斑驳，时之早晚，味之甘、酸、苦、涩，各各不同。今人用盐腌、蜜饯、糖藏为果。惟曝干白李，荐酒、作饤皆佳。

按：李味既不佳，性又难化，困脾生虫，作胀损人，较桃尤甚。《素问》列为五果，因味酸，故以配肝，切不可泥。《食物本草》曰：和蜜食，损人五脏。究之其性本劣，即不合蜜食，亦何尝无损。果中极劣之物。与桃、杏、糠头梨，均妇人、小儿之灾星厄鬼也。

郁李

《纲目》曰：《本经》名爵李，《诗疏》名雀李，《别录》名郁李，又名车下李，《尔雅》名常棣。或讹为唐棣，非也。唐棣乃扶移，白杨树也。《嘉祐本草》曰：郭注《尔雅》云“棠棣，子如樱桃，可食”；《陆疏》“棠棣之华，鄂不韡韡”，云“白棣也，似李而小，一名薁李”。

按：雀李、郁李二种。雀李，树稍大，多野生，子苦涩不堪食，李郦侯所谓“树在道旁而多子，必苦李”是也。郁李，树仅数尺，子可食，园林多种之，无野生者，较大李稍松脆，易消化，故为害亦少杀。且核中仁可入药，治大腹水肿，四肢面目浮肿，利膀胱水道出《本经》，肠中结气，关格不通出《药性本草》，润大肠燥涩出《用药法象》，并擂水服。《纲目》引钱乙治一乳妇，因惊而目张不瞑，酒煮郁李仁，尽醉饮之。以为恐则气结胆横，郁李性降而去结，随酒入胆，使胆下而目乃得瞑，为得治病之法，诚有然矣。

杏

有数种。金杏色黄；白杏色青白；红杏色赤；柰杏青黄；沙杏肉中有沙，味甘带酢，又名甜梅。树高大，可三四丈。三春花放，虽艳冶如桃，而杰阁危楼，此花能出乎其表，则繁华富丽中，自有尊严体态。故春风得意，曰杏花春雨江南。而明人之咏“藏春坞阁上美人诗”曰：一点好春藏不得，楼头半露杏花放。此虽借喻美人，亦可见杏树之高，非桃李匹矣！

其性一无可取。《别录》曰：多食伤筋骨。扁鹊曰：动宿疾，令人目盲，须眉脱落。《食鉴本草》曰：孕妇、产妇尤忌。《衍义》曰：诸杏皆热，小儿食之生痈疮，成膈热。《素问》以皮赤味苦，于五行宜配火，故以为心之果。万不可泥。

杏仁入药，性专泄肺。《药性本草》曰：治咳嗽上气、喘促。又有油，故能润肺燥，开声音。《千金方》治咳逆，《圣济总录》治喘急，《食医心鉴》治喘促浮肿，皆独用之。而伤寒无汗而喘，麻黄汤亦用之。皮毛肺之合，表邪闭于肺，故喘，麻黄、杏仁皆泄肺也。不喘者去之，其理较然矣。而后世妄人造杏金丹，托名左慈秘术，云服之万病皆愈，久服通灵不死，寿至千万。又托名青城山皇姑示梦，云久服令人聪明，老而壮健。夏姬鸡皮三少，乃服杏仁所致。又立万病丸、补肺丸等方泄肺之药，讵可用以补肺，种种荒诞之辞。《纲目》既加驳正，以为古方之用杏仁，皆用其毒。杏仁非有毒，不能毒狗。而又详列诸方，殊不可解。独徐之才《药对》，谓能解锡毒。凡锡器盛酒、煎药，不宜停久，久则有毒杀人。中其毒与砒毒同。砒，锡根也，宜研杏仁服。物性相制，不可以理测也。

樱桃

《本草衍义》曰：一名含桃。《礼》：仲春，天子以含桃荐宗庙。故王右丞诗曰："才是寝园春荐后，非关御苑鸟衔残。"《纲目》曰：颗如璎珠，故名樱。《说文》作莺。《尔雅》曰"楔，荆桃"，郭注曰，即樱桃也。味甘，又呼崖蜜。树不甚高，春初开白花，叶圆而尖，有细齿。《山家清供》曰：熟时遇雨，则内生小虫。必以水浸使虫出，乃可食。性大热，朱震亨云，患喘嗽人，食之立病，有死者。《儒门事亲》云：舞水一富家，二子骄纵，日啖樱桃一二升。半月后，长者发肺痿，少者发肺痈，俱死。受其热者，惟多啖蔗汁可略解。右丞诗曰：饱食不须愁内热，大官还有蔗浆寒。天子之庖，曰大官厨。

其叶，《图经》谓可治蛇咬，捣汁服，并敷之。

杨梅

一名杌子。《纲目》曰：水杨子名杌，此实似之，故名。叶似瑞香，冬月不凋，二月开花、结实，五月熟。有红、白、紫三色，红胜于白，紫胜于红。性虽较樱桃稍平，能止胃寒呕哕，消食解渴出《开宝本草》。然助热伤筋、发疮损齿之害，亦不能无。《博物志》云瘴地多产，岂佳物乎。而钱鹤滩诗曰："西州一斗[1]蒲桃酿，南国千头荔子香。"又曰："华清妃子如相见，添得红尘一倍忙。"比之蒲桃、荔枝，文人游戏之笔也。

林檎

一名来禽，一名文林郎果。《拾遗》曰：其树从河中浮来，有文林郎拾得种之，故名。洪玉父曰：唐高宗时，诚王李谨得五色林檎以贡，帝悦，赐谨为文林郎。河中浮树已属荒唐，既为亲王，又赐郎署，尤不可信。物名不可解者甚多，何必强为之说。《纲目》曰：林檎即柰之圆小者，味甘而带酸涩，色有红、紫、金、黑，又有水林檎、蜜林檎诸种。性总之无益，《开宝本草》云，多食弱人筋脉，生疮疖，滞膈生痰，令人好唾。《图经》曰"能治消渴"，为其酸也；《食疗》曰"主水谷痢，止泄精"，为其涩也。然性既不佳，恐害多利少，他药甚多，何必此也。

柰

一名频婆，梵语也。《食性本草》曰有三种：大而长者为柰，小而圆者为林檎，皆夏熟；小而味涩者为榕，秋熟，故又名楸子。《纲目》曰：有赤、白、青三色，夏熟至冬熟数种。《白孔六帖》言"凉州白柰，大如兔头"，《西京杂记》言"上林苑紫柰，大如升"，皆异种也。《广志》曰：西方最多，每冬曝干为脯，至数十百斛，谓之频婆粮，或取为豉。

〔1〕斗：原作"戋"，据《玉芝堂谈荟·钱鹤滩杨梅诗》改。

按：柰虽较林檎稍甘，亦未能全不酸涩。《别录》谓“食多令人肺壅胪胀，病人尤忌”，极是。而《食疗》云“补中和脾”，《千金方》云“益心气，耐饥，治食饱气壅不通”，则为大误。盖味涩者必难化，故耐饥，非益心也。酸涩之物，必不醇正，病人极不宜食，矧可入药乎？

海红

一名海棠梨，一名西府海棠。《纲目》曰：郑樵《通志》云“海棠之子名海红”，即《尔雅》赤棠也。沈立《海棠记》云“蜀中最盛，江南者花差小”。木类梨，坚而多节。二月开花五出，初若胭脂点点，大放则渐成缬晕，有紫须，三萼、五萼成簇，落则有若宿妆淡粉。不香，惟蜀之嘉州者有香。一种垂丝海棠，树小，枝干柔弱，花皆向下。一种贴梗海棠，附于作花，花皆无跗。此二种因花相似，故名海棠，实非同类。其甘棠、沙棠二种，虽同类而各种。海棠木通身是节，不堪锯板作器。沙棠则为美材，作舟尤美。李青莲诗曰：木兰之楫沙棠舟，玉箫金管坐两头。

按：海棠古人皆曰无香，故彭渊材以为三恨，一鲥鱼多刺，二海棠无香，三曾子固不能诗。恐亦文人游戏，未足据为定论。予家旧有一株，高三四丈，花开蜂蝶纷然满树，不若桃李之过门不入。日晏露晞，不觉其香。使至其下，则清芬扑鼻，始知苏长公诗：“东风袅袅泛崇光，香雾霏霏[1]月转廊。香雾俗本误作花雾，则与第三句重一花字，近体诗此等字断不可重，说见唐太宗《御制诗集》。苏公博学大儒，岂犹不知而犯此病乎。只恐夜深花睡去，故烧高烛照红妆。”古人盖实有所见，非泛为花月间评也。然则海棠不必嘉州，处处皆香。点缀春光，与桃杏堪称鼎足。而桃则妖淫，杏亦繁缛，惟海棠于繁华富丽中，独标雅韵。陆放翁诗云：“走马碧鸡坊里去，被人唤作海棠颠。”良有以也。子大如樱桃，味酸涩不宜食。《饮膳正要》云“能止泄痢”，涩故也。

木瓜

《尔雅》曰：楙，木瓜。郭注云：实如小瓜，味酢可食。《纲目》曰：实有鼻，叶光而厚，味不木者为木瓜；圆小，味木而酢涩者为木桃；似木瓜而无鼻，大于木瓜，味涩者为木李。一类三种，故诗曰“投我以木瓜”“投我以木桃”“投我以木李”，此诗乃卫文公燬感齐侯驱狄城楚丘之德而作，孔子曰，吾于木瓜见苞苴之礼行焉。朱子注《诗》，以为不知所指，又作男女赠答之辞，未审何意。三种皆可蜜渍为果，或蒸烂同蜜捣，为煎点汤食，故古人用相赠答。《图经》曰：处处皆有，宣城者特佳。实初成时，剪纸为花粘于上，久则其文如生，用充土贡，故有宣城花木瓜之号。其性，《别录》曰，主湿痹脚气，霍乱吐下，转筋不止。《拾遗》曰：脚气冲心者此症至险，不速治则死，以嫩木瓜一枚，勿犯铁器性最忌铁，去子煎服。胃寒呕逆，同生姜煎服。水泻后渴不止，作饮服。《日华本草》曰：治水肿及奔豚气，心腹痛。《汤液本草》曰：去湿和脾胃，治腹胀善噫，心下烦痞均同苍术、草果服。陶隐居曰：转筋，呼木瓜名，或书

[1] 霏霏：原作“溟蒙”，据《佩文斋广群芳谱》卷三十六苏轼“海棠”改。

土作木瓜字，皆愈。此理殆不可晓。故《圣惠方》治霍乱转筋，独用木瓜一两，酒一升，煎服加白术、草果、扁豆、生姜各三钱，更佳。不饮酒者，水煎加酒服，另用木瓜煎浓汁，浸青布，乘热紧裹其足，立愈。《千金方》治小儿洞利大泻也，木瓜煎浓汁服加米，或陈皮，或姜，尤妙。大人亦可用，盖其味酸气馥。《衍义》以为得木之正，故能舒畅肝气，调和脾胃。而酸能益筋益血，故凡腰肾脚膝无力，皆必用之。然多食不免有害，《食疗本草》曰损齿伤骨更伤肉伤筋。《卫生宝鉴》曰：太保刘仲海，日食蜜煎木瓜三五枚，忽病淋疾，以问罗天益。天益曰：食酸所致，辍食自愈。《纲目》引经文释之曰：多食酸令人癃闭也，酸入于胃，其气涩以收，膀胱得酸则缩卷，约而不通，故水道不利。与《食疗》之言，皆有至理，不可不知也。

山楂

《纲目》曰：《尔雅》名杭子，又曰檕梅。《图经》误为棠梂子梂乃栎子。《唐本草》误为赤瓜子，乃赤枣之讹《桂海虞衡志》有赤枣子。又曰鼠楂、羊梂。《得效方》曰猴楂。盖此物野生，猴、鼠、羊喜食之也。《日用本草》曰茅楂，《食鉴本草》曰山里果，《百一选方》曰山里红。俗作山查。查乃水中浮木，省文别字也。古方未见，惟陶隐居用以煎汁洗漆疮。性善消肉积，煮诸肉，入数枚则易烂。然其汁如清水，全无滋味。攻坚破积，败人津液，耗人腹内脂膏。病人虽有食积、血积，但脾胃虚弱者即禁用。今医视为泛常，肆用无忌，儿科尤甚，且助之麦芽，虽曰杀人，而不知其致死之由。《日用本草》曰“消食补脾”，《本草补遗》曰“健胃行气”，忽而又曰“妇人产后儿枕痛，煎汁和砂糖服立下”，则其为克伐攻下之药明矣。所以《食鉴本草》曰“化血块、气块”，《纲目》曰“消肉积、癥瘕痞满、滞血胀痛”。此而谓之为补，岂不谬极。独其能发痘疮出不快者，山楂五枚，煎酒服出《得效方》。痘疹干黑危困，紫草煎酒，调山楂末一钱。出《心鉴》。体虚者加补托药，火盛者加清凉药。其用蜜糖饯为果食，则性稍平。中洲有滞者宜之，脾胃虚弱者忌之。又有一种楂子，又名和圆子，即《诗》之木桃；一种榠查，又名蛮楂，又名蛮楂，又名木梨，即《诗》之木李，皆木瓜之同类异种。性亦与木瓜仿佛，古人亦充果实。《内则》“楂梨钻之”者，此二种也。故木瓜章连类而及，名虽俱同楂字，实非山楂之类也。

橡子

《嘉祐本草》曰：《尔雅》云，栩，杼又作芧。又曰栎，其实梂。《诗·唐风》云“集于苞栩”，《秦风》云“山有苞栎”，《陆疏》曰“柞栎也”。子名皂，亦曰皂斗，可染皂也《说文》作橡斗。《纲目》曰有二种：一种不结实者名棫，《诗》曰“瑟彼柞棫”；一种结实者名栩。叶如槠，文理皆斜，实如荔枝核有尖，蒂有斗，包其半截，故曰橡斗、皂斗。山人取实，捣浸为粉，去其涩味，曝干，可久留充果菜。木坚实，有斑文点点。《周礼·职方氏》山林宜皂物，柞栗之属是也。《唐本草》曰：橡实止下利，厚肠胃。《日华本草》曰：涩肠止泻，可以御饥。

按：橡实性微温，味苦而极涩，凡内有食滞或气滞，大便不快者忌食。其入药用，必实脾虚滑脱，如水谷下利，日夜数十行，或久痢脱肛者始可。非此则塞住邪气，为害不小。《千金方》治石痈坚硬如石，用橡子蘸醋，青石上磨汁涂，勿计次数，不内消即成脓溃，妙方也。用醋捣烂厚敷亦可。

《衍义》曰：栎木高大而坚，不堪充材，但为炭最佳。不知栎炭固佳，而其木性坚而韧，极难断折，大用可为栋梁。小用或锯为扁挑，足以担荷重任；或作车杠又名车手，足以行地无疆南方独推车，其力全在两杠；或作牛曳之水车，且足以补救天工。非橡、槲等难折之木，孰克胜其任乎？而古云"枯樗散栎为不材"，枯樗则实不材。栎也者，不愧长材，无嫌短驭。谓之不材，冤乎哉。

槲子

《纲目》曰：槲亦有二种。一种小者丛生，名枹。吾郡鄱阳、乐平、浮梁，遍山皆是。此种因其与柞栎同类，名曰柞柴。隔岁斫伐，售与景德镇，故瓷器有柴窑、柞窑之别。一种大者，名大叶栎，又名栎橿子，又名槲樕，又名朴樕，并见《尔雅》。八九月满树皆黄，足为秋山点缀。刘禹锡诗云：枫叶初丹槲叶黄，河阳愁鬓恰新霜。实之性味与栎无异。槲，吾乡呼栎子。上条之栎，吾乡呼为楮子，大误。楮乃榖树所结之实，其叶花歧而有毛，皮可造纸。斫之内有白汁，画家用以粘金箔。

苦槠子

《纲目》曰：树全似栗，但凌冬不凋。结实圆而有尖，褐色，外有绿苞，霜后苞裂子出。生食苦涩，煮、炒乃稍甘。亦可捣粉充果菜食。性亦涩肠止泄，虚滑者宜，有邪者切忌。嫩叶用新鲜猪油炒熟，冷水浸，贴臁疮久烂，一日数易出《日用本草》。木极耐腐湿。郭注《山海经》云可作屋柱、棺材。又极难烬，不可为薪。用作门扇，可御火灾。

甜槠子

一名钩栗。《拾遗》名巢钩子。冬月不凋，子圆而小。又有雀子，形相似而圆黑。

按：甜槠子壳光黑而硬，大如小豌豆，有尖，一名铁槠。味较橡、槲、槠稍甘，亦不免涩性。亦仅涩肠止泄，故《拾遗》云"食之不饥，厚肠胃"，故也。木条直易长，数十年可长三四丈，围五六尺，松杉虽一二百年不及也。又子落地自生，一种不烦再种。取大者为梁栋，小者转盼又复成林。材木之利，莫过于此。吾乡惟兵田彭姓戚家有之，高楼大厦，绵亘数百间，胥此木所造。他处则弥望荒山，绝无种者，不可解也。而彭姓亦仅原有之三处，此外绝不补种一山，尤不可解也。

榧子

《纲目》曰：《本经》虫部有彼子。《尔雅》：柀，亦名煔。叶似杉，木如柏。《唐本草》曰：彼当从木作柀，《本经》误入虫部。《别录》有榧实，又名棑华。《拾遗》曰：棑与榧同，即《本经》之柀子也，棑华即榧子之花。《尔雅翼》曰：柀似杉木，有文采，绝难长。有牝牡，牡者华，牝者实。大如枣核，有尖者，有不尖者，无棱，壳薄，黄白色仁可生啖，炒食更香美。性能杀虫，又有油能润肺，凡虫病及干咳无痰者可食。然性甚热，脾肺有热者忌之。《日用本草》曰：同鹅肉食，令人生断节风。《物类相感志》曰：其皮反绿豆，同食杀人。皆不可不知也。

海松子

一名新罗松子。《纲目》曰：出辽东及云南，一鬣五叶，球内子大如巴豆，有三棱，一头尖，炒食甘香，久留易油坏。性能润肺，治诸燥结咳嗽。《开宝本草》云：主骨节间风，头眩，去死肌，润五脏。《外台》治干咳无痰，松子仁一两，胡桃二两，去衣研膏，和熟蜜半两，每食后开水服二钱。钱乙《小儿方》治肺寒久嗽，松子仁五十个，百部炒三钱，麻黄二钱，杏仁去衣四十个，同白糖杵为丸，每含化数丸如果肺寒，宜略加干姜。《衍义》治大便虚秘：松子、柏子、麻子同研膏，蜜丸梧子大，每黄耆汤下五十丸宜当归黄耆汤。《海药本草》曰：松子味虽美，多食发热毒。《列仙传》谓偓佺、赤松子皆服此得仙，幻谈也。

梧桐子

《图经》曰：《诗·小雅》“其桐其椅，其实离离”，《国风》“椅桐梓漆”，《陆疏》谓：梓实桐皮为椅，即梧桐。陶隐居谓：白桐为椅。盖二桐俱有子，俱可为琴瑟。《尔雅》曰“榇，梧”，郭注云，即梧桐。又曰荣桐木，邢疏曰：与榇桐一也。《遁甲书》云：梧桐可知月闰，无闰则十二叶对生，一边六叶；有闰则十三叶。视其小者，则知闰在何月，故曰梧桐不生则九州异。闰月之理，肇自《尚书·尧典》，以闰月定四时成岁，而其置闰之法不传。《左传》曰：举正于中。谓以中气定月建，如雨水必在正月，春分必在二月。又曰归余于终，谓有闰之年，以最后一月为闰月。然《春秋》纪闰，又未尝用此。后世以无中气三月为闰。而自东汉刘洪以前，不知月行有迟疾。自北周张子信以前，不知日行有盈缩。所谓无中气者，乃平朔，非定朔。以二差加减之，无中气，或有中气，故置闰多讹。而日非朔不食，月非望不食。古历推之，日食或在晦，或在月之二日；月食或在望前、望后。又或当食不食，不当食而食。前史纷纷议论，以为人主求治太急则食早，政务废弛则食迟。而当食不食，谀者或以为祥，谏者又以为天厌其德，故不示儆。若不当食而食，更属不祥之至。岂知皆由不知定朔，故朔不准，非日月有异步，算之讹也。至唐初李淳风《麟德历》，始用定朔，一行《开元大衍历》因之，然犹不知盈缩迟疾之法。有平、立、定三差，则其数未确，故不免间有微差。元郭若思太史《授时历》出，始为历学集大成之书。其法以岁策三百六十五万二千四百二十五分，所谓炁盈也，与十二朔策三百五十四万三千六百七十一分一十六秒相减，所谓朔虚也，余数一十万八千七百五十三分八十四秒，为太阴十二周天不及太阳一周天之数，为岁闰。以所求年岁前十一月恒气冬至距经朔之日数时刻，为闰余。闰余满一十八万六千五百五十二分零九秒，为闰准。其年必有闰月。积满二一九万五千三百零五分九十三秒，得一朔策，为当闰之月，其月必无中气。若小余些微，不及闰准者，为闰在次年，本年必无闰月。而我朝兼用中历、公历，测算之精，亘古莫比。盖历家稍有差错，必积久而始知。故阅数十年，或百余年一修改，其数必加密。至我朝至精至密，无以复加矣。法以康熙二十三年甲子为历元，定为周天三百六十入算，化为一百二十九万六千秒，不用古法三百六十五度四分度之一，省却许多轇轕。岁周三百六十五日二四二一八七五，此小余系五小时三刻三分四十五秒。将时、刻、分化秒，用万分通之，日法除之，得此数。盖缘通分纳子之法，五小时三刻三分四十五秒，应化为二万零九百二十五秒，与万相乘为实，以日法八万六千四百秒，为法除之，得二四二一八七五，以定朔定炁。算至无中炁之月，为闰月，永无差错。西法、回回法置闰，皆以日计，每年大小余不满八万六千四百秒，为平年。满此数，则多一日为闰年。积一百二十八年，而余数满二百六十七万八千四百秒，共闰三十一日，以日法八六四乘所闰之日，亦恰得二百六十七万八千四百秒。两数齐同，除之恰尽。中法则以月纪，炁盈朔虚，每岁差十日弱。积至无中气三月，节气趱后十四日有奇。加一闰月，节气又趱前十四日有奇。虽终古无两数齐同之理。而古历立排章纪闰之法，以十九年为一章，而得闰者七。今法推之，其数亦间有未确。是知以日纪闰，从太阳，其数乃天造地设，不容增损。以月纪闰，从太阴，乃不关昼夜寒暑之事，治历明时者，可不必讲。然从太阳之理，著于西法，实不始于西人。宋太史令沈存中《梦溪笔谈》，已有不用闰月之说，在西法未入中国之前六七百年。国初游子六先生《天经或问》，亦有治历当以太阳为主，不当从太阴而加闰月。此时初用西法，草野犹未得知，而所见与西法同。西儒虽巧，二先生亦中国之人杰也，区区一木，能知闰月乎？其所知者，古之经朔欤？今之定朔欤？夫蓂荚生阶，屈轶指佞，乃一见不再见之事，后人或难考其真伪。梧桐处处皆有，试执而数之，果枝枝叶叶均有一定之数欤？然则何曾有知闰之事，腐儒幻谈也。《纲目》曰：梧桐直而无节，肌理细紧。叶似白桐略小，花细下垂。荚长三寸，五片合成，老则裂开如箕，名橐鄂。子缀于两旁[1]，或五六、三四枚，大如胡椒，皮皱，性喜向阳。故《诗》曰：梧桐生矣，于彼朝阳。其生也晚，春始叶，早秋即凋，故谚云，梧桐一叶落，天下尽知秋。材中琴瑟，《齐民要术》云，生山石间者，音更清响。按：梧桐材则极美，子充食甚不佳。古方虽用治口疮，方不验。多食令人耳聋，素有耳病人，不宜入口也。

金樱子

《开宝本草》名刺梨子，又名山石榴，又名山鸡头子。《千金食忌》名竹荚子。《图经》曰：枝叶类蔷薇，有刺。四月开白花，结子如小石榴，亦有刺。《纲目》曰：其实中核细而有毛，味甚涩。《蜀本草》曰：止脾泄不利，涩精滑。《证类本草》曰：《梦溪笔谈》云，金樱子止遗泄，取其涩也。今人待红熟时采摘，则味甘不涩，惟当取半黄者用之。《衍义》曰：采须霜熟，不熟反令人利。

按：金樱黄熟者熬膏作饧，味虽甘美，亦有微涩，但不若生者之甚耳。用充果饵则可，若入涩精止利之药，宜带生，《笔谈》之言极是。寇氏反云生者利，误说也。朱震亨则云：人身经隧以通畅为和平，昧者用金樱涩之，自作不靖，咎将谁执。不知平人以通畅为和平，滑脱之人则又以秘密为和平，一物一用，一病一药，安可概论也？若无滑脱之病，而求涩精以纵欲，是真自作不靖矣。然慎恤膏、硫黄、鸦片，人且甘之如醴，况金樱其小焉者乎，戒之曷胜戒耶。

枸杞子

陕西、甘肃者为上，实类葡萄，肉厚味甘，糖蜜饯为果饵，可致远。他处者小，才如豆，肉薄子多，不堪作果，入药亦远逊。性补肝肾，为强阴益精，补血明目之要药。然质润而滑，大肠不结者忌之。苗作蔬，根、叶代茶，俱有益，见总类、菜类。

〔1〕旁：原作“傍”，古之“旁”字，今改。

覆盆子

《尔雅》曰：茥，蒛葐。《纲目》曰大麦莓，又曰插田藨，又曰乌藨子，以其熟于初夏也。蔓生，有细刺。叶如野蔷薇，纹皱。子似桑椹而圆，每茎四五枚，或七八枚，大如樱桃。过熟则就枝生蛆，须半熟采。味甘不酸，可入药，可作果饵。能补肾精虚竭阴痿出《药性本草》。同蜜煎膏，补肺气虚寒出《衍义》。俱宜多服。

一种逢虆子，枝、叶、花、实俱相似，而熟于秋末，味微酸。《本经》虽收为上品，而强阴补肾之力，终逊覆盆。《尔雅》邢疏以为，蓬虆即覆盆苗。又有一种悬钩子，即《尔雅》之“葥，山莓”也，郭注云木莓，《图经》曰树莓。其本乃小树，不作藤蔓，子稍大，味亦微酸，力则远逊覆盆。一种蛇藨，又名蚕莓，《尔雅》谓之藨。虽蔓生，而就地节节生根，节上生枝，长尺许，一茎只结一枚。《本草会编》谓之地藨。性冷，多食作胀，但能治天行热病口干，频食一二枚出《伤寒类要》。

按：覆盆子固补肾上药。《图经》谓研末，用男饮乳浸汁，滴目中，可治天行目暗及青盲。《夷坚志》谓可治烂弦风痒有虫，取叶咀嚼取汁，皂纱蒙眼，注汁渍之，则虫从纱出。理或然也。

桑椹

《图经》曰：《尔雅》有女桑、檿桑、梔桑、山桑数种。椹作葚。《纲目》曰：白桑叶大而厚，鸡桑叶花而薄，子桑先椹后叶，山桑叶尖而长。

按：桑虽有多种，而叶皆可养蚕，衣被天下之功诚大。檿桑又可为弓，《礼》所谓“桑弧蓬矢”，周宣王时童谣所谓“檿弧萁服”是也。其入药也，根皮枝叶皆有所用。根皮，《别录》云，去肺中水气，唾血，热渴，水肿胀满，作线缝金疮。《药性本草》曰：治肺气喘嗽，虚劳客热。《纲目》曰：泻肺，利大小肠，降气散血。嫩枝，《图经》曰，治脚气、风气，四肢拘挛，久服终身不患偏风并宜浸酒。

叶，凉肺宜用经霜老叶，治风宜用嫩者。《唐本草》曰：煮浓汁多服，除脚气水肿。《食疗本草》曰：煎饮代茶，止热渴同米煎更妙。《日华本草》曰：嫩叶煎酒服，利关节，治一切风。捣烂蒸署痛风取汗，扑损瘀血。《纲目》曰：代茶饮，治劳热咳嗽。《本经》曰：除寒热出汗。出汗当是汗出，传写之讹也。人有身无他病，但每夜盗汗如洗，久久不成虚劳，必成肺痿。用经霜桑叶为末，米饮调，临卧服五钱，数服无不愈者。盖其性凉善降，又能泻肺逐水，又善祛风湿、利关节。而于治目则全无干涉，自古作本草者数十家，并无一字道及。至明周宪王《普济方》，创造逐月某日洗眼之法，后人附和，洗眼方中无不用之，绝无一验。又或更换日期，各创一法，事同巫觋，全非医理。《纲目》缘此，于桑叶条下，添入明目二字。今俗至以桑木作盆洗面，云亦能明目，极为可笑。予所见遵依日期洗至数年而瞽者二人。又误信此说，每日勤洗，不肯复用他药，以致久痛成瞽者亦二人。盖逐水之药必伤睛，不瞽奚待也。

桑椹，质润多膏。《唐本草》谓能止消渴，《纲目》谓能解酒毒，尚或可信。而《拾遗》云能安魂魄，令人聪明不老，则误说也。大抵此物质润则助湿，味淡则败脾。或用糖蜜饯为果饵，燥涸之人无害。非然者，不寒中作泄，即滑精成痿。观《诗》咏“吁嗟女兮，无与士耽”，而兴之曰“吁嗟鸠兮，无食桑椹”，意可知矣。

妇人同鸭卵食则难产，岂佳物乎？

无花果

《纲目》曰：《便民图纂》名映曰果，《广州志》名优昙钵，《酉阳杂俎》名阿驵。树高五六尺，叶如花构，五月不花而实，似木馒头而虚软。味甘无子，能治五痔及咽喉痛。《食物本草》曰：涩肠，止泄利。但性寒，中寒者忌食。叶可熏洗痔疮。

木馒头

一名鬼馒头。《拾遗》曰木莲。藤名薜荔，夤缘树木墙垣，岁久枝叶繁茂。生子似莲房，打破有白汁，中有细子。《纲目》曰：其蔓四时不凋，厚叶坚强。不花而实，实如莲蓬，又如无花果，满腹细子，一子一须。子分数房，每房形状各异，或如稻如麦，或如莜如粟。俚人用以占岁，视其何状多者，则来年必熟。然试之不验。性能壮阳固精同补肾药为丸，消肿散毒，止血，下乳。治久痢，肠痔。《集简方》治妇人乳少，木莲二枚，猪前蹄一枚，煮食，饮汁尽。无子妇人食之，亦有乳。煮宜用酒，得鲜虾数十枚同煮，更妙。如无鲜虾，用干虾米，或干海虾，俱可。《外科精义》治痈疽初起，不问生于何处，木莲四十九个太多石臼捣，入热酒一二壶，温服尽，出汗即消。《图经本草》治痈疽，用叶生捣，热酒绞汁，入蜜少许，顿服数升，渣敷患处。二法皆妙，医药不便处宜知。夏月采实，捣磨澄粉，明亮如水晶，加盐、醋或糖霜食，名凉粉。纵恣者爱食，谨慎者畏不敢食。不知多食此物而寒中腹痛，或吐泻者，由冷水之害。设使热食，何害之有。天下壮阳涩精之物，断不能凉散；凉血解毒之物，断不能温补。唯此兼之，乃上等通才妙品，岂反害人乎？叶可治血淋涩痛，新汲水捣汁，可解砒毒宜服数升。实可治妇人白带白淫及血崩多年不愈煅存性，研末。其藤老则生鳞，苍古可爱，宋人句曰“烟黏薜荔龙鳞软，雨压芭蕉凤尾垂”是也。

枳椇子

《纲目》曰：徐锴注《说文》云，枳枸，又作榿椒，其枝虬曲，故《广志》名木珊瑚，又名交加枝，又名枅枳。其子形如鸡脚，故大苏《文集》名鸡距子，又名鸡爪子，又名棘枸子。实味甘，故《广记》名蜜榿椒，又名蜜屈律。《拾遗》名木蜜、木饧。《曲礼》云：妇人之贽，枳榛脩脯。《唐本草》曰：其树名白石木，叶如桑柘，子作房似珊瑚，核在其端，甘美可食。《图经》曰：即《小雅》“南山有枸”也。《陆疏》曰：榿枸，树高大如白杨，所在皆有。

按：枳椇，古以为妇人之贽，然大树绝少，吾鄱惟义城郝刘姓宅后一株，高数丈。性能止渴除烦，去膈热，润五脏。又解酒毒。枝叶煎[1]膏，味亦甜美。《食疗本草》曰：屋外有此树，屋内酿酒多不佳。造屋用此木为梁柱，则屋内酿酒不成。询诸义城村人，曰，信然。

〔1〕煎：原作“前”，据文义改。

椰子

《纲目》曰：司马相如《上林赋》名胥余，又作胥耶，果之最大者。其树初栽，置盐根下则易茂。大至如斗，方结实。高五六丈，直上无枝。叶长四五尺，在木杪。二月开花成穗，出于叶间，长二三尺，大如五斗器。实缀穗间，一穗数枚，六七月熟。有粗皮包之，皮内有壳[1]，甚坚硬，厚二三分。破之有白肉如凝雪，味甘美如牛乳。肉空处有浆数合，清美如酒。壳磨光有斑缬，横破可作壶爵，纵破可作瓢杓。

其内瓤能益气出《开宝本草》，治风出《食物本草》。浆，止消渴出《开宝本草》，治吐血、水肿，去风热出《海药本草》。壳，治杨梅疮筋骨痛，烧存性，临服时再炒，研末，滚酒服二三钱，暖覆取汗，痛立止出《纲目》。为酒器，遇毒则沸起，或破裂出《衍义》。

按：椰子大如人头，有两眼。《南方草木状》云：昔林邑王与越王有怨，使刺客乘醉取其首，悬树间，化为此果，故呼越王头，其浆犹带酒气。幻谈也。《旧唐书》云番人取其花，造酒饮之亦醉。后人缘此，误以为椰杯注水成酒，不知椰杯但能试毒，其变水为酒者，青田核也。《纲目》曰：《古今注》云，乌孙国有青田核，状如核桃，大容数斗，注水则变为酒，味醇美，随注随成，但不可留久。此乃必无之理，但其说已久，诗赋中至用为典故，故不足信也。《寰宇志》云：缅甸有树，高五六丈，结实如椰子，土人以罐盛曲悬实下，划其汁，流罐中即成酒，名树头酒。或不用曲。取其汁可熬白糖。其树即贝树，叶可写书。《一统志》云：琼州有严树，捣其皮叶，和米，或入石榴花叶，数日成酒。《梁书》云：顿逊国有酒树，取花汁注杯中，数日成酒。此皆椰浆、椰花之类也。

使君子

《纲目》曰：《南方草木状》名留求子。性能健脾胃，除虚热，杀虫，治小儿百病。凡味甘者多生虫，酸、辛、苦者始能杀虫。惟此与榧子，甘而杀虫，异物也。而榧性大热，多食有损，非使君子之匹也。《开宝本草》曰：潘州郭使君治小儿，多用此，故名使君。主治小儿五疳、白浊溺如米泔，止泻利。

按：小儿多因饮食夹杂，致生疳虫、虚热、泄利、白浊等症，他杀虫药必伤脾胃，难多服。此物味甘，名虽为药，实属果饵，可以多服，既能愈病，又复健脾，极宜常煨与儿食之。

落花生

此物不知始出何地，自古本草皆不载，近种者甚多，炒食甘香可口，又可榨油。惟其多油，故能润燥，治干咳无痰，与松子相近。而炒食则发痈脓，其害与炒豆亦相去不远。凡疮疡麻痘，虽已痊愈，未满百日犹不宜食。又不宜与胡瓜同食。汪切庵收入《本草备要》，甚言其功，未免过誉。又云“开胃进食”，更属非是。有油之物皆

〔1〕壳：原作“核”，据《本草纲目·椰子》改。

败脾胃也，所以食多令人口不知味。种法：二月下种，自四月至八九月，叶间接续开细黄花，跗长寸许，柔弱如丝。花落后，节间另出一小茎如棘刺，钻入土中生子。有一节二节者，有三四节者。或离土远，或遇天旱土干，其刺不能入土，即不能结子。非花已落地，犹能不假母气而生子也。然则落花生之名，盖误呼矣。

桄榔面

《纲目》曰桄榔木，《临海异物志》名姑郎，《洛阳伽蓝记》名面木，杨升庵《卮言》名董棕，又名铁木。《海槎录》云：其身直如棕榈、椰子，树杪挺出数枝，开花成穗，绿色。结子如青珠，每条百余颗，一树百余条，团团悬挂若伞。《图经本草》曰：岭南州郡皆有之。其木坚硬，斫其皮，内有细面，大者至数石，食之不饥。皮柔韧可作绠。叶下有须如马尾，咸水浸之，即粗胀而更韧。彼人用缚海舶，不用铁钉。《拾遗》曰：其木刚利如铁，可作钐锄，遇湿更坚。《海药本草》曰：粉味腴美，性能补益虚损，治腰脚无力，佳物也。

莎木面

《纲目》曰：《海药本草》作莎木，此字韵书不载，惟孙愐《唐韵》莎字注云"树似桄榔"，则莎当作莎，以其叶离披如莎衣也。又名穰木。张勃《吴录·地理志》云：皮中有白粉，可作饵食。《卮言》云：穰木即桄榔，误矣。左思《吴都赋》云：面有桄榔，又有文、穰、桢、橿。既是一物，不应两出。《海药本草》曰：莎木生南中八郡，树高十许丈，大四五围，叶生其杪，两边行列如鸟翼。皮中有面石许，滑美胜于桄榔。面性温，能补虚冷。又刘欣期《交州记》云：都勾树亦有面可食。《纲目》以为即穰木，未知果否，存考。

黄精

《纲目》曰：其性大补中州脾胃，故名黄精。《瑞草经》曰黄芝，《五符经》曰戊己芝，皆此意也。叶似竹，或二三叶，四五叶，对节生。《别录》名兔草，又曰鹿草，又曰重楼，又曰鸡格。子圆而连缀，故《广雅》曰垂珠，又曰龙衔。根似姜，故《蒙荃》曰野生姜。长食不害，可以救荒辟谷，故《蒙荃》曰米铺，《别录》曰救穷草，又曰仙人余粮。《拾遗》曰：有二种。一种叶对节者，名正精，力厚。一种不对者，名偏精，力薄。《图经本草》曰：三月生，苗高一二尺，茎梗柔脆，四月开青白花，结子白如黍米，亦有无子者。其苗嫩时，可充菜茹，名毕菜山中人呼笔管菜，是毕乃笔之讹也。《嘉祐本草》曰：服黄精，花胜于实，服实胜于根。但花生者十斛，干之才得五六斤，又必须服至十年乃有益，非大有力者，不能办也。

按：此乃好奇之说，极不可信。黄精之力全在于根，谓茎叶花实均可服饵，均能补益则可，谓胜于根则不可。盖凡诸草之根，如菜中之薯蓣、甘薯、芋魁、百合、莱菔，药中之地黄、门冬、何首乌、牛膝等，其枝叶花实俱可食，俱有用，而力并逊于根。所以然者，精华既注于根，则凡茎叶等自不能及，丰此者不得不啬彼，造化之理，本如是也。又《别录》谓"二月采根"，亦非，宜七月以后采之。蒸曝久服，能补中益气，除风湿、安脏腑，补劳伤，助筋骨，益脾胃，润心肺出《日华本草》。《圣济总录》有治大风癞疮方，用黄精纳粟米中，蒸至米熟，时时食之。黄精宜蒸极熟。

《食疗本草》曰：带生则戟人喉，此乃仅同粟米蒸熟，黄精尚未半熟，或借其戟喉之力以祛风乎。且与《别录》除风湿之言相合。有此患者，久服之。至于《博物志》：太阳之草名黄精，食之可以长生；太阴之草名钩吻，食之入口即死。陶隐居缘此，遂谓二物相似。《炮炙论》《蜀本草》群以为然。《唐本草》《本草拾遗》并云钩吻即野葛，与黄精极不相似。《纲目》曰：《博物志》但举阴阳二草，言其良毒之性异，未尝曰形同也。考《神农本经》《吴普本草》，并言钩吻是野葛，蔓生，茎如箭，是二物明明不相似也。当以《拾遗》《唐本》之言为正。

莲

《尔雅》曰：荷，芙蕖。其茎茄，其叶蕸，其本蔤，其华菡萏，其实莲，其根藕，其中菂，菂中薏。郭注云：蔤乃花下白蒻在泥中者初生嫩藕，俗名藕鞭，又名藕尖。莲乃房也，菂乃子也，薏乃中心苦也。别名芙蓉。古诗曰：涉江采芙蓉。又拒霜花名木芙蓉，以其色丽如莲花也。《纲目》曰：北人以藕为荷，亦以莲为荷，蜀人以藕为茄，此皆习俗传误也。陆机《诗疏》曰：其茎为荷，其花未放为菡萏，已放为芙蕖。《尔雅》以荷为根名，《蜀本草》以荷为叶名，《诗疏》以荷为茎名。茎有负荷之义，当从《诗疏》。

按：《尔雅》首举荷字，下文曰其茎、其叶、其本、其华、其实、其根，诸其字皆指荷字，是明明以荷字为总名，何尝以为根名？至独以为茎名目，《诗疏》而外，绝不经见。《纲目》以负荷解之，极为欠妥。盖荷花之荷平声，负荷之荷上声。不知根、叶、花、实，古人互称者甚多，何必强为区别。宋人句曰：风蒲猎猎弄轻柔，欲立蜻蜓不自由。五月临平山下路，藕花无数满汀洲。明人句曰：歌扇旧分桃叶渡，钓船还傍藕花居。又曰：接天莲叶无穷碧，映日荷花别样红。李青莲句曰：若耶溪边采莲女，笑隔荷花共人语。是藕可名花，荷亦可名花，莲又可名叶。其他互用者，不可枚举。其生也，仲春初发，茎弱不能出水，叶甚小，谓之贴水荷钱。至孟夏，茎渐粗，叶渐大，乃能出水，亭亭如盖。明人句曰："春色阑珊四月天，数声啼鸟落花前。荷因有热先擎盖，柳为无寒尽脱绵。"生肥泽者，藕粗长可及丈，茎亦不下六七尺。故梁武帝《西洲曲》曰：采莲南塘秋，莲花过人头。至李青莲诗"莲花十丈藕如船"，恐非实有也。一种千叶莲，重台攒簇，不结子。一种并蒂莲，一茎两朵并开。一种金莲色黄，碧莲色绿，绣莲五色如绣。一种睡莲，夜缩入水。其单瓣莲，花昼开夜合，有红白二色。白花者，莲藕俱佳，结子差少；红花者，子多，藕味少逊。其花侵晨浥露，谓之初日芙蓉。不独色娇，香尤韵绝。近午则香渐敛，而暮霭澄江，晚风送馥。其叶香亦不在花香之下，盖花香早、叶香暮也。叶形如仰盂，不倾不倚。虽生于水而不沾水，横塘雨过，如珠之走盘。盖惟不沾则不重，故不倾而倚也。洎乎霜后茎枯，秋江夜雨，犹足以滴碎乡心，惊回旅梦，有梧桐之箫瑟所不得拟其幽，芭蕉之淅沥所不得侔其韵者。李于田先生绝句云：孤阁临流混太清，烟波渺渺抱重城。西风莫遣枯荷尽，醉客重来听雨声。

莲实，《尔雅》曰"的，菂"。郭注曰：即莲实。《本经》曰：藕实，又名水芝，又名泽芝。味甘而涩，性温。不宜生食，能动气作胀。必须煮至极烂，不烂则难化困脾。入丸散药则不宜煮去汁，只去衣蒸熟，去心，焙研用。性能补中养神益气出《本经》。主伤中五脏不足出《食疗本草》，止虚痢及泄精。多食令人欢喜出《日华本草》，交心肾，厚肠胃，固精气，止脾泄久痢、赤白浊、女人带下崩中出《纲目》。捣碎，和米作粥饭食，轻身益气，令人强健出《诗经注疏》。又疗胸胃寒冷，逆噫不止，莲肉炒香二两，丁香一钱，研末，米饮下方寸匕或二匕出《元和纪用经》。

按：莲肉大补心脾之气，兼能补血，凡产后虚脱及一切虚寒滑脱者，极宜。然即温而涩，又偏于补，未免壅气助热，凡虚热或气滞者，均不宜食。《食疗本草》乃云：诸鸟、猿猴藏莲子于石室至三百年者，人得食之，永远不老。请问此物何处寻觅，假令有之，又如何辨别，古今来谁曾试验？又云：雁食之不化粪，于田野山岩之中，人得之，每旦空腹食十枚，便身轻如雁，能登高瞩远。皆荒诞之言也。

又石莲子，乃秋后老莲落水，沉没泥中多年者。莲壳极坚，故种者必剁去始出。不然，浸泥水中虽十年，不芽亦不坏。味变极苦，则甘温之性亦变寒凉。莲本补脾胃，味既变苦，故入中州而除胃火，为治噤口热痢之神药。《别录》以寻常壳坚黑者为石莲，则凡莲实未有不俟壳坚而可收采者。其性温而涩，痢疾虽已向愈，余热未尽者犹忌之，可用为治热痢之药乎？俗医又误以煎盐之石莲，为治痢之石莲今药肆中尽是此物。此乃木生，因其形似莲，故名石莲。名是实非，岂可误用？欲得真者，宜嘱冬时掘藕之人，便中捡取。但新者多，陈者少耳。

莲薏，味苦性寒，功专凉血。治产后血渴，生研末，米饮服二钱出《药性本草》。又善清心去热，治劳心吐血，研末，每以一二钱，搅糯米粥食。又有劳心即泄精者，食此粥亦极效。

莲蕊须，味苦，能止肾热泄精、血崩吐血。《纲目》以为与莲子同功，大误。莲子温而涩，此寒而涩也。

莲房，一名莲蓬，苦而极涩。烧存性，能止血崩、下血、溺血出《纲目》。又治胎漏下血。烧，研末，面糊丸，每阿胶三五钱煮酒，下百丸。出《集验方》。生煮酒则反消瘀散血，治血胀腹痛，胞衣不下。又解菰子毒，水煮汁服出《拾遗》。

荷叶，《本经》《别录》俱不收。至唐陈藏器《本草拾遗》载其功用，云“散瘀血，治血胀腹痛，下胞衣，解野菌毒”，则是与莲蓬同，其言有理。乃又忽云“荷蒂能去恶血，留好血，可以安胎”，后人遵而用之，绝无一验。荷蒂七枚泡水，安胎之方，举世庸医及穷乡僻壤妇人女子，无不知之。迨至屡用屡不效，而犹视为秘宝。与朱震亨“白术、黄芩安胎圣药，产后虽有他症，以末治之”诸邪说，均为流俗口头常话，盖无日而不误人者也。《日华本草》云：能破血落胎。以理揆之，消瘀散血之药既下胞衣，则落胎之言可信，岂可反用以安胎？乃俗医误用，而胎不尽落者，以其少也。设使多用屡用，无不落之理。所以《圣惠方》治跌扑损伤，恶血攻心，闷乱疼痛，用干荷叶烧存性，研末，童便服二钱，日三服。《集简方》治刀斧伤，新鲜荷叶捣烂，炒热封。无则干者研末，醋和韭汁调敷。《医垒元戎》治阴肿痛痒，荷叶、浮萍、蛇床子煎汤频洗一切风疮痒俱可用。《济生方》治吐血、衄血，四生丸：生荷叶、生柏叶、生地黄等分，生艾叶减五之四，同捣，水煎服。以上诸方，皆取其散血也。迨金时，张元素创造枳术丸方，用荷叶包饭，烧之为丸，则不知何意。至元朝李杲，解为荷叶形如仰盂，象震木，用入此方，乃升发足少阳甲木、手少阳三焦生发之气，此气既升，胃气何由不升。不知脾胃属土，补脾胃必须升发木气，其理安在？且全部《东垣十书》，所立数百千方，不论温凉补泻，每方必有升麻、柴胡、葛根、苍术升散药，或一二味，或四味全用。乃至治天行疙瘩、大头症，亦用升麻、苍术、荷叶三味，名曰清震汤，名其病曰雷头风。升麻、荷叶助其上盛之阳邪，苍术燥其垂竭之阴液，畔道离经，至此而极。后世无目之人，犹亟称之，岂不悲哉！此症之生，其气最恶，死最速。回忆生平，凡数见，治之惟以退热、消风、解毒为主者，则十全八九，服清震汤者，则百无一生。予盖目击数十百人矣。愿举世业医之人，讲求《内经·热病论》《刺热论》诸篇之实理，《伤寒论》《金匮》之实法，更远而参《深师》《肘后》《东阳》《千金》《外台》《活人》诸书之变，近而考方有执、喻嘉言、徐灵胎、汪苓友、叶天士诸子之通，勿为金、元、明空言所蔽，邪说所迷，斯足以挽回劫运，利济苍生，为彼苍之肖子矣。

藕

古方谓藕热节凉，极不可信。大抵性皆热，生食或捣汁和酒饮，能破血消瘀，和梨汁治吐血不止。庞氏方治产后闷乱，用生地黄冷水浸捣绞汁，和生藕汁等分，加童便服。又治小便血淋，即上方加生葡萄汁，等分。又治跌打，瘀血积在胸腹作痛，唾血，生藕汁频饮加生地黄、牛膝，捣汁服，更佳。出《千金方》。又解蟹毒令人腹痛、便血、吐血，又解水莽草毒，均即上方藕汁一味出《圣惠方》。又治尘芒入目，生藕汁滴入即出。蒸熟食，健脾益心，补气血。《本经》曰：久食令人心欢。古诗云：一湾西子臂，七窍比干心。亦用形之理也，然性更热。凡脾热易肌及肺热咳嗽吐血、心热惊悸梦遗者，慎不可食。《普济方》治手足冻疮，拆裂溃烂，熟藕捣烂敷之，性可知矣。

菱

俗呼菱角。《别录》名芰。《风俗通》名水栗，又名沙角。《纲目》曰：《武陵记》以三角者为芰，两角者为菱。《左传》：屈到嗜芰，有疾，召宗老，曰，祭我必以芰。及祥，将荐芰，其子屈建命去之，以为不以私欲干国之典。不知瘖人共好羞，情礼之至也，屈建乃未之知乎!《尔雅》谓之蕨欀。《说文》曰：菱，楚曰芰，秦曰薢茩。大非。薢茩亦见《尔雅》，曰芵茪，郭注曰英明。许氏盖因蕨欀、英明音相近而讹也。《丹铅录》以芰为鸡头，引《离骚》“缉芰荷以为衣”，谓菱叶不可为衣，亦非。芰荷乃覆莲花之叶，莲花每朵必有一叶与之共节而生，若擎盖然。其名为芰，与菱芰为芰，名同物异，见《埤雅》。杨氏失考，故误以鸡头当之也。其生也，二月生蔓浮水，叶下之茎有股如虾股。四五月开小白花，夜开昼合，随月而转。惟其向月，故美人之镜取以为名。唐人之咏昭君曰：汉国明妃去不还，马驮弦索向阴山。匣中纵有菱花镜，羞对单于照旧颜。实或三角、四角、两角，或圆而无角。野菱实差小，嫩时食宜生，老则宜熟，味在莲子之上。泽居者春去壳，曝干，久留为饭为果，可代粮。其茎和米作饭，可度歉岁。家菱种于陂塘，叶、实俱大，角软[1]而脆，弯卷如弓，色有青、红、紫，颇美观，味则远逊野菱。

按：菱实，熟食能益气安中，健脾解暑。而性平不热，久食无热中之患。平素大便溏者最宜。多食，其功在莲子之上。但涩而壅气，与莲子同。生食解暑，治伤寒积热，止消渴，解酒毒，则非生莲肉所能及。惟气滞中满人忌熟，中寒胃弱人忌生。《食疗本草》曰：生菱肉性冷，多食令人腹胀痛，或吐利，干姜煎酒服，或吴茱萸为末服，解之。予意不如砂仁、草果，或白豆蔻、陈橘皮、广木香等为末服，更佳。可温中调气，开胃醒脾。不独生菱，即食多熟菱，壅气作胀或腹痛，及一切瓜桃生冷所伤，均可治，方更稳也。

芡

《纲目》曰：《本经》名鸡头，又名雁喙。《古今注》曰雁头；《韩文公集》曰鸿头；《庄子·无鬼篇》曰鸡雍；《管子·五行篇》曰卵菱。实味微甘而涩，能止泄、益肾，治小便不禁、遗精、带下、白浊。《衍义》：难消化，多食伤脾胃。陶隐居曰：小儿多食令不长。

按：芡实较莲肉、菱肉更涩，而无其甘，且质粗而硬，寇氏伤脾之说，确乎可信。《唐本草》乃云"益人胜于菱肉"，则大误矣。而孙升《谈圃》以为芡本不益人，俗称水硫黄者，人之食芡，必咀嚼终日，故能使华液流通，转相灌溉。矛盾之言，极为可笑。未以本不益人之物，只多其咀嚼，便变为有益，是世间诸物不论性味功能，只粗硬耐咀，即为佳品，有是理乎？药中用为止涩，未尝无效；作果多食，甚不相宜。小儿尤忌，陶氏不长之言非谬也。乃今富贵家群尚之，可嗤也。其茎、其根充蔬，生熟皆有益，见菜类。叶：可下胞衣，全者一片破缺者无用，水煎或酒煮服出《急救方》。

葧脐

《纲目》曰：《别录》名乌芋。《尔雅》名凫茈，后讹为凫茨。《通志》作地栗。《日用本草》曰：小者名凫茈，大者名地栗。《衍义》曰：皮厚色黑，肉硬而白者为猪葧脐。皮薄色紫，肉软而脆者为羊葧脐。

按：葧脐，野生者小而硬，种莳时加以培壅则大而脆。性冷难化。《别录》云"温中益气"，《日华本草》云"开胃下食"，《图经》云"厚人肠胃"，皆误。《食疗本草》云"除实热，夙有冷气人食之，必腹胀气满，食多脐下结痛"，此正论也。入药用，能消铜。小儿误吞铜钱，捣汁细细呷之出《百一选方》。又破血，《博济方》名黑三棱。《神秘方》用治大便下血，捣汁和酒，日二三服。《经验方》用治赤白痢，完好者烧酒浸泥封瓶口，每取二枚，细嚼，原酒下。又解砒信毒，捣汁灌之，多服取效，少则无功。煨熟食，性平不冷，且易消化，然未必遂能温补也。又野生小如豆者，捣，澄粉，诸胆汁浸，曝干，点目可除热眼云翳，久点取效出《备急方》。

---

〔1〕软：原作"耎"，同"软"。

慈姑

《别录》名藉姑，又名水萍。《图经》名河凫茈，又名地栗。苗名剪刀草。《救荒本草》名箭搭草；《唐本草》名搓丫草；《日华本草》名燕尾草。《纲目》曰：生浅水中四时不干处生更多，人亦种之。三月生苗，青茎中空，有棱，叶前尖后歧略似半夏叶。霜后叶枯，掘为果，须灰汤煮熟，乃不麻涩戟人咽。性极不宜人。《食疗本草》云：多食损齿，发脚气、瘫痪风损，令人干呕。然可治病。《日华本草》曰：解百毒，治产后血闷攻心欲死，催生下胞衣，俱捣汁，服一升，又可下石淋一升太多，约服一合可也。《图经》曰：叶可捣涂诸疮恶肿，小儿赤游丹毒。又可敷蛇咬。又有山慈菇，因根形似，故名，实非同类。但入药用，不堪作果。

葡萄

《纲目》曰：《史记》作蒲陶，《汉书》作蒲桃。有数种，圆者名草龙珠，长者名马乳葡萄[1]，白者名水晶葡萄，黑者名紫葡萄，蜀中有绿葡萄。云南者大如枣，波斯者大如鸡卵。西边有琐琐葡萄，小如五味子而无核。

按：葡萄，西北产者肉厚味甘，生食或糖饯皆佳。东南所产肉薄子多，味酸多甘少。其性，生者能除烦解渴，逐水利小便出《别录》。又治血淋涩痛，生葡萄、生地黄、生藕，各捣自然汁等分，相和，烫微温，频服一杯。无生葡萄，用藤煮浓汁出《千金方》。又治痘疮不出，煎酒服出《图经》。若充果，不宜多食，令人烦闷。糖藏者稍佳，然表病人亦不宜食，酸主敛也。又可作酒，见谷类。《物类相感志》云：甘草作钉，刺之立死。入麝香于皮内，则结子皆带香气。爱憎之异如此。又《延寿书》云：葡萄架下不可饮酒，恐虫屎伤人。此虫大而且多，螫人有毒。且蛇最喜上架食其子，坐卧其下，难免不测之祸。庭院间不宜植之。陆士衡诗"渴不饮盗泉水，热不息恶木阴"者，此也。

蘡薁

《纲目》曰即野葡萄；唐诗注曰山葡萄；《广雅》名婴舌。蔓、叶及花略似葡萄，实小而圆，味更酸。《豳风》所谓"六月食郁及薁"者也。病人忌食。藤可治热病，干呕呃逆，四肢厥冷，煎浓汁，频呷之出《肘后方》。根可治赤游风毒，红肿痛痒，不速治杀人，捣涂之出《变通要法》。以上二方，无野者，均可代以家者，但力少逊耳。

西瓜

一名寒瓜。有二种。一种瓜大可径尺，子少，其瓤津多味美，有红白二色，谓之食瓜，北土者为上，南方远不及也。一种瓜差小，瓤淡微酸，子反多，北土者子大无味，南方者子小，炒食甘香，谓之子瓜。瓤性极寒，《日用本草》谓其"能除烦止渴，解暑热"，则是。《食鉴本草》谓其能"宽中下气"，则非。《食物本草》曰：西瓜性寒解热，有天生白虎汤之号。然亦不宜多食。

---

〔1〕葡萄：原作"蒲桃"，据《本草纲目·葡萄》改。本条正名为"葡萄"，故文中均按此改。

按：天生白虎汤诚非虚誉，凡患实热症及脾胃素强者，食之颇有殊效。若虚热，或资禀弱，或夙有冷病人，即不宜入口。至于伏暑之时，爱其寒凉适口，取快一时，而疟、痢、霍乱诸病必随之，可不慎欤。又不可同油饼及一切鱼、肉、鸡鸭卵食，更败脾胃，令人腹痛呕泄。解多食成病，见下《甜瓜》。

瓜子仁，有油，《纲目》曰“清肺润肠”，语可信。《食疗本草》曰“补中”，则必无之理也。今嗜之者众，性平味淡，无甚损益。俗医用童女口中剥出仁入补药，极为可笑。又云动火，亦非也。

甜瓜

《纲目》曰：瓜类不同，大曰瓜，小曰瓞。《尔雅》曰：瓞、瓝[1]，其绍瓞。子曰瓤；肉曰瓤；跗曰环，脱处也；蒂曰疐，系蔓处也。以状得名，则有龙肝、虎掌、兔头、狸首、羊髓、蜜筒之称。以色得名，则有乌瓜、白团、黄瓟、白瓟、小青、大斑之别。《唐志》以辽东、敦煌、庐江者为胜。而瓜州之大瓜，阳城之御瓜，蜀之温瓜，永嘉之寒瓜，亦各有优劣也。甘肃甜瓜，皮瓤皆甘，过于糖蜜。浙中阴瓜，色若黄金。性亦仅能止渴除烦，解实热而已。而《衍义》云“暑月食之，永不中暑”，误矣。大抵利害与西瓜同。孙氏曰：多食发黄疸[2]。病后食之，令胃寒呕吐。不特此也，能使中寒肚腹胀痛，四肢虚肿。脚气人食之，病永不除。《食疗本草》云：多食破腹作泄，令人手足无力，阴下湿痒，动宿冷，成癥癖。解多食作胀法，食盐花少许即消。《纲目》曰：《博物志》言以冷水浸足至膝，可啖瓜数十枚至项，其啖愈多，水皆作瓜气，物性之异也。予意瓜最畏麝，触之则一蒂不收。又畏酒，熏之则烂。凡解瓜积，莫如饮热酒烧酒尤妙及水服麝香，胜于食盐渍水也。然仅能消不消之瓜积，不能救瓜性之寒。不如砂仁、白豆蔻、干姜、吴茱萸、川椒之类，或理中汤加砂仁、白蔻治之。解过食西瓜、胡瓜、越瓜同。蒂味极苦，《千金方》名瓜丁，又曰苦丁香。性能发吐，仲景有瓜蒂散。又治热病发黄，《千金翼》用瓜蒂为末吹鼻，取出黄水乃愈。又治鼻中瘜肉，《圣惠方》用瓜蒂、白矾各半钱为末，绵裹塞之。子中仁，诸本草载有多用，率皆不验，大约如西瓜子也。

甘蔗

《纲目》曰：《南方草木状》作竿蔗，《离骚》《汉书》皆作甘柘。畦种，每节庶出一苗故字从庶，说见《野史》。茎似竹而内实，大者围数寸，长六七尺，叶如芦。王灼《糖霜谱》云：蔗有四种。一曰杜蔗，茎瘦皮硬，汁极甘醇，专用作糖。一曰西蔗。一曰蜡蔗，又名荻蔗，皮稍松，可生啖，亦可作糖。一曰红蔗，又名紫蔗，又名昆仑蔗，皮肉松脆，味差淡，只可生啖，不堪作糖。其性，秋时新出者热，至冬稍平，春时更平，不寒不热。《日华本草》曰“性冷除烦热”，《纲目》引王右丞“大

〔1〕瓝：原作“瓜”，据《尔雅注疏》卷八改。
〔2〕疸：原作“瘅”，据《本草纲目·甜瓜》改。

官还有蔗浆寒"之句，以为性寒能泻火，皆误也。《别录》曰：甘和中，助脾气。《日用本草》曰：多食发虚热，动衄血。新蔗实然，可知性必不寒矣。梢头数节，味极淡，近中则汁多味厚，至根汁虽少，而味愈厚，故凡喻后胜于前者，谓之倒啖蔗，渐入佳境。《梅师方》治胃寒吐食，蔗汁七升，姜汁二合，细呷之胃热者不宜用。《肘后方》治干呕不息，即上方。此皆《别录》和中之理，不然，甘者呕家所忌也。《外台方》治伤寒发热口干，甘蔗任啖不禁，此盖借其冷汁以折热。不能去热能折热，不必用开水泡。且缘此少饮茶水，可免伤脾。惜乎暑热病发时，此物即红腐无汁，故其救病之功绝少。蔗渣烧烟能损目，目疾人宜远之。

砂糖

蔗性本温，煎炼成糖则近热。《唐本草》谓其"冷利，治心腹热胀"，大谬。《食疗本草》曰：性温不冷，多食令人生长虫，消肌肉，助胀助呕，发疳䘌。同鲫鱼食生疳虫，同笋食成积。凡疳虫、胀满呕吐及齿病人忌食。而其为用，《纲目》云，和中助脾，缓肝气。盖温则能和，甘则能缓，凡腹中急痛，宜砂糖泡水热服，加木香或枳壳尤妙。又能破血，妇人产后血滞，宜搅热酒服二三次，但不宜多。《神授方》治跌扑伤筋折骨，鸡骨炭独木柴所烧之炭，圆如鸡骨，故名。其炭坚结，掷地有声者佳，松如麸炭者不堪用不拘多少，烧令内外通赤，入研槽中，同砂糖急研令稀稠得所，乘热敷之。《日华本草》曰"除大小肠热，解酒"，亦误矣。

白糖

一名糖霜，一名白砂糖，一名乳糖。用紫砂糖煎炼，加牛羊乳今惟用猪油，俟其凝结，逐层刮取，洁白如霜。吾乡吉、赣、虔、宁诸郡，及浙、闽、粤东皆产，潮州者为上。性较紫砂糖稍平。《食疗本草》曰：润肺生津。《纲目》曰：润肺消痰治嗽，和中助脾缓肝。《唐本草》亦谓其"冷利，能治热胀"，大非。多食助热助胀、损齿生虫之害，与紫砂糖同。盖蔗性本平，加以火炼为砂糖则热，再经煎炼始为白糖，性反稍平者，得力于乳及猪脂之润也，故有润燥生津、消痰治嗽诸用。独其能消蛋积，凡诸禽卵与此同食，味佳而易化。食卵成积，泡浓汤热饮之，立消。此则物理之难究者也。

冰糖

一名石蜜。王灼《糖霜谱》曰：唐大历间，有邹和尚者来往蜀之遂宁缴山，始传造法。故甘蔗所在植之，独福建、四明、番禺、广汉、遂宁有冰糖。紫色及如水晶者为上，深琥珀色次之，浅黄又次之，浅白为下。

按：冰糖，闽之福、漳二州为上，色皆莹白，其块大者可数斤。诸《本草》皆与白糖同列，盖其性亦略同也。

糖藏诸物

佛手柑

《图经》曰枸橼，一名香橼今俗误以橙为香橼。闽、广、江南皆有之。性最畏寒，惟闽、广及虔、吉、宁、赣诸州可种，他处仅盆植，冬月移置暖室，亦不能耐久。叶如橙，结实皮肉相连，味短而香芬绝胜。《纲目》曰：其树必近水乃生，实如人手有指，故名佛手。亦有仅分数棱，无指如人手之握者，俗呼佛拳。置之几案，清香袭人。若以蒂插芋上，可经久不瘪。捣蒜罨其蒂，则香更充溢。切作薄片，或雕镂花鸟，糖蜜藏之，香味颇胜。其性行气和中快膈，与橙、橘无异耳。

金柑

《纲目》曰：《橘谱》名金橘，《汉书》名卢橘，《广州志》名夏橘，《北户录》名山橘，《魏王花木志》名给客橙。《文选》注以枇杷为卢橘，司马相如《上林赋》卢橘、枇杷并列，则非一物明矣。其树不甚高大。结实大者径寸，小者如指头，形圆长不一。味酸甘而气芳馥，生食不佳，蜜饯糖藏则美。一种山金柑，小如豆，俗名金豆，一枚只有一核。亦可糖蜜渍为果，性与柑、橘仿佛。一种形圆长如牛乳，过冬不摘，至春复青，次秋则又与新生者同时黄熟。岁岁如此，可历数年不坠，愈久则味愈佳，名长生果。返老还童，真草木中之仙品矣。

橘饼

闽之福、漳、汀、泉等州，以全橘压扁，糖霜饯之为橘饼，漳州者为最，甘香可口，数十年前，惟有大者。近乃群尚小者，名金钱橘饼，其气味远逊大者。盖此乃黄落不成之橘，巧立金钱之号以欺人，而人遂受其欺，亦可见俗情之愚矣。大者行气和中快膈之功，较佛手、金柑稍猛。

香橙皮

橙味酸苦，其皮糖饯为果，颇可食，名香圆条。邻邑都昌所出，味美无渣。然气味最厚，气滞者则宜，虚人则忌。盐腌力稍平，虚病人总不宜食也。

天门冬

见一卷。

桂花

可糖藏，亦可盐腌，或点茶，或浸酒，或入果饵。性近热，又近耗，虚而有热者忌之。

玫瑰花

玫瑰，紫玉也。此花色紫，香而艳，故名。果品中常用之物，无甚损益。其牡丹、芍药诸花，皆入食品，性皆仿佛。

珍珠兰

香气甚浓，性热而耗，点茶作果，所用无多，无所损益。

松花

取花上黄粉点茶，别是一般风味。但不能停久，和白糖作饼，稍可久留。性能润肺。酿酒服可疏风。取初抽嫩心，状如鼠尾者，捣碎浸酒服，治风眩头运，肿痹，皮肤痛急。出《元和纪用经》。

蔷薇花

野者生篱落间。栽莳者，花重臺香艳。根，能止久泄，治下虚小便不禁，《千金方》《圣惠方》并用，煮酒服。又为口疮圣药野生单瓣，根亦可用。花，糖藏入食品，甚馥郁。南番蔷薇露，香尤甚，云是此花之露水，非也。盖以花入甑，蒸取其汁。凡玫瑰、茉莉、珠兰、桂花、莲花、牡丹、芍药，均可作露。其香太重，性热而耗，气虚有火人忌之。

栀子花

佛书名薝卜。含苞时即有小虫如尘，在内食其心。虽盐腌糖藏，常食无损。然有虫即有毒，病人勿食。

茉莉花

根可合蒙汗药，花可引蜈蚣，其毒何如，病人勿食。

诸　粉

葛粉

葛根可绩布，又可澄粉。生者可食，性味辛凉，能退肌肤大热，引津液上潮于口。澄粉性平，能止烦渴，解酒毒，表热烦躁，呕家及酒客宜之。入药治时气、伤寒壮热，头痛如劈，生汁一大盏，豉一合，同煎，分三服，汗出即瘥，未瘥再作。心烦加生栀子十枚《圣惠方》。热呕不息，生汁一升服《肘后方》。又治烦躁热渴《外台方》。烦躁咽干，生黄耆、生甘草、生葛各二两，煎汤顿服《元和纪用经》。热毒下血，生葛汁、生地黄汁等分，生藕汁减四之三，和服《梅师方》。如无生者，用干葛则力减，宜加分两，但孕妇不宜用。《拾遗》曰：能堕胎。

按：仲景葛根汤本太阳表药，明说“太阳病，头痛无汗，项背强几几，恶风者，葛根汤主之”。而张元素谬云阳明表药，仲景用之者，为断太阳入阳明之路，若太阳初病，便服葛根，反引邪入阳明。夫仲景方书之祖，同一葛根，仲景既用为断路之兵，何以他人用忽变为引路之贼？即如上文所列之方，皆治伤寒初起危症，若为此等邪说所误，畏不敢用，岂不酿成大患耶？其详说在《伤寒则例》《医家三法》二稿。

藕粉

藕能入血而助热，澄粉则稍平，然热病亦不宜食。

绿豆粉

见谷类。

蕨粉

见菜类。

诸果有毒

《本草纲目》曰：凡果未成核者，食之令人发痈疖及寒热。

落地经宿，有恶虫缘过者，令人患九漏，或至杀人。

双仁者、双蒂者、沉水者此不可泥，质重必沉，并有毒杀人。

凡果异常者谓大小及形色，根下必有毒蛇，食之杀人光怪陆离者毒尤烈。

通解食果成积不消，首麝香，次则热酒。

解冷物所伤，见“菱实”及“甜瓜”条下。

解热物所伤，如安石榴、樱桃、榧子、藕、蔗，当随证立方，从容调理，不能预定成法。盖冷之害浅，热之害深也。若一时救急，甘草浓汁，或桔梗甘草汤，或梨汁，或黑豆、绿豆汁俱可。

调疾[1]饮食辩卷五[2]

鄱阳　杏云老人章穆　纂述

鸟兽类计五十一种

古圣王制物，以前民用，而物亦得并生于天地之间，诚以取有时、用有节。仁人君子为天地惜生，即为我身惜福。而《周礼》庖人供六畜、六禽、六兽，凡以为祭礼宾客，辩其死生鲜薨，非为朵颐也。故夫不麛、不卵、不杀胎、不殀夭、不覆巢，仁之至、义之尽矣。若乃豢养之物，生杀随心，无故不宰之。谓何，微独亏仁，亦且越分。而其为用于病，不得已也。借以肆其残杀，是我欲求生彼先死。医者而出于此，夫岂爱人以德欤。即贵人贱畜之理，亦岂如是欤。

鸡

《纲目》曰：《尔雅》云，鸡大者曰蜀，未成鸡伲，高三尺曰鹎，雉之暮子为鷚。郭注曰：今呼小鸡亦曰鷚。《广志》曰：小者曰荆，其雏曰鹞。此误也，鹞即鷇字。《尔雅》云：生哺鷇。注曰：鸟子须母哺之。生噣雏。注曰：能自食，鸡不须母哺，当名雏，不当曰鷇。《韩诗外传》曰：鸡有五德，平头戴冠，文也；足传距，武也；遇敌敢斗，勇也；见食相告，仁也；夜不失时，信也。其鸣声最长大，故《中孚》之上九曰，翰音登于天。注曰：鸡肥则声长。或曰：鸡鸣必振其羽，是音随翰出也。《春秋题辞》曰：鸡为积阳，故阳出鸡鸣，以类感也。朝鲜鸡尾长三四尺，南越长鸣鸡昼夜蹄叫，南海石鸡潮至则鸣，蜀中鸦鸡、楚中伧鸡并高三四尺吾乡泰和鸡亦然，江南矮鸡脚二寸，在卦属巽(故善动风，朱震亨乃云属土，扯入湿字、痰字，狗屁不通)，在星应昴。凡群鸡夜鸣为荒鸡，主不祥。黄昏独啼，主有天恩此更不祥，主有死丧。老鸡能人言，雌鸡雄鸣，雄鸡生卵，并杀之则已皆极不祥，宜反躬思过，修德弭灾，未必杀鸡则已。而雌鸡雄鸣，更不祥之至。《书·牧誓》曰：牝鸡无晨，牝鸡之晨，惟家之索。

按：此物质禀阳精，性属风木。《易林》曰：巽为鸡。《淮南万毕术》言：焚其羽，可致风。性专补血暖肝，凡肝虚血少，及胎产后血分虚寒，宜食三年《拾遗》曰：

〔1〕调疾：原作“病人”，据本书书名改。
〔2〕卷五：此卷原书未署参订、校字者姓名。

雄鸡三年者，能为鬼神所役阉鸡或雌鸡老鸡有毒杀人，见《洗冤录》。愚俗反云大补，虽不尽死，致病则多矣。故食鸡必取三年以内。亦主男子肝肾阳虚，伤中羸弱雄鸡有毒，病人忌食。而古方有用之者，误也。《姚僧坦方》治男女诸虚，及产后虚弱：同生地黄、饴糖煮食，勿用盐。既取其补血，用饴糖不如用盐。《食疗本草》曰：煮宜极烂，不则反损人。然动风助火，发毒生虫，凡内外诸病无不忌之平素好食鸡者，若无吐衄血、痔、风损，必有目疾。血热则生风，肝热则伤目。而《内则》云：濡鸡醢酱实蓼。鸡性本热，可助之以蓼乎？此与今之愚妇，用胡椒炒鸡，治月事不调者何异？古人不可尽信如此。

血，治鬼击卒死，用大雄鸡破开，拓心下，取血滴口中。缢死心中犹温者：男用雌，女用雄鸡血，灌数匕俱出《肘后方》。触犯土木神煞，腹中急痛，唇面手足爪青，雄鸡血涂太阳、眉心。金疮肠出，纳入涂疮口出《生生编》。《临桂杂志》曰：一人夜炊，有蜈蚣在吹筒内，惊窜入喉，渐下胸膈。用生鸡血灌之，更饮菜子油一二钱，少顷必和油、血吐出，续饮雄黄水解其毒。或用生鸡卵，取白，吞数枚，复啖生油一碗，亦必吐出。

肝，治肝虚目暗，常入粥食出《养老书》。加沙苑蒺藜尤妙。小儿疳眼紧闭不开，久之必瞽。男用雌，女用雄鸡肝，焙，研末，另研草决明、石决明、萆薢、蔓荆子末各七分，和匀，分数次服出《秘授奇方》。鸡一身惟肝能治疳明目，且无毒。《内则》仅云不可食，亦误。

胆，点热眼流泪，尘沙眯目。

卵，极伤目，又难克化，痈疡疮肿，目疾及中寒人，宜终身戒诸禽卵同。卵黄，伤寒少阴病，心烦不得卧，黄连阿胶汤用之，取其养阴也。此症难辨，方又宜加减，故不录。又治娠妊伤胎，血下不止，血尽则子死难出。《普济方》用鸡子黄十四枚，煮熟，捻为细粉，入好酒内，再煮二三沸服，未瘥再作。又解误服斑蝥、芫青毒欲死者：生鸡、鸭卵，鸭卵尤佳，连灌五六枚，得吐即愈。刘禹锡《传信方》治疮疡久不收口：用五枚，煮熟去白，乱发如鸡子大一团，共熬，候焦尽油出，取油去火毒，涂疮上，掺以苦参细末。热甚者，不如大黄，或滑石末。如无热，但不能生肌，不如海螵蛸。耳疳出汁，此油涂出《谈野翁方》。卵白，治产后血运，身痉，目上，不知人，鸡子白去黄，入醋少许，调荆芥末二钱服出《衍义》。面生疮疱：醋浸鸡子，密封二七日，壳软取白涂出《肘后方》。黯黚丑陋：酒浸鸡子，密封四七日，每夜以一枚取白涂面出《普济方》。凡诸禽卵，其白性冷，故食之寒中难化。又可解热毒，涂疮肿，手指上生蛇头疔，以诸卵开一小孔，入白矾末二钱、蜈蚣末三分、雄黄末三分，套患指上，面糊封口，须臾卵热如火，易之，至三枚愈矣。鸭卵尤佳。抱出鸡子壳，治痘疮倒陷、便血、昏沉恶症，新瓦焙存性，去膜研，酒服二钱。并涂风池、胸背，下疳蚀烂，外肾痈疮，俱用陈香油调涂出《医林正宗》。

抱出鸡卵壳中皮，俗名凤凰衣，治久咳气结，同麻黄、紫苑研末服出《名医别录》。

膍胵内黄衣，膍胵即脾，黄内黄衣即胃。凡羽族脾胃，皆紧相粘着，俗名为肫，俗名鸡内金。《别录》云：止小便频数。《日华子》云：治泄精、溺血、崩带、肠风。其味本涩，尚可信也。《纲目》用治喉痹、乳蛾。《千金方》用治反胃，及噤口痢疾。《经验方》用治走马牙疳，又治发背。《摄生方》用治疣目、治骨哽。欲医用消食积，皆极无理，方亦不验，不录。

鸡屎，《素问》作矢，有鸡矢醴，以鸡矢炒香，煎酒服，治鼓胀朝食不能暮食。后人附益，至主百十余病，甚属无谓，方概不录。

焊鸡汤，《经验方》用治消渴，滤澄服，不过二鸡愈。小儿头生疮疖久不愈，连洗数次即愈。夏子益《奇疾方》云：肉坏怪病，口鼻出腥臭水，盛碗内变为铁色，鱼虾走跳，捉之化为水，但多食鸡肉即愈。寒疮怪病，遍身生疮如猫眼有光，无脓血，痛痒不常，但多食鸡、鱼、葱、韭自愈。《肘后方》治打伤胸肋、四肢：乌鸡连毛捣，入醋和匀敷，新布紧札之。《乾坤生意》用反毛鸡治反胃，《纲目》曰泰和一二十年老鸡能发痘疮，并无理。此二方本不应录出，因恐人误用，故存之以纠其谬也。又古有鸡卜，又有鸡骨占年之法，又食虫蚁，为人除害，是小物含灵且有功也。若为口腹杀之，非吉祥之事也。

又按：诸凡禽兽，即各有一定之性，必不因毛色而异，但纯色者佳，驳色者劣耳。而各《本草》皆言，鸡黄色补脾，白色补肺，黑色补肾，是禽兽本无一定之性，因羽毛之五色而入五脏，然则斑驳者具二三色，将分入二三脏乎？抑一无所入乎？且野生之物，形色皆有一定，何以不闻鹭能补肺，鸦能补肾乎？语有似是而非者，此类是也。

雉

汉吕后名雉，改呼野鸡。文彩五色，故又名华虫。其名曰雗。《诗》曰：有鹭雉鸣。雌雄相诱曰雊。《月令》：季冬之月，雉雊。《诗》：雉之朝雊，尚求其雌。《书·高宗肜》曰：越有雊雉。《左传》：少皞以鸟名官，五雉为五工正。注曰：五方之雉有五种。东方曰鶅；西方曰鷷；南方曰翟《尔雅》：南方曰弓；北方曰鵗；伊洛而南，素质五采成章曰翚。翚与翟最华美，故以饰后夫人之服。《礼·玉藻》：王后袆衣，夫人揄狄与翟同。注曰：袆即翚也。袆衣元质而画翚，揄狄青质而画狄。骆宾王檄：践元后于翚狄。江淮而南，青质五色曰鹞，朱黄小冠曰鷩，黄色自呼曰鸠，长尾走且鸣曰鷮。《诗》：依彼平林，有集为鷮。注：尾长五六尺，白曰鹎，黑曰海。又有鸐、山、泽诸种。《尔雅翼》曰：泽雉，十步一啄，百部一饮，分守疆界，不相侵越。《抱朴子》曰：南越多白雉。然则成王时，越裳氏今安南，即交趾国贡此，乃贡土物，非献祥瑞也。《礼记》：雉曰疏趾。注：雉肥则足开。又菰食雉羹。注：二物相宜。又夏宜腒鱐。注：腒于雉；鱐，干鱼。《埤雅》曰：蛇交雉则生蜃。《月令》：孟冬，雉入大水为蜃。《类书》曰：蛇交雉则生蜈，即蜃也。《俊灵机要》曰：正月，蛇与雉交生卵，遇雷入土为蛇，经二三百年成蛟。《述异记》曰：江淮中有兽名能，蛇所化也，冬则为雉[1]，春复为蛇。晋时武库有雉，张华曰：蛇所化也，视之，

〔1〕雉：原脱，据《本草纲目·雉》补。

果得蛇蜕。此物既化蛇、化蜃，又与蛇交而生蟂、生蜃，有毒甚矣。平人且不宜食，况病人乎？动风发毒，助火生虫之害，较家鸡殆过焉。《食疗本草》曰：与菌、蕈、木耳同食，令人立下血，或生痔。同莜麦食，生肥虫。同葱食，生寸白虫。自死爪甲不伸者杀人此诸禽所同，而雉为甚。

鹜

《说文》曰鸭，《尔雅》曰舒凫，《广雅[1]》曰鸲鸥。《衍义》曰：王勃《滕王阁序》“落霞与孤鹜齐飞”，乃野鸭。《纲目》曰：《曲礼》，执匹。注：双鹜。《周礼》：庶人执鹜。《尸子》曰：野鸭为凫，家鸭为鹜。鹜不能飞，如庶人卑末，守耕稼而已，故以为贽，岂野鸭乎？《左传》：公膳曰双鸡，饔人窃更之以鹜。亦岂野鸭乎？且《离骚》云：将与骐骥并轨乎，将与鸡鹜争食，宁昂昂若千里驹乎，将泛泛若水中之凫乎。凫、鹜并举，将俱为野鸭乎？其性善清肺金，除内热，故治虚劳咳嗽吐血同海参煮食。又善浮水，故治水肿，老者愈加，雄者亦可。

血，乘热生饮，解野葛、砒霜、生金毒。又治中恶卒死，及血痢热在肠中久不愈，滚酒服出《摘元方》。

卵，难克化，伤目，生脓发毒，过于鸡卵。盐藏、糟藏、灰包、石灰包，其法多端，总之无益。又合桑椹，令人生子不顺，妇人切戒。抱卵闻砻磨声，则毈而不成。

屎，名鸭通马屎亦名通，可和鸡子白涂恶疮肿毒出《食疗本草》。《格古编》曰：水中砂内产金，不可捞取，鸭屎内淘之。

凫

《诗疏》曰野鸭，又名野鹜，《尔雅》曰：鸩，沉凫。后人或作晨凫，谓其飞必以晨也。《食疗本草》曰：冬月食之，能补中益气。盖其飞之劲疾，凡羽族皆莫能比，由力大筋强，故能补益。《天文测食篇》日月一日夜行二万六千里，与飞凫同算。比喻虽极无理，然可知凫飞之速矣。《日华子》曰不可合胡桃、木耳、豆豉食，则亦未尝不热也。

鹅

一名家雁。《尔雅》名舒雁。郭注曰：江东呼为䳘。其鸣应更。性惟食草，不食生虫。而《纲目》谓善啖蛇蚓，能制射工，水虫名，含沙射人影，能令人病，故以事诬人者，谓之影射。辟虫虺，未必然也。《别录》曰：利五脏。《食疗本草》曰：性冷，解热毒。韩懋《医通》曰：疏风。均大误。《纲目》曰：鹅，气味俱厚，发风发疮，莫此为甚。火熏尤毒。则正论也。

又鹅、鸭臎尾肉皆不可食。《内则》作“翠”，曰，舒雁、野凫翠勿食。鸭翠不过腥臊，鹅翠则最毒。

卵，伤目，难化困脾，生脓发毒，较鸡鸭卵尤甚。《食疗》亦云补中益气，悉属

[1] 雅：原作“鸦”，据文义改。

谬言。凡有病人，概宜严戒。

一种野鹅，《尔雅》名鴐鹅，性较家鹅略平。

雁

大者曰鸿，亦曰阳鸟。《禹贡》：彭蠡既潴，阳鸟攸居。其脚趾间有幕相连。《尔雅》曰：凫、雁丑其足蹼。注曰：蹼属相着。凡水禽如鹅、鹜之类，足多蹼，故云凫、雁丑。其踵企，注曰：飞则伸脚。鸟雀丑其掌缩。注曰：飞则缩脚。其栖宿常在浅水。《诗·九罭》章：鸿飞遵渚，鸿飞遵陆。《禽经》曰：鳱以水言，自北而南。鴈以山言，自南而北。注曰：鳱、鴈皆雁字，冬则南北集于水，故字从干；夏则北翥集于山岸，故字从岸。雁有四德：寒则南来，热则北往，信也。飞有序，而前鸣后和，礼也。失偶不再配，节也。夜则群宿，而一奴巡警；昼则衔芦，以避缯缴，知也。其南也，止于衡阳。衡山以南，两粤、岭、海、滇、黔之地则无雁。故王勃《滕王阁序》曰："雁阵惊寒，声断衡阳之浦。"杨升庵《黄夫人诗》曰："雁飞曾不到衡阳，锦字何由寄永昌。"其北也，历朝使命往来，往往远涉穷荒绝漠，无人曾见雁在何处度暑。《山海经》云：雁门山，雁出其间。在高柳北今山西。《梁州记》云，梁州界有雁塞山，山有大池，雁集其间，故名。然亦非度暑之地。其传书也，始自汉人之诳匈奴，云天子于苑中射雁，得苏武所寄帛书云云，与鲤鱼传书全属子虚乌有，后世遂用为故典。凡音书得达曰鳞鸿有便，否则曰雁杳鱼沉。古诗云："天上多鸿雁，河中足鲤鱼。"其行肩随有序，故兄弟曰雁行。其不再配，故婚姻之礼纳采奠雁。《诗》曰："雍雍鸣雁，旭日始旦。士而归妻，迨水未泮。"其飞极高，不可射取之，多畜媒诱之。或俟其洒宿，以赠缴、火器得之。故杨子《法言》曰：鸿飞冥冥，弋人何纂焉或作何慕。而《国策》：楚人之告顷襄王，鶀雁、青首、罗鸗，张而射之，可以囊载，左萦而右拂之，泗上诸侯可一旦而尽。盖喻耳。《左传》：卫懿公戒孙文子、宁惠子食戒，约也，日旰不召，而射雁于囿中。亦极言其嬉游无度，语言不信，与孟子之讥学奕不专，心驰于外，意同也。至于"将翱将翔，弋凫与雁"，乃就昧旦时飞鸣入耳者，以相劝勉。盖诗家即景生情之笔，可射不可射，不必论矣。又《曲礼》凡贽大夫雁，取其知时而有序也。又白雁，古以为珍，《左传》，曹伯阳好田弋，鄙人公孙疆献白雁，使为司城。或以为瑞，明世宗西内营斋，媚臣屡献白鹿、白雁。然《谈苑》云：北方有白雁，小于常雁，秋深则至。故元顺帝既失燕都，旋舆大漠，其中国之旧臣焰以诗曰"金舆玉辂无消息，肠断西风白雁飞。"明人《白雁诗》曰："锦瑟夜调水作柱，玉关晨度雪沾衣。天涯兄弟离群久，皓首江湖犹未归。"是又自有种类，非诊非瑞也。诸史《四夷列传》有五色雁，区区白雁，何瑞何珍肉，利脏腑，壮筋骨，鲜者、烟熏者俱佳。肪和豆黄作丸，补劳瘦。肪，脂膏也。豆黄，用黑豆蒸熟，罨生黄衣，为末，雁油调作丸，极补瘦人，肥人忌服。无雁油，猪板油亦可。《淮南万毕术》曰：鸿毛作囊，可以渡江。果尔，似较胜中流一瓠也。又道家以雁为天厌，戒勿食。解者以为因其行有序，非也。盖以其失偶不再配，食其一，则其一孤飞独宿，为可悯耳。古诗云："莫打南来雁，从他向北飞。打时双打取，莫遣两分离。"诵之心恻也。

天鹅

一名鹄，大于雁。僧赞宁曰：凡物大者皆以天名也。《尔雅翼》曰即鹤，非也。鹄亦大于鹤。杜诗："黄鹄高于五尺童。"有黄、白、苍诸色。其飞更高不可射。《楚辞》曰："黄鹄一举兮知山川之纡曲，再举兮识天地之盈虚。"《史记·陈涉世家》曰："燕雀安知鸿鹄之志。"皆言其飞之高远也。而射者取以为的，云设鹄命中。《中庸》曰：失诸正鹄，盖举难射者以为期也。《饮膳正要》曰：一种大金头鹅，最佳。一种小者，又一种最小者，仅如凫，鹜皆不及。《纲目》曰：食之益气力，利脏腑。

按：此物似鹅而食鱼虾，恐不免亦有小毒，凡患风损疮疡人，不食为是。绒毛可贴金疮；可为服饰，名天鹅绒。

竹鸡下下品

其鸣曰：泥滑滑。蜀人呼鸡头鹘。《拾遗》名山菌子。菌乃毒物，观其名知其性矣。性一无可取。又多食半夏苗，故有毒。唐小说曰：崔魏公常中其毒暴死，太医梁新捣姜汁灌之，始苏。又谚云：家有竹鸡啼，白蚁化为泥。或云能辟蟹虫即壁虱，皆不足信也。

鹧鸪

《禽经》曰：越雉飞必南翥。注曰：虽东西回翔，开翅之始，必南向江、广、闽、蜀。俱有似母鸡，头类鹑，臆前有白圆点，背毛紫赤。郑谷以《咏鹧鸪》诗得名，呼郑鹧鸪。其诗曰：暖戏烟芜锦翼齐，品流应得近山鸡。山鸡即鸐鸡、锦鸡也，未免过誉。其鸣曰：钩辀格磔。又曰：行不得也哥哥。《唐本草》曰：能解野葛、菌子、生金毒。《日华子》曰：治虫毒欲死。《食疗本草》曰：利五脏，益心力。似为佳物，然亦喜食半夏苗。宋杨元之因多食，致咽喉生疮，脓血不止，杨吉老令啖姜至一斤乃愈。此法不佳，学者勿为所误。必清凉解毒，佐以姜乃可。则亦不宜轻食也。

鹑

《纲目》曰：鹑无常居有常匹，随地而安。故《庄子》曰：圣人鹑居。其行，遇小草亦旋辟之，可谓淳矣。子曰：鸡，俗呼鹌鹑，乃田鼠所化之驾。极小子名鷃，名䳺，又名鹰。《礼》曰：鹑羹驾酿之蓼。《尔雅》曰：驾，鸨母。注曰：鴽也。鹑乃虾蟆所化。《尔雅》曰：鷉，鹑。其雄鹊牝痹。注曰：鴽属。则非一物可知。鹑体稍大，头细尾秃，有圆斑点。夜则群飞，昼则草伏。人或畜以赌斗。化驾化鹑，虽古有其语，然实各有种类，非尽由变化。《嘉祐本草》曰：补五脏，实筋骨，耐寒暑，消结热。《衍义》曰：小儿患疳及热利五色，食之良。董炳《集验方》：魏秀才妻病大腹水肿，偶食鹑，遂小便出白液而愈。但此鸟禀性淳良，与人无害，若无以上诸病，不宜戕害之也。

鸽

《纲目》曰：张九龄以鸽传书，名曰飞奴。人家畜之，亦有野鸽。毛羽有青、白、皂、绿、斑驳诸色，眼目有大、小、黄、赤、绿数等。性能暖肾益精，调中补气血。又能解毒，治恶疮癣疥。性热之物，岂能解毒，大误。

血，热饮解百药及诸虫毒。此则或然，血乃阴液也。

卵，解痘毒尤不可信，凡卵皆生脓发毒。然性偏补阳，脾肾有火，及痘疮血热者，切忌。

屎，名左盘龙，治阴毒腹痛，服姜、附不效者，炒黄，热酒泡服，颇佳。

雀

《纲目》曰：栖宿檐瓦，故名瓦雀。酹酢阶除，故名宾雀。老而斑，为麻雀。小而黄口，为黄雀。其行跃而不步，故凡有喜庆，自谦曰雀跃。其视惊瞿，其目夜盲。《月令》：季秋雀入大水为蛤。《临海异物志》云：南海有黄雀鱼，常以六月化为雀，十月入海，复化为鱼。则化蛤者，殆此类欤。若家雀则未尝变化，肉与卵虽能壮阳道，暖腰肾，补精血，然非多食不能取效。此物甚小，不戕若干物命，始能一纵淫欲，仁者必不为也。若为子嗣起见，则壮阳补肾之药极多，更不宜先自败德，坏其积福之基。粪名白丁香，可点顽疮不溃，蚀烂疮死肌恶肉。又点目，蚀胬肉，去螺旋。

斑鸠[1]

有二种：一种有斑者名斑鸠，尾短，故又名斑隹音追，鸟尾秃为隹。《范汪方》作锦鸠。《尔雅》曰：隹其鳺鴀。郭注曰：鹁鸠。一种无斑者为鹁鸠，又名鸠。《纲目》曰：又名荆鸠、楚鸠、役鸠、糠鸠，又名郎皋、辟皋。《尔雅》曰：鹍鸠，鹘鸼。掌禹锡：春分化为黄褐侯鸟名，似斑鸠，毛绿色，秋复为斑隹。误也，此鸟不能变化。春暮将雏，雌雄拍翅作声相诱，故《月令》：季春鸣鸠拂其羽。性悫而孝，能反哺，有定匹，必双栖并宿。天将雨，则雄逐其雌，霁则呼而反之。拙于为巢，仅架数茎，往往堕卵。警于避祸，巢幽篁密树，人偶见之，即衔其子或卵而去。其食不噎，故古礼罗氏献鸠以养国老，仲秋送年老者以鸠杖。王右丞诗曰：鸠形将刻杖，龟壳用支床。示祝老人健饭之意。故名祝鸠，一名鷦鸠。《左传》昭十七年，郯子来朝，昭子问焉，曰：我先祖少皞氏以鸟纪官，祝鸠司徒，鴡鸠司马，鳲鸠司空，爽鸠司寇，鹘鸠司土，五鸠以鸠氏聚民。可见鸠有多种。注家以爽鸠、鹘鸠为鹰、雕。《嘉祐本草》曰：食之明目，益气助阴阳。恐此鸟在处所产不多，用为补益，必非一二枚所能，枉伤物命而已。《周礼》一书，至未可信也，宜存。又有一种，黑色，似鸜鹆而小，亦名鸠。《月令》：仲春鹰化为鸠，晴霁则无声，阴晦则鸣，曰：滴流流，雨必至。诗赋中所谓鸠唤雨者是也。明人之讥万安曰："春来风雨寻常事，莫把天恩作己恩。"咏鸠句也，非斑鸠、鹁鸠之同类也。

䴘鷈

《尔雅》曰须嬴，《食疗本草》曰刁鸭。《日用本草》曰鹥鸭。《纲目》曰油鸭。则非。油鸭亦生于水，善没不善鸣，冬月肥，脂肉腥臊无味，油涂刀剑不锈，此鸟名䴔子。《饮膳正要》曰：水䴔，餍暮肥美，油不可涂刀剑。善鸣，宋人诗曰：绿

〔1〕鸠：原脱，据目录补。

阴鸣蜇静频嘶。而《英华集》云：马衔苜蓿叶，剑莹鸊鷉膏。郭注《尔雅》亦曰：膏中莹刀。皆误以油鸭为鸊鹂。南方最多，北方亦有。郅支单于之地，有水名鸊鷉泉。李义山《上契苾何力》诗曰：日晚鸊鷉泉畔猎，路人遥识郅都鹰。或作鸊鹈，罗邺诗曰"腊晴江暖鸊鹈飞"。误，鹈亦水鸟，另是一种。《诗》：维鹈在梁。注曰：淘河，大鸟也。鸊鷉[1]性能滋补，然食鱼虾，不免于热，阴虚血热及诸热病忌之。且每岁惟暮春一二十日可得俗云此时眼瞎，过此则高飞不可罗致，性虽滋补，不能长食。况热则有毒，其身又小，一簋须费十余命，补物甚多，何必此也。

以上鸟类

豕

《纲目》曰：牡曰豭，牝曰豝，曰豮，牡去势曰豶。四蹢猪蹄曰蹢，《诗》曰：有豕白蹢曰豥。高五尺曰豟。其子曰豚亦作豘，曰豰《尔雅》曰：彘子猪。一子曰特，二子曰师，三子曰豵，末子曰么生。三月曰豨。幽、冀统名豭，关东、西曰彘，吴、楚曰豨，汉阳以大者为豝。野猪亦曰豝、曰豵，《诗》，一发五豝，一发五豵。齐、徐以小者为豯。《内则》曰刚鬣，又曰腯肥。《古今注》曰参军。此物性本无毒，不甚害人，然除润燥泽肌肤而外，亦无大益。乃诸书甚言其害，《千金方》又云能补肾气虚竭，悉属过情。汪刃庵《本草备要》为持平之论，刃庵曰，《别录》云，猪肉闭血脉，弱筋骨，虚人肌。陶隐居云：猪为用最多，惟肉不可食。孙思邈曰：久食令人少子，发宿病，筋骨碎痛。孟诜云：久食杀药此则诚然，动风发疾。韩懋云：凡肉皆补，惟猪肉无补。李时珍云：云南猪味厚汁浓，其毒尤甚。然今人常食，内滋外腴，子孙繁衍，未见为害。又云：合黄豆、荞麦、葵菜、吴茱萸、牛肉、羊肝、龟、鳖、鲫鱼、鸡卵食，皆有毒，而肴馔中合食者甚多，亦未见为害也。大抵肉能补肉，故丰肌体、泽皮肤，又能润肠胃、生津液。惟多食生痰生湿，动风助热，伤风寒及诸病初起为大忌耳。伤寒忌之者，以其补肌固表，油腻粘缠，表邪不能解散也格言。病初愈忌之者病字亦指伤寒外感，内伤本不忌肉，肠胃久枯热久则津枯，难受肥浓厚味也。《内经·热病论》云：热病虽愈，食肉则复，多食则遗。犯者甚多，有因而致死者，切戒病后食肉，毋早毋多也。然此乃通言诸禽兽肉，非专指猪肉。又猪肉惟助风寒湿痰，若燥痰干咳、老人久咳，正需滋润，亦不忌也。讱庵此说，可云正当详明。然病人总不宜肆食。至于脾虚久泄，及夏月水泻，或药中用乌梅、桔梗者，均切忌。又不可同胡荽食，能烂人脐。又猪黄膘者，皮肉皆黄，及肉中有米粒者，平人、病人均不可食。《说文》曰"豕食于星下则生息米"，故肉米一名星。而《内则》："豕望视而交睫，腥。"言其气腥耳。注家因食于星下之说，以腥字去月旁，附会息米之星，大误。信如其言，请问"牛夜鸣则庮；羊冷毛而毳，膻；狗赤股而躁，臊；鸟皫色而沙鸣，郁；马黑脊而般臂，漏"五句，当作何解？

〔1〕鷉：原作"鹈"，据文义改。

猪头肉，难克化，病人忌食。

脂腹内板油，能润燥，治肺热久咳暴喑：炼去渣，入白蜜等分，再炼，不时挑服一匕。老人枯瘦，大便常结，津液素少者，亦可常服出《万氏方》。胎干难产，浆水先下儿不下，故胎干。搅热酒多服。亦治衣不下出徐之才《药对》。五种疸黄，便燥结者：猪脂一味，温热服，日三，得利乃愈出《肘后方》。又能杀虫，治食发成瘕，心腹作痛，咽间如虫上下，嗜食香油者，酒煎猪油，日三服出《食医心镜》。妇人胃气下泄，阴吹甚喧，《医匮》猪膏发煎用猪油、人发同煎，至发焦捞去之，频服此症有因子宫热者，勿服此方。发背、发乳诸急毒：新鲜猪油切薄片，冷水浸贴，日易四五十片出《急救方》。熬膏和紫草、白蜡、黄丹贴诸疮久不敛口出《外科大成》。

脑髓，《孙氏食忌》曰：损男子阳道，临房不能行事，酒后尤忌。亦败女子胎元，孕妇更忌。《礼》曰：食豚去脑。诸畜、诸兽、诸禽脑髓亦然。

血，多食令人作泄。然有三用：一治中满腹胀，朝食不能暮食，《李楼奇方》用不见盐水猪血，候凝，漉成片者，晒干为末，酒服取泄。一治卒下血不止，《千金方》用酒炒猪血食炒宜老。一解射网毒即草乌。跌打，医人往往妄用，毒人至死。《肘后方》用猪血乘热生饮，他禽兽血俱可。心血能治惊痫，一切心经药均可用为向导。尾血能发痘疮，《肘后方》治中恶卒死，饮以豚尾血，并缚豚作枕。

蹄，豭猪前足良，能下乳汁，见四卷。

乳，能预防惊痫，生儿屡患此者，未弥月时，勿俟病发，饮之可免。取猪乳法：预先训养母猪，俟豚饮乳时，倒提后足挤之，非此法不能得也。

舌，能开胃口、添饮食，内伤食物无味者宜之。百兽舌皆佳。

石子，即牡猪外肾，不俟满月割去，故名豚卵。能除阴茎中痛，及阴阳易，小儿急痛，热酒生吞二枚。猪小者可吞五六枚，或十枚。

其余，则心补心（主虚汗惊悸，多梦怔忡），肺补肺，主虚劳咳嗽，肺痈肺痿。肝补肝，主肝虚目暗，黄瘦疳劳。肾补肾，主耳聋腰痛，阴痿遗精，及产后蓐劳诸虚。脬补脬，主梦中遗溺，产后溺床，及便溺床症。又可浮水，《明纪》载建文四年，北兵至江浒，舟皆拘于南岸不得渡，有军士出千猪脬十余，纳气其中，环系腰胫，泅水而渡，夺南舟以济。胃补胃，主气虚泄泻，饮食减少。筋补筋，主膝胫无力，酒煮常食。肉补肉见前汪论。而有不尽然者，脾伤脾、连帖，即脾也，败人中气，令人泄。胝伤胝、又作胰，亦令人泄。此物形如薄絮，《本草》皆云肾间脂膜，非也，乃肠外脂膜。极败肾阳，肾为胃关，故令人泄，诸兽胝同。肠伤肠、煮不烂，或食多亦令人泄。髓伤髓、血伤血并见前，则不可例论也。又多年豮猪及艾豭，皆极损人且无味，病人切戒。艾，老也。《左传》曰：曷归吾艾豭。则言其善淫也。腌熏者名火肉，味甚佳而性滑，大便闭结宜之，不结忌之。《李楼奇方》用火肉煨熟食，《简便单方》用多年火腿脚骨煮汁饮，均可治噤口痢。《洗冤录》治箭镞[1]不出：刮人爪甲

〔1〕镞：原作“录”，据《洗冤录》卷四改。

末，同肥火肉捣敷，经宿即出。鲜者切薄片贴汤火伤，及疮疡不能敛口，炙热贴打伤青肿，均外治妙方并出《千金方》。胆，《元和纪用经》曰，小儿初生，以猪胆汁入汤浴之，不患疮毒。又点洗热眼肿痛。又可导大肠热闭，用竹筒插入肛门灌之。胆皮搓为两股绳，焙干，灯上烧灰，可点热翳[1]。

羊

《纲目》曰：白牡羊曰羝、曰羒，牝曰羜、曰牂。黑牡羊曰羭、曰羖。多毛曰羖羅。《图经》曰：毛长尺余，北人引羊以此为群[2]羊头。《衍义》曰：生陕西、河东，毛长而狠健，入药供馔，在诸羊上。每二岁一剪其毛。为毽物，名绵羊。胡羊曰羦羺。无角曰羶、曰羫。角不齐曰觤[3]。三羴曰羬。去势曰羯。黄腹曰羳。其子曰羔，生五月曰羜，六月曰羍，七月曰羍，未足岁曰羜。六尺曰羬，《内则》曰柔毛。《古今注》曰：长髯主簿。性本淳良，不知《史记·项羽本纪》宋义下令军中，何以曰"猛如虎，狠如羊"？又哈密卫大尾羊，羊尾重一二十斤。《唐书·四夷列传》曰"灵羊"，云可疗毒。《方国志》云：大食国胡羊，尾如扇，每春割取其脂，复满又割，不割则胀死。《水东日记》云：庄浪卫近雪山亦有，名饕羊。《广志》云：西北一种羊大如驴。临洮亦有大羊，名洮羊。一种羊，皮蹄坚利如刃，可割黍。一种封羊，背有肉峰如驼，名驼羊，出凉州。又有一种地生羊，刘郁《使西域记》云：种羊脐于土，溉以水，闻雷即生脐与地连，惊以木声，脐断，便能行啮草。《渊颖集》云种胫骨，一云种角。《北户录》但云羔生土中，不言所种何物。又有羵羊，乃土之精，季桓子尝掘地得之，以问孔子。

按：羊种类虽多，惟以北产为胜。盖其性喜寒恶热，大江以南则生息寡，北地则繁孕。四月而生，岁可三产。皮可裘，毛可为毡罽，又绩为氆氇、哔叽等物，衣被天下。

肉，性暖，益脾胃，实腠理。北地苦寒，非食此不能御冻。久食令人肥白。又补产后诸虚，《金匮》当归生姜羊肉汤，为产后虚寒，心腹急痛之圣药。羊肉一斤，水一斗，煮取六升，入当归五两，黄耆八两，生姜六两，煮至二升，分四服。汉时三两，只得今时一两，三升变得一升。今货布及大泉五十、五铢、半两等钱[4]币，若[5]有存者，可考也。《胡洽方》去黄耆，《千金方》加芍药。寒不甚者，姜宜减半，微有热即禁用。又主病后肌肉不生，精神不复久疟后尤宜。又同花椒、茴香食，治寒疝气痛及一切阳分虚寒之病。但不可同莜麦食。一种毛结不解羸瘦者，其气味亦不佳。《内则》曰：

〔1〕翳：原作"醫"，据《本草纲目·豕》改。
〔2〕群：原作"首"，据《本草纲目·羊》改。
〔3〕觤：原作"鮠"，据《尔雅·释畜》改。
〔4〕钱：原作"饯"，形近而误，据文义改。
〔5〕若：原作"肉"，音近而误，据文义改。

羊冷毛而毳，膻。究之羊肉膻，唐薛纬诗曰“一楪膻根数十皴”，《文海披沙》注云“羊肉也”。

脂，同肉性。血，生饮治产后血闷欲死，解丹石、硫黄、砒信、野葛、胡蔓草即水莽诸毒，并生饮。乳，润心肺，解消渴，补虚劳，益精血。《经验方》云：中蜘蛛毒，遍身生丝，羊乳一升饮之。亦治反胃燥结。脑髓，损人。心补心，肺补肺，肾补肾，肝补肝，其治肝虚目疾，远胜猪肝。《唐本草》云：热病后失明，羊肝七枚生食，神效。胆点目过于猪胆，胃补胃，脬补脬。舌，开胃进食。胰，损人。李杲曰：人参补气，羊肉补形。故凡虚病，平日体瘦者宜，肥者忌。性极暖，故虚寒者宜，虚热者忌。食之之时，秋分以后宜，春分以后忌。热病后、天行病后、患疮疡及孕妇胎宫最不宜热均切戒。又，羊肉既补形体，故壅经络，凡皮肤筋骨有风损者，一生不可食。又忌铜器煮。生食为脍，《外台方》治虚寒反胃，和蒜、薤食。又治肾虚阳痿，每食半斤，三日一度。《论语》曰：脍不厌细。《内则》曰：肉腥，细者为脍，大者为轩。《少仪》曰：牛与羊、鱼之腥，聂而切之为脍。其性不免有害，不宜多食，详鱼脍条。《紫桃轩杂缀》谓：羊肠干之，劲韧可作弹絮弓弦。此物能知母恩，跪而饮乳，则人有愧之者矣。见人欲杀，即衔刀跪，哀鸣乞免，其情又可惨矣。凡市肆已杀者，非为一人，我虽不食，彼亦不能复生。若仅充一己之庖，仁人君子必不忍肆其屠割也。宋仁宗忍饥戒杀，史册传为千古美谈。彼帝王也，且犹如此，我辈薄福贫儒，敢不效之。

牛

稼穑之本也，天子无故不忍宰，祭礼非天神不敢歆，岂供饕餮之口乎。杀牛者，一生困厄，后代凋零纵不灭绝亦不昌。不食牛肉者，鬼神敬之，凶祸远之。凡遇天行瘟疫，自古不入不食牛肉之家。《宣室志》曰：夜叉错居人间则生疫病，惟畏不食牛肉之人。杏云一生治气候病，留心访问，此语确乎可信。乃今之戒食牛、犬者曰：牢字从牛，狱字从犬，不食牛、犬，牢狱永免。夫食牛、犬者多矣，岂人人尽罹犴狴，言其反觉[1]无征，令人不信。在为是说者，从字形发论，必自以为巧思，不知牢狱本古人防闲牲畜之物，故从牛从犬。《国策》曰：亡羊而补牢。诗曰：执豕于牢。《晋书·天文志》曰：娄三星为天狱，主苑牧牺牲。故牛羊古即谓之牲牢，有太牢、少牢之分，非专以禁闭罪人为牢狱也。

肉，健脾胃，治虚痢，止涎唾，不可谓不效，而虽验不稳。脾胃虽虚而有湿，虚痢邪气未尽，涎唾虽多不关中气不摄，皆忌食牛肉，故云不稳。至朱震亨倒仓法，无理不通。乃自明以后，医书群附和之。我朝先辈谓其于人腹中作把戏见《说铃》。独其乳最佳，能补虚羸，治消渴，解热毒，润肌肤，滋大肠，治气痢、黄疸、反胃及一切燥涸不症。朱震亨曰：凡病燥结，宜牛羊乳，不宜用人乳。人乳有饮食之毒，七情之火也。不谓震亨能作此语，与李杲云羊肉补形，同一偶中。然患风损人血虚又不可用此。牛羊总动风也。

〔1〕觉：原作“覐”，同“觉”。

其种类有二：一种名水牛，又曰吴牛。性宜水而畏热，故曰“吴牛喘月”，误以为日也。一种名犊牛。肉与乳俱犊牛佳，水牛劣。《本草》反云水牛佳，大误。《纲目》曰：犊牛小，水牛大。犊牛有黄、黑、赤、白、驳数色。水牛惟苍色，间有白者，郁林人曰州留。然则古牺牛尚黑、尚白、尚赤，皆犊牛也，岂反以不美者供祭乎？肉嫩者佳，老则无味，故《王制》：祭天地之牛角茧栗，宗庙之牛角握。广南有稷牛，即《尔雅》注之果下牛，一名摆牛，《王会编》曰纨牛，《曲礼》名一元大武。牡者曰特、曰牯、曰犅、曰犒，牝者曰牸、曰牸。七尺曰犉。南牛曰犑，北牛曰犊，黑曰犥，白曰㹀，赤曰犉，驳曰犁。去势曰犍、曰犗。无角曰童牛。子曰犊，二岁曰犋《说文》“二岁曰犕”，三岁曰犙，四岁曰牭，五岁曰犄，六岁曰犕。《说文》：牛鸣曰牷。吕忱《字林》曰：牛鸣曰㸬。《尔雅》有犘、犦、犎、犪、犑诸种，皆野兽之似牛者，实非牛也。《易传》曰：坤为牛。又曰：服牛乘马，引重致远。盖取诸随。《世本》曰：黄帝臣胲作服牛。古人之于牛，但供牺牲、服輗軏而已。其用于耕，不知始自何时。或谓《左传》公孙枝两手秉两耒而耕，则当时尚无耕牛，其用当在秦汉以后。然圣门冉耕字伯牛，司马牛名犁，则秦汉时已有之矣。又观《庄子》牺牛、耕牛之喻，知古人宰杀者惟牺牛，耕牛必不杀也。不然，“尽力南亩，不免于屠”；“被文绣，餍刍槁，亦不过一割”，是耕牛不及牺牛远矣，漆园何故羡之？纯色曰牺，《曲礼》曰：天子祭以牺牛，必合本朝所尚之色也。夏尚犥，殷尚㹀，周尚犉。诸侯以肥牛，但取肥腯，不择毛色也。大夫以索牛，求得即是。故《左传》：齐侯伐莱，莱人赂以索马牛。杜注：拣择佳者为索。或曰以绳系马牛，非也。《纂文》曰：牛羊无角为牠，角长为犄。吴牛角长者可为功，其值可抵一牛。《考工记》曰：角长二尺有五寸，谓之牛戴牛。《周官》作载牛，曰，牛人掌养国之公牛，祭祀供享牛、求牛，宾客供积膳牛，军事供犒牛，丧事供奠牛，军旅供兵车之牛。牛角长二尺五寸，三色不失，谓之载牛。

本朝于内务府衙门，置庆丰司专司牧政。设内三圈于西华门外，养牛十有二，犃牛六，牡牛三，青牛一，乳牛无定数，视用乳之多寡。设外三圈于南苑，养扇牛八，乳牛同内圈。又专供乳饼之牛百，别为一圈。又设牛、羊牧群于张家口外，养牛三万，以百二十为一群。羊二十一万，以四百为一群。设羊群百一十于达里岗崖，每群以五百为率。设牛群五于养什木，每群扇牛五，牡牛五，乳牛九十。内圈不足，取诸外圈。外圈不足，取诸张家口外。凡京城内外各圈，设厩长、厩副等官，厩丁、司刍、司菽、牡丁等役。张家口外设总管、副管、效力、笔贴式、协领等官。大内四季敬神供全牛，以至犒赉牛羊，均由内外各牧所供奉。凡刍菽由各厩长册呈本司，移会计司，令各皇庄供给。不敷，于户部支领，或动帑采买。刍计束，菽计升。每岁于三月十五日后，四月初一日前，出牧于南苑宽间丰草之地，停给刍菽。至九月二十五日后，十月十五日前，各归原圈饲养。惟内圈牛及乌珠穆秦羊，长给刍菽，不令出牧。凡内外各圈，视牛犊毙损之多寡，以为功过。游牧诸群，每三年三牛孳生一犊，三年三羊孳生二羔，阙少者治罪。凡牛皮、羊毛交武备院，羊皮及牛、羊，变价银交广储司库，均无定额。惟游牧总管，岁交牛皮八百，小牛皮二千，犊皮二百。此本朝牧政大略。

凡相牛法，眼欲大，胫欲长，股欲阔，尾欲长，毛欲密，齿欲白，耳角欲相近。面短、尾竖、毛赤，并短寿。角冷有病，鼻上白畏热，眼下旋毛妨主，耳后旋毛招贼。溺不前射，无力。后胯间窄狭，行迟。《内则》曰：牛夜鸣则庮，臭也。《相牛经》曰：牛歧胡寿注曰：牵两腋分为三。眼大，眼去角近，眼中有白脉贯瞳，头骨长大，皆行駛。璧堂头阔脚股间，倚头如绊马，骤而正未详。膺庭欲广胸前，天关欲成未详，俊骨欲垂脊骨当腰处前低后高，捶头欲高未详，百体欲紧，兰株欲大尾根骨，丰岳欲大膝骨，垂星欲有怒肉蹄上肉突起能覆蹄，力柱欲而成力柱骨当轨处成圆也，悬蹄欲如八字蹄后，阴虹属颈千，牡牛自阴旁起双筋至颈者良。千，未详。阳盐欲广尾前至两腋骨。牛常作欲鸣不鸣者，腹内有黄也。《纲目》曰：马病长卧者死，阳败也；牛病长立者死，阴败也。马起先前足，卧先后足，从阳也；牛起先后足，卧先前足，从阴也。疥牛，食之成癞。独肝、白首者，并杀人。瘟牛肉，令人生疔死。

皮，熬胶，即《别录》之阿胶，又名黄明胶。性大补血分，今惟用以粘物。牛腹中有黄则羸瘦，其气香㕮苦，专治热痰，退肝胆热。胆入生南星末，阴干，可代牛黄。角，退热凉血化斑，可代犀角，诸兽角同。屎，治恶犬咬伤痛极，旋痾出热屎敷之即止。又治烂疮不敛及痘疮溃烂。干者烧灰，掺之即结痂并出《千金方》。硝牛皮灶突上烟胶，和樟脑、硫黄青靛调涂治秃疮出《近效方》。

犬

牛虽能耕种，而无恋三之忧。犬则尽忠所事，不以盛衰改节，不以贫富易心。且也赴汤蹈火，以殉主难，彰彰奇迹，载籍频书。食其食者死其事，人且愧焉，牛敢比乎？即或平居无事，而儆夜司阍，皆出于绝无所为。又或山居野处，微独宵小潜踪，即狐魅亦因之敛迹。折冲御侮，为劳极不小矣。帷盖之恩，宜与马同其厚也。《礼》曰“敝盖不弃”，为埋狗也。畜而有功于人，即自死，犹不忍食之。若乃刀锯屠焉，鼎镬烹焉，罪岂应得。而《本草》盛言其有功于病，恐亦馋心涎口之谈。至术家取犬血以厌精魅，更属不然。夫精魅之敢干与否，视乎其人，何关犬血。而名号颇多，见传记者，皆足以资考订也。《本经》曰狗，《星禽图》亦曰娄金狗齐，俗呼地羊。《尔雅》曰：犬生一子曰玂亦曰獴，二子曰师，三子曰从，绝有力曰狣，未成毫曰狗。《说文》曰：多毛曰龙[1]，亦曰庬。《诗·召南》：无使龙[2]也。吠猛能逐虎曰豣。《虎荟》载：辽兴宗出猎，遇三虎，纵犬获之。吠不止曰獥。长喙曰猃，短喙曰猲。《诗·秦风》：载猃猲骄。去势曰猗。高四尺曰獒。《书》：西旅底贡厥獒，太保乃作旅獒。小而善猎为卢，《说文》作獹。《诗疏》曰田犬。上党者为最，故曰韩卢。《诗·齐风》：卢令令、卢重镅、卢重环。《广雅》曰：殷曰虞，晋曰獒，提弥明之卫赵盾，晋人曰，君之獒不若臣之獒。楚茹黄，韩卢，宋猩亦作鹊。其食不避秽，卧不择地，为物苟且，故《韩

〔1〕龙：原作“狡”，据《说文》卷十改。
〔2〕龙：原作“庬”，据《诗·召南》改。

非子》曰：蝇营狗苟。其鸣曰吠，噬曰咋。张牙而吠，作欲噬状，曰狺。《说文》作狾。人以声使之搏噬，曰嗾。狂犬曰猘，亦曰瘈。《左传》卫子木曰：国狗之瘈，无不噬也。又宋人逐瘈犬，入于华臣之室，国人从之，华臣疑其攻已，遂奔陈。《后汉书》曰：帝高辛氏有狗名槃瓠，文五色。时犬戎兵强，募能得犬戎吴将军首者，妻以少女。槃瓠得之，于是少女从盘瓠，生男女十二人，后子孙繁盛。《内则》曰：狗赤股而躁臊。

凡热病后即伤寒食犬肉死。犬有病者、瘦骨立者、赤眼者、猘者、自死者，并毒人至死。犬老而瘦，腹中生痞，名狗宝。《本草》云能治隔噎，然试之不验。《拾遗》曰：十年青盲，取白犬生子目未开时乳频点，狗子目开即愈。如此其神，未经试验。然点一切肝虚目疾，则屡有效也。溺及胆汁点洗热眼，亦胜于诸溺、诸胆。屎[1]，可敷疔疮恶肿出《圣惠方》。头骨，和猫头骨煅研，能治疮疡久不收口[2]。身上蝇，五七枚擂酒服，或和保元汤，能托痘疮不起，冬月在狗耳中并出《易简方》。《大唐杂录》谓：春州人以狗肠为琵琶弦，声甚凄楚，未知果否。

马

其名见传记者极多，不能尽载。《易传》曰：乾为马，为驳马。疏曰：有牙如锯，能食虎豹。按：此说出《尔雅》，曰，驳如马，能食虎豹。云如马，则明明非马。然则能食虎豹者，另是一物。《易》所谓驳马者，毛色斑驳也。注家误引。锯，《尔雅》作倨，古字通用也。又曰：坤，元亨，利牝马之贞。王弼《文言注》，以为随事取象，不知何义，或谓马孕则不再交，此亦诸兽所同。《纲目》曰：牡曰骘[3]，牝曰騇、曰骒[4]、曰草，去势曰骟。一岁曰馵，二岁曰驹，三岁曰騑，四岁曰駣，八岁曰馴。善行曰骏，行钝曰驽。有德曰骥，八尺曰駥。《天文图说》：辰为马精。归有光曰：龙与马同气也。《周礼·庾人》：马八尺以上为龙，七尺以上为騋，六尺以上为马。“六马”注：玉辂驾种马，戎辂驾戎马，金辂驾齐马，象辂驾道马，田辂驾田马，驽马给宫中之役。《史记·大宛列传》：汉得大宛汗血马，名天马。《汉书》曰：元狩二年，马生余吾水中。元鼎四年，马生渥洼水中。此盖野马之良者，献者神其说，故云从水中出也。又伯乐善相马，能得其神骏于牝牡骊黄之外，故云伯乐一过冀北，而马群遂空。《相马经》曰：马头为王欲方，且为丞相欲明，脊为将军欲强，腹为城郭欲张，四下为令欲长，眼欲高框，鼻孔欲大，鼻头有王字、火字，口中赤，膝骨圆而张，两耳相去近前，竖尖而厚，皆良马也。又有三羸：大头小颈一，弱脊大腹二，小颈大蹄三。又有五驽：大头缓耳一缓软也，长颈不折二，短上长下三身短足长，大胳短胁四，

[1] 屎：此前原衍“和猫头骨煅研能”七字，据文义删。
[2] 治疮疡久不收口：此后原衍“治疮疡久不收口”七字，据文义删。
[3] 骘：原作“隲”，同“骘”。
[4] 骒：原作“课”，据《本草纲目·马》改。

浅髋薄髀五。《后汉书》：武帝时，善相马者东门京作《铜马法》献之，诏立于鲁班门外，更名金马门。《国宪家猷》曰：马口中黑者，曰衔乌，短寿。白额入口者，曰梅雁，亦曰的卢，妨主。《尔雅》曰：马回毛在膺，宜乘。郭注引伯乐《相马法》曰：旋毛在腹下如乳者，千里马。其在肘后减阳，在干弗方，在背阕广。郭注、邢疏亦不能悉。又蚕亦与马同气，故《周礼》禁原蚕。原，再养也，一名晚蚕。物不能两大，蚕多则马耗，故禁之也。马疲曰虺隤，乃人病之通名，非专言马病。又古人用马，宗庙齐毫尚纯，戎事齐力尚疾，并见《尔雅》。又惟驾车不单骑，至赵武灵王胡服行边，始惯用单骑法。驾车，一车四马，故马以驷名。《天文图说》房星为天驷，亦以四数。《论语》：有马千驷。欲知马之老少，但视其齿。《谷梁传》：荀息左手牵马，右手奉璧，曰，璧则犹是也，而马齿加长矣。

性极有毒，鞍下肉尤毒。《别录》谓"能补虚"，大误。凡洗血不净者，盖釜煮者，能令人病。无夜眼者、黑头者、自死者，并杀人。秦穆公曰：食马肉不饮酒，杀人。《食疗本草》曰：中马肉毒，饮清酒则解，饮浊酒则加。《纲目》曰：饮莱菔汁，食杏仁，皆可解。

乳，性凉，能清热。然多饮令人瘦，亦劣物也。汉时以马乳造酒，置挏马之官。今口外诸处尚有之。明人拟《辽宫辞》曰：礫犬烧羊挏乳酒，君臣团坐笑传杯。

血与汗，均有大毒，入人肉则死。患疮毒者，触其气则剧。陶隐居曰：马汗、马毛并尿屎，患疮毒人概不宜近。治之，总宜热饮甘醇美酒，取醉取汗。《博济方》曰：以黄丹炒令紫色，白矾末等分，水调涂疮口。《灵苑方》曰：生乌头末涂，多饮热醇酒，疮中出黄水即愈。谷水酒条，《食疗本草》曰：马汗气入疮欲死者，烧粟秆淋汁浸洗。

俗传肺最毒，而肝实有大毒。《纲目》曰：汉武帝云，食肉无食马肝。韦庄云：食马留肝。又文成侯食马肝而死。大抵马本毒物，不独肝与肺不可食也。其为用有功军国，杜工部诗云"所向无空阔，真堪托死生"。明人诗曰"力尽犹腾踔，功高几溃围"。故《礼》曰：敝帷不弃，为埋马也。

本朝马政，隶兵部车驾司。凡八旗马，每岁季春，由部以出牧之数具奏。并列副都统名，请每翼简用一人掌出牧事。每旗视马多寡，拨委官兵，陆续领赴口外牧场牧养，听副都统管辖调动。至八九月归牧回京，由都察院验肥瘠，副都统及官兵议叙议处有差。出牧橐驼亦如之。陕西、甘州、凉州、西宁、肃州，各设牧场，以游击为总统。场分五群，各以千、把总为牧长，外委为牧副，兵为牧丁。每群牧马二百四十匹。岁课孳生，三马得一，至三岁齐其母。橐驼，五驼得一，五岁齐母。计其盈亏为赏罚，差为三等。凡直省营马，提督二十匹，总兵十有六，副将十有二，参将八，游击六，都司、守备各四，千总、把总各二，兵自马步各半。至马一步九，每兵一匹刍选秣之数谓之马千，具册报部，岁终奏销。官兵每用，朋扣俸饷。存营马阙，动支买补。报毙各限以数，福建岁准九百三十五匹，广东九百二十一匹，直隶及余省均不得过十分之三。又限以年，江南江西、福建、浙江、湖北、湖南、四川、广东、广西、云南、贵州俱三年，直隶、山东、山西、河南、陕西、甘肃俱五年。未及期毙者，责赔其买补。各按省按年定价有差，具册报部题销。此营马之制。若上用之马，于内务府设上驷院，特简大臣兼管院事无定郎卿二人掌群牧之政，所属左司郎中侍卫员外郎主事掌赏罚，右司侍卫员外郎主事掌俸饷刍菽，堂主事掌章奏文移，笔贴式掌缮译。又侍卫二十一人掌侍直内，八人兼试御马，司鞍长二人，司鞍八人，司辔二十人。皇子每位司鞍二人，司辔八人，掌服驾。凡圉牧，设内厩于皇城外，外厩于南苑，设牧群于盛京及张家口外。内厩御马、副马、川马各一厩，均无定数；仗马一厩七十匹；公马五厩，厩各二匹，附橐驼十匹；架车马二厩，厩各马五十匹，羸五十匹。外厩御马、内马克卸马之选及皇子乘骑，谓之内马凡六厩，内搁马取乳之马一群，腾马四，牝马三十有六，余无定数。安西公马一厩二百匹，应差巡马二百十匹。

附各厩：大凌河，牧马二十四群，扇马十群，每群附驼三匹。张家口外上都达布逊诺尔，牧马百三十四群，扇马二十四群，扇驼六群。达里冈崖，牝马六十群，走马一群，牝驼十有六群。乌良海，牝马三群以上。各牧群，每群马自二百匹至五百匹，驼自百匹至二百匹不等。凡典牧，设正副牧长、牧副等官，牧丁百名。内外厩，每厩设厩长、厩副等官，厩丁二十人，草夫自十四人至四十四人不等，共五百八十六人。驾车马二厩，各厩骁骑四十人。大凌河设总管、翼领、效力、笔贴式等官。每群设正副牧长、牧副。扇马每群牧丁二十人，牝马各十五人。上都达布逊诺尔设总管、副管、翼领、笔贴式，达里冈崖设翼领、效力、笔贴式。每群设牧长、牧副，每厩群牧丁十人，马群七人。凡捍牧，专司巡群缉匪，以防盗窃，各设防御骁骑校、护军校等官，护军共四百四十余人。凡考牧，内外厩院卿，岁一按视，各牧群三岁一验，驼群六岁一验，各具生息耗损实数以闻。闻惟院囿搁马岁阅，三岁一奏，不议赏罚。其余，通计百匹内疲瘠、毙损一二匹，厩牧长副议赏；三四匹，免议；五六匹议罚；六匹以上，议赔生息。上都达布逊诺尔、达里冈崖，每三岁，牝马三匹额生驹一。大凌河，每三岁，牝马五匹额生驹二。浮额百六十匹以上、八十匹以下、一匹以上，阙额百匹以上、五十匹以上、一匹以上，分为三等，牧长、牧副赏罚有差。凡出牧，岁四月朔以内，外厩公马四百匹，就草张家口外。九月望回厩。南苑六厩，巡群马以九十匹，搁马全群，即南苑就草，出入期亦如之。凡刍菽、黑豆、谷草均令各庄输纳，仓米由会计司行户部支取。如豆、谷、草不敷用，由会计司转行广储司支银和买。岁于秋季预计一年应用之数，行取分给。凡供直马日，以内厩御马四，齐其毛，具鞍辔，立院门外。行幸驻跸，以御马六，立园门右直班，侍卫、司鞍、司辔，咸侍恭遇。车驾巡幸日，以十马备上乘御，由掌御马大臣奏请，于御马内择其最良者以从，其需用驾车马、公马及橐驼之数，附疏以闻。凡用马：岁四孟月敬神，用青白马二。皇子婚礼，荐币以马，既婚乃给乘马。公主厘降，荐币以马、驼，生子弥月，以马克赏。分封王、贝勒、贝子，给马、驼。公给马。直省将军、都统、副都统、总督、巡抚、提督、总兵入觐，各赐马。朝鲜国使臣来朝如之，均选公马之良者给用。凡祻马，岁春秋二季，祷马于神，系绛帛于御马三十匹，以为识。大凌河扇马系青帛者，亦三十匹。牝马群系绛帛者一千三百匹、青帛者百七十六匹。仗马厩附养四色马四十匹，堂子青马，天命黑马，香初黄马，蒙古花马。堂子率以十匹诣神前受厘，系绿帛。

凡马医，设医长蒙古二人；医师蒙古十有八人；癞医六人；兽医汉十有六人，主治马、驼之疾。由本院行所司支取药物，岁终会计，次年二月奏销。凡京师各厩及在外牧群马、驼皮革，均由各衙门送院，用左司印记，转交武备院核收，无定额。

驴

《衍义》云：驴肉动风，肥者尤甚。《日华子》云"止一切风"，误也。《食疗本草》曰：脂，和生花椒捣，绵裹塞耳，治老聋。《千金方》曰：和盐少许，注目眦，治胬[1]肉，日三次，一月瘥。《纲目》曰：热驴血和麻油一盏，搅去沫，煮熟即成白色，能利大小肠，润燥结。《李楼奇方》曰：生驴皮，朴硝腌过，烧灰，油调，搽牛皮癣，名一扫光。熬胶，入补血药。在处皆可用，山东东阿者为最，故名阿胶。后世医书，谓齐水为地之经脉，至东阿潜行地下，故阿井之水作胶，大补女人经血。若无好阿胶，不如牛胶。盖阿胶本用牛皮，不用驴皮。《别录》云：阿胶出东阿县，煮牛皮作之。《图经》云牛胶"只取粘物"，制作不精耳今之阿胶，制作更极不精。锦囊诗曰：系蟹悬门除鬼疾，画驴挂壁止儿啼。注云：小儿夜间拗哭，素纸墨画大驴，倒悬卧室即止。厌胜之求，理所有也。

骡[2]

《纲目》曰：古作蠃。其类有五：牡驴交马而生为骡；牡马交驴而生为駃騠，牡驴交牛而生为馲䭾，牡牛交驴而生为騵𩦺，牡牛交马而生为駏驉。今通呼为骡。其肉有毒不宜食。又凡牛、马、驴、犬、羊等肉，孕妇概不宜食。骡则后有锁骨不能开，故不孳孕，妇女尤不宜食。不拘有娠无娠，食之必有产厄。又《吕氏春秋》载：赵简子杀白骡，疗其臣阳城渠胥之疾。不言何疾，总属幻谈，医家勿为所误。

驼

《史记·大宛列传》作橐他。《汉书·西域传》曰：鄯善国多驼驰。又作橐驼，后讹为骆驼，又作骆驰。《纲目》曰：驼，马身羊头，长项垂耳，脚三节，背有两肉峰如鞍。性耐寒恶热。粪烟如狼烟直上。能负千斤，日行二三百里。又能知泉源水脉，凡伏流人所不知，视驼足踏处，掘之即得水。夏日热风将至，驼先聚鸣，埋口鼻于地避之。其卧而腹不着地，屈足露明者为明驼，最能行远。于阗有风脚驼，疾如风，日行千里。《西域传》云：大月氏独峰驼，背上一峰隆起，若封土然，故呼封牛，亦曰犦牛。《穆天子传》曰物牛，《尔雅》曰犦牛。《北史》曰：滑国有两脚驼。

按：马鞍下、牛轭下肉均有毒，而独峰驼峰绝美，为八珍味之一。其余驼肉性可疗久痔。《开宝本草》曰：炙热，摩顽痹风痒，恶疮毒肿，去死肌，舒筋皮挛缩，治筋骨踠损。《日华子》曰：敷一切风疾，皮肤痹急，恶疮漏烂。长食，壮筋骨，润皮肤。

〔1〕胬：原作"努"，据文义改。

〔2〕骡：原目录作"蠃"，为骡的别称。

乳，补中益气，滋血脉，佳物也。

虎

《纲目》曰：杨雄《方言》云，陈魏之间名李父，江淮南雄曰李耳，或曰䶂䶃，关东西曰伯都。《左传》作于菟，《汉书》作乌檡，《肘后方》曰大虫，蜀中呼老虫。《尔雅》曰：虎，窃毛浅也谓之虦猫，黑色曰虪，白色曰甝。似虎而五指曰貙，似虎而非真曰彪，彪乃虎子。卢蒲癸之《卜庆封》曰：虎离穴，彪见血。似虎而有角曰虒。丛山密蒨皆有，为山兽之雄，故呼山君。胸有威骨，形如乙字。其出，则风先之。《易文言》曰：风从虎，怒则威张。《诗》曰：阚如虓虎。性贪，《颐》六四曰：虎视眈眈，其欲逐逐。若平时无虎之地，忽有虎久停不去，主水旱。谚云：虎踏荒。古诗云：寅年足虎狠。故《禳虎青词》曰：虽是寅年之足，或有数存，去其乙字之威，尚祈神力。

虎为西方金神，性大热，故《易卦通验》云，立秋虎始啸，《月令》仲冬虎始交。《食疗本草》曰“食之已疟，辟精魅。入山虎见畏之”而已，他无所长。骨熬胶，治风损痹痛，筋骨无力，虚寒者颇效。若内热及平素肺热咳嗽者，服之即剧。盖其性热而属金，故专助肺火也。其肾不近腰脊，故击之则折。俗云：铜头铁额豆腐腰。《禽虫述》曰：象口隐于鼻，虎肾悬于腹。虎，害人之兽，然山中他兽害稼，虎至则敛迹，是亦有功农事，故先王有祭虎迎猫之礼也。猫似虎而小。首似猫，能噬兽，不噬人，《诗》曰“有猫有虎”是也。《郊特牲》曰：迎猫，为其食田鼠也；迎虎，为其食田豕也。

按：古者大蜡、八蜡之祭也，主先啬而祭司啬，祭百种以报啬。先啬一，司啬二，农三，邮表畷四，猫虎五，坊六，水庸七，昆虫八。圣人之重民事如此。然虎噬兽乃至敢于噬人，较他兽之害稼，尤为可恶，岂可迎之？

本朝设立三旗虎枪营，以公侯领侍卫内大臣一人为总统，以内大臣、都统、前锋护军统领、副都统、侍卫三六人，旗为总领。三旗各以二百人为虎枪，各以七人为长，七人为副长，恭遇车驾巡狩日，以十人佩虎枪于前导侍卫前行走云云。在简首安营后，侦虎豹出入，备伏弩箭、犁刃。行田遇大兽，则列枪从之。奉旨杀虎，或追踪，或寻山，得实具奏，有旨则杀虎以献。如差往畿辅近地，或口外杀虎，量地远近，奏请简总统或总领酌带虎枪人随往，所以重除民害。观此，先王为小利而迎大害，非善政矣[1]。

豹

《禽虫述》曰：虎生三子，一名豹。果尔，宜豹少虎多，今山中乃豹多，恐别是一种也。《纲目》曰：形似虎而小，白面团头，文如金钱，或如艾叶，甚华美。《列女传》曰：南山之豹，隐雾雨以泽其衣毛，故以喻潜修之学者。西域有金线[2]豹，

---

〔1〕安营后……非善政矣：凡九十七字，原错至本段开头“本朝设立”之前，据文义后移。
〔2〕线：疑为“钱”之误。

文如金线。海中有水豹。《梦溪笔谈》曰：秦人呼豹为程。《列子》曰：青宁生程，程生马甚不可信。东人呼失利孙，又曰失剌孙。今口外一种裘，与此同名异物，而温厚华美过之，价亦极昂。本朝曾有御史，请禁三品以下不得服用。王渔洋先生戏作绝句云：京堂詹翰两衙门，齐脱貂裘猞利孙。昨夜明月风露冷，满朝谁不怨葵尊。上疏御史之别号也，见《分甘余话》。字作猞，不作失。《革》九五曰：大人虎变，其文炳也。君子豹变，其文蔚也。《本草衍义》曰：此圣人假喻，非果能变形也。至《诗》之赤豹，《山海经》之元豹、《尔雅》之白豹，皆不常有。其胎至美，为八珍味之一。《别录》曰：豹肉能安五脏，续绝伤，轻身益气，冬食尤佳。《日华子》曰：壮筋骨，强志气，耐寒暑，令人猛健。《食疗本草》曰：令人志气粗豪。其有益审矣。若夫虎豹皮毛之为服饰，《郊特牲》曰：虎豹之皮，示服猛也。《玉藻》曰：君羔幦[1]虎犆，大夫、士鹿幦豹犆。君之右虎裘。注：幦，覆轼也。犆，绿也俗名镶边。又《唐风》有豹裘、豹祛。《左传》：楚灵王着豹舄，卫庄公为虎幄。又古人以饰讲席，名曰皋比。唐戴叔伦诗曰：猊[2]座翻萧瑟[3]，皋比喜接连。《庄子》作皋毗。亦用以战，《左传》：公子偃自雩门蒙皋比以犯齐师。又胥臣蒙马以虎皮战楚。究之此物，仅可美观，不宜常用。《起居杂记》曰：虎豹皮上睡，令人神惊。毛入疮，有大毒。

象

《北户录》名伽耶。《拾遗》曰：象具十二生肖肉，惟鼻是其本肉，煮食、糟食皆美。其腋下毛白处名象白，为八珍味之一。《纲目》曰：象出交、广、云南山中及西域诸国，力能负重。《内典》曰：水行龙力大，陆行象力大。酋长则饰而乘之。《春秋远斗枢》曰：摇光之精，散而为象。足之所履，能知地中虚实，故天子卤簿，用为前导。又可用以战。《左传》：定公四年，吴师及郢，楚子使针尹固执燧象以奔吴师以火驱象行。《明傅》：友德伐云南，元梁王把匝剌瓦尔密，驱象阵如城以战。《大宛传》云：身毒国人乘象以战，有灰、白二色，形体臃肿，身长丈余。高称之。目才若豕，四足如柱，无指而有爪甲，耳下亸，鼻大如臂，长至地，其端甚深，可以开合，中有肉爪，能拾针芥，饮食皆以鼻卷入口，一身之力全在于此，故伤之则死。耳后有穴，内空皮薄，刺之亦死。他处皮肉，割之阅宿则创复合，故外科用以生肌。性畏鼠，见地有鼠迹，即终日不敢动。又畏猪。山中有象，最害田禾。岛夷缚豚于树，使喔喔不绝声，象则怖而远遁。明威宁伯王越平两广，夷人乘象以战，乃不见小豚数千纵之，象果披靡。口有食齿，两吻另出两牙夹鼻，雄者长六七尺，雌亦尺余。其牙遇雷则生纹理，落则自埋之。人取以为器，八材之中居其一珠、象、玉、石、金、木、草、羽。《诗·泮水》章：元龟象齿。《通鉴》前编曰：纣为象箸，箕子叹曰，必

〔1〕幦：原作“幣”，据《礼·玉藻》改。
〔2〕猊：原作“视”，据《全唐诗》卷173改。
〔3〕瑟：原作“索”，据改司上。

且为玉杯。其来古矣。至于象床、象尊、象邸、象揥、象弭、象辂、象笏，皆载籍所传。独象箸遇饮食有毒则变黑，是有大用，不比他器仅美观也。交牝在水中，以胸相贴，与他兽异。《说文》曰：三年一乳。或云五岁始产。寿可一二千岁。解人事，识人言安禄山命元宗舞象，擎杯进酒，象掷杯跳跃，掀翻御案。元季，五象不拜明太祖。李自成兵破北都，过象房，群象哀鸣，泪下如雨。肉味虽不恶，然多食令人体重。《日华本草》曰：煮汁饮，能通小便。烧灰服，又能缩小便。其胆不居腹内，宋太宗后苑象毙，剖之不得其胆。徐铉曰：在前左足。索之果然。问：何以知之？曰：象胆随四时而移，春在前左足，夏在右足，秋后左，冬后右。此时二月，故知在前左也。其说盖本于《春秋运斗枢》也。

野猪

《纲目》曰：形似猪，大牙长出口外数寸，能与虎斗。有重数百斤者。性能益五脏，令人肥。《日华子》曰：炙食，治肠风下血，不过十顿愈。脂炼净，和酒日三服，令妇人多乳。

豪猪

《纲目》曰：《唐本草》作蒿猪。《星经图》曰壁水貐，故又呼貆貐。《通志》曰山猪。又曰貆猪。郭璞曰：吴楚呼鸾猪。无雌雄，自为牝牡。极害稼。项脊有棘鬣，能激以射人。肉有毒有无益。

熊

《述异记》：在陆曰熊，在水曰能。《纲目》曰：俗呼猪熊，小者为狗熊，罴为马熊、人熊。狒狒亦名人熊，俗呼野人，与此不同。状如大豕，毛黑，竖目，人足。春夏膘肥。每升木自投于地以取快，为跌膘，《庄子》“熊经鸟申”是也。冬月蛰藏不食，饥则舐其掌，故掌尤美，名熊蹯，为八珍味之一。胸前有脂白如玉，味亦美。臑之难熟，故楚成王遇弑，冀得外救，请待熊蹯熟，食之而死也。刘向《新序》曰：纣以熊蹯不熟而杀疱人。《左传》曰：晋灵公以熊蹯不熟而杀宰夫。其行虽远，必有跧伏之所，在石岩枯木，山中人名熊馆。《搜神记》曰：熊居树穴中，人击树呼“子路”则出，不呼则不动。熊与罴皆壮毅之物，故《书》以喻不二心之臣，而《诗》以为男子之祥也。

肉，补虚羸，治风痹筋骨不仁，杀劳虫，强志气。脂与肉同。刘河间曰：熊肉振羸，兔目明视，取其有余以补不足。此言甚当，凡用补者，理均如是也。罴头高脚长，敢猛多力，能拔树木，虎亦畏之。遇人则立而攫，或云即雄熊。《诗疏》谓之黄熊。《尔雅》曰：罴，如熊，黄白文。肉粗而味稍减，功用则同。按：熊肉之补，过于鹿。惟素有痼疾人，食之即终身不愈。一种小而黄赤者，名魋。《尔雅》曰：窃毛而黄。郭注曰：赤黄色。故又名赤熊，性亦仿佛。

鹿

《尔雅》曰：鹿，牡麚，牝麀，其子麛亦曰麑，其迹速绝有力麖。《澹寮方》曰斑龙。《纲目》曰：牡者有角，夏至则解，黄质白斑。牝者无角，小而无斑，毛杂黄白。孕六月而生。性淫，一牡常交数牝。《述异记》曰：鹿千岁而苍，又五百岁而白，又五百岁而元。《周语》穆公征犬戎，得四白鹿以归。《名苑》曰：鹿之大者曰麈，尾生长毛，群鹿随之，视其尾为准。故晋人挥麈清谈。

肉，补中益气，强五脏，起虚羸，调血脉。尾肉尤佳，为八珍味之一。头肉，主阳虚，夜梦鬼交。蹄肉，主诸风，脚膝疼痛，肝肾亏损，下元痿弱。血，大补阴虚，止腰疼、鼻衄，添精益血，治肺痿吐血，崩中漏下。又解一切金石药毒。均宜乘热生饮。肾，壮阳补肾。筋，壮筋骨，续绝伤。角熬胶，治肝肾亏损，精虚血少。或细剉，炒黄色，碾为粉，名鹿角霜。亦补肝肾，又能发痘，消肿毒，治女人白浊。角下茸，为补肝肾之首，盖鹿卧则运尾闾通督脉蜷曲如环，督主一身之阳，故性属阳而多寿，阳虚最宜。然血肉有情之物，与金石草木燥热之性迥殊，即或阴阳两虚亦不忌。

麋

《尔雅》曰：麋，牡麔，牝麎，其子麇，其迹躔绝有力狄。《纲目》曰：鹿居山性阳，故夏至阳极而角解；麋居泽性阴，故冬至阴极而角解。麋似鹿，毛青黑，肉蹄，目下有两窍为夜目。《淮南子》曰：孕女见麋，子生四目。孕女论胎教之理，本不宜见异形诸物，而子生四目，则诸史所载人痾，未之或见也。《周礼》方相氏黄金四目，先儒以为刘歆杜撰。其血肉、脂膏、茸角，性与鹿同。而鹿补阳，既不害于阴；麋补阴，亦何害于阳。乃《别录》云：麋脂不可近阴，令阴痿。孟诜云：麋肉多食，令人房事软弱。使果如此，何以又曰添精暖肾乎。《纲目》反以二说为是，非见理之言也。且鹿补阳之物，宜强阴，而鹿茸、鹿脂、鹿齿，诸《本草》亦有痿阴之语，又当作何解。陶隐居于麋脂则曰：当作令阴不痿。亦属强为之说。夫麋性诚补，未必近阴即可不痿。我辈读古人书，其合理者从之，不合理者置之，不必过信过疑，自蹈尘雾，孟子所以“有不如无书”之叹也。又麋、鹿皆能害稼，故《春秋》庄公十七书年多麋。

麞

《尔雅》曰麢，又作麈，牡麌，牝麜，其子麆，其迹解绝有力豜。大者曰麃，故又曰：麠，大麃，牛尾一角。汉武帝郊雍得之，《汉书·郊祀志》遂以为麟，谀辞也。《纲目》曰：麞似鹿而小，无角，黄黑色，雄者有牙出口外，无香。有香者麝也。

肉补五脏，壮筋骨，同鹿肉而力小。又能通乳，全麞酒煮，每顿食。又能祛风。《拾遗》曰：人心粗莽，麞心肝焙干为末，酒服，一具即胆小。若素怯者，服之则转怯不知所为。窃谓人之勇怯，由于赋畀，欲变化之，当以礼教，岂药物所能转移乎？如果不虚，施之不可化诲之悍妇，可以济礼教之穷矣。

麂

《纲目》曰：似麞而小，牡者有短角，黧色，脚矮而力劲。善跳越。肉性与麞同，又能治五痔。皮作靴袜，极佳。谚云“公麞母麂”，谓麂即牝麞，大误。一种稍大者名麖，一种大而毛长者名麐。《尔雅》云：麐，大麢，旄毛狗足。《山海经》云：女几之山多麖麐。今市肆所售鹿筋，蹄脚甚小，多是麞、麂等筋，然亦能壮筋骨，凡腰膝疼痛，下元痿弱者，宜多食。又道书谓麞、鹿、麂、麅皆无魂，杀之不知寻冤仇对报，幻谈也。君子之于禽兽，不忍妄杀耳，岂畏其魂哉，又岂欺其无魂而肆杀哉？

麝

《尔雅》曰射父、麕足。俗呼香麞，形似也。其香能通窍，消瓜果积。肉食之，不畏蛇虫出《食疗本草》，消腹中癥块出《本草纲目》。

狐

《纲目》曰：有黄、黑、白三色。声如婴儿。气极臊烈。腋毛纯白，曰狐白。集以为裘，极华极暖，故有天子狐白裘，诸侯狐青裘之制。然白处甚少，欲成一裘，须千狐之腋。故合众美以成一事，谓之集腋。又《国策》曰：千羊之皮，不如一狐之腋。言可贵之物，不论大小也。《白虎通》曰：九尾狐见，主王者子孙繁息。德至，鸟兽则见。《说文》曰：狐有三德。其色中和，小前大后，死则首丘《广志》：狐死首丘，豹死首山。或云狐知上伏，不度阡陌。或云狐善听冰，故北方每冬河冻，每旦必视狐迹，径过不返，车马始可通行；若至中流以回，冰犹未坚，履之必陷。或云狐有媚珠。明神宗时，妖贼王希贤遇猎者逐狐，覆庇之，狐德之，赠以珠。其后，聚众谋叛，遇不可招致之人，则持珠玩弄凝想，其人必闻异香，无不倾心投顺，谓之闻教。一说狐断昆赠希贤，非珠也。或云能击尾出火。故《史记·陈涉世家》使人篝火作狐鸣以惑众此狐典最古者。至于大禹之娶涂山，散宜生之青翰，抑又古矣。或云狐魅畏狗此道力尚浅者。或云狐至百岁，礼北斗化为人。或云狐三百岁为天狐，天神敬之。或云狐能修炼成道者名狚狐，生而灵异，至三十岁则能幻化，他种狐不能也。或云狐以积功累行成道者乃得仙，然事极难，非数百年不可。其幻媚采补者，捷径法也，但可修成内丹，长生不死耳。然人乘其睡，窃而吞之，则人得寿而狐死。或云狐千岁为淫妇，百岁为美女出《玄中记》。或云狐乃先古之淫妇，名阿紫，故今犹以自称。其性多疑，故临事不决曰狐疑。其心精进猛勇，不甘以兽自待，必欲学人，往往成人。且必欲学仙，往往成真，得道长仍。故我之人倘能如此，何学问之足道哉？北方最多北人语曰：无狐魅不成村，南方亦间有。其居处有亲疏眷属，其待人知恩仇报复。予所知，静处一室，总不为祸祟[1]者数处所见，呈幻惑，令人笑，令人怒，令人敬，令人思，令人无可奈何者数事，总由德不胜妖，于狐奚责？或以宿缘宿冤所结，于狐奚仇奚恩？昔有能诗之狐，与俗子交好，或诘之，狐应以诗曰：久陪香案侪仙吏，偶蹑尘踪魅阮郎。可谓善于解嘲。必欲克庖，恐遭恶谑，猎人不必慕之也。

〔1〕祟：原作“祟”，据文义改。

狸

俗呼野猫。《字林》曰狉狸。《尔雅》曰：狸，其足蹯有掌曰蹯，其迹内印地有指爪痕曰内。《纲目》曰：有数种。一种毛杂黄黑，圆头大尾者为猫狸，其头面斑文拉杂如鬼，《原壤歌》曰“狸首之斑然”者是也。善窃鸡鸭，气臊臭不中食。一种斑如貙虎，尖头方口者为虎狸，肉不臊可食。一种似虎狸，尾有黑白钱文相间者为九节狸，皮可为裘。《宋史》安陆州贡野猫、花猫者是也。一种文如豹，作麝香气者为香狸，即灵猫也。一种白面，尾如牛者为牛尾狸，亦曰玉面狸，味绝佳，冬食尤美俗谚曰：天上龙肉，地下狸肉。洪容斋所谓“沙地马蹄鳖，雪天牛尾猫”，盖江西土产也。一种最小，黄斑色者名犰，亦可食。能治肠风、痔瘘及鼠瘘。《图经》曰：作羹臛食，不过三顿愈。按：狸亦能为魅，但伎俩不及狐耳。《内则》曰：食狸去脊。不知何义。

貉

《纲目》曰：状如狸，头锐鼻尖，斑色，毛深厚可为裘。性好捶，与獾同穴而各处。《图经》曰：能补元脏虚寒及女子虚惫。《考工记》曰：貉逾汶则死。地气使然也。

猯

一名獾独，一名猪獾。《尔雅》曰：貒子貗。《纲目》曰：形似小猪，体肥行钝耳聋，见人乃走。《唐本草》曰：水胀垂死者，作羹食大效。《食疗本草》曰：赤白久痢，煮熟，露一宿，空腹和酱食，一顿即瘥。瘦人食之长肌肉。《衍义》亦曰：最益瘦人。《日用本草》曰：治咳逆劳热。

獾

即狗獾。《尔雅》曰：貈子貆。郭注曰：雌者为貍。《诗》：不狩不猎，胡瞻尔庭有悬貆兮。蜀人呼天狗。《纲目》曰：形似小狗而肥，尖喙短足。深毛褐色，可为裘。性近猪獾而又能杀疳虫，小儿羸弱宜之。

豺

《尔雅》曰：豺，狗足。《纲目》：状如狗，胡俗名豺狗。前矮后高，长尾，黄褐色，牙如锥，体细瘦而猛健，虎亦畏之。声如犬吠，人恶之，以为不祥。《尔雅翼》曰：俗传狗为豺之舅，见狗辄跪。《埤雅》曰：豺体极瘦，故俗云骨瘦如豺，后人误作柴。肉臊臭，且能损精神，消肌肉，极不宜食。

按：豺肉固不佳，然山中有虎，豺则俟于路，遇孤行客，或前导，或后随之，虎不敢出，至无虎处乃别去，是乃仁兽，大有功于人者也。古以豺狼比恶人，狼则当受，豺则诬也。《孟子》亦曰：嫂溺不援，是豺狼也。不以辞害意，可矣。

狼

又名毛狗。《尔雅》曰：狼，牡獾，牝狼，其子獥，绝有力迅。《纲目》曰：形如狗，锐头尖喙，高前广后，毛杂黄黑，亦有苍灰色者。声能大能小，能作儿啼以魅人。善窃鸡鸭，北方狼能食人，故《史记·项羽本纪》曰：贪如狼。其肠直，鸣则后窍皆沸，故粪为烽燧，直上不挠。老则其胡如袋，碍行步，故东人之于周公，有跋胡疐尾之咏。又狼短后足，不利上山；狈短前足，不利下山。相负而行则两便，故相比为奸曰狼狈。又仓猝失措亦曰狼狈。《唐书·德宗本纪》：泾原兵过京师，怒赏薄，作乱，拥朱泚为主，劫琼林大盈库。帝召禁军无应者，狼狈出奔奉天。

《饮膳正要》曰：狼肉补五脏，厚肠胃，腹有冷积者宜之。膏能润燥，涂恶疮。惟肠不佳，《内则》曰：食狼去肠。《续博物志》云：唐时有物名狼筋，又作狼巾，状如大蜗，两头光，黄色。有段佑失金帛，集奴婢于庭焚之。一婢脸瞤动《拾遗》曰脚挛缩，乃窃物者。此术者所为，未必实有其物。《尔雅翼》谓为狼胜中筋，误矣。狼乃兽类，腹中安得有胜也。

兔

《内则》曰：兔曰明视。《尔雅》曰：兔子嬎俗呼鱹，其迹迒绝有力欣。狡兔曰㕙，曰㕙。《诗》：跃跃毚兔，遇犬获之。《事类合璧》曰：兔大如猫，形似鼠，尾短，耳大而锐，上唇缺而无脾，前足短，尻有九窍。舐雄豪而孕，五月而吐子。大者名㲋。王廷相《雅述》曰：兔以潦为鳖，鳖以旱为兔。荧惑不明，则雉生兔。似未可信。

《拾遗》曰：久食绝人血脉，损元气，败阳道。性冷故也。然《纲目》谓能凉血，解热毒，利大肠。《药性本草》谓能稀痘痘疮毒盛及痘后余毒均宜食。刘纯《治例》曰：反胃结肠甚者，食兔肉极佳。大抵内热则宜，内寒则忌。又《纲目》曰：兔血解胎中热毒，可催生和热酒生饮。肝退肝热，补肝虚，为明目圣药。《食疗本草》曰：生食更佳。屎名望月砂，亦解肝热，为明目去翳之妙品。《内则》：食兔去尻。

鼠

《纲目》曰：鼠寿长，故称老鼠。岭南人食而讳之，称家鹿。尖喙善穴，故称䶉鼠。性多疑，故《史记》曰：首鼠首无定向，持两端也，有齿无牙当门曰齿，两吻曰牙，前爪四偶数属阴，后爪五。奇数属阳。故子时取象于鼠，前四刻为昨夜之阴，后四刻为今日之阳也。孕一月而生，多者六七子。獠人取初生未生毛者，蜜养之，用献亲宾。食之声犹唧唧，名蜜唧。

《食疗本草》曰：牡鼠肉牝者无用和五味食，治小儿疳瘦。《图经》曰：主骨蒸劳极，四肢劳瘦。盖性能通肾，又善缘善穿，凡肾虚耳聋及骨属屈伸不利者，食此皆有裨益。惟骨能令人瘦，不可食。然可治齿落不生及小儿齿迟。《拾遗》用雄鼠脊骨研末，频擦之。《炮炙论》曰：长齿生牙，赖雄鼠之脊骨。胆，滴目治青盲不见，滴耳治聋。《外科大成》云：老聋者，耳内有虫，滴鼠胆则可取而出。未知果否。或云鼠胆随死辄消，不易得者，误说也。《抱朴子》曰：鼠三百岁，善凭人而卜，名仲，能[1]知一年吉凶及千里外事。

一种名鼸鼠，最害禾稼。能化鲤鱼，鲤鱼亦能化此。孙愐曰：小鼠也，相衔而行。秦时有鼠数十万，相衔害稼。十六国时，数十万相衔渡江，食禾稻殆尽。

〔1〕能：此前原衍“能”字，据文义删。

按：此害之水处常有，但不若是之多耳。故老言，康熙戊戌，吾鄱亦有此鼠大害禾豆。一夕，遇雷雨尽化鲤鱼。网之，有鱼首鼠身者，有全身皆鱼而鼠足犹在者。

一种名地鼠，又名鼩鼱，穴居洲渚，大为芦荻之害。

一种名田鼠，又名隐鼠，又名鼢鼠，又名鼹鼠。最善穴，能壅土成坌。既害稼，又极害堤堰。《月令》：季春田鼠化为鴽。《夏小正》：八月鴽为鼠。是二物交化，如鹰鸠也。刘青田《咏猫》诗曰：碧眼乌圆食有鱼，仰看蝴蝶坐阶除。东风漾漾吹花影，一任春来鼠化鴽。隆庆辛未夏秋大水，蕲黄濒江之地，鼢鼠遍野，皆鲊鱼所化，食芦、稼尽。刘积《霏雪录》曰：鲊鱼能化鼢鼠，鼢鼠亦化鲊鱼。

一种名石鼠，《周易》作硕鼠，《广雅》作鼩鼠，《埤雅》作雀鼠，《唐韵》作鼢鼠。居树孔中，耳似兔。尾有长毛，人取以饰帽。青黄色，间有白者。善鸣能跳，接树枝如飞鸟。又能人立，交前足而舞。好食粟、豆，亦食花，食鸣廊，呼椒鼠。或驯养之，冬月偎人怀袖，可捕家鼠。范石湖《桂海虞衡志》云：宾州石鼠，专食山豆根，其肝可治咽喉瘰痹。

一种名竹鰡，又名竹豚。生竹林，食竹根，穴居。大如兔，肉肥美，能补中益气，解毒。

一种名土拨鼠，即《唐书》之鼧鼥鼠，《唐韵》谓之鼷鼥，蒙古呼答剌不花。《拾遗》曰：生西番，形如獭。肉甚肥美，能治瘘疮。《饮膳正要》曰：虽肥而味短，难克化，动风。二说未知孰是。

一种名鼵鼠，《禹贡》导渭自鸟鼠同穴，即此。郭璞曰：在今陇西首阳山之西南。鸟名鵌，状如家雀，黄黑色。鼠名鼵，状如家鼠而微黄，尾短。鸟居穴外，鼠居穴内。

一种名黄鼠，韩文作礼鼠，又曰拱鼠，见人则[1]交其前足如拱揖状乃走。《诗》所谓"相鼠有体，人而无礼"者也。又名䶈鼠，辽人呼貔狸，或曰毗离，或曰毗令邦。出辽东、太原、大同、延安、绥德，及沙漠诸地。黄色，短足善走，极肥。穴居[2]也，土窖如床[3]榻，牝牡同居。秋时蓄粟、豆、草木之实以御冬，各为小窖别贮之。人以水灌穴捕之。味美而脆，性能润肺生津。熬膏贴疮肿，解毒止痛。皮可为裘。辽、金、元时，饲以羊乳，用供上膳，或千里馈遗。

按：此鼠所储榛、栗，皆先食劣者，而蓄其佳者。人或掘而取之，则此鼠之食。自悬树枝以死，其情大可惨矣。官府禁不许取，卒不能禁。夫一鼠所储之物，能值几何，而乃忍心冒禁取之，人心残恶鄙琐，至于此极。道书云：圣人躬修至德，能使万物尊我亲我。今乃以至微之利，使其仇我恨我。匪独亏爱物之仁，实亦不自爱矣。

一种名蟨，即《尔雅》之比肩兽，与邛邛、巨虚比者。又名蹶，塞北谓之跳兔。形色皆似兔，长尾，尾端有毛。跃而不步，前足仅寸，后足逾尺。一跳六七步，止即

〔1〕则：原作"见"，据《本草纲目·黄鼠》改。
〔2〕居：原作"究"，据改同上。
〔3〕床：原作"狀"，据改同上。

蹶仆。土人掘食。性无考。

一种名貂鼠，《尔雅翼》作栗[1]鼠，又作松狗，以其好食栗及松皮也。《说文》曰：出丁零国。或云即《元史》之东印度国，耶律文正公遇冉端之地。非也，印度在西域。今口外诸处及盛京、朝鲜皆有之。肉味甘平，性亦滋补。皮为裘极佳，又耐久。《国策》苏秦黑貂之裘敝，黄金百两尽，盖极言候命之久也。有黄、紫、黑、白诸色。《纲目》曰：得风更暖，着水不濡，遇雪即消，拂面如焰，拭眯立出，珍物也。汉制侍中冠金珰饰首，前插貂尾，加以附蝉，取其内劲而外温，故曰金貂，陆放翁诗曰“食肉定知无骨相，珥貂空自谎头颅”是也。

一种名鼬鼠，一名鼬鼠，一名地猴，一名䶄鼠，一名鼠狼。黄色，身尾长尺有咫。极臊臭，不可食。但能食大蛇，又扑鼠最健，《庄子》所谓“骐骥不如狸鼪”者也。

一名鼷鼠，又曰甘口鼠。极细小，仅如拇指，啮人不痛。善食人畜皮肤成疮，故《尔雅》云：有螫毒。《左传》云食郊牛角者，即此物。此鼠之最小者。

一种名鼹鼠，又名偃鼠，又名鼠母。陶隐居曰：大如水牛，形似猪，足似象，灰赤色，胸尾皆白，有力而钝。一名隐鼠，肉味似牛。其精溺一滴落地，即成一小鼠。《拾遗》曰：此是兽类，非鼠也。陶言精溺成鼠，遍访山人无其事。按：《异物志》云：鼠母头足似鼠，口锐，苍色，大如牛而畏狗。见则有水灾。《晋书》云：宣城郡出隐鼠，大如牛，形似鼠，脚类象而马蹄，灰赤色，胸尾白，有力而钝。《金楼子》云：晋宁县境出大鼠，状如牛，谓之偃牛。毛落田间，悉成小鼠。《梁书》：倭国即日本国有山鼠如牛，又有大蛇能吞之。皆与陶说大同小异。又《尔雅》云：鼰鼠似鼠而马蹄，一岁千斤，秦人谓之小驴。即此物也。陈氏以陶说为谬，不知陶盖有所本也。且出则有灾，非岁岁常有之事，可征信于山人乎？《庄子》亦曰：偃鼠饮河，不过满腹。可云非鼠之俦乎？此鼠之最大者。

一种名鼨鼠，大如拳，文如豹，汉武帝曾获得以问终军者。

一种名鼮鼠，《说文》曰：一名鼢鼠。亦有斑文。

以上皆《本草纲目》所载，考据可谓详矣。又曰：《尔雅》《说文》鼠类鼸、鼶[2]、鼵、鼣、鼤、鼥、鼦、鶇八种，皆无考证。《语林》：唐辛怡谏为职方，获异鼠大如拳，豹首虎臆。怡谏以为鼮鼠。卢若虚曰：非也，此《说文》所谓鼨鼠，豹文而形小。又汉世祖会灵台，得鼠如豹文，光荧泽。窦仪曰：此鼮鼠也，见《尔雅》。然则八种之中，鼮鼠曾有考证。古人记载，后世未能悉知；后世所知，古亦未能尽载，可见学问无穷也。

猬

《纲目》曰：《尔雅》曰：汇[3]，毛刺。俗名刺老鼠。陶隐居曰：此物能跳入虎

---

〔1〕栗：原作“末”，据《本草纲目·貂鼠》改。

〔2〕鼶：原作“鼵”，据《本草纲目·鼠》改。

〔3〕汇：原作“彙”，同“汇”。

耳，而见鹊即仰腹受啄。《阴符经》曰：禽之制在气，不论大小也。《淮南子》曰：猬使虎申，蛇令豹止。

皮，主五痔及肠风下血。《外台方》用治猘犬伤，同人发等分，烧灰，水服。肉，宜酒煮。《食疗本草》曰：肥下焦，理胃气，令人能食。《拾遗》曰：反胃宜食之，亦主痔血。骨，误食，令人肌肉消削，骨节缩小。胆，能止泪。董炳《集验方》治痘后风热，两睑红烂，眵泪不止，点入眼甚痒，数次即愈。此方较胜于乌鸦胆也。

猩猩[1]

古作狌。《纲目》曰：自《尔雅》《逸周书》而下，说猩猩者数十家，并云能言。《礼记》亦曰能言。《尔雅》曰：猩猩，小而好啼。郭注亦曰能言。而郭义恭《广志》云不能言。《山海经》云能识人言。《尔雅翼》曰：古今说猩猩者，如豕、如狗、如猴。今之说猩猩者，与狒狒不相远。云如妇人被发祖足，群行，遇人则以手掩其阴。亦谓之野人。

按：狒狒食人，猩猩不食人。猩猩出哀牢夷、交趾、封溪诸处。状如狗及猕猴，耳如豕，人面人足，黄毛长发。声如儿啼，亦如犬。人以酒及木屐置道侧诱之，即呼人祖先姓名而骂。顷复尝酒着屐，醉中倾跌，因而被擒，槛养之。将烹则推其肥者，泣而遣之。见酒与屐，何以即知主者姓名，且知其祖先，至神至怪。卒以贪酒致败，所谓猩猩知往而不知来也。又有兽名格，形似猩猩，见人不惊避，常至人家，与人狎处。苟欲害之，才举念，即疾走不复来，此则非猩猩所能及矣。血染毛罽[2]不黯，然必先问其数，许多则多，许少则少。杀时不胜捶掠，许至一斗乃已。盖尝思之：此物遇人能掩其阴，知有礼也；临诀而泣，知有义也；至于见酒与屐，能识主者姓名，且知其祖先，则智在物先也；死后流血多寡听其自主，尤怪而又怪也，且许多必多，许少必少，亦不可谓非信也。又且不为人害，何忍食之。乃以血之有用，肉之适口，卒不免于杀身。悲夫!语云：士不幸而有才，女不幸而有貌。古诗云：翠死因毛贵，龟亡为壳灵。不如无用物，安乐过平生。读说猩猩书，不禁惘然也。王渔洋之吊淮阴侯曰：到头钟室恨功狗。竟何如杜工部之吊王昭君曰：千载琵琶作胡语，分明怨恨曲中论。皆可为猩猩惜也。《吕氏春秋》曰：肉之美者，猩猩之唇为八珍味之一，獾獾之炙。《纲目》曰：食之不昧猩猩犹惺惺也，不愧其名。不饥，令人善走，穷年无厌，可以辟谷出《逸书》《山海经》《水经》。自猩猩而外，兽之形似人者，《本草纲目》有寓类，言其似人而寄于兽也。《尔雅》于猩猩、猿、猱之类，亦曰寓属。邢疏以为因其寄寓木上，故曰寓。

一曰猕猴。《史记》曰：沐猴，性好拭面如沐也。《说文》曰：为，猴。"爲"字，篆文象形也。《庄子》曰狙，《格古论》曰胡孙，俗作猢狲，柳文曰王孙，《倦游录》曰马留。眼如愁胡，而颊陷有嗛藏食处也，故俗云尖咀缩腮。尾短无毛，手足如

〔1〕猩猩：原目录此后附有24条子目，然这些子目在正文中并非单独立条，只在行文中出现，且与正文不尽相符。据前面各条，所附动物均不上目录，故删之。

〔2〕罽：原为墨丁，据《本草纲目·猩猩》改。

人，声嗝嗝若咳。《毛诗草虫经》曰：鸣嗷嗷而悲。性躁动。生相聚，死则群守之，冀其复生。亦知埋葬，埋必露尾，仍守之不去。风过尾摇，以为复生也，急出之，出而又埋，埋而又出，至腐败乃已。此虽至愚，亦见其情之挚矣。唐纪昭宗有弄猴称供奉，每朝贺必随百官行礼。后朱温篡位，猴于班部中望见，即奋跃上殿击之，被杀，降贼诸臣愧之。又有翁弄猴乞食于长安市，久之翁死，猴守之不去，人咸义之，为葬其尸乃去。雄者稍大。驯养者知与人合，手爪取物甚捷，而不能解结类也。人以绳对之作结，则骇愕如失魂魄。又最畏蛇。畜马之家必畜牝猴，云天癸落草上，马食之无疫。或云马昼行劳苦，夜倦多眠，血凝聚蹄甲成鸡眼，则行步畏疼，不堪驰骤。猴性好动，置厩中扰马，使不久眠，非取其天癸也。

一种似猴多髯者，为豦。《尔雅》曰迅头，《山海经》名举父。郭注曰：大如狗，黄黑色，好奋头举石掷人。

一种似猴而大者，为玃。善摄持人物，纯牡无牝，故又名玃父，亦名猳玃兽之牡者为猳。摄人妇女，为偶生子。《山堂肆考》曰“猴至百岁变为玃”，误也。《神异经》云：西方有兽为㺚，大如驴，状如猴，纯牝无牡。常俟要路，执男子合之而孕。此亦玃类，而牝牡相反者。

一种大而尾长赤目者，为禺。《尔雅翼》曰：义兽也，人扑其一，则举群啼而相赴，虽杀之不去。大者名然，名禺；小者名狖、名蜼。或作猵，又作狖，又作貁𧰼。南人名曰仙猴。郭璞曰果然，俗作猓然。出西南山中。居树上，老者居其巅，少者以次而下。得食传递而上，先让老者，老者食之，以次及少者。若食少则少者不食，不使老者饥也。状如猿，白面黑颊多髯，而毛彩斑斓，鼻仰向天。尾长于身，末分两歧，雨则以歧塞鼻，故《尔雅》曰：蜼仰鼻而长尾。其行也，老者前，少者后。食相让，居相爱，生相聚，死相赴。柳子所谓“仁、义、礼、让、孝、慈”，故古者画蜼为宗彝也。或言即犹豫之犹，盖其性多疑，见人则登木，上下不定，故以比心疑不决者。然《尔雅》云“犹，如麂”，邢疏曰“玃属”，则犹非蜼可知。

一种名蒙颂，又名蒙贵。《尔雅》曰：猱状。乃蜼之最小者。出交趾。紫黑色。畜以扑鼠，胜于畜猫。

一种名獑猢，《说文》作斬鼬。黑身，白腰如束带，手有长白毛如执笏。《蜀地志》云：獑猢似猴而最捷，腾越树枝如飞鸟。

一种似猴而金尾者，名狨，又名猱。《诗》曰：毋教猱升木。古文作夒。《谈苑》云：出川、陕山中，名金线狨。轻捷善缘木。甚爱其尾，中射则自啮坏之。宋时三品以上许用狨座者，此也。

一种似猴而长臂者，为猨，又作猿。出川、广，有青、白、元、黄、绯数种。或言其两臂可以相通，故又名通臂猿，误也。其性静而仁慈，善行气导引，故多寿。常居树上，着地即泄泻死。其鸣声凄切，入人肝脾，动人羁旅之思。一鸣三声，末后一声尤惨，故杜诗曰“听猿实下三声泪”。故明诗曰：巫峡江陵一水分，猿啼两岸夜成群。遥知月下孤臣泪，才过三声不可闻。王询《手记》曰：广人言猿初生纯雄无雌，毛黑。老则变黄，溃去阴囊，转雄为雌，与黑者交而孕。数百岁又变白。《纲目》以为与《列子》“貐变为猿”，《庄子》“猵狙以猿为雌”之说相合，语当不妄。宋王仁裕畜一猿名野宾，久而作诗放之，末联曰：三秋果熟松梢健，任抱高枝彻晓吟。后过嶓冢，遇一猿跃而前迎，呼野宾即嗷应，哀鸣不忍去。仁裕作诗伤之[1]：“嶓冢祠前汉水滨，山猿连臂下嶙峋。渐来仔细觅前客，认得依稀是野宾。目宿久无羁绁梦，林栖哪复稻粱身。数声肠断连云叫，知是难忘旧主人。”曰：补不忍去。下诗中“免劳”当易为“久无”，“哪复”当易以“犹记”。

一种似猴而大，能食猿猴者，为独猿。猴见之皆跪，战栗不敢仰视。独一一揣摩，择最肥者，以片石置其顶，即俯伏待啖，不敢动，不敢鸣。共性独，他兽不敢与之为伍，又残贼其同类。独夫之义，盖取诸此。

一种似猴而大又似人者，《尔雅》曰狒狒，又作𩹶。《说文》曰𤜶，又作𤝳。《山海经》曰枭羊。《方舆志》曰野人。俗呼人熊。披发迅走，能食人。宋建武中，獠人进雌雄二头，人面，红赤色，有尾，能人言。帝问土人丁銮，銮曰：善知生死，力负千钧。反踵无膝，睡则倚树。获人则握其臂，先笑而后食之。上唇甚长，笑则反掩其目。人以竹筒贯臂诱之，俟其笑，抽手以锥钉其唇着额，而后取之。郭赞曰：狒狒怪兽，披发摻竹，获人则笑，唇蔽其目。终亦号咷，反为我戮。其发长可为髲。血堪染绯，饮之使人见鬼。

一种名猤，上黄下黑，食母。

一种似狒狒而性善不食人者，力能伏虎豹，声似人言语，然啁哳不可辨。雄曰山丈，好折扇；雌曰山姑，好花粉。《海录杂事》亦有山丈、山姑，乃独足鬼妖物也，与此不同。人遇而馈之。昼则辟除猛兽，导人行；夜则引入巢穴宿，虎狼不敢窥。

至于《述异记》之山都，能变化隐形；《神异经》之山㺐，即山魈，犯之使人发寒热，惟畏爆竹熚熚声；《北山经》之山猈，见则天下大风；《幽明录》之木客，能与人交易而不见其形，死亦殡殓。旧云鄱阳山中多木客，或云赣州兴国山中亦有，乃秦时造阿房宫，采木之匠与野兽交而孕育者。今吾乡绝不闻有此。以及《周礼》之良方，《国语》之夔、罔两，皆怪物也。又如《白泽图》之彭候，生于千岁之木，状如黑狗，食之使人志壮；《江邻几杂志》之封，肉似小儿手，无指，身无血，食之使人多力；《山海经》之视肉，状如牛肝，有两目，食之不尽，复生如初，尤希奇不经见，虽有功用，难深信也。以上并见《本草纲目》。而微有不同者，则杏云杂采诸书补之也。惟猕猴以下数种，《纲目》并详其性味。以予论之，猛兽之攻，为其害兽；猛鸟之攻，为其害禽。如㺅也、独也、猤也、狒狒也，尽族而歼之，不为忍也。所以圣人仁育万物而不废秋官者，杀所当杀也。若乃如果然之仁让孝慈，山姑、山丈之利济行旅，通臂猿之毓德

〔1〕仁裕作诗伤之：六字原在其诗之后，据文义前移。据《佩文斋咏物诗选》卷四百十三，王仁裕为唐人，其“遇所放猿再作”诗与章穆所引略有不同，如下：“嶓冢祠前汉水滨，饮猿连臂下嶙峋。渐来子细窥行客，认得依稀似野宾。月宿纵劳羁绁梦，松餐非复稻粱身。数声肠断和云叫，识是前时旧主人。”

潜修，以及击贼之忠、守尸之义、恋主之忱，人且不能学之，敢杀之食之乎？即如猕猴、蒙颂、猢狲、金尾狨之类，大都与人无害，与世无争。猸之与玃，乃至与人相乱，似乎大害于人，而一无雌不以雌兽匹，一无雄不与雄兽偶，必合以人者，诚造物弄奇。自开辟以至于今，未之或改，而其种未绝也。盖尝思之，駃騠、驱驉、騊駼、犽駋，以马、牛、驴杂合之种，且不能滋息，况兽与人合，仅可以长存，理诚难测，故云造物弄奇。且也犬戎见诸《周纪》，廪君载在《汉书》，今西藏之中有马哈沁，荒彝而外有垂尾之民，其先皆兽种也。夫又安知千百年后，此等似人之形、过人之德之兽，不胥入于人类乎？猎而食之，恶乎其可？夫束草象人以葬，仲尼且谓其无后，况生而肖人形，具人性者乎？语云：善猎者必不善终。《庄子》云：有机心者必有机事。举凡鸟、兽、虫、鱼，何物不知贪生，何物可以轻杀，是又不论似人与否也。或曰蒐苗狝狩，圣世之经，何乃以猎为大戒？不知四时之狩，所以讲武，非为从禽。故宁范我驰驱，不忧终日不获。且深林大薮，丑类必多，虑其为害于人物，驱而杀之，是即秋官冥氏、翨氏之遗意焉，不可援以为例也。

吾乡有善火枪者，百发百中。年五十余，病谵语，自云：有千百鸟啄其头目胸背，又有千百兽嚼其胫股阴囊。呼号痛楚，昼夜不休，至十余日，九窍流血而死。

邻邑万年王姓者，善火枪，无虚发。一日携枪击飞鸟，枪暗不鸣，火绳亦灭。遥见隔陇有人工作，就与语，倚枪于肩，枪忽轰然一发，枪子从右耳根入左脑角出，入处孔仅如锥，出处击去脑骨一片，大如盏。其人倒地，爬搔泥土至成坑坎，手爪爬至见骨，堕落数枚，亦不自知。血流斗许，阅数十刻乃死。枪子中人，如遇霹雳，声发即死，不能移一步，不能出一声。此独可延数十刻之久者，盖其生平快意于铅子者甚多，鬼神故迟其死，使备尝此中之况味也。

数十年前，有善设机械获禽兽者。一日见墓间有兽穴，设套筒于穴口。初更往视，套筒已发，被野兽拖入穴内，乃卧地入手牵之。不意穴内有人执其手向内曳，手冷如冰，其人急向外曳，极力不能出，同伴者助之始出。烛之，自指至臂黑如烟煤，一臂遂庭。久之双臂俱废，终身不复能设机械矣。

三十年前，郡城石灰巷墙圮数丈，压死五人。其三人不知谁何，二人者予所素识，盖善设机械获鸟兽之人也。此墙亦天之机械也，彼适遇之。漆园之戒，信矣夫。

震肉

此六畜为天雷震死者。《纲目》曰：《雷书》云“食震肉令人成大风病”，语甚有理。《拾遗》曰：小儿夜惊及大人因惊失心者，作脯食之良。病由惊得及治以雷，是或一道也。

酪

一名潼，诸乳之总称也。《纲目》曰：诸畜乳皆可造酪。《臞仙神隐》曰：造法，用乳半勺，锅内炒过，入余乳熬数十沸，常以勺纵横搅，倾出罐盛。待冷，掠取浮皮作酥。入旧酪少许，纸封罐口，即成酪。又以酪曝之，掠去浮皮，再曝再掠，至皮尽，入锅略炒，又曝至干，可作块，名干酪。《日华子》曰：性能止烦渴，解热闷及心膈热痛。《纲目》曰：润燥利大肠，生精血，补虚损，壮颜色。又消热肿，止热痛，以酪熬热，入盐少许摩之。《食疗本草》曰：内寒及患痢人忌食。又不可同醋食。

酥

一名酥油，塞北名马思哥油。南方无酥，用油作饼饵，亦曰起酥，误也。凡药有用酥炙者，宜以乳代，切勿因起酥二字误用油也。《神隐书》曰：造法，用造酪所掠浮皮再熬，候油出去渣，又略熬即成。此乃酪之精华，酪所主病，此皆能治。又能除肺热，止热咳吐血。又止急痛。心腹痛则饮之，疮疡痛则摩之。《唐本草》曰"性与酪异"，非也。

醍醐

世间味美莫过于此，故释氏以喻悟道后之景象，曰醍醐灌顶，甘露洒心。《衍义》曰：酪面浮皮为酥，酥熬之面上如油者为醍醐。《唐本草》曰：好酥一石，只得三四升。孙氏曰：能填精髓，久服延年。《本草会编》：酥、酪、醍醐，性皆润滑，宜于血虚、血热枯燥之人，功不甚相远。俱不可同生鱼鲝、生肉脍食，能变虫。

诸鸟有毒

鸟死目闭，足缩不伸，爪拳不开。白鸟黑首，黑鸟白首。三足，四距，六趾，四翼。异形异色，五色备。

诸兽有毒

牛独肝。羊独角。黑牛白头。黑羊白头。猪、牛、羊心肝有孔。白马黑头。白马青蹄。马无夜眼。马鞍下黑肉。马肺、马肝、马血。马生角。牛肝。狗肠。牛轭下黑肉。牛马生疔死。六畜瘟死、疥癞死。兽自死首北向。死而口不闭。猘犬。犬有悬蹄。鹿白臆，鹿文如豹。诸畜带龙形。兽歧尾、兽足赤、兽并头。诸畜肉中有米星。禽兽肝青肉亦勿食。中毒箭死。米瓮中肉脯凡脯不宜安放米瓮。脯沾茅屋漏。郁肉煮肉熟未冷，用密器盖不透风者为郁肉。诸肉熟血不断。祭肉自动。诸脏腑着草自动。脯曝不燥。生肉不敛水。得盐、醋不变色。煮不熟。煮熟不敛水。堕地不沾泥。落水浮。肉经宿尚暖。与犬犬不食凡肉疑有毒，以此法试之，极验极稳。以上并不可食，杀人，病人，令人生恶疔大毒，或发旧病，终身不愈。

诸心损心，肝损肝此二者言多食久食之害，诸脾损脾，诸胰滑肠作泄，诸髓败阳损精，诸血败血伤血，臭脯痿人阴，伤女子胎，令人生水病此五者不论多寡久暂，总不宜食。春不食肝，夏不食心，秋不食肺，冬不食肾，四季不食脾此不必拘，惟脾总不宜食。

解诸毒法不拘自死、瘟死等物

总解诸肉毒：六畜干屎末、伏龙肝末、黄檗末、赤小豆烧末、东壁土末、苦参末、生白扁豆末，并水调服，不拘分两。淡豆豉开水浸，擂，布巾绞汁。饮人乳，以多为妙。人头垢一钱，水调服，入喉即吐，能起死人。女人发上有油，其头垢不可用。真阿魏开水化服亦妙。

马肉毒：美酒最佳，次则嚼生杏仁，饮莱菔、芦根汁、甘草汁。

马肝毒：猪骨灰、牡鼠屎、狗屎灰、豆豉末、人头垢，并水服。

食马、牛肉生疔此旦生夕死之症：冬菊花煎酒最妙无花用叶，无叶用根。次则泽兰叶或根煎酒，石菖蒲根、叶捣，冲热酒。又次则甘草煎浓汤，猪牙灰水服。

牛肉毒：猪脂化开水饮。甘草汁、猪牙灰水服。

独肝牛毒：人乳，多饮。

狗肉毒：生杏仁研水服。

羊肉毒：甘草煎浓汁服。

猪肉毒：生韭汁、皮硝化水、浓细茶俱可。

漏脯、郁肉、米瓮肉毒：黑大豆汁，冷饮。

药箭肉毒：先服盐汤一二盏，后煮黑豆浓汁，尽饮。

食肉过伤：本畜骨灰，水服。生韭汁、芫荽煎汁、无则用子，宜多饮。善治中毒下血不止。浓细茶、阿魏煎汁，俱可。

食肉不消：还饮本汁，食本兽脑，均非佳法。莫如生韭汁、浓茶、阿魏，或人头垢吐之，尤妙。或山楂同白糖煎浓汁，频饮，亦佳。

食诸卵不消：饮白糖水、真米醋。

以上并出《本草纲目》，其不同者，杏云所订补也。

调疾[1]饮食辩卷六[2]

鄱阳　杏云老人章穆　纂述

鱼虫类计八十七种

古者，䱷人掌以时鱼；鳖人掌取互物，以时簎鱼、鳖、龟、蜃；川衡掌川泽之禁。祭祀宾客，供其鱼鳙蜃蛤，不妄取也。故宣公夏滥于泗渊，里革断其罟而弃之，以为山不槎蘖，泽不伐夭，鱼禁鲲鲕，兽长麑麇，鸟翼鷇卵，虫舍蚳蝝，古之训也。后世则不然，既已焚林而狩，即无妨竭泽而渔，罝罗罛罶，无日不施，遑问水虫之孕哉。虽然，雀鹨蜩蜇，并列宾筵；蚳醢鼋鼍，同登鼎俎。后人且不若是其馋，古人贪而无艺，一至此乎。是记为病人而设，常食之品，可以供我朵颐；因病而施，更且借为药物。其余一概略之，不谋与庖丁作食谱也。

鲤鱼

为诸鱼之长，其脊鳞三十六片。鲤三十六鳞为老阴，龙八十一鳞为老阳，故皆能变化，老变而少不变也。段成式《寄温庭筠》诗云："三十六鳞充使时，数番犹得表相思。"宋景文诗云："君轩恋结萧萧马，尺素愁凭六六鱼。"并用鲤鱼传书故事也。极大不过三十六斤。阴数之尽，能变至阳，故飞越江河，上龙门即化为龙。《汉书·地理志》注曰：交州有龙门，水深百寻，鱼跃过此，雷为烧尾，即化为龙。不得过者，曝腮点额而已。故唐人比进士登科为登龙门。《后汉书》：李膺负重名，被其接见者，谓之登龙门。注：龙门在绛州。按：龙门见《禹贡》，本河流入中国之所，故唐人有河鲤登龙门诗，作绛州者是。然鲤鱼化龙，亦无人确见其在何处。交州近海或别有一龙门，亦未可知。然涝岁鼠能化鲤，旱岁鲤亦化鼠，此则不可解也。《纲目》曰：《古今注》云，兖州人呼赤鲤为元驹，白鲤为黄骥，黄鲤为黄骓，因古有仙人琴高乘鲤鱼飞升之说，故命以马名也。

性能逐水消肿，利小便。《东阳方》治水肿，醋煮鲤鱼食。《外台方》同赤小豆煮食，饮汁尽，日一作。《医方摘要》要一斤重者凡用鲤鱼治病，必满一斤，小则无力破

[1] 调疾：原作"病人"，据本书书名改。

[2] 卷六：此卷原书未署参订、校字者姓名。

开，不见水及盐，以生白矾二钱，研末入腹内，火纸包裹，陈米醋和黄土泥之，煨熟食。盖鱼生于水，故能治水。凡鱼皆然，鲤力为大。元儒刘因曰：不能有以胜彼之气，即不能生于其气之中，而物之与是气俱生者，夫固必使有用于是气也。又治久肿，恶风入腹及女人产门牝户翻肿，腹内掣痛，嘘吸短气咳嗽者。《外台方》用一尺五寸大鲤鱼，入人尿浸一宿，平旦以旧木篦从头贯至尾，煮熟去皮，空心顿食，勿用盐。鲤性动风，今反用以治风，洵属奇剂。然助热生风，发疮发毒，凡风损、疮疡、疟、痢及一切热病天行病后、痘后，或阴虚火旺，并宿有癥瘕之人，概宜严戒。《食疗本草》曰：鲤鱼脊上两筋及黑血并有毒，溪涧中者毒在脑，俱不可食。中其毒者，浮萍煎汁饮出《折肱漫录》。又煎炙烟入目，能损明。陶隐居曰：山上水中者，慎不可食。胆，滴目治赤肿，滴耳治聋。齿，治石淋小便内溺出砂石。《古今录验方》用鲤鱼齿一升研末，三年陈醋和服，分三日服尽。《外台方》用酒服。盖尿中砂石乃膀胱热气所结，自无形而之有形也，用鲤鱼齿，亦是通调水道之意。

鲩鱼

一名草鱼，一名鰀鱼，《尔雅》注作鲜鱼，俗呼晚鱼。春时鲤鱼散子浅水中，水退子干，不以时出，复涨始生者为晚。形似鲤，身稍圆，性较鲤鱼稍不毒。然鱼皆热，动风发毒之害亦不能无。《纲目》曰：暖胃和中。《延寿书》曰：能发诸疮。合二说观之，始为定论。

青鱼

亦作鲭，古之所谓“五侯鲭”者是也。大者名鲹，形似鲩而背青。较鲩又稍佳，能止冷泻，治脚气，脚弱，湿痹，益气力。然鱼性总热，亦不宜久食。胆，同黄连末点眼治赤肿。同胆矾点喉，吐喉痹痰涎，在诸鱼胆之上。《开宝本草》曰：眼睛汁注目能夜视。《纲目》曰：头中枕骨蒸熟，色如琥珀，大者可作饮器，能解蛊毒。

鲻鱼

形似青鱼，背色更深，故名鲻。其子满腹，粤人呼子鱼。性喜食泥，肉味肥美。《开宝本草》曰：开胃利五脏，令人肥健。然亦不免于热，阴虚、热病人不宜。

白鱼

一作鲌，又名鲚鱼当作鱎。形扁腹窄，白色，细鳞，有光头。尾向上，火之象也；善跃，火之性也。武王白鱼入舟，即此。动风助火，发毒生脓，较他鱼尤甚。《日用本草》曰“调五脏，理经络”，《日华子》曰“补肝明目，助血脉”，皆误也。又云“隔宿者令人腹冷”，更为非理。鱼者热中，《内经》明训，无令人腹冷之理。《纲目》既知其非，复云比他鱼似可食，是为见理不真也。

鳡鱼

一名黄颊鱼，又曰鲌鱼。《纲目》曰：贪食无厌曰脂，此鱼啖鱼，最毒也。又名鳏鱼，性好独行也。《诗》曰：其鱼鲂鳏。又其游行觅食，虽夜不停，故儆夜木梆，刻作此行。《山海经》曰：姑儿之山多鳡鱼。头似鲩而口大，颊似鲶而色黄，鳞似鳟而稍细，大者可一二百斤。力最猛，触箔即穿，跃可至寻丈。食之已呕，止冷泻，暖中益胃。按：此诸有鳞鱼皆有之功，中寒人宜之者也。然性热已在言外矣。

鲫鱼

《纲目》曰：又名鲋鱼。《吕氏春秋》曰：鱼之美者，洞庭之鲋。《埤雅》曰：鲫，即也；鲋，附也。此鱼旅行，相即而相附也。形似小鲤，腹稍阔。生肥水者，脊微黑，味甚佳，头味尤胜。性喜偎泥，故能益胃。治久虚冷痢、冷泻。《蜀本草》云：夏月热利亦可食。盖此鱼食草，夏月草茂食足，味更美耳。朱震亨曰：诸鱼属火，独鲫属土，故能调胃宽肠，多食亦能动火。夫调胃宽肠信有之，属土之说，岂其然乎？若因其偎泥，则凡鲇、鳠之类皆偎泥，皆属土乎？既且属土，何以又动火乎？又胯上便毒，同山药捣敷出《医林要集》。手足瘭疽累累如赤豆，掐之汁出，大鲫鱼一尾，乱发如鸡子大一团，猪脂一升，同煎膏涂出《千金方》外科，有鲫鱼膏，凡疔疽皆用。张鼎曰：药中用麦门冬者忌食。

鲂鱼

《本草》作鳑魮鲫，吾乡直呼鳑魮鱼，不以鲫名也。《纲目》曰：形似小鳊，非鲫类，甚薄无肉，鱼之最下者。或谓即《尔雅》之鱖鳎。郭注曰妾鱼、婢鱼，似鲋子而黑。《古今注》曰青衣鱼。皆贱之之辞也。味既不佳，性又无取，动风发毒助火，在诸鱼之上，凡有纤微疮毒，食之即发。又复生虫，百病不宜也。又能化鼠害稼。

鲂鱼

《尔雅》曰：鲂，魾。又名鳊鱼。《纲目》曰：鲂，方也；鳊，扁也。其状方，其形扁也。小头缩项苏长公“退圃[1]”诗曰：百丈休牵上濑船，一钩独钓缩头鳊[2]，穹脊阔腹，扁身细鳞，其色青白，腹内有肪，味最鲜美。又有一种脊更隆，有鬣连尾如蝙蝠翼，黑质赤章，色如烟火，名火烧鳊。较白鳊更大，有二三十斤者，故《诗》曰“鲂鱼赪尾”。注家必欲牵合正意，曰鱼劳则尾赤，不知本有此种。且诗人感物造端，名曰兴体，可以关合正意者固多，其不相关合者亦不少，何必强为之说哉。《食疗本草》曰：调胃助脾，止冷泻，令人能食。热病及疳痢人忌之。

鲔鱼

又名鲢。《纲目》曰：酒之美者曰酟，鱼之美者曰鲔。《埤雅》曰：性好群行相与也，故曰鲔。相连也，故曰鲢。状如鳙而头小，细鳞肥腹，色白。能温中开胃，止冷泻。多食令人热渴，又发疮疥，热病忌之。

鳙鱼

形全似鲢，但头大而且肥。俗误呼鲢胖头。盖缘《诗疏》有“鲔似鲂而大头”之语，故沿误也。不知鲢乃鲔鱼，头不胖，色白。此鱼色微青，头胖。一名鱃鱼。郑康成《诗注》作溶鱼。性与鲢不甚相远，热病、风损、疮疡均忌。又此鱼目旁有曲骨如

[1] 圃：原作“菴”，据《东坡全集》卷六改。

[2] 鳊：原脱，据《东坡全集》卷六“退圃”诗补。

乙字，《礼记》曰：食鱼去乙。或曰鱼肠名鲴，又名乙，《礼》所谓“去乙”者，去肠也。泛指诸鱼，非专谓鳙也，其理较优。性惟食草，不食小鱼。山居凿池畜养，苗尽是此种，极易长大，为利亦溥也。

鳟鱼

又名鮅鱼，形似鲜而鳞细，青质赤章，身圆长，有赤脉贯目，故又名赤眼鱼。《尔雅正义》：鳟好独行，自尊而必者，故名。性总不离乎热。《纲目》曰：暖胃和中，多食动风热，发疮癣。因其身有赤斑与癣相似，故能发癣，此理须知。

鳜鱼

一名罽鱼，一名水豚。《纲目》曰：罽，罽也，其斑文如织罽也。《日华子》曰：味如豚，故名水豚。《开宝本草》曰：昔有仙人刘凭尝食石桂鱼。桂、鳜同音，当即是此。鳜鱼之色黑者，目光如漆，俗呼石鳜。其色白者目不光，俗呼泥鳜。则石桂乃石鳜之讹，审矣。其形扁腹阔，大口细鳞，背有鬐鬣，厚皮紧肉，肉中无细刺。肚味亦佳，善啖小鱼。夏居石穴，冬则偎泥罧，鱼之沉下者也，故性不甚热。鱼之善跃与浮游水面者，热最甚，鳡鱼、白鱼、鲦鱼、鲚鱼之属是也。不善跃而游水者，热稍平，青鱼、鲫鱼、鲂鱼、鲩鱼之属是也。其不能跃而沉水底偎泥者，热最轻，或竟不热，鳜鱼、鲮鱼、鳢鱼、鳅鱼之属是也。考鱼性者，当以此为率。他鱼皆贵大，此则小者最佳，至二三斤以上，则气膻味减。性能补虚劳，益脾胃出《食疗本草》。又去腹中恶血，杀腹内小虫出《开宝本草》。又治肠风泻血出《日华本草》。凡有以上诸虚诸病人宜食。又张杲《医说》，云越州邵氏女病劳瘵累年，偶食鳜鱼羹遂愈，正与补虚杀虫之说相合。又其尾贴小儿软疖甚效，又与去恶血之言相合。诚水族之良也。

鲮鱼

俗作鯮俗书棕、粽等字，皆省作宗，不可从。生江湖水深阔处。似鳡鱼，体圆厚，长身细鳞，背黄腹白。善啖小鱼。其喙甚长，如吹喇叭之状，故呼鲮喇叭。《食疗本草》曰：补五脏，益筋骨，和脾胃，止冷泻。曝干更香美。按：此物虽佳，阴虚热病亦不宜过食，鱼总热也。

鲈鱼

《纲目》曰：鲈出吴中，淞江尤盛。长仅数寸，似鳜而色白，有黑点，巨口细鳞，四腮，故呼四腮鱼。《南郡记》曰：吴人献鲈鱼羹于隋炀帝，帝曰“金齑玉鲙，东南佳味也”。《嘉定本草》曰：补五脏，益筋骨，和肠胃，治水气。《衍义》曰：益肝肾。《食疗》曰：能安胎。中其毒，芦根汁解之。禹锡曰：多食发痃癖、疮肿。又不可同奶酪食。按：诸家说鲈鱼似乎甚美，何以有毒，何以发病伤人，非热中之明验乎？纵能滋补，病人总不宜也。

鲥鱼

《食鉴本草》曰：初夏时有，余月则无，故名。《纲目》曰：出江东，每四月鲚鱼出后即出。人甚珍之，应天府今江宁府以充御贡。似鲂稍狭，白色如银，肉中细刺极多。渔人以丝网沉水取之，一鳞挂丝，即不复动。《禽虫述》曰：鲥鱼挂网[1]而不动，护其鳞也。故其美在鳞。味甚肥，然过肥令人嫌厌。彭渊材至以“鲥鱼多刺”为三恨之一，文人游戏之笔也。其性一无可取，能发痼疾，动疳虫，又能生疫病。蜀人呼为瘟鱼。《说铃》曰“多出鲥鱼之岁，必有瘟疫”，非虚语也。独其油瓶盛埋土中，涂汤火伤颇效。

鲚鱼

一名鮆，一名望鱼。《异物志》云是鳣[2]鸟所化，腹中尚有鸟肾，故又名鳣鱼。幻说也。状狭长如削木片，亦如薄篾，又如长薄尖刀，故又名魛鱼。《尔雅》曰：鮤，鱴刀。吾乡名鲚花。细鳞白色，腹下快利如刀，肉如纸薄，细刺极多。性能助火生风，发疮发疥，亦发瘟疫，凡纤微有病患人，概不宜食。又此鱼出多，一冬鱼出必少，来春病发必多。是不惟害人，且害其同类，真劣物也。

鲦鱼鲦，条也。鮂，粲也。囚也。

《尔雅》曰：鮂，黑鰦。郭注曰：即白鲦。一名鮂鱼。吾乡呼鮂子鱼。长仅数寸，形狭而扁如柳叶，好群行。《荀子》曰：鲦，浮扬之鱼也。王右丞曰“轻鲦出水”，言其浮游善跃也。《纲目》曰：暖胃，止冷泻。然鱼浮者热必甚，热在上焦及口齿咽喉、头面耳目有病者，不宜也。

鱵鱼

《临海异物志》名铜哾鱼。俗名姜公鱼，云姜太公钓针所化。吾乡呼针公鱼，则姜乃针之讹耳。形似鲙残，但不及其荧白，喙前刺如针。《东山经》曰：沢水北注于湖，中多箴鱼，状如鲦，其喙如针，食之无疫。按：此鱼之辟瘟疫，实有奇功。若冬月多收淡干者，夏秋食之，不惟无疫，即痢疾盛行时，亦不传染。已染者食之易愈。又能消肿胀，不拘气肿、水肿，微加盐、醋、葱、姜，以愈为度。

鲨鱼

《尔雅》曰：鲨，鮀。郭注曰：吹沙。一名沙鰛，俗呼沙沟鱼，又名阿浪鱼，又名船碇鱼。《纲目》误以杜父于为船碇，曰：“大者仅四五寸，小才一二寸，体圆似鳝，厚肉细鳞，黄白色间黑斑点，背有鬐刺[3]甚硬，其尾不歧，小时即有子。”其肉食之暖中益气。据此说，明系鮀鱼，非杜父也。其性热而有毒，能动风助火，发毒生虫，暖中诚有之，益气则未也。又此与海中沙鱼，名同物异。

石首鱼

《纲目》曰：《岭表录异》作石头鱼，《拾遗记》名鲵鱼，《浙江省志》名江鱼，《临海异物志》名黄花鱼。干者为鲞鱼不用盐腌，淡曝为鲞。一作鲞。《尔雅翼》

〔1〕网：原作“丝”，据《本草纲目·鲥鱼》改。
〔2〕鳣：《本草纲目·鲚鱼》作“鳝”。
〔3〕刺：原作“剌”，据《本草纲目·鲨鱼》改。

曰：诸鱼薨干者皆为鲞，石首最美，故得专称。白者佳，故呼白鲞。露风则变红色，失味也。生东南海中，形似白鱼，扁身弱骨，细鳞，黄色如金，首有白石[1]二枚，莹洁如玉。至秋化为冠凫。此凫头中亦有石，故疑此鱼所化，其实非也。腹中白鳔可作胶。《异物志》云：小者名踏水，其次名春来。田九成《游览志》云：每四月来自海洋，绵亘数里，其声如雷。海人以竹筒探水底，闻声乃下网截流取之。泼以淡水，皆圉圉无力。初水来者甚佳，二水、三水鱼渐小，味渐减矣。俗云来鲥去鲞，谓春时泝流而上为鲥，至四月上而返下为鲞，误也。此与鲥鱼形状种类各异，且鲥能发瘟疫，此则能治病补虚，性又大不相同。《开宝本草》曰：鲜者同莼菜作羹，开胃益气非益气，调气也，性大能益血。曝干白鲞，能消瓜果积及诸生冷食滞，治下利及腹胀不消。陆文量《菽园杂记》云：痢疾最忌油腻生冷，惟白鲞宜食。盖鲞饮咸水，性不热，且无脂不腻，故无热中之患，而能消胀理脾胃也。今人食鲞，必和猪肉煮，味极鲜肥。若以治痢，宜单煮加盐、醋，不得见肉。

嘉鱼

一名丙穴鱼，左思《蜀都赋》云：嘉鱼出于丙穴。李善注云：丙曰出穴，或云穴向丙耳，鱼岂能择日而出耶？《拾遗》曰：燕避戊己，鹤知夜半见《抱朴子》。于鱼独不知丙日耶？《纲目》曰：嘉，美也。河阳呼稣鱼，言味美也。蜀人呼拙鱼，言性钝也。按：丙穴之说不一。《文选》注曰：在汉中沔县，有二所。《水经》曰：丙水出丙穴，穴口向丙。据此，则丙日之说非也。黄鹤曰：蜀中丙穴甚多，嘉州、雅州、梁山、大邑皆有，不独汉中也。诸穴所向，岂能画一，则向丙之说，亦非也。任豫《益州记》云：嘉鱼，蜀郡处处有之。状如鲤，鳞细如鳟，肉肥美，食乳泉，出丙穴。《夔州府志》云：春社前出，秋社后归。身长细鳞，首有黑点，肉白如玉，食盐泉，味颇咸。范石湖《虞衡志》曰：梧州人为鲊以饷远。《岭表录》曰：苍梧戎县出嘉鱼，似鳟而肥美。是则粤西亦有之。出于丙穴之说，亦大不然也。《食疗本草》曰：常于崖下食乳石沫，故能滋补，暖胃止冷泻。《拾遗》曰“治肾虚消渴，劳瘦虚损”，误也。鱼性本热，加以乳石更热，内寒极宜，内热及疮疡宜戒之，岂可反用以治虚劳、消渴乎？

比目鱼

《纲目》曰：比，并也。鱼各一目，相并而行也。《尔雅》所谓“东方有比目鱼，不比不行，其名曰鲽”是也。《北户录》谓之鳒，《吴都赋》谓之魪，《上林赋》谓之魼，《临海志》名婢簁，《风土记》名奴屩，《南越志》名版鱼，《异物志》名箬叶，皆因形也。俗呼鞋底鱼。《食疗本草》曰：补虚益气力，多食动气。按：此鱼多食难克化，其性则能补血也。

〔1〕石：原作“首”，据《本草纲目·石首鱼》改。

鳢鱼

《本经》名蠡鱼，小者名鲖。《尔雅》曰鳢，郭注曰：鲖也；邢疏曰即鲢鱼也。又曰鲣，大者鲖，小者鲵。《埤雅》曰元鳢，《图经》曰黑鳢。又曰乌鳢，又曰文鱼。吾乡呼乌鱼，或曰墨鱼。《诗》注以为鲩鱼，大误。《纲目》曰：首有七星，夜朝北斗，知君臣之礼，故名。与蛇通气，体圆细鳞，黑色有斑，绝似蝮蛇，有舌有齿有肚，背腹有鬣连尾，尾不歧。善啖小鱼。生止水者，自食其子至尽。冬时水涸，不随水去，伏泥中，可以陆处。肉紧味短，食品最劣。道家以为水厌，戒不可食。《衍义》曰：发痼疾。《食鉴》曰：有毒无益。《别录》曰：有疮者食之，令瘢白。皆言其害也。然《本经》曰：疗五痔，治湿痹，面目浮肿。陶隐居曰：和赤小豆煮，消肿满。《食疗》曰：下大小便，壅气及脚气、风气。《图经》曰：主妊娠有水气。《食医心镜》曰：一斤以上者，煮汁和冬瓜、葱白食，能救水气将死。其效皆不虚也。《医方摘要》曰：除夕黄昏时，用大乌鱼一尾，小者二三尾煮汤，浴儿遍身，七窍俱到，可以免痘，不可嫌腥洗去。如不信，留一手或一足勿洗，出痘时此处必多。此方云异人所传，未经试验。又治一切风疮、顽癣、疥癞年久者，用黑火柴头鱼一尾即鳢鱼去肠肚，以苍耳叶填满，外以苍耳子安锅底，略着水不如酒，置鱼于上，慢火蒸熟，去皮骨，淡食，勿用盐酱，日一作，以愈为度出《医方集要》。其胆味甘不苦，能治喉痹将死，点少许即愈，或水调灌之出《灵苑方》。

以上有鳞鱼

鳗鲡

一名白鳝，一名蛇鱼，干者名风鳗[1]臭腐无味，病人勿食。《说文》曰：鲡与鳢同。赵辟公《杂记》曰“此鱼有雄无雌，以影漫于鳢鱼，其子皆附鳢鬐而生”，或云“鲶亦产鳗”，陶隐居云“能上树食藤花”，均属幻谈。《食疗本草》曰“歙州出一种五色者，最难得”，谬说也。《日用本草》曰“腹下有黑斑者”，《夷坚续志》曰“背有白点者、无腮者”，《本草会编》曰“重二三斤者”“水行昂首者”，均不可食，能杀人，况五色乎？《尔雅》邢疏亦有此说，切勿为其所误。

《纲目》曰：鳗鲡所主，传尸鬼疰，小儿疳劳，虫攻心痛，女人阴疮虫痒，一切风瘙如虫行，疬疡疮瘘诸病。及烧烟熏蚊，令化为水，熏毡、衣辟蛀，置箱箧断蠹。其功专在杀虫去风耳。与蛇同气，故主治亦同。按《日华本草》曰：治劳损，暖腰膝，起阳。《食疗本草》曰：和五味食，甚补益。盖凡物脂肥者皆补，鳗鲡脂膏最厚，性虽有毒，却能补虚治瘵，通经络，壮筋骨。即《稽神录》所载，金山渔者捞得病瘵女子，食以鳗鲡遂愈之说，亦由得力于补，岂尽关杀虫哉？惟孕妇食之令儿多疾，同银杏食令人患软风，性有毒故也。《折肱漫录》曰：大鳗鱼骨一条连头，新瓦煅存性，为末，砂糖搅淡姜汤下，可治噤口痢。理可信，存以备急可也。或不用姜，以黄连汤下更稳。

〔1〕风鳗：此后原衍“干者”二字，据文义删。

鲫[1]鱼

俗作鳝，非。黄质黑章，故称黄鲫。刘向《异苑》作黄䱇。形似蛇，夏出冬蛰，体多涎沫，类鳗而无鬣。小者佳，大者有毒，愈大愈毒，能杀人，亦类鳗。《纲目》曰：血治口眼喎斜，同麝香少许，左喎涂右，右喎涂左，正即洗去。又治耳痛，滴之。又治痘后目翳，又治目中出痘，初见时急点之，即可拔去。大抵鲫善穿穴，无[2]足而窜，与蛇同性，故能走经络，去风邪及口喎、耳目诸窍之病。按《纲目》之言是已，然亦忘其能补。《拾遗》曰：补虚损，益血气，通经络，壮筋骸，祛风邪，却湿痹，又治产后恶露淋沥不止。凡病在经络及血分，与筋无力、阴虚血热者宜之。亦不免有毒，夜以灯照，通身浮水面者、项下有白点者、能跳跃衔火者，皆是蛇种蛇与鲫交，并杀人。中其毒者，食蟹解之出《集见方》。天行病后尤不可食。

鳝[3]鱼

俗作鳅，非。《尔雅》曰：鳛，鳝。郭注曰：泥鳝。有二种。一种似鳝，青黑色，背有鬐，肉少刺多，味亦短，名刺鳝。一种背青腹白，无鬐刺，亨小肉鬣，肉厚味美，名肉鳝。《纲目》曰：暖中益气。吴球曰：调中收痔。按：鳝之功用不止此，凡养阴益血，通经络，攻疮毒，补虚羸，壮筋骨之效，均与鳗、鳝同。凡草作藤蔓者，皆能走经络，治筋骨之病，形相似也。鱼之有鳗、鳝、鳝三种，其形亦同，故俱能通经络、壮筋骨。而鳗、鳝之良者有益，毒者害人，鳝则有良无毒，其品乃在鳗、鳝之上。石痈坚硬，凡大痈大毒，血不成脓，痘不成浆，俗医用黄䱇、鲤鱼、鸡汁等毒物发之，未免贻后日之患。不如此鱼加酒煮食，饮其汁，效更速而无弊也。又《普济方》治消渴，沃焦散，鳝鱼阴干去头、尾，烧灰，干荷叶等分为末，每服二钱，日三服，新汲水下。

又海鳝生海中，初生未开目时，即长数十丈，或百余丈，而且风雷云雾随之，然游至浅水，人力得而制之，云味极肥美。予曾见其截骨一段，长尺余，大可盈拱，重至数十斤，此或别是一种神物，因其形长而无鳞无足，故命以鳝名，非鳝类也。至《水经》曰：海鳝入穴则潮涌，出穴则潮退，出入有节，故潮有时。此极言海鳝之大，不知潮随月吸也。

鲙残鱼

《博物志》曰：吴王阖闾江行，食鲙，弃其余于水，化此鱼，或又作越王，故名鲙残。又名王余，或又作僧宝志，皆幻说也。外无鳞，内无刺，莹白如银，故又名银鱼。《纲目》曰：出苏、淞[4]、浙江等处，大者长四五寸，彼人尤重小者，曝干以货四方。按：此鱼吾乡亦多有，小者才寸余，今市肆以江南泗州为最。《食鉴本草》

〔1〕鲫：现代规范字为“鳝”。因在此条中“鲫”与“鳝”用作训诂，故在此条中保留原字。
〔2〕无：原作“年”，据《本草纲目·鲫鱼》改。
〔3〕鳝：现代规范字为“鳅”。因在此条中“鳝”与“鳅”用作训诂，故在此条中保留原字。
〔4〕淞：原作“松”，据《本草纲目·鲙残鱼》改。

曰：宽中益胃，滋气血，养阴阳，百病无忌。

鳍鱼

小鱼也。《纲目》以为鳝鱼，非也。鳝鱼亦见《尔雅》，曰“鳝鲂，鳜鳊”，味不佳。此鱼味绝佳，作腊名鹅毛脡淡干为腊。性能滋气血，养阴阳，和中益气，令人喜悦。《纲目》曰：《北户录》云，出恩州，盐藏不如淡曝，其细如毛。《广志》曰：武阳小鱼大如针，一斤千头，蜀人以为酱。《一统志》曰：广东阳江县最多，兴国州诸处亦有。按：此鱼春末夏初多出。或曰鳢鱼苗，大误。此自一种小鱼，非鱼苗也。俗呼鲲鱼，亦误。鲲乃鱼苗之通称，见《家语》“鱼之大者鲔，小者为鲲”，是也。

鮧鱼

一名鲇鱼。俗作鲶，非。一名鳀鱼。《纲目》曰：鲇鱼无鳞，大头偃额，大口大腹，背无鬐鬣，有齿有须有胃，多涎沫。生流水者，色青白，即《尔雅》之鳀鱼。生止水者，色青黄，即《尔雅》之鲇鱼。大抵鳀与鲇，一种二类。又有八须者，味较美。陶隐居曰“作臛补人”，苏恭曰“疗水肿，利小便”，均谬说也。此鱼煮时火候不足，能戟人喉舌，与鳠鱼、黄鲿、鳑鲏四种，为水中至毒之物。且背色青，腹中子色全绿，木之象也，故最能动风发毒。不拘内外、寒热、虚实百病，概不宜食。疮疡、风损尤切忌之。平人亦勿多食。同甘草煮杀人。八须者更毒。其尾可贴口眼㖞斜，此乃外治，以风引风之意也。《图经》曰：寒而有毒。赤目、赤须及无腮者，并杀人。

鳠鱼

一名鲽鱼，一名鳡鱼，一名鮠鱼，又作鮰鱼。《尔雅》曰：鲘大鳠小者鮡。性略似鲇而毒加甚，秦人谓其发癞。《图经》曰：能使人生癞，发痼疾。盖气腥而且膻，故动风发毒为最，平人、病人概不宜食。

黄鲿鱼

《纲目》曰：一名鉠鲿，或析而呼之曰黄鉠、黄鲿。《诗》曰鲿，注曰黄颊。又名黄颡。《陆疏》作黄杨。形似小鲇，色黄不似，腮下有二横骨，两旁各有一硬刺，背有刺鬐，刺皆锯齿，螫人极痛令人发寒热，以头垢擦之立止。两须，亦有八须者。群游作声，过罾、钓出水时，作声如轧轧。动风发毒，无异鲇、鳠。《日用本草》谓其去风，《普济方》用治消渴，均大谬。《纲目》谓能消水肿，又敷瘰疬、恶疮久不收口，亦难深信。总之有毒之物，病人切忌。《铁围山丛谈》云：食黄鲿鱼，不可用姜调和。又不得犯荆芥，可杀人。中其毒，多饮地浆解之。

杜父鱼

《临海异物志》名伏念鱼，又名黄蚴鱼，吾乡亦呼黄鲿。见人则倒竖其身，以首插入泥中。《纲目》误以为船碇说见前。此鱼仅长二三寸，大头阔口，色青黄，背上有鬐刺螫人，皆类黄鲿。独其尾歧，身有黑斑为异亦有无斑者，盖黄鲿之同类异种也。三四月子满腹，肉味颇佳。性则动风发毒。《拾遗》曰：能治小儿差颓阴核一大一小也，用此鱼擘开口，咬其大者七下即消。

鳣鱼

《纲目》曰：其脂色黄如蜡，故《食疗》名黄鱼，《太平御览》名蜡鱼。肉色白，故俗称玉版鱼。脂肉皆夜视有光，故《异物志》名含光鱼。生江、淮、河、海深处。无鳞，大鱼也。状似鲟，色灰白，背有骨印三行，鼻长有须，口近颔下。其出常以二三月，其居在矶石湍流。其食张口听其自入，故云鲟鳇鱼吃自来食。其行在水底，去地数寸。渔人载糗粮于舟，以小钩千百，沉水取之。一钩着身，摆播求脱，所触诸钩皆着，随其奔逸，止则牵掣使行。至数日困惫，乃逐渐曳至洲渚捞取。小者近百斤，大者长二三丈，至千斤。脂肉层层相间，气甚腥，味肥美。脊骨及鼻，并鬐、腮皆脆软可食。肚与子，盐藏作鲝俱佳。鳔可作胶，性能肥人，利五脏，多食难克化。按：凡物脂肥者皆补，黄鱼脂肉相间，其利脏腑，自不待言。然过肥必壅，且夜视有光者皆有毒，疮疡、风损人不宜食也。

鲟鱼

《纲目》曰，一名鳣鱼，一名碧鱼，一名鲔鱼，一名鲟鳇。《月令》：季春，天子荐鲔于寝庙。《周礼》：渔人荐王鲔。《尔雅》曰：鮥，鮛鲔。郭注云：大者名王鲔，小者名鮛鲔，更小者名鮥子。李奇《汉书注》曰：周洛曰鲔，蜀[1]曰䱜鳍。《诗经疏义》曰：辽东、登、莱人名引鱼。又名牛鱼，又名扇鱼。《饮膳正要》曰：辽人名乞里麻。背如龙，长一二丈，生大水中。春时出而浮水，见日则目眩，状如鳣而背无骨印，色青碧，腹白，鼻长等身，口在颔下，颊有青斑如梅花，尾歧。肉白，味亚于鳣，鬐骨不脆。《尔雅》邢疏曰：今登、莱、辽东人呼尉鱼，或呼仲明。仲明者，乐浪尉也，溺死海中，化此鱼。幻说也。《尔雅翼》云：鲟状如鬵鼎，上大下小，大头哆口，似铁兜鍪。鳔可作胶，亦能化龙。按：鲟首即化龙，所谓鬵鼎、兜鍪者，皆比拟不切。《拾遗》曰：补虚益气，令人肥健。《食疗》曰：煮汁饮，治血淋。然动风发毒，久食令人心痛、腰痛。小儿食之成癥瘕及咳嗽。同干笋食，发瘫痪。则其性虽滋补，为害亦不浅也。

鲵鱼

一名人鱼，一名孩儿鱼。陶隐居曰：似鳀而有四足，声如小儿。其膏燃灯难消耗，秦始皇骊山冢中人膏是也。按：冢中灯，古用漆，所谓苍梧，故隧漆灯明者，舜陵也。后世用鱼油，所谓隧道鱼灯膏不烬者，陈友谅墓也。然漆易干燥，鱼油易臭腐成水，均不能耐久，且诸史礼志皆不言其制度。吾郡前明淮藩诸园寝，乾隆戊子、己丑间多遭匪窃刨挖，并无隧灯形迹，恐悉属子虚也。而唐人之咏双桧，所谓长明灯是前朝焰，“曾昭青青年少时”者，盖指佛火而言。其油可以添换，与隧灯迥殊也。《纲目》曰：孩儿鱼有二种，皆类鲇、鮠。一种生江湖，腹有翅如足，腮颊轧轧如儿啼者，鲵鱼也。一种生溪涧，形声皆同，而能上树者，鲵鱼也。《稽神录》云：谢仲

〔1〕鲔，蜀：此二字原脱，据《本草纲目·鲟鱼》补。

玉见妇人出没水中胸有两大乳，故似妇人，腰以下皆鱼者，白鬐也。吾乡彭蠡湖亦有，极膻不可食，但可熬油耳。《述异记》云：查道使高丽，见海沙中一妇人，肘后有红鬣者，海中别种人鱼，非鳑、鲵、白鬐类也。《山海经》云：决水多人鱼，状如鳀，四足，音如小儿，食之无瘕疾。又云：休水北注于洛，中多鳑鱼，状如蛰蜼而长距足白，食之无蛊疾，可以御兵。

鲵鱼

亦名人鱼，与海中鲸鲵名同物异。《纲目》曰：《异物志》云，蜀人名鳎鱼，秦人名鳎鱼。《尔雅》云：大者曰鰕。郭注云：似鲇有四足，前足似猴，后足似狗，声如儿啼，长八九尺。《蜀志》云：雅州西山峡水出鳎鱼，似鲇有足，能缘木。《山海经》云：决水有人鱼，状如鳑，食之已疫。按：鳑、鲵二种，古医书、本草皆不载，惟《拾遗》有鲵鱼，《纲目》益以鳑鱼，皆据《山海经》著其功用。而形既似鲇、鮠，又有声，又有足，其有毒确矣。病人不食为是，慎勿过信古人，至噬脐之悔也。

乌鲗鱼

一名海墨鱼。乌鲗之名，本出《素问》，后人讹为乌贼。《南越志》附会其说，云自浮水上飞乌见而啄之，即卷取入水食之，故名乌贼，言其为乌之贼害也。《图经》曰：腹中血及胆色如墨，故名乌。可书契券以欺人，逾年则迹灭，惟存空纸，故名贼。亦属附会。又陶隐居、《蜀本草》、《图经》皆言是鷃所化，《唐本草》辟之甚是。《嘉祐本草》反以为非，云鷃乌似鸮。夫此鱼一岁所出，不知几千百亿兆，安得有许多鷃乌。《尔雅翼》亦云：九月寒鸟[1]入水化此鱼，不言何鸟，悉属子虚。《拾遗》谓秦王东游弃算袋所化，尤荒诞不经。《日华本草》曰：有两长须，遇风则以须下碇，或挂石上如缆，故又名缆鱼。《日用本草》曰：盐者名明鲞，淡干名脯鲞。不知海物本咸，无须盐料，因出时遇阴雨，不能即曝，故以盐收之，腐臭无味。《图经》曰：乌鲗形如革囊，口在腹下，八足聚于口旁，两须如带甚长。只有一骨，形如小梭，白脆如通草，层层有纹。其肉，《别录》云"益气强志"，非也；《日华子》云"益血，通月经"，则是。凡阴虚血少及妇人胎前产后，吐血便血诸症宜之。惜煮之不烂，血虚而中气不足者，但饮汁，勿食其肉，免致困脾。煮宜酒，既助其力，又添滋味。《闽小记》曰：用黄泥包，糠火煨熟，芼以五味，则糜烂可食。

骨，名海螵蛸，《本经》曰，主女子赤白，漏下经汁，赤白者崩带也。漏下经汁者，经水淋沥不止，或一月二三行也。血闭，阴蚀肿痛内服外敷，寒热，癥瘕，无子。《别录》曰：主惊气入腹，大惊卒恐，气血分离。《内经》明训，治之不得其法则死。补药中必须如此，切勿用辰砂、金、银、琥珀等重坠以速之。所以然者，惊伤胆，此物补血补肝，肝胆相连，故同治。腹痛环脐，丈夫阴中肿痛，令人有子，又止疮多脓汁不燥。凡疮疡脓水多，非此不

〔1〕鸟：《本草纲目・乌贼鱼》作"乌"。据《闽中海错疏》卷中亦云"九月寒乌入水化为乌鲗"，当以"乌"为是。

能生肌合口，外科圣药。《日华本草》曰：疗血崩最为要药。《食疗本草》曰：久服益精。即《本经》主无子，《别录》令人有子之理，所以然者，精由血化也。又主眼中热泪，研末和诸胆汁点，及一切浮翳，和蜜点。眼科内服之方，亦不可少此。凡羞明，视物无力，迎风冷泪，青盲、雀目及内障、外障，皆系肝虚，丸药中必须此物。《纲目》曰：主女子血枯方见后，唾血下血不论男女，跌伤出血金刃伤同，伤时急以热尿淋之，海螵蛸细末敷疮口，即不肿痛、不作脓，以后不宜见水。若已犯水洗及他药者，即不宜用此。又治女人阴户嫁痛。交接后忽而肿痛名嫁痛，虽屡产者亦有此病，不必尽是新婚，勿误会嫁字。云嫁痛者，谓其痛由交媾，如初嫁时景状，所以别于不因交媾而痛也。盖新婚非病，不须治疗，此乃肝热，不治可成脓肿。用此研末，涂入户内，溺后又涂，以愈为度。同鸡子黄涂小儿重舌、鹅口。同蒲黄末敷舌肿出血及牙缝出血。同槐花末吹鼻止衄。同麝香吹耳，治聤耳多脓。《素问》曰：有病胸胁支满者，妨于食，病至则先闻腥臊臭，出清液，先唾血，四肢清冷也，目眩，时时前后血，病名血枯。得之年少时，有所大脱血，或醉入房中，气竭肝伤，故月事衰少不来。治之以四乌鲗骨一藘茹茜草也，丸以雀卵，饮以鲍鱼汁，乃治血枯第一神方。《经验方》治小便血溺，同赤茯苓等分为末，生地、黄柏、车前煎浓汤下，每服三钱，日三服。《圣惠方》治卒然吐血，研末，米饮服二钱。《直指方》治肠风脏毒，内痔日久，多食易饥，先用海螵蛸炙黄为末，每服一钱，木贼汤下不如槐花，后服黄连猪脏丸。《普济方》治疔疮恶肿初起者，刺破，挤尽恶血，至鲜血出，研末掺，其疔自出。《经验方》治疳眼流泪，同牡蛎等分研末，每服三钱，猪肝一两煮食，久服取效。《海上方》治赤翳攀睛贯瞳，海螵蛸一钱，辰砂三分，研细，黄蜡少许化和，临卧以黍米大一丸揉入眥中，天明温水洗之，名照水丹。或不用黄蜡，加猪胆皮烧灰频点，更效。《眼科秘籍》：海螵蛸、炉甘石、滑石等分，点多年烂弦，甚效。痒者加真胆矾十之一。《杨氏家藏方》：海螵蛸半斤研末，黄蜡三两和作饼，每用七八钱，同猪肝二两，批开掺药扎定，煮食之，饮汁尽，勿食蜡渣，治青盲、雀目。均妙方也。而其余用，又可杀虫。《拾遗》曰：春夏时井中生小虫，投骨于中，虫尽死。按：此物既补血虚，又主上下血热妄行，复治癥瘕血闭女子血闭，月事不行，久则不治，必须此物为君，随症辅以他药。是其于血能行能止，可谓通才。乃张鼎云“久服绝嗣无子”，吴瑞云“动风”，皆属妄谈，切勿为其所误。

柔鱼

《图经》曰：柔鱼似乌鲗，但无螵蛸。越人重之而不著其性味。予意既无螵蛸，便非同类。虽养阴益血，海物均有同功，而力必不及乌鲗也。

章鱼

《临海异物志》名锓鱼，又名章举。韩昌黎谓以怪自呈者，即此。《图经》曰：似乌鲗而差大，更珍好。《纲目》曰：补血益气，闽粤人食其鲜者，味如水母。非也，味如鲜乌鲗耳。李九华曰：章鱼冷而不泄。亦非也，海物味咸能养血，故性平不热，何至于冷。

鲛鱼

《纲目》曰：一名沙鱼，一名鲭鱼，一名鳆鱼，一名溜鱼。段成式云：其力强健，称为河伯健儿。《唐本草》云形似鳖，无脚有尾，非也。此鱼有数种，形并似鲮鲤，不似鳖。青目红颊，背有长鬣，腹有翅。大者尾长数尺，能伤人。身如珍珠斑，其文似鹿者，名鹿沙，一曰白沙。能变鹿似虎者，名虎沙。一曰胡沙，能变虎。《说铃》曰：沙鱼所变之虎，其斑文直，最善噬人。惟初变时，乍履砂石，其足畏疼，易于制伏。鼻前有骨如斧，能击物坏舟者，名锯沙，又名挺额，又名镭鲳。沈怀远《南越志》云：环雷鱼，鲳鱼也，长丈许。腹有两洞，贮水养子，一洞容二子，朝从口出，暮还入母腹。《拾遗》亦云：子随母行，惊即入母腹。

其肉，《食疗》云补五脏，《图经》云甚益人。翅，剥去外骨，莹白如料丝，不受调和，味殊淡。皮，可饰刀把，粗糙堪揩木，治骨角如木贼也。《别录》云：治心气、鬼疰、蛊毒、吐血。此四种病，实为灵药。又烧研水服，解鯸鮧毒即河豚，惟此物及芦根、橄榄木与核可解。恐一时缺乏，急觅刀剑有此皮为饰者，炒，研末服。《千金方》治鬼疰：鲛鱼皮、炙龙角、犀角、鹿角、麝香、蜈蚣、雄黄、朱砂、干姜、蜀椒、蘘荷根等分，为末，酒服方寸匕，日三服，亦可佩之。按：鬼疰最恶，其症腹中作痛，时发时止。药不能除，禳不能解，久则必死，死则其骨肉一人继病。杀人愈多，疰愈灵，愈难制伏，必至灭门。惜龙角、犀角难得，予意用羚羊角、狸血《外台》治尸疰，有狸骨散方，或虎睛、虎爪等代之，亦系血肉有情。凡邪祟病，必藏伏肝内，非血肉腥膻，不达病所；非神灵威猛，不能驱除。故《伤寒论》有小柴胡加龙骨牡蛎法，为后人治祟诸方之祖也。

江豚

又名江猪，又名水猪，又名馋鱼。《魏武帝食制》名鲟鲱。生海中者为海豚。《纲目》误以为鳖鱼，云胸有两乳，形似人。不知鳖色白，即《尔雅》之是鱁，其逐波而行，一浮一沉，顺风而拜，胸有乳如妇人。此物远望如猪，色黑，无妇人乳，逆风而拜，同出同没。《拾遗》曰：海豚生海中，候风潮出没，形如豚，鼻在脑上作声，喷水直上。其子数万，随母而行。人取子系水中，母自来就而取之。江豚生江中，形略小，吾乡彭蠡湖亦多有。夏出冬蛰，舟人候之以占风。无风不出，若风雨将至，则先有数枚浮游水面，其首所望处，即雨阵自其方起。迨风雨大至，则千百齐出矣。腹中有脂，点灯照摴蒱、赌博即明，照读书、工作则暗，故俗言懒妇所化。肉味如水牛肉，能治飞尸、蛊毒、瘴疟，作脯食。油可摩恶疮、疥癣、痔瘘、犬马病疥。按：江豚主治如此，其功专在杀虫，性必有毒，病人不宜食也。

海鹞鱼

《拾遗》曰：此鱼有肉翅能飞，故名海鹞。《纲目》曰：形团似荷叶，故名荷叶鱼。又名邵阳鱼，《食鉴本草》作少阳，吾乡呼邵荷皮。又名石砺，又名鯆魮鱼，又名鲼鱼，又名蕃鳐鱼。生海中者围七八尺，生江湖者略小。无鳞无足，背青腹白，口在腹下，目在背心，尾长有节。陶隐居曰：其肉不益人。宁源曰：能治白浊膏淋，茎中涩痛。按：此鱼极有毒，除白浊外，病人忌食。一说此鱼具十二生肖肉，蛇肉在尾，去尾则无毒，大不然也。尾刺如剑，两傍有锯齿，伤人至死。海獭皮炙焦研末，醋调敷可解，外以海獭皮包之。若候人溺处，以尾刺钉其地，令人阴肿痛，发寒热。然则非仅恶毒，亦妖物也，可轻食乎？

河豚鱼

一作鲀。《纲目》曰：《炮炙论》名鲑鱼，《拾遗》名䲅鱼，《日华本草》名鰗鮧鱼，《食疗》名鯸鮧，又作鯸鲐，俗名气包鱼，又名吹肚鱼。严有翼《艺苑雌黄》云：河鲀，水族之奇味，世传其杀人。余守丹阳宣城，见土人户户食之，但用菘菜、蒌蒿、荻芽同煮，未有死者。然鱼之无腮、无胆、有声音、目能眨者皆杀人，河纯备此数者，可云无毒乎。《衍义》：河豚有大毒，味虽美，修治失法，食之杀人，厚生者宜远之。至言也。陆云士《离亭燕》词曰：三月桃花春水，网撒江鲜初起。不使纤尘沾鼎俎，乳炙西施甚美。下箸且徘徊，此事不如已矣。昨日传闻，西第醉饱，翻成涕泪。子孝臣忠千古事，只是难拼一死。口腹亦何为，竟肯轻生如此。此盖因倪鸿宝先生有"将无忠义事，不及食河鲀"之句而作也。忆乾隆丙子，邻居李姓者六人共食河豚，一人食多毒先发，急觅芦根，以昏夜不能卒得而死，舌出口外，遍身青黑，腹胀，即似河豚。其五人毒后发，皆得芦根煮汁饮之，泻紫黑血斗许而解，然皆大病月余。世传煮忌梁上尘落釜内，又忌洗血不净。然食者皆知此忌，而有死有不死，与食菰子同。中其毒者，以芦根、荻芽、橄榄木或核、甘蔗、槐花、粪汁解之。而可解不可解，亦与食菰子同。又食河豚鱼，不可服荆芥风药，《夷坚志》《辍耕录》均有其语。《延寿书》云：诸无鳞鱼，皆忌荆芥。《韦航细谈》亦云：凡鱼不论有鳞无鳞，无不忌荆芥。语皆有理。《物类相感志》仅云"河豚宜同荆芥煮三五次，换水再煮则无毒"，切勿轻从。《拾遗》曰：肝与子有大毒，入口烂舌，入腹烂肠，无药可解。今人不敢食肝、子，则盐腌货之。食而不死者固多，死者亦时有，但贪口腹者讳言之。苏长公云"味美可值一死"，乃戏言耳。《开宝本草》乃谓其有补虚疗疾之用，岂遂无他药而以杀人之物治病，医家好奇之过乃至于此，乌可训乎。《稗史》曰"同鸭卵食则不毒"，未知果否。

以上无鳞鱼

鲹鮧

有二种：一种工匠所用，可作胶粘物者，名鱼鳔，乃海鱼腹内白脬，中空如泡，形似壶卢。一种入食品者，乃海鱼之胃，名鱼肚。《唐韵》《梦溪笔谈》皆云鱼肠。肠胃相连，鱼大者或肠亦可食。性能益气补血，壮筋骨，续绝伤。妇人血分素虚者、崩中赤白带下者、胎漏每月下血者、生儿屡患脐风者、男子精亏血少者，并宜食之。以上诸病宜用鱼肚。又能散瘀血及折伤出血，炒，研末，酒和生藕汁下。《产宝方》治产后搐搦，鱼鳔一两螺粉炒，去粉研末，分三服，蝉蜕煎浓汤下。不如当归、生地黄、荆芥、防风、蝉蜕煎酒下。《事林广记》治产后血运，鱼鳔同蒲黄炒，去蒲黄，研末，酒和童便调服三五钱，亦宜。加当归、荆芥，以愈为度。刘伯温《多能鄙事》治经血逆行，鱼胶蛤粉炒，新湖棉烧灰等分，每服二钱，秫米饮下。危氏香胶散治破伤风搐，鱼胶同白芷末炒，麝香少许，研末，苏木煎酒调下，每服二三钱。仍用醋煮鱼胶封疮口。《保命集》治破伤风寒热口噤搐搦者，加蜈蚣二条炒，同研，以羌、独、荆、防等分，煎酒调下，每服二钱此症口干者不治。《经验方》治呕血不止，鱼胶炒研末，甘蔗节三十五枚捣，取汁调服二钱。《直指方》治便毒肿痛，醋煮鱼胶，乘热捣烂贴之。又可贴露蜞，即羊核。又可贴小儿软疖。又《普济方》用治折伤，均妙方也。以上诸方宜用鱼鳔。

鲍鱼

《礼记》曰薨鱼，又曰鱐，又曰腊，又曰鲞。《魏武帝食制》名萧折鱼，俗名干鱼，又名法鱼，又名虾鱼。不拘鱼之种类，淡曝不用盐腌，其气腥臭如尸，故秦始皇崩于沙丘后，车载鲍鱼以乱其臭。《礼》鲍鱼不登于俎，昔文王使太公傅太子发，太子嗜鲍鱼，公勿与，曰：岂有非礼而可以养太子者哉。

性能散血，又能止血，又能生血。凡踠折瘀血在腹内四肢不散者、女子崩中血不止者，均宜煮汁，微加醋饮，不得用盐出《别录》。又治女子血枯出《素问》。又治水肿、气肿。陈者良，未隔冬者勿用，隔两冬者太陈，亦勿用。又同葱、豉、酒煮食，饮其汁，能通乳出《纲目》。杂虾曝者尤良。但杂鳑魮、鲇、鳠、黄䱉、鲚鱼者均有毒，仅供食料，不堪疗疾。又孕妇不宜食。李九华曰：令子多疾。又今市肆所售鲍鱼，用充海错，乃海鱼之干者，亦属佳品，上文血分诸病，亦能治之，但不能消胀耳。

咸鱼

又名鲃鱼，又名鲢鱼。咸甚者能劫血，病人忌食。微咸者好。醋烹之能开胃进食，病人宜之。若用烟熏者名烘鱼，其气芳馥，更为佳品。但鲇、鳠、鳑魮、黄䱉、鲚鱼之类，亦宜避之。煎咸鱼之油，能治小儿头疮出脓水。微加醋烹，俟鱼熟，取油涂甚妙。

糟鱼

凡物糟藏者，皆能开胃进食，糟鱼更在诸品之上。但杂虾者则动风发毒，痈疡、风损忌之。若糟鲇、鳠等，则诸病忌之。

鲞鱼

俗作鲊，大者鲞，小者曰鲊。《尔雅》《释名》：鲞，酝也。以盐糁酝酿而成也。其性大不宜人。今人率用红曲，稍易消，他无益等也。《日用本草》曰：损人脾胃。《拾遗》曰：发疮疥，鲞内有发害人。《纲目》曰：不可同生胡荽、葵菜、豆藿、麦酱食，令人病。同蜂蜜食，令人暴死。无鳞鱼作鲞，尤不堪食。凡有病人，概宜远之也。

鱼鲙

又名鱼生。《纲目》曰：旋烹不熟，食犹害人。况鱼鲙肉生，损人尤甚，为癥瘕，为痼疾，为奇病，皆所不免。昔有食此致病者，用药下出鲙鲹，已变虫形。而《本草拾遗》暨《食物本草》谓其能治多病，均不足信。至汪颖谓亲见一妇人病吞酸，因食鱼鲙而愈，尤为无理。大抵此物自古有之，屡见经传。今北人常食，未必人人皆病。而现已有之病及大病、久病、新愈之人，则断断不宜犯也。

鱼子

一名苏，一名鲺。《尔雅》曰：鲲，鱼子。故《国语》云“鱼禁鲲鲕”也。性之良毒，视乎其鱼。然多食、久食令人作胀，则诸鱼子所同。且不受调和，既无益，又无味，病人何必食之？而《圣济总录》治目翳，用已生出在水中鱼子半两和药，亦好奇之过也。

以上鱼杂

鱼胆

诸鱼胆并明目去翳，又治喉痹，又主鱼骨哽咽。青鱼、鲤鱼为上，而鳢鱼胆乃能救喉痹将死，洵妙药也。鲇、鳠胆不可用。

鱼魫

《纲目》曰：鱼脑骨曰魫，曰丁；尾骨曰鲂，曰丙；肠曰鲴，曰乙；身骨曰鲠，曰刺；脬曰鳔，曰白；翅曰鬐，曰鬣；子曰鲦，曰鲵。《拾遗》曰：鱼魫能消毒。《延寿书》曰解蛊毒，作器盛食，遇蛊则裂。青鱼魫最良。

鱼鳞

《纲目》曰：食鱼中毒烦乱，或成癥积，烧灰水服二钱。《别录》曰：治鱼骨哽。方同上。

鱼油

《拾遗》曰：能治癥癖，腥臭鱼油二斤，盛铜器内，炷火令暖，隔纸熨癥上，昼夜勿息。一法用旧棉絮一块，入鱼油内浸透，置癥所，熨斗炷火熨之，日一作，久熨取效。又涂六畜疥癞。燃[1]灯损人目。

以上四种非食品也，以其出于鱼而各有所用，故附之鱼后。至历朝渔者有税曰鱼课，明代多设河泊所大使以征之，本朝泽梁无禁，惟留江西二所，广东三所，余皆裁革。岁课三江、两湖、闽、粤，共仅二万四千四百一十二两有奇。

龟

非宜食之物，而古人用以治病，摘录于下。色黑者良，黄者劣，故《古今注》名元衣督邮。《唐本草》曰：龟肉酿酒服，治大风缓急，四肢拘挛，多年瘫痪不收。《便民食疗方》曰：和葱、酱煮食，补阴降火，治虚劳咳血、咯血，咳嗽寒热。又主久嗽不瘥。胆汁，治痘后目肿及一切热眼。尿，滴耳治聋，点目退赤热，点舌下治中风不语。甲，补阴益血。今人惟取下版熬胶用，以龟运任脉，故能补阴。任脉行身之前，故不用上甲，而用下版也。又治产难交骨不开，《子母秘录》用龟甲烧存性，研末，酒服方寸匕。《摘元方》用全具酥炙不如酒炙，妇人发一握烧灰，川芎、当归各一两，同研末，每服七钱，人行五里许再服，必生。盖妇人胎产以冲任二脉为主，交骨不开用龟版，一取其通任脉，一以骨治骨也。龟版有纵横缝，生卵时，其近后直缝自开，卵始得出。尝目睹之，始知古人制方用药煞精理。而陈飞霞云“阳开阴阖，交骨不开宜用附、桂等阳药，不宜用龟版阴药”，是为不知医理。其性虽补阴，却偏于阴而消败阳气，凡食龟肉，服龟版胶，必十分阴虚阳盛始可。若阴阳两虚，切勿轻试。

〔1〕燃：原作“然”，据文义改。

且也麟、凤、龟、龙称为四瑞，亦曰四灵，故其为物神灵而多寿。其色黑，元也；其身介，武也。故北方龟蛇．星象命名元武。而凡有生之物，生前有此躯壳，死则如蜕去之，龟则死犹恋形。故其朽甲，先王用以钻灼而卜，可以观兆决疑。药中用之过剂，往往成癥瘕，生怪病，恋形故也。非甚不得已，不宜妄杀也。

《大戴礼》曰：甲虫三百六十，而龟为长。其名号颇多，《尔雅》龟有十种，后人亦未能考其全。《纲目》曰：其形象离，其神应坎。上隆而文以法天，下平而理以法地。蛇头龙颈，外骨内肉，肠属于首，能通任脉。广肩大腰，卵生思抱，其息以耳。此说不然，龟纳鼻息，故能通任。若息以耳，则与任脉不相涉矣。雌雄交尾，亦与蛇相匹。或云大腰无雄者，谬也。古有大腰无雄，细腰无雌之说，谓龟鳖之类皆雌，蜂虿之类皆雄，非定论也。今人视其底以别雌雄。《抱朴子》云：千岁灵龟，五色具焉。如玉如石，变化莫测。或大或小，或游莲叶之上，或伏蓍丛之下。至《搜神记》谓黄赭入山迷路为鄱阳故事，恐属子虚。凡龟闻铁声则伏，被蚊嚼则死，香油涂眼则入水不沉，老桑煮则易烂，故云“祸桑树以烹老龟”，皆物理相制也。甲，《本经》名神屋，《图经》曰漏天机。上下甲俱全曰龟筒。生于山者，西秦最广，故又名秦龟。

一种名灵龟，即《尔雅》之蠵蠵，《汉书》谓之灵蠵，又名鼍鼊。其大者名赑屃一作贔屭，又名虮蝮，又作霸下。多力，人立背上，可负以行。今碑趺刻作此状，取其力能负重也。或云此乃龙生九子之一，非龟也。甲黄而光莹，用嵌器物，可乱玳瑁。血治毒箭伤闷绝者，和酒饮之出《日华本草》。

一种绿毛龟，古以为神物，南齐永明中有献者，今则可以畜养而得，非神也。蕲州以充方物，养者取自溪涧，畜水缸中，饲以鱼虾，冬则去水。久久生毛，中有金线，脊骨三棱，底如象牙色，大如钱。他龟久养亦生毛，但大而无金线。刘氏先天丸用之，云通任脉，补阴阳，未免好奇，方不录。但置额上，可断邪疟。收书笥可辟蠹出《蒙荃》。

一种呷蛇龟，《日华子》作夹蛇。《尔雅》曰摄龟，注曰陵龟。《抱朴子》作蠳龟。陶隐居作鸯龟，云：小龟也，狭身长尾，用卜吉凶，与他龟相反。《唐本草》云：其腹折，见蛇则呷而食之。肉与甲均有毒不堪食，但佩之辟蛇而已。

一种三足龟，名贲。《山海经》云：任水西注伊水中，多三足龟，食之无大疾，可以已肿。《唐书》云：先天二年，江州献六眼龟。《宋书》云：太始二年，东阳太守刘勰献六目龟。郭景纯《江赋》有之。《尔雅》注亦有之。敬新磨口号曰：睡一觉抵别人三觉。《明会典》云：暹罗国贡六足龟。《宋史》云：赵霆献两头龟。皆不常有之物，遇之不宜轻食也。虽三足龟《山海经》有“已肿”之言，例以三足鳖之杀人，其说讵可信乎？

一种名鹗龟，生南海，与《山海经》所云杻阳之山，怪水出焉，中多旋龟，鸟首蛇尾者，盖同类也。旋龟，云佩之已聋。鹗龟，《拾遗》用治产难，临月佩之，临时用甲烧研酒服。其肉性味无考，必非佳品也。以上并出《本草纲目》。

至《尔雅》以俯仰、前后、左右释其形状，有灵、谢、果、猎类。若之名，《周礼》有天地四方之属。《春秋》“盗窃宝玉大弓”，《公羊传》释宝为龟。《周易》

“或益之十朋之龟”，《汉书》释之曰，元龟尺二寸，直一千百六十，为尺贝；公龟九寸，直五百，为壮贝；侯龟七寸，直三百，为公贝；子龟五寸，直一百，为小贝。皆十朋为宝，四品。王梅溪字龟年，名十朋，取此义。古人之重龟如此。若其用以卜也，古者国有守龟，名之曰蔡，有疑则灼之。故曰：蔡，祭也，致敬于鬼神，以决所疑也。或曰：蔡，察也，卜而察其疑也。《史记·龟策传》曰：略闻夏殷欲卜者，乃取蓍龟，已则弃去之，以为龟藏则不灵，蓍久则不神。至周之卜官，乃宝藏蓍龟。灼龟观兆，变化无穷。是以周公卜三龟，而武王有瘳。纣为暴虐，而元龟不吉。晋文将定襄王之位，卜得黄帝之兆，《左传》曰：得黄帝战于阪泉之兆。卒受彤弓之病。献公贪骊姬之色，卜而兆有口象，其祸竟流五世。奚齐、卓子、惠、怀，至文公乃定，共五主，非五代也。楚灵将背周室，卜而龟逆，《左传》曰：灵王卜曰：余尚得天下。不吉，投龟。询天而呼曰：是区区者，而不余畀，余必自取之。终受干溪之败。君子谓夫轻卜筮，无神明者，悖。故《书》建稽疑，五谋而卜筮居其二，五占从其多，明有而不专之道也，其措辞析理为至当。而褚先生续之云：能得名龟者，财物归之，家必大富至千万。一曰北斗龟，二曰南辰龟，三曰五星龟，四曰八风龟，五曰二十八宿龟，六曰日月龟，七曰九州龟，八曰玉龟。凡八名龟，各有文在腹下，文云云者，某龟也。取此龟不必满尺[1]二寸，民人得长七八寸，可宝矣。又云：神龟出江水中，庐江郡岁时取生龟尺二寸者二十枚献于太卜官。龟千岁乃满尺二寸。又云：取前足臑骨穿佩之，取龟置室西北隅悬之，入深山大林不惑。又云：南方老人取龟支床足，老人死移床，龟尚生不死。龟能行气导引。近世江上有得名龟，畜置之，家因大富。欲遣去，人教杀之勿遣，遣之破人家。龟见梦曰：送我水中，无杀我也。其家终杀之。后，身死，家不利。又云：宋元王时，渔者得神龟，龟见梦元王求脱，王召博士卫平，告以梦，平与王反复数千言，劝王留神龟，杀而藏之，以为国重宝。其后战胜攻取，莫如元王。元王之时，卫平相宋，宋国最强，龟之力也。其祝龟之辞，称为玉灵夫子，且托为孔子之言，赞叹之曰，神龟知吉凶而见杀。骨植空枯，犹[2]日辱于三足之乌，月见食于虾蟆。荒诞之言，不足信也。

瑇瑁

即玳瑁，龟之别种也。《虞衡志》曰：生海洋深处，似龟而壳稍长，背有甲十二片，黑白斑文相错，裙边缺如锯齿，无足而有四鬣，鬣有鳞，斑文如甲。海人养以盐水，饲以小鱼。每月必有一日不食，或云遇庚、申日则不食，曰玳瑁斋。《埤雅》曰：玳瑁不再交，卵生影抱，谓之护卵。《南方异物志》曰：大者如籧篨，背上有鳞大如扇，煮柔作器，光辉有色，古人以为笄。豪贵者或以饰梁栋，沈佺期诗：海燕双栖玳瑁梁。《开宝本草》曰：生饮其血，解百药毒。陈[3]士良曰：肉煮食，逐邪热，

〔1〕尺：此后原衍“二尺”二字，据《史记·龟册列传》删。
〔2〕犹：此后，原书鱼虫类31页与32页错简，今据文义乙转。
〔3〕陈：原作“仇”，据《证类本草·玳瑁》改。

利大小肠，行气血。《日华本草》曰：生取甲，入药必须生者，凡作成器物，皆经蒸煮，用之无效。磨汁服，消痈毒，止惊痫。《纲目》曰：治急惊客忤，伤寒结热狂言。又治时行热病发斑。闻人规《痘疹论》曰：全生犀角磨汁一合，入猪心血少许，紫草汁五匙，治痘疹血热黑陷。亦可预解痘毒。

鳖

《纲目》曰：鳖行蹩躄，故名。俗呼团鱼。《淮南子》曰：鳖无耳而神守，故名神守。《埤雅》曰：鱼满三千六百，则蛟龙引之而飞，置鳖守之则免，故名神守。《古今注》名河伯从事。陆生水居，穹脊连胁，四缘有肉裙，以目为听，纯雌无雄，以蛇及鼋为匹。鳖有雌雄，亦视腹文为别，但与蛇及鼋交耳。故《万毕术》云：烧鼋脂可以致鳖。烧蛇脂不能致鳖，然则气相感召，非以其与鼋交也。卵生，其抱以目，随日影而望之。在水中，上必有浮沫，名鳖津，人望津抚掌作声取之。性畏蚊，叮之则死。入蚊煮得易烂，而其骨甲又可熏蚊，令化为水。肉，《图经》云，性冷损人。《拾遗》用治热气湿痹。戴元礼云：性热，其阳气聚于上甲，久食令人生发背。

按：鳖背，青木之色也。木性善升，故冬月蛰于沙泥，其背上如盏大一块常燥不湿，人以是寻得之。阳气聚于上甲之说，不为无见。性有毒，孙思邈谓同芥子食，令人生恶疮，则生发背之言，不为无本。戴氏所论确矣。俗医反云滋阴，大谬。虽作臛为八珍味之一，然痈疽、痘后、热病后，平素血热、阴虚火旺及癥瘕之人，概不宜食。孕妇食之，令子短项，多食或竟生鳖。《拾遗》曰：《内则》食鳖去丑，谓项下软骨如龟形者也。凡三足、赤足、独目者，头足不缩者，目凹陷者，无裙者，腹下有王字、十字、蛇纹者，旱鳖在山上者，并杀人。究之此物本有毒，其不犯此数种而外，亦间有能害人者。平人亦宜少食，病人不食为是。中其毒者，芦笋煮汁解之，无则用芦根。《折肱漫录》曰：中鳖毒，蓝汁可解，无则以染布缸内靛花代之。又不可同苋菜食。陶隐居曰：剉鳖肉，包以赤苋，置湿地。经旬，皆成小鳖。此说虽未必尽然，而同食必有害则确也。又同薄荷食亦害人。小者味美而毒轻，愈大愈毒无味。洪容斋所谓沙地马蹄鳖是也。而《国语》：公父文伯饮南宫敬叔酒，露睹父为客，羞鳖焉小，睹父怒，日将使鳖长而后食之，遂出。盖北人远于水，不知水族之味也。甲能治老疟，攻疟母及痃癖癥积，生取炙黄色，研末服出《肘后方》。又治骨蒸发热，童便浸二三日煮，再用酒炙黄，研末服。又治痈疽久不收口，用生肌药不效者，烧存性，研末掺出《怪症奇方》。又治人咬指欲脱，方同上，鳖壳亦可出《摘元方》。头，治产后阴脱，及脱肛不收，烧灰傅出《千金方》。取其善缩也。卵，盐藏煨食，止久痢出《纲目》。

一种无裙，头足不缩者名纳，一作鲉与鲵同名。一种三足者，《尔雅》曰：鳖三足，能。《山海经》曰：从山多三足鳖，食之无蛊疫。切不可信。一种小如钱，赤如血者，《淮南子》曰“矢鳖”，浮水必有大雨。《拾遗》曰“佩之刀剑不能伤，女人有媚色”，未必然也。此三种皆有毒杀人。一种六足者，能吐珠，《山海经》《吕氏春秋》《一统志》皆有其语。然《埤雅》曰：蚌珠在腹，鳖珠在足。果尔，何以能吐也？《纲目》曰：食之辟疫疠。此岂寻常之物，恶得而食之也。至于鳖之抱卵以目，听亦有目，是其精神全注于目也。故多年老鳖，腹内聚成鳖宝，如一二寸小人，眉目、衣冠、履袜悉具。纪晓岚先生《滦阳消夏录》言亲见之，予外氏家亦有，先慈氏亦亲见之。其他得此者，吾乡有数处，皆以杀鳖而得。旧传生得此者，割人臂上皮纳入之，可以洞见地下之物，以鳖之精华在目也。此说未知果否，然其为物则极奇矣。鳖腹中有宝，其背必隆起，较他鳖为高。旧传杀此鳖者，其祸必至灭门，验之吾乡数处，信然。积善之家，谅不遇此，然食鳖者则当知之也。《夷坚志》曰：乾道中，昆山有老叟梦大舟内无数缧绁罪人哀呼求救。次早启户，堤下果有泊舟，视之皆鳖也。问其值，索钱三万，如数与之，尽放诸河。夜复梦数百披甲人列拜门外，谢再生恩。且曰：令翁一生无疾，寿终生天，子孙大富。五世后如其言。又闻数十年前，吾乡有严翁者，素称好善。一夕梦绿衫白裙女子，拜床下求救。明日邻翁得大鳖招翁饮，翁至其家，鳖尚未烹，向翁延颈点头，翁恍疑昨梦，赎而纵之，遂终身不食鳖。今其子孙数十人皆不食，尚云乃繁盛，书香奕叶也。以此推之，鳖能聚精会神，结为奇宝，是水族有灵之物也。故于临危能知求救，则其死后必解寻仇，且非肴馔必需之品，可以少食，可以不食，不宜恣肆，以口腹结冤家也。冤家二字，非杏云摭拾外氏迂谈。医家本有来生对报之训，见《金匮玉函经》解饮食之毒条。又陶隐居亦云妄杀鸡、犬、牛、羊，于亡魂皆有愆责，皆古医书之语。仁爱之人，自不以为河汉也。

鼋

亦名河伯从事，俗呼癞团鱼。《说文》曰：鼋，大鳖也。《图经》曰：生南方江湖中，大者围一二丈。南人捕食之，肉五色而白处最多。卵圆，大如鸡、鸭卵，产山崖或洲渚土窟中，人寻得辄有数百枚，煮之其白不凝。《拾遗》曰：性至难死，剔其肉尽，口犹咬物，可张鸟鸢。《纲目》曰：介虫惟鼋最大，故字从元，形似鳖，背有䏣腲，大头黄颈，肠属于首。其诞育也，雄鸣上风，雌鸣下风，风化而孕。其赋形也，颈足皆方，口如血盆。随月浮水，月沉则没。其脂摩铁则明，得火可融铁。《月令》：季夏之月，命渔师伐蛟取鼍，登龟取鼋，以其为人害也。

按：鼋，水族巨物，冬则蛰于江水深处，至清明后散而之诸大泽中，如楚之洞庭，吾乡之彭蠡，游行觅食。其出也，千百为群，蔽江而上。此数日，往来舟楫皆停泊小港避之。至霜降时，水涸天寒，仍入江潜伏不出矣。此数月，舟行夜不敢露坐，昼不敢濯足于水。又不敢炙煿腥膻，鼋闻其气即出。盖此物能食人，故呼为水老虎。其力之大，莫与比伦，又且便捷过于猿猱，万斛之舟能坏之，竹木簰筏长百余丈者，能拆之。舟人遇此，皆抛撒米粒，焚香罗拜，寂不敢哔。操舟为业暨贸敢江湖者，终身不敢食其肉，并不敢食鳖肉。虽至远方，不敢斥其名，称为老爷，并鳖亦呼老爷。盖鼋与鳖同类，故亦与鳖交。论其食人，大为人害。然榜人尝语予曰：凡舟子谋害孤客取财者，不愁天理王法不容，但恐老爷难见。是乃神道设教，可借以儆凶顽。无怪左蠡之滨，老爷庙香火之盛，血食所宜有也。乾隆庚辰，青湖夏姓戚家尝获大鼋，予曾食之，腥膻无味，此或烹饪失宜。鼋羹为八珍味之一。《左传》：楚人献鼋于郑灵公，子公之食指动，示子家，曰必尝异物，公故弗与，子公染食于鼎而食，遂酿弑君之祸。

其性有毒，病人概不宜食。陶隐居曰：食之补益。此物多力而趫健，又且多寿，揆诸熊肉振羸之义，所言或当不谬。又云能变为魅，非魅也，鼋为灵物，不甘鼎俎，复仇也。凡脔割其肉，偶一落地沾泥，任洗濯百遍，食之必至杀人。即腌熏干肉，任悬挂甚高，无人时能垂长至地沾惹泥土，闻人声遽缩如初，此肉食之无得免者，其灵异何如。又肉色黄者有大毒。邻邑都昌江姓村疃，地滨彭蠡，乾隆辛亥夏，见大黄鼋浮游稻田浅水，群以火器击毙。村中男妇食者百十人，皆患黄汗症，以常法治之不愈，死者五人，其余皆委顿数月，老弱者至连年始愈。戒之戒之。

蟹

蟹足名跪，六跪双螯，壳名匡。《礼》：蚕则绩而蟹有匡。《纲目》曰：傅肱《蟹谱》云，蟹，水虫也，故字从虫，亦鱼[1]属也，故亦从鱼。以其横行，则曰螃蟹。以其行声，则曰郭索出杨子《方言》。以其外骨，则曰介士。以其内空，则曰无肠公子见《抱朴子》。雄曰蜋螘[2]，雌曰博带见《广雅》。《清异录》曰含黄伯。《诗人玉屑》曰内黄侯。曾文清《谢路宪送蟹》评：从来叹赏内黄侯，风味尊前第一流。只合蹒跚付汤鼎，不须辛苦上糟丘。种类极多。《图经》云：六足者名蛫，四足者名北，皆有大毒。壳阔而多黄者，名蠘，螯最利，断物如芟。扁而大，后足阔者，名蝤蛑，南人谓之拨棹子，一名蟳，两螯如手，力至强，能与虎斗，虎不如也。一螯大一螯小者，名拥剑，一名桀步。常以大螯斗，小螯食。又名执火，螯赤也。最小无毛者，名蟛蜞。《尔雅》曰：虫蝟蛭，小者蟧。似蟛蜞而大，名蟛蜞，不可食。蔡谟初渡江，误食几死。叹曰：读《尔雅》不熟，为学者所之也。雄者脐长，雌者脐团。腹黄应月盈亏。生沙穴中，见人便走者，名沙狗。两螯极小如石者，名蚌江。海中蟹大如钱，腹下复有小蟹如榆荚者，名蟹奴，又名寄居蟹。腹内有白虫如木鳖子者及居蚌腹者，名蛎奴。以上并不可食。似蟛蜞而生海中，潮至则出穴者，名望潮。生溪涧石中，小而壳坚赤者，名石蟹，并可食。

按：蟹之类既繁，则识之难尽。《图经》《纲目》虽各有考订，亦未能全。其诸蟹之性，俱动风发毒，在虾之上，虽诗词中以“把盏持螯”为韵事，而病人概不宜食。痈疡、风损及血疾、目疾人，尤不宜。其色生青熟赤，与虾同。宋人诗曰：水清讵免双螯黑，秋老难逃一背红。盖讥朱勔之贪横必败也。其用能续绝伤，跪[3]折筋绝骨脱者，《唐瑶方》：生蟹捣烂，和热酒，连饮数碗，渣敷之，半日许骨内谷谷有声即愈。干者煅存性，研末服，亦佳。又能开血闭，消儿枕，堕死胎，《千金》蟹爪散，蟹爪研末二合，桂心、瞿麦各一两，牛膝二两，俱为末，空心酒服一钱似太少。又能安生胎，《千金》神造汤，蟹爪敲碎一升，甘草二尺，流水一斗，苇薪煮至三升，入阿胶三两烊尽，顿服。困不能服者，灌入即效。此方治闪折伤胎，子死腹内，

〔1〕鱼：原脱，据《本草纲目·蟹》补。
〔2〕蜋螘：原作“蜋螘”，据《本草纲目·蟹》改。
〔3〕跪：疑为“踠”字之误。

或双胎一死一生，服之令死者出，生者安。又解鳝鱼毒，《集验方》曰，食蟹即愈。又治漆疮，鲜者捣涂，干者研末水调敷。又治小儿解囟不合，《衍义》用蟹螯同白芨末捣敷，以愈为度。仍内服肝肾补药。又盐蟹汁淡，喉痹肿痛，含口内细细咽之。壳，烧烟能熏壁虱。陶隐居曰：独螯、独目、两目相向、六足、四足、腹下有毛、腹中生骨、头背有星点、足斑、目赤者，并杀人。冬瓜汁、紫苏汁、蒜汁、豉汁、芦根汁、藕汁，皆可解之。张鼎曰：孕妇食蟹，令子横生。《纲目》曰：同柿食动风。

蝑蟹法藏蟹曰蝑：盐藏、糟藏、酒浸、酱汁浸，皆佳，久留易沙，见灯亦沙。蟹性夜喜就光，取之者燃灯于水次，则群蟹自来，故见灯即沙。蝑法不拘日夜，必点灯照而蝑之，则以后见灯不沙。得椒易脂，得皂荚或蒜可免沙脂。得白芷则黄不散。取蟹之时，《衍义》曰：八九月为蟹浪，其黄满腹。陶隐居曰：未被霜者甚有毒。究之，此物本有毒，春夏固不宜，霜后亦未尝不毒也。

鰕[1]

一作蝦。介虫之小者。首似龙，身似蚱蜢，磔须钺鼻，皆有断节，尾有硬鳞，前四小足两钳，后两大足善跃。每九十月有雾，则虾出必广。盖有一种飞虫名天虾，雾时则群堕水中，化为虾也。然亦自生子，子在腹下，两边排列。味甚鲜美。性则动风发毒，助火生虫。数十年前，邻居取虾为业者，冬月每顿食之。一夜腹痛不可忍，吐出小虫，急煮苦楝根皮服之，吐泻交作，下血数升，血中有天虾虫千百。平人不宜过食，疮疡、风损、血疾、目疾人尤忌之。糟藏最美。蒸曝去壳名虾米者次之。陶隐居曰：无须及腹下通黑者，煮之色白者，并不可食。《拾遗》曰：和热饭作羹，味虽美，能毒人至死。其用则能托痘疮：凡真正虚寒塌陷者，大鲜虾数头捣烂，热酒和服。如山居不可卒得，干虾米亦可，但力缓耳。内有毒火者，慎不可用。又能下乳汁，方同上，但宜多食耳。又能补肾兴阳并出《纲目》。又外治血风臁疮，同黄丹捣贴，日一换出《集简方》。

海虾

《纲目》曰：《尔雅》名鰝，《拾遗》谓之红虾。小者长一二尺，大者可至丈余。其壳每节可作大灯笼一枚。《岭表录异》云：其色如朱。又闽中有五色虾，长尺余。彼人两两干之，名对虾，用供上馔。

按：海虾，肆中干者长不过二三寸，味极鲜美，性有小毒。而生于咸水，则能养阴益血，故助热生风发毒之害，与淡水虾不同。《拾遗》曰：治头疮，去癣疥、风瘙、身痒。盖此数者皆血中风热，虾性动风，而出咸水者能益血，故反以治风，理可信也。又闽中一种龙虾，长二三尺，首全似龙。周栎园先生曰：望之如钱塘破阵，擘青天飞去时，令人敬畏。初不敢食，后见群食，亦尝试之，味殊淡耳。

蚌

陶隐居曰：雉入大水为蜃，即蚌也。

---

〔1〕鰕：同“蝦”，现代简化字为“虾”。因在此处二字用于训诂，故保留原字。此后则改用“虾”字。

按：蜃有二，一蛟蜃，一蛤蜃。雉能化蛇，又产蛟，其所化乃蛟蜃，非蛤蜃也。陶说误。但雀入大水为蛤，乃蚌属耳。《纲目》曰：蚌类甚多，长者曰蚌，圆者曰蛤。今混呼蚌蛤，非也。其肉，《日华子》曰：除烦，解热毒，治血崩带下。入黄连末，取汁点眼赤。《洗冤录》曰：入冰片末少许，化汁涂汤火伤。《食疗》曰：除热，解酒毒。《拾遗》曰：明目，除湿，主妇人劳损下血有热者。然性偏冷，故《衍义》曰：多食发风，动冷气。凡诸蚌蛤肉，性皆冷，能动风，中寒及风损人忌之。而《拾遗》所谓除湿者，凡水生之物皆能胜湿也。刘因曰：鱼、鳖、蠃、蚬治湿气而生于水，麝香、羚羊治石气而生于山。朱震亨乃云：寇氏止言冷不言湿，湿生热，热久则气上升而生痰生风，何冷之有。夫蚌能胜湿，岂反生湿；性本冷，岂反生热。《纲目》于此等邪说，不知驳正，乃复混同引入，使稂莠乱苗，可谓无识。盖震亨全然聋瞽，其于百病，尽扯入痰字，故先着湿字，辗转牵引，可鄙可恶。壳，烧研为粉，名蚌灰，用饰墙垣，阖墓圹，如用石灰。亦可入药。《日华子》曰：治诸疳，止利。醋调敷痈肿。《纲目》曰：解热燥湿，止白浊带下，除湿肿水嗽。咳而面肿，小便不利，胸膈间有水气者，为水嗽。明目，擦阴疮、湿疮、痱痒。《寿域神方》用治脚指间湿烂，痒者加枯矾，痛甚者加滑石。

马刀

《纲目》曰：《尔雅》曰，蜌，廛。《说文》曰：修为廛，圆为蠇，《周礼》曰：脾拆廛醢。江汉人呼单母，汴人呼烯岸。《吴普本草》曰齐蛤，《别录》曰马蛤，陶隐居曰蜯螆。形似蚌而小，狭长。其壳粉有毒。得水烂人肠，又曰得水良。《唐本草》曰：得火良既系毒物，得水、得火皆不得云良。肉性同蚌肉。按：马刀壳粉，既云能烂人肠，合诸《本经》能杀禽兽贼鼠之语，明明大毒之物，肉又安能如蚌肉之无毒乎？不宜轻食。

蝛蜌

《嘉祐本草》曰生蜌，《水土记》曰蝛蛤。《衍义》曰：形似马刀，肉性冷。多食发风，亦非佳物也。

蚬

《纲目》曰：蚬，晛也。《诗》：见晛曰消；见晛曰流。注：日初出也。此蚌壳内光耀，故名。《隋书》：刘臻父显，嗜蚬，呼扁螺。大、小、厚、薄不一。《拾遗》曰：壳外黑色能候风雨以壳飞。《图经》曰：下湿气，通乳。糟食或糟煮食良。《日华子》曰：去热明目，利小便，解湿毒、酒毒目黄，并煮食。生浸汁饮，止消渴。壳粉，治火郁颈眩、吞酸及火嗽，掺一切湿疮。

以上江湖溪涧淡水所出之蚌

珍珠牡

一作真珠，《禹贡》作蠙珠。按：珠，古出于合浦，今则闽、粤沿海各有珠池，蜑人以采珠为业，取之于海，亦不尽取于池。汉马援征交趾，征则征贰，立铜柱于珠崖，为华夷之界。珠崖隶粤西，或作朱崖，古采珠之地也。初，援之出也，后车载薏苡辟瘴。及其归也，梁松以薏苡为明珠，因以得谤。究之，珠亦非尽出于海，处处老蚌中皆有。即《禹贡》"淮夷蠙珠"，言淮夷所贡，未尝言他处不产。且蠙亦诸蚌、诸蛤总名，亦未言何蚌所出，但光明圆大者为难得耳。《冀越集》《格古论》《埤雅》诸书，各有所考，均未能详，且不甚确，不足录也。大抵蚌阴类而生于水，感月之光彩而孕珠，故古谚云：上巳有风梨有蠹，中秋无月蚌无胎。此农家候某日阴晴以卜岁之意，未必以中秋一夕之月为胎也。惟其如此，故珠为水月之精华。其用于除烦退热，安神镇惊，皆阴分之病，宜有验也。眼科用以点目去翳者，借其光明莹彻也。而外科生肌药亦用之，殊无取矣。其肉食之，养阴退热之效，加速动风助冷之害，亦与诸蚌同也。

石决明

《日华本草》名九孔螺，壳名千里光。《图经》曰：七孔、九孔者良。《衍义》曰：登、莱海边甚多。肉与壳两可用，功力相同。按：石决明为眼科圣药，退肝热，补肝虚，治青盲翳障，内服、外点。而《别录》谓"久服益精轻身"，《海药本草》谓"能治骨蒸劳极"，《纲目》曰"通五淋"，皆不虚也。惜乎远海之地，但得其壳，不能食其肉也。

蛤蜊

《本草会编》曰：生江南海中，紫蜃白壳，大二三寸。闽、浙人以充海错，曝干货之远方。掌禹锡曰：肉久食能润五脏，止消渴，治妇人血块。盖海物味咸能益血，故润燥；能软坚，故破块。而《纲目》混引高武《痘疹正宗》之说，曰"海错发疹，多致伤损脾胃，生痰作呕作泻"，大谬。海错发疹，见于何书？伤损脾胃，是何理解？且谓"古方痘毒入目，以蛤蜊汁点之者，大为不可"。古方生蛤蜊入黄连末一分，候水出点目眦。远海之地用蚌蛤或田螺。痒者入胆矾一分，同黄连末取水点。此不专治痘毒，一切赤眼肿痛皆佳，惟寒眼忌用。云"蛤蜊虽寒，而湿中有火"，既云寒，何以又有火？且水生者皆能胜湿，此何以又有湿，又何以生痰，与前条朱震亨之言如出一口。因思古人良法美意，遭后世聋瞽败坏者，不知凡几，可胜浩叹。蛤粉，《纲目》曰，能解热利湿，定喘嗽，消浮肿，利小便，解结气，消瘿核，及妇人一切血病。又曰：蛤粉，《衍义》谓众蛤之灰，近乃专用蛤蜊，然货者亦多杂治蚌、蛤、蚶、蛎诸壳为之。但性味咸寒，不甚相远，功能软散，小异大同。不比江湖淡水所出，仅能清热利湿而已也。此论可谓周知物理，洞悉病情。何以引用各书，遂至不分美恶，糠粃混收，不可解也。

蛏

《纲目》曰：海中小蚌也，形长短大小不一，与马刀、蝛、蚬相似。闽、粤人以田种之，名蛏田。小者为蛏苗，曝者名蛏干。《嘉祐本草》曰：蛏性补虚，止冷利，治妇人产后虚损。按：此养阴益血之功也，海物均有，而蛏为重。《食疗本草》曰：天行热病及伤寒后，慎不可食。

车螯

俗讹为昌蛾，又名蜃。《纲目》曰：《周礼》，鳖人掌互物介虫名互，春献鳖、蜃，秋献龟、鱼。则蜃似为诸蛤通名，不专指车螯。故郭注《尔雅》"蚌，含浆"

云：即蜃也。《拾遗》曰：生海中是大蛤，能吐气成楼台，春夏岛溆间，常有此气。蜃楼海市，蛟蜃也，非蛤蜃。《尔雅翼》曰：雀入海为蛤，雉入海为蜃。蜃，大蛤也。雉所化亦是蛟蜃，且《吕氏·月令》只云水，未尝分别淮、海，今《戴记》因之。肉，可食。壳，可饰器物，色紫，璀灿如玉，斑点如花，故蜃之小者名玉珧。《图经》曰：肉似蛤蜊而坚硬。《食疗本草》曰：性冷，不宜多食。

按：车螯性虽冷，而能解毒，痈肿初起宜食。《水土记》曰：似车螯而角不正者名移角，壳薄者名姑劳，小者名羊蹄，肉性皆与车螯仿佛。

魁蛤

即《尔雅》注之蚶，一作魽，《尔雅》曰魁陆。《纲目》曰：魁者，羹斗之名，蛤形肖之，故名。故字从彡从鬼，诡声也。北斗魁杓，亦取其形似也。《岭表录异》曰：南人名空慈子，尚书卢钧[1]以其壳似瓦屋之垄，改名瓦屋子，又名瓦垄子。广人重其肉，呼为天脔，又曰蜜丁。《说文》曰：老伏翼即蝙蝠化为魁蛤，故又名伏老。《临海异物志》曰：蚶之大者，径四寸，肉味极佳。浙东以田种之，名蚶田。其性，张鼎曰，寒能润五脏，止消渴，利关节。《拾遗》曰：温，能治腰脊冷风，利五脏，健胃，令人能食。《四声本草》曰：温中消食，起阳，凡食讫以饭压之，否则令人口干。三说寒温互异。然《日华子》用其壳，火煅醋淬，治血气、冷气、癥癖，性温确矣。而又能润燥止渴者，海物味咸，能益阴滋血，故虽温不燥耳。其壳可饰器物，今名螺钿，盖即车渠、贝子之同类也。《书》大传西伯既戡黎，纣囚之羑里，散宜生之江汉之滨，得大贝如大车之渠，以赎其罪，故名车渠。并附于下。

附车渠

见《韵会》。刘积《霏雪录》名海扇。《纲目》曰：此瓦垄之大者，长二三尺，阔尺许，厚二三寸。壳外沟垄如蚶而深大，皆纵文如瓦沟，无横文。壳内白晰[2]如玉，番人以饰器物。《丹铅录》曰：车渠作杯，注酒满过一分不溢。性大寒，能安神镇心，解百药毒及虫螫，同玳瑁人乳磨，等分服出《海药本草》。

贝子[3]

《别录》名贝齿，《日华子》名白贝，俗名海肥。《图经》曰：今多穿与小儿戏弄，画家用以砑物。《纲目》曰：古者货贝而[4]宝龟，用为交易，以二为朋，《诗·菁莪》"锡我百朋"，注曰，两贝为朋。一为庄，四庄为手，四手为苗，五苗为索。贝形大如拇指，长寸许，腹背皆白，背隆如龟，腹下两开，相向有齿刻如鱼齿，其中肉如蝌蚪，有首尾。《尔雅》云：贝在陆曰贆（赚），在水曰蜬，大曰魧，小曰鲼，黑

〔1〕钧：原作"钓"，据《岭表录异》卷下改。

〔2〕晰：原作"皙"，同"晰"。

〔3〕贝子：原目录此条后尚有"石蜐、淡菜、海月、牡蛎、海蠃、田蠃、蜗蠃、鲎"等八种，然正文无，故删。

〔4〕而：原作"为"，据《本草纲目·贝子》改。

曰元，曰贻，黄质白文曰余赋，白质黄文曰余泉，博而頯曰蚆，大而险曰蜠，小而椭曰鲼。又古有《相贝经》云：朱仲受之于琴高，以遗会稽太守严助曰，径尺之贝，三代正瑞[1]，灵奇秘宝。次则盈尺，状如赤电黑云者，为紫贝。素质红章为朱贝，青池绿文为绶贝，黑文黄画为霞贝。紫贝愈疾，朱贝明目，绶贝消气胀，霞贝服蛆虫。虽不能延龄增寿，其御害一也。复有下此者，鹰喙蝉脊，但逐湿去水，无奇功也。贝之大者如轮，可以明目。南海贝如硃砾白驳，性寒味甘，可止水毒。浮贝使人寡欲，勿近妇人，果尔，何以反勿近妇人，岂欲其多欲乎？黑白各半是也。濯贝使人善惊，勿近童子，黄唇齿有赤驳是也。虽贝使人病疟，黑鼻无皮是也。皭贝使人胎消，勿近孕妇，赤带通脊是也。惠贝使人善忘，赤炽，内壳有赤络是也。醟贝使童子愚、女人淫，青唇赤鼻是也。碧贝使人盗，脊上有缕勾唇，雨则重，霁则轻是也。委贝使人恶，夜行能辟百兽鬼魅，赤而中圆，雨则轻，霁则重是也。其性，陶隐居谓点目去翳，《药性本草》谓能治伤寒狂热，《海药本草》谓能下水气，消浮肿。又有紫贝，《唐本草》曰，形如贝子而大，背有紫斑，南夷以为货布。《纲目》曰：《诗疏》云，紫贝质白如玉，紫点为文，行列相当。大者径一尺七八寸。交趾、九真以为杯盘。性能去目翳，消小儿斑疹。

按：贝子、车渠皆瓦垄之别种，而瓦垄肉可食，且益人。贝子、车渠之肉，医书、本草未尝道及，或者不可食欤。抑壳可宝，肉逐为其所掩，因置而弗道欤。至于车渠之列于七宝，车渠、玳瑁、珠、贝、珊瑚、猫儿眼、瑟瑟为七宝，加祖母绿为八宝，加火齐为九宝，加通天犀为十宝。今犹有能辨之者。贝子之用于交易，在古为然，观财、货、宝、贯、买、卖、贾、价、贩、贮、贵、贱、质、贷、赠、贶、赂、遗、赏、赐、赗、赆、赍、赉等字皆从贝，可知矣。后世惟云南用之。明沐英之开府滇黔也，史臣赞曰，不独贝、金、象、齿来自殊方，抑且金马、碧鸡入参侍从。然古之用贝，夏、殷以前不可考已。《说文》曰：古者以贝为货，至秦始废贝行钱。然周已有太公九府圜法。

以上海中咸水所出之蚌[2]

蟾蜍[3]

一名黿鼀，一名鼀䵷，一名蚵蚾，俗呼癞虾蟆。《图经》曰：蟾蜍多在篱落卑湿处，形大，背有痱瘰，行极迟钝，不能跃，亦不能鸣。而《别录》云“虾蟆，一名蟾蜍”，非也。虾蟆多在陂泽，形小，皮上无痱瘰，有黑斑点，能跳接百虫。二物虽同类而各种。且《尔雅》：黿鼀，詹诸。郭注云：似虾蟆，居陆地。则非一物，明矣。《纲目》曰：詹诸，或作蟾蠩。其声詹诸，其皮黿黿，其行鼀鼀。《诗》云：得此黿

〔1〕瑞：原作“端”，据改同上。
〔2〕以上海中咸水所出之蚌：凡十字原脱，据原书目录补。
〔3〕蟾蜍：此前原有“调疾饮食辩卷六下鄱邑杏云老人章穆著”十七字，目录即无，且此前亦无“卷六上”，故删之。

鼋。《韩诗》注云：蟾蜍也。《新台[1]》篇作戚施，非此二字。后世名苦蠪，其声也。又名蚵蚾，其皮砢磊也。《说文》云：三足者为蟾。《抱朴子》云：三足者能食山精鬼魅。至千岁，头上有角，腹下有丹书，食之可仙。凡三足及异形之物皆有毒杀人，慎不可食。术家取以起雾祈雨，辟兵解缚。陶隐居云：五月五日取蟾蜍五枚，反缚置室中，明旦视缚自解者，取为术用，能使人缚亦自解。

按：蟾蜍本有灵异，其三足及有角、有丹书者，非常有之物，可无深论。而寻常四足之蟾，聚置密器，任如何覆盖，必能渐次逸去。惟置高处不近土，则不能去，故俗传其能土遁，术家用之，或以此乎。论其充馔，似非所宜，而能为用于病。陶隐居曰：温病发斑困笃者，去肠生捣食一二枚，无不愈者。《拾遗》曰：不能食，捣烂绞汁服。入酒一二盏同捣，乃有汁，且于斑疹更为亲切。或烧末服。《全婴方》治小儿疳利，腹大黄瘦，头生疮结羊核也，用大蟾蜍去首、足、肠，清油涂，阴阳瓦炙熟食酒烹，或醋烹更佳，服五六枚，必形容改变而愈。《外台方》治小儿脐疮出水久不愈者，蟾蜍烧末，同牡蛎等分掺。《锦囊秘览》治附骨坏疽，脓血不已，大蟾蜍一枚，乱发如鸡子大一团，猪油四两，熬枯去渣，冷定，先以川乌、桑白皮煎水洗，拭干，龙骨末掺四围此物难得，海螵蛸、炉甘石可代，前膏贴之。《医林集要》治发背初起，用大蟾蜍缚置疮上，蟾必昏愦，放水中救其命，再易一枚，至三四枚，蟾久伏不昏愦，则毒散矣。势重者，破开乘热连肠肚合疮上，少顷必臭，再易二三次愈。或剥皮剪小孔，乘热贴。余居士用大蟾蜍用石灰捣烂敷，频易取瘥。此方宜酌用，恐石灰伤肉后难合口。然坚肿过甚，或四围麻木，非此无功。《肘后方》治猘犬咬伤，每七日一发，咬时急视头上，有血发一二茎拔去，生食蟾蜍脍，亦可烧炙食，勿令本人知，后不再发。《备急方》治闪折骨伤，大蟾蜍捣烂敷，劈竹裹缚。又治痔疮，蟾蜍火煅存性为末，猪广肠一段，扎定两头，煮熟切碎，蘸蟾末食，三四次愈。《得效方》治大风疠疾，蟾蜍泥包煨熟，煎酒尽量饮，不拘次数。又蟾腹硕大，由其自运气鼓之，欲其胀则顷刻而胀，欲其消亦顷刻而消，故可治气肿。或干蟾入汤剂，或为末，或煮炙其肉食，皆佳。但性能闭小便，凡诸病小便短赤者，药饵、饮食皆不宜犯此。又凡腹下无八字者，赤者，皆有毒，不可食。又眉间白汁名蟾酥，入外科方，能拔毒去死肌，又能治喉痹、乳蛾。《活人心镜》用真蟾酥、草乌尖、牙皂等分为末，每用半分，点患处，立效。

虾蟆

《尔雅》曰鼃蟆，一作虾蟇。《拾遗》：陶氏以蟾蜍注虾蟆，遂致混无区别。虾蟆居水，背有黑点，身小，能跳能鸣。蟾蜍居陆，身大，背无黑点而有痱瘰，不能鸣跳。又有蛙蛤、蝼蝈、长肱、石版、蠼子诸类，或生陂涧，或在沟渠。《周礼》：蝈人掌去蛙黾。注云：焚牡菊灰洒之则死。

按：蛙黾与人无害，何故杀之？若恶其聒耳，则其声皆在田野，宫禁深沉，谅

[1] 新台：此前原衍“金”字，据《诗·邶风·新台》删。

必无此，何至以此等琐事，上廑庙谟，且为之设官，明系汉人搀杂，不足信也。《炮炙论》曰：虾蟆有数种。一种黑虎，身小嘴黑，脚有斑。一种蚼黄，脚前大后小，斑色，有尾。一种黄蚖，遍身黄，有脐带，带中常出水。一种蝼蝈，即夜鸣，腰细口大，苍黑色。一种蟾，即黄斑，头上有肉角。其虾蟆腹下有斑，脚短不能鸣。

按：虾蟆，《拾遗》谓能鸣，《炮炙论》谓不能鸣，盖此物繁多，有能鸣，有不能鸣。其名亦随人所命，大抵虾蟆之类鸣声小而长，蛙之类鸣声大而短也。《月令》：孟夏蝼蝈鸣，仲夏仅舌无声。注谓皆指虾蟆，不如今训诂家以反舌属鸟为是。其性较蟾更热，闭人水道尤甚详见下蛙条。平人且不宜食，何况病人。《本经》谓"食之不患热病"，《药性本草》谓"能治热肿热结"，《日华本草》谓其"解烦热、治热狂"，皆大误，不可信。惟生捣敷蛇咬，腹中肝治蛇咬人，牙在肉中，痛不可忍，捣烂敷之立出。癞虾蟆更佳。剥下皮，乘热贴小儿疖毒。胆，治小儿忽然失音，不啼不乳，点舌上即出声取善鸣者。

蛙

《别录》名长股，俗名田鸡，又名水鸡，又名青鸡。《尔雅》曰：在水曰黾。郭注曰：耿黾似青蛙，一名土鸭。在山岩名石蛤，又名石鸡，又名蛤鱼，又名哇鱼，又名石鸭。《图经》曰：处处有之。似虾蟆，背色青绿，故曰青蛙。亦有背上作黄路者，谓之金线蛙。鸣声壮大，不相接续，亦不群噪。今俗混呼虾蟆。《汉书》：武帝元鼎元年秋，蛙与虾蟆群斗。明明二种矣。《纲目》曰：诸物形称虽异，功用则同。

按：蛙与虾蟆各种，性皆大热有毒，无甚功用。《日华子》、寇宗奭皆谓其能解毒，《纲目》至云性同螺、蚌，其热似鱼，而鱼不过助火。即鲇、鳠之类，亦不过动风发毒。此物助热，至闭人水道，使热内结而不可解，猥云寒同螺、蚌乎。苏颂云能补虚损，宜产妇，尽属谬谈。《延寿书》云：蛙骨热食之，小便苦淋，食多令人尿闭，有至死者。妊娠食蛙，令人短寿。此系正论，惜"骨热"二字，又开疑窦。食蛙尿闭者，何尝食骨，可见肉寒骨热之说皆误。《近效方》曰：食虾蟆尿闭，浓煎豆豉汤，频饮可解。而陈嘉谟谓天行面赤项肿名虾蟆瘟，生捣金线蛙，水调绞汁空腹饮，极效。此乃恶症，若能救疗，诚为至美，但恐以热济热，遂至不可挽回。如果他药不效，不得不一试之，故存其方以备急。若其充馔适口，嗜食者甚多，暗受其害者亦极不少。杏云以其死可惨，不忍食；性热害人，不敢食。而《纲目》引《东方朔传》云：长安水多蛙鱼，得以家给人足。谓古昔已常食之如鱼。秦中自古帝王州，四塞河山，土肥地广，岂借区区之蛙以为足乎。一种小而有尾者，名溪狗，性大毒。一种大者《文字集略》曰：大如屦名田父，能食蛇。蛇本食蛙，此反食蛇，性尤毒，杀人。其子名蝌蚪，《山海经》曰活师，《尔雅》曰活东，又曰悬针，俗名水仙子，又曰虾蟆台。《纲目》曰：蝌蚪，亦名蛞斗，虾蟆、青蛙之子也。初春蛙、蟆曳肠于水际草上，缠绕如索，渐见黑点，至春水生，鸣以聒之，则蝌蚪出，谓之聒子，故曰虾蟆声抱也。其子似河豚，青黑色。古有蝌蚪书，其点画似之，故曰虫书。始则有尾无足，渐大则足生尾脱。《古今注》曰"元鱼闻雷则尾脱"，非也。陆佃《农书》曰：二月大尽则先生前足，小尽则先生后足。观此，知蛙黾之鸣，即蛙黾之生也。先王之世，乃设官以杀之，其于不殀夭、不杀胎之义谓何哉。且也每鸣在分前，必复有春寒，播种宜迟；在分后则寒气已尽，播种宜旱。鸣声多而达旦，岁必丰；少而中宵即止，岁必歉。今夜不鸣，来日必雨。久雨忽鸣，来日必晴。故章孝标诗云：田家无五行，水旱卜蛙声。范石湖诗曰：薄雾蛙声连晚闹，今年田稻十分收。是乃天之所以鼓荡阳气，预报凶丰者也。圣人明于物理，肯尽族而歼之乎。又《考工记》谓蛙黾之属以脰鸣，亦非也。

海参

此不知海中何虫。俗云蛭，非也，形相似耳。有数种，以曝干色黑，坚如木石，一枚重半斤以上者为佳，名大乌，肉厚味美。其次则遍身生刺，一枚重二三两者，肉不及大乌之厚，味则相等，名刺参，又名鹦哥嘴。虽干而不甚坚硬形扁者，名草鞋底，肉薄无味。生北海、辽、沈者为上，登、莱、青州者次之，其东南闽、粤所出下矣。性能养血养阴，补诸虚百损。凡人参、沙参、丹参、元参之类皆补，此亦肉食之补者，故命以参名也。虚劳咯血咳嗽，同老鸭煮。妇人产后蓐劳，同羊肉煮食，并饮其汁。老人风秘及中风瘫痪，肌肤羸瘦，筋骨无力，同羖猪蹄脚煮食，火腿尤佳。《说铃》曰：海参形似男阳，可以补肾兴阳。信如其说，当同鸡或羊肉或大鲜虾煮。盖其性虽养阴，而不寒冷，故辅以阳分之味，亦能助阳也。又风秘，内食海参，宜外用导法，肥皂荚杵烂，塞入肛门。

燕窝

此亦不知何物。《闽部疏》曰是海燕口卸脍残鱼所作。人欲其来，刻桐木作雌雄二燕形投井中，则群燕自来作窝。一说此燕不至人家，作窝于海崖石上，大寻得取之。又一说虽作窝于海崖，却不粘着石上，燕每渡海，以此为舟。此则孩稚之语，海外风涛，不知其几千百里，岂此戋戋之物所能渡乎？性能补气。凡脾肺虚弱及一切虚在气分者宜之。又能固表，表虚漏汗畏风者宜之。最佳者每枚可重一两以上，白色如银，琼州人呼为崖燕，力尤大。一种色微红者，食品所贱，名血燕，云能兼补血分。有表邪人切忌。

海蛇

《岭录》曰：闽人曰蛇，或作蚝，广人曰水母。《异苑》名石镜，《拾遗》名樗蒲鱼。《纲目》曰：形浑然凝结，无头、足、口、眼，腹下如悬絮，色红紫。群虾附之，咂其涎沫，浮泛如飞。为潮所拥，虾去而蛇不得归，因割取之，故《海错志》名虾肋。《江赋》曰水母、目虾。浸以石灰、矾水，色变白，生切和盐、醋食，可下酒。其厚者名蛇头，色紫不变，气甚腥。《拾遗》曰：能治妇人劳损，积血带下。醋浸贴汤火伤。《异苑》曰：疗河鱼腹疾。其症腹胀如鼓似水肿，四肢消瘦，不思饮食。《左传》楚子问于萧子曰：河鱼腹疾奈何。盖泽居者坐卧卑湿，多食鱼虾，症多患此，故名。

按：海蛇生于咸水，色又红紫，故专主血分之病。又能去湿而解久食鱼虾之积毒，诚佳物也。但入馔不拘厚薄，宜生食。治病宜厚者，力胜，酒煮熟食之。薩天锡诗曰：霞衣褪色脂流滑，琼缕烹香酒力醒。亦熟食也。

蜂蜜

《本经》名石蜜，又名岩蜜，又名石饴，以其生于岩石间也。《拾遗》曰：《博物志》云，南方诸山幽僻处出蜜蜡，在绝岩石壁，非攀缘所及，于山顶以篮舆悬下取之。蜂去，有小鸟如雀啄食其余，名灵雀。至春蜂归如旧。人占护其处，各有主者，谓之蜜塞。《纲目》曰：陈氏所谓灵雀者，每正月则于岩石间寻求安处，雀止，蜂亦随而止，故呼为蜜母。

按：闽、广天气不寒，故有野蜜。他处皆家畜之。入药以野蜜为胜，故《本草》多言石蜜、岩蜜，入食料则不拘。《图经》曰：近世宣州有黄连蜜，色黄味微苦。雍、洛间有梨花蜜，白如凝脂。亳州太清宫有桧花蜜，色微赤。柘城有何首乌蜜，色更赤。并蜂采花作之，蜜性各随花性之温凉也。愚极谬极。蜂无处不到，其于诸花无时不采，岂有一岁之中，专俟某花开放之数日，守此一树采以酿蜜，他树毫无沾惹，他时绝不采酿之理乎？黄连、桧花、梨花、何首乌者，因蜜败变色变味，巧立名色以求售，著书立说者亦堕其术中乎？诸家论蜜，有云色青色绿者，有云味酸味莶者，不知蜜以味甘、色白或黄赤、带沙者为正，不沙者伪也，味杂色改者败也。采割之时，秋冬为上，味既醇正，又可久留。春夏易败不堪，而《食物本草》谓“冬夏为上”，误也。一种微苦者，石蜜也，入药最佳，俗呼广蜜。其余诸蜜，《别录》云“微温”，刘完素云“蜂寒而蜜温”，有谓其性凉者，大误也。盖蜜成于群蜂所酿，其势丛杂有火之象，断无不热之理。而蜂本有毒之物，聚众毒而为蜜，尤断无反凉之理。《纲目》曰“生凉熟温”，尤为大误。《食疗》曰“西蜜凉，南蜜热，川蜜温”，亦误也。王充《论衡》曰：蜂虿禀太阳火气而生，故毒在尾。蜜为蜂液，食多则有毒，炼过则无毒矣。此见理之言也。生蜜之热，犹生酒之酷烈。熟蜜之平，犹酒之得煮沸而平。试观生蜜食多，令人咽间作热火嗽者，或动血，或失音，或唇舌咽喉作肿，熟蜜则无此害，可云生凉熟温乎？凡热在脾肺及中满，并内有虫䘌之人，概不宜食。每见世医治嗽误于性凉之说，用以润肺，反以助火伤肺，愿切戒之。孙思邈曰：同生葱、莴苣食令人下利，同羞食令人暴亡。其功用有四：和中、解毒、缓急、润燥。《本经》曰：安五脏，益气补中，止痛解毒，和百药。《别录》曰：养脾气，除心烦。《伤寒论》有蜜煎导法，治久热津枯，大便秘结。《产书》治产后作渴，热水调熟蜜饮。《海上方》治胎干难产，蜂蜜、真香油各一碗，煎数沸服。《心镜》治痘痂不落作痒，汤调石蜜，时时刷之，加大黄末更佳。又治瘾疹瘙痒，酒和熟蜜饮。观其所治诸病，用虽有四，润燥之力为多也。而《本经》有“和百药”三字，后世丸药遂无不用之，亦误也。盖《本经》所谓和者，犹甘草之和也。若肾虚症、中满及虫症、诸湿热忌滋润等症，所主之药皆蜂蜜之仇家敌国，岂可一例用之。或水丸，或米面糊，或蒸饼，或阿胶、鹿胶等化水均可和丸。古丸药法皆如此，其书具在，可以检阅。后世拘拘此物，小则减药力，大或与病相反，令人加病。至于炮制诸药，蜜炙者无非取其滋润，肺燥咳嗽之用沙参，上气喘促之用桑皮，蜜炙宜也。若黄耆则固卫阳、实肌表，甘草则建中气、助脾元，安所取于蜜乎。古法皆以水润透黄耆，或以酒润透炙之，于固表托里之剂为更宜也。今则定用蜜炙，吾不知始自何人。附论于此，愿举世医人三反之。

附黄蜡[1]

其渣滓为蜡。《本经》曰：主下利脓血，补中，续绝伤。《别录》曰：疗泄澼后重见白脓。此症有数年不愈者，失调或至于死。但炼黄蜡服之，病愈为度。妙法也。《药性本草》曰：治孕妇胎动下血欲死，黄蜡四五钱，好酒煎化服，立瘥。《千金方》治热利及产后热利，黄蜡棋子大二块，阿胶二钱，当归二钱，黄连三钱，黄柏一钱，陈廪米半升，水三升，先煎米至一升，入药再煎温服热不甚者，黄连酌减。华佗治下利食入即吐，蜜蜡方寸大一块，鸡子黄一个，石蜜、苦酒、发灰、黄连末各半鸡子壳，先煎蜜蜡、苦酒、鸡子令匀，乃纳连、发，熬至可丸，二日服尽。又治肺虚热咳，烦满干渴，体倦肌瘦，发热减食，黄蜡八两，熔作一百二十丸，蛤粉四两为衣，试蛤粉味不咸者，乃淡水蚌蛤，不堪用，以牡蛎粉代之。胡桃半个细嚼，温水下一丸出《普济方》。又治肝虚雀目，黄蜡不拘多少，熔化，入蛤粉相和不如石决明，每用三四钱，以猪肝二两批开，掺药在内，麻线扎定煮熟，乘热蒸眼，至温食之，饮汁尽，日二次，病愈为度出《集验方》。又治臁胫烂疮，杨、柳、槐、椿、楝五枝，同荆芥煎汤洗，拭干，以黄蜡摊油纸上宜略加陈脂麻油，比疮略宽，贴十层，每三日一洗，除去靠里一层，一月全愈出《医林集要》。

按：蜡与蜜同出于蜂，蜜味至甘，蜡味至淡，故云淡如嚼蜡。而淡者功用反胜于浓，奇物也。《洗冤录》曰：黄蜡炒鸡食，令人胀闷，三日而死。解法，用冬葵子一二合，研碎煎，饮之即下。

蜂子，一名范，又作蜜。《礼》曰：范则冠而蝉有緌。《图经》曰：即蜜蜂之子，如蚕蛹而色白，在蜜脾中。蜂之酿蜜，有鬣层层比附，如牛羊腹内百叶，又有孔，故曰蜜脾。岭南人油炒食之。《纲目》曰：蜂蛹未生翅足时，古人以供食。《礼记》有雀、鷃、蜩、范是也。

按：蜂蛹今不闻有食者，古人馋口，乃至是乎。况其性有毒，土蜂、黄蜂诸蛹，古皆食之，性尤毒。虽《本经》《别录》言其功用，不足录也。

蚳醢

此蚁卵所作之酱，见《周礼》馈食之豆，蜃、蚳、盐、醢。《纲目》曰：蚁亦作螘，又名元驹，大者曰蚍蜉，亦曰马蚁，赤者名蠪，飞者名螱。杨子《方言》曰：齐、鲁谓之蚼蚁，梁、益谓之元蚼，幽、燕谓之蚁蛘。《夏小正》：十二月，元蚼奔。蚁喜酣战，故有马驹之称。有大、小、黑、白、黄、赤数种。穴居卵生。其居有等，行有队。能知雨候，春出冬蛰，壅土成垤，曰蚁封、蚁垤、蚁塿、蚁冢。卵名虫氏，山人掘之，可至斗石。古人食之，今惟南夷食之。刘恂《岭表录异》云：交、广溪峒，酋长取以为酱，云味甚鲜美。

[1] 附黄蜡：原脱，据目录补。

按：天生万物，么至蚁极矣，乃亦以人之口腹，使不得安其生。溪峒蛮夷无足深怪，不知古昔圣人何以亦出于此耶。称此以求，嗜壁虱、嗜疮痂、嗜爪甲、嗜粪浸脂麻、嗜妇人月水，均非异事矣。或曰蚳醢不宜食固已，然古人既已充馔，安必后人之不食。其性究竟何如，曰天下力大莫过于蚁，聚最小者二三十头，不及一分之重，而一蚁能举二三分重之物。准此为率，人有七尺之躯，拔山扛鼎易易耳。故习武之人，旧有擂赤蚁和酒服之方，云使人多力。然少年曾服此药，至老死时停尸不得过一日，过一日则筋肉腐败不能治手，其毒何如，可以例蚳醢矣。《纲目》又曰：《北史·五行志》，拓拔魏时，兖州有赤蚁与黑蚁斗，长六七步，阔四寸。观此，则《离骚》所谓南方赤蚁若象，元蜂若壶者，非寓言也。大误之极，夫史所谓长阔者，谓其攒聚之多也，岂谓一蚁有如许之长阔乎。信如此云，请问若象之蚁，生于何地，谁曾见之乎。

蛇[1]

第蛇之类，不下百余种，加以各处土产不同，一种之中又有多种。可食者，假其毒以攻毒，治大风疥癞，中风瘫痪，疔疮恶肿，发背痈疽，风瘙瘾疹，惊风搐搦，瘰疬漏疮，杨梅结毒，痘疮倒陷，半身枯死，骨节痹痛不仁，筋急屈伸不遂，筋软无力，不能履地，不能久立，皆有奇功。盖蛇与鳗、鳝同气，其形长瘦，似人身上之筋，故能强筋而治筋病，与本草藤蔓诸物皆能强筋通脉络者，理同也。又善窜善钻，故能攻坚散结，治一切痈疡疔肿。皮数脱，故能治皮肤疮疥瘾疹。不可食者，能毒人至死，无药可解。且化人血肉为水，仅存白骨，辨之不可不审也。然种类既多，万难尽识，如遇恶症不得不用，宜博访本土之人。远方来者，其言未可遽信，恐土产不同也。一家之书不可尽信，恐临时检阅，所见不多，难免耳食也。第一能辨者弄蛇之丐，次则山中惯食蛇肉之人，再证以本草医书，然后用之，慎无轻率从事也。予生长城市，见蛇本少，平素咨询本土可食不可食之蛇，略具梗概如下。天下之大，未知可以相例否。

一种色苍，身有黑斑，腹下白者，俗名笋壳斑，毒最轻。一种色苍无斑，腹下微黄，首无冠，眉心无王字，俗名灰色蛇，毒亦轻。此二种肉可食，又可以攻病。

一种状如灰色蛇，眉间有王字，大者首有冠，见人则昂首喷涎，人不避则竖立数尺与人相比，避之则又逐人，其颔怒张阔五七寸，夜则嗛火，俗名犁头蛇，又名煽头风。毒极重，螫人至死，食之化人血肉，至恶之物也。

一种色全黑，腹下白如银；一种色深黑而暗，腹下黄，俗皆呼乌蛇。此二种，大者头亦有冠，螫人至死，即不死亦百药不能治，溃烂终身。蛇类黑色者毒必重，而乌梢蛇能治病，乃另是一种奇物，详见后。慎勿以他黑色者例之，凡色黑即万不可食也。

[1] 蛇：原脱，据目录补。

一种小如指，长仅数寸，色苍麻，俗名麻七寸。又名烂肚蛇，因其腹下常有血如烂疮。极喜螫人，幸犹易治，然不可食，能杀人。

一种红黑节节相间，即《本草》之赤蛙蛇；一种黄黑节节相间，即《本草》之黄颔蛇，俗皆名竹节蛇。《纲目》言二蛇最为不毒，《肘后》《千金》《外台》《梅师》诸方，皆用为药，且用其所吞蛙、鼠，甚不可信。食其肉，皆杀人。螫人亦死。

一种青黑节节相间，即《肘后》之竹节蛇。一种色全青，即《肘后》之青蝰蛇。一种色青，近尾三四寸有红黑点，即《纲目》之熇尾蛇。此三种极毒，螫人立死。若螫手足指，勿俟其肿，急断去之。不可断，剐去其肉，可以保命。否则不能解救。

一种青黑相杂，不分竹节，名菜花蛇，毒亦重，不可食。古方亦用之，切不可信。凡此皆众说相同，其言的的不谬。至若医书、本草，虽不能尽无讹误，而合理可从者亦不少。是皆古人嘉惠后人之盛心也，备列于编，俾资考订焉。

白花蛇，出蕲州，故名蕲蛇。《衍义》曰：诸蛇鼻皆向上，此独向下，故呼蹇鼻蛇。《纲目》曰：花蛇湖、蜀皆有黔中亦多，蕲州者绝佳，然不多产。市肆所售，官司所取，皆自江南兴国州来。其状龙头虎尾，黑质白花，胁有二十四方胜，复有念珠斑，口有四长牙，尾上有佛指甲，长一二分，肠形如连珠。取得，劙去肠，洗净盘定，扎缚炕干，可以致远。若欲久留，以瓷罐盛，泥头，勿露风，如藏烧酒法，可数年不坏。虽枯眼光不陷，故《尔雅翼》云，蛇死目皆闭，惟蕲蛇目开。舒、蕲两界者，则一开一闭。螫人甚毒。入药供食，大能治病。《图经》云：头尾各一尺有大毒，宜去之。其搜风攻毒，活络舒筋，较诸蛇为胜。入人屋中，作烂瓜气。性善螫人而毒重。若用新鲜者，以砖烧红，置蛇于上，好醋沃之，盆覆一夜，如此三次，去骨苇，以五味食之，较干枯者力尤胜。《圣济总录》曰：干花蛇，春、秋酒浸三宿，夏一宿，冬五宿，炭火焙干用。此不必拘，以润透为限。焙宜极熟，不可带生。

乌梢蛇，一名黑花蛇。《开宝本草》曰：出商洛山谷，背有三棱，色黑如漆，性善，不噬物。《图经》曰：蕲、黄诸州亦有。《乾宁记》曰：此蛇不食生命，身黑而光，头圆尾尖，眼有赤光，至死不陷。重七钱至一两者为上，十两至一镒次之，粗大者力弥减也。《衍义》曰：剑脊乌梢蛇，尾细能穿小钱一百文者佳。亦有长丈余者。《纲目》曰：有二种。一种剑脊细尾者为上。一种长大无剑脊尾粗者，名风梢蛇，亦可治病而力不及。

按：黑色蛇除此二种外，均杀人，慎不可食。此二种既云性善，毒宜较轻，何以刘纯《治例》及《乾坤秘韫》，皆用其肉喂鸡，然后食鸡治病。考方书用此法，盖因物性极毒，不敢经食其肉，不得已辗转迂回，而出于此。乃不施于性恶之蛇，而施于此，或者以其不噬人，不食生命，为善而毒亦无异他乌蛇之甚乎，用宜审慎也。又俗传乌蛇行过之路，草俱变黑者，乃为至宝，幻谈也。

金蛇。《图经》曰：出宾州、澄州。大如中指，长尺许，身作金色。有白光者名银蛇。俱能解毒。近信州上饶县出一种金星地鳝，酷似此蛇，亦能解毒。《纲目》曰：《岭表录异》云，金蛇一名地鳝，白者名锡蛇。黔州者佳，桂州次之。大如拇指，长尺许。能解众毒，除邪热。据此，则地鳝即金蛇，非二物矣。《拾遗》曰：岭南多毒，解毒之药，金蛇、白药是也。元儒刘因之说，盖本诸此。

水蛇，一名公蛎蛇。《纲目》曰：在在水中有之，大如鳝，黄黑色，有缬纹，啮人不甚毒。陶隐居言能化鳢者，此也。水中又有一种泥蛇，黑色，成群，啮人甚毒。刘松篁《弪验方》用治天蛇毒天蛇见后，水蛇皮去头尾，用中段包手指，自能束紧，外以纸护之即愈。愈后解视皮肉，宛然有一小蛇，头目俱全。按：此种，古人治病但用其皮。《圣惠方》治消渴，亦只用皮方不甚佳不录，想其肉不可食矣。

黄喉蛇，即黄颔蛇。赤楝蛇，即赤蛙蛇，又名桑根蛇。俱已见前。皆大毒杀人，而诸家方中用之，已属非是，且用自死者，其好奇无理，尤为可笑。《千金方》乃至用自死黄颔、赤蛙，烧焦为末，治疯犬咬伤。此乃必死恶症，救宜极早，庶可回生。乃欲寻自死蛇，知在何年何地乎。古人有如此奇方，后人不知驳正，反笔载之，更奇而又奇也。况自死禽兽犹且害人，蛇本毒物，加以自死，其毒何知，可酿酒，可入丸散乎？医书每用自死龟板，似亦非理。至于救疯犬伤，不拘何蛇，可食者食之，以头尾烧焦为末，涂患处。毒蛇不可食者，外用涂之皆可。

蝮蛇，又名反鼻。陶隐居曰：蝮蛇，黄黑色如土，白斑，黄颔尖口。蛇类甚众，独此与虺及青蛙三种为最恶，被螫者不即疗多死即疗亦难必生。《唐本草》曰：蝮蛇作地色，鼻反口长，身短，头尾相似，山南汉、沔多有，一名虺。非，二种也。《纲目》曰：蝮与虺，陶氏言二种，苏氏言一种。按：《尔雅》云“蝮虺身博三寸，首大如擘”，是以为一种。郭注云：此自一种，名为蝮虺。细颈大头，色如绶文，文间有毛如猪鬣，大者长七八尺。一名反鼻，鼻上有针。颜师古曰：蝮长大，虺短小，自不难辨。是又以为二种。考《尔雅》：鴃，蜇。郭注曰：蝮属，最有毒。恐此等恶蛇，不惟不止一种，并不止二种也。《拾遗》曰：诸蛇卵生，此独胎生。其毒着手断手，着足断足，或令人全身糜烂。或吐涎于草上，着人成疮，身肿溃烂，极难治疗，名蛇漠疮当作沫，治法与蛇螫同。《抱朴子》曰：被蝮啮者，实时以刀割去疮肉，投地沸如火炙，须臾焦尽，人乃得活。王充《论衡》曰：蝮蛇禀太阳火气而生，其毒最烈。按：蝮之毒如此，而《别录》《拾遗》《药性本草》并用以酿酒，治大风疠疾，五痔肠风，恶疮顽痹，半身枯死等病，恐其难信。《纲目》曰：疠疾，感天气肃杀之气而成恶疾也；蝮蛇，禀阴阳毒烈之气而生恶物也。非恶物不能攻恶疾。语虽有理，终不宜轻用，故不敢列其方。必不得已而用，非访来阅历之人不可。

又有一种千岁蝮，生东间湖、蜀、黔中皆有，非独东间也，状如蝮而短，居树上，有四脚，能跳来啮人，啮已还树。作声曰“斫木斫木”者，不可救也。若云“博叔博叔”者，尚可治之。用细辛、雄黄等分为末，急敷之，日三四易，缓则不救。《洗冤录》曰：被蝮啮死，急以白芷一味为末，麦门冬汤下即活。《纲目》曰：《字林》云，一种名聓听，形如蜥蜴，出魏兴。其啮人已，还树垂头听闻哭声乃去。其状头尾一般大，如捣衣杵，长一二尺，名合木蛇。《谈野翁方》名斫木蛇，又名望板归。救之，用嫩黄荆叶捣烂，敷伤处。

又有一种怪蛇，居木杪，人行其下，则从高堕地，碎为数片。人不顾而去则免，若以手拾其一片，则数片立时合为一蛇，啮人立死，其速无比。此亦山行者所宜知也。

两头蛇。《尔雅》曰：中央有枳首蛇，中国之异气也。注：枳，两也。《纲目》曰：郭注云，江东人呼越王约发，亦名弩弦。《博物志》云：鳖食牛血所化。然自有种类，非尽化生也。《岭表录异》云：岭外极多，长尺余，大如小指，背有绵文，腹下鲜红，人习见不以为异。《尔雅翼》云：宁国甚多，数十同穴，黑鳞白章。又一种大如蚯蚓，有鳞，其尾如首。张耒《杂志》云：黄州者大如蚯蚓，云是老蚓所化，行甚钝，不类蛇。《南越志》云：无毒，夷人食之。按：两头蛇，何等戾气，古云"见之者死"，故孙叔敖杀而埋之。可食乎？适成其为夷人也。

天蛇。《纲目》曰：《梦溪笔谈》云，天蛇生幽阴之地，雨后则出，越人深畏之。大如箸而扁，长三四尺，色黄赤。浇以醋则消，石灰掺之亦死。人被其螫，一为露水所濡，则遍身溃烂。广西一吏患此，医以药敷之，钳出十余蛇，而疾终不起。又钱塘一田夫病癞，通身溃烂。西溪寺僧视之曰，此天蛇毒，非癞也。以秦皮煮汁一斗，令其恣饮，初日减半，三日全愈。按：天蛇毒外治，何不即用醋及石灰，宜必有效。予每思天蛇螫者，疮中有蛇，与猘犬伤者腹中生狗，其理无异。但天蛇毒服秦皮，可不出蛇而安，不则出十余蛇而亦死，未知可以相例否？猘犬伤，亦有小便内出十余狗而不得生者。

蓝蛇，《拾遗》曰，生苍梧诸县。状如蝮，腰有约文。从约截断，用前头为药可毒人至死，以后尾作脯食即解。奇物也，故岭南人呼为蓝药。

蚺蛇

生交、广山中，故名南蛇。行不举首，故又名埋头蛇。《酉阳杂俎》曰：长十丈，能吞鹿。鹿消尽，乃绕树而使腹中之骨穿鳞而出，养疮时甚肥美。《纲目》曰：《录异》记云，大者长五六丈，围四五尺，身有斑纹如故锦缬。在山中俟鹿吞之，蛇遂羸瘦，鹿消乃肥壮。《海槎录》云：蚺蛇吞鹿及山马，从后脚入，毒气呵及，角自解脱。《王济手记》云：广州山中出蚺蛇，大者长十余丈。食麞、鹿，骨、角俱糜化。人采葛塞穴口，蛇嗅之即靡，乃发穴取之。范石湖《虞衡志》云：塞兵捕蚺蛇，满头插花，蛇即注视不动，乃逼而断其首。《山海经》云：巴蛇吞象，三年而出其骨。君子服之，无心腹之疾。郭注云：今蚺蛇即其类也。按《说铃》曰：蚺蛇性好淫，猺妇怀利刃入山，蛇即绕而淫之，其交以尾，交时昏然如醉，因断其首。见人头插花杂，以为妇人，即注视不动，投以妇人中衣，即以首入其中嗅之，皆可就而取之。其肉极肥美，有小毒，然食之可辟瘟疫瘴疠出《食疗本草》《药性本草》，除手足痛风，杀三虫，去死肌，治支肤风毒厉风，疥癣恶疮出《纲目》。又治狂犬毒，多食蚺蛇肉即解。无则以干脯为末，水服五分，日三服似太少，宜每服五钱。无蚺，他蛇亦可出《外台秘要》。故柳子厚《捕蛇者说》曰：永州之野产异蛇，黑质白章，触草木尽死他家说蚺蛇，并无此语。然得而腊之，以为饵，可已大风挛踠。

其胆上旬近头，中旬近心，下旬近尾。诸《本草》并云亦能治风，又点目肿翳障及小儿疳痢、牙疳，皆不言其活血。惟《拾遗》云：破血，止血利，杀虫蛊。此胆取下时，其跳掷可至寻丈，历数刻之久，渐跳渐低，乃取而悬之。未干时，向明照看，其中汁上下奔走若飞。盖其性善动不停，故能治血凝气滞。金疮杖疮，跌扑闷绝者，酒和服立醒。明杨中愍公直言受杖，其戚好赠以蚺蛇胆，公笑曰，椒山自有胆也。《图经》曰：雷州蛇户，五月五日舁蛇入官取胆，取讫缝创口放之。他日捕之，蛇远远露腹以示无胆。取后可活三年。《纲目》曰：无论破腹取胆万无再活之理，即有之，南人嗜蛇，搜取无不至，肯容蚺之再活露腹乎？

蚺好淫之物，其油反能萎阳。《庭闻述略》曰：明武宗宿豹房，刘瑾以蚺蛇油萎其阳，遂不入内宫而出游宣府。此物理之难究者。

蚺蛇无鳞。一种有鳞者，巨蟒也，长丈余。《方舆胜览》曰：鳞蛇出安南、云南镇康、临安、沅江、孟养诸处，有黄黑二色。又有四足，能食麋鹿。春、冬居山，夏、秋居水。有毒伤人。土人亦食其肉，取胆治病。按：蚺蛇虽有毒不重，且能治多病。此蛇既毒重伤人，又有鳞有足，与蚺绝不相侔，不宜轻食。

附蛇蜕

《本经》名龙衣，又名弓衣。《别录》名蛇符。《吴普本草》名蛇筋。《图经》曰：蛇触不洁即蜕，太饱亦蜕。八九月将蛰亦蜕。陶隐居曰：蝮虺形短，其蜕少见。草中惟有长者，多是黄颔、赤蛙辈，不能辨别，但取完全者用之。雷敩曰：凡使，勿用青、黄、苍色，以白如银者为佳。《纲目》曰：入药有四义。一辟恶，取其变化性灵也，故治邪辟鬼魅、癫狂、蛊、疟诸疾。二去风，取其属巽，又善窜也，故治惊痫、瘢驳、喉舌诸疾。三杀虫，故治恶疮、痔漏、癣疥诸疾。四有脱义，故治胎产、皮肤诸疾。外此者，蛇善摇头弄舌，故治小儿瘛疭，摇头弄舌。蛇蜕连目俱蜕，故治目中翳障。蛇为北方元武星象，故治肾风、肾火、耳中大痛。如有虫行，或流血，或干痛。《医方摘要》用蛇蜕全者烧存性，研末吹之。又《千金方》治小儿口紧不乳及重舌、木舌，蛇蜕全者煅存性，研末敷，并乳调服少许。又《圣济总录》治石痈无脓，坚硬如石，醋浸蛇蜕贴之。又治妇人难产，以全蜕绢袋盛，绕腰系之，临产煎汤频浴产门。又烧灰，东向酒服方寸匕出《元和纪用经方》。又久疟连年，用蛇蜕全者，取头塞左耳，尾塞右耳，身佩怀中出《必效方》。

《本草纲目》“蛇蜕[1]”曰：蛇字古作它，俗作虵此亦古字，有佘、移、佗三音。岭南人长食，呼为茅鳝。《山海经》云：海外西南人呼虫为蛇，以蛇为鱼。蛇在禽为翼火，在卦为巽风，在神为元武，在物为毒虫。有水、火、草、木、土五种出《北户录》，青、黄、赤、白、黑、金、翠、斑、蓝诸色。毒虫也，而有无毒者金蛇、水蛇；鳞虫也，而有生毛者；蝮蛇，见前。又《山海经》云：长蛇毛如彘。卵生也，而有胎生者蝮蛇；腹行也，而有四足者鳞蛇、千岁蝮，并见前。又有冠者、如鸡冠，黑色，不拘何种，有冠者即能杀人，慎不可食。角者、一种名三角蛇，有角。一种名骨咄犀，又曰骨笃犀。《唐书》载古都国产此，则骨咄、骨笃及古都之讹也。《辍耕录》曰：骨咄犀，大蛇之角也。能解蛊毒如犀角，故名。《松漠纪闻》曰：骨咄犀，文如象牙，带黄色，无价之宝也。《明会典》曰：蛇角出哈密卫。《西域记》曰：骨笃犀出西番。曹昭《格古论》曰：骨笃犀，色如碧玉，微黄，扣

〔1〕蜕：原作“说”，据《本草纲目·蛇蜕》改。

之声亦如玉，嗅之有香，烧之不臭，最贵重。能消肿解毒。按：此另是一种异蛇，非诸蛇大者皆有角也。其蛇大如蚺，数十步触其毒气立死。西人设弩取之。不拘痈疽恶毒，以角一片安患处，即牢不可脱，少顷毒为所吸，角热如火，毒尽角自落，即愈。以角浸冷水中去其毒，可以复用。真无价之宝也。见《说铃》。翼者、《西山经》云：大华山有蛇，六足四翼，名肥螘。飞者、《海内南经》曰：柴桑多飞蛇。兽首者、《大荒西经》曰：出肃慎国，名琴蛇。人面者、《江湖纪闻》曰：出岭表，能呼人姓名，害人，惟畏蜈蚣。两首者见前、两身者、《北山经》曰：浑浑之山，有蛇曰肥螘，一首两身，见则大旱。《管子》曰：涸水之精名曰蚴，状如蛇，一首两身。歧尾者、《广志》曰：出云南。钩尾者、张文仲曰：能钩人、兽入水食之。熇尾者见前、棯形者、张文仲曰：啮人必死。杵形者。即合木蛇，见前。又有青蝰、白蝰、苍虺、文蝮、白颈、黑甲、赤目、黄口，张文仲曰：此皆蛇之至毒者。又南方有蚼蛇，人若伤之不死，终身俟其主，虽百众人中能取之，必避百里外乃免。其舌双，《物理论》曰：舌者心苗，心火旺于巳，故蛇舌双。按：此解蒙混，是为不知物理。盖造物赋形，只有四象，曰圆，曰扁，曰尖，曰长。任奇形怪状，万变不同，总不出乎四者之外。圆象金，扁象水，尖象火，长象木。火善上，水善下，金善合，木善分。蛇身长，木也。木在天为风，故中蛇毒为风毒。木在体为筋，在窍为目，故被螫者，其肿痛不漫延肌肉，随筋而行。若不急加扎缚，纵伤在足趾，顷刻过膝，顷刻上股，入腹伤肝则死。初螫时肿痛未形，目即茫无所见，视一物皆有数形，一人皆有数体，甚者一物为十余物，一人为十余人。木之分，舌之所以双也。试观木由一木而干，由干而枝，枝复有孙枝，孙枝又有无数小枝。大树一章，其分也不可以计。故治蛇伤，雄黄、羖羊角、白芷、苍耳、荆芥、穿山甲、蜈蚣均治风之药。而用蛇治病，亦能主大风疠疾、中风风痹、半身枯死者，以风治风，同气相求也。然则其舌双者，分之象也。猥云巳火，火何以必双乎。知此，而蛇之所以毒与解蛇毒，皆得其理乎。其耳聋，《埤雅》曰：蛇聋虎齆。其听以目出《埤雅》，其蟠向壬出《淮南子》，其毒在涎，弄蛇者对其口唾之，则以后永不噬人，或云洗去其涎，或云去其齿，皆谬也。其珠在口，《埤雅》曰：龙珠在颔，蛇珠在口，怀珠蛇必喜投暗，见人张口，吐气如烬。其行也纡，草行则径直如矢，亦不尽纡。其食也吞有齿无牙，皮数解脱，《变化论》曰：龙易骨，蛇易皮，性晓方药出《异苑》。蛇交则雄入雌腹，非也，其交雌先竖立，雄昂首向上就之，相扭结如绳状，可立人行十步之久，倒地复如之，至三四次，则雄尾入雌尾内数寸。段成式曰：人见蛇交，三年死。李鹏飞曰：主有喜庆。交雉则生蜄生蜃。又以龟、鳖为雌，与鳝、鳢通气，入水交石斑鱼，入山与孔雀匹。《禽经》曰：鹊见蛇则噪而奔，孔见蛇则喜而跃。竹化蛇见《异苑》，蛇化雉见雉条，夔怜蛇，蛇怜风出《庄子》。水蛇化鳝，能通身浮水面，慎不可食。螣蛇化龙。螣蛇听孕，出《变化论》。《抱朴子》亦曰螣蛇不交。元蛇吞麈，巴蛇吞象。鸩步则蛇出，出《禽经》，能禹步禁咒，使大石自转，取蛇食之。䴗鸣则蛇结伯劳也。鹳、鹤、鹰、鹘、鹙，鸟之食蛇者也；虎、猴、麂、麝、牛，兽之食蛇者也。玃猴食蛇，他种猴皆极畏蛇。牛食蛇，则独肝，有毒杀人。内解蛇毒之药，则雄黄、蜈蚣、穿山甲、贝母、大蒜、薤白、苍耳、蒲公英；尤莫如白芷、荆芥，或煎酒，或为末。毒重者，不住服之，免使入腹。如溃烂日久，药中无白芷，万不能愈。外敷蛇毒之药，则人津唾、齿垽、韭汁、细辛、姜黄、豆叶、苎叶、酒煎汁服，渣敷患处。黄荆叶、慈姑叶、雄黄、蜈蚣、烧，研末涂。虾蟆捣烂敷是也。亦不可离白芷、荆芥。近有一药，螫时冷水洗净，钳去蛇齿，以烟筒内油烟屎擦之，擦久又洗，洗净又擦，最佳。若有亲人，尤不如令其口噙酽烧酒吮之。吮数口吐去，勿使一滴入喉。又噙又吮，以痛减为度。得多人更换吮咂尤妙。《肘后方》云：用鸡卵轻敲一小孔，合疮口甚佳。又蚤休，一名紫河车，俗名七叶一枝花，生深山不闻金鼓声者，醋磨频搽，亦外解蛇毒圣药。但极难得，人家栽莳者不甚效也。有歌云：七叶一枝花，深山是我家，有人寻得见，哪怕斗大蛇。《肘后方》云：被毒蛇螫，急掘地作坑埋伤处，紧筑其土，毒即入土中，良久痛减乃出。蛇疮未愈，禁热食，食之即发。又被蛇螫，不可渡水，渡水则痛加甚。若乘船渡，可杀人。

以上杂虫类

蛇说〔1〕

按：龟蛇上应北方星象，且能变化，是灵物也，无故诚不宜轻杀。然龟不为人害。蛇中有千岁蝮，居树间无因肆毒，必听哭声乃始快意。人面妖蛇，呼人姓名，致人于死。世间恶物，至于此极，其害较诸魑魅魍魉，奚啻十倍。不知大禹铸鼎象，以辟神奸，亦曾及此物否。又有蚼蛇，偶被人伤，虽百里犹寻主者，是知有冤仇报复也。人灵于物，且贵于物者也，独不知冤仇报复耶。鄙性不喜杀生，每以此物虽死，不蔽其辜，见辄杀之，自以为非过举也。近闻良友之规曰：蛇之能起恶疾，子所知也。啮人者，以人逐之急，或误践之，啮以求脱，非害人也。徒以人面、蝮虺之数种，迁怒于多蛇，何度量之不广也。且子言鼎象，抑亦闻神禹之碑乎。昔者禹迹遍于九州，见蛇为人害，立碑西土，以制其毒。迄今碑所烈焰炽腾之，夕诘旦视之，其前后数百步，积蛇骨尺有咫。此其妙用，较九金铸丑为尤巨也。然四千余岁矣，蝮虺未绝于天下，子欲使举世尽无蛇患，不知天生千百如子者，能杀尽天下之蛇否。予闻之汗赧，因思理有偏全，又有精细，不学面墙之人，见其偏未见其全，自以为有见；知其粗不知其精，自以为能知。如予者，适成其识趣之卑且陋也，附此以识愧。

解鱼虫诸毒并辨毒法，散见各条。

〔1〕蛇说：原脱，据目录补。

校后记

《调疾饮食辩》（1813年）6卷，清代章穆纂述，是一部食治专著，专门讨论调理疾病的常用饮食物。

一、作者与成书

章穆，字深远，晚号杏云老人，江西鄱阳（今江西省波阳县）人。关于其生卒年，据《调疾饮食辩》“述臆”（1813年）中的章氏自述“杏云老人阅历病情五十余载”。按章氏自20岁开始行医计，他应该生于1743年之前。又据该书曹建“序”（1823年），“老先生寿履耋耄，以无疾而终”。“耄耋”之年，有70～90岁多种说法，今取其中，则章氏大约活了80岁。其中1823年是其生活年代的下限。章氏生前“久欲以是编问世，苦无力不能遂意，又不肯因人成事，在日仅镌半集辄止”。可见章氏于《调疾饮食辩》书成之后，并未随即去世，一直还在苦心刻行此书，并已刻成此书六卷中的四卷（理由分析见后）。曹序既言其“久欲以是编问世”，又躬亲操持刻书四卷，故自书成到刻印，并非一个短时期。综上所述，今将其生卒年初步匡算在1743～1822年之间。

章穆幼为邑诸生，博学强记。其家虽穷，然藏书颇丰。他勤于诵读，至老不倦。本书曹序言其“自少而壮而老，未尝一日废学”。他自己也说：“杏云生平癖嗜读书，于历算、岐黄二家之学尤喜钻研。”（见本书“梨汁”条）因此，他与一般儒士著食物书不同，他有行医五十余年的丰富经验。“闻相识有奇险症，蔽裘破盖，辄亲往无难色。指下活人无数，人望之如生佛。”（见本书曹序）可见其治疗效果很好。

他在临证实践中，“见误于药饵者十五，误于饮食者亦十五”，认为“药饵之误辜在医，饮食之误辜在病人。而律以食医调疾之旨，医者亦不得辞其责也”。因此，孜孜求证于古今各家之著，至晚年，经“寒暑三更，稿凡五六易”，于清嘉庆十八年（1813年）撰成《调疾饮食辩》。

书成之后，章氏在“曾不知阿堵为何物”的贫困窘况中，“不肯因人成事”，苦心经营，谋求此书的刊刻问世。终因年老无力，曹序云“在日仅镌半集辄止”。从目前所能见到的《调疾饮食辩》看，前四卷为一种统一的体例，即目录放在书前，书名为“调疾饮食辩”，每卷之前，署有著者、参订者、儿孙校字者的姓名。而后二卷为另一种例体，目录放在卷前，书名为“病人饮食辨”，每卷之前仅署著者姓氏，而无参订校字者姓名。据此可知，章氏生前所刻当为前四卷。章氏殁后，至道光三年（1823）经国堂续刻后二卷，始成完帙，出版问世。

章氏著述颇丰，除此书而外，当还有《四诊述古》《伤寒则例》《医家三法》等，以及其他尚有历法、数学书稿多部。但至今可见到的，除《调疾饮食辩》之后，尚有《四诊述古》，藏于江西中医药大学附属医院资料室。

二、主要内容与特色

《调疾饮食辩》是专门研究调理疾病常用饮食物的著作，系统介绍药用食物的名物训诂、产地、性味、功用，尤其对各种食物对不同体质及不同疾病者的宜忌深加考究。

据原书总目，其书载药共653条，然正文中载药只有617条（其中包括16个药条为参见条，没有实际内容）。全书分为6类：总类、谷类、菜类、果类、鸟兽类、鱼虫类。其中总类包括水、火、油与代茶诸品，凡77条；谷类包括米、饭、粥、泔、酒、饼饵、豆及豆制品，凡189条；菜类136条；果类包括鲜果、干果、糖、糖藏诸物，以及诸粉，凡77条；鸟兽类包括家禽、野禽、家畜、野兽，凡51条；鱼虫类包括有鳞无鳞鱼类、鱼杂、淡水咸水介类，以及杂虫类，凡87条。

此书食物各论与其他清代食物本草类著相似，以《本草纲目》的内容为资料的主要来源，进行缩编重著。但是，特别值得提出来的是，此书与其他以选录摘抄为主的著作绝然不同。章氏综合历代诸家之说，尤重理论评述。其这些理论评述，实为本书的精华。在这一部分中，章氏充分显示了他的博学强记、见解独到与真实性情。他考古证今，扬善针弊，抨击陋俗，言辞激昂，褒贬分明，实为清代食物本草著作中难得的好书。其主要特点如下：

1．引文注明文献来源，对于各家相左的见解，并非罗列了事，而是进行诸家比较，作出明确的优劣选择。

如陈廪米条云：陈廪米，一名老米，言其囤积仓廪陈久耳。乃又名火米，或以日久腐败，色红而黯，似乎烧灼，《汉书·文帝纪》曰“粟红贯朽”是也。《纲目》解为用火烧治，或火蒸治而成。夫烧则为灰，蒸则为饭，岂可复贮仓廪乎？章氏首先对《本草纲目》关于陈廪米之所以发红的解释提出异议。此后，又将各家之论揉以己见，比较如下：“此米气味俱尽，煮汁不浓。《别录》收为下品，取其冲淡而已。然伤脾败胃，故《食鉴本草》曰‘多食反饥’，得之矣。又曰‘宽中消食’，则未也。《千金方》治洞注下利，炒研末，米饮下。本是米，又用米饮下，正以制其耗也。《日华子》乃云‘补五脏，涩肠胃’，《食疗本草》至谓其‘补中益气，坚筋骨，起阳道’。盖误以治泄为补为涩，大不明理之言也。”最后提出他本人对于陈廪米用途的意见：“仅可入开胃、消食、下利之药，断不可为粥饭。”这样的评述，一般罗列诸家的著作的确不能同日而语。

2．评价食物之宜忌，从实际功效出发，不仅敢于抨击俗弊，也不忌畏所谓名士名宦所言，就物论物，实事求是。

如炒米汤条，其抨击当地俗弊云："此天下第一害人之物，宜痛心疾首与病家严申厉禁者也。今曰禁人食粥之医，必教人食此，竟有炒五七次至黑而成炭者。……试思米经火炒，煮之水清无汁，嗅之无气，食之无味。是去其甘香之正性，必不能充养脾胃，一也；味苦而淡，不能下咽，故常枵腹而胃气不充，药何由效，二也；性热伤阴，败人津液，三也；不能充养胃气，弱者将自此不复思食，强者得火气以助其热，必旋食旋饥，而又不许食粥饭，势必借助于饼饵饽饦诸不益人之物，病更难愈，四也；且也，任如何摊晾，总不能去火气，病寒者害在伤胃，病热者必且留邪，五也。坐此五害，故凡死于病者十之一，死于药者十之三，死于炒米汤者十之六七。"

又如茶条，则对庸医动则以名士为张声势提出批评："杨士瀛《医说》又巧立姜茶治痢方，谓姜助阳，茶助阴，一寒一热，调平阴阳，昔苏东坡用治文潞公有效。夫苏、文二公诚名士，诚贵人，而服药治病不论资格，苟药饵不当，恐二竖无知，非势力所能压也。医书论列诸方，多有某帝王、某卿相试验之说，竟是游方术士虚张声势，哄骗乡愚之法，可鄙可笑。且潞公偶然患病，偶然服药，正史既所不书，稗官野乘又复无有，数百年后之医何自而知？而士瀛言之，《纲目》信之，尤为不值一笑。"

3. 辨析历代医药书中有关药理论述，对金元医家（尤其是朱震亨）某些说理方法持否定意见，观点鲜明，言辞激烈。但对他们有效的治疗经验，仍照录不迨。

如橘条云："朱震亨云肝胆二经气分之药，盖以其色青属木，故入肝胆。不知其色青者，由未黄先摘，非如青靛、青蒿、柴胡之类，始终青色，异于众草，故入肝胆之经。医家原有用色之理，如赤多入血，白多入气，黑多入肾或止血，黄多入中州，青多入肝胆，大概如此，而不可泥者甚多。信如所云青皮入肝胆，则天下万草万木秉水土之间色，其始也无不色青，无不入肝胆乎？"又鲫鱼条云："朱震亨曰，诸鱼属火，独鲫属土，故能调胃宽肠，多食亦能动火。夫调胃宽肠信有之，属土之说，岂其然乎？若因其偎泥，则凡鲇、鳠之类皆偎泥，皆属土乎？"

但是，他并不避讳引用朱震亨的好方子。如韭条云："丹溪治产后血运，韭叶捣烂，入酒壶内，沃以热醋，将壶咀对鼻，频开合其盖，令气冲射入鼻中即醒。"丝瓜条云："丹溪治玉茎疮溃，捣汁，和五倍子末频搽。"

4. 具有较为浓厚的地方特色，凡江西诸地出产之食物，章壬必联系本地此物的名称、形态、用途及经用体会作进一步的解释。

例如他说，藤菜，"吾乡呼木耳菜"；罗勒，"吾乡呼香草"；白蒿，"吾乡呼篱蒿"。他认为山薤与藠子是两种物品，山薤，"吾乡呼鸟蒜，山居者亦采以供馔"。而藠子，"《纲目》误以为薤，《图经》误以为蒜"，但此物"叶条直，不类薤之虬曲。根似葱，不似蒜，尤不似薤。……故吾乡呼藠头"。

又如槲子条云："吾郡鄱阳、乐平、浮梁，遍山皆是。此种因其与柞栎同类，名曰柞柴。隔岁斫伐，售与景德镇，故瓷器有柴窑、柞窑之别……槲，吾乡呼栎子。上条之栎，吾乡呼为楮子，大误。楮乃榖树所结之实，其叶花歧而有毛，皮可造纸。斫之内有白汁，画家用以粘金箔。”

如此之论，比比皆是，举不胜举，充分体现了章穆作为一位医药学家的深厚实践基础。

5. 对书中每药附录医方，事先进行疗效与安全性的评估，只取“极平稳且极应验”者，方予录入，而对于不安全的，疗效不确切的，或者缺乏用药依据的方子，虽古书有载不予录入。

如胡椒条云：“至于一切寒病，本草载有多方，未必尽无功效，然其性太偏，不如花椒之稳，方概不录。” 鸡条云：“膍胵内黄衣……欲医用消食积，皆极无理，方亦不验，不录。”“鸡屎，《素问》作矢，有鸡矢醴，以鸡矢炒香，煎酒服，治鼓胀朝食不能暮食。后人附益，至主百十余病，甚属无谓，方概不录。”又如绿毛龟条云：“刘氏先天丸用之，云通任脉，补阴阳，未免好奇，方不录。”

6. 作者读书甚多，兴趣广泛，其知识不仅限于医药方面，对于天文地理、文史历算多所了解，故其书中，每于相关食药之下，附述许多非医药的长篇大论。如“冰”条下有清代藏冰之制，“梧桐子”条下有置闰之法，“长流水”条下有水利，“盐”条下有盐政，“茶”条下茶课，“牛”条下有牧政，“马”条下有马政。一面方显示章氏广博的学识，另一方面，这些篇幅实非医药所宜。

三、本次校点的相关说明

据《中国中医古籍总目》载，此书现存有道光三年（1823年）经国堂刻本，此本扉页题书名为《饮食辨录》，中国中医科学院图书馆等多处有藏。翻刻本则寥寥。本次校点即以经国堂本为底本。

前已述及，《调疾饮食辨》成书（1813年）之后即已付梓，然终因章穆家贫无资，又不愿求人，故章氏生前只刻完前四卷。后面的内容直至道光三年方由经国堂刻完出版。此间转辗时间过长，原稿或有散佚，前后刻工不同，故底本仍然存有不少问题。今针对不同情况，分别采用以下处理方法。

1. 目录与正文品名互有差缺。

如目录有十种品名，正文皆无。今将这些品名从目录删除，并在正文相应位置出注说明。此十品有：“谷类”黎米饭，“果类”银杏；“鱼虫类”石蜐、淡菜、海月、牡蛎、海蠃、田蠃、蜗蠃、蚩。

又如，正文“总类”有茶油、薄荷汁；“谷类”有粳米、籼米、糯米、粟米、糯粟、小麦、大麦、穇米、黏稷、麻、豆、芡实粉粥、各种酒、诸米饮、诸米泔、绿豆等；“菜类”有胡萝卜、草豉、蕹菜、辣枚子、蕨；“果类”有诸果有毒，目录均无。处理时在正文中保留，在目录中补出（见表一）。

表一　目录与正文药食品名互缺比较表

类别	总类	谷类	菜类	果类	鱼虫类
目录		黎米饭		银杏	石蜐、淡菜、海月、牡蛎、海蠃、田蠃、蜗蠃、鲎
正文	茶油、薄荷汁	粳米、籼米、糯米、粟米、糯粟、小麦、大麦、穄米、黏稷、麻、豆、芡实粉粥、各种酒、诸米饮、诸米泔、绿豆	胡萝卜、草豉、蔊菜、辣枚子、蕨	诸果有毒	

2. 原书目录混乱。

原书目录共有三种，其一为总目，在“述臆”“发凡”“《内经》饮食宜忌”三项之后，内容为各卷类名及种数；其二，为六类目录，在总目之后，内容为各类子目；其三，鸟兽类与鱼虫类目录，各在第五、六卷正文之前，内容为鸟兽类与鱼虫类子目。

处理时合并总目与各类子目，删去第五卷与第六卷之前重复出现“鸟兽类”与“鱼虫类”子目。目录与正文不同之处，一般据正文修改目录。在目录意思更明确的情况下，则根据目录改正文，并出注说明。

3. 药条数目混乱。

原书总目各类有数字统计，合计有653条。原书子目实际药条为611条。而按正文实际计算之药条数为617条。其原因或为目录与正文互有差缺，或因正文并合药条引起误差。今主要据正文统计药物条目，并依正文修正目录（见表二、表三）。

表二　总目、类目、正文所载药物种数比较表

	卷一总类	卷二谷类	卷三菜类	卷四果类	卷五鸟兽类	卷六鱼虫类	总计
总目录载	76	182	154	79	70	92	653
类目录载	80	177	132	79	51	92	611
正文载	77	189	136	77	51	87	617

表三　目录与正文列条不同比较表

卷数（类别）	条目	目录	正文
卷一总类	绿豆汁，扁豆汁，粳米汁，糯米汁，粟米汁，秫米汁	6条	1条
卷二谷类	白粳米饭，白籼米饭，猪肾粥，羊肾粥，鹿肾粥	5条	2条
卷三菜类	山丹，卷丹	2条	1条
卷四果类	梅，梨，枣	3	1条

4. 正文参见条处理方法。

原书有16种食物条目在不同类别中重复出现，其中之一被作为参见条。参见条仅小字注云见某卷，或见某类。今正文仍保留原参见条目，并按正文修改目录（见表四）。

表四　16个参见条分布一览表

	总计	16条
卷一	2条	①绿豆汁、扁豆汁、粳米汁、糯米汁、粟米汁、秫米汁：见谷类诸饮、诸泔条下；②柿汁：详果类
卷二	1条	炒面粥：见前小麦下
卷三	7条	①莱菔：见一卷；②紫苏、薄荷：并见一卷；③藕：详果类；④芋：详见一卷；⑤冬瓜：见一卷；⑥酱藏：见二卷；⑦糟藏：见二卷
卷四	6条	①梅、梨、枣：并见一卷；②龙眼：见一卷；③橄榄：见一卷；④天门冬：见一卷；⑤绿豆粉：见谷类；⑥蕨粉：见菜类

5. 药物数量的表述。

今校点本用药条计数，是因为该书并没有像《本草纲目》那样按药种区分药条。同种药物的不同形式，被作为不同的药条。如小麦，被分为小麦、小麦汁、小麦饭、小麦粥、小麦米饮等5条；糯米，被分为糯米、糯米汁、糯米饭、糯米粥、糯米饮、糯米泔、早糯米等7条。由于每一药条下均有主治功效及宜忌说明，故仍其旧，不加删并。

6. 原文引文的处理。

本书中引用文献极多，涉及医药、文史等多方面。对此章穆在“发凡”中自己有一个说明：“书中所引医家论说，动关实用，不敢稍有舛讹。其经、史、子、集四库中典故，及稗官、野史、说部、丛书，不过借为考据，或偶然涉笔成趣。篇名、地名、人名、朝代，不无间有纰谬。盖此书成于晚岁，学业久荒，又卷帙散亡，无片纸可供獭祭，惟读者谅其昏髦而已。”

本次校点，亦仿章氏旧例，凡医药文献讹误，均据《证类本草》《本草纲目》等著作予以校正，并出注说明。而对其他各类著作的引用，除个别情况（明显错误，有害文义），一般不据原著来修改引文。

7. 其他

正文的最前面有“述臆”“发凡”及“《内经》饮食宜忌”三篇。在原总目中，属于卷一有内容，而在正文中，则放在卷首。处理时将“述臆”相当于自序，“发凡”也就是凡例，一般著书均放在卷首，故仍保留其卷首位置。“《内经》饮食宜忌”，已经是饮食理论的开始，具有总论的性质，故将之置于卷一之中，放在“总类”之前。

另外，原书卷卷末附有《诸方针线》24 则，因均针对病证名称而言，超出了本书养生范畴，故未予收录。

张志斌

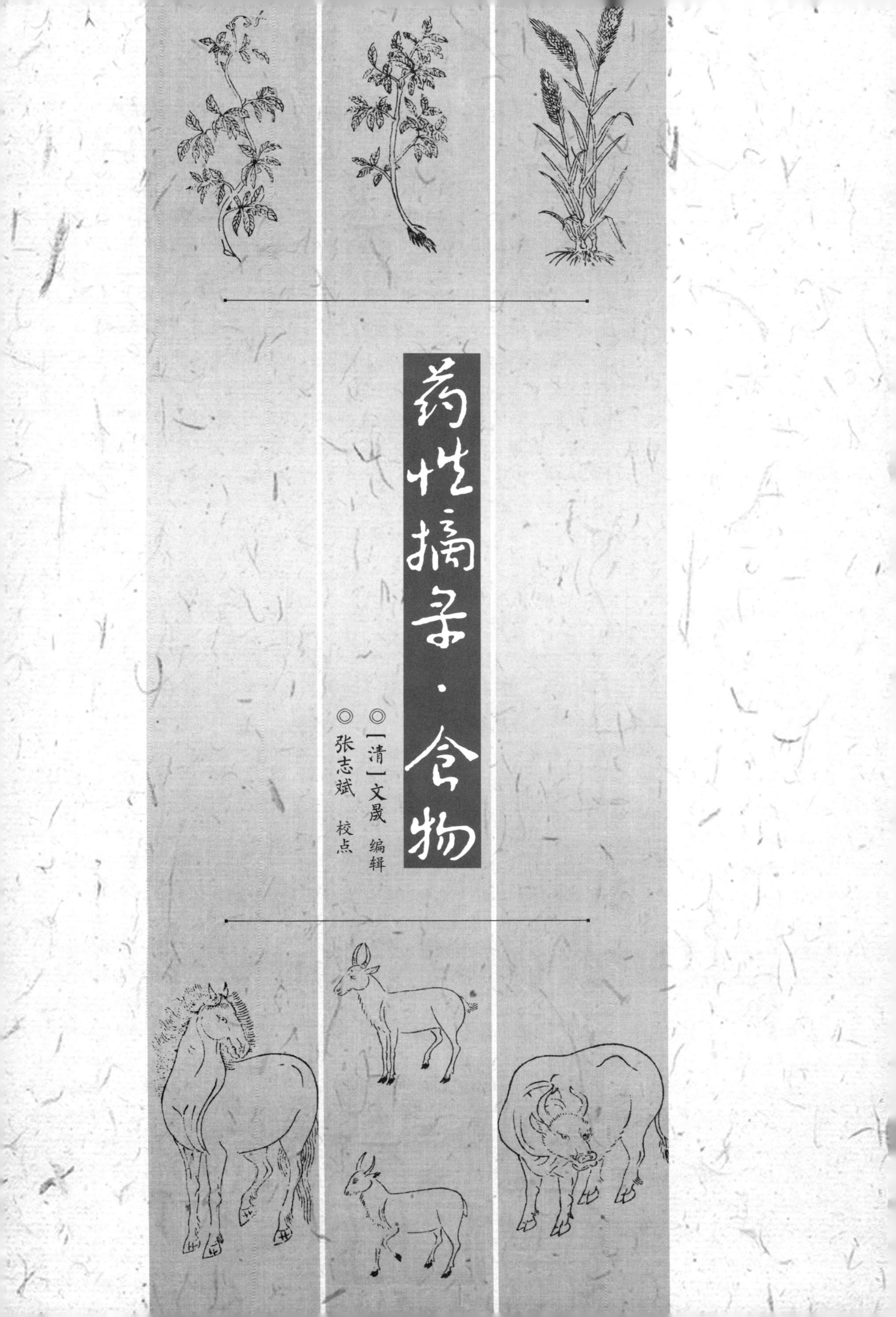

药性摘录·食物

◎［清］文晟　编辑
◎张志斌　校点

内容提要

《药性摘录·食物》不分卷，为清代文晟（字叔来）编著于清道光三十年庚戌（1850年），是一部关于食物药的专著。此书附见于文晟丛书《六种新编》之《药性摘录》之后，子书名为《食物》，故本次校点书名为《药性摘录·食物》。此书十分简短，不足两万言，但所载食物药的数量却很大，所收食物（不计附录）为314种。全书虽无标题，实则分为七类，即谷类、菜类、果类、味类、禽类、兽类、鱼虫类。其中“水”仅为一种药物，并非像其他各书那样分为许多种。此书主体内容亦与清代其他食物著作一样，来自于李时珍的《本草纲目》，但此书鲜明的特点是使用的语言并不照抄《本草纲目》，而是均经过了作者本人的重新编写，不仅十分简洁，且语气连贯。由于作者《药性摘录》一书主体为《药性》，故在《食物》中着重于食物的可食用部分，而药用部分大都以“详见《药性》”或“详见《药部》”的方式来处理，使之内容更为集中，颇切于日常所用。

此书在清代曾有单行本出版，书名改为《本草饮食谱》。本次校点，以清同治十一年壬申（1872年）安徽述古堂据同治四年乙丑（1865年）萍乡文氏延庆堂刻本维杨述古堂藏板重刊本为底本。

重刻新编六书序[1]

从来济世良医用药如神，皆由辨症明确。豫章文公编辑是书，首重辨症，以一切精详审决之法，弁诸简端，如逢疾病，先本此书，悉心辨认，然后照方医治，必无贻误之虞。其济世婆心，洵可千秋不朽矣。岁乙丑，哲嗣于劫灰之余，重加校订，并附偏方、药性等录，续刻于后，能继述以成先志，不亦善乎？文公同乡周君于辛未春明携来邗上，拟重刻以广其传，俾好善者随时印送。吾乡宋君、叶君、唐君、方君等同声相应，共成善举。壬申春遂付剞劂。入秋工竣，板存扬郡，愿印送者，既有定价，又无劳远索他方。伏愿仁人君子，乐善好施，广为布散，倘能家有其书，则无论何处之医，为庸为良，庸则可免其误人，良则可增其卓识，从此九州四海白叟黄童，凭书辨症，按症寻方，咸以昌阳引年，或无进豨苓之诮，其关系于万方民命，岂浅鲜哉？只唯是书六卷，卷各一名，似乎仅有条目，不揣冒昧，统名为六种新编，以纲之使觅书者称名简便，且昭纂辑者之心非求异也。鼎谫陋无文，特不忍诸君子乐善之志隐而弗彰，谨详其重刻之由，以为序。

同治十一年岁壬申四月既望新安子实汪鼎谨识

〔1〕重刻新编六书序：原书无，据内容所加。

新编六书序[1]

昔唐陆敬舆、宋苏子瞻文章气节为一代名臣，皆有手辑方书以行于世。盖医虽小道，其济人利物一也。先君子性耽书史，簿书之暇，手不释卷，而于岐黄一道，尤所究心。证之于古，访之于今，酌之以己见，积数十寒暑，始成是编。岁庚戌，重牧嘉应，政成人和，端居多暇，爰手自编定，锓版济世。新友家得之者，屡获奇验，转相流传，几于家置一帙。嗣复续集《偏方补遗》一卷，《药性食物摘录》一卷。甫成而有闽寇之难。嘉应城破，先君子殉难捐躯。所刊家集并方书版片悉毁于火。有来索者，愧无以应。瑞又因忝牧罗州军书旁午，无有暇晷。今夏卸篆，始将家集重加校订，而又先共所亟，以是编付诸手民，并附以续集《偏方补遗》《药性食物摘录》，都为六卷，亦以承先人之志而广方便之传云尔。抚读遗编，惓怀手泽，怆然以涕用。溯其缘起如此。

同治三年仲夏男星瑞谨记

〔1〕新编六书序：原书无，据内容所加。

文晟氏医方五书序[1]

余素不知医，又膺多疾，每查取古人成方，试之辄效。中年筮仕[2]，幸增疆健。因采内外科及集验简便诸方，录成七卷。丙午，与友人赵子鹤亨衢同订《急救》一编。近复增订《达生篇》，附以《女科摘录》；《慈幼集》，附以《痘疹》，共汇为五本，总计正方四百有奇，偏方实逾五倍。非敢出以问世，亦聊备医药不便之乡村，得以随时引用焉。

道光庚戌冬月萍乡文晟书于嘉应州署

〔1〕文晟氏医方五书序：原书无，据内容所加。

〔2〕仕：原作“仁”，据文义改。

目 录

药性摘录·食物

药性摘录·食物

粳米

味甘，性温。养胃和脾，除湿止泻。晚米更良。旧禾秆烧灰淋汁，治反胃，和粥温服，甚效。

籼米

即占米。粒小于粳，性味同。

稷米

味甘，性寒。和胃益脾，凉血解暑。

黍米

甘，温。补中益气。勿多食、久食。

赤黍 甘，微温。下气退热，止呕吐咳嗽。多食难化。

黄粱米

味甘，性平。和中，止霍乱泻痢，除烦热，利小水，去客风烦满。

高粱

即玉蜀黍。甘，平。开胃调中，亦可作酒。

白粱米

甘，微寒。和中益气，止烦渴，去胸膈积热，行五脏气。多食缓[1]筋骨。

青粱米

甘，微寒。补中益气，治胃痹，热中消渴，止泻痢滑精，久泻尤宜。比他谷及黄粱俱胜。

稗米

甘、苦，微寒。宜脾益气，亦堪作饭，能杀虫，煮汁沃地，蝼蚓皆死。

菰米

甘，冷。白而滑腻香脆，和肠胃，止烦懑。

粟米

味咸，性微寒。入肾，解小麦毒，益丹田，开肠胃，利水，止热痢。调反胃，陈者良。

〔1〕缓：原作“煖”，据《本草纲目·粱》云白粱米“缓筋骨”改。

胃寒人勿多食。同杏仁食，令吐泻。

陈仓米

甘、咸，微凉。调胃止泻，下气，解烦渴，开胃进食。惟与马肉同食，恐发痼疾难瘳。

糯米

甘，温。暖脾胃，止虚寒泻痢，敛自汗，缩小便，发痘浆。多食壅筋络[1]之气，令身软骨缓，小儿、病人最忌。妊妇杂肉食之，令子不利。糯[2]米泔水，止烦渴，解毒。食鸭肉不消者，饮一盏即消。

秫米

甘，微寒。利大肠，治漆疮，患脚气寒热，夜不眠，宜用。多食动风壅气。

芾草子米

甘，平。补虚乏，温肠胃，止呕逆，久食健人。

大麦

咸，凉。调中益气，宽胸膈膨胀，止泻痢，不动风气。熟则有益，带生则冷损人，炒食动脾火。

小麦

甘，凉。心之谷，亦养肝气，敛汗止血，除烦渴，令女人易孕。粤东有小麦，作面皆是。

面

甘，温。入脾胃，兼入肝。补虚养气，泽肌肤，厚肠胃。亦能壅气，助痰助湿。陈者良，北产尤佳。食略用醋。畏汉椒、萝卜，最忌石膏。

浮小麦　益胃气，止虚汗，去骨蒸虚热。

荞麦

甘，寒。降气宽肠，去滓滞，疗白浊、淋带、泻痢，治气盛湿热病。若脾胃虚寒者食之，大脱元气，落眉发。多食动风气，头眩[3]。切勿同猪羊肉、黄鱼食。服蜡矾丸者误食，令腹痛致死。并详《药部·下气》。

穬麦

甘，微寒。补[4]中，除热，不[5]动风气。

---

〔1〕络：原作“利”，据《本草纲目·稻》“拥诸经络气”改。

〔2〕利糯：原文为两个墨丁，据《本草纲目》“稻”条补出。

〔3〕眩：原作“痃”，据《本草纲目·荞麦》“头眩”改。

〔4〕补：原为墨丁，据《本草纲目·穬麦》“补中”补。

〔5〕不：原脱，据《本草纲目·穬麦》“不动风气”补。

薏苡仁

甘，寒。健脾养胃，补脾，清热，去风湿，消水肿，除筋骨邪气。孕妇忌食之。并详《药部》。

芡实

甘，平。煮食，健脾益胃，固精，缩小便。多食难消。婴儿食之不[1]长，老人服之有益。并详《药部》。

胡麻

即黑芝麻。补中益气，养五脏，去风湿，和肠胃，久食益人。患风病者常食，语言不蹇，步履端正。同黑豆久蒸久晒，去豆为末，顿服，能黑发。初食利大肠，久食则否，去陈留新。并详《药部·滋水》。

白芝麻

味甘，生性寒，炒性热，蒸煮性温。和血脉，润肠胃，散风气。多食滑肠，抽人肌肉。霍乱者勿食，泄泻人勿食。

火麻仁

甘，平。润五脏，和大肠，去热淋，通乳汁。多食损血脉，滑精痿阳，女人发赤白带。并详《药部》。

黑大豆

甘，平。入肾。去风散热，利水下气，活血解毒。治脚气攻心，胸胁卒痛，单服则效。并治热毒攻眼，乳岩发热，便血赤痢，折伤堕坠，风瘫，疮疥丹毒，蛇蛊。加甘草则解百药毒。多食令人身重。

淡豆豉　治风寒。并详见《药部》。

黄大豆

甘，壅而滞。和中下气。生捣研水服，则疏泄，治发痧及误食毒物菌毒不得吐者。浓煎汁饮，治内痈及臭毒腹痛。多食熟黄豆，壅热气，生痰动嗽，发疮。

豆油　能涂痘痂不落，并涂疮疥，解发痘。

豆稿　烧灰，点恶痣，去恶肉。

豆壳[2]　豆后风癣，以豆壳煎汤洗之。

豌[3]**豆**

甘，平。解乳石毒，杀鬼疾心痛，益中气，调营卫，解寒热、消渴、吐逆、腹胀、泻痢，利小水，通乳，多食动气。

---

〔1〕不：原作“矛”，据《本草纲目·芡实》“小儿多食令不长”改。

〔2〕豆壳：原无此二字，据文义补。

〔3〕豌：原作“豌”，据文义改。

刀豆

性平。温中下气，利肠胃，补肾元。子，烧存性研，治呃逆，白汤调服二钱即止。

绿豆

甘，寒。清肠胃热毒，治一切痈肿等症。止消渴，并解一切金石草木诸毒。余详《药部》。

蚕豆

甘，温。误[1]吞铁针用此能下，同韭菜食之尤佳，误[2]食金银物用之皆效。

豆芽

各随豆之性以为优劣，止可以充蔬，多食发疥动气。

白豆

即饭豆中小豆之白者。味甘，性平。通胃利肠，活血调经，及入肾以治鬼疰，炒熟用。

豇豆

甘，平。安胃养肾，煮熟食之。治肾气虚损，胃渴不止，吐逆泻痢，小便频数，并解鼠莽毒。惟水肿忌之。

豆腐

甘、咸，气寒，微毒。泻胃火，治内热郁蒸而见消渴胀满。并休息久痢，醋[3]同白豆腐煎食良。过服生寒动气，并生疮疥头风。用莱菔或杏仁煎汤以解。

腐皮 性同豆腐，除斑痘[4]翳朦。

豆酱

味咸，性冷。解肾热邪及诸食物毒气，治蛇、虫、蜂、虿、犬咬，汤火诸伤与大手指掣痛，用酱和蜜，温热浸之。砒霜蛊毒，亦可灌救。大便不通，用酱汁灌入孔中；飞虫入耳，滴入耳中；俱效。小儿多食，生痰动气。陈久者佳。

藊豆

即莪眉豆。和中下气，解酒消暑，化清降浊。患疟疾者忌之。余详《药部》。

韭菜

味辛、微酸，性温。解肉脯毒，归心，和脏腑，下气，散血，利水，除胸腹冷痛痃癖。多食昏神损目，酒后尤忌。同蜜食，成瘕。经霜韭不可食。清明后宜食之，五月忌食。近根白者，温中下气，益阳止泄，暖腰膝。花与子，功同。不宜多食，动风。冬天未出土者名韭黄，食之滞气。食韭口臭，啖糖可解，黑枣亦妙。余详《药部》。

---

〔1〕误：原脱，据《本草纲目·蚕豆》“误吞针入腹”补。

〔2〕误：原作“悮”，同“误”。下同。

〔3〕醋：原脱，据《本草纲目·豆腐》“白豆腐醋煎食之”补。

〔4〕痘：原作“豆”，据文义改。

薤

即藠子[1]。味辛、苦，性温、滑。除风，助阳道，去水气，泄大肠滞气，安胎利产。妇久病赤白带，作羹食良。骨鲠在咽，食之即下。同蜜捣，涂汤火伤甚效。但发热有火者勿食。不可与牛肉同食。并见《药部·温散》。

葱

辛，温，根须平。解百药毒，杀一切鱼、鳖、肉毒，利五脏，达表和里，通关节，利二便，散风湿麻痹脚气，安胎通乳。多食虚气上冲，损须发。同枣肉食，令胆胀。和蜜食，杀人。服地黄、常山者，并忌之。余详《药部·散寒》。

大蒜

气味辛，温。开胃健脾，宣窍辟恶，祛寒去湿，解暑散痰，消肿败毒，并能破坚化肉，杀虫。多食恐生痰动火，亦忌蜜。详《药部》。

胡荽

即芫荽。辛，温，香窜。内通心脾小肠，外行腠理，达四肢，散风寒，除邪气。痘疮不齐，煎酒喷之即出。目翳不退，搓塞鼻中，即除然。多食、久食，损神多忘，发狐腋臭。并详《药部·温散》。

芹菜

有旱芹、水芹。辛多于苦者，除寒湿，去女子赤白带下及五种黄病。苦多于辛者，治痈肿热毒。春夏之交，防有虺毒。

芥菜

辛，微热。开肺胃痰气闭塞。久食发痔，昏目便血。若平素热盛，无湿寒闭症，勿服。**芥子**　治皮[2]里膜外之痰。并详《药部·温散》。

茼[3]蒿

辛，甘。一名蓬蒿。阴脏火衰者服之，消痰利水，和胃养心。相火内炽者服之，气满头昏眩，心烦舌强。

瓮菜

捣汁同酒服，可治难产。中野葛毒者，生捣服尤良。惟脾胃虚寒、大便滑脱者忌之。

油菜

辛，凉。一名云台菜。行血破气，治产后一切气痛血痛，并敷洗游风丹毒，热肿疮痔。小儿惊风，捣贴顶囟。多食动痰发疮。旧患脚气及有狐臭者切忌之。子，打油，善治痈疽及涂痔瘘中虫。

〔1〕藠子：原作“藠古”，据《本草纲目·薤》“即藠子”改。
〔2〕皮：原作“脾”，据《本草纲目·芥菜》“痰在胁下及皮里膜外”改。
〔3〕茼：原作“同”，据《本草纲目·茼蒿》改。

白菘菜

辛，凉。利肠胃，解烦热，下气消食，治瘴气，止热气嗽。冬白菜尤佳。能和中利便，治小儿赤游丹及漆疮，均捣烂敷涂即止。飞丝入目，捣烂帕包，滴汁数点即出。壮人宜食，气虚胃冷者勿食。多食恶心吐沫，生姜可解。

菠菜

性冷。利肠胃，解热毒。凡因痈肿毒发并因酒湿成毒者，宜服。多食令脚弱，发腰痛，动冷气。与鳝鱼同食，发霍乱。北人多食肉面，食此则平；南人多食鱼鳖水米，食此则冷。

苦菜

即苦苣。味苦，寒。解心胃大肠热，治五脏邪气，胃痹渴热，中疾〔1〕，肠澼，恶疮。但胃虚人勿食，蚕妇忌食。

蔓青

苦，温。利五脏，消食益气，令人肥健。多食动风气。北产者良。子，可榨油，勿常食。

莱菔

即萝卜〔2〕。味辛、甘，性温。解豆腐面毒，杀鱼腥。生食散血宽膈，解酒消谷，化痰，利五脏。同鲫鱼煮食，治嗽。多食动气，生姜可解。服何首乌、地黄者，食之发白。痘疹及有目病人忌食，误用起瘼难开。子，消面积，宽膨胀。茎叶，性温。利膈下气。

一种小而刚者，名诸葛荣菜，治军中疫疠，时行热病，煮水温服即解。干者亦可。并详《药部·吐散》。

胡萝卜

色黄，甘、淡，微温。下气补中，利胸膈肠胃，安五脏。子可作食料。蒿不可食。

白苣

苦，寒。有似莴苣，叶有白毛，折有白汁。开胸利膈，通肠滑胃。冷气人及产后，切勿食之。

莴苣

味苦，气冷，微毒。通经络，利水道，解毒杀虫。凡病因湿热而见胸膈填胀、眼目昏暗者，皆治。若乳汁不通，煎酒以服。小便闭或溺血，捣敷脐上。沙虱水毒，捣汁以涂。诸虫入耳，捣汁以滴，皆效。多食昏目。子，能下乳利水，并治阴肿下血，伤损作痛。功与菜同。

苋菜

甘，寒，质滑。通肠利便，治热结血痢，蛊毒。多食动气烦闷。与鳖同食，生鳖瘕。子，治肝经风热上攻眼目，赤痛生翳，遮障不明，青盲赤眼。研为末，每服一钱半。

---

〔1〕中疾：原作“巾痰”，据《本草纲目·苦菜》“肠澼渴热，中疾恶疮”改。

〔2〕卜：原作“葡”，据《本草纲目·莱菔》“即萝卜”改。

莙达菜

即甜菜。苦、甘，体滑，微毒。解时行热毒。五六月以菜作粥，解热治痢，止血。脾虚气弱者勿服。

葵菜

即冬苋。甘，寒。导积壅，除客热下痢，散血利水，治带淋。勿同黍米、鲤鱼食。时病后食之，令目暗。

芥兰

甘、辛，性冷。宽胸解酒。多食耗气血，病人勿食，患疮疥者忌之。

荠菜

甘，温。利肝气，和五脏。

枸杞苗

甘、苦，性寒。解面毒，除风明目，清热消毒。根与子，详《药性》。

甘菊苗

甘、苦，性凉。生熟皆可食，明目养肝，去翳膜。花详《药部》。

蒌蒿

甘、辛，平。解河豚毒，开胃利膈，去风热湿痹。多食发黄、暴痢。有疮疥者忌之。

苜蓿

甘、淡。安中健人，去脾胃间热，利大小肠。多食令冷气入骨。

莼[1]菜

甘，温，滑。解百药毒，解渴止呕，下气利水。多食损胃，伤齿落发，发痔。

苦芙

苦，寒。下气解热，治漆疮及丹毒。浙东清明取嫩者生食，又煎水洗痔疮，甚效。

蔊[2]菜

出广西萍乡，大安里亦有之。辛，温。去冷气，利胸膈，豁冷痰，治心腹痛。多食生热，发痼冷。

紫苑

辛、苦，温。泻肺血热。治虚痨咳嗽，惊悸吐衄[3]。去头须用。余详《药部·泻热》。

百合

甘、淡，性微寒。消肺热，敛气安神。仲景用此治百合病。咳嗽初起勿用。详[4]《药部·平散》。

〔1〕莼：原作“蓴”，同“莼”。下同。
〔2〕蔊：原作“焊”，据文义改。
〔3〕衄：原作“衂”，同“衄”。下同。
〔4〕详：原作“计”，据文义改。

蒲公英

味甘、微苦，性寒。通结气，利肠胃。野人茹之，亦采以饲鹅。

香椿苗

甘，平。和胃消风。多食昏神。同猪肉、面食，令人中满。

紫菜

甘、咸，性寒。拣去小螺蛳用。主热气烦满，咽喉不利，瘿瘤，脚气，热痰。有冷积腹痛者食之，令人吐涎沫，饮热醋可解。

草决明

甘，凉。清心明目，治头风眩晕。春采为蔬。花、子皆可点茶。

鹿葱

即萱草。甘，凉。煮食，治小便赤涩，身体烦热，除酒疸，消食，利湿热。作菹，利胸膈，安五脏。根，治沙淋。凡水气黄疸，衄血吐乳，乳肿乳痈，俱擂汁服。渣可封肿。

龙须菜

形如柳根，长尺余，白色。甘，寒。利小水，去内热，治瘿结气。以醋拌食，和肉蒸食亦佳。患冷气勿食。

薇

甘，寒。调中，利大小肠。

海带

咸，寒。入胃泄热，散结软坚，治瘰疬癥瘕。性同海藻、昆布，并详《药部·泻水》。

蕨

甘、滑，性寒。其气善降，利水道，去暴热。多食目暗鼻塞，落发弱阳。病人及小儿尤忌之。

马兰菜

辛，微温。消痰涎，解热毒，破宿血，养新血，止鼻衄吐血，解酒疸及诸菌毒。腌藏作乳亦良。

五加菜

辛、甘，温。和脾胃，强筋骨，去皮肤风湿疼痛。

木耳

甘，平，有小毒。压丹石，利五脏，宣肠胃瘀血。治肠风便血，痔痢，煮羹食之良。

石耳

甘，平。益精明目。久食令不饥，大小便少，肌润童颜。生天台庐山。

地耳

甘，寒。明目益气。似木耳碧色，生丘陵。

槐耳

苦、辛。除寒破血，治五痔下血，女人阴疮，久食强力。

桑耳

味甘，有小毒。治妇人癥瘕阴痛，月水不调，赤白带下。白者益气止泻。黄者消癖块痰饮，积聚腹痛。

榆耳

八月采食，益气。

枫耳　有毒，食之，令人笑不止，急饮地浆调黑糖解之，生捣瓜蔓汁亦可。

香菇〔1〕

甘，平。和胃益气，祛风破血。

松蕈　治小便不禁。

杉蕈　辛，温。治脾胃暴痛。

竹蕈　咸，寒。和姜、醋食良，去脏腑热，治赤白痢。

苦竹蕈　有大毒，勿食。

蘑〔2〕**菇**

甘，寒。益脾胃，消热痰。多食动气发病。各菌，凡有痔疮、牙痛者，食之必发。

天花菇

甘，平。色白，味美，益气杀虫。多生五台。防有蛇毒，煮时以金银器试之，不变黑者可用。

草菇

韶州等处有之，与天花菇味同。凡菌，冬春无毒，夏秋有毒，防蛇虫从下过也。夜中有光者、欲烂无虫者、煮不熟者、上有毛下无纹者、仰卷赤色，并有毒，杀人。煮时，投以姜屑、饭粒，若色黑者勿食。中菌毒及菇毒，急掘地浆饮可解，粪清亦可，苦茗、明矾调服亦解。

鸡纵

云南多有之。甘，平。味美益人，和脾胃，清神气，治五痔下血。

诸笋

甘、淡，微寒，入肠胃。

堇竹笋　即中母笋。治消渴、风热。多食动气作胀。

淡竹笋　除痰热狂燥，头痛头风，颠仆惊悸，惊痫。

箭竹笋　味甘。可作笋干，性硬难化，小儿勿食。

青笋　甘，寒。治肺痿，吐血，鼻衄，五痔。

苦竹笋　治人气逆而不作壅。

---

〔1〕菇：原作“菰”，同“菇”。下同。

〔2〕蘑：原作“磨”，据文义改。

酸笋 用水浸酸。止渴，解醒，利膈。久年者，治痢症。水煮，洗痘疹结毒肿痛良。

冬笋 冬月未出黄者，味甘，平，堪食。

杂竹笋 性味不一，不宜多食。煮笋，少入薄荷、食盐味不敛。或以灰汤煮过，次用五味良。

按：诸笋滋味爽口，但性冷难化，不益人，脾病不宜食，小儿尤当少食也。食笋伤，用香油、生姜治之。否则，必令吐出乃可。竹茹、竹叶、竹沥，并详《药部》。

芦笋

治噎膈及烦闷不食。

茭笋 甘、淡，性冷。除心浮热，肠胃积热，解消渴。多食令下焦冷。同生菜、蜂蜜食，发痼疾，损阳道。

东风菜

生[1]平泽。茎高二三尺，叶似杏叶而长，极厚软，上有细毛。甘，寒。主风毒壅热[2]，头痛目眩，肝热眼赤。入羹味美。

羊蹄菜

即秃菜，一名大王菜。甘，滑，性寒。治肠风泻血，大便秘结，小儿疳虫。根，磨醋，搽癣疥，甚效。

蓼华[3]

苦，温。除大小肠邪气，利中益志[4]盈心。作生菜食，能入腰脚。煮汤浸脚，治霍乱转筋。煮汁日饮，治痃癖。捣，敷小儿头疮。过食壅气损阳，发心痛。忌生鱼。二月勿食。

翘摇

即野蚕豆，名大巢菜。辛，平。利五脏，明耳目，去热风，止热疟。捣汁服之，破血止血，生肌，疗五种黄病。

葛花菜

苦，凉。醒神气，消酒积。诸名山皆有之，色赤味脆，亦蕈类。

山药

甘，平。补脾阴，益气除热。余详《药部》。

甘薯

粤中一种大如卵，长六七寸，或尺许，名甜薯。白者，甘，凉。补肾健脾，益气强阴，功同山药。一种形如猪肝，重数斤，亦能充饥益人。

---

〔1〕生：原作“性”，据《本草纲目·东风菜》“生岭南平泽”改。
〔2〕壅热：此前原衍“热”字，据《本草纲目·东风菜》“风毒壅热”删。
〔3〕蓼华：据《本草纲目·蓼》，此下所云乃“苗叶”的功效。
〔4〕益志：原作“盈心”，据《本草纲目·蓼》“利中益志”改。

红薯　名番薯。熟食味美，然颇动风气，发疮疥。多食或成痢症，小儿尤忌。

芋

辛、甘，平滑，有小毒。宽肠胃，通便秘。产妇食之，破宿血，止血渴。和鲫鱼、鲤鱼食，调中补虚。多食困脾，动宿冷滞气。有风疾者，忌食。芋有黄、白、紫数种，惟白者无毒。取大者，十月后晒干收，冬月食，不发病。

野芋

自生溪涧间，形差小，有毒杀人，以地浆或大豆汁解之。

梠芋　芋种三年不采，名梠芋，有大毒，解法同野芋。

芋苗

同盐捣敷，蛇虫咬，并痈肿毒及虫毒、毒[1]箭。汁涂蜂螫良。

芋子　捣敷软疖良。

黄瓜

甘、淡，性寒，有小毒。消热解渴。多食损阴血，发疟病、疮疥。患脚气虚肿者忌食，小儿尤忌。不可同花生食。

冬瓜

甘、淡，性冷。入肠胃，利水消肿，定喘，解热止渴，压丹石毒。久病滑泄、水衰气弱者，勿服。子，能明目补肝。

丝瓜

甘，凉。解热凉血，通经，下乳汁，利肠胃，治痰火，痈肿蛊毒，血积胎毒。多食痿阳，曲者尤忌。

老丝瓜经霜者　连蒂、子烧灰存性，入些朱砂，每用米汤调服一钱，发痘最妙，亦治鼻渊、痰火、崩漏、肠红。

近蒂三寸藤　连皮烧灰，酒服，治同上。儿俱用砂糖水调服。兼可敷脚肿。

瓜叶　捣汁生服，可解一切蛇伤之毒，滓敷患处佳。

苦瓜

即锦荔枝。入心、肝、肺。生，青皮者，苦，寒。解心肺烦热，清心明目。熟，则微温，有障翳者勿食。噎膈尤忌。子，苦、甘。壮阳益气。

甜瓜

入心胃，甘、寒，有毒。解暑热内伏而见脓血作痢。脾胃素冷者禁服。瓜蒂，专主涌吐。有两鼻、两蒂者杀人。

越瓜

即稍瓜。甘，寒。解酒毒，利便通肠。多食令心腹痛，泄泻，癥结，脚弱难行，小儿尤忌。

〔1〕毒：原脱，据《本草纲目·芋》“罯毒箭”补。

胡瓜

甘，寒。清暑热，利水道。治小儿热痢，醋煮，投蜜服。过食作泄，发脚气，生疮，脏寒者切禁。

南瓜

甘，温。助脾湿，胀脾滞气。素患脚气者忌食。更不可与羊肉同食。

瓠瓜

入心、胃、大小肠，兼肺。利水气，通淋消疸，解心肺邪热，除消渴，治面目浮肿。或浸火酒，饭上蒸，或实糖霜，煅存性用。惟患虚胀禁食。苦者尤伤胃气，暴病、实病尚可，若久病胃虚，误服每致伤生。

茄子

甘，寒。解热散血，宽肠利气。多食动气，生疮，损目，腹痛泄泻。孕妇尤忌。蒂，治肠风下血及擦癜风。花，治金疮牙痛，烧灰，涂患处。根及枯茎叶，煮汤，渍冻疮破裂。

酱瓜

咸、甘，性寒，微毒。利肠胃，止消渴，解肾热。不可多食以致病生。

西瓜

内穰，味甘，色赤，性寒。解心包胃热，止消渴，导热由小肠膀胱而出，有天生白虎汤之号。惟禀气素厚，遇热消渴及伏气发瘟，得此即解。若脾胃素虚，恣服则百病丛生。

瓜子仁　甘，寒。清肺润肠，和中止渴。炒则性热，补中宜人。然不可多食。并见《药部》。

沙棠果

甘，平。木似棠，黄花赤实，味如李而无核，食之却水病。

梨[1]

甘、微酸。解毒，开肺，凉心，消痰止嗽，除客热心烦，通胸中痞塞[2]热结。多食寒中，产后及金疮与冷泄者勿食。详《药部·泻热》。

李

入肝，兼入肾，有甘、酸、苦、涩四种。敛骨节痨热不治。多食令人胪胀，发虚热。

青桃

甘、酸，性热，微毒。发热生痈，作泻膨胀或淋。惟作脯，可益颜色。冬桃差酸，可解痨热。桃仁，详《药部·下血》。

青梅

味最酸。敛肝开胃通胆，生津止渴。藏久者佳。多食则凝血滞气。乌梅，

〔1〕梨：原作“棃”，同“梨”。下同。

〔2〕塞：原脱，据《本草纲目·梨》“胸中痞塞热结者宜多食之”补。

详《药部》。

杨梅

性温热。收敛心虚热，治心烦口渴，消热解毒，且盐藏则止呕，烧灰可断痢。多食则动血致衄。

核中仁 疗脚气，然须多食。以桶滚拌，核爆即自裂。

根皮 煎汤，能解砒毒。烧灰油调，涂汤火伤。

栗

甘、咸，温。固胃温肾宽肠，治肾气亏损而见腰脚软弱及肠鸣泄泻，以风干胜于日曝，而火煨油炒胜于蒸煮。生者水气未除，助湿，发气，生虫。炒熟食，壅气滞膈。小儿多食令齿不生。栗楔、栗花、栗壳、栗球、树皮、栗根，俱详《药部》。

橄榄

先酸后甘，气温，入肺、胃。生津止渴，解酒毒、鱼毒，鱼骨哽，治肠风下血，手足冻疮，唇裂齿痱，下部疳疮，阴肾癞肿等症。寒嗽用之亦宜，热嗽勿用。过服，有呕吐、泄泻之患。

枇杷

甘、酸。下气润肺，利脾敛肝。生者有寒中胀满之虞，熟者可解酒热。中寒气壅者禁用。勿与面及炙肉同食。叶，清肺，治咳嗽，去毛用。详《药部》。

杏子

涩、酸。多食温利，生痰，助渴热，发毒。杏仁，散肺经风，下气，疗喘治嗽。双仁者杀人。详《药部·下气》。

橘穰

皮则开痰理气，详《药部》。瓤则生痰助气，惟内热亢极者服，可解热气，除消渴。若脾弱者切禁。

柿

甘，微寒。润心肺，消痰嗽，止渴，清火热，止血。得熟色黄若佳。饮酒食之，易醉。

柿饼 性温。止痢，润喉，杀虫，去腹中宿痛。

柿霜 甘，微寒。并详《药部·泻热》。

樱桃

甘、涩，性热。和脾胃，止泄泻、水谷痢。多食作呕，发暗风，动湿热。有寒热及喘嗽者忌之，小儿尤忌。

柑

甘，寒。去肠胃热毒，止暴渴，利小水。多食脾寒成癖，腹痛泻痢，以柑皮或盐汤解之。皮，解酒，调中，下气。多食肺燥。

橙

甘、酸，性寒。止渴生津，解酒宽胸。多食伤肝气。皮，甘、辛，温。下气消痰。

多食动气，以白糖作橙丁[1]，能解酒，有瘰勿食。产新会者佳。

苹果

产顺天府。甘，平。润肺。本草无考。

棠梨

杜甘棠也。酸、甘、涩寒。烧食，止滑痢。勿过食。

柚

甘、酸，寒。解酒毒，去肠胃中恶气。然生痰，难化，小儿忌食。皮，化痰，消食快膈。白者良，烧灰调粥食，治气膨胀。煮水，洗肿胀效。广东东安县腰古汛有无花柚皮，陈久者，可代化橘。其瓤甘、酸，淡红色，核如细粟。

金橘

甘、甜，核苦，穰酸。下气快膈，止渴解酒，辟臭气。蜜渍尤妙。藏绿豆中，经时不变。

香橼

辛、甘，性温。下气和中。水酒煮饮，治痰气喘嗽。煎汤，治心下气痛。

佛手柑　功用相同，和白糖作丁尤佳。

石榴子

甘、酸、涩，性温。厌丹石毒，杀虫，治燥渴。多食伤肺损齿，恋膈生痰。壳[2]，性涩。止久痢涩肠，治漏精。凡服药物人忌之。花，治心热，疗吐血。为末吹鼻，止衄。并止金疮血。

松子

甘、温。补气虚，散风寒。多食生痰，发虚热。

海松子

甘，微温。润五脏，散水气，治头眩[3]，骨节风，去死肌、白发。此类将油炽[4]，摊竹纸上焙，还好。

榛子

甘，平。生用，开胃益气，实大肠，令人不饥，能健行。出新罗者佳。以灯心剪碎，同收不炽。

梧桐子

生食无益，蒸熟食开胃醒脾，多食生痰动气。

[1] 丁：原作“可”，据《本草纲目·橙》“糖作橙丁”改。
[2] 壳：原作“穀”，据《本草纲目·石榴》“石榴皮”改。
[3] 眩：原作“痃”，据《本草纲目·海松子》“头眩”改。
[4] 炽：当地方言，指油脂类种仁变质油坏。

藕

甘，寒。生食，消瘀，清热，凉血。蒸煮熟，补心实肠。余详《药部》。

藕节 止血。并详《药部·下血》。

花生

甘、辛。舒脾润肺。惟体寒湿滞、中气不运者，勿多食。

乌芋

即荸荠。破肝肾坚积，止血治痢，住痛。擦疮解毒，发痘，清声，醒酒。并毁铜器。患冷气、脚气、热嗽，勿用。山茨菇，与蒜相类。详《药性》。

芡实

甘，微涩。补脾固肾。余详《药部》。

菱角

生，止胃渴，解酒毒[1]滞肠胃。多食则腹满填胀，痿阳，以麝香、生姜、吴萸作汤或磨沉香汁服。

莲子

补脾涩气，兼入心、肾，大便燥者勿服。莲心、莲须、石莲，并详《药部》。

大枣

甘，温。补脾中气血。多食损齿。余详《药部·温中》。

荔枝

甘、微酸。入脾助气，入肝补血。火盛者忌之。核，入肝肾，散滞澼，治疝气。壳，可托痘，建产者良。并详《药部·温中》。

龙眼

甘，温。补心脾气血，治健忘怔忡惊悸，益神智。凡中满气壅、痰喘泄泻者忌之。闽产。并详《药部·温中》。

甘蔗

甘，寒。下气和中，利大小肠，止渴解酒。治呕吐反胃，捣汁，和姜汁服愈。多食发热，动衄血。同酒食，生痰。烧蔗烟能昏目。

蔗糖 甘，温。详《药部》。

椰子

甘，平。益气治风，消疳积白虫，小儿青瘦。合蜜食最宜，但不可多食。患疮疥、喘嗽者忌之。

椰子浆 止消渴，治吐血，水肿，风热。

椰壳 治杨梅疮骨痛。

〔1〕毒：原作“熟”，据《本草纲目·芰实》《即菱角》“解酒毒”改。

椰子皮　止血，疗鼻衄，呕逆，霍乱，并煮汁饮。治卒心痛，烧存性，研，新汲水调下一钱，效。

桄榔子

苦，平。煮熟可食，破宿血。

桄榔面　即树中白粉，作饼炙食，能补虚羸损乏，腰脚无力。

波罗蜜

甘，香。止渴解烦，醒酒益气。核中仁，煮炒食之，补中益气。波罗树常有蛇蟠其中，恐遗有毒涎。中其毒者，叫喊若狂，腹肚收削，须用沙纸烧灰，冲冷水一碗，服下，即吐泻交作，须臾毒解。头面周身俱见浮肿，再用盐蒲包浸水洗浴，方效。

山慈菇

凉脾解毒。详《药部》。

无花果

甘，平。开胃，止泄痢、喉痛。叶，治五痔肿痛，煎汤，频熏洗之，效。

杨桃

酸、甘，性平。治风热，生津止渴。或蜜渍，或晒干，能辟岚瘴、蛊毒大渴，捣汁多饮，毒随解。

林檎子

酸，寒。解诸馁败之毒，用盐、醋蒸熟，可藏二三年。惟嗳哕滞痰不宜食。

蕉子

甘，寒。生食，止渴，开肺，解酒，除小儿客热。

人面子

酸，寒。和羹，解酒，醒脾，生津，蜜渍良。患咳嗽、疮者忌之。

黄皮果

酸、甘，性寒。夏食动肺火、生疮疖。嫩者盐腌晒干，醒酒开胃。核[1]，井华水磨汁，涂小儿疮疖，甚效。

频婆子

甘，平。煮食，益心脾，生津，止渴泻，有忌之。

胡桃

即核桃。甘，热，皮涩，肉润。补命门，涩精固气。惟肺有热痰及命门火炽者忌用。详《药部》。

葡萄

甘、微酸。琐琐葡萄，甘，平，性涩。详《药部·温肾》。

〔1〕核：此后疑脱“仁”字。

白果

甘、苦，性温，有小毒。生食，引疳。熟食，温肺，定喘嗽，缩小便。多食壅气发胀，动风。食千枚者死，小儿尤不可多食。同鳗鲡食，身软。并详《药部》。

榧子

甘，温，性热。炒食，去三虫，消谷食，助阳道，治白浊。同猪肉食，令气壅，患断节风。

榧子皮　反绿豆，犯之杀人。详《药部》。

枳椇子

一名鸡距子。甘，平。治头风，小腹拘急，止渴，除烦热，止呕，解酒，辟蛊毒。

木瓜

酸，温，入肝。利筋骨及血病腰腿无力，去湿。多食损齿及骨。以蜜煎作糕佳。勿犯铁。并详《药部》。

葛

甘，凉。生津止渴，除大热，止呕吐干吐，治热毒血痢，解酒毒、诸菜毒，利小便。煮食，开胃疗饥。惟脾虚表疏忌之。妊[1]妇忌生食。葛花，解酒，治肠风下血。并详《药性》。

山查子

甘、酸，平。消积，治虫，治风。但不可多食。余详《药部·平泻》。

林檎[2]子

酸、甘，温。消痰下气，治霍乱腹痛，下痢泄精，小儿闪癖。多食生痰滞气，发疮疖，闭百脉，令人好睡。

柰

苦、甘、酸、涩，性寒，微毒。虽有味，甘脆可食，甚不益人，多食令肺壅胪胀，病人尤忌。

麻油

甘，温。杀五黄诸虫，下三焦热毒，止心腹痛，通大小肠。宜生用，不宜火煎。

菜子油、茶油　炒素菜俱佳。

花生油　不可常用。

黄沙糖

甘，温。入脾导血，通滞消瘀。

白糖　味甘，温。补脾肺。

饴糖　甘，温。润肺温脾，治虚火痰嗽，除烦止渴。

〔1〕妊：原作“姙”，同“妊”。

〔2〕檎：原作“擒”，据《本草纲目·林檎》改。

以上者，实痰、实火、有湿热者勿服，小儿尤不可多服。

蜜

蜂白蜜　和脾胃，润肺，通结。生用凉。熟则温中，治燥结，心腹急痛，咳嗽热痢。若泄泻、湿痰皆忌。

赤蜜　性凉，降火。俱忌与葱同食。余详《药部》。

姜

入肺。生，辛窜发表，除寒开郁，散气辟恶，除邪止呕。

姜皮　辛，凉。和脾利水，消肿。

干姜　辛，热。

炮姜　温中。凡积热患目及因热成痔者，均忌。恶黄连、黄芩、夜明砂。余详《药性》。

醋

酸，温。解鱼肉瓜菜毒，杀邪风，散瘀血，坚块痈肿；敛咽疮，下气除烦。多食损齿，伤筋骨。余详《方药》。

酒

甘、苦、涩、酸、淡不一，其性皆热，有微毒。行药势，杀百邪恶毒，通血脉，御风寒雾气。小饮良，过饮则有害。余详《药性》。

酒糟　消食，除冷气，有火热病勿用。

盐

入肾，兼入心，咸，寒。青盐良，食盐次之。余详《药部》。

茶

甘，寒，入肾、胃。清火，清痰，利水，清热解毒，涤垢腻，消肉食。热服则宜，冷则否。多服损神，久服瘦人，空心服则伤脾胃。余详《药部·泻火》。

水

雨水　味甘、淡，性冷。可烹茶。暴雨不可。

梅雨水　甘，平。入酱易熟，烹茶亦佳。然有湿热之气。

腊雪水　甘，冷。解丹石毒，疫疠[1]中暍及小儿热狂，抹痱即退。春雪日久生虫，不堪用。

夏冰　北人冬藏，至夏取出解暑气。甘，大寒。多冷饮，则致病。

露水、秋露　解酒热及诸病面赤，伤寒鼻塞。

千里水　即远来长流水。煎通肠下关[2]药良。

井水　新汲者能疗病。平旦第一汲为井华水，煎补阴药及炼丹膏良。

---

〔1〕疠：原作“疬”，据《本草纲目·腊雪》“治天行时气温疫”改。

〔2〕煎：原在“通肠下关”四字之后，据文义前移。

泉水、河水 俱佳。惟通流未畅及暴长雨水不佳。

地浆 解毒。

阴阳水 治霍乱。

古井水 有毒勿用。

蒸糯饭甑上气水 煎服痰核瘰疬毒易效，搽唇须疮亦佳。

凡水中有赤脉不可断、井水沸溢，不可饮。

泽中停水 夏月防有鱼鳖，勿冷饮。

花瓶内水 误饮杀人，腊梅尤甚。

铜器盛水 过夜不可饮。

酱

咸，平。杀鱼肉、菜蕈、百药毒，调五味，和脏腑，除烦热。多用发疮，动湿。勿与鲤鱼同煮，患肿胀五疸。咳嗽者勿食。酱油，性味功同，调饮食尤佳。豆酱为佳。

川椒

即蜀椒。辛，热，有毒。解诸鱼鳖毒，散寒除湿，解郁结，消宿食，杀蛔[1]虫，温脾胃，补命门，止泄泻。久食令人乏气，伤血脉。有实热咳嗽及眼赤者勿食。口闭者，拣去勿用。

花椒 即秦椒。与川椒性同。并详《药部·温散》。

食茱萸

俗名辣子，即吴茱萸。辛，温，性热。详《药部》。

辣椒

辛，热。

砂仁

辛，温，性涩。温脾暖胃，快滞，兼入肺、肾、小肠。详《药部·温散》。

胡椒

味辛，大温。温中下气，治寒痰虚胀，除脏腑风冷，杀一切鱼、肉、鳖、蕈毒。多食伤肺，火病尤忌。并详《药部·温散》。

豆豉

苦、甘，寒。治伤寒头疼，寒热瘴气，烦燥满闷，心中懊侬，泻痢腹痛，杀六畜毒、药毒。得葱发汗，炒熟止汗，得盐能吐，得酒疏风，得薤治痢，得蒜散血。入药，以江西淡豆豉为佳。详《药部·散热》。

豆腐

甘、微咸，性寒，有小毒。宽中益气，和脾胃，消胀满，下大肠浊气，清热散血。多食动气，发头风、疮疥，杏仁可解，萝卜汤尤宜。

〔1〕蛔：原作“疣”，据《本草纲目·蜀椒》“杀蛔虫”，当为“蛔”的异体字“蚘”字之误。

豆腐皮 入馔佳，能益人而无毒。

腐乳 咸，寒。

粉皮

绿豆所造。甘、淡，性寒。解酒及厚味饮食热毒。多食难化，腹痛泄泻，杏仁可解。

粉索 性味功用相同。

大茴香

辛、甘，性热。暖下元，治疝。

小茴香

辛、甘，微温。开胃调中，暖丹田，治疝及脚气，得酒良。

此二味多食伤目，有实火人勿食。

莳萝 性略同。并详《药部·温散》。

乳腐

牛乳为胜。甘，微寒。润脏利便，老人便秘尤宜。多食动气生痰。患泄泻者尤忌。

酪〔1〕 甘、酸，微寒。润燥止渴，除脑中虚热，生精血，补虚损，悦颜色。患冷痢人勿食。

羊乳酪 勿同鱼鲊食，忌醋。

酥

乃酪之浮面者。甘，微寒。补五脏，润心肝，解消渴，利大小肠，治咳嗽失血。脾胃虚寒者勿食。

人乳

甘，平，滑。澄为粉佳。补阴润燥，泽肌肤。脏寒作泄者勿服。

鹅

甘，寒。白者良。解五脏热，服丹石者最宜。然属腻滞壅发之品，勿多食，患风痰及疮毒者尤忌。

鹅血 可治血膈吐逆。

尾肉 可合面脂。滴汁灌耳，治卒聋。

鹅涎 入喉，治谷芒。

鹅屎 烧灰，少入麝香，治小儿鹅口疮及敷蛇咬毒。

白鹅胆 少入冰片，可涂痔疮初起。

卵 补中益气，多食发痼。

凡食鹅，不宜火熏。苍鹅更易发病。

鸭

甘，冷。新嫩者毒，壮者良，白者尤佳。

〔1〕酪：原作“酥”，据《本草纲目·酪》气味功效改。

血　解诸毒。余详《药部》。

鸭卵　去心腹胸膈热气。多食气短，盐腌略宜。

野鸭

甘，凉。补中益气，利水消谷。凡滞下泄泻，喘嗽上气，失血产后诸症，服之皆宜。但在九月后，立春前味佳。血，吐挑生虫毒。

鸡

丹雄鸡　甘，微温。补虚益肺，温中止血，治女人崩带。

白雄鸡　甘、酸，微温。调中下气，疗狂邪，安五脏，止消渴，利小水。

黑雄鸡　甘，微温。补虚羸，去心腹恶气，安胎，止腹痛。

黑雌鸡　甘、酸，温、平。止反胃，定心志，排痈脓，破宿血，生新血，安胎，并补产后虚羸。

黄雌鸡　性味同上。并治泻痢消渴，小便不禁，产后尤宜。

乌骨白毛鸡　治女人一切虚损诸症，较他鸡尤胜。

以上诸鸡，皆有补虚羸之功。但多食能动风痰，助肝火。小儿五岁以下，不可食。病黄疸尤忌。鸡卵，甘，平。自死鸡不可食。余详《药部·温中》。

雉

即野鸡。甘、酸，寒。补中益气，止泄痢。然性热有毒，春夏食之，发痔、发疮、发痢。与家鸡子同食，发疰，周身痛。

鹧鸪

甘，温。补五脏，能消痰，解瘟疟蛊毒及野葛、蛇、菌毒。勿与竹笋同食。自死者勿食。鹧鸪有小毒，中者，生姜、甘草可解。

班鸠

甘，平。补肾明目，补肺益气，助阴阳，令人不噎。虚损久病胃弱人最宜。血，热饮解蛊毒。

鸽

甘、咸，性平暖。调精益气，解药毒。服药人食之，药力减弱[1]。血，益血解毒。同姜酒服，消痞积。余详《药部·平补》。

鹑

甘，平。补五脏，益中续气，实筋骨，耐寒。和小豆、生姜煮食，止泄痢。不可与猪肝、菌子同食。春月勿用。

雀

甘，温。补五脏，益精髓，暖腰膝，起阳道，缩小便。又治妇人血崩带下。十月后，

〔1〕弱：原作“助”，《本草纲目·鸽》“虽益人食多恐减药力”改。

正月前宜食。卵，酸，温。治男子阴痿不起，妇人带下，便溺不利。兼除疝瘕，和天雄、菟丝子为丸，空心酒下五分，效。

竹鸡

甘，平。杀虫毒。

鸧鸡

水鸟也。生田野，大如鹤，青苍色，亦有灰色。甘，温。补虚乏，益脾胃，解蛊毒，杀诸虫。

鸳鸯

咸，平，有小毒。治瘘、疥、癣。夫妇不和者，私与食之，即相怜爱。多食令人患风病。

巧妇鸟

一名鷦鷯[1]。甘，温。炙食甚美，令人聪明。窠，治膈气噎疾，以一窠烧灰酒服，或一服二钱，神效。

乌鸦

一名老鸦。肉涩臭不可食，止可治病。治瘦[2]病咳嗽，骨蒸痨疾。腊月取翅嘴足全者，瓦罐固济，烧存性，为末，米饮下一钱，效。兼治小儿惊痫鬼魅之症。

黄鸟

即莺，一名鸧鹒。甘[3]，温。助脾胃，益阳道。妇人食之不妒。

燕

酸，平，有毒，不可食。窠中粪煎汤，可浴小儿卒惊。窠土醋调，可敷颈肿喉闭。

鸬鹚

酸、咸，性冷，微毒。头骨烧研酒服，治鱼骨哽咽。屎，治小儿疳痨，干研为末，炙猪肉蘸食，效。

雁

甘，平。解丹石毒，和五脏筋骨，散风气麻痹。久食壮气。六月勿食，伤神。肪，即膏脂。治风挛偏枯，每日空心暖酒食一匙。

猪肉

甘、咸，微寒。补肌肤，润肠胃。过食动风痰。风热病时症忌服。服苍耳、木鳖等药尤忌。

猪头肉　补虚乏，有疮疥风病勿食。

猪脑　甘，寒，有毒。损阳道。

猪脂　煎膏，利肠胃，杀虫。

---

〔1〕鷦鷯：原作“鸩鹨”，据《本草纲目·巧妇鸟》别名为“鷦鷯”改。

〔2〕瘦：原作“疫”，据《本草纲目·乌鸦》治“瘦病咳嗽骨蒸劳疾”改。

〔3〕甘：此前原衍“之”字，据文义删。

猪脊髓　补骨髓。

猪血　解毒。酒炒食，治下血不止。服地黄、何首乌忌之。

猪心　补心血，治惊忧。忌菜黄[1]。

大小肠　润肠，止血痢脏毒。

猪肝　补肝明目，疗肝虚浮肿，勿多食。

猪肺　补肺，疗虚嗽，以二具切片，麻油炒，同粥食。肺虚咳血者，煮熟，蘸苡仁末食之。

猪腰　理肾气，治耳聋，暖腰膝，治产后下痢崩漏。虚汗有虚寒人勿多食，痰火咳嗽者忌之。

猪舌　健脾，补不足，令人能食。

猪肚　补胃，益气，治骨蒸劳热。

猪小肚　治梦中遗溺，疝气坠痛，肾囊湿痒。

猪胰　润脏滋肺，勿多食。

猪蹄　下乳汁。煮清汤，洗痈疽良。

公猪卵　治惊痫癫疾，阴阳易病。公猪有卵[2]、母猪生子皆勿食。

羊肉

甘，温，入脾。补中益气，治虚乏汗出，丰泽肌肤。患热病、天行病、疟疾、疮疥，俱忌食。反菖蒲、半夏。忌铜器、荞麦、豆酱、醋。白羊黑头、黑羊白头、独角者，皆有毒。中毒，以甘草汁解。

牛肉

水牛　甘，平。安中益气，养脾胃，消水肿，除湿气，止消渴，补虚弱，壮筋骨。腊月勿食。疟疾后忌之。

黄牛　固中益气。常食较胜水牛。

牛乳　养心肺，解热毒，补虚止渴。勿冷服。

牛胶　见《药性》。

狗肉

酸、咸，温。安五脏，益气血，壮肠道，厚肠胃。阴虚人及孕妇勿食。狂犬及自死者不可食。阴茎，治阴痿不起，女子带病。腊月阴干，磨酒服。食狗肉伤者，杏仁带皮三两，研细，热酒三盏，拌匀，三次服，即消。余详《药部·温肾》。

马肉

辛、苦，性凉，有毒。除热下气，长筋骨。以酒多洗数次，再用酒煮可食。中其毒者，

[1] 菜黄：《本草纲目·豕》云“合白花菜、吴茱萸食发痔疾”。

[2] 卵：参照《本草纲目·豕》云“牝猪……米猪并不可食”，疑为“米”字之误。

清酒及葡萄[1]汁可解。骡肉更劣。

驴肉

甘，凉。安心气狂乱，补气血虚损。多食动气。与荆芥相反，食之杀人。头肉，煮汁止消渴，同姜齑煮汁服，治黄疸。阴茎，强阴壮筋。乳，止消渴，治小儿赤痢、惊痫。

鹿肉

甘，温。补中益气，调血脉，益腰膝，助阳道。九月至正月可食，余月不宜。鹿肾，补肾气，壮阳道。筋，补虚乏，续绝脉。鹿血，解药毒、痘毒，治肺痿、肺痈，吐血及崩带腰痛，刺血生饮良。茸角、胶，详《药部》。

麋肉

性味与鹿同。然鹿属阳，麋属阴，肉食之微寒，不如鹿之温补。筋亦然。茸角，补右肾血液。详《药部》。

獐[2]

甘，温。补五脏，益气，悦泽人面。酿酒，可消风。八月至十一月，食之胜羊肉，余月食多，则动气，发痼疾。獐髓脑，同山药煮食，去暗风，益气，悦颜。同天冬煎服，补虚损。

麂

甘，平。同姜醋煮食，治五痔有效。头骨，治飞尸，烧灰饮服。

麝

甘，温。治肠中癥病。蛮人常食之。似獐肉而腥，食之不畏蛇也。麝香，详《药部·驱风》。

驼

甘，温。壮筋骨，润肌肤，去风下气。驼峰、蹄最佳。

野猪

甘，平。补五脏，润肌肤。治肠风便血，癫痫[3]，煮炙和五味食良。雄者佳，青蹄者勿食。肪膏，浸酒食之，令妇多乳。

猯

即猪獾[4]。甘、酸，性平。作羹食，下水肿，治久痢大效。瘦人食之，令肥白。

兔

辛、甘，性寒。不益人，勿多食，妊妇尤忌。疗热气温痹，治消渴。不可与姜，

---

〔1〕葡萄：原作“蒲桃”，据《本草纲目·葡萄》“葡萄《汉书》作蒲桃”改。

〔2〕獐：原作“麞”，同“獐”。

〔3〕痫：原作“痕”，据《本草纲目·野猪》主治“癫痫”改。

〔4〕獾：原作“猯”，据《本草纲目·猯》别名“猪獾”改。

并鸡肉、獭肉同食。详《药部·凉血》。

羚羊

似羊而青色。甘，平。和五味炒熟，投酒中，次早饮之，消恶疮。治中风，筋骨急强。角，咸，寒。辟恶解毒，平肝舒筋。详《药部·泻火》。

山羊

甘，热。肥软益人，治妇人赤白带下，疗筋骨急强，益气力，补虚痨。时病人忌之。

狗獾

甘、酸，平[1]。补中益气，最宜人，治小儿疳瘦，杀蛇虫。

虎

酸，平。治瘿疾，益气力，止呕吐恶心。药箭射处勿食。肚，治反胃吐食，取生者，勿洗，新瓦固煅存性，为末，入平胃散末一两，和匀，每服三钱，白汤下，神效。骨，治手足风痛，磨酒饮之。并详《药部·驱风》。

豹

酸，平。辟鬼魅神邪，冬食壮筋骨，安五脏，强志气，暖肾气。脂，合生发药，朝涂夕生。

象

肉，甘、淡，类猪肉，多食令体重。胆，苦，寒。明目，治疳，涂疮肿。牙，消骨哽，利小便。烧灰，治小便过多。皮，研末，治金疮伤。

熊

肉，甘，平。补虚乏，去风。痹病者忌食。脂，即熊白，味美。杀痨虫，煎炼入药，勿近人阴。掌，甘美，食之可御风寒，益气力。胆，治黄疸，小儿惊痫，久痔不瘥。

罴　大于[2]熊，功用相同。

猫

甘、酸。补阴血，治痨怯，除瘰疬、杨梅恶疮。胞衣，反胃膈食，烧存性，入朱砂少许，压舌下，甚效。黑猫肝，治痨虫，用一具生晒，研末，每朔望五更酒服之。

狸

形似猫。甘，温。补中益气，去游风痔瘘[3]，治鬼疰恶疮，皮肉如针刺痛。肝，去鬼疰。阴茎，治男子阴疝，妇人经闭，烧灰，调东流水服。正月勿食狸肉。

狼

咸，热。补五脏，厚肠胃，填骨髓。腹中有冷积者宜食。喉靥，治噎病，晒干研末，每用五分，饭上食良。

---

〔1〕平：此前原衍“惟”字，据《本草纲目·獾》气味“甘、酸，平”删。

〔2〕于：原作“与”，参照《本草纲目·熊》云“如豕色黑者，熊也；大而色黄白者，罴也”改。

〔3〕瘘：原作“瘘”，据《本草纲目·狸》“治痔及鼠瘘”改。

狐

甘，温。补虚劳，暖中，去风，辟邪气，去恶疮疥，作羹食之。阴茎，治女子绝产脱阴，阴中作痒，小儿阴㿉卵肿，炙为末，空心酒服。

豺

甘、酸，性热。食之无益。性热，治冷痹脚气，炙，缠病上即瘥。

獭

甘、咸。散风热骨蒸，治营卫虚满，血脉不行，妇人经闭及水气胀满。消[1]男子阳气，勿多食。勿与兔肉同食。肝，甘，温，有小毒。治鬼疰蛊毒，传尸痨虫，久嗽虚热，除鱼鲠，并烧灰，酒调服之。阴茎，温热壮阳。

猴

酸，平。治风痰，辟疫瘴，酿酒佳。

鼠

甘，热。治骨蒸痨热，四肢羸瘦，小儿诸疳，寒热脯露腹大，取肉，和五味作羹食之，作脯亦佳。勿食骨，中毒死者。勿食毛，能致病。头与肝，俱勿食。脊骨，治齿折，研末，日揩之，甚效。

鲤鱼

甘，平。止渴消，水肿，黄疸，脚气，主咳嗽、上气喘促，安胎，治怀孕身肿，并煮汤食之良。破冷气痃癖气块，横关伏梁，作脍和蒜齑食之愈。腹有宿瘕及天行病后，切勿食之。患病癣疥者忌食。凡修治，去脊上两筋、黑血及口旁乙字骨。忌葵莱子、猪肝。鱼鲊忌豆叶、奶酪。并详《药部·渗湿》。

鲢鱼

甘，温。温中益气。多食令人热中。又发疮疥。美在腹。

鳙鱼

俗称雄[2]鱼，即大头鱼。甘，温。暖胃益人，老人痰喘，作脍，少许食之良。有宿疾者忌之。多食动风热，发癣疥。美在头。

鲩鱼

俗称草鱼，白者味胜于青者。甘，温。暖胃和中，能发诸癣。胆，治喉痹，挤水咽服。

青鱼

似鲩而背甚青。甘，平。温中，益气力。同韭白煮食，治脚气，痹弱烦闷。与丹石人相反。不可合生胡荽、生葵菜同食。头中枕，磨水，治心腹血气卒痛。作酒器，解蛊毒。胆，点眼目，涂恶疮，消眼赤肿。治喉蛾[3]，含咽立效。详《药部·凉血》。

〔1〕消：此前原衍“及”字，据文义删。

〔2〕雄：疑为“鳝”之误。《本草纲目·鳙鱼》别名为“鳝鱼”或“溶鱼”。

〔3〕蛾：原作“哦”，据《本草纲目·青鱼》“乳蛾喉痹青鱼胆含咽”改。

竹鱼

状如青鱼，长者尺余，其子满腹有黄，味美。甘，平。开胃，利五脏，令人肥健。与石药无忌。

石斑鱼

生南方溪涧。白鳞黑斑，长数寸，有毒，勿妄食。

鲦鱼

形扁鳞细而洁白，长仅数寸。甘，温，入肠、胃、心。温胃止渴。

白鱼

窄腹扁鳞，细头，尾向上，肉有细刺。甘，平。开胃助脾，去水气，令人肥健，五味蒸煮食之良，腌、糟俱好。若经宿勿食。患疮疥食之，发脓。多食生痰。忌与枣同食。

鳡[1]鱼

体圆厚而长，扁额长喙，口在颔下，细鳞，白腹，背微黄，大者重二三十斤。甘，平。补五脏，益筋骨，和脾胃，作鲊及暴干俱佳，亦不发病。

鱤[2]鱼

体似鳡而腹平，头似鲩而口大，亦能啖鱼。甘，平。食之止呕，暖中益胃。池中有鳡与鱤，不能蓄鱼。

石首鱼

形似白鱼，扁身黄色，首有白石二枚。甘，平。开胃益气。干者，名鲞鱼。化宿食，消瓜，治中恶暴痢，炙煮食良。用大麦秆包不露风，陈久愈好，否则发红减味。头中石，治诸淋石淋，每用十四个，当归等分，为末，水二盅，煎一盅，顿服立愈。

粤中黄花鱼　其形相似，功亦同。黄花鱼肚，补精液。俱最忌荆芥、荆花，犯之杀人。

鲥鱼

甘，平，无毒。补虚劳。多食发痼疾。患疮疥、痔疾者，忌之。不宜烹煮，唯以芹之类，连鳞蒸食佳。

嘉鱼

甘，温。煮食，治肾虚消渴，劳瘦虚损，令人肥健，悦泽[3]，味亦美。状似鲤而鳞细。

鲫鱼

甘，温。温胃健脾，补虚羸，疗肠澼、肠风、白痢及月经不调。不可与沙糖、蒜、

〔1〕鳡：原作“鲅”，据《本草纲目·鳡》及其下形态功效改。
〔2〕鱤：原作“鳡”，据《本草纲目》及其下形态功效改。
〔3〕泽：原作“津”，据《本草纲目·嘉鱼》“令人肥健悦泽”改。

芥、猪肝、鸡肉、麦冬同食。子，调中。益肝气。治小儿脑疳，鼻痒，毛发作穗，黄瘦，滴鼻中，三五日甚效。余详《药部》。

鳊鱼

甘，温。调胃气，利五脏。和芥食之，助脾气，去胃风，消谷。作脍，助脾，令能食。作羹臛[1]，功[2]与鲫鱼同。患疳痢勿食。

鲈鱼

甘，平。补五脏，和肠胃，益筋骨，利水气，安胎。作脍尤佳，曝干香美。勿与奶酪同食。肝，有小毒，勿食。状似鳜而色白，有黑[3]点，巨口细鳞。

鳜鱼

甘，平。和脾胃，补虚劳，益气力，令人肥健，破恶血，止肠风泻[4]血，去腹内小虫。小者味佳，至三斤以上者不美。

银鱼

甘、淡，性平。作羹食，宽中健胃，不发病，小者曝干尤佳。

鱙鱼　似银鱼，但背略清，嘴尖有一细骨如针。甘，平。益人，食之不染疫。

蠡鱼

形长体圆，头尾相等，细鳞元色，有斑点花纹，俗名斑鱼。甘，寒。治湿痹，面目肿胀，大小便壅塞及肠痔下血疼痛者，作脍，和蒜齑食之，脚气、风气亦宜。胆，味甘可食。腊月收取阴干，治喉痹将死，点入少许，即瘥。

鳗鲡鱼

有黄脉锦纹，名金丝鱼。甘，微温，有小毒。能补五脏虚损，兴阳，暖腰膝，治痨，疗骨蒸传尸疰气，腰背间湿风痹常如水洗，及湿脚气，五种痔瘘，肠风下血，妇人阴疮虫痒，小儿疳痨虫痛，俱和五味煮粥食之良。妊妇忌食。

白鳝[5]　形相类，味略同，虽有滋补，未能治病。

黄鳝

甘，大温。疗虚损，补中，益气血，去十三经风邪湿痹，除腹中冷气肠鸣，妇人产前百病，产后淋沥，诸虚羸瘦，宜食。若食过多，令人霍乱。时行病起，切忌。血，疗口眼㖞斜，和麝香少许，左㖞涂右，右㖞涂左，正即洗去。痘疹后生[6]翳，以血点之。

泥鳅

甘，平。暖中益气，醒酒解渴。同米粉煮羹食，收痔。阳事不起，煮食之良。不

〔1〕臛：原作“藿”，据《本草纲目·鳊鱼》“作羹臛食”改。
〔2〕功：原作“宜”，据《本草纲目·鳊鱼》“宜人，功与鲫同”改。
〔3〕黑：此后原衍“桂”字，据《本草纲目·鲈鱼》“状微似鳜而色白，有黑点”删。
〔4〕泻：原作“深”，据《本草纲目·鳜鱼》“治肠风泻血”改。
〔5〕鳝：原作“䱇”，同“鳝”。下同。
〔6〕生：原作“及”，据《本草纲目·鳝鱼》血“治疹后生翳”改。

可合白犬血同食。

鲟鱼

大者长丈余，小者三尺。甘，平。补虚，益气力，令人肥健。煮汁饮，治血淋。子，如小豆，味美，杀腹内小虫。

鳇鱼 状以鲟，味极肥美，功用颇同。多食生痰。作鲊奇绝。大者不益人。近所卖黄鱼头，或即此鱼之头骨。

鲇鱼

无鳞大首，口腹俱大，有齿有须，生流水色青白，生止[1]水青黄，大者三四十斤。甘，温。疗水肿，利小便，益胃气。同葱煮食，治五痔下血，肛门肿痛。忌野鸡、牛肝、鹿肉同食。赤须无腮者有毒，勿食。

黄颊鱼

无鳞，身尾俱似小鲇，俗名黄骨鱼。甘，平。醒酒去风。煮食，消水肿，利小便。多食发疮疥。

河豚

甘，温，有毒。补虚，去湿理气，去痔疾，杀虫。味虽珍美，修治失法，食之杀人。煮，忌沾煤炱、沾灰尘。肝、子，有大毒，切勿食之。凡中此毒，用鸭血灌下立解，生蟛蜞捣汁服亦妙。干河豚，已经日曝火煨，煮熟，蘸醋食之无害，味亦甘美。

比目鱼

甘，平。补虚，益气力，不发病。然多食亦动气。

鲛鱼

即海中之鲨鱼。功亚于鲫。皮，治尸疰蛊毒。

沙鱼

有大小两种，皮皆有沙。甘，平。补五脏，消蛊毒。翅，名金丝菜，爽脾胃，甚益人。鱼肚，补精液。

增比鱼

形以比目，身横大而短，微黑色。甘，平。暖脾，益气血，与比目同而更宜人。

鲦鱼

形以乌贼，但无骨耳。甘，咸，性平。益气养血，干者良。

章鱼 形相类而大，亦益人，味更美。

乌贼鱼

咸，平。益气强志，通月经。多食动风气。骨名海螵蛸，咸，微温。杀虫止痢，女子血瘕，赤白漏下，血枯等症，去硬壳为末，用干墨鱼煎汤调服，良。余详《药部·温血》。

〔1〕止：原作“上”，据《本草纲目·鳠鱼》“生止水者色青黄”改。

黄皮鱼

巨口大头，细鳞黄色，长四五寸，有二白石，腹中白鳔极甘美。甘，平。开胃益气，益人，不发病，其子尤佳。

土鲮鱼

甘，平。补中开胃，益气血，功同鲫鱼，不发疮疥。嗽者忌之。

赤鱼

甘，温。益脾胃，养气血。多食动风，发疮疥。有病人忌之。

七星鱼

甘，温。滋肾益血，助阳补阴，同胡椒煮食良。火盛人勿食。身黑有白点纹，道家忌之。

海蛇

即水母。咸，冷。治妇人劳损，积血带下，去小儿风疾丹毒。此物能化积而不能自化，脾胃冷者勿食。

虾

甘，温。补火，助风，动气。惟乳汁不下，风痰不吐与制药壮阳为差宜。小儿勿妄食。

海马　性略同。

蛤蚧

补命门相火，温肺气喘乏。

瓦龙子　性略同。余详《药部·补火》。

鳖鱼

即团鱼。甘，平。滋阴调中，补虚益气，去热气血热，久痢，妇人漏下带下，血瘕腰痛，虚劳形瘦。最忌苋菜。妊妇勿食。不可与鸡子、芥菜同食。无裙而三足者、并足者、独目者、腹下有王字卜字纹者、皆有毒杀人。甲，详《药性》。

田鸡

即蛙也。甘，温。暖胃气，补虚损，解酒消毒。有疮患人忌之。

青鼋　甘，寒。治小儿痟瘦，大人劳热虚损，利水消肿，解热毒，杀尸疰病虫。取得养净，食之良。

蟾蜍　即癞虾蟆，详《药部》。

蟹

甘、咸，性寒，微毒。去胸中邪热，解结散血，养筋益气，理筋脉，利关节，除五脏中烦闷，消食味佳。八月至十二月良，二月后勿食。多食动风，发霍乱、疮疥。妊妇忌食，独目、四足、六足、两目相向，皆有大毒。误中者，藕汁、冬瓜汁、紫苏、黑豆汁，均可解。脚腿、壳内黄，捣烂，纳金疮，续断筋。爪，堕胎破血。酒煮汁服，止产后血闷。详《药部·下血》。

龟

酸，温。补血，通血脉，治风湿痹症，久年寒嗽，赤痢失血，作羹臛大补。不可合猪肉、秫米、苋菜同食。龟尿，滴耳，治聋。点舌下，治中风舌喑[1]。取龟尿，用磁盘盛住，以猪鬃刺鼻，尿即下。龟板、龟胶，见《药部·滋水》。

鲎鱼

辛、咸，性平，微毒。疗痔杀虫。多食发嗽及疮癣。小者及单只[2]者，勿食。子，如珠粒，糟食颇美。壳，烧灰，调麻油，搽子粒疮效。

蚝肉

甘、咸，微寒。清火调中，令人细肌肤，美颜色，解丹石毒。治酒后烦热作渴，煮食，微加姜良。脾虚精滑者忌之。壳，烧灰，名牡蛎粉，涩精收汗。调鸡子白，涂恶疮良。并详《药部》。

蚌肉

甘、咸，性冷。止渴除热，解酒毒，去眼赤，治痔瘘。虚寒忌之，多食动风痰冷气。

蚬

甘、咸，性冷。辟时气，开胃，去暴热，明目，利水，下脚气湿毒，通乳汁，治目黄。多食发嗽，并冷气消肾。有白浊梦遗症忌之。

白望　形小壳薄，性味较良。

马刀

长三四寸，阔数分，头小，生沙泥中。甘，微寒。止烦懑，去五脏间热，消鼠瘘痰饮。壳，有毒，化粉得水能烂人肠。

蛤蜊

咸，冷。醒酒，开胃，润肠，治痃癖血块，为寒为热，宜煮食之。壳烧，名蛤粉。治汤火伤，油调涂之，效。并详《药部》。

蚶

壳如瓦屋，又名瓦虫子。甘，温。开胃消食，利关节，起阳道，止心气痛及冷气风痛。多食令壅气。壳，烧过醋淬为末，消血块，化痰积。详《药部·下血》。

蛏

甘，温。压丹石毒，解酒，去胸中热邪烦闷，治赤痢。时病后忌之。

沙螺

大数分，长二三寸，两头一样大，青黑色，生沙中。甘，寒冷。清火调中，解酒止渴，去积热。胃冷人忌之。

田螺

甘，大寒。解酒毒，利大小肠，去积热，治目赤热，黄疸脚气，热疮。有冷积人勿食。详《药部·泻水》。

---

〔1〕喑：原作“瘖”，同“喑”。

〔2〕单只：此鱼大小皆雌雄相随，渔人取之，必得其双。故云“单只者勿食”。

海螺

大者如拳，青黄色，壳可为酒器。甘，冷。同菜煮食，治心腹痛。诸螺惟此味胜。肠胃虚寒者勿食。

沙白

形似蠕，亦似蚬而大壳光滑，黄白色。甘，温。清热补虚，除烦解渴，令人肥健，煮食最宜。

蠕　似沙白而差小，壳青黄色，多食动风、发疮。

淡菜

甘，温。益阳事，补五脏虚损吐血，理肝脾，消食，除腹中冷，去痃癖癥瘕，治产后血结，冷痛崩中，带下漏下，男子久痢，并宜以五味煮食之，去毛良。不宜多食、久食。

海粉

咸，寒。治肺燥郁胀，咳喘热痰，能降湿痰，能燥块痰，能软顽痰，能消汤酒，泡食良。胃寒虚弱忌之。成结绿色者佳，带黄色次之。

燕窝

甘，平。补胃，润肺，滋肾。治虚劳吐红，每日兼冰糖煮食有效[1]。然气味轻淡，遇火势急迫者，无济也。并见《药部》。

海参

甘、咸，滑，性微寒。润五脏，补益人。患泄泻下痢者，勿食。

鱼肚

见沙鱼、石首鱼之后。

江鳐柱

即海月，名玉珧。甘，平。治胃渴，下气调中，利五脏，止小便，消腹中宿物，令人易饥能食。得生姜、酱同食良。

角带子

甘，平。止消渴，下气调中，利五脏，止小便，消腹中宿物。煮食甚益人。

西施舌

形似舌尖，味过车螯[2]，产福建，本草无考。

车螯

甘、咸，冷。解酒毒消渴。壳，煅赤醋淬二度，为末，同甘草末等分，酒服，并以醋调敷，消积，治痈疽发背焮痛。

---

〔1〕效：原作“勿”，据文义改。

〔2〕螯：原作“磝”，据下文改。

九香虫[1]

产贵州永宁卫赤水河中。大如小指，身青黑色。咸，温。治膈脘滞气，脾胃亏损，壮元阳，入补丸服之，尤妙。

鱼胶

正石头鱼者佳。甘、咸，性平。养筋脉，定手战，补肝肾。烧灰酒服，能催生。治产后虚风痉症，止呕，消瘀血，散肿毒。脾虚者勿多食。

鱼鳔

甘、咸，平。烧存性，治妇人难产，产后搐逆及血晕，经血逆行，赤白崩中及破伤风。止呕血，每用三钱，童便或米饮下。

鲍鱼

入肝通瘀，入肠涤垢，而不伤元气。煮汁，送四乌鲗一芦茹丸，治女子血枯经闭。

鱼脍

即鱼生。诸鱼所作之脍，美恶随乎鱼性。甘，温。去胃热，止吞酸，利大小肠，补腰脚，起阳道，治上气喘咳，喉中结气。勿同乳酪、诸瓜食。脾虚及时病后忌之。

鱼鲊

以盐掺酝酿而成。甘、咸，性平。不益脾胃，皆发疮疥。生食损人，不可合生胡荽、葵菜、豆酱、蜂蜜同食。无鳞鱼勿鲊。

〔1〕九香虫：此前原有“蜂蜜见前味类”六字，因与味类重出，故删。

校后记

《药性摘录·食物》不分卷，为清代文晟（字叔来）编著于清道光三十年庚戌（1850 年），是一部关于食物药的专著。

一、作者与成书

作者文晟，字叔来，江西萍乡县人，清代官吏，官至广东省嘉应直隶州（现广东梅县）知州。生年不详，在清道光三十年庚戌（1850 年）的兵乱之中，卒于嘉应知州位上。

文晟身为官吏，其自序中云“余素不知医，又膺多疾，每查取古人成方，试之辄效。中年筮仕，幸增疆健”。因此，他采撷内外科及集验简便诸方，录成七卷，包括《内科摘录》（五卷）、《外科摘录》（二卷）。至清道光丙午（1846 年），又与友人赵子鹤（字亨衢）共同修订《急救便方》一编。此后，又增订《达生篇》与《慈幼便览》，前者附以《女科摘录》，后者附以《痘疹摘录》，汇成《文晟氏医方五书》，于清道光三十年庚戌（1850 年）予以刊行。

然而“此书甫成”，嘉应州署即遭兵乱，所刊家集方书并版片悉毁于火。清同治三年（1864 年），文晟之子文星瑞，因“有来索者，愧无以应”，将家集医方书重加校订，加上其父所集《药性摘录》，并在《急救便方》之后附以《偏方补遗》，都为《新编六书》而刊刻梓行。

《药性摘录》共包括三个部分，正文为《药性摘录》，文氏亦常自称为《药部》，此后附有《食物》与《常用药物》（按药物归药分经络功效汇编）。三部分的比例约为 4 ：2 ：1。清同治十一年（1872 年），有文晟同乡将此书携至安徽，在安徽由汪鼎重刻出版，此后，在同治光绪年间，此书得以广泛流传。清光绪十一年（1885 年），京口文成堂在刊行《新编六书》的同时，将《食物》部分以《本草饮食谱》为名，作为单行本刊行。

二、主要内容与特色

由于文氏《药性摘录》将《药性》与《食物》分别著录，故此书一个鲜明的特点就是着重于食物的可食用部分，而其药用部分大都以“详见《药性》”或“详见《药部》”的方式来处理，使之内容更为集中，颇切于日常所用。

此书十分简短，仅一万多言，但所载食物药的数量却很大，所收食物（不计附录）为 314 种。其中“水”仅为一种药物，并非像其他各书那样分为许多种。大多数食物仅以一两句话说明其性味功效、有毒无毒，少量食物给出品种鉴别的要点。全部食物均未加附方，所以，这是一部食物药的专著。

全书不分卷，亦未设分段标题，但实际上则分为七类。包括谷类、菜类、果类、味类、禽类、兽类、鱼虫类。此书主体内容亦与清代其他食物著作一样，来自于李时珍的《本草纲目》。但此书使用的语言并不照抄《本草纲目》，而是均经过了作者本人的重新编写，不仅十分简洁，且语气较为连贯。

三、本次校点的相关说明

本书在《中国中医古籍总目》中，以《本草饮食谱》与《药性摘录》分别著录。前者，现仅存清京口文成堂刻本，未注明刊刻年。后者现存有七种版本，流传最广且最为可靠的是清同治十一年（1872年）安徽述古堂据同治四年（1865年）萍乡文氏延庆堂刻本维杨述古堂藏板重刻本。在后者的七种版本中，亦有清光绪十一年（1885年）京口文成堂刻本。核对京口文成堂的《本草饮食谱》与《药性摘录·食物》，前者仅前面加了一页扉页，印有"武进费伯雄鉴定，本草饮食谱，京口文成堂发兑"，正文与后者没有不同。故可以判断，所谓《本草饮食谱》属京口文成堂在刊行《新编六书》的同时，将其中《药性摘录》之《食物》部分，加以书名，作为单行本另外刊行。所谓"武进费伯雄鉴定"，估计当属伪托而已。

本次整理，使用此书原书名，即《药性摘录·食物》，这与书中经常出现的"详见《药性》"或"详见《药部》"之语，亦更为呼应。校点以清同治十一年（1872年）安徽述古堂据同治四年（1865年）萍乡文氏延庆堂刻本维杨述古堂藏板重刻本为底本，以清光绪十一年（1885年）京口文成堂《本草饮食谱》刻本为校本。校点中，发现两版几无区别，书中疑误错字亦相同。由于本书的主体内容来自于《本草纲目》，故又以金陵本《本草纲目》作为旁校本。书中所做校勘，尽量给出脚注说明。

原书没有目录，校点中据正文补出。为了使读者能清楚了解此书的来龙去脉，特将《新编六书》的三篇序言附于书前。

张志斌

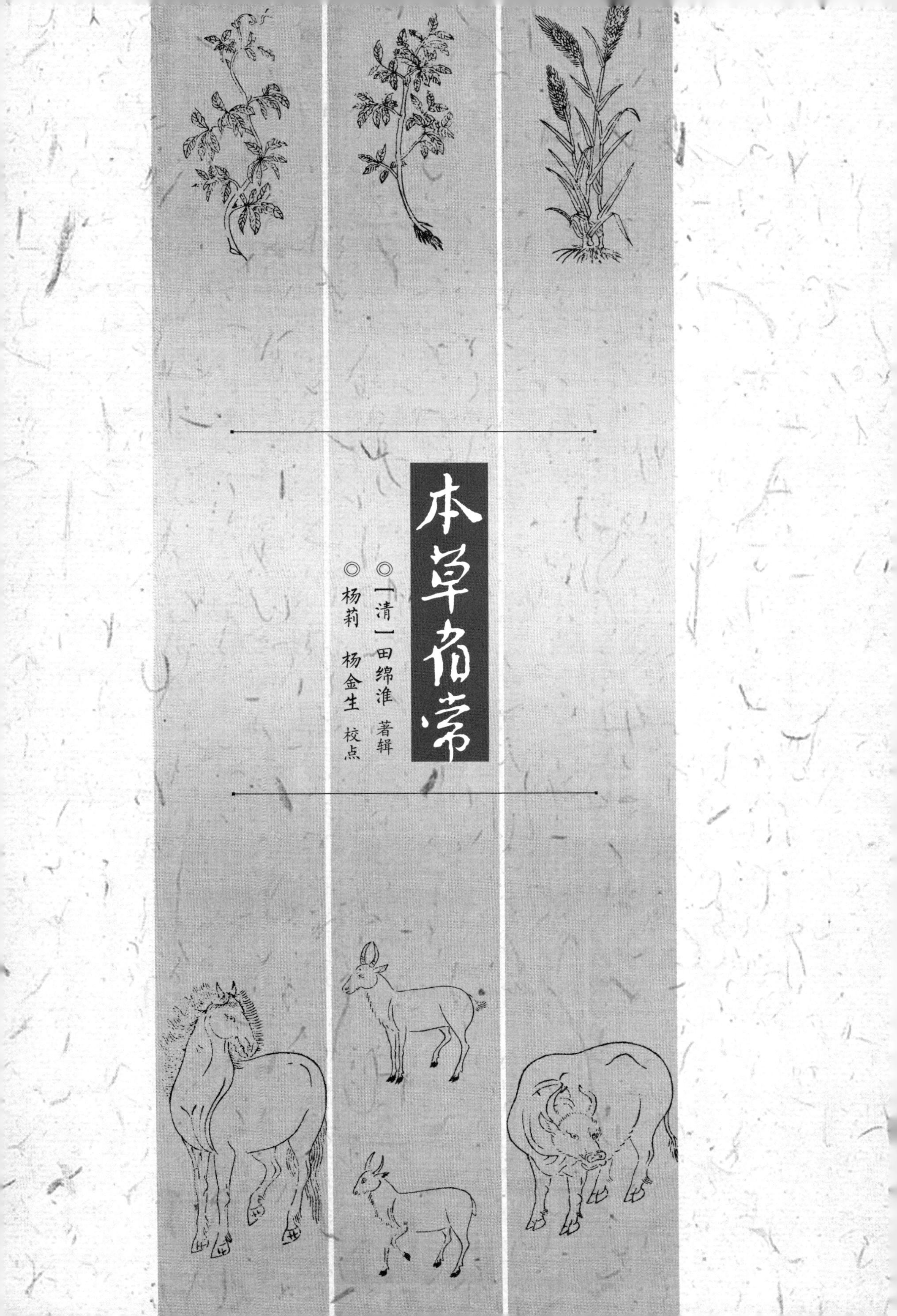

本草害常

◎［清］田绵淮 著辑

◎杨莉 杨金生 校点

内容提要

《本草省常》为丛书《援生四书》之三，成书于清同治十二年(1873年)，是一部关于饮食物别名、药性、有毒无毒、功效、主治以及使用宜忌的专著。

全书分为水性类19品、谷性类47品、气味类26品、菜性类92品、瓜性类15品、果性类80品、禽兽类26品、鱼虫类45品，共350种。书中原载饮食物365种，以取《本经》之数，然作者"将禽兽类中删去一十五品。其余详著其短略著其长者，恐人贪口腹而恣杀生灵也"。

本次校点以清同治十二年癸酉(1873年)余庆堂刻本为底本。

本草省常自序

先大父尝患女科之难著，择善录十二卷。悲行人之疾苦，著《随身佩》一卷。恐饮食之害人，欲著本草而未果。夫本草自古经后不啻数百家，可谓夥矣。有一病即有一药，病千变药亦千变，可谓详且备矣，又何待今日之重复烦琐也哉？独是养生与治病均系匪轻，诸家采取皆因病资用，至于平常饮食不及省察，倘入口不宜，不几以养人者害人乎？惟濒湖《纲目》意旨周密，可称医家至宝，养生者每苦其繁而难穷。他如孙氏之《食治》、崔氏之《食经》、孟氏之《食疗》、陈氏之《食性》、吴氏之《日用》、周宪王之《救荒》，以及《食物》《食鉴》《心鉴》《清鉴》《养疗》《便览》《类编》《通说》《会纂[1]》诸本，虽专为饮食所需，要知古今易制，名义多殊，读者未能了。愚不揣固陋，妄加品评，博采众论之长，斟酌时地之异，遵依古人者十之七，验诸己身者十之三，爰缉小帙，题曰《本草省常》。非敢以著述名世也，聊以竟先人未竟之志也示尔。

清代第四癸酉[2]九月既望中州田绵淮伯沺氏书于寒劲小斋

〔1〕纂：原作“纂”，同“纂”。
〔2〕清代第四癸酉：即清代同治十二年，即1873年。

目　录

本草省常

〔1〕麦麸：原书目录此前有“麦粉”，仅有存目，但无正文。

饮食说略

饮以养阳，食以养阴。饮食宜常少，亦勿令过虚。不饥强食则脾劳，不渴强饮则胃胀。

早饭宜早，中饭宜饱，晚饭宜少。食后不可怒，恕[1]后不可食。

食宜和淡，不可厚味；食宜温暖，不可寒冷；食宜软烂，不可坚硬。食罢勿便卧，饮罢勿就寝。

先饥而食，食不过饱；先渴而饮，饮不过多。大饥勿大食，大渴勿大饮。

黏硬难消之物宜少食，荤腥油腻之物宜少食，香燥炙煿之物宜少食，瓜果生冷之物宜少食，五谷新登者宜少食。

食饐而餲、鱼馁而肉败勿食。色恶勿食，臭恶勿食。失饪勿食，不时勿食。

食不厌精细，饮不厌温热。勿令五味胜谷气，勿令谷气胜元气。《物理论》曰：谷气胜元气，其人肥而不寿，故养生者常令谷气少，则病不生。谷气且然，况五味餍饫为五内害乎？

酸多伤脾，苦多伤肺，咸多伤心，甘多伤肾，辛多伤肝。多食咸则脉凝涩而变色，多食苦则皮槁而毛拔，多食辛则筋急而爪枯，多食酸则肉胝䐢而唇揭，多食甘则骨痛而以落。胝，音支，䐢，音皱。

酸伤筋，辛胜酸；苦伤气，咸胜苦；甘伤肉，酸胜甘；辛伤皮毛，苦胜辛；咸伤血，甘胜咸。

春宜甘不宜酸，夏宜辛不宜苦，秋宜酸不宜辛，冬宜苦不宜咸，四季宜咸不宜甘。

脾喜音乐。《周礼》云：乐以侑[2]食。盖丝竹之声，耳才闻，脾即磨矣。故夜食多则脾不磨，以为无声可听也。

脾喜暖而恶寒。然亦不可太热，反伤胃脘且损牙齿，所谓过犹不及也。大[3]抵以热不炙唇为宜。

脾喜燥而恶湿。茶以少饮，空心尤忌，惟食后饮之无妨。饮必热茶，凉则聚痰。

酒宜少饮，仍忌粗与速。饮必温酒，热则伤肺，凉则伤肾。

酒醇者良，茶细者佳。俗谓“茶粗酒薄，不伤人者”非。

日暮勿饱食，月暮勿醉饮。

大醉伤肺，大饱伤脾，大饥伤气，大渴伤血。

冬则朝勿饥，夏则夜勿饱。

夜间勿食生葱、韭、薤、蒜，伤人心。

---

〔1〕恕：疑作“怒”。

〔2〕侑：音 yòu。侑食，指劝人吃喝。

〔3〕大：原作“太”，据文义改。

正月勿食生葱，令人面生游风。宜食五辛，以辟厉气。

二月勿食蓼，伤人肾。宜食韭，益人心。

三月勿食小蒜，伤人志。宜食韭，益人心。

四月勿食芫荽，伤人神。宜饮桑椹酒，暖丹田。

五月勿食韭，昏人目；勿食茄，主动气。宜食温暖物。五月五日勿食生冷，发百病。宜饮雄黄酒，解百毒。

六月勿食韭，昏人目。宜食西瓜，以解暑气。

七月勿食苋，损人腹。宜食脂麻，以润脏腑。

八月勿食生姜，伤人神。宜食韭，益人胃。

九月勿食生姜，损人目；勿食葵菜，伤人脾。

十月勿食生葱，伤人精；勿食椒，伤人脉。宜食法制槐豆，去百病。

十一月勿食薤，令人多涕唾；勿食被霜生菜，令人病。

十二月勿食虾蟹着甲之物，能伤人。宜食猪脂饼。

凡 例

是集原为养生者鉴，非为治病者言也，故草木金石之品俱不录。

物品气禀乎天，味成乎地，性居其间。是集只辨某性，不辨气味。盖所采俱属日用之常，气味人所共知耳。

天地生物无穷，前书从来未载者如匾豆、红芋之类，见今世种者颇多，食之宜人，是集俱为采入，以质高明。

是集所载有有损无益者，如葵菜、慈菇之类；有断不可尝者，如雁、燕、骡马之类；有食之杀人者，如河豚之类等。物既无可取，每见人食，今特录之，欲人知所戒云。

自古本草俱有是名而今并无是物者，或有是物而饮食寻常未用者，俱为削去。

是集所戋共三百六十五品，以效《本经》之数。复将禽兽类中删去一十五品，其余详著其短，略著其长者，恐人贪口腹而恣杀生灵也。

是集考证前书，删繁取要，义求其该，文从乎简，发明未必尽是，愿高明之家教之。

本草省常

中州　田绵淮（伯沺）氏　著辑
燕山　田裕堂（心齐）氏　校刊

水性类一十九品

井泉水

初出为新汲水，平旦第一汲为井华水。性平。除烦解渴，清热助阴，然味凉不可轻饮。宜作汤饭，养人五脏，生气血，其功极广，难以尽述。用平旦新汲者佳，雨后水浑，擂入桃杏仁澄之。

百沸汤半滚水[1]

一名太和汤，即白开水滚百沸者也。性平。助阳气，行经络。

半滚水　伤元气，令人腹胀。

生熟水

一名阴阳水，以新汲水、百沸汤相合而成也。性平。调中消食，治霍乱吐泻有神功。

地浆水

一名土浆，掘黄土三尺作坎，以新汲水沃入，搅浊，少顷澄清者是也。性寒。清热，解一切鱼、肉、菜、果、诸药、诸菌毒。

甘泉水

一名醴泉水，味甘如醴，故名。性平。服之令人多寿。王者德至则醴泉出，东汉光武帝中元元年出醴泉，京师人饮之，痼疾皆除。

玉泉水

有玉处山谷之泉水也。性平。服之令人体润，久服须发不白，成神仙。

乳泉水

近乳穴处流出之泉水也。性温。服之令人能食，久服体润，肥健不老。

〔1〕半滚水：为“百沸汤”条所附，原脱，据目录补。此书各条附录食物在正文药名下均缺，现均据目录补，此后不逐一出注。

山水

山岩土石间所出泉流为溪涧者也。性寒。解热毒、呕吐、烦闷。要知山水不可轻入。汪颖云：昔在浔阳，忽一日城中马死数百。询之，前日雨，洗出山谷虫蛇之毒，马饮其水然也。

河水江水

一名千里水，一名长流水，一名甘烂水，一名劳水。性平。益脾胃，助肾气，养五劳七伤。

江水　略同。

海水

性微温，有小毒。饮之，吐下宿食胪[1]胀。煮浴，治风。

春雨水

性平。益气升阳。

夏雨水

性平，有小毒。易生脾胃疾。

雹水

性冷，有毒。易生疫疾、大风颠邪之症。

秋雨水

性平，有小毒。易作泄泻。至寒露以后始无毒，滋补五脏。

秋露水

性平。上渴润肺，令人好颜色。

甘露

一名膏露，一名瑞露，一名天酒，一名神浆。其凝如脂，其甘如饴，故有甘膏酒浆之名。《列星图》云：天乳一星，明润则甘露降。《晋中兴书》云：王者敬养耆老，则降于松柏；尊贤容众，则降于竹苇。性寒。润五脏，美颜色。久服不饥，成神仙。

冬霜水

性寒。解酒热面赤。多服伤人。

腊雪水

性寒。宜烹茶，止消渴，清眼赤。冬至后第三戌为腊，非腊雪水不可用。

冰水

性寒。解烧酒毒。多服伤人。夏日食冰，与气候相反，伤人尤甚。

凡水气味不善者，不可服。

凡水停污浊暖者，不可服。

凡水照人影动者，不可服。

凡水经宿有五光华者，不可服。

---

〔1〕胪：音 lú，肚腹前部。胪胀，即腹胀。

凡屋内放水过夜，恐有虫毒，不可服。
凡铜器盛水过夜者，不可服。
凡屋檐滴水，不可服。
凡井中沸溢之水，不可服。
凡瀑涌激湍之水，不可服。
凡夏日泽中之水，恐有鱼鳖精，不可服。
凡古井之水，不可服。
凡阴地流泉，不可服。
凡沙河之水，多令人瘖，不可服。
凡两山夹水，令人生恶疮，不可服。
凡流水有声，令人生瘿瘤，不可服

谷性类四十七品

脂麻

一名胡麻，一名交麻，一名油麻，一名方茎，一名狗虱，一名巨胜子，俗作芝麻。生，性平；熟，性温。宜熟食。补虚劳，去风湿，润五脏，解百毒，乌须发，壮筋骨，填精益气，聪耳明目。久食却病延年、轻身不老。黑者尤良。虱，音瑟，俗作虱。

大麻仁

一名汗麻，一名火麻。性平。暖脾润燥，利大小肠，去风气，破积血，通乳调经，益毛发，长肌肉。久食令人肥健、心欢。多食男子痿阳、滑精，女子捐血脉、发带疾。服茯苓、白薇、牡蛎者忌之。

苘麻仁

一作璜，又作苘。性平。润燥和中。愈一切眼疾。

绵子仁

性温。补肺和中，止妇人带下。

小麦

一名来，亦作秾。北产者，性平，无毒，宜多食。养心除烦，益气补虚。陈者良，新者有小毒、微热。南产者，未经霜雪，性燥，有毒。多食发热壅气。陈者少食无妨，新者毒大。

大麦

一名牟，亦作麰。性平。调中益气，宽肠胃，化谷食，补虚劣，壮血脉。久食添颜色，多食易生癖。

穬麦

一名御麦。性微寒。除热消食，益气补中。久食令人轻健。穬，古猛切。

荞麦

一名荞麦，一名乌麦，一名花荞。性寒。下气利肠，能炼五脏滓秽。久食动风，令人头眩。同猪肉食，令人患热风、落发眉；同羊肉食，发痼疾；同黄鱼、白矾食，伤人。

小米红壳米

一名粟米。性平。大补气血，开胃健脾，益丹田，利小便，除湿止泻。

红壳米　性同而温。尤能补中活血。

大米

一名粳米。性平。调中益气，清热除烦，和五脏，通血脉，长肌肉，添颜色。陈稻新碾者良，新稻动风气。服苍耳者，忌之。

江米

一名糯米。性温。补脾肺虚寒，坚大便，缩小便。多食难消，发痰热，令人好睡。久食缓筋，令人身软。同酒食，令人易醉难醒；同鸡肉食，生蛔虫。小儿不宜食。

籼米

一名占子米。性温。益气和中，健脾养胃，除湿止泄。籼，音先。

稷米

一名穄米，一名粢米。性温。益气和中，宜脾利胃。多食热中，发诸风。同瓠子食，伤人。服乌头、附子、天雄者，忌之。新者有毒，热甚；陈者良。粢，音咨。

黍米

赤曰虋[1]，白曰芑[2]，黑曰秬，一稃二米曰秠。性温。益脾胃，养五脏。多食闭气，生烦热。久食昏精神，令人好睡。同牛肉食，生寸白虫；同葵菜食，损胃伤中气；同酒食，令人吞酸。新者有毒、热甚，陈者良。虋，音门，诗作糜。

蜀黍粘蜀黍、白蜀黍

一名高粱，一名荻粱，一名木稷，一名芦穄，一名芦粟，俗作秫秫。性温。涩肠胃，止霍乱。

粘蜀黍　与黍米同功。

白蜀黍　与江米同功。

玉蜀黍

一名玉高粱[3]。性平。开胃调中。宜埋炭火灰中燠[4]白花，食之健脾燥湿。

御蜀黍

一名解蠡，一名芑实，一名薏珠子，一名薏苡仁，一名赣米，一名回回米。性微寒。清热润肺，开胃健脾，渗湿利水，杀蛔堕胎。久食益气身轻。赣，音贡。

---

〔1〕虋：音 mén。

〔2〕芑：音 qǐ。

〔3〕粱：原作“梁”，据文义改。

〔4〕燠：音 yù，热、烘也。原作“炧”，同“燠”。

御米

一名罂粟，一名象谷，一名米囊子。性微寒。清热利水，健脾补肺。

大黑豆小黑豆

性寒。补肾明目，下气利水，除湿祛风，消肿胀，散瘀血。同甘草煎之，能解百毒。

小黑豆　一名马料豆。性略同而力减。

凡豆，同猪肉食，俱壅气。

凡豆，服厚朴、蓖麻子者俱忌之。

药黑豆

性平。补肾明目，长肌肉，益颜色，填精髓，壮筋骨。久食添气力，令人不老。外黑内绿者真。

黄豆

性温。宽中下气，利大肠，消水胀、肿毒。多食壅气、生痰、动嗽。久食令人身重。

青豆

性平。宽中利肠，益肝明目。皮肉俱青者良。

白豆

一名饭豆。性温。补五脏，暖肠胃，助十二经络。

赤小豆饭小豆

性平。清热解毒，利水消肿，止渴醒酒，通乳下胎。多食最渗津液，久食令人瘦。同鱼鲊食，成消渴；同羊肉食，伤人。

饭小豆　有青、黄、赤、白数种，性略同而力劣。

绿豆

性寒。泻热解毒，除烦止渴，去浮风而润肤，利小便以消胀，厚肠胃以和脾。功在绿皮，去皮食之壅气。服药人食之，令药无力。同榧子食，伤人；同鲤鱼食，成渴病。胃寒者不宜食。外用填枕头，明目，治头风。

扁豆

一名眉豆，一名沿篱。凡十余样，有黑、白、赤、斑数色，惟白者入药。性温。开胃健脾，除湿消暑，止渴止泻，解酒毒、河豚毒。生研细末，新汲水调，能解砒霜毒。

豇豆

一名䜶𧯋。性平。益气理中，健脾补肾，和五脏，生精髓，止消渴、吐逆、小便数。䜶，音江；𧯋，音双。

豌豆

一名跸豆，一名回鹘豆，一名青斑豆，一名青小豆，一名戎菽，一名麻累。性平。调营卫，除呕逆，止泻痢，消胀满，利水下乳。多食发气病。鹘，音忽。

蚕豆

一名胡豆。性温。快脾和胃，益气补中，涩精固肠。多食发胀。宜酱炒食之。

刀豆

一名挟剑豆，郎菜豆角之子也。性温。下气温中，利肠胃，止呕逆，益肾补元。

匾豆

其于粒匾，故名。性平。补脾胃，止泄泻，益气耐饥。多食发胀。

黎豆

一名狸豆，一名虎豆。性温，有小毒。补中益气。多食令人闷。

稆豆

性温，有小毒。去贼风、风痹。稆，音吕。

豆腐

性寒，有小毒。清热散血，和脾胃，消胀满，下大肠浊气。中毒者，萝卜汤解之。

豆腐皮

性平。润五脏，和三焦，宽中益气，补虚损，添颜色。

豆腐肝

俗作干。性平。开胃进食，下气，消馔[1]。

豆腐乳

性平。开胃进食，除湿散满。

酱豆

性平。开胃进食，解酒食毒，并一切菜毒。

大豆芽

性平。理胃宽肠，消胀利水，除积热，散瘀血。

绿豆芽

性寒。泻热除烦，利水消肿，解酒毒，并五谷新登毒。

绿豆粉

性寒。清热益气，解酒食诸毒。

渣饼

性寒。除烦热，和脾胃。

面筋

性寒。补中益气，和营卫，调经络。

麦麸

性凉。调中益气，止汗去热。

红曲

性温。健脾燥胃，破血消食。

〔1〕馔：音 chēng，过饱。原作“馔”，同音形近而误，据文义改。

白糖

即饴糖。性温。快脾润肺，消食化痰，补虚损，益气力。多食动痰火，发湿热，损齿。服半夏、菖蒲、故纸者忌之。

气味类二十六品

香油

性平。润五脏，解百毒，明目聪耳，坚筋壮骨，逐风湿气。

菜油

性寒。凉血解毒，明目利水。

豆油

性温，微毒。下气宽肠，消水胀、肿毒。

盐淮盐、小盐

一名鹾。性寒。泻热养心，解酒食热毒，润燥软坚，壮筋骨，杀虫。多食损肺，易嗽。又泻肾水，令人黑。鹾，坐，平声。

淮盐、小盐等　性略同，而力劣。

青盐

一名戎盐，一名羌盐，一名胡盐，一名秃登盐，一名阴土盐。性寒。泻血热，补水脏，坚筋固齿，乌须明目。色愈青者愈良。

酱

性平。除湿热，消胀满，杀百药毒、汤火毒及一切鱼肉菜菌毒。陈者良。

酱油

性平。开胃进食，除湿散满，解一切鱼肉、瓜菜、菌蕈毒。

醋

一名醯，一名苦酒。性温。消食破瘀，开胃气，散水气，杀一切鱼肉、瓜菜、菌蕈毒，并诸虫毒。陈者良。多食伤筋、损颜色。同乳食，成血瘕。食乳小儿忌之。服丹参、萆薢、茯苓、茯神者，忌之。

花椒

一名川椒，一名蜀椒，一名汉椒，一名巴椒。性热，有毒。暖胃燥湿，发汗祛风，消食散满，破血通经，明目固齿，除癥安蛔，杀痨虫，并一切虫鱼毒。多食乏气，喘促。服龙骨者忌之。闭口者毒大，不可食。中毒者，香油凉水解之。误食闭口花椒，戟人咽喉，气病欲死，或吐下白沫，身体痹冷，肉桂煎汤解之，或食大蒜解之。

胡椒

一名昧履支，俗名古月。性热。暖胃燥湿，化寒痰，消冷积，杀鱼鳖虾蟹、诸肉、诸蕈毒。多食损肺走气、发疮动火、牙疼目昏。

秦椒

一名大椒。性热。逐风散寒，温中燥湿，破血通经，下气杀虫。多食损肺、生邪火、牙疼目昏。

芥末

即芥菜子也。性热。发汗散寒，温中开胃，利气豁痰，止痛消肿。多食目昏、发疮动火、泄气伤精。同鳖食，杀人；同兔肉食，生疮疖。

大茴香

即八角茴，一名舶茴香。煮臭肉，下少许即香，故名。古作蘹香。性温。补命门，暖丹田，开胃下食，温中止呕。治小肠冷气，寒疝阴肿，干湿脚气，寒湿腹疼。多食昏目发疮。

小茴香

一名莳萝，一名慈谋勒。性温。理气和脾，暖腰膝，壮筋骨，解鱼肉腥气。治寒疝小腹疼。

桂皮

性温。暖胃进食，除湿止泻，散风寒。

良姜

一名蛮姜。性热。暖胃散寒，消食醒酒。治胃脘冷疼。

红糖

一名沙糖。性温。补脾暖肝，活血温中。多食中满生胃火、助湿热、损齿生虫。同鲫鱼食，生疳虫；同笋食，成癥瘕；同葵菜食，生流澼。惟同粘面食，则易化。小儿忌之。

白糖

一名洋糖。性平。补脾润肺，宁嗽化痰。多食损齿生虫。小儿忌之。

冰糖

一名石蜜[1]。性寒。清心肺烦热，止渴生津。

茶

即茗。郭璞云：早采为茶，晚采为茗。《茶经》云：其名有五，一曰茶，二曰槚，三曰护，四曰茗，五曰荈。性微寒。止渴除烦，消食下气，明目清神，解酒食、油腻、烧炙之毒。多饮消脂，令人不眠。同榧子食，令人身重。服常山、草薢、土茯苓、威灵仙者忌之。荈，尺演切。

酒

性热，有毒。少饮行气和血，壮神御寒，辟邪逐秽，遣兴消愁，暖水脏，行药势。多饮伤神耗血，铄精损胃，动火生痰，发怒助欲，致湿热诸病。服丹砂者忌之。服藜芦者，

〔1〕蜜：原作“密”，据文义改。

饮之立毙。

烟

一名还魂草，一名相思草。性热，有毒。辟一切风寒、山岚瘴雾，开滞气，利停痰。久服耗血损寿。

水烟

一名箱烟。性略同旱烟。空心服之，能引痰吐。多服伤肺，令人气少。久服令人咳嗽、生烟虫。

建烟

一名富春。气薄者为小溪，性略同旱烟而热尤甚。多服助邪火，令人口舌生疮。久服坏牙齿、昏耳目。

鼻烟

一名洋烟，次者为熏烟。因气类烟，故名。性略同旱烟。辟一切恶秽、六淫外感。多服泄阳气，令人头昏。久服令人瞎、鼻香臭不齅[1]。

大烟

一名鸦片，一名阿片，一名阿芙蓉，一名自在膏，一名迷精膏。精，人多迷，故名。性温，有毒。暂服避风寒，解劳倦，固气涩精，止疼止泻。常服丧气血，竭精神，消铄真火，令人虚寒、懒惰。久服令人失颜色，其形如鬼。娼家云：通治百病。勿为所惑。初中毒者，大承气汤加槟榔泻之；久则难治。俗云：上瘾即中毒也，毒发时百般恶态，仍服此烟乃解。愚按：大烟为害甚于酒色。夫酒色之惑，不幸而不悟，则病斯及矣。使其已悟，绝而去之可也。大烟之害，虽欲悔悟，其势有不得而去也。服愈久而毒愈深，每至死而后已，故曰甚于酒色者谓此也。可不戒哉！

菜性类九十二品

葱

一名芤，一名菜伯，一名鹿胎，一名和事草。性温。生食伤心气，宜熟食。发汗，通阳气，活血，温中，杀一切鱼肉毒。多食令人虚气上冲、神昏发落。同枣食，令人脏腑不和；同犬、雉肉食，令人七窍流血；同蜜食，杀人。服肉桂、地黄、何首乌、远志、桔梗、细辛、乌梅、常山、钟乳者忌之。

山葱

一名茖[2]。性温。除瘴气，辟恶毒。多食伤人。

---

〔1〕齅：音 xiù。
〔2〕茖：音 gé。

胡葱

一名回回葱。性温。温中下气，消谷杀虫。多食伤神损性，令人气喘。久食令人多忘多惊。四月食之，伤人尤甚。

韭

一名起阳草，一名草钟乳。性温。生食令人心嘈，宜熟食。温中益胃，补虚壮阳，固精气，散瘀血，解酒食毒、药毒、虫毒。多食令人目暗神昏，同酒食之尤甚。同牛肉食，成瘕症；同蜜食，杀人。

山韭

一名诸葛韭，一名藿，一名韱[1]。性寒，宜熟食。去烦热，益毛发。生食伤中。韱，音暹。

薤

一名火葱，一名藠子，一名荞子，一名鸿荟，一名菜芝。性温。生食多涕唾，宜熟食。下气散血，利窍助阳。多食动邪火。同牛肉食，成瘕症；同蜜食，杀人。藠，伊乌切。

蒜

一名胡，一名荤菜。性热。解百毒，开胃健脾，通窍辟恶，破痈消肿。多食动火生痰、散气耗血、损目昏神。久食须发易白。食蒜行房伤肝气，令人变颜色。同鸡鸭食，滞气；同鱼鲊食，令人腹肉肿；同犬肉、蜂蜜食，杀人。服地黄、何首乌、丹皮、钟乳者忌之。

山蒜

一名泽蒜，一名蒚。性温。下气，滑水源。多食伤神，令人头痛目昏。蒚，音力。

姜

性温。宜熟食。通神明，逐秽恶，开胃，下气利痰，止呕，发表散寒，辟雾露山岚瘴气，杀半夏南星毒、菌蕈毒、野禽毒。多食伤肺，生食尤甚。孕妇食之，令子多指。服元参、白薇者忌之。

山姜

一名美草。性热。去腹中冷气、冷疼。多食伤人。

萝卜

一名莱菔，一名芦菔，一名雹突，一名土酥，一名温菘。生，性微寒；熟，性微温。生熟皆宜，量人用之。下气消食，散瘀化痰，利二便，解酒毒、面毒、豆腐毒。多食耗气渗血，令人发白。服人参、地黄、何首乌者忌之。有红、白色不同，化痰宜用白，散瘀宜用红。

胡萝卜

生，性寒；熟，性平。宜熟食。宽中散滞，利胸膈，安五脏。黄者养气，红者养血。久食令人强健。多食损脾难消，生食伤胃。

[1] 韱：音 xiān，山韭也。

蔓菁根

一名芜菁，一名九英菘，一名诸葛菜。性平。利五脏，消食，止嗽，调气和中。久食肥健人。多食动气。行远路者，煮粗豆腐食之，免生不服水土之病。

根 解酒毒。

苜蓿

一名木粟，一名风光草。性微寒。利五脏，去肠胃邪热。久食令人轻健。多食令人瘦。同蜜食，令人下利。

白菜根

一名菘，江南呼为黄芽菜。性平。利肠胃，安五脏烦热，解酒毒，消食下气，止嗽和中。久食令人肥健。服甘草、苍白术者忌之。

根 性热。助大肠火，春来食之发痔疮。

青菜

一名青菘，江北呼为蛮白菜。性平。通肠胃结气，利二便，消食和中。服甘草、苍白术者忌之。

芹菜

一作蘄，一名水英，一名楚葵。其类甚多，泽生者名水芹，野生者名旱芹，又有紫芹、赤芹、马芹、牛芹之说，皆非人种不可食。惟园中所种白芹可食。性寒。清热除烦，利水消肿，令人嗜食。和好醋食，伤人齿。

芫荽

一名香荽，一名胡荽，一名胡菜。性温。辟恶气，发汗，发痘疹风疾。多食泄阳气，令人表虚。久食损精神，令人忘事。同猪肉食，烂人脐，病人食之脚软。服苍白术、丹皮、钟乳者忌之。

荆芥

一名姜芥，一名假苏，一名鼠蓂。性温。发汗散寒，祛风理血，清头目，利咽喉。同鱼、鳖、虾、蟹、河豚、驴肉食，杀人。

薄荷

一名菝荷。性凉。发汗散风，清头目、咽喉、口齿诸热。多食伐肺气，令人体弱汗多。久食损精神，动消渴病。同鳖食杀人。

芸薹

一名薹菜，一名薹芥，一名胡菜，一名寒菜，一名油菜，俗名春不老。性温。散血消肿。多食损阳气。同猪肉食，生疮疖。服常山、细辛、破故纸者忌之，孕妇亦忌。

芥菜

性温。利窍温中，除肾经邪气，动风发热，耗人真元。同鲫鱼食，发水肿，同鸡兔食生恶疮，同鳖食，杀人。疮痔、便血者忌之。

莴苣

一名莴笋，一名千金菜，俗名薹子菜，又名笋薹子。性冷，微毒。泻热利肠，止渴通乳，杀虫蛇毒。久食益筋骨、白齿牙、昏人目。同蜜食，令人下利。中毒者，姜汁解之。

生菜

一名白苣，一名石苣。性寒。解热毒、酒毒，利五脏，通血脉，开胸膈壅气。多食令人腹冷，产妇忌之。服常山、细辛者忌之。

苦菜

一名甘苣，一名褊苣，一名苦荬，一名游冬，一名天香菜，一名老鹳菜，一名荼。《诗》云“谁谓荼苦”是也。性寒。安心益气，除五脏邪热。久食耐饥寒、高气不老。脾胃虚寒者，不宜食。

辣菜

一名蓒菜。性热。去腹中冷气，豁寒痰，发痼疾。多食生邪火、齿痛目昏，或大便燥疼。疮痔者忌之。蓒，音空。

香菜

一名萝勒，一名翳子草。性温，微毒。调中消食，去恶气，消水气。多食壅关节，令人血脉不行。

菾菜

一名莙荙菜。性寒。解风热毒。多食动气、腹冷泄泻。菾，音甜。

萱花菜

古作谖[1]，《诗》云“焉得谖草”是也。一名忘忧草，一名宜男草，一名丹棘，俗名红花菜。其花食之不美，令人食其芽，一名萱笋。性凉。利湿，除烦热酒疸，安五脏，令人忘忧，轻身明目。

金针菜

俗名黄花菜。花甚香美，可食。性平。醒脾开胃，消食利水，益气和中，令人忘忧，轻身明目。

菠菜

一名赤根菜。性平。调中下气，润燥滑肠，除烦热，解酒毒，利五脏，通血脉。多食令人作泻。久食令人腰痛脚软。

蓴菜

一作莼菜。性寒。利五脏，滑肠，发痔疮。同醋食，令人骨痿。

苋菜

凡五种，有赤苋、白苋、紫苋、人苋、五色苋，俗名芸菁菜。性冷。泻热通窍，利肠滑胎。多食损腹，令人泄泻。同鳖食，成鳖癥，或曰成小鳖，饮马溺能解。服鳖甲者忌之。

〔1〕谖：音 xuān。

马生菜

一名马齿苋，一名长命菜，一名五行草，一名九头狮子草。性寒。清热散血，解毒杀虫，利肠滑胎。多食损腹。同鳖食，成鳖癥。服鳖甲者忌之。

茼蒿

一作蓬。性平。利肠胃，消痰饮，动风。多食令人气满。

邪蒿

叶纹皆邪，故名。性温。生食动风，宜盐腌食。利肠胃，除五脏气。同芫荽食，令人汗臭。

蕨

一名虌。性寒。去暴热，利水道，食人好睡。多食令人气冷，目暗鼻塞，发落。久食成瘕症，生食尤甚。小儿食之，脚弱不能行。

水蕨

一名蒉。《吕氏春秋》云：菜之美者，有云梦之蒉足也。性寒。下腹中恶物。蒉，音岂。

薇

一名垂水，一名大巢菜，一名野豌豆。性平。调中利水，消浮肿，润大肠。久食令人不饥。

翘摇

一名摇车，一名小巢菜，一名野蚕豆。性平。利五脏，去浮热，和血平胃。生食令人吐水。

鹿藿菜

一名野绿豆。性平。止头痛。

灰藋菜

本名灰藋，有赤、白二种。赤者名藜，又名鹤顶草。性平，微毒。杀虫损胃。藋，音狄。

白花菜

一名羊角菜。性平，微毒。下气动风。多食伤脾，令人中满。

黄花菜

此田泽中小菜，非金针也。因气如瓜，又名黄瓜菜。性微寒。利肠胃，通结气。

堇堇菜

一名箭头草。性平。止痛散血，消一切肿毒。

东风菜

一作冬风菜。性寒。清热明目。

小荠

俗名荠荠菜，《诗》云“其甘如荠”是也。一名护生草。性平。利五脏，和中明目。

大荠

一名大蕺，一名菥蓂，或云即甘荸茓苗也。性平。调中益气，利肝明目。

葵菜诸葵菜

一名滑菜。性冷。利窍滑肠，动风气，发痼疾。濒湖曰：食葵须用蒜，无蒜勿食葵。以其不可常食，故《纲目》移入草部。久食钝人志。病后食之，令人失明。热食令人烦闷，生食动五种留饮、吐水。同猪肉食，令人泄泻、失颜色；同鲤鱼、黍米食，杀人。凡服药人皆忌之，脾虚人尤忌。

蜀葵、黄葵 等类颇多，俱不宜人。

御菜

一名胭脂菜，一名落葵。性寒。散热滑中，利二便。脾虚人忌之。

鹅肠菜

一名蘩。性平。破血下乳。

鸡肠菜

性平。止小便数。

蕹菜

性平。解一切野菜毒。

兔儿酸

一名醋儿酸。性平。壮筋骨。

水萝卜科

性平。下气宽中，利大小便。

羊蹄子科

一名败毒菜。性平。下气止痒，利大小便。

扫帚苗

一名地肤草。性微寒。涩大便，利小便，益气明目。

蒲公英

一名耩耨[1]草，一名金簪草，一名奶汁草，一名黄花地丁，俗名婆婆丁。性寒。泻热解毒，消肿通淋。

椿芽

性温。醒脾开胃，消风败毒，动风发疮。多食令人神昏。同猪肉食，令人拥经络。

柳须

性寒。泻火解毒，利水通淋。

榆钱

性平。养肺益脾，下恶气，利水道。久食令人身轻不饥。

〔1〕耩耨：音 jiǎng nòu。

葛花

性平。散郁火，解酒毒，止渴生津。

竹笋桃竹笋、刺竹笋

一名竹萌，一名竹胎，俗作笋。性寒。泻热利膈，下气消痰，止渴爽胃，清头目，通水道。多食发冷癥、背闷、脚气。同羊肉食，伤人；同羊肝食，令人目盲；同沙糖、鲟鱼食，成瘕症。小儿忌之。

桃竹笋　有毒，食之戟人喉。

刺竹笋　有毒，食之落人发。

苦笋

性寒。去面目热、咽喉热、舌上热，解酒毒。多食逆气。

酸笋

性凉。解醒止渴，除热痰、热狂。多食发冷气。

青笋

性寒。除烦醒酒，益气明目。

冬笋

性寒。清热化痰，止渴醒酒。

蒲笋

即蒲蒻，俗名蒲菜。性寒。清肠胃热，利二便，散瘀血。久食明目坚齿，益气轻身。

芦笋

即苇芽，一名虇。性寒。清胸膈客热，止渴利水，解诸鱼肉毒。服巴豆者忌之。

虇，音犬。

茭笋

一名苽笋，俗名茭白。性冷。解酒除烦，利二便，发冷疾。同生菜、蜂蜜食，损阳气。服巴豆者忌之。

蓼

即水红类也。性温。除大小肠邪气，利中益志。多食发心痛。久食减精髓，令人寒热少气。

蘩

即沼沚中白蒿也。一名由胡。性平。除腹中邪气，杀河豚毒。久食令人毛发黑。

苹

一名四叶菜，一名田字草。性寒。除暴热，下水气。服甘草者忌之。

藻

此水藻，非海藻也。左氏云：苹、蘩、蕴，藻之菜是也。性寒。除暴热。服甘草者忌之。

蕴

性寒。利水消瘿。服甘草者忌之。

荇菜

《诗》作荇，一名接余，一名水葵，一名水镜草。性冷。清热利水。服甘草者忌之。

鹿角菜

一名猴葵。性寒。除烦热骨蒸，发痼疾。多食伤腰肾。久食令人少颜色、患脚冷痹。服甘草者忌之。

麒麟菜

一名石花菜，一名琼枝。性寒。清胸膈邪热，发冷疾。多食伤血脉。服甘草者忌之。

海粉

性寒。清烦热，养阴气，化坚顽湿痰，消瘿瘤。服甘草者忌之。

海带

性寒。清热化痰，利水消瘿。服半夏、甘草者，忌之。

海白菜

一名海菘。性寒。利水催生。服甘草者忌之。

紫菜

一名紫萸。性寒。解烦热，清咽喉。多食发冷气，令人腹痛、口吐白沫，饮热醋可解。服甘草者忌之。萸，音软。

洋菜

一名洋粉，一名龙须菜。性寒。散结热，利二便。服甘草者忌之。

木耳

一名木蕈，一名木菌，一名木檽，一名木纵，一名树鸡。性平。理气破血，宣肠胃，治五痔及一切血证。同鹌鹑食，发痔疮。服麦冬者忌之。菌，音郡。

竹耳

一名竹笋，一名竹菇，一名竹蓐。性寒。杀邪毒，破老血。

石耳

一名石蕈。性平。益精明目。久食令人不饥，大小便少。

地耳

一名地蕈，一名地踏菇。性寒。益气明目，令人有子。

天花

一名天蕈。性平。益气，杀虫。

蘑菇

一名蘑蕈。或曰：木生为蕈，土生为菌。性寒，有毒。发病，滞膈，令人痞闷，必同姜煮方可食之。益脾胃，理气化痰。孕妇忌之。赤色者、仰卷者、上有毛下无纹者及煮之不熟，或无虫自烂者，俱毒大，不可食。中毒者，黑豆、甘草煎浓汁饮之，或金银花煎汤饮之，或用地浆水饮之，或用吐泻药亦可。

口蘑菇

一名口蕈。性温。益脾胃，和中。

香蛾

一名香蕈。性平。益气理血，祛风除湿。南蕈为上，西蕈次之。

茅草蛾

一名茅蕈。性寒。清热破瘀。孕妇忌之。

瓜性类一十五品

西瓜北瓜

一名寒瓜。性寒。止渴除烦，清暑消滞，下气利水，愈血痢，解酒毒。北方人禀气厚，多食无妨；南方人禀气薄，多食患腹冷泄泻。

北瓜　性同而功用过之。

甜瓜穰

一名甘瓜。性冷。通三焦壅塞气，利大小肠。多食伤脾胃、助湿热、生疟痢，令人虚羸。脚气人忌之。

穰　性热。生口疮。同醋食，生痟虫。

香瓜

性冷。利二便。多食破腹。脚气人忌之。

菜瓜

一名酥瓜，一名脆瓜，一名越瓜，一名稍瓜。性寒。泻烦热，解酒毒。多食动冷气，令人腹疼、耳目昏暗。同鱼鲊食，伤人。

女瓜

即酱瓜。性寒。利肠胃，止渴。多食腹疼。入甜酱内渍之，大益脾胃，为蔬中佳品。

黄瓜

一名王瓜，一名胡瓜。性寒，微毒。清热止渴。多食动寒热，久食生疮疥。脚气、虚肿等症病人及小儿皆忌之。苦者，毒大，不可食。

丝瓜

一名蛮瓜，一名布瓜，一名天罗，一名鱼鰦。性寒。清热解毒，凉血固气，祛风化痰，通经络，行血脉，利肠下乳。多食损阳。

冬瓜

一名白瓜，一名水芝，一名地芝。性寒。散热毒，消水肿，利二便，益气力。霜降后方可食，早食损胃。常食发黄疸、脚气诸症，并牙疼及湿痒诸疮。

南瓜

性平。补中益气，发瘴疾。同羊肉食，令人气壅。百病人皆忌之。

笋瓜

因味似笋，故名。性寒。除烦热，利肠胃。

冻瓜

一名搅瓜，因搅成丝，故名。性寒。清胃中浮热。多食伤脾。

壶卢

即匏瓜，一作匏瓠，俗作葫芦。性寒。除烦止渴，泻心火，利小肠。多食令人吐利。脚气人忌之。苦者，有毒，不可食。

瓠子

一名瓠瓜。性寒。泻烦热，消水肿，止渴通淋。多食令人吐利。同稷米食，伤人。脚气人忌之。苦者，有毒，不可食。

茄子

一名昆仑瓜，一名落苏。性寒。散血，宽肠。动风气，发疮病痼疾。妇人常食伤子宫。秋后食之损目。生食损齿、伤脾胃。

癞葡萄

本名苦瓜，一名锦荔枝。性寒。泻邪热，解劳乏，清心明目。

凡瓜双顶、双蒂者，有毒，不可食。

凡瓜沉水者，有毒，不可食。

果性类八十品

枣

性温，宜熟食。补中益气，坚志强力，健脾胃，润心肺，生津液，悦颜色，通九窍，和百药。多食损齿，令人中满。生食伤中气，令人嘈杂。同葱食，令人脏腑不和；同鱼食，令人腰腹作痛。服元参、白薇者忌之。

南枣

一名仙枣，一名仲思枣。北齐时，有仙人仲思得此枣种之，故名。性温。补中益气，润五脏，和百药，除痰嗽冷气。久食令人肥健、好颜色。

海枣

一名番枣，一名波斯枣，一名千枣，一名万岁枣，一名金果，一名无漏子。性温。益气补中，消食止嗽。久食令人肥健、好颜色。

栗

性温，宜熟食。益气补肾，厚肠胃，耐饥。多食困脾滞气。生食难消化。同牛肉食，伤人。水病人忌之。

仙栗

一名天师栗。世传张真人所遗，故名。性温。补肾益气。久食令人不饥。

核桃

一名羌桃，一名胡桃。性热。补气养血，消食化痰，益命门，润三焦，除虚寒喘嗽。多食助邪火，动风气，脱人眉。同酒食，令人咯血。孕妇忌之。新者良，陈者热甚。油仁者有毒，不可食。

桃

性温。宜煮食，益颜色。多食作湿热。生食伤脾胃。未长熟[1]者，食之令人膨胀、生痈疽。同鳖食，令人心痛。服丹石、苍白术者忌之。

猕猴桃猕猴梨

一名阳桃。性寒。除狂热，止暴渴。多食令人腹冷泄泻。

猕猴梨　一名藤梨，味相近而性同。

杏

一名甜梅。性热，有毒。伤筋骨，昏精神，生热痰，动宿疾。久食目盲，须眉落。未长熟者，食之生痈疖。病人及小儿皆忌之，产妇尤忌。

巴旦杏仁

一作八担杏仁。性平。下气止嗽，润燥化痰，消心腹逆闷。

李

性热，有毒。发虚热胪胀。多食衄血。未长熟者，食之致疮痈。同鸡、鸭、雀肉食，涩气；同蜜食，伤经络；同浆水食，生霍乱。服苍白术者忌之。不沉水者，毒大，不可食。

梅

有数种，其味俱酸，其性俱温。涩肠敛肺，消肿解毒，生津止渴，醒酒杀虫。多食伤筋损齿，发膈上痰热。同猪羊肉及脂食伤人。服黄精者忌之。

杨梅

一名杭子。性温。下气止渴，涤肠胃，除烦愦，恶气。多食伤筋损齿，发疮生痰。同葱食伤人。

榔梅

性平。生津生渴，下气清神。

烘柿醂柿、柿饼、柿饼霜

性寒。清胃热，润心肺，解烦燥口干。同蟹食，令人腹疼、泄泻、呕逆，难救；同羊肉食，伤人；同酒食，令人易醉。或云“柿能解酒”，非也。

醂柿　性冷。伤脾胃，涩下焦。

柿饼　性寒。涩肠宁嗽，补虚劳不足，消腹中宿血。多食难刻化。宜同核桃仁食之。

〔1〕熟：原作“热”，据文义改。后同不注。

柿饼霜　性微寒。清热化痰，生津止渴，治咽喉口舌诸疮痛。

椑柿

一名漆柿。性寒。除烦热，润心肺，止渴解酒。多食寒中。食蟹者忌之。椑，音悲。

楔枣

一作软枣，一名楞枣，一名红蓝枣，一名牛奶柿，一名丁香柿，一名君迁子。性平，除烦止渴，润肺镇心。久食令人轻健、悦颜色。

桑黮

一作葚，一作椹，一名文武实。性寒。补肾益肝，聪耳明目，乌须发，解酒毒，生津止渴，安魂镇心，利水消肿。多食致衄。孕妇忌之。

梨

一名快果，一名果宗，一名玉乳，一名蜜父，性寒，宜熟食。清心润肺，降火消痰，止渴醒酒，利大小肠。生食寒中作泻。血虚人不宜食，产妇忌之。

山梨

一名鹿梨，一名鼠梨，一名樣罗，一名阳樣。性寒。煨食止痢。

棠梨

性平。生食止呕，熟食止泻。

海棠梨

一名海红。性平。烧食止痢。

花红

一名林禽，一名来禽，一名文林郎果。性温。生津止渴，下气消痰，美颜色。多食令人百脉弱。

频果[1]

一名频婆，一名奈子。性平。补中焦，益心气，生津止渴。多食令人肺壅胪胀。病人忌之。

樱桃

一名莺桃，一名含桃，一名荆桃。性热。益脾胃，美颜色，坚志固精。多食生虚热、发暗风。病人忌之。

山樱桃

一名英豆。性平。调中益气，美志悦色，涩精止泻。

葡萄

古作蒲桃，一名草龙珠。性热。益气倍力，坚志悦色。久食轻身耐饥、忍风寒。多食生热痰，令人目暗。

山葡萄

一名蘡薁。性平。益气力，止渴，悦色。

〔1〕频果：即苹果。

山里红棠毬子

一名山里果，一名鼻涕圆，一名檕梅，一名羊杋，俗作梂。性温。行结气，消肉积，活血化痰。多食损齿，令人嘈烦易饥。

小者入药，名**棠毬子**，又名山楂、茅楂、鼠楂、猴楂。性平，而功用过之。煮老鸡入数颗即烂，则其消肉积之功可知。

安石榴酸石榴

一名若榴，一名丹若，一名金罂。忌铁器。性温。利咽喉，生津。多食伤肺、损齿、生痰，服药人不可食。

酸石榴 性略同。止泻痢、崩中、带下。多食恋膈。

橘子

性温。甘者润肺开胃，酸者聚气生痰。多食恋膈。同兔食，令人心痛；同蟹食，令人患软痈。

柚子

一名条。性寒。消食解酒，去饮酒人口气，除肠胃中恶气。多食滞气恋膈。

橙子

一名金球，一名鹄壳。性寒。下气宽中，利膈解酒，杀鱼蟹毒。多食伤肝气、发虚热。

柑子

一名木奴。性寒。止暴渴，利小便，清肠胃中热毒。多食令人脾冷作泻、肺冷生痰。

佛手柑

本名香橼，古名枸橼。性温。理气止呕，除心头痰火、心下气疼。橼，音绿。

香圆

本名香栾，小者名朱栾，再小者名蜜筒。性平。下气消食，化痰解酒，散愤满之气，除恶浊之气。

金橘

一名山橘，一名卢橘，一名夏橘，一名金柑，一名给客橙。性温。下气快膈，醒酒辟臭。

枇杷

叶似琵琶故名。性平。下肺气，止呕逆，清上焦火，润五脏。多食伤脾、发痰热。同肉及面饭食，令人患黄病。

荔枝

一名离枝，一名丹荔。性温。益智通神，壮气血，美颜色。多食令人烦热口干、龈肿衄血。齿病人忌之。

圆眼

一名龙眼，一名骊珠，一名燕卵，一名鲛泪，一名蜜脾，一名益智子，一名川弹子，一名亚荔枝，一名荔枝奴。性微温。补心养血，长志益脾。久食令人聪明，轻健不老。

白果

一名银杏，一名鸭脚子。性微寒。解酒杀虫。熟微温。益气润肺，止嗽定喘。多食动风壅气。小儿多食发惊搐。同无鳞鱼食，令人患软风。

榧子

一名玉榧，一名玉山果，一名赤果。性平。消谷杀虫，润肺止嗽。同甘蔗食，其渣自软。多食伤大肠。同鹅肉食，生断节风。皮反绿豆，犯之杀人。

榛子

古作亲。性平。补中益气，实肠胃。久食令人不饥健行。

胡榛子

一名无名子，一名阿月浑子。性温。止泻痢，去冷气。久食令人肥健。

槠子

性平。止泻痢，破恶气。久食令人不饥健行。

甜槠子

一名巢钩子，一名钩栗。性平。厚肠胃。久食令人肥健。

青果

一名忠果，一名谏果，一名橄榄。性温。宜点茶，开胃下气，醒酒除烦，生津止渴，解诸鱼毒。

木瓜

一名楙。忌铁器。性温。理脾敛肺，伐肝化食，舒筋活血，除湿热，消水肿。多食损齿伤骨，令人病癃闭。

木桃

一名楂子，一名和圆子。性平，与木瓜相近。开胃解醒，去恶心酸水。多食伤气，损齿及筋。

木李

一名木梨，一名榠楂，一名蛮楂，一名瘙楂。性平，与木瓜相近。止湿[1]渴，化酒痰，煨食止痢。多食损齿。

榅桲

性微温。下气消食，止渴解酒，去恶心酸水，除水泻烦热。多食聚痰，涩血脉，秘大小肠。

五敛子

一名五棱子，一名阳桃。性平。祛风热，止渴生津。

梅松子

一名新萝松子。性温。润燥止嗽，明目除风。久食令人轻身，延年不老。食羊

〔1〕湿：疑为衍文。

肉者忌之，便溏[1]精滑者忌之。

枸杞子

性平。润肺清肝，益气明目，生津止渴，助阳添精，补虚劳，壮筋骨。

枳椇子

一名蜜欂楙，一名蜜屈律，一名木蜜，一名木饧，一名木珊瑚，一名鸡爪子。性平。止渴除烦，润五脏，解酒毒。多食损齿生蛔虫。饧，徐盈切。

波萝蜜

一名曩伽结。性平。止渴除烦，益气醒酒。久食令人悦泽。

庵罗果

一名庵摩罗迦果，一名香盖。性温。止渴生津，动风疾。同一切辣物食，令人患黄病。

四味果

剖以竹刀则甘，铁刀则苦，木刀则酸，芦刀则辛，故名。性平。安神定志，和胃进食，养肝明目，下气止嗽。行旅得之，能止饥渴。

五子果

内有五核故名。性平。止霍乱，愈金疮。

德庆果

性平。安神，养血益气，生肌。久食令人轻健。

文光果

性平。开胃止泻，治五痔、咽喉疼。

沙棠果

《吕氏春秋》云“果之美者，沙棠之实”是也。性平。却水病。

甘蔗

一作竿蔗，一名藷。性寒。除心胸烦热，止渴消痰，润燥利湿，益脾和中。多食发虚热。胃寒者忌之。

茅根

一名茹根，一名地筋。性寒。清热利水，消瘀血，解酒毒，治吐衄一切血证。孕妇忌之。

芋头野芋

一名士芝，一名蹲鸱。性平。宽肠胃，充肌肤，益气耐饥。多食困脾、滞气。

野芋　有毒，不可食。

红芋[2]

一名红薯，俗名红鼠，因形似鼠故名。性温。补中益气。多食令人胀满，生食伤脾胃。

---

〔1〕溏：原作“糖”，据文义改。

〔2〕红芋：目录“红芋”条下有“黄芋、白芋”，但正文中并无相关内容，故不补，并将目录中“黄芋、白芋”删除。

山药云药

一名山芋，一名山藷，一名土芋，一名藷蕻，一名藷薁，一名玉延，一名脩脆。性平。调中益气，止泻化痰，健脾胃，强筋骨，滋阴涩精，补虚劳，美颜色。久食聪耳明目、却病延年。服大戟、甘遂者忌之。藷，音孺。

云药 其形似云，故名。又似姜，俗名姜药。性同山药，食之尤美。

山药零

一名零余子。性微温，功用强于山药。久食令人不饥、轻身耐老。

百合山丹

一名翻，一名强瞿，一名蒜脑藷。性平。调中下气，润肺安心，宁嗽定喘，清邪热，止涕泪，通三焦，利二便。中寒泄泻者忌之。

赤花者名**山丹**，与百合形相似，而性迥别，不可食。

土豆

一名土芋，一名土卵，一名黄独。性寒。厚肠胃，去热嗽。生食令人吐。

地瓜

一名地蚕，一名地蛹，一名滴露，一名甘露子。性平，宜入甜酱内渍之。利五脏，下气清神。熟食除风破血。多食生寸白虫，生食尤甚。同诸鱼食，令人吐。

葧脐

一名乌芋，一吹凫茈，一作茨。熟，性寒。益气安中，开胃消食，除胸膈痰热、肠胃宿积。生，性冷。泻热止渴。多食令人腹胀气满，孕妇忌之。葧脐能毁铜，小儿吞钱，生食数枚即化。

地栗

性平，宜熟食。健脾开胃，益气消食。生食令人胀满嘈杂。

慈菇

俗作茨菰，非。一名河凫茈，一名白地栗。性寒，有毒，必同姜煮方能食。行血堕胎。发肠风痔漏、崩中带下。卒食令人干呕。久食损齿、失颜色、发瘫痪脚气。孕妇忌之。

菱角

一名沙角，一名水栗，一名芰实。性寒，宜熟食。止渴安中，消暑解酒。多食伤脾胃、生蛲虫。同狗肉食，生癞症。生食损阳气，或令人腹胀，用热醋兑生姜汁解之。

鸡头子

一名卵菱，一名芀子，一名芡实。宜熟食，性平。健脾固肾，益气涩精。久食聪耳明目、轻身耐老。多食难克化。生食动风冷气。小儿忌之。

藕

生，性寒。清热止渴，凉血化瘀，解酒毒、螃蟹毒。熟，性平。补心益胃，养血除烦，止泻止怒。久食令人欢、轻身耐老。用忌铁器。花红白虽异，而藕性略同，化瘀宜用红，清心宜用白。

莲子

性平。熟食养心补脾，涩肠固精。久食令人欢、轻身耐老。生食伤胃。

瓜子

生，性平，清肺生津。炒，性温，润肠和中。

落花生

一名长生果。炒，性温。健脾燥湿。煮，性平。和中润肺。生食不宜人。入甜酱渍之，则佳。

凡果未成仁者，食之生痈疖。

凡果双仁者有毒，不可食。

凡果上有恶虫缘过者，食之患九漏。

凡果忽有异常者，根下必有毒蛇，食之杀人。

禽兽类二十六品

鸡抱窝鸡

大曰蜀，小曰荆，一名烛夜，一名德禽。李廷飞云：黄鸡宜老人，乌鸡宜产妇。性温。补虚温中，动风发疮。同蒜及李子食，滞气；同芥菜、狗肉、鱼鳖食，生疮疖；同兔肉食，成泻痢；同生葱食，生寸白虫；同江米食，生蛔虫；同黄蜡食，杀人。小儿五岁以下皆忌之。

抱窝鸡　有大毒，食之作痈成漏。

鸡蛋

性温。安五脏，益气补血。多食令人滞闷、腹中有声。必煮极熟极老，方可食之。若生而嫩，最易停滞，惟同醋食则易消。同葱蒜食，令人气短；同韭子食，成风痛；同鳖食，杀人。食乳小儿忌之，患痘疹者尤忌。

鸭

一名鹜，一名家凫，一名舒凫。嫩者有毒，老者良。或曰黑者有毒，白者良。性冷。补虚除蒸。常食易成癥瘕，或发冷利脚气。同蒜及李子食，滞气；同芥菜、狗肉食，生疮疖；同鳖食，杀人。小儿忌之。

鸭蛋

性寒。宜盐腌食之，除膈热。多食发冷疾，令人背闷。小儿食之脚软。同葱蒜食，令人气短；同李子、核桃、桑椹食，令人病；同鳖食，杀人。

鹅

一名家雁，一名舒雁。性冷，有毒。动风，生霍乱，发疮肿痼疾。

鹅蛋

性寒，有小毒。宜盐腌食之。益气补中，发疮肿痼疾。同鳖食，杀人。

雁

大者为鸿，有毒，不可食。鸿雁有四德，飞则有序，礼也；夜则巡惊，智也；往来有时，信也；失耦不再配，节也。《孙真人卫生歌》曰：雁有序兮犬有义，黑鱼朝北知臣礼。人无义礼反食之，天地鬼神俱不喜。

燕

一名乙鸟，一名玄鸟，一名鸷鸟，一名鷾鸸，一名游波，一名天女。有毒，不可食。陶真人曰：蛟龙嗜燕，食燕者，渡江海为蛟龙所啖。

燕窝

性平。大养肺阴，开胃气，宁嗽化痰，补虚损，止劳痢，益小儿痘疹。

雀

一名瓦雀，一名宾雀，在家者为家雀。雀字从小、从佳，故俗名"小虫"。性温。益气壮阳，暖腰膝，缩小便。多食令人淫。同诸肝食，伤人；同李子食，滞气。服苍术、白术者忌之，孕妇尤忌。

鸽

一名鹁鸽，一名飞奴。性平。解诸药毒，益气补精，愈恶疮及癣疥。色白者良。

鹑鹌

非鹌，庄子云"圣人鹑居"是也。初夏为菜花，至秋为早秋，至冬为白唐。性平。补五脏，壮筋骨，益中续气。四月以前有毒，不可食。同猪肝食，生面䵟；同菌蕈食，发痔疮。鹌，音安。

鹌　一名鴽。《夏小正》云"三月田鼠化为鴽"是也。因声似牛，俗名地牤牛。与鹑形略同而性相近。

猪母猪

性寒，有小毒。利肠胃，丰肌肤。多食生湿痰，招风热。久食闭血脉、弱筋骨，令人少子。同生姜及鹌鹑食，生面䵟；同牛肉食，生寸白虫；同驴肉食，成霍乱；同葵菜食，令人少气、失颜色；同白花菜食，发痔疮；同羊肝、鸡蛋、鲫鱼食，令人烦闷；同梅子、诸豆黄食，令人气壅；同芫荽食，烂人脐；同荞麦食，令人患热风、落毛发；同鳖食，杀人。服黄连、胡黄连、甘草、远志、桔梗、乌梅、巴豆、苍耳、吴茱萸者忌之，阳事弱者忌之，病人及金疮人尤忌。

母猪　毒大，发一切疮病，不可食。

羊

性热。补虚劳，益气血，壮阳道，开胃健力，通气发疮。惟冬三月可食，余月食之令人神昏。食羊忌铜器，犯者男子伤精、女子带下。同小豆、竹笋、柿子、梅子食，伤人；同醋食，伤心气；同生椒食，破人五脏；同南瓜食，令人气壅；同猪肝食，令人烦闷；同荞麦、豆酱食，发痼疾。服半夏、菖蒲、白前、故纸者忌之，孕妇忌之。

牛

性温。补脾。多食难克化。同栗子食，伤人；同韭薤食，成瘕症；同生姜食，损齿；

同黍米、烧酒、猪肉食，生寸白虫。服仙茅、牛膝、枸杞、萆薢、秦艽者忌之。凡牛、羊肺中，三四五月皆有虫如马尾，食之杀人。牛有啖蛇者，食之杀人。

驴

性凉。益气血。动风，发痼疾。多食泄泻。同猪肉食，成霍乱；同荸脐食，成筋急病；同荆芥食，杀人。孕妇忌之。

骡

性温，有毒，不可食。食之动风，生暴疾，无药可救。

马

性冷，有毒，不可食。食之发心闷，生恶癥。马肝及鞍下肉，毒更大，食之中毒即死。服苍耳者尤忌之。

狗

一名犬，一名守户使者。性热。补虚壮阳。九月食之伤人神，多食生邪热、助肾火。同蒜及无鳞鱼食，杀人；同一切虫鱼食，生恶症；同一切禽兽食，生疮疖；同菱角食，生癫；同生葱食，生寸白虫，甚则七窍流血。热病后忌之，阳事易举者忌之，孕妇忌之，服商陆者尤忌。

兔

性寒。凉血，解热毒，利大肠。八月至十月可食，余月食之伤神气。多食损阳事、绝血脉。同鳖食，杀人；同鸡食，令人泄泻发黄；同生姜食，成霍乱；同芥菜、芥子食，生恶疮；同橘子食，令人心痛。孕妇忌之。

鹿茸鹿筋

性温。生精益髓，养血助阳，补虚羸，壮筋骨。此物肉有小虫，视之不见，不可近鼻嗅之。

鹿筋　性平。补损续绝。

豹胎

性平，微毒。补绝伤，耐寒暑，强志气，壮筋骨，令人猛健粗豪。正月伤神损性，不可食。

驼峰

即驼脂，因脂在峰内故名。性温。补虚冷劳乏。

象白

性平。补虚劳，益精髓，润燥泽肌。

熊掌

一名熊蹯。性温。御风寒，益气力。

猩唇

性温。益气力，令人不饥不昧。

凡禽兽形色异常者，不可食。

凡禽兽病死者，不可食。

凡禽兽中箭死者，不可食。

凡肉自动者有毒，不可食。

凡肉落地不沾尘者，不可食。

凡肉中有朱砂点者，不可食。

凡肉中热血不断者，不可食。

凡屋漏滴肉上者，不可食。

凡铜器盖肉，铜生汗滴下者，不可食。

凡肉藏器中，气不泄者，不可食。

凡磁器晒热者放肉，不可食。

凡肉煮不熟者有毒，不可食。

凡禽兽心俱耗心气，不可食。

凡禽兽肝俱有毒，不可食。

一说，凡禽兽临杀，惊气入心，绝气入肝，故食心与肝俱伤人。

一说，春不食肝，夏不食心，秋不食肺，冬不食肾，四季不食脾。

凡禽兽肝同鱼食生痈疽，同鱼子食尤甚。

凡禽兽脾俱伤中，孙真人曰：一生莫食之。

凡禽兽血俱败阳，不可食。又与百药不合，服药人切忌之。

凡禽兽脑俱败阳损精，令人临房不能行事，阳虚人切忌之。

愚按：凡一切生灵不食为上，少食次之，多食有损且伤骘[1]。

鱼虫类四十五品

鲤鱼

性平。下水气，利小便。动风热，发疮疥宿癥。同绿豆食，成消渴；同葵菜食，伤脾胃；同犬、鹿食，生痈疽。服天冬、紫苏、朱砂、龙骨者忌之，时行病后忌之。

鲂鱼

一名鳊鱼。性温。调胃利肠，令人能食。疳痢人忌之。

鳔鱼

一名鱤鱼，一名鳡鱼，一名黄颊鱼。性温。暖中益胃。

鲐鱼

一名鲢鱼。性温。暖中益气。发疮疥。

鲫鱼

一名鲋鱼。性温。开胃和脾，温中下气，利水除湿。诸鱼属火，鲫鱼独属土，故

〔1〕骘：音 zhì，阴德也。

有调胃实肠之功。多食动火。同蒜食，生邪热；同芥菜食，成肿疾；同沙糖食，生疳虫；同鸡食，生癣疥；同雉、犬、鹿食，生痈疽。服麦冬者忌之，脚气人忌之。正月头有虫，不可食。

嘉鱼

一名鯀鱼，一名拙鱼，一名丙穴鱼。性温。补虚损，令人肥健悦泽。

鳟鱼

一名鮅鱼，一名赤眼鱼。性温。暖胃和中。动风热，发疮疥。

鳙鱼

一名鰱鱼。性温。暖胃进食。动风热，发疮疥。

鲦鱼

一名白鲦，一名鮤鱼，一名鮂鱼。性温。暖胃，止冷泻，令人忌忧。

鲩鱼

一名鰀鱼，俗名草鱼。性温。暖胃和中。发诸疮。鲩，音混。

鲈鱼

一名四鳃鱼。性平，有小毒。和肠胃，益筋骨，安胎补中。多食发痃癖疮肿。同乳酪食，伤人。中毒者芦根汁解之，或陈皮、紫苏煎汤解之。

鳜鱼

一名罽鱼，一名石桂鱼，一名水豚。性温。补虚劳，益脾胃。此鱼有十二刺，以应十二月，每月一刺有毒，误鲠杀人。中毒者，橄榄核磨水解之。鳜，音贵；罽，音剑；鲠，音梗。

鲳鱼

一名鲳鯸鱼，一名鲍鱼。性平。益气力，令人肥健。

鲻鱼

以色名也。性平。开胃，利五脏，令人肥健。

竹鱼

色翠如竹，故名。性平。和中，除湿气。

青鱼

一作鲭。性平。益气力。同芫荽、葵菜、豆霍、麦酱食，伤人。服矾石、苍白术者忌之。

白鱼

一作鲌，一名鲚鱼。性平。开胃下气。多食生痰。经宿者食之，令腹冷痛。

春鱼

以时名也。一名鳊鱼。性平。和中益气，令人喜悦。

鲥鱼

初夏则有，余月则无，故名。性平。补虚劳，发疳痢痼疾。

勒鱼

腹中有硬刺勒人，故名。性平。开胃和中。

石首鱼

首中有石，故名。一名鮸鱼，一名江鱼，一名黄花鱼。性平。开胃消食。

鲨鱼

此溪涧中小鱼，非海中沙鱼也。一名鮀鱼，一名阿浪鱼。性平。和中益气。

银鱼

一名鲙残鱼，一名王馀鱼。性平。宽中健胃。

鳝鱼

一名鳛鱼，俗名泥鳅。性平。益气醒酒。同荆芥、犬肉食，杀人。服何首乌者忌之。

乌鱼

一名黑鱼，一名元鱼，一名蠡鱼，一名鳢鱼，一名铜鱼，一名文鱼，俗名火柴头鱼。性寒，有毒。利水消肿，除风湿，发痼疾。同荆芥、犬肉食，杀人。服何首乌者忌之。

鲇鱼

一名鰋鱼，一名鮧鱼，一名鳀鱼。性温。补虚利水。同鹿肉食，令人筋甲缩；同牛肉食，生恶症；同荆芥、犬肉食，杀人。服何首乌者忌之。赤目、赤须及无鳃者，食之杀人。

鳝鱼

一名黄䱉音鳝。性温。补中益血，除风湿气。生霍乱，动风发疮。同荆芥、犬肉食，杀人。服何首乌者忌之，时行病后忌之。大者、黑者及昂头出水者，食之杀人。

鳗鲡鱼海鳗鲡

一名白䱉。性平，有毒。补虚损，祛风杀虫，治痨瘵骨蒸、一切虫证。动风发疮。同荆芥、犬肉食，杀人；同白果食，患软风。服何首乌者忌之，孕妇忌之。大者、四目无鳃，或腹下有黑斑及昂头出水者，食之杀人。

海鳗鲡 性略同。

河豚海豚、江豚

一名鯸鮧，一名鹕鮧，一名鯢鱼，一名鲱鱼，一名嗔鱼，一名吹肚鱼，一名气包鱼。性温，有大毒，不可食。肝与血入口烂舌，入腹烂肠；脂令舌麻；子令腹胀；目令眼花。且与百药不合，服药人忌之。又反荆芥、菊花、乌头、附子、桔梗、甘草，犯之杀人。煤火炧入釜中，杀人尤速。

海豚、江豚 性亦相类。

鱼肚

性温。补肺益肾。

鱼翅

此海中沙鱼也。肉不美，今人用其翅，为海错上品。性平。清热利湿。

黄鱼骨

性平。破血固阳。

乌鱼胆

凡胆皆苦，惟此胆带甘，故令人多食之。性微寒。清热明目。

鳖

一名神守，一名河泊从事，俗名团鱼。性冷，有毒。凉血滋阴。发水病冷积。脾虚者忌之，孕妇忌之，服矾石者尤忌。同荆芥、薄荷及猪、兔、鸭肉、鸡子、蜂蜜食，俱杀人；同芥菜、芥子食，生恶疮；同诸苋菜食，生小鳖。昔有人剉鳖，以赤苋同包，置湿地，经旬，皆成生鳖。或曰，鳖甲亦然。头足不缩，或目赤、腹下红及有蛇文者，皆蛇化也，食之杀人。

虾[1]

性寒，有毒。吐风痰，壮阳道，动风热，发疮疥冷积。同荆芥、蜂蜜食，杀人；同鸡、猪肉食，令人多唾。小儿食之，足屈不能行。病人忌之。无须者及腹下通黑并煮之色白者，食之杀人。

螃蟹

一名郭索，一名横行介士，一名无肠公子。性冷，有毒。泻热散血。伤中动风。八月以后，立春以前，方可食，余月毒大不可食。同荆芥、蜂蜜食，杀人；同柿子食，令人泻痢腹疼，难救；同橘子食，令人患软痈。房事破身者忌之，孕妇尤忌。

麦螺

一名海螺，一名吐铁。性平。补肝肾，聪耳明目。

沙蛤

一名车蛤，一名西施舌。性平。益精气，润五脏，止烦渴。屠本畯曰：沙蛤之美在舌，江珧之美在柱。

江珧柱

性平。下气调中，利五脏，止小便数，消腹中宿物。同姜酱食之，令人易饥。

海蜇皮

性寒。泻热消积滞。多食损胃。

海蛏

性平。补虚，去胸中邪热烦闷。

海蚍

一名淡菜。性温。补虚理血，除腹中冷气。多食令人烦闷。久食落人发。服丹石者忌之。

海参

性温。补肾益精，壮阳疗痿。多食令人热中。

〔1〕虾：原目录“虾”条下附“海虾”，但正文中并无相关内容，故删。

蚕蛹

性热。助阳事，固精气。久食夫妇交合不倦。多食生邪热、令人淫。

蜂蜜酸蜜

生岩石者名岩蜜，又名石蜜，俗名蜂糖。生，性凉；熟，性温。宜炼熟食。补中益气，润肺滑肠，止嗽定喘，聪耳明目，通三焦，除众病，安五脏，和百药。久服强志轻身、不饥、不老、面如花红。多食生诸风并温热、虫䘌，生食尤甚。同葱、韭、薤、蒜食，杀人，四日内犯之令人心痛，同鱼鳖虾蟹食，令人暴亡；同鲜莴苣、苜蓿食，令人利下；同李子食，伤经络。小儿忌之。

酸蜜　不宜食，食之令人心烦。

凡鱼虫形色异常者，不可食。

凡鱼虫自死者，不可食。

凡鱼无肝胆者，食之三年阴不起。

凡无鳞鱼，俱有毒，服药人切忌之。

凡鱼子同禽兽肉食生痈疽，同禽兽肝食尤甚。

凡鱼鳖虾蟹，不可同枣与荆芥、狗肉、蜂蜜食。

凡疮疥人，不可食鳞介之物。

凡六甲日，不可食鳞介之物。

附：饮食解毒方

饮食诸毒
黑豆、甘草，水煎服。

蛇遗水毒
明雄黄研细末，开水和服。

守宫遗水毒
地浆水解之，或绿豆、甘草，水煎服。

诸面毒
萝卜煎汤解之，或蒜汁解之。

诸酒毒
葛花煎汤解之，或黑豆煎汤解之。

诸菜毒
醋解之，或童便解之。

诸菌毒
地浆水解之，或金银花煎汤解之。

诸瓜毒
盐解之，或木瓜皮煎汤解之。

诸果毒
猪骨烧灰研末，温酒和服。

饮食未知何毒
犀角磨酒饮之；或饮苦参汤，令吐亦可；或灌香油，令吐亦可。

自死禽兽毒
黄柏研细末，开水和服；或白扁豆研细末，开水和服。

中箭禽兽毒
先用盐汤饮之，再煎黑豆汤服。

禽兽肝毒
淡豆豉水浸，绞取汁服之，令吐即解。

猪肉毒
大黄、枳实、川朴、元明粉水煎服，令泻即解。

羊肉毒

甘草煎汤解之，或食栗子三四枚亦解。

牛肉毒

甘草、淡豆豉，水煎服。

啖蛇牛肉毒

米泔水洗头垢，饮之，令吐其毒。

马肉毒

杏仁、甘草，水煎服。

马肝毒

雄鼠屎二十七粒，开水和服；或狗屎烧灰，开水和服。

犬肉毒

杏仁研细末，开水和服。

屋漏滴肉上毒

狗屎烧灰，温酒和服；或饮生韭汁亦可。

诸肉过伤

本畜骨烧灰，研细末，开水和服。

诸肉停滞

还饮本汁即消，或食本畜脑亦消。

鸡子停滞

饮醋少许即消。

诸鱼毒

芦根汁解之，或陈皮煎汤解之。

河豚毒

槐花微炒、干胭脂，共研细末，开水调服；或饮橄榄汁解之；或饮甘蔗汁亦可。

鳖毒

靛青水解之，或饮小蓝汁亦可。

蟹毒

生藕汁、热酒和服，或木香煎汤服，或饮蒜汁亦可。

一切中毒将死

洁白糖、靛花、淡豆豉、甘草等分，研极细末，凉水调，灌之即苏。

校后记

《本草省常》为丛书《援生四书》之三，清代田绵淮著辑，成书于清同治十二年（1873 年），是一部食治专著。

一、作者与成书

本书作者田绵淮，字伯沺，号寒劲子，清代睢阳（今河南商丘）人。撰有《援生四书》（丛书），分为四卷，分别为卷一《延命金丹》、卷二《护身宝镜》、卷三《本草省常》、卷四《医方拾锦》。田氏生卒年及生平不详，因其“本草常省自序”写于同治十二年，推测其生活于清代晚期。

田氏认为，平常饮食对于养生来说十分重要，如果“不及省察，倘入口不宜，不几以养人者害人乎”。自古以来，本草著作虽然不下数百种，关于食治食养的著作也不少，但由于“古今易制，名义多殊”，读者未能明了。众书中，唯有李时珍《本草纲目》意旨周密，可称为“医家至宝”。但此书部头浩大，读者往往苦其繁，不易使用。因此，“博采众论之长，斟酌时地之异，遵依古人者十之七，验诸己身者十之三”，编成此书。

二、主要内容与特点

该书为养生而设，重在食物的治疗作用与副作用。据目录记载，全书分为水性类 19 品，附 2 品；谷性类目录 47 品，附 5 品；气味类 26 品，附 2 品；菜性类 92 品，附 5 品；瓜性类 15 品，附 2 品；果性类 80 品，附 9 品；禽兽类 26 品，附 4 品；鱼虫类 45 品，附 4 品。但是，其中谷性类“麦粉”只有存目，没有正文。故实际上谷性类只有 46 品。正目共收食品 349 种，加上附凡 33 种，总共 382 种。不录治病所需草木金石药。所收每种食物，列举其别名、药性、有毒无毒、功效、主治以及使用与配伍禁忌。所收食物大多日常所用之品，也不缺乏像豹胎、驼峰、象白、熊掌、猩唇之类非正常日用食物。

此书的特点是对所收食物的别名尤为详尽，如河豚，“一名鯸鮧，一名鰗鮧，一名鯢鱼，一名鲈鱼，一名嗔鱼，一名吹肚鱼，一名气包鱼”，收入了 7 个别名，是众书中之少见者。另一个特点是，书中只介绍了各物之性，并没有对其“味”予以描述。因为作者认为“物品气禀乎天，味成乎地，性居其间。是集只辨某性，不辨气味，盖所采俱属日用之常，气味人所共知耳”。对动物药则“详著其短，略著其长”，以免有伤生灵。

三、本次校点的相关说明

据《中国中医古籍总目》记载，此书现仅存清同治十二年癸酉（1873年）余庆堂刻本。本次校点以中国中医科学院图书馆藏余庆堂本为底本，用《本草纲目》作为旁校，并结合理校进行校点。

原目录中无“饮食说略”与“凡例”，校点时补出。此书各条附录食物，在正文各药名下均缺，校点时均据目录补出。在第一次“百沸汤”条下出注说明，此后不逐一出注。此外，原目录中，“红芋”条下附有“黄芋、白芋”，“虾”条下附“海虾”，但正文中并无相关内容，故将之从目录中删除。

杨金生 杨莉

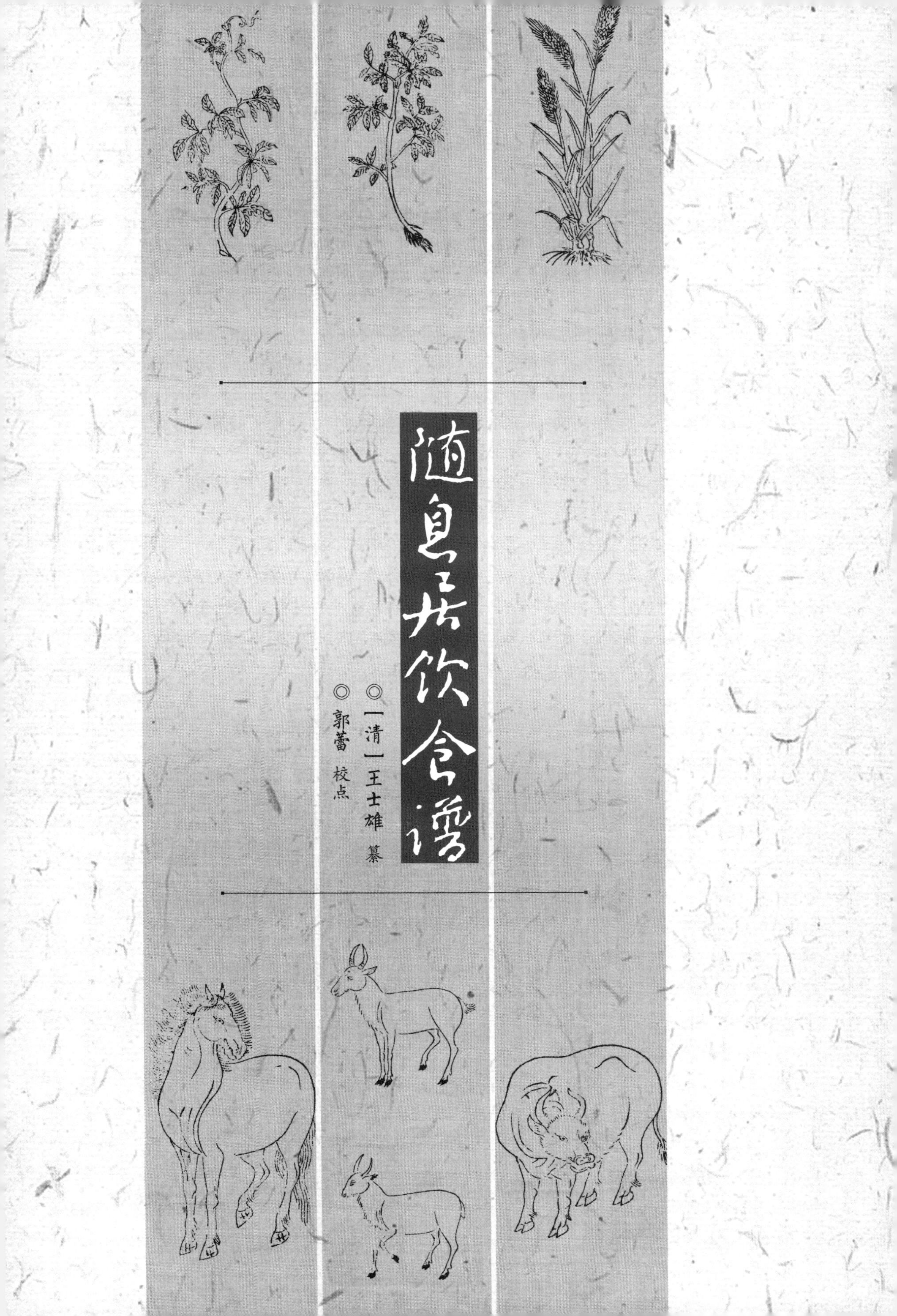

随息居饮食谱

◎〔清〕王士雄 纂
◎郭蕾 校点

内容提要

《随息居饮食谱》不分卷，清代王士雄撰，是一部讨论日常饮食性味功效的专著。王氏收集前代各种本草书籍中关于日常饮食性味功效的内容，并兼以本人的见解，厘为7类，共载药292种[1]。其一，为水饮类。分为天雨水，露水，冬雪水，溪、河、湖、池水，井泉水，以及各种动物乳汁，还有茶、诸露、酒、酒酿等凡15种。其烧酒条下，还收入了愈风酒等6个药酒方。最后，还收入了淡巴菰（烟）与亚片（鸦片）。其二，为谷食类。分为各种米、麦、豆、薯蓣和甘薯等凡26种。其三，为调和类。介绍28种调味品的性味功效。分别为各种植物油，盐、酱、醋、豉，椒类，花类，叶类，以及茴香、莳萝等。其四，为蔬食类。包括各种家常蔬菜50种，如菘（白菜）、芦菔（萝卜）、胡芦菔（胡萝卜）、菠薐（菠菜）、莙菜、苋、芹等。其五，为果食类。包括常见各色水果50种，如桃、杏、李、柰、石榴、栗等，还收了3种糖类。其六，为毛羽类。收录各种禽畜类肉食，包括家畜、野兽及家禽、野禽。毛类动物如猪、羊、虎、狼，其中尤其详述猪、羊肉及各其他器官的性味及功效。收录羽类动物如鸡、鸭、鹅、鹜等，尤其详述鸡的内容。其七，为鳞介类。涉及各种河鱼海鱼如鲤鱼、青鱼、鳗鲡鱼、石首鱼等；介类等如螺、蚌、龟、鳖等。每种食物，大致均包括性味、功效、主治，以及禁忌等，有的还收录了相应的附方。

本次校点以清同治元年（1862年）刻本为底本。

---

〔1〕292种：据此书目录，载药凡330种，其中，猪分为21种，羊分为15种，鸡分为5种，故实为292种。

饮食谱前序

呜呼！国以民为本，而民失其教，或以乱天下。人以食为养，而饮食失宜，或以害身命。卫国、卫生，理无二致。故圣人疾与战并慎，而养与教并重也。《中庸》曰：人莫不饮食也，鲜能知味也。夫饮食为日用之常，味即日用之理。勘进一层，善颐生者，必能善教民也。教民极平易，修其孝、弟[1]、忠、信而已。颐生无玄[2]妙，节其饮食而已。食而不知其味，已为素餐[3]。若饱食无教，则近于禽兽。余尝曰：子、臣、弟、友，圣人之道学也，孝、弟、忠、信，王者之干城也。圣贤书具在，小子何敢赘焉！惟饮食乃人之大欲所存，易为腹负，故大禹菲饮食，而武侯甘淡泊也。今夏石米八千，斤齑[4]四十。茫茫浩劫，呼吁无门。吕君慎盦，知我将为饿殍也，招游梅泾，寓广川之不窥园。无事可为，无路可走，悠悠长夜，枵[5]腹无聊。丐得枯道人秃笔一枝，画饼思梅，纂成此稿，题曰《饮食谱》。质诸知味者，或不贱其养小失大，而有以教我也。

咸丰十一年辛酉秋七月睡乡散人书于随息居

〔1〕弟：音 tì，“悌”的古字，即顺孝兄长。后同不注。

〔2〕玄：原作“元”，乃因避康熙帝玄烨讳而将“玄”字改用“元”字，现改回原字。

〔3〕素餐：白吃饮，不劳而食。

〔4〕齑：原作“虀”，即齑。指切碎的腌菜或酱菜。

〔5〕枵：音 xiāo，空虚。

饮食谱后序

呜呼！《饮食谱》何为而作耶？盖世味深尝，不禁有饮水思源之感也。窃谓食毛践土二百余年，岁无奇荒，国无苛政，竟至禽兽食人食，而途[1]有饿殍，岂非亘古未闻之奇事哉！士雄年十四失怙，赖先慈支[2]拄门户，而家有七口，厨无宿舂。蒙父执金履思丈，念旧怜孤，字余曰孟英，命往金华鹾业，佐司会计。舅氏俞公桂庭，谊笃亲亲，力肩家事，赠余斋名曰“潜”，嘱[3]潜心学问，勿以内顾为忧。乃未十载，金丈、舅氏相继谢世。余愧无以仰副二公盛意，而潜修英发也。徒以性情疏迈，遇合多奇。同郡周君光远，知我最深。挈舍弟季杰另辟一业，俾资事蓄。而余律身极俭，不善居积，或以痴目之，遂自号半痴。迨周君作古，母逝子殇，世景日非，益无意人间事矣。乙卯冬，携眷回籍，息影穷乡，赁屋而居，堂名“归砚”，欲遂首丘之志而终老焉。讵上年春，省垣失事，季杰幸缒城归。秋仲渟溪遭难，虽不伤人，而坐食无山，痴将安用？今旅濮院，麸核充饥。我生不辰，兔爰兴叹，华胥学步，神契希夷[4]，因易字曰“梦隐”，并粗述四十年孤露衷情，以志前路悠悠，皆先人所留之余地，而后路茫茫，惟有不忘沟壑耳！知味者鲜，且藏稿以俟之。

辛酉八月中旬随息子又题

---

〔1〕途：原作“塗”，据文义改。

〔2〕支：原作“搘”，同“支”。

〔3〕嘱：原作“属”，通“嘱”。

〔4〕希夷：宋初著名的养生人物，姓陈，名抟，字图南，号希夷，擅长睡功。

饮食谱董[1]跋

昔汪信民先生曰：人尝咬得菜根，则百事可做。噫！岂为咬菜根者言耶！

国朝汤文正公抚吴时，日给惟菜韭。其公子偶市一鸡，公知之，立召公子跪庭下，责之曰：恶有士不嚼菜根而能作百事者哉？即遣去。奈何世之肉食者流，竭人脂膏，供其口腹，豢其妻孥，以为分所应尔。及当天下事，则碌碌无所措。暴殄天物，莫此为甚。饮不思源，则为忘本，此梦隐《饮食谱》之所由作也。梦隐名重三江，传食诸侯数十年。会世有乱征，归处穷乡，布素自甘，粹然儒士。门以内，不佞佛，亦不杀生。盖俭以养廉，淡以寡欲，安贫之道于是，却疾之方于是。而其立身养生之有素者，慨然欲与世共而谱是书。书先水谷。水，食之精也；谷，食之本也。调和为制宜之具也，蔬果亦日用之常也，故曰饮曰食，而考之实，辨之详。毛羽鳞介不言食，以非人人可常食也，至谷食以番薯终，救荒之功也。至蔬食以蕺乳终，薄海之常馔也。义例谨严，意寓惩戒，美不胜书。书所管见者，苏文忠公云：屠杀牛羊，刳脔鱼鳖，以为膳羞，食者甚甘，死者甚苦。故无故不杀，闻声不食，古圣贤于斯三致意焉。则是书之微意，实通古今而酌其宜，岂若愚人佞佛持戒杀之说而终不可行者耶？且梦隐尝处膏脂而不润，今食糠秕而充，然盖无人而不自得也。是编之纂，直胥天下后世而饮食之、教诲之，顾可以养生却病一端视之哉！余敢述其微，以告夫世之肉食者。

咸丰辛酉仲冬秀水董耀枯匏

〔1〕董：原无，为区别二“跋”而补。

饮食谱吕[1]跋

春秋战争七十国，而颜渊、原宪之徒以陋巷终者，其时天下尚能容隐君子也。夫隐君子者，或高尚其事而隐，或功成身退而隐，或时不可为而隐，或不堪从政而隐，类皆有地以容其隐者也。否则，托迹于农、工、樵、贾、缁黄、末伎之流，以自食其力而隐。其途虽殊，其归则同。更或力不能为农、工、樵、贾、缁黄、末伎者，如留侯、郧侯之隐于白云乡；刘、阮、陶、李之隐于醉乡；司马长卿以温柔乡隐；希夷先生以睡乡隐，尤为隐中之尤著者也。吾友海昌王君，抱有用之才，无功名之志，操活人之术，而隐于布衣。此海丰张雨农司马以为奇人，而吾乡庄芝阶中翰称曰隐君子也。余谓惟奇人斯能隐，王君身虽隐而名望日隆，遨游公卿数十年，知劫运酿成，莫从挽救，飘然归籍，贫无立锥，尝著《归砚录》以见志。乃不数年，而遍地荆榛，砚田芜秽，痴无所用，身亦难潜。君号半痴，而颜其室曰潜斋。今夏挈眷来此，米珠薪桂，并日而食，因纂《饮食谱》以摅怀，易字曰梦隐。噫！顾仁术犹不能容于扰攘之世，而欲追步希夷，隐于睡乡，以待承平之日哉！是谱以水始，以蝗终，寓意深矣。梦隐身尝世味，如辨淄渑，岂治乱之理，果可征之人事欤！初，省垣以重兵自卫，縻饷年余，秋杪被围，至六十余日，升米三千，斤蔬七百，草根掘尽，饿毙者以数万计；卒以兵溃城陷，死于锋镝及自殉者亦以万计；其被掳与流转而死者，又不可以数计。千古名城，遂无噍类，蝗飞蔽天之祸，竟至是耶！呜呼，惨矣！韩子云：食焉而怠，其事必有天殃，殃之及也，生民涂炭，可不痛哉！是书言近而旨远，吾愿后之览者，无负其苦心焉。爰抒闻见，跋诸卷尾。

咸丰辛酉嘉平秀水吕大纲慎盦

〔1〕吕：原无，为区别二“跋”而补。

目　录

鳞介类第七 /2974

饮食谱题辞

名教于今赖主持，先生洵不愧人师。匡时念切成忧愤，遁世情高托梦痴。先生一号半痴，近又更字梦隐。生幸同庚怜我弱，学惭无术负公知。还忻儿辈叨恩庇，长荷春风化雨施。

辛酉仲冬　同邑教弟周在恩二郊

精心搜辑健挥毫，水始螽[1]终特见操。例似虫鱼笺《尔雅》，体参草木注《离骚》。养生独抉神符秘，作议翻嫌食宪劳。手笔如君真杰出，何当相赏醉芳醪。

同治元年仲夏　钱塘后学吴淦菊潭

《饮食谱》寄托至深，寓意最广。钦佩，钦佩！

壬戌季夏　宜春后学袁凤桐莲芾

读书能明理，方许为良医。良医亦多术，开卷每阙疑。王君著作才，手卷不停披。古汲得井绠，学羞傍藩篱。方非秘橘泉，水非饮上池。观书眼如镜，大用包无遗。一技[2]尚如此，何况民牧司。政柄失举措，兵燹灾黔黎。东西两浙境，百万生灵糜。速将医国法，起天下疮痍。硝黄肆攻伐，涤荡其垢疵。参苓兼补益，渐渐生气滋。邪去正可助，明辨无参差。慎勿耽美疢，鸩毒长乱机。慎勿畏恶石，苦口是良规。不然饮食人，人得而贱之。君乃明理者，累牍亦何为？意别有所在，未许以管窥。能事绌游夏，莫为赞一词。

壬戌长夏　钱塘后学张荫榘矩卿

薄俗纷纷口腹贪，先生仁术砭愚憨。养修精义农经补，饮食源流上古参。笺注书征山海富，酸咸味各性情谙。我惭未解兰台秘，快睹新编作指南。

壬戌秋初　余杭姻愚弟褚维培子耘

---

〔1〕螽：音 zhōng。螽斯，为一种形似蚱蜢的昆虫。

〔2〕技：原作“伎”，通“技”。

甘苦深尝世味余，闭门且著一编书。青灯风雨西窗下，笺疏功深午夜初。

寒温物性辨分明，例似嵇康论养生。不识先生开卷意，豳[1]风无逸两含情。

砚已无田可自锄，浪游橐笔隐华胥。尝来隽永惟书味，食字成仙脉望如。先生慨砚无归而远游，因自号华胥小隐。曩尝自书楹联云：近人情之谓真学问，知书味即是活神仙。

安得溪山买一区，荷衣芰带与君俱。君于乙卯冬忽携一砚归乡，余兄仲和屡欲移家往结邻，而辄为事阻，卒罹于难，岂非数耶？且耕且凿忘年月，静俟河清守我愚。

壬戌仲秋　仁和愚弟朱志成莱云

此书大旨，每物求其实验，不为前人臆说所惑，较胜《食物本草》多矣。梦隐以校订见委，余方避地无聊，藏书已烬，多病善忘，虽妄附数语，未必能为此书之益也。

壬戌闰月　乌程愚弟汪曰桢谢城

《饮食谱》采撷浩博，妙能以简约出之。少陵云：读书破万卷，下笔如有神。正此之谓。所列单方，亦皆精妙。发刊后定当风行海宇，传之无穷。敬附小诗二首，以识悦服之忱云。

烽火连天急，萧然独隐居，不胜忧世念，更著活人书。道可渊泉证，言真菽粟如，劝惩关政教，仁术岂虚誉。君医案有《仁术志》八卷，周光远、张柳吟诸君所辑。

万卷充肠后，名山业始成，立言皆有物，析理必求精。世鲜能知味，人当重养生，一编传刻遍，利济及环瀛。

壬戌季秋　桐乡愚弟陆以湉定圃

一编新著出青箱，济世仁心术更良。秦客独传伊挚法，齐候请试越人方。食单安用门生议，馔品先宜膳宰尝。省识延年兼却疾，底须仙府乞琼浆。

壬戌嘉平　乌程愚弟蒋堂海珊

参天地为人，人莫不饮食。饮食有其经，明者为之述。息养凭天功，长育资地力。饮水当思源，民以之为质。谷蔬蓏[2]介鳞，详辨须博识。燥湿热温凉，先民程

[1] 豳：音 bīn。古都邑名，今陕西旬邑西南。

[2] 蓏：音 luǒ，瓜类植物的果实。

以式。四气有乘除，五行互生克。宜臊宜膻殊，用盐用酱悉。知味者鲜何，用是心怵怵。一篇养生论，洋洋快心得。

著论者嵇康，犹未得其详。投笔蹶然起，我友瑯琊王。分门更别类，一一提其纲。穷原以竟委，绍远更搜旁。始知天地间，万物无尽藏。渡河窜三豕，逾岭识五羊。循名而责实，弃短以从长。东南正蹂躏，避寇在穷乡。劬[1]书剧嗜炙，厥义大为彰。门生食单议，无奈徒彷徨。

韩柳唐通儒，著作一代擅。韩有圬者篇，柳有梓人传。圬者梓人俦，夫岂邦之彦。韩柳不惮烦，微言寓讽劝。先生此书成，可作韩柳论。始以水开端，终以蝗螽[2]殿。鱼子一失水，蝗螽极其变。害稼信有然，得水乃所愿。犹之横暴民，抚育迹亦敛，迁善日不知，洗心更革面。许我读终篇，窥管一斑见。

上海，乃海隅一邑也。兹为苏省会垣，而江浙之窜难者，率止于此。地狭人稠，难乎驻足。夏间梦隐来游，假榻镇海周君采山寓中。会陈君春泉之女，患证垂危，因采山转乞援手，乃一剂得生，春泉不胜感佩。而梦隐瀛眷适至，遂以黄歇浦西矮屋三楹，为先生随息居。朋辈过从，辄有题赠，虚室生白，人皆羡之。且《饮食谱》一书，闻历伯符方伯已刻于鄂垣，今陈君又刊于沪上，而《重订霍乱论》诸稿同志者，亦将梓以寿世。爰再赋二律，借摅钦悦之怀焉。

一枝聊借类鷦鹩，白板门间远市嚣。深巷寂寥泥滑滑，隔城柝触路迢迢。卷帘挹爽过朝雨，倚枕无眠听夜潮。劫历红羊[3]随处息，先生物外独逍遥。

朝朝仰屋著书劳，洛下应腾纸价高。为有安排徐稚榻，更兼持赠吕虔刀。嗟嗟世事揉升木，郁郁人情马啮槽。纵复此心名利淡，元龙意气总能豪。

壬戌嘉平　嘉兴愚弟张保衡小尹

片语移时实起予，春申浦上识君初。缘深到处能驱疾，心静无为日著书。寿物寿人知独任，医民医国有谁如。沿江一折尘嚣绝，即是先生随息居。

超然物外隐华胥，撰述洋洋辨鲁鱼。撰述各种，多纠正前人之谬。寓意良深托耕凿，发挥岂仅志含茹。言中有物文章老，先生家向悬一联云：精神到处文章老，学问深时意气平。闻系禀承先训，书以自励者，家风品学即此可征矣。眼底无尘习俗除。料得镌成还示我，一编快读笑谈余。

壬戌嘉平　仁和世晚徐嗣元起庵

海上重寻我友王，新编著述富琳瑯。泉源善导皆滋养，顽梗能安即秀良。《谱》以

〔1〕劬：音 qú，劳苦，勤劳。

〔2〕蝗螽：蝗虫的一种。

〔3〕红羊：洪（秀全）与杨（秀清）之谐音。

水始，以蝗终，谓鱼子得水可不为蝗，犹莠民向化可不为盗，寓意深厚，独具苦心。日用寻常真学问，致知格物大文章。却求韬隐无容隐，一枕酣恬托梦乡。君字近改梦隐。

静掩双扉远俗尘，名言析理务推陈。箧中剩有携归砚，已刻之书十余种，劫后仅《归砚录》四卷幸存。指下全无不活人。客腊余久患喘渴，肿胀，腹泻，无眠，服君方三剂，诸恙遂减，十剂而霍然。殆今之仲景也。泼瓮香醪刚报熟，登盘早韭快尝新。时将往泰州兼承饮饯。那堪骊唱匆匆别，怅望天涯益怆神。

癸亥春　王仁利世晚许之棠培之

人以饮食生，亦以饮食死。饮食有何常，死生亦偶耳。昂藏七尺躯，天地可小视。俯仰适其适，何悲复何喜。藜藿与鼎钟，吾心祇[1]如是。首阳傥无称，孤竹自脱屣。后车数十乘，永怀子舆氏。一醉方独醒，谁识其中旨？狂病不可药，问君奈何尔？王君丈人行，狂言幸无訾。耳名逾十年，亦还知我否？君今隐于医，我但钻故纸。不知蠹食灵，聊为爵饮洗。涤吾肠胃间，有如水清泚。

今天下之病亟矣，元气耗竭，而外邪益炽，吾谓纵有医国手，亦将听之天命而已。然中外诸公，方且徐徐焉起而图之。夫饮食之道贵以需，剥极而复，尚可须臾缓邪。顾及是而谋所以复元气者，则亦仍求之饮食之道可矣！今有病者于此，原其受病之始，必曰饮食不节，究其养病之端，亦必曰饮食必调。知向者之受病，即可知今日治病之所在。夫治病于今者，培其本，节其流，两言尽之矣。不见夫病起者之调养得宜，未几而瘠者肥，弱者强，或且有倍胜于前者，饮食之义大矣哉！顷读《饮食谱》大略，已觉津津有余味。窃意此书出，非仅脍炙人口，将使知味者因是而洗涤肠胃，含茹性情，则先生嘘枯起废之功，盖不啻遍饮食之矣。复制芜词以申赞颂。

天一生水，人心之精，仁发于知，凿通乎耕。饮且食焉，游神太清，道味世味，辨逾淄渑。淡而弥永，元酒太羹，观象山雷，颐贞则吉。蒙养以需，有孚斯实，不浚其源，其流乃窒。天君泰然，百体受职，身之肥也，肥家肥国。

癸亥孟春　秀水教侄张王熙欣木

从来仙佛最多情，名利悠然两不萦。一片深心惟济世，教人随意学长生。
医国医人理本同，能因物性即为功。东南民力疮痍遍，也在调元赞化中。

余杭姻家愚弟褚维奎星艖

〔1〕祇：音 zhī，恭敬之意。

梦隐先生，通儒也。轸念民艰，慨然有救世之志。谈穷檐疾苦，詟[1]焉失气，或扼腕而吁，乃遁迹于医。性耽著书，下笔数千言，近须髯半霜雪，犹竭罳罳之思，撰述不倦，作《饮食谱》。肻水谷至鳞介，诊[2]缕如列眉，笺注简当，尤切日用。虽然悬壶末伎也，生人之意靡穷，生人之量有限，出门一望，疮痍溢目，蓬蒿满田。恫瘝在抱[3]者，盍起而饮食教诲吾民哉。

余杭姻家愚弟褚维垕子方

膏粱非所愿，丹药亦有毒。造物养吾生，阳饮阴食足。世人味鲜知，万钱恣口腹。损形兼损神，酣豢病已伏。参苓虽美材，元气剥难复。先生怀苦心，方书补未录。治病在病先，物性谙极熟。珍奇既旁搜，尤不遗菽粟。味得味外味，淡然自节欲。固可咬菜根，何妨尝鼎肉。

癸亥仲春　余杭世侄郎璟子鲁

人生何苦纵嗜欲，乃以口腹戕其身。国家晏安滋鸩毒，降灾勿谓天不仁。上医医人先医国，能挽造化回艰迍。蒸蒸元气务培养，饮和食德何其醇。不然归去壶中住，杏林一枝著手春。君平隐卜梅福市，同作千秋高蹈人。先生恫瘝夙在抱，恻然疾苦念吾民。针膏起废托奢愿，手无斧柯徒风尘。去年大疫东南遍，貔貅十万声吟呻。元年夏，浙、皖、金陵诸营无不病。奈何百战胜精锐，竟使沉疴化碧磷。今时安得起佗扁[4]，刀圭一服神乎神。好为朝廷留猛士，廓清海宇平黄巾。又如流亡满乡梓，垢恶所聚疵疠因。老弱踣困壮者病，面黧容槁衣则鹑。问谁大展回春手，参苓[5]妙剂调君臣。疮痍到处尽苏息，仁民之意推亲亲。呜呼此愿不能遂，一编《灵》《素》遥传薪。饮食之味知者鲜，寓意则远理则真。可补《本草》条目阙，可悟《尔雅》经注新。立言本旨不在此，救时药石劳谆谆。譬诸草檄愈风疾，警心惕目无其伦。先生之学在经世，先生之书可问津。愿刊万本摹万纸，献之彤墀征蒲轮。行见阴阳调燮沴气泯，肥家肥国泽九垠。

秀水愚弟金福曾苕人

〔1〕詟：音 zhé，惧怕。

〔2〕诊：原作“袗”，同“诊”。

〔3〕恫瘝在抱：恫瘝，音 tōngguān，病痛。痌瘝在抱，比喻关心民众疾苦。

〔4〕佗扁：即华佗与扁鹊。佗，原作“陀”，据文义改。

〔5〕苓：原作“芩”，据文义改。

雨后精苗数药栏，虫鱼草木见闻殚。非关博物夸龙鲊，岂为谈经喻马肝。春野烟浮千品活，秋窗叶落一灯残。别从医案开生面，莫笑豪华议食单。

秀水愚侄赵铭桐孙

颠沛危亡际，先生道不穷。著书多岁月，医俗煦春风。慧眼人情识，灵心物理通。先生论事论学，总以近人情为第一义，故能尽人之性，以尽物之性如此也。不才忻附骥，小技愧雕虫。

同邑受业周开第少谦

菽粟疏食生民宝，上古教人有至道。后世贪饕口腹恣，徒自肥肠复满脑。饮食以生亦以死，先生用是惄[1]焉捣。饮水思源理当然，厥义于人易了了。搜罗殆遍无一遗，蔬蓏鳞介牲禽鸟。王纲失坠政凌夷，以致中原频扰扰。饮之食之失其经，颐养殊乖明哲保。爰知其理将毋同，一编穷年闭门草。饮和食德盛世氓，日用为质游皞皞。及今蹂躏年复年，生民涂炭思逞狡。太和元气谁为回，调摄得宜细参考。食之以时王政垂，生养往往关亿兆。先生著书格物功，家风志不在温饱。若论斗石才恢恢，不弃菲葑躬藐藐。小子何知大度涵，用敢作歌识倾倒。安得人人如此仁心存同胞[2]，同与恫瘝常在抱。

余杭姻愚侄褚成亮叔寅

少陵每饭不忘君，饮水思源至理廑。千里膏腴豢豺虎，上三句叔梦中与烇联句得之，醒而命烇足成一律。万般波浪痛榆枌。家乡蹂躏，惨不可言。旨参造化阴阳燮，味倩调和鼎鼎芬。《谱》以调和列蔬食前，其意深矣。春草偏成竹林句，联吟从此更殷勤。

等身著作鬼神惊，叔未刻诸稿不止盈尺。探得源头物理精。济世不随尘世混，存心只见道心莹。生涯淡极诗书润，德泽深从忠孝成。靖康之难，我安化始祖忠肃王暨子锡京公同殉节，敕建专祠，吾叔尝重立忠孝流芳赐额时举此二字，以训后人。归砚咀含曾盥读，承赐读《归砚录》，亦寓木本水源之意。垂青小阮感衷情。难后时蒙存注。

海盐族侄元烇肖士

[1] 惄：音 nì，忧思。

[2] 心存同胞：原作大字，然七言韵文，此四字无以入句，当是对“如此仁”的解释。

复获追随杖履前，申[1]江重聚假天缘。疮痍遍地心愁绝，锋镝余生意惘然。不倦折肱商旧学，《重订霍乱论》将次付梓重校，《证治针经》亦已脱稿。又经著手出新编。切于日用斯为贵，逐物推求迈昔贤。汪谢城先生谓此书远胜《食物本草》，询定评也。

湖山美地劫灰扬，犹喜名山著述藏。公昔居杭会，尝刊医书十余种，版未携归，谅遭兵燹，幸诸稿皆存，近闻杨素园先生将为重刻于江西，且欲以《温热经纬》诸种并付剞劂。樗栎材庸惭述德，《归砚录》采先祖论医一则。渊源学富缵重庆。公之曾大父著《重庆堂随笔》，公尝刊入丛书。繁征博引偏能尽，远绍旁搜罔不藏。悟得先生言外意，漫天何至有飞蝗。

同邑姻愚侄戴其濬鹤山

〔1〕申：原作“甲”，据文义改。

随息居饮食谱

海昌　王士雄（梦隐）　纂
镇海　陈亨（春泉）　校

水饮类第一[1] 附淡巴菰、亚片

天雨水

《战国策》名上池水，陶隐居名半天河，俗名天泉水。甘凉。养阳分之阴，瀹茗清上焦之热，体轻味淡，煮粥不稠，宿久澄彻者良。

露水

立秋后五日白露降，夜来不可露身出户，故曰：白露身勿露。甘，凉。润燥，涤暑除烦。若秋前之露，皆自地升。苏诗：露珠夜上秋禾根是已。云秋禾者，以禾成于秋也。稻头上露，养胃生津。菖蒲上露，清心明目。韭叶上露，凉血止噎。荷花上露，清暑怡神。菊花上露，养血息风。余可类推。

冬雪水

甘，寒。清热，解毒杀虫。温疫热狂、暑暍霍乱，徐徐频灌，勿药可瘳。淹浸食物，久藏不坏。

溪、河、湖、池水海水

各处清浊不同，非清而色白味淡者不可饮。凡近地无好水，宜饮天泉。或以其水澄清，煮熟而藏之，即为好水。

海水　咸，浊。蒸取其露，即清淡可饮。

井泉水雨雪之水、溪涧之水

甘，寒。清下焦之热，煮饭补阴中之阳。新汲者良，咸浊勿用。中煤炭毒，灌之即苏。

食井中每年五月五日午时，入整块雄黄，整块明矾各斤许，以辟蛇虫阴湿之毒，或加整块朱砂数两尤妙。

食水缸中，宜浸降香一二段，菖蒲根养于水面亦良。水不甚清者，稍以矾澄之，并解水毒。

---

〔1〕第一：原无，据目录补。后均同此，不另注。

雨雪之水　皆名天泉。其质最轻，其味最淡，杭人呼曰淡水，瀹茗最良，宜煎清肃涤热诸药。惟杭人饮之，故人文秀美，甲于天下。杭城皆瓦屋，以竹木或砖或铜锡为承溜，周曰承溜，汉曰铜池，宋曰承落，皆檐沟水笕之称也。杭人呼为阁漏。引其水而注诸缸。然必日使人梯而上视，如有鸟恶猫秽之瓦，即以洁瓦易之；再以净帚频为扫除，毋使木叶尘沙之积，则水始洁。若近厨突之屋，必有煤炱之污，勿取其水也；狂风暴雨，必夹尘砂，亦勿取焉。久晴乍雨，亦勿遽取，恐瓦有积垢，濯之未净也。既注之缸，必待其澄，而后挹其清者，藏诸别缸，藏久弥良。凡藏水之缸，宜身长而口小者，上以缶盆幂之，而置于有风无日之所。日晒久则水易耗而色不白也。置缸之地，甃以砖石，或埋入土中一二尺亦可。先慈嗜茗而取水甚严，蓄水甚精，谨详识之，虽他处亦可仿行，以免水土恶劣之病，不但备烹茶煮药之用已。

溪涧之水　发源于山，清甘者良。水如恶劣，其山必崄巇或为砒礜毒药之所产，或为虫蛇猛兽之所居。而人之饮食，首重惟水。乍人其乡者饮之，疾病生焉；生于其地者习之，很戾钟焉。欲筹斡旋补救之策，以期革犷猂之俗，而康济斯民者，惟有广凿井泉，是为亟务。爰采泰西掘井法于下，庶无井之地，悉可仿而行焉。

附试源泉所在法[1]　高地作井，未审泉源所在，其求之法有四。

第一气试：当夜水气恒上腾，日出即止。今欲知此地水脉安在，宜掘一地窖，于天明辨色时，人入窖以目切地，望地面有气如烟腾腾上[2]出者，水气也。气所出处，水脉在其中。

第二盘试：望气之法，旷野则可。城邑之中，室居之侧，气不可见，宜掘地深三尺，广长任意，用铜锡盘一具，清油微微遍擦之，窖底用木高一二寸以搘，盘偃置之，盘上干草盖之，草上土盖之。越一日开视，盘底有水者，其下则泉也。

第三缶试：近陶家之处，取瓶缶坯子一具，如前铜盘法用之。水气沁入瓶缶者，其下泉也。无陶之处，以土甓代之，或用羊绒代之。羊绒者，不受湿，得水气必足见也。

第四火试：掘地如前，篝火其底，烟气上升蜿蜒曲折者，是水气所滞，其下则泉也。烟气直上者否。

凿井法[3]　凿井法有五。

第一择地：山麓为上，蒙泉所出，阴阳适宜；园林室屋所在，向阳之地次之；旷野又次之；山腰者居阳则太热，居阴则太寒为下。此论泉水之高下等第耳，然山腰山顶亦有甘泉，不可泥也。凿井者，察泉水之有无，斟酌避就之。

第二量浅深：井与江河地脉通贯，其水浅深，尺度必等。今问凿井应深几何？宜度天时旱潦河水所至，酌量加深几何而为之度，去江河远者不论。不论者，不论深浅，而以及泉为度也。泉愈深则水愈美，虽水土恶劣之乡，深泉必清冽无毒也。

第三避震气：地中之脉，条理相通，有气伏行焉，强而密理。中人者九窍俱塞，

---

〔1〕附试源泉所在法：原无此标题，因此项内容与上面内容已属不同范畴，故据文义加。

〔2〕上：原作“土”，据文义改。

〔3〕凿井法：原无标题，据文义加。

迷闷而死。俗谓之犯土者是。凡山乡高亢之地多有之，泽国鲜焉。此地震之所由也，故曰震气。凡凿井遇此，觉有气飒飒侵人，急起避之，俟泄尽，更下凿之。欲候知气尽者，缒灯火下视之，火不灭，是气尽也。

第四察泉脉：凡掘井及泉，视水所从来而辨其土色，若赤埴土，其水味恶。赤埴，粘土也，中为甓为瓦者是。若散沙土，水味稍淡。若黑坟土，其水良。黑坟者，其土[1]色黑稍粘也。若沙中带细石子者，虽赤土、黄土皆佳。其水最良。

第五澄水：凡作井底，用木为下，砖次之，石次之，铅为上。既作底，更加细石子厚一二尺，能令水清而味美。

试水美恶法[2] 试水美恶，辨水高下，其法有五。凡江河、井泉、雨雪之水，试法皆同。

第一煮试：取清水置净器煮熟，倾入白瓷器中，候澄清，下有沙土者，此水质浊也，水之良者无滓。又水之良者，以煮物则易熟。

第二日试：清水置白瓷器中，向日下，令日光正射水，视日光中若有尘埃絪缊如游气者，此水质不净也。水之良者，其澄澈底。

第三味试：水，元气也。元气无味，无味者真水，凡味皆从外合之。故试水以淡为主，味佳者次之，味恶为下。天泉最淡，故烹茶独胜，而煮粥不稠。

第四称试：有各种水，欲辨优劣，以一器更酌而衡之，轻者为上。

第五纸帛试：用纸或绢帛之类，色莹白者，以水蘸而干之，无痕迹者为上。于文白水为泉，故水以色白为上。

人可以一日无谷，不可以一日无水。水之于人，顾不重欤！苟知掘井试水之法，则在在可饮甘泉而免疾病，且借以备旱灾，御兵火，一举而数善存焉。余性喜凿井而力有未逮，惟冀同志者勉为之。但井栏之口宜小而多，既免堕溺，仍便引汲也。设无水之地而万难凿井者，更列水库法于后。

水库法 《泰西书》云：若天府金城，居高乘险，江湖溪涧，境绝路殊，凿井百寻，盈车载绠，时逢亢旱，涓滴如珠，或绝徼孤悬，恒须远汲，长围久困，人马乏竭，如此之类，世多有之。临渴为谋，岂有及哉？计惟恒储雨雪之水，可以御穷。而人情狃近，未或先虑，及其已至，坐槁而已。亦有依山掘地，造作池塘，以为旱备。而弥月不雨，已成龟坼，徒伤挹注之易穷，不悟渗漏之实多也。西方诸国，因山为城者，其人积水如积谷。谷防红腐，水防漏渫。其为计虑，亦略同之。以故作为水库，率令家有三年之蓄，虽遭大旱，遇强敌，莫我难焉！且土方之水比于地中，陈久之水方于新汲，其蠲烦去疾，益人利物，往往胜之。彼山城之人，遇江河井泉之水，犹鄙不屑尝矣。天泉宿水，远胜山泉，此惟杭人知之。名曰水库者，固之其下，使无受渫也；幂之其上[3]，使无受损也。原注：幂防耗损，亦防不洁，故古人井亦有幂也。四行之性，土为至干，土性干，故胜湿，受水太过，则卑滥而为湿土。甚于火矣。水居地中，风过损焉，日过损焉。夏之日

[1] 土：原作“上”，据文义改。
[2] 试水美恶法：原无标题，据文义加。
[3] 上：原作“土”，据文义改。

大旱，金石流，土山焦，而水独存乎？妄人谓湿热相合为暑，真是梦呓。故固之，故幂之。水库之事有九：一曰具，具者所以庀其物也。细砂、石灰、乌樟、桐油等物。二曰剂，剂所以为之和也。三曰凿，凿所以为之容也。在家、在野，皆可择地而为之，不论方圆，宜下侈上弇为妙。中底以三分之一为坎，渟其垢时，以吸筒吸去之，则年久弥清也。四曰筑，筑所以为之地也。底墙皆须筑实，毋使渗漏。五曰涂，涂所以为之固也。筑坚候至八分干，再以乌樟或细灰涂之。六曰盖，盖所以为之幂也。七曰注，注所以为之积也。以承溜引注也。八曰挹，挹所以受其用也。九曰修，修所以为之弥缝其阙也。凡造圹、造窖、造盐地，皆须筑实，毋使渗漏，其事同也，而各处造法，微有不同。若造水库之法，亦可各随其便者。故附载其略于此，智者自能因地制宜。

水仓法　水库或卒难集办，更有水仓一法，较易从事。其法创自乾隆间扬州余君观德。凡水土恶劣之乡，人烟稠密之地，距河稍远之处，皆可仿行，以备兵火、旱灾、疾病诸患，但置旷地一区，缭以土垣，前设门楹，榜曰水仓，中为大院，置大缸数百，或百十只，脚埋入土尺许，满储以水，复置水桶百十只，水龙数具，外鐍以锁。设有灾患，开取甚易。若大家、巨刹，凡有空院者，尤易仿行。为己为人，公私两益，故附载之。

煎药用水歌　何西池《医碥》云：急流迅速堪通便，宣吐洄澜水即逆流水最宜。百沸气腾能取汗，甘烂劳水，流水杓扬万遍，名甘烂水，亦名劳水。意同之。黄齑水吐痰和食，霍乱阴阳水百沸天泉与新汲井水各半也可医。治疟亦妙。新汲无根皆取井，除烦去热补阴施。地浆解毒兼清暑，亦和中补土。腊雪寒冰疗疫奇。更有轻灵气化水，如蒸露法蒸水，以管接取用之，一名气汗水，亦名水露。虽海水，但蒸取其露，即清淡可饮，以咸浊不能上升也。奇功千古少人知。善调升降充津液，滋水清金更益脾。肺热而肾涸，清金则津液下泽，此气化为水，天气下为雨也。肾涸而肺热，滋阴则津液上腾，此水化为气，地气上为云也。煮水使水化为气，气复化水，有循环相生之妙。而升降之机，脾为之主，故兼主中枢不运也。

乳汁

甘，平。补血，充液，填精，化气生肌，安神益智，长筋骨，利机关，壮胃养脾，聪耳明目。本身气血所化，初生借以长成。强壮小儿，周岁即宜断乳，必以谷食，始可培植后天。造物之功，不容穿凿。故大人饮乳，仅能得其滋阴养血，助液濡枯，补胃充肌而已。设胆弱气虚、膏粱[1]湿盛者饮之，反有滑泻酿痰、减餐痞闷之虞。且乳无定性，乳母须择肌肤丰白，情性柔和，别无暗疾，不食荤浊厚味者，其乳汁必浓[2]白甘香，否则清稀腥浊，徒增儿病也。

牛、马、蛇肉毒，饮人乳解之。

牛乳

甘，平。功同人乳而无饮食之毒、七情之火。善治血枯便燥，反胃噎膈，老年火盛者宜之。水牛乳良。小儿失乳者，牛、羊乳皆可代也。

马乳

甘，凉。功同牛乳而性凉不腻，故补血润燥之外，善清胆、胃之热，疗咽喉口齿

〔1〕粱：原作“梁”，据文义改。
〔2〕浓：原作“醲”，同“浓”。

诸病，利头目，止消渴，专治青腿牙疳。白马者尤胜。

羊乳

甘，平。功同牛乳。专治蜘蛛咬毒。白羜羊者胜。

酪酥醍醐

牛、马、羊乳所造。酪上一层凝者为酥，酥上如油者为醍醐。并甘凉润燥，充液滋阴，止渴耐饥，养营清热。中虚、湿盛者均忌之。

茶

微苦，微甘而凉。清心神，醒睡除烦；凉肝胆，涤热消痰；肃肺胃，明目解渴。不渴者勿饮。以春采色青，炒焙得法，收藏不泄气者良。色红者已经蒸盦失其清涤之性，不能解渴，易成停饮也。普洱产者，味重力峻，善吐风痰，消肉食。凡暑秽、痧气、腹痛、干霍乱、痢疾等证，初起饮之辄愈。

诸露

凡谷、菜、果、蓏、草、木、花、叶诸品，具有水性之物，皆取其新鲜及时者，依法入甑，蒸溜得水，名之为露。用得其宜，远胜诸药。何者？诸药既干既久，或失本性，譬用陈米作酒，酒力无多。若不堪久藏之物，尤宜蒸露密储。如以诸药煎作汤饮，味故不全，间有因煎失其本性者。惟质重味厚，滋补下焦，如地黄、枸杞之类，必须煎汁也。若作丸散，并其渣滓啖之，殊劳脾运。惟峻厉猛烈之药，宜丸以缓之；冰、麝忌火诸香，必丸而进之；五苓、六一等剂，须散以行之。凡人饮食，盖有三化：一曰火化，烹煮熟烂；二曰口化，细嚼缓咽；三曰胃化，蒸变传运。二化得力，不劳于胃。故食生冷，大嚼急咽，则胃受伤也。胃化既毕，乃传于脾，传脾之物，悉成乳糜，次乃分散，达于周身。其上妙者化气归筋，其次妙者化血归脉，用能滋益精髓，长养肌体，调和营卫。所云妙者，饮食之精华也，故能宣越流通，无处不到。所存糟粕，乃下于大肠。今世滋补丸剂，皆干药合成，精华已耗，又须受变于胃，传送于脾，所沁入宣布，能有几何？不过徒劳脾胃，悉成糟粕下坠而已。朝吞暮饵，抑何愚耶！

汪谢城曰：诸露生津解热，诚为妙品。但肆中贪多而蒸之过久，以致味薄，或羼他物以取香，如枇杷叶露，亦羼香物，正与嗽证相反，故必以自蒸为佳。又中有饮湿者，诸露皆非所宜。

酒

大寒凝海而不冰，其性热也。甘、苦、辛、酸皆不是，其味异也。合欢成礼，祭祀宴宾，皆所必需。壮胆辟寒，和血养气，老人所宜。行药势，剂诸肴，杀鸟兽、鳞介诸腥。陈久者良。多饮必病，故子弟幼时，总不令饮酒，到大来不戒而自不饮矣。凡民日食不过一升，而寻常之量，辄饮斗酒，是一人之饮，足供数人之食。至于盛肴馔，多朋从，其费又不可胜计也。酒之为物，勤俭多妨，故禁酒可以使民富。贞洁之人，以酒乱性；力学之人，以酒废业；盗贼之徒，以酒结伙；刚暴之徒，以酒行凶。凡世间败德损行之事，无不由于酒者。此书之所以作“酒诰”，汉时所以三人群饮罚金四两也。酒之为物，志气两昏，故禁酒可以兴民教，富之，教之，诚富国坊民之善术。今蕞尔小邑，岁费造酒之米，必以万石计，不但米价日昂，径至酿成大劫。此其一端也，可不鉴哉！

解酒毒大醉不醒，枳椇子煎浓汁灌；人乳和热黄酒服。外以生熟汤浸其身，则汤化为酒而人醒矣。

酒酿

甘，温。补气养血，助运化，充痘浆，多饮亦助湿热。冬制者耐久藏。

烧酒药酒[1]

一名汗酒。性烈火热，遇火即燃[2]。消冷积，御风寒，辟阴湿之邪，解鱼腥之气。阴虚火体，切勿沾唇。孕妇饮之能消胎气。汾州造者最胜。凡大雨淋身，及多行湿路，或久浸水中，皆宜饮此，寒湿自解。如陡患泄泻，而小溲清者，亦寒湿病也，饮之即愈。

风寒入脑，久患头疼，及饮停寒积，脘腹久疼，或寒湿久痹，四肢酸痛，诸药不效者，以滴花烧酒，频摩患处自愈。若三伏时，将酒晒热，拓患处，效更捷。素患冻瘃者，亦于三伏时，晒酒涂患处，至冬不作矣。

霍乱转筋而肢冷者，以烧酒摩拓患处效。

解烧酒毒，芦菔汁、青蔗浆随灌。绿豆研水灌，或以枳椇子煎浓汤灌。大醉不醒，急以热豆腐遍体贴之，冷即易，以醒为度。外用井水浸其发，并用故帛浸湿贴于胸膈，仍细细灌之，至苏为度。凡烧酒醉后吸烟，则酒焰内燃而死。又有醉后内火如焚，而反恶寒者，厚覆衣被，亦能致死。即口渴饮冷，止宜细细饮之，以引毒火外达。若连饮过多，热毒反为骤冷所遏，无由外达，亦多闭伏不救也。

愈风酒方

陈海蛇漂净拭干，晾极燥，十二两　黑大豆　嫩桑枝　松针杵烂，各四两

陈酒七斤，封浸，煮三炷香。

喇嘛酒方　治半身不遂，风痹麻木。

胡桃肉　龙眼肉各四两　杞子　首乌　熟地各一两　白术[3]　当归　川芎　牛膝　杜仲　白芍　豨[4]莶草　茯苓　丹皮各五钱　砂仁　乌药各二钱五分

上十六味，绢袋盛之，入瓷瓶内，浸醇酒五斤，隔水煮浓，候冷，加滴花烧酒十五斤，密封七日。

健步酒方

生羊肠一具，洗净晾燥　龙眼肉　沙苑蒺藜隔纸微炒　生苡仁淘净晒燥　仙灵脾以铜刀去边毛　真仙茅各四两

上六味，用滴花烧酒二十斤，浸三七日。下部虚寒者宜之，华亭董氏方也，见《三冈识略》。

---

〔1〕药酒：原脱，据目录补。

〔2〕燃：原作“然”，据文义改。

〔3〕术：原作“木”，据文义改。

〔4〕豨：原作“狶”，同音通假。

熙春酒方

生猪板油一斤　甘杞子　龙眼肉　女贞子冬至日采，九蒸九晒　直生地洗净晒干　仙灵脾去边毛　生绿豆洗净晒干，各四两

上七味，滴花烧酒二十斤，封浸一月。茹素者去猪油，加耿柿饼一斤可也。此酒健步驻颜，培养心肾，衰年饮之甚妙。或但以猪脂白蜜浸之，名玉液酒。温润补肺，泽肌肤，美毛发，治老年久嗽极效。随息自验。

固春酒方　治风寒湿袭入经络，四肢痹痛不舒，俗呼风气病，不论新久，历治辄效。

鲜嫩桑枝　大豆黄卷或用黑大豆亦可　生苡仁　枢木子即十大功劳红子也，黑者名极木子，亦可用，无则用叶，或用南天烛子亦可，各四两　金银花　五加皮　木瓜　蚕砂各二两　川黄柏　松子仁各一两

上十味，绢袋盛而缝之。以好烧酒十斤，生白蜜四两，共[1]装坛内，将口封固扎紧。水锅内蒸三炷香取起，放泥地上七日，即可饮矣。每日量饮一二杯。病浅者一二斤即愈。

定风酒方

天冬　麦冬　生地　熟地　川芎　五加皮　牛膝　秦艽各五钱　川桂枝三钱

上九味，绢袋盛之。以滴花烧酒二十斤，净白蜜、赤沙糖、陈米醋各一斤，搅匀，浸入瓷坛，豆腐皮封口，压以巨砖，安水锅内，蒸三炷香。坛须宽大，则蒸时酒弗溢出也。取起，埋土中七日，此内府方也。功能补血息风而健筋骨，且制法甚奇，凡患虚风病者，饮之辄愈，而药味平和，衰年频服，极有裨益，并无流弊。

按：酒性皆热，而烧酒更烈，韧如羊肠，润如猪脂，并能消化，故不但耗谷麦，亦最损人，尤宜禁之。然治病养老之功亦不可没。世传药酒，率以刚燥之品助其猛烈，方名虽美，而遗患莫知。惟此七方，用药深有精义，洵属可传。但饮贵微醺，不可过恣，始为合法。虚寒衰老之人，寒宵长夜，苦难酣眠达晓，宜制小银瓶，略如鼻烟壶式，口用旋盖，以暖酒灌入，佩于衷衣兜肚之间，酒可彻夜不凉。丁夜醒时，饮而再睡，不烦人力，恬适自如，补益之功甚大。若能此外勿饮，更可引年。凡饮酒，并宜隔汤炖[2]温也。

淡巴菰[3]

辛，温。辟雾露秽瘴之气，舒忧思郁懑之怀，杀诸虫，御寒湿。前明军营中始吸食之，渐至遍行天下，不料其为亚片[4]烟之先兆也。然圣祖最恶之，而昧者犹以熙朝瑞草誉之，谬矣。

卧房卑湿，以干烟叶厚铺席下良，并可以辟臭虫、蜈蚣、蛇、蝎诸虫也。

〔1〕共，原作“其”，据文义改。
〔2〕炖：原作“顿”，同音通假。
〔3〕淡巴菰：英文“tobacco”的译音，即烟或烟叶，其他文献中，大多译成“他巴古”。
〔4〕亚片：英文“opium”的译音，即鸦片。

绞肠痧，烟筒中垢如豆大一丸[1]，放病人舌下，掬水灌之，垂死可活。

蛇咬及诸毒虫螫，以烟筒中垢涂之。

亚片

亚片入药，亦始前明，李濒湖《本草纲目》收之。国朝乾隆间，始有吸其烟者。初则富贵人吸之，不过自速其败亡；继则贫贱皆吸之，因而失业破家者众，而盗贼满天下。以口腹之欲，致毒流宇内，涂炭生民，洵妖物也，智者远之。亦有因衰病而误堕其中者，以吸之入口，直行清道，顷刻而遍一身，壅者能宣，郁者能舒，陷者能举，脱者能收，凡他药不能治之病，间有一吸而暂效者，人不知其为劫剂，遂诧以为神丹，而曰病吸此，尤易成瘾[2]，迨瘾既成，脏气已与相习，嗣后旧疾复作，必较前更剧，而烟亦不能奏效矣。欲罢不能，噬脐莫及，乃致速死，余见实多，敢告世人，毋蹈覆辙。徐松龛云：天竺自六朝后皆称印度。今五印度为英吉利所辖，进口货物，近以亚片为主。宇宙浮孽之气，乃独钟于佛国，何其怪也。

戒法：断瘾之方，验者甚少，且用烟或烟灰者居多，似乎烟可少吸，一不服药，瘾即如故。惟此方日服，仍可吸烟，旬余瘾自渐减，又不伤身。盖物性相制，此药专治亚片之毒，故能断瘾，绝无他患也。方用鲜松毛数斤，略杵，井水熬稀膏，每晨开水化服一二钱。或每土一斤，用松树皮半斤，煎汤熬烟，如常吸食，瘾亦渐断。或以一味甘草熬为膏，调入烟内，初且少人，渐以加多，如常吸之，断瘾极效。

解毒：肥皂或金鱼杵烂，或猪屎水和，绞汁灌之，吐出即愈。甘草煎浓汁，俟凉频灌。生南瓜捣，绞汁频灌。青蔗浆恣饮。凡服烟而死，虽身冷气绝，若体未僵硬，宜安放阴处泥地，一经日照，即不可救。撬开牙关，以竹箸横其口中，频频灌以金汁、南瓜汁、甘草膏之类，再以冷水在胸前摩擦，仍将头发解散，浸在冷水盆内，或可渐活。

谷食类第二

籼米

甘，平。宜煮饭食。补中养气，益血生津，填髓充肌，生人至宝。量腹节受，过饱伤人。凡患病不饥，妇人初产，感证新愈，并勿食之。磨粉蒸糕，松而不韧，病人弱体可作点心。饭露生津，补虚疗膈。

籼种甚多，有早、中、晚三收，赤、白二色，以晚收色白者良。凡不种粳之处，皆呼籼为粳，湖州蒸谷或炒谷而藏之，作饭尤香。早收者性温，不耐久藏。

汪谢城曰：凡八谷一类之中，必皆有大小、早晚、粘不粘各种。如稻为一谷，其粘者为糯，不粘者为粳，而籼又粳之别种。呼籼为粳，犹呼穬为大麦，未为大误。吾

[1] 丸：原作“九”，据文义改。
[2] 瘾：原作“引”，据文义改。

乡蒸谷、炒谷米，用米少而得饭多，不但取其香也。郑元庆《湖录》论之甚详。

粳米

亦作梗。甘，平。宜煮粥食，功与籼同。籼亦可粥而粳较稠，粳亦可饭而籼耐饥。粥饭为世间第一补人之物，强食亦能致病戕生。《易》云：节饮食。《论语》云：食无求饱。尊生者，能绎其义，不必别求他法也。惟患停饮者不宜啜粥，痧胀霍乱，虽米汤不可入口，以其性补，能闭塞隧络也。故贫人患虚证，以浓米饮代参汤，每收奇绩。若人众之家，大锅煮粥时，俟粥锅滚起沫团，酞滑如膏者，名曰米油，亦曰粥油。撇取淡服，或加炼过食盐少许服亦可，大能补液填精，有裨羸老。至病人、产妇，粥养最宜，以其较籼为柔，而较糯不粘也。亦可磨粉作糕。而嘉兴人不善藏谷，收米入囤，蒸罨变红，名曰冬舂米，精华尽去，糟粕徒存，暴殄天物，莫此为甚。炒米虽香，性燥助火，非中寒便泻者忌之。又有一种香粳米，自然有香，亦名香珠米，煮粥时稍加入之，香美异常，尤能醒胃。凡煮粥宜用井泉水，则味更佳也。

糯米冻米、炒米、诸米泔、诸禾秆

一名元米，亦名占米。甘，温。补肺气，充胃津，助痘浆，暖水脏。酿酒熬饧，造作饼饵。若煮粥饭，不可频餐，以性太粘滞难化也。小儿、病人尤当忌之。

冻米　冬月所制性不粘滞，止泻补脾。

炒米　香燥助火，多食伤津。

脾虚泄泻，糯米炒黄磨粉，加白沙糖调服。

虚寒多溺，糯米饭杵为糍，卧时煮热，细嚼食之。

诸米泔　第二次者清而可用。清热止烦渴。

诸禾秆　甘，温。煎汁饮，治寒湿发黄，停食腹胀，消牛肉积。作荐御寒，暖于棉絮。挼穰籍靴鞋，暖足去湿。烧灰淋汁，冷服解砒毒。

饴

稀者为饴，干者为饧，诸米皆可熬，以糯米熬者为胜。甘，温。补中，益气，养血，能助湿热，动火生痰。凡中满吐逆、疸疟、疳膨、便闭、牙痛、水肿、目赤等证，皆忌之。

鱼脐疔、瘭疽、病疮，并用饴糖涂。

稻芒、鱼骨鲠喉，及误吞竹、木、钱、钗，中天雄、附子、草乌毒，并宜频食饴糖。

解银黝毒，日用饴糖四两作小丸，不时以麻油吞下，须服过百日外，方无虑。

火烧成疮，饧糖烧灰傅。

粟米

色有青黄，粒有粗细，种类不一[1]，亦名粱，俗呼小米。功用与籼、粳二米略同，而性较凉，病人食之为宜。糯者亦名秫。

〔1〕一：原文缺此字，据文义补。

汪谢城曰：梁之粘者，固可称秫，而实非治不寐之秫。

黍米

北人呼为黄米，以其色黄也，然亦有赤者。功与籼似，厥性较温，南方所无也。

稷米

一名高粱，俗呼芦穄。甘，凉。清胃，补气，养脾。糯者名秫，治阳盛阴虚，夜不得寐，及食鹅鸭成癥。凡黍、稷、粟之糯者，皆可酿酒造饧。而南方稷米，但有不粘者耳。

汪谢城曰：前人本草，分别多误，惟程氏《九谷考》所辨为是。《本草纲目》以粘不粘分黍稷，是分一谷为二谷也。

小麦面

甘，温。补虚乏，实皮肤，厚肠胃，强筋力。北产重罗者良。造为挂面，可以致远，病人食之甚宜。南方地卑，麦性粘滞，能助湿热，时感及疟痢、疳疸、肿胀、脚气、痞满、痧胀、肝胃痛诸病并忌之。新麦尤甚。惟单酵水造为蒸饼，较不助病，且可入药。

跌打挫朒，白面同栀[1]子捣匀，水调涂。

远行脚趼成疱，白面水调涂。

大衄血出，飞罗面入盐少许，冷水调服三钱。

大便久泻，飞罗面炒熟，每晨加白沙糖，或炒盐调服。

麸面筋、麦粉

麦皮也。凡患身体疼痛及疮疡溃烂沾渍，或小儿暑月出痘，溃烂不能著席者，并用夹褥装麸藉卧，性凉而软，洵妙法也。

面筋 麸入水中，洗揉而成。性凉。解热，止渴消烦，劳热人宜煮食之，但不易化，须细嚼之。误吞钱者，以面筋放瓦上炙存性，研末，开水调服。在喉者即吐出，入腹者从大便下。

麦粉 麸洗面筋澄出之浆，滤干成粉，俗呼小粉。甘，凉。可为粢饵、素食、浆衣之用。陈久者炒焦，以醋熬成膏，治一切痈疡、汤火伤。

大麦

一名辫麦，一名穬麦。种类不一，方土不同，今人罕食。药肆以之造麦糵，金华人以之饲猪，故其肉最佳，而造为兰熏，甲于天下也。

汪谢城曰：麦[2]为小麦，牟为大麦，穬麦一名稞麦，则大麦之别种。南方无牟，即呼穬为大麦，实则同类而异种也。大麦须有消肿胀之功，穬麦须亦可用。

莜麦

亦作荞，俗名乌麦。甘，温。罗面煮食，开胃宽肠，益气力，御风寒，炼滓秽，磨积滞。与芦菔同食良。以性有微毒，而发痼疾，芦菔能制之也。而易长易收，尤为救

[1] 栀：原作“卮”，据文义改。
[2] 麦：原作“来”，据文义改。

荒极品，各处皆宜广种为是。另有一种味苦者，虽不堪食。亦可济荒。

小儿丹毒、热疮，莜麦面醋调涂。白浊白带，脾积久泻，休息痢，并宜食此面。

痢疾，炒熟莜麦二钱，沙糖汤调下。

绞肠痧痛，莜麦炒焦，开水调服。

汤火伤，莜面炒黄，水和傅。

玉蜀黍

一名玉高粱，俗名苞芦，又名纡粟，又名六谷。嫩时采得去苞须，煮食味甚甜美。老则粒坚如石，舂磨为粮，亦为救荒要物。但粗粝性燥，食宜半饱，庶易消化。至东廧穇子，各种杂粮，及黄精、玉竹之类，并可充饥作食，造酒济荒，兹不备载。

苡米

甘，平。健脾益胃，补肺缓肝，清热息风，杀虫胜湿。故治筋急拘挛，风湿痿痹，水肿消渴，肺痿吐脓，咳嗽血溢，肺、胃、肠痈，疝气五淋，干湿脚气，便泻霍乱，黄疸，蛔虫诸病，并煮汤饮，亦可蒸食，煮粥煮饭，无不宜之。脾约便艰，不宜多食。性专达下，孕妇忌之。

黑大豆黑大豆皮、大豆黄卷

甘，平。补脾肾，行水调营，祛风邪，善解诸毒。性滞壅气，小儿不宜多食。服厚朴者忌之。服蓖麻子者，犯之必死。小者名穞豆，品较下，仅堪喂马，故名马料豆。俗谓功胜黑大豆，殊失考也。

辟谷救荒，黑豆淘净，蒸极透，晒干，如是三次，九次更妙。磨细末，柿饼煮烂去蒂、核。与豆末等分，捣丸，鸡子大，每细嚼一丸，津液咽下，勿用汤水，可终日不饥。远行携带甚便，且可任吃诸物，略无所忌。又能滋补脾肾，而治噎食、便泻等病。

辟疫稀痘，解诸药毒。黑大豆二合，甘草一钱，煎汁频饮。

黑大豆皮　入药止盗汗。

大豆黄卷　即黑大豆为蘖也。治湿痹、筋挛、膝痛，消水病胀满，非表散药也。

黄大豆

甘，平。补中解毒。宜煮食，炒食则壅气。浸罨发芽，摘根为蔬，味最鲜美。肺痈痧气，生嚼不腥，疑似之间，试之甚验。

痘后痈毒，嚼生黄豆涂之，即溃。浸胖，捣涂诸痈疮亦妙。

青大豆

甘，平。补肝养胃。嫩时剥而为肴，味极鲜美。盐水煮而烘之，可以久藏致远。

诸豆有早、中、晚三收，以晚收粒大者良。并可作腐、造酱、榨油。惟青豆性较软，更为食品所宜，荚阔粒扁者尤佳。

兵荒救饥，豆青黄随用七斗，脂麻黑白不拘三斗，并淘净即蒸，蒸过即晒，晒干去壳，再蒸再晒，凡三次，捣极熟，丸胡桃大，每细嚼一丸，津咽下，可三日不饥。诸无所忌。所费不多，一料可济万人。

白豆

豆具五色，功用略同。惟白者夏熟早收，故粒小而性温，能发病也。

赤豆

甘，平。补心脾，行水消肿，化毒排脓。多食耗液。蛇咬者百日内忌之。以紧小而赤黯色者入药，其稍大而鲜红淡红色者，止为食用，故《本草》以赤小豆名之。后人以广产木本、半红半黑之相思子，亦有红豆之名，遂致误用。亦犹黑大豆，有紧小为雄一言，而昧者讹为马料豆也。

水肿脚气，赤小豆一斗，煮极烂，取汁五升，温渍足膝，兼食小豆，勿杂食。

水鼓腹大，动摇有声，皮肤黑者，赤小豆三升，白茅根一握，水煮食豆，以消为度。

乳汁不通，赤小豆煮汁饮，或煮粥食。

诸般痈毒，赤小豆生研，入苎根杵匀，鸡子清调傅。

丹毒如火，赤小豆末，鸡子清稀调涂之。

绿豆绿豆皮、绿豆粉

甘，凉。煮食清胆养胃，解暑止渴，润皮肤，消浮肿，利小便，已泻痢，析酲弭疫。浸罨发芽，摘根为蔬，味极清美。生研绞汁服，解一切草木金石诸药、牛马肉毒。或急火煎清汤冷饮亦可。

绿豆皮 入药，清风热，去目翳，化斑疹，消肿胀。

绿豆粉 宜作糕饵素馔，食之清积热，解酒食诸毒。新汲水调服，治霍乱转筋，解砒石、野菌、烧酒及诸药毒。

暑月痱疮，绿豆粉、滑石和匀扑。

打扑损伤，绿豆粉炒紫色，新汲水调傅，以杉木皮缚定。杖疮疼痛，绿豆粉炒研，鸡子清和涂。

一切痈肿初起，绿豆粉炒黄黑色，牙皂一两同研，米醋调傅，皮破者油调之。

外肾生疮，绿豆粉、蚓粪等分研涂之。

蚕豆

以其熟于蚕时，故名蚕豆，一名佛豆。甘，平。嫩时剥为蔬馔，味甚鲜美。老则煮食，可以代粮，炒食可以为肴。性主健脾快胃，浸以发芽，更不壅滞。亦可煮糜作糕饵。肆中磨细，搀入小粉，亦可烫皮搓索以混绿豆粉。

豌豆

粒圆如珠，《尔雅》名戎菽，《管子》作荏菽，《本草》名胡豆，《唐史》作毕豆，《辽志》作回回豆，俗呼淮豆，亦曰寒豆。甘，平。煮食和中生津，止渴下气，通乳消胀。研末涂痈肿，擦面去䵟黯，亦可作酱用。

豇豆

甘，平。嫩时采荚为蔬，可荤可素。老则收子充食，宜馅宜糕。颇肖肾形，或有微补。

扁豆扁豆花

甘，平。嫩荚亦可为蔬，子以白者为胜。去皮煮食，补肺开胃，下气止呕，清暑生津，安胎去湿。治带浊时痢，解鱼酒药毒。炒熟则温，健脾止泻。患疟者忌之。

赤白带下，白扁豆为末，米饮下，每服二钱。

毒药伤胎，腹痛口噤，手强头低，自汗，似乎中风，九死一生，人多不识，若作风治，必死无疑。生白扁豆末，米饮服方寸匕，或浓煎汁亦可。亦解轻粉毒，宜冷饮。

霍乱转筋，生白扁豆末，冷水和，少入醋服，或以藤叶捣汁服。

砒石、诸鸟兽肉毒，生白扁豆末，冷水和服。

扁豆花 治痢疾，崩带，解诸药毒。

刀豆

嫩荚可酱以为蔬，蜜以为果。子老入药，甘平下气，温中止哕。

薯蓣

一名山药。甘，平。煮食补脾肾，调二便，强筋骨，丰肌体，辟雾露，清虚热。既可充粮，亦堪入馔，不劳灌溉，广种为宜。子名零余子，功用相同。肿胀、气滞诸病均忌。

噤口痢，山药半生半炒，研末，米饮下二钱。

诸肿毒，山药捣烂涂，即散。

甘薯

一名番薯，一名地瓜，亦名山薯。甘，温。煮食补脾胃，益气力，御风寒，益颜色。种类不一，以皮赤、无筋、味纯甘者良。亦可生啖。凡渡海注船者，不论生熟，食少许即安。硗瘠之地，种亦蕃滋，不劳培壅，大可救饥。切而蒸晒，久藏不坏。切碎同米煮粥食，味美益人。惟性大补，凡时疫、疟痢、肿胀、便秘等证，皆忌之。

调和类第三

胡麻

一名脂麻，俗名油麻。甘，平。补五内，填髓脑，长肌肉，充胃津，明目息风，催生化毒。大便滑泻者勿食。有黑、白二种，白者多脂。相传谓汉时自大宛来，故名胡麻。生熟皆可食，为肴为饵，榨油并良，而不堪作饭。《本草》列为八谷之麻，误矣。古人救饥用火麻，即《本经》之大麻，殆即八谷之麻也。

小儿初生，嚼生脂麻，绵包与咂[1]，最下胎毒，频咂可稀痘。

妇人乳少，脂麻炒研，入盐少许食之。此方可作小菜，杭人呼为脂麻盐，余最喜之，且可

〔1〕咂：原作“师”，误，据《本草纲目》改。后同不注。

治口臭。孕妇乳母，尤宜常食，甚益小儿也。

腰脚疼痛，新脂麻炒香杵末，日服合许，温酒蜜汤任下，以愈为度。

溺血，脂麻杵末，东流水浸一宿，平旦绞汁，煎沸服。

头面诸疮，妇人乳疮，阴疮，生脂麻嚼烂傅。

谷贼稻芒阻喉也，脂麻炒研，白汤下。

汤火伤，诸虫咬伤，脂麻生研涂。

麻酱

脂麻炒如法，磨为稀糊，入盐少许，以冷清茶搅之则渐稠，名对茶麻酱。香能醒胃，润可泽枯。羸老、孕妇、乳媪、婴儿，脏躁、疮家及茹素者，借以滋濡化毒，不仅为肴中美味也。

脂麻油

甘，凉。润燥，补液息风，解毒杀虫，消诸疮肿。烹调肴馔，荤素咸宜。诸油惟此可以生食，故为日用所珍，且与诸病无忌，惟大便滑泻者禁之。凡方书所载香油，即麻油也。久藏泄气，则香味全失，故须随制随用。渣亦香甘，可为食料。笋得之而味美质软，故麻渣不可以壅竹。

漏胎、难产因血液干涩也，麻油、白蜜各一两，同煎数十沸温服。

小儿丹毒、汤火灼伤，生麻油涂浸，并饮之。

小儿发热，不拘风寒、饮食、时行痘疹，并宜用之。以葱涎入麻油内，手指蘸油，摩擦小儿五心、头面、项背诸处，辄愈。

蛊毒及砒石、河豚毒，多饮生麻油即吐出。

肿毒初起，麻油煎葱黑色，趁热通手旋涂，自消。虽大毒初起，若内服一二斤，毒气自不内攻也。猘犬、毒蛇咬者，亦宜先饮生麻油一二盏良。

打扑伤肿，麻油熬熟，和醇酒服，以火烧地令热，俾卧之，立愈无痕。

茶油

甘，凉。润燥，清热息风，解毒杀虫，上利头目。烹调肴馔，日用所宜。蒸熟用之，泽发生光。诸油惟此最为轻清，故诸病不忌。燃[1]灯最亮而不损目。泽发不腻，其渣浣衣去垢，岂他油之浊腻可匹哉！

豆油

甘、辛，温。润燥，解毒，杀虫。熬熟可入烹炮，虽谷食之精华，而肥腻已甚。盛京来者，清澈独优。燃灯甚亮。

菜油

甘、辛，温。润燥杀虫，散火丹，消肿毒。熬熟可入烹炮。凡时感、痧胀、目疾、喉证、咳血、疮疡、痧痘、疟疾、产后，并忌之。以有微毒，而能发风动疾也。世俗以其气香而尚之，罔知其弊，以致疾病缠绵而不察。惟外用涂汤火伤，刮痧，调疮药，皆妙。肆中或以花生、苏子等油羼之。

〔1〕燃：原作“然”，通“燃”。

盐

咸，凉。补肾，引火下行，润燥祛风，清热渗湿，明目杀虫，专治脚气。和羹腌物，民食所需。宿久卤尽色白，而味带甘者良。擦牙固齿，洗目去翳，点蒂[1]钟坠，傅蛇虫螫，吐干霍乱，熨诸胀痛。

霍乱转筋，盐卤摩拓患处，或以裹脚布浸卤束之。并治诸般脚气。无卤用极咸盐汤亦可。凡无病人濯足，汤中常加盐卤，永无脚疾。

豉

俗呼豆豉。咸，平。和胃，解鱼腥毒，不仅为素肴佳味也。金华造者胜。淡豉入药和中，治温热诸病。

酱酱油

纯以白面造者，咸甘而平，调馔最胜。豆酱以金华兰溪造者佳，咸平。

酱油[2] 笃油则豆酱为宜，日晒三伏，晴则夜露。深秋第一笃者胜，名秋油，即母油，调和食味，荤素皆宜，痘瘄新脱时食之则瘢黑。嘉兴造者咸寒，以少日晒之功也，油亦质薄味淡，不耐久藏。

猘犬咬及汤火伤，未成疮者，以酱涂之。

中砒毒，豆酱调水服。

胎气上冲，及虚逆呕吐，好酱油开水调服；亦解亚片毒。

醋

酸，温。开胃养肝，强筋暖骨，醒酒消食，下气辟邪，解鱼蟹鳞介诸毒。陈久而味厚气香者良。性主收敛，风寒咳嗽，外感疟痢，初病皆忌。《续文献》云：狮子日食醋、酪各一瓶。故俗谓狮吼为“吃醋”云。

产后血运，热病神昏，惊恐魂飞，客忤中恶，并用铁器烧红，更迭淬醋中，就病人之鼻以熏之。

汤火伤，醋淋洗。

诸肿毒，醋调大黄末涂。

糟糟油

甘、辛，温。醒脾消食，调脏腑，除冷气，杀鱼腥毒。以杭绍白糯米所造，不榨酒而极香者胜。拌盐糟藏诸食物，味皆美嫩。

惟发风动疾，痧痘、产后、咽喉、目疾、血证、疮、疟均忌之。

糟油[3] 以糟入油料制为糟油，调馔香美，然亦发疾，非病人所宜。

扑损打伤及蛇虫蜂螫，酒糟罨。

蜜

蜜者，密也。味甘质润而性主固密护内，故能补中益气，养液安神，润肺和营，

〔1〕蒂：原作“帝”，通“蒂”。

〔2〕酱油：原无，据目录标题附录加。

〔2〕糟油：原无，据目录标题附录加。

杀虫解毒。生者凉，熟者平。以色白起沙，而作梨花香者为胜。炼法以器盛置重汤中煮一日，候滴水不散为熟蜜。或以蜜一斤，入水四两，放砂石器内，桑柴火慢熬，掠去浮沫，至滴水成珠亦可。但经火炼，其性温也。若果饵肴馔，渍制得宜，味皆甘美，洵神品哉！忌同葱食。痰湿内盛、胀满呕吐者亦忌。以之丸[1]药，须察其宜，颟顸滥用，焉能济事哉？

汤火、热油伤，蜜涂。

产后口渴，炼蜜调白汤服。

川椒

一名蜀椒，一名巴椒，一名汉椒。辛，热。温中下气，暖肾祛寒，开胃杀虫，除湿止泻，涤秽舒郁，消食辟邪。制鱼腥、阴冷诸物毒，辟蝇、蚋、蜈蚣、蚊、蚁等虫。多食动火堕胎，阴虚内热者忌之。闭口者杀人，中其毒者，冷水解之。

漆疮作痒，川椒煎汤浣。凡入漆所，嚼川椒涂鼻中，不患漆疮，并辟疫秽邪气。

妇人秃鬓，川椒四两酒浸，密室内日日涂之。

花椒

本名秦椒，一名檓。辛，温。调中下气，除湿杀虫，止痛行瘀，解鱼腥毒。

胡椒

辛，温。温中除湿，化冷积，止冷痛，去寒痰，已寒泻，杀一切鱼肉、鳖、蕈、阴冷食毒。色白者胜。多食动火烁液，耗气伤阴，破血堕胎，发疮损目，故孕妇及阴虚内热、血证、痔患，或有咽喉、口齿、目疾者皆忌之。绿豆能制其毒。

发散寒邪，胡椒、丁香各七粒，碾碎，以葱白杵膏，和涂两手心，合掌握定，夹于大腿内侧，温覆取汗。

蜈蚣咬，嚼胡椒封。

辣茄

一名椴，一名藙，亦名越椒，俗名辣子，亦曰辣椒、辣虎、辣枚子。各处土名不一，其实即古人重九所佩之食茱萸也。辛、苦，热。温中燥湿，御风寒，杀腥消食，开血闭，快大肠。种类不一，先青后赤。人多嗜之，往往致疾。阴虚内热，尤宜禁食。

丁香

辛，温。暖胃，去湿散寒，辟恶杀虫，消痞解秽，已冷利，止冷痛，疗虚哕，补虚阳，制酒肉、鱼蟹、瓜果诸毒。古人噙之奏事，治口臭也。阴虚内热人忌之。

辟秽，丁香一两为末，川椒六十粒，和之，绢囊盛佩。

过食蟹、蚌、瓜果致病，丁香末五分，姜汤下。

乳头裂破，丁香末傅，并治痈疽恶肉，外以膏药护之。

阴冷，母丁香为末，纱裹如指大纳入。

反胃，母丁香一两为末，盐梅肉捣丸芡子大，每噙一丸。

胃寒吐泻，母丁香、橘红等分研，蜜丸豆大，米汤下一丸。

[1] 丸：原作“九”，据文义改。

桂皮

辛，温。暖胃，下气和营，燥湿去风，杀虫止痛，制鸟兽、鳞介、瓜果诸毒。血虚内热、温暑时邪诸病均忌。

桂花

辛，温。辟臭，醒胃化痰。蒸露、浸酒、盐渍、糖收、造点、作馅，味皆香美悦口。亦可蒸茶油泽发。

松花

花上黄粉，及时拂取，和白沙糖作糕饵，食之甚美。亦可酿酒。主养血息风。多食亦能助热。单服治泻痢，随证以汤调。

椿芽

香椿嫩叶也。甘、辛，温。祛风解毒。入馔甚香，亦可瀹熟腌焙为脯，耐久藏。多食壅气动风，有宿疾者勿食。

玫瑰花

甘、辛，温。调中活血，舒郁结，辟秽和肝。蒸露熏茶，糖收作馅，浸油泽发，烘粉悦颜，酿酒亦佳。可消乳癖。

茉莉花

辛、甘，温。和中下气，辟秽浊，治下痢腹痛。熏茶、蒸露、入药皆宜。珍珠兰更胜。

甜菊花

甘，凉。清利头目，养血息风，消疔肿。点茶、蒸露、酿酒皆佳。苦者勿用。余如野蔷薇、金银花，功用略同，可类推也。

久患头风，或目疾时作，甘菊花去蒂装枕用。

疔肿垂死，甘菊花一握，捣汁饮；冬月取根用。

女人阴肿，甘菊苗杵烂煎汤，先熏后洗。

薄荷叶

辛、甘、苦，温。散风热，清利头目、咽喉、口齿诸病，和中下气，消食化痰，开音声，舒郁懑，辟秽恶邪气，疗霍乱痧疮。酿酒、蒸糕、熬糖、造露均妙。惟虚弱多汗者忌之。

鼻衄，薄荷叶塞。

血痢，薄荷叶煎服。

蛇、蜂、猫伤，薄荷绞汁涂。

汪谢城曰：薄荷多服，耗散真气，致生百病。余尝亲受其累，不可不知。如浸火酒，拌水烟，人多嗜之，实阴受其害而不觉耳！

紫苏叶

辛、甘，温。下气安胎，活血定痛，和中开胃，止嗽消痰，化食，散风寒。治霍乱脚气，制一切鱼、肉、虾、蟹毒。气弱多汗、脾虚易泻者忌食。

干霍乱，紫苏煎服；并治蛇咬及中蟹毒。

乳痈肿痛，紫苏汤频饮，渣滓封患处。

金疮、跌打出血，紫苏杵烂傅；并治猘犬咬。

茴香

辛、甘，温。调中开胃，止痛散寒。治霍乱、蛇伤、癞疝、脚气，杀虫辟秽。肴馔所宜，制鱼肉腥臊、冷湿诸毒。

小便频数而色清不渴者，茴香淘净，盐炒研末，炙糯米糕蘸食。

莳萝

一名小茴。辛、甘，温。开胃健脾，散寒止痛，杀虫消食，调气止呕。定腰齿之疼，解鱼肉之毒。

蔬食类第四

葱

辛、甘，平。利肺通阳，散痈肿，祛风达表，安胎止痛，通乳和营。主霍乱转筋、奔豚、脚气，调二便，杀诸虫，理跌扑金疮，制鱼肉诸毒。四季不凋、味辛带甘而不臭者良。气虚易汗者不可单食，又忌同蜜食。

胎动下血，葱白煎浓汁饮，未死即安，已死即下，未效再饮。

中恶卒死，急取葱心黄，刺入鼻中，男左女右，入七八寸，血出即愈。并以葱刺入耳中五寸，亦治自缢垂死。

小儿无故卒死，以葱白纳入下部及两鼻孔内，气通或嚏即生。

小儿盘肠内钓腹痛，以葱汤洗儿腹，仍捣葱贴脐上，良久，溺出痛止。

小便闭胀，葱白三斤，剉炒，帕包二个，更互熨小腹。

阴囊肿痛，煨葱入盐杵烂涂。

赤白痢，葱白一握，细切，和米煮粥，日日食之。

一切肿毒，葱白[1]杵烂，和蜜涂；并治跌打杖伤，金疮挫朒，流注走痛，筋骨痹疼，脑破血流，痈毒初起，均宜厚傅，可取立效。

乳痈初起，葱白煮汁饮；并解金银毒。

韭

辛、甘，温。暖胃补肾，下气调营。主胸腹腰膝诸疼，治噎膈，经、产诸证，理打扑伤损，疗蛇、狗、虫伤。秋初韭花，亦堪供馔。韭以肥嫩为胜，春初早韭尤佳。多食昏神。目证、疟疾、疮家、痧痘后均忌。

产后血运，切韭安瓶中，沃以热醋，令气入鼻中。

〔1〕白：原作“自”，据文义改。

产后怒哭伤肝，呕青绿水，韭汁入姜汁少许和服。

卒然中恶，韭汁注鼻中。

漏脯、郁肉、诸食物毒，韭汁灌之。

薤

辛温散结，定痛宽胸，止带安胎，活血治痢。多食发热。忌与韭同。

奔豚气痛，捣薤汁服。

赤白痢、产后痢、小儿疳痢，薤白和米煮粥食。

汤火伤，薤白和蜜杵涂。

蒜

今名小蒜，俗曰夏蒜，相传此为中国之蒜。辛温。下气，止痛杀虫，发风损目，病后忌之。

葫

今名大蒜，汉时自西域来。生辛，热，熟甘，温。除寒湿，辟阴邪，下气暖中，消谷化肉，破恶血，攻冷积。治暴泻腹痛，通关格便秘，辟秽解毒，消痞杀虫。外灸痈疽，行水止衄，制腥臊、鳞介诸毒。入药以独子者良。昏目损神，不宜多食。阴虚内热，胎产、痧痘、时病、疮疟、血证、目疾、口齿、喉舌诸患，咸忌之。子、苗皆可盐藏，叶亦可茹，性味相似。

干、湿霍乱转筋，噤口痢，鼻渊，鼻衄不止，并捣蒜贴涌泉穴。

水肿溺闭，大蒜、田螺、车前子等分杵，摊脐中。

喉痹肿痛、诸物鲠喉，并以大蒜塞鼻中。

阴疽阴毒，以蒜片安疮顶，艾炷灸之。

蛇、蝎、蜈蚣咬，杵蒜封之。

心腹冷痛、虚寒泻痢，陈年醋浸大蒜，食数颗。

芸薹

辛、滑、甘，温。烹食可口。散血消肿，破结通肠。子可榨油，故一名油菜。形似菘而本削、茎狭叶锐，俗呼青菜，以色较深也。发风动气，凡患腰脚口齿诸病，及产后、痧痘、疮家、锢疾、目证、时感，皆忌之。

游风丹毒，妇人乳吹，并以油菜捣敷。兼可煎洗诸疮。

芫荽

本名胡荽。辛，温。散寒，辟邪解秽，杀虫止痛，下气通肠，杀鱼腥，发痘疹。多食损目，凡病忌之。子，性味略同。

上七品，二氏以为荤菜，谓其损性灵也。

痘疹不达，胡荽二两切碎，以酒二大盏煎沸沃之，盖定，勿令泄气，候冷去滓，微微含喷，从项背至足令遍，勿噀头面。按《直指方》云：痘疹不快，用此喷之，以辟恶气。床帐上下左右，皆宜挂之，以御天癸淫佚、寒湿诸气，一应秽恶，所不可无。然惟儿体虚寒，天时阴冷，喷之故妙。若儿壮实，及春夏晴暖，阳气发越之时，用之助虐，以火益火，胃中热炽，毒血聚蓄，则必变黑陷也。不可不慎！今人治痘疹，不辨证之寒热、时之冷暖，辄用芫荽子入药者，误人多矣。

芥腌芥卤、白芥子

辛甘而温。御风湿，根味尤美。补元阳，利肺豁痰，和中通窍，腌食更胜。开胃性平。以冬收细叶无毛、青翠而嫩者良。一名雪里蕻，晴日刈之，晾至干瘪，洗净，每百斤以燥盐五斤，压实腌之。数日后，松缸一伏时，俾卤得浸渍；如卤少，泡盐汤候冷加入，仍压实。一月后开缸，分装坛瓮，逐坛均以卤灌满浸为法，设卤不敷，仍以冷盐汤加之，紧封坛口，久食不坏，生熟皆宜，可为常馔。若将腌透之菜于晴燥时，一日晒极干，密装干洁坛内，陈久愈佳。香能开胃，最益病人。用时切食，荤素皆宜。以之烧肉，虽盛暑不坏。或切碎腌装小坛，毋庸卤浸，但须筑实密封，尤堪藏久。

腌芥卤　煮食物，味甚鲜美。若坛盛埋土中，久则清澈如水，为肺痈、喉证神药。春芥发风动气，亦可腌食，病人忌之。

白芥子　研末，水调如糊，以纸密封半时，可作食料。辛热爽胃，杀鱼腥、生冷之毒。多食动火，内热者忌之。入药治痰在胁下及皮里膜外者。

菘

一名白菜，以其茎色白也。亦有带青色者，然本丰茎阔，迥非油菜。甘，平。养胃，解渴生津。荤素咸宜，蔬中美品。种类不一，冬末最佳。腌食晒干，并如上法，诸病不忌。喻氏尝云：白饭青蔬，养生妙法，肉食者鄙，何可与言？鲜者滑肠，不可冷食。

黄矮菜

一作黄芽菜。甘，平。养胃，荤素皆宜，雪后更佳，但宜鲜食。北产更美，味胜珍羞，亦可为菹，诸病不忌。

芜菁

即蔓菁，一名九英菘，一名诸葛菜。一种根如芦菔者，名大头菜，向产北地，今嘉兴亦种之。腌食咸甘，下气开胃，析酲消食，荤素皆宜，肥嫩者胜，诸病无忌。其子入药，明目养肝。

芦菔叶、子

俗名萝卜[1]。一名来服，言来辫之所服也。俗作莱菔[2]。生者，辛、甘，凉。有去皮即不辛者，有皮味亦不辛，生啖胜于梨者，特少耳。润肺化痰，祛风涤热。治肺痿吐衄，咳嗽失音，涂打扑、汤火伤，救烟熏欲死，噤口毒痢，二便不通，痰中类风，咽喉诸病。解酒毒、煤毒、面毒、茄子毒并捣汁饮[3]。消豆腐积，杀鱼腥气。熟者甘温，下气和中，补脾运食。生津液，御风寒，肥健人，已带浊，泽胎养血，百病皆宜。四季有之，可充粮食。故《膳夫经》云：贫窭之家，与盐饭偕行，号为三白，不仅为蔬中

---

〔1〕卜：原作“葡”，通“卜”。

〔2〕一名……莱菔：凡十五字，原在“面毒”二字之后，据文义前移。

〔3〕并捣汁饮：原在“煤毒”二字之后，据文义后移。

圣品已。种类甚多，以坚实无筋、皮光肉脆者胜。荤肴素馔，无不宜之。亦可腌晒作腊，酱制为脯。

守山粮：用坚实芦菔不拘白赤，洗净蒸熟，俟半干捣烂，再以糯米舂白，浸透蒸饭，捣如糊，二物等分合杵匀，泥竹壁上，待其自干，愈久愈坚，不蛀不烂。如遇兵荒，凿下掌大一块，可煮成稀粥一大锅，食之耐饥。或做成土坯式砌墙亦可。有心有力者，不可不知之。

反胃噎食、沙石诸淋、噤口痢疾、肠风下血，蜜炙芦菔细嚼，任意食之。

肺痿咳血，芦菔和羊肉或鲻鱼，频煮食。

消渴，芦菔煮猪肉频食，或捣汁和米煮粥食亦可。

浑身浮肿及湿热腹胀，出了子芦菔名地骷髅，煎浓饮。

叶　辛，苦。瀹过可鲜茹，可腌食，可晒干久藏尔。或生菜挂干，俟芦菔罢时洗净，浸去苦味，切碎和米煮饭，俭乡虽有年亦尔，不仅为救荒之食也。若于立冬日，采而露之，任其雨淋日晒[1]，雪压风吹，至立春前一日，入瓮封藏。如不燥透，收悬屋内，俟极干入瓮。凡[2]一切喉证，时行瘟疫，斑疹疟痢，水土不服，饮食停滞，痞满痞疸，胀泻，脚气，痧毒诸病，洗净浓煎，服之并效。

子　入药，治痰嗽、齁喘、气鼓、头风、溺闭及误服补剂。

胡芦菔

皮肉皆红，亦名红芦菔，然有皮肉皆黄者。辛甘温。下气宽肠。气微臊，虽可充食，别无功用。

羊角菜

苦、辛、甘，温。下气。病人忌食，能动风也。煎汤可洗痔疮，捣罨风湿痹痛。

菠薐

亦名菠菜。甘、辛，温。开胸膈，通肠胃，润燥活血。大便涩滞及患痔人，宜食之。根味尤美，秋种者良。惊蛰后不宜食，病人忌之。

莙菜

亦白甜菜。甘、苦，凉。清火祛风，杀虫解毒，涤垢浊，稀痘疮，止带调经，通淋治痢。妇人、小儿尤宜食之。老者良。先用清水煮去苦味其汤浣衣，最去油垢，然后再煮食之。或云，即古之葵菜也。

苋

甘，凉。补气清热，明目滑胎，利大小肠。种类不一，以肥而柔嫩者良。痧胀、滑泻者忌之，尤忌与鳖同食。

蛇、蜂、蜈蚣螫，捣苋汁服，渣傅患处。

徐灵胎云：尝见一人头风痛甚，两目皆盲，遍求良医不效，有乡人教用十字路口及人家屋脚边野苋菜，煎汤注壶内，塞住壶嘴，以双目就壶熏之，日渐见光，竟得复

〔1〕晒：原作“漉”，据文义改。

〔2〕凡：原作“尺”，据文义改。

明。愚按：《本草》苋通九窍，其实主青盲明目。而苋字从见，益叹古圣取义之精。

同蒿

一名蓬蒿，亦呼蒿菜。甘辛凉。清心养胃，利腑化痰。荤素咸宜。大叶者胜。

芹

甘，凉。清胃，涤热祛风，利口齿、咽喉、头目，治崩带、淋浊、诸黄。白嫩者良。煮勿太熟。旱芹味逊，性味略同。

荠

甘，平。明目，养胃，和肝，治痢，辟虫。病人可食。

姜

辛，热。散风寒，温中去痰湿，止呕定痛，消胀杀虫。治阴冷诸疴，杀鸟兽、鳞介、秽恶之毒。可酱渍，可糖腌。多食、久食，耗液伤营。病非风寒外感、寒湿内蓄，而内热阴虚、目疾、喉患、血证、疮疡，呕泻有火，暑热时疟，热哮火喘，胎产、痧胀及时病后、痧痘后，均忌之。

闪拗手足，跌打损伤，生姜、葱白杵烂，和面炒热罨。

初伏日，以生姜穿线，令女子贴身佩之，年久愈佳，治虚阳欲脱之证甚妙，名女佩姜。

莴苣

微辛、微苦，微寒，微毒。通经脉，利二便，析酲消食，杀虫蛇毒。可腌为脯。病人忌之。茎叶性同，姜汁能制其毒。

苦菜

本名荼，一名苦苣，亦名苦荬，北人甚珍之。苦，寒。清热，明目补心，凉血除黄，杀虫解暑，疗淋痔，愈疔痈。入馔先瀹去苦味，盛暑以之煨肉犹凝，故脾胃虚寒者忌之。不可共蜜食。或云：蚕妇亦不宜食。

血淋、溺血，苦荬一把，酒水各半，煎服。

诸疔，捣苦荬汁涂，能拔根。或预采青苗，阴干研末，水调傅亦妙。

蒲公英紫花地丁

一名黄花地丁。甘，平。清肺，利膈化痰，散结消痈，养阴凉血，舒筋固齿，通乳益精。嫩可为蔬，老则入药，洵为上品。今人但以治乳患，抑何陋耶?

别有紫花地丁，一名如意草。甘，凉。清热补虚，消痈凉血，耐饥益气，为救荒仙草。以生嚼无草气，故可同诸草木叶咀食充饥也。

萱萼

干而为菹，名黄花菜，一名金针菜。甘，平。利膈，清热，养心，解忧释忿，醒酒除黄。荤素宜之，与病无忌。

马兰

甘、辛，凉。清血热，析酲解毒，疗痔杀虫。嫩者可茹、可菹、可馅，蔬中佳品，诸病可餐。

蒲蒻

即香蒲根，《诗》云：其蔌维何？维笋及蒲是矣。甘，凉。清热，养血消痈，明目，利咽喉，坚牙，通二便。其花中蕊屑，名蒲黄，细若金粉。当欲开时便取之，可密收作果食。入药凉血消瘀，炒黑又专止血，为喉舌诸血证妙品。按草木嫩时可茹者，在在有之。惟各处好尚不同，名谓不一，因限于篇幅，繁不胜搜。姑谱一二如上，以例其余。

莼

亦作蓴。甘，凉，柔滑。吴越名蔬。下气止呕，逐水治疸。柔嫩者胜。时病忌之。

一切痈疽，莼菜捣傅，未成即消，已成即毒散。

海带

咸、甘，凉。软坚散结，行水化湿。故内而痰饮、带浊、痞胀、疝瘕、水肿、奔豚、黄疸、脚气，外而瘿瘤、瘰疬、痈肿、瘘疮，并能治之。解煤火毒，析酲消食。荤素佥宜。短细者良。海藻、昆布，粗不中食，入药功同。

紫菜

甘，凉。和血养心，清烦涤热。治不寐，利咽喉，除脚气、瘿瘤，主时行泻痢，析酲开胃。淡干者良。

石华

甘、咸，寒滑。专清上焦客热，久食愈痔，而能发下部虚寒。盛夏煎之，化成胶冻。寒凝已甚，中虚无火者忌食。粗者名麒麟菜，性味略同。

海粉

甘，凉。清胆热，去湿，化顽痰，消瘿瘤，愈瘰疬。

发菜

本名龙须菜。与海粉相同，而功逊之。

苔菜

咸，凉。清胆，消瘰疬、瘿瘤，泄胀化痰，治水土不服。

木耳

甘，平。补气耐饥，活血，治跌扑伤，凡崩淋、血痢、痔患、肠风，常食可瘳。色白者胜。煮宜极烂，荤素皆佳。

香蕈

甘，平。开胃，治溲浊不禁。包边圆嫩者佳。俗名香菰。痧痘后、产后、病后忌之，性能动风故也。

蘑菰

甘，凉。味极鲜美，荤素皆宜。开胃化痰，嫩而无砂者胜。多食发风动气，诸病人皆忌之。

鲜蕈

一名土菌。甘，寒。开胃，蔬中异味。以寒露时松花落地所生者无毒，最佳。荤素皆宜。病人均忌。或洗净沥干，以麻油或茶油沸过，入秋油浸收，久藏不坏。设莫辨良毒，切勿轻尝。中其毒者，以地浆、金汁解之。

茭白

一名菰笋，一名茭笋。甘，寒。清湿热，利二便，解酒毒，已瘷疡，止烦渴、热淋，除鼻皶、目黄。以杭州田种肥大纯白者良。精滑、便泻者勿食。

茄

一名落苏。甘，凉。活血，止痛消痈，杀虫已疟故一名草鳖甲，消肿宽肠。治传尸劳、瘕疝诸病。便滑者忌之。种类不一，以细长深紫，嫩而子少者胜。荤素皆宜，亦可腌晒为脯。秋后者微毒，病人勿食。

妇人血黄，老茄竹刀切片，阴干为末，温酒下二钱。

肠风下血，经霜茄子连蒂烧，存性研，每日空心酒服二钱匕。

癀疝、胎疝，双蒂茄悬房门上，出入视之，茄蔫所患亦蔫，茄干亦干矣。又法：双茄悬门上，每日抱儿视之二三次，钉针于上，十余日消矣。

磕伤青肿，老黄茄极大者，切如指厚，新瓦焙研，温酒服二钱匕，卧一宿，了无痕迹。

热毒疮肿，生茄一枚，割去二分，去瓤二分，似罐子形，合患处即消。如已出脓，再用取瘳。

喉痹，糟茄或酱茄，细嚼咽汁。

乳裂，老茄裂开者，阴干，烧存性，研，水调涂。

瓠瓜

亦作壶卢，俗作葫芦，一名瓠瓜，俗呼蒲芦。甘，凉。清热，行水通肠。治五淋，消肿胀。其嫩叶亦可茹。故《诗》云："幡幡瓠叶，采之烹之"也。种类不一，味甘者嫩时皆可食。苦者名匏瓜，入药用。老则皆可为器。

冬瓜练、子、皮、叶、藤

一名白瓜。甘，平。清热，养胃生津，涤秽除烦，消痈行水。治胀满、泻痢、霍乱，解鱼酒等毒。诸病不忌，荤素咸宜。惟冷食则滑肠耳！以搭棚所种，瓜不著地，皮色纯青、多毛、味纯甘而不酸者良。

诸般渴痢，煮冬瓜食之，并饮其汁。亦治水肿，消暑湿。若孕妇常食，泽胎化毒，令儿无病。与芦菔同功。

发背，冬瓜截去头，合疮上，瓜烂，截去再合，以愈为度。已溃者合之，亦能渐敛。

练 瓜瓤也。甘，平。绞汁服，止消渴，治淋，解热毒，洗面澡身去鼾黯，令人白皙。

子 古方所用瓜子，皆冬瓜子也。甘，平。润肺，化痰浊，治肠痈。

皮 甘，平。祛风热，治皮肤浮肿，跌扑诸伤。

叶 清暑。治疟痢、泄泻，止渴，疗蜂螫、恶疮。

藤 秋后齐根截断，插瓶中，取汁服，治肺热痰火，内痈诸证良。

丝瓜叶

一名天罗。甘，凉。清热解毒，安胎，行乳调营，补阳通络，杀虫理疝，消肿化痰。嫩者为肴，宜荤宜素。老者入药，能补能通，化湿除黄，息风止血。

痘疮不快，初出或未出，多者令少，少者令稀。老丝瓜近蒂三寸，连皮烧存性研，沙糖汤调下。

喉痹，丝瓜捣汁灌之。

痈疽不敛，丝瓜捣汁频抹。

酒痢，或便血腹痛，或肛门患痔，干丝瓜煅存性，研，酒服二钱。兼治乳汁不通，经阻气痛，腰痛，疝痛，酒积，黄疸等病。

化痰止嗽，丝瓜煅存性，研末，枣肉丸弹子大，每一丸酒下。

风热牙疼，丝瓜一条，以盐擦过，煅存性，研，频擦。兼治腮肿，水调傅。

小儿浮肿，丝瓜、灯薪、葱白等分，煎浓汁服，并洗。

叶　嫩时可茹。绞汁服，治痧秽腹痛。性能消暑解毒，挼贴疔肿甚妙。

虫癣，侵晨采带露丝瓜叶七片，逐片擦七下，忌鸡鱼发物。

睾丸偏坠，丝瓜叶煅存性三钱，鸡子壳烧灰二钱，同研，温酒下。

汤火伤，捣丝瓜叶傅。

苦瓜

一名锦荔枝。青则苦，寒。涤热，明目清心，可酱可腌。鲜时烧肉，先瀹去苦味，虽盛夏而肉汁能凝，中寒者勿食。熟则色赤，味甘，性平，养血滋肝，润脾补肾。

菜瓜

一名越瓜，一名梢瓜。生食甘寒。醒酒涤热。糖腌充果，醯酱为葅，皆可久藏。病目者忌。

黄瓜

一名胡瓜，《随园食单》误作王瓜。生食甘，寒。清热利水。可葅可馔，兼蓏蔬之用。而发风动热，天行病后，疳疟、泻痢、脚气、疮疥、产后、痧痘，皆忌之。

喉肿、眼痛，老黄瓜一条，上开一小孔去瓤，入芒硝令满，悬阴处，待硝透出，刮下吹点。

杖疮、汤火伤，五月五日，掐黄瓜入瓶内，封挂檐下，取水扫之。

南瓜

早收者嫩，可充馔，甘温耐饥，同羊肉食则壅气。晚收者甘，凉，补中益气，蒸食味同番薯，既可代粮救荒，亦可和粉作饼饵。蜜渍充果食。凡时病、疳、疟、疸、痢、胀满、脚气、痞闷、产后、痧痘皆忌之。

解亚片毒，生南瓜捣汁频灌。

戒亚片瘾[1]，宜用南瓜蒸熟多食，永无后患。

火药伤人，生南瓜捣傅，并治汤火伤。

枪子入肉，南瓜瓤傅之即出。晚收南瓜，浸盐卤中备用，亦良。

胎气不固，南瓜蒂煅，存性，研，糯米汤下。

虚劳内热，秋后将南瓜藤齐根剪断，插瓶内取汁服。

〔1〕瘾：原作“引”，据文义改。

芋

煮熟甘滑。利胎，补虚涤垢，可荤可素，亦可充粮。消渴宜餐，胀满勿食。生嚼治绞肠痧；捣涂痈疡初起；丸服散瘰疬，并奏奇功。煮汁洗腻衣，色白如玉；捣叶罨毒箭及蛇、虫伤。

笋

竹萌也。甘，凉。舒郁，降浊升清，开膈消痰。味冠素食。种类不一，以深泥未出土而肉厚色白，味重软糯，纯甘者良。可入荤肴，亦可盐煮，烘干为腊，久藏致远。出处甚繁，以天目早园为胜。小儿勿食，恐其咀[1]嚼不细，最难克化也。毛竹笋，味尤重，必现掘而肥大极嫩，堕地即碎者佳。荤素皆宜，但能发病，诸病后、产后均忌之。闽人造为漉笋，以货远方，极嫩者胜。煮去劣味，始可入馔。产处州者较优，惟山中盛夏之鞭笋，严寒之冬笋，味虽鲜美，与病无妨。

豆腐腐浆[2]、腐干、腐乳、腐皮、臭腐乳[3]、腐花、千层

一名菽乳。甘，凉。清热，润燥生津，解毒补中，宽肠降浊。处处能造，贫富攸宜，洵素食中广大教主也，亦可入荤馔。冬月冻透者味尤美。以青黄大豆，清泉细磨，生榨取浆，入锅点成后嫩而活者胜。

其浆煮熟未点者为**腐浆**。清肺补胃，润燥化痰。

浆面凝结之衣，揭起晾干为**腐皮**，充饥入馔，最宜老人。

点成不压则尤嫩，为**腐花**，亦曰腐脑。

榨干所造者有**千层**，亦名百叶，有**腐干**，皆为常肴，可荤可素。而腐干坚者，甚难消化，小儿及老弱、病后皆不宜食。芦菔能消其积。由腐干而再造为**腐乳**，陈久愈佳，最宜病人。其用皂矾者，名青腐乳，亦曰**臭腐乳**，疳膨、黄病、便泻者宜之。生榨腐渣炒食，名雪花菜。熟榨者，仅堪饲猪。

豆腐泔水，浣衣去垢。一味熬成膏，治臁疮甚效。

休息久痢，醋煎豆腐食。

杖后青肿，切豆腐片贴之，频易，或以烧酒煮贴，色红即易，不红乃已。

解盐卤毒，熟豆腐浆灌之。

果食类第五

梅梅花、梅叶

酸，温。生时宜蘸盐食，温胆生津，孕妇多嗜之。以小满前肥脆而不带苦者佳。食梅齿齼，嚼胡桃肉解之。多食损齿，生痰助热，凡痰嗽、疳膨、痞积、胀满、外感

〔1〕咀：原作“阻”，据文义改。

〔2〕腐浆：原作“豆腐浆”，据正文改。后“腐皮”“腐花”同。

〔3〕臭腐乳：原作“臭豆腐”，据正文改。

未清、女子天癸未行及妇女汛期前后、产后、痧痘后，并忌之。青者盐腌，曝干为白梅，亦可蜜渍糖收法制，以充方物。半黄者烟熏为乌梅，入药及染色用之。极熟者榨汁，晒收为梅酱，古人用以调馔。故《书》曰：若作和羹，尔惟盐梅也。

喉痹乳蛾，青梅二十枚，盐十二两，腌五日，取梅汁，入明矾三两，桔梗、白芷、防风各二两，牙皂三十条，俱研细末，拌汁和梅，入瓶收之，每用一枚噙咽。凡中风痰厥，牙关不开，以此擦之亦妙。

梅核膈气，半黄梅子，每个用盐一两，腌一日夜，晒干，又浸又晒，至水尽乃止。用青钱三个，夹二梅，麻线缚定，通装瓷罐内，封埋土中百日取出。每用一枚，含之咽汁，入喉立愈。

刺在肉中，白梅肉嚼傅，亦治刀箭伤出血。

乳痈肿毒，白梅煅存性研，入轻粉少许，麻油和围，初起、已溃皆可用。

诸疮努肉，乌梅肉烧存性研傅。

久崩、久痢、便血日久，乌梅烧存性研，米饮下二钱。

蛔虫上行，蛔结腹痛，乌梅煎汤饮。

指头肿痛，乌梅肉和鱼鲜捣封。

梅花　半开时收藏，或蜜渍，或点茶，或蒸露，或熬粥均妙。以绿萼白梅为佳。入药舒肝解郁，清火稀痘。

梅叶　解水毒，洗葛衣，则去霉点而不脆。

杏杏仁、杏叶

甘、酸，温。须俟熟透食之，润肺生津。以大而甜者胜。多食生痰热、动宿疾，产妇、小儿、病人尤忌之。亦可糖腌蜜渍，收藏致远，以充方物。

杏仁[1]　其核中仁，味苦入药，不堪食。

阴疮烂痛，杏仁烧黑，研膏傅。

阴户虫痒，杏仁烧存性，研烂，绵裹纳入。

肛䘌，痒痛，杏仁杵膏频傅。

小儿脐烂成风，杏仁去皮研。

箭镝在咽，或刀刃在咽膈诸隐处，杵杏仁傅。

杏叶　煎汤，洗眼癣良。

叭哒杏仁

甘，凉。润肺，补液，濡枯。

仁　味甘，平。补肺润燥，止咳下气，养胃化痰。阔扁尖弯如鹦哥嘴者良。去衣，或生或炒，亦可作酥酪。双仁者有毒，勿用。寒湿痰饮，脾虚肠滑者忌食。

桃水蜜桃、桃枭、桃仁

甘、酸，温。熟透啖之，补心活血，解渴充饥。以晚熟大而甘鲜者胜。多食生热，发痈疮、疟痢、虫疳诸患。可作脯，制酱造醋。凡食桃不消，即以桃枭烧灰，白

[1] 杏仁：原无，据正文补。

汤下二钱，吐出即愈。

别有一种**水蜜桃**，熟时吸食，味如甘露，生津涤热，洵是仙桃。北产者良，深州最胜；太仓、上海亦产，较逊。

桃枭 桃实在树，经冬不落，正月采收，中实者佳。煎汤服，止盗汗，已痁疟。

桃仁 治产后阴肿炒研傅，妇人阴疮杵烂，绵裹塞。

李

一名嘉庆子。甘、酸，凉。熟透食之，清肝涤热，活血生津。惟槜李为胜，而不能多得。不论何种，以甘鲜无酸苦之味者佳。多食生痰助湿，发疟痢，脾弱者尤忌之。亦可盐曝、糖收、蜜渍为脯。

柰

南产实小名林檎，一名来禽，一名花红。其青时体松不涩者，一名柰果。甘酸温。下气生津，和中止泻。瀹汤代茗，味极清芬，均以大者胜。多食涩脉滞气，发热生痰。北产实大名频婆，俗呼苹果。甘凉轻软，别有色香，润肺悦心，生津开胃，耐饥醒酒，辟谷救荒，洵果中仙品也。

栗

甘，平。补肾，益气，厚肠，止泻耐饥，最利腰脚，解羊肉毒。辟谷济荒，生熟皆佳，点肴并用。嫩时嚼之，作桂花香，老者风干，则甜而嫩。同橄榄食，风味尤美。以钱塘产者良。凡食均须细嚼，连液吞咽则有益。若顿食至饱，反壅气伤脾。其外感未去、痞满、疳积、疟痢、瘰疬、产后、小儿、病人、不饥便秘者并忌之。以生极难化，熟最滞气也。

枣

鲜者甘，凉。利肠胃，助湿热，多食患胀泻、热渴，最不益人，小儿尤忌。干者甘温。补脾养胃，滋营充液，润肺安神，食之耐饥，亦可浸酒。取瓤作馅，荤素皆宜。杀乌头、附子、天雄、川椒毒。卧时口含一枚，可解闷香。以北产大而坚实肉厚者，补力最胜，名胶枣，亦曰黑大枣。色赤者名红枣，气香味较清醇，开胃养心，醒脾补血，亦以大而坚实者胜。可取瓤和粉作糕饵。焚之辟邪秽。歉岁均可充粮。义乌所产为南枣，功力远逊，仅供食品，徽人所制蜜枣，尤为腻滞。多食皆能生虫助热、损齿生痰。凡小儿、产后及温热、暑湿诸病前后、黄疸、肿胀、疳积、痰滞，并忌之。

梨

甘，凉。润肺，清胃，凉心，涤热息风，化痰已嗽，养阴濡燥，散结通肠，消痈疽，止烦渴，解丹石、烟煤、炙煿、膏粱、麴糵诸毒。治中风不语、痰热惊狂、温暑等疴，并绞汁服，名天生甘露饮。以皮薄心小，肉细无渣，略无酸味者良，北产尤佳。切片贴汤火伤，止痛不烂。中虚寒泻、乳妇、金疮忌之。新产及病后，须蒸熟食之。与芦菔相间收藏则不烂。可捣汁熬膏，亦可酱食。

木瓜

酸，平。调气，和胃养肝，消胀舒筋，息风去湿。蜜渍，酒浸。多食患淋，以酸收太过也。专治转筋，能健腰脚，故老人宜佩也。

脚气筋挛，以木瓜切片囊盛，日践踏之。

霍乱转筋，木瓜一两煎服，仍煎汤浸青布，裹其足。

辟臭虫，木瓜片铺席下。

反花痔，木瓜末，鳝鱼身上涎，调涂。

霉疮结毒，木瓜一味研末，水法丸，日以土茯苓汤下三钱。

柿柿饼、柿花、柿霜、柿蒂、柿漆

鲜柿甘，寒。养肺胃之阴，宜于火燥津枯之体。以大而无核，熟透不涩者良。或采青柿以石灰水浸过，则涩味尽去，削皮啖之，甘脆如梨，名曰绿柿。凡中气虚寒，痰湿内盛，外感风寒，胸腹痞闷，产后病后，泻痢、疟疝、痧痘后皆忌之。不可与蟹同食。干柿甘平。健脾补胃，润肺涩肠，止血充饥，杀疳疗痔，治反胃，已肠风。老稚咸宜，果中圣品，以北产无核者胜。惟太柔腴，不堪藏久。

柿饼、柿花　功用相似，体坚耐久，并可充粮。

反胃便泻，并以柿饼饭上蒸熟，日日同饭嚼食，能不饮水更妙。凡小儿初食饭时，亦如此嚼喂甚良。

产后嗽逆，气乱心烦，柿饼碎切煮汁饮。

痰嗽带血，大柿饼饭上蒸熟，每用一枚，批开，糁真青黛一钱，卧时食之，薄荷汤下。

痘疮入目，柿饼日日食之。

解桐油、银黝毒，多食柿饼。

热痢血淋，柿饼细切，同粳米煮粥食。

柿霜　乃柿之精液，甘凉清肺。治吐血、咯血、劳嗽、上消、咽喉、口舌诸病，甚良。

柿蒂　下气。治咳逆、噫哕、气冲不纳之证。

柿漆　另有一种小柿，虽熟而色不赤，名曰椑柿，亦曰漆柿。须于小暑前柿未生核时，采而捣烂，其汁如漆，可以染罾葛，造扇，盖性能却水也。亦可生啖，性尤冷利。

石榴花

甘、酸，温，涩。解渴析酲。多食损肺伤齿，助火生痰，最不益人，但供观美而已。皮可染皂。

中虫毒，石榴皮煎浓饮。

腿肚生疮，初起如粟，搔之渐开，黄水浸淫，痒痛溃烂，遂致绕胫而成锢疾，酸榴皮煎浓汁，冷定频扫。

花　治吐血，研末吹鼻，止衄血，亦傅金疮出血，以千叶大红者良。按诸花忌浇热水，惟此花可以烈日中灌溉，并宜以荤浊热汤浇之则益茂，但勿著咸味耳！正月二十日分枝，则当年即花，物性之难测如此。余幼时见业师王烺中先生，善养此花，而人罕知其法，故附识以传于世。

橘橘饼、橘皮、橘核、橘叶

甘，平。润肺，析酲解渴。闽产者名福橘。黄岩所产，皮薄色黄者，名蜜橘。俱无酸味而少核，皆为佳品。然多食生痰聚饮，风寒咳嗽及有痰饮者勿食。味酸者，恋膈滞肺，尤不益人。

橘饼[1] 并可糖腌作脯，名曰橘饼。以其连皮造成，故甘辛而温，和中开膈，温肺散寒，治嗽化痰，醒酒消食。

橘皮 解鱼蟹毒，化痰下气。治咳逆呕哕，噫噎胀闷，霍乱痞疟，泻痢便秘，脚气诸病皆效。去白[2]者名橘红，陈久愈良，福橘皮为胜。或瀹茗时入一片，亦妙。惟化州无橘，俗尚化州橘红，其色不红，皆柚皮也。

产后溺闭不通，橘红二钱为末，空心温酒下。

乳吹，橘皮一两，甘草一钱，水煎服。

鱼骨鲠，橘皮常含咽汁。

嵌甲痛不能行，橘皮煎浓汤，浸良久，甲肉自离，轻手剪去，以虎骨末傅之。

橘核 治疝气乳痈。

橘叶 消痈肿，治乳癖。

金橘

《广州志》名夏橘。《上林赋》曰卢橘。甘，温。醒脾，下气辟秽，化痰止渴，消食解酲。其美在皮，以黄岩所产、形大而圆、皮肉皆甘而少核者胜。一名金蛋。亦可糖腌压饼。

橙皮香橙饼

甘，辛。利膈，辟恶化痰，消食析酲，止呕醒胃，杀鱼蟹毒。可以为菹，可以拌齑，可以为酱，糖制宜馅，蜜制成膏。嗅之则香，咀之则美，洵佳果也。肉不堪食，惟广东产者，可与福橘争胜。

香橙饼 橙皮二斤切片，白砂糖四两，乌梅肉二两，同研烂入甘草末一两，檀香末五钱。捣成小饼，收干藏之。每噙口中，生津舒郁，辟臭解酲，化浊痰，御岚瘴，调和肝胃，定痛止呕，汤瀹代茶，亦可供客。

柑柑皮

甘，寒。清热，止渴，析酲。以永嘉所产者名瓯柑，核少无滓最胜，京师呼为春橘。多食滑肠停饮，伤肺寒中。凡气虚脾弱，风寒为病，产妇、小儿及诸病后忌之。种类甚多，大小不一。海红柑，树小而结实甚大，皮厚肉红，可久藏，俗呼文旦。生枝柑，形不圆，色青肤粗，味微酸，留之枝间，大可耐久，俟味变甘，乃带叶折，故名，俗呼蜜罗。

柑皮 辛、甘，凉。下气调中，解酒，杀鱼腥气。可以入茗，或去白焙研末，点汤入盐饮，亦有用汤瀹过，以之煨肉者。

柚柚皮

一名朱栾，一名香栾。俗作香橼者非。酸，寒。辟臭，消食，解酲。多食之弊更甚于

〔1〕橘饼：原无，据目录标题附录补。

〔2〕白：原作“自”，据文义改。

柑。种类甚繁，大小不一。俗呼大者为香脬，小者为香圆。

柚皮 辛苦而甘。消食化痰，散愤懑之气。陈久者良。

佛手柑

《图经》名枸橼，亦名香橼，今人误以柚之小者为香橼，盖失考也。辛温下气，醒胃豁痰，辟恶解酲，消食止痛。多食耗气，虚人忌之。金华产者胜，味不可口，而清香袭人。置之案头，可供玩赏。置芋片于蒂，而以湿纸围护，经久不瘪。捣蒜罨其蒂，则香更充溢，浸汁浣葛纻最妙。亦可蜜渍收藏。入药以陈久者良，蒸露尤妙。其花功用略同。

枇杷叶

甘，平。润肺，涤热生津。以大而纯甘、独核者良。多食助湿生痰，脾虚滑泻者忌之。蜜饯、糟收，可以藏久。

叶 毛多质韧，味苦，气平，隆冬不凋，盛夏不萎，禀激浊扬清之性，抱忘炎耐冷之姿。静而能宣，凡[1]风温、温热、暑燥诸邪在肺者，皆可借以保柔金而肃治节；香而不燥，凡湿温、疫疠、秽毒之邪在胃者，皆可用以澄浊气而廓中州。《本草》但言其下气止渴，专治呕哕、哕噫，何其疏耶？宜以夏前采叶，刷毛洗净，切碎，净锅炒燥，入瓶密收，用以代茶常饮，可免时气沾染，真妙法也。亦可蒸露。

山楂

亦作查，一名山里果。北产者大，亦名棠球，俗名红果。酸、甘，温。醒脾气，消肉食，破瘀血，散结消胀，解酒化痰，除疳积，已泻痢。大者去皮核，和糖蜜捣为糕，名楂糕，色味鲜美，可充方物。入药以义乌产者胜。多食耗气、损齿易饥，空腹及羸弱人，或虚病后忌之。

痘疹干黑危困，山楂为末，紫草煎，酒调服一钱，轻者白汤下，即时红活。

食肉不消，山楂四两，水煮食，并饮其汁。

肠风下血，山楂为末，艾汤调服。

恶露不行，腹痛，山楂煎汤，调沙糖服。

杨梅树皮

甘、酸，温。宜蘸盐少许食，析酲止[2]渴，活血消痰，涤肠胃，除烦懑恶气。盐藏蜜渍，酒浸糖收，为脯为干，消食止痢。大而纯甜者胜。多食动血，酸者尤甚，诸病挟热者忌之。

树皮 煎汤洗恶疮疥癣，漱牙痛。澄冷服，解砒毒。研末烧酒调傅，治远近挛筋。烧灰油调，傅汤火伤。

樱桃

甘，热。温中，不宜多食，诸病皆忌，小儿远之，酸者尤甚，青蔗浆能解其热。

〔1〕凡：原作“比”，据文义改。
〔2〕止：原作“丘”，据文义改。

银杏

一名白果。生，苦，平，涩。消毒杀虫，涤垢化痰，擦面去皶皰、皯黷、皴皱及疥癣，疳䘌，阴虱；熟甘苦温。暖肺益气，定喘嗽，止带浊，缩小便。多食壅气动风，小儿发惊动疳。中其毒者，昏晕如醉，白果壳或白鲞头，煎汤解之。食或太多，甚至不救，慎生者不可不知也！

小便频数，肠风下血，赤白带下，并以白果煨熟，去火气，细嚼，米饮下。

手足皴裂，下疳阴虱，头面癣疮，并用生白果杵烂，涂擦。

针刺入肉，瓷锋嵌脚，水疔暗疔，并将白果肉浸菜油中，年久愈佳，捣傅患处。

胡桃

一名核桃。甘，温。润肺，益肾，利肠，化虚痰，止虚痛，健腰脚，散风寒，助痘浆，已劳喘，通血脉，补产虚，泽肌肤，暖水脏，制铜毒，疗诸痈，杀羊膻，解齿𪘨。以壳薄肉厚、味甜者良。宜馅宜肴，果中能品。惟助火生痰，非虚寒者，勿多食也。

风寒感冒，头痛身热，胡桃肉、葱白、细茶、生姜共杵烂，水煎热服，汗出而痊。内热者去姜加白沙糖。

小便频数，胡桃肉，卧时嚼之，温酒下。

石淋痛楚，胡桃肉一斤，同细米煮浆粥，日日食之。

小肠[1]气痛，便毒初起，并以胡桃煅研，温酒下。

背痈、附骨疽未成脓者，胡桃十个，煨熟去壳，槐花一两同研，热酒调下。

疔疮、恶疮，胡桃破开，取肉嚼烂，仍安壳内，合疮上，频换。

压扑损伤，胡桃肉杵烂，温酒顿服。

榛

甘，平。补气，开胃耐饥，长力厚肠，虚人宜食。仁粗大而不油者佳。亦可磨点成腐，与杏仁腐皆为素馔所珍。

梧桐子

甘，平。润肺，清热，治疝，诸病无忌。鲜更清香。

桑椹

甘，平。滋肝肾，充血液，止消渴，利关节，解酒毒，祛风湿，聪耳明目，安魂镇魄。可生啖宜微盐拌食，可饮汁，或熬以成膏，或爆干为末。设逢歉岁，可充粮食。久久服之，须发不白。以小满前熟透、色黑而味纯甘者良。

熟桑椹，以布滤取汁，瓷器熬成膏收之，每日白汤或醇酒调服一匙。老年服之，长精神，健步履，息虚风，靖虚火，兼治水肿胀满、瘰疬结核。

槠子

有甜、苦二种。苦者煮炒令熟，味亦带甘。并可食，亦可磨粉充粮，耐饥止泻。气实肠燥者勿食。患酒膈者，苦槠煮熟，细嚼频食自愈。

〔1〕肠：原作“阳”，据文义改。

橡实

栎树子也。其壳可染皂，故一名皂斗。苦，温。须浸透，去其涩味，蒸煮极熟食之。补脾胃，益气力，止泻耐饥。性似栗槠，可御凶年。杜工部客秦州，尝采以自给。其嫩叶亦可煎饮代茶。

痈坚如石，不作脓，橡斗子用醋于青石上磨汁涂，干则易，自平。

荔枝

甘温而香。通神益智，填精充液，辟臭止疼，滋心营，养肝血。果中美品，鲜者尤佳，以核小肉厚而纯甜者胜。多食发热、动血、损齿，凡上焦有火者忌之。食之而醉者，即以其壳煎汤，或蜜汤解之。

痘疮不发，荔枝肉浸酒饮，并食之，忌生冷。

诸疔，荔枝肉、白梅肉各三个，捣饼贴之，根即出。

龙眼玉灵膏、核、壳

一名桂圆，俗呼圆眼。甘，温。补心气，定志安神，益脾阴，滋营充液。果中神品，老弱宜之，以核小、肉厚、味纯甘者良。然不易化，宜煎汁饮。外感未清，内有郁火，饮停气滞，胀满不饥诸候均忌。

玉灵膏 一名代参膏 自剥好龙眼肉，盛竹筒式瓷碗内，每肉一两，入白洋糖一钱，素体多火者再入西洋参片如糖之数。碗口幂以丝绵一层，日日于饭锅上蒸之，蒸至百次。凡衰羸老弱，别无痰火、便滑之病者，每以开水瀹服一匙，大补气血，力胜参、芪。产妇临盆服之尤妙。

核 研末，名骊珠散，傅刀刃、跌打诸伤，立能止血定痛，愈后无瘢。

壳 研细，治汤火伤。焚之辟蛇。

橄榄榄仁

一名青果。酸、甘，平。开胃生津，化痰涤浊，除烦止渴，凉胆息惊，清利咽喉，解鱼、酒、野蕈毒。盐藏药制，功用良多。点茶亦佳。以香嫩多汁者胜。

河豚、鱼鳖诸毒，诸鱼骨鲠，橄榄捣汁，或煎浓汤饮。无橄榄，以核研末，或磨汁服。

下疳，橄榄烧存性研，油调傅，兼治耳足冻疮。

稀痘，橄榄核常磨浓如糊，频与小儿服之。

榄仁 甘，平。润肺，解毒，杀虫，稀痘，制鱼腥，涂唇吻燥痛。小儿及病后，宜以为果饵。

榧

甘，温。润肺，止嗽化痰，开胃杀虫，滑肠消谷。可生啖，可入素羹。猪脂炒，皮自脱。以细而壳薄者佳。多食助火，热嗽非宜。

肠胃诸虫患，每晨食榧肉七枚，以愈为度。

海松子

甘，平。润燥，补气充饥，养液息风，耐饥温胃，通肠辟浊，下气香身，最益老人，果中仙品，宜肴宜馅，服食所珍。

槟榔

苦、甘，温，涩。下气消痰，辟瘴杀虫，析酲化食，除胀泄满，宣滞破坚，定痛和中，通肠逐水。制肥甘之毒，膏粱家宜之。尖长质较软，色紫而香，俗呼枣儿槟榔者良。且能坚齿，解口气。惟虚弱人及淡泊家忌食。

枳椇

一名鸡距子。甘，平。润燥，止渴除烦，利大小肠，专解酒毒。多食发蛔虫。

无花果

甘，寒。清热，疗痔润肠，上利咽喉，中寒忌食。

蒲桃[1] 种蒲桃法

甘，平。补气，滋肾液，益肝阴，养胃耐饥，御风寒，强筋骨，通淋逐水，止渴安胎，种类甚多，北产大而多液、味纯甜者良，无核者更胜，可干可酿。枸杞同功。

胎上[2]冲心，蒲桃煎汤饮，无则用藤叶亦可。

呕哕、霍乱、溺闭、小肠气痛，并以蒲桃藤叶煎浓汁饮。外可淋洗腰脚腿痛。

种蒲桃法 正月末，取蒲桃嫩枝长四五尺者，卷为小圈，令紧实。先治地，土松而沃之以肥，种之，止留二节在外。候春气透发，众萌竞吐，而土中之节不能条达，则尽萃于出土之二节，不二年成大棚。其实如枣，且多液也。

落花生

一名长生果。煮食甘，平。润肺，解毒，化痰。炒食甘温，养胃调气，耐饥。入馔颇佳，榨油甚劣。以肥白香甘者良。有火者但宜煮食。

西瓜 瓜子

甘，寒。清肺胃，解暑热，除烦止渴，醒酒凉营，疗喉痹口疮，治火毒时证。虽霍乱泻痢，但因暑火为病者，并可绞汁灌之。以极甜而作梨花香者胜。一名天生白虎汤。多食积寒助湿，每患秋病。中寒多湿，大便滑泄、病后、产后均忌之。食瓜腹胀者，以冬腌干菜瀹汤饮，即消。瓜瓤煨猪肉，味美色佳而不腻；瓜肉曝干腌之，亦可酱渍，以作小菜，食之已目赤、口疮。肉外青皮以瓷锋刮下，名西瓜翠衣，入药凉惊涤暑。

瓜子 生食化痰涤垢，下气清营。一味[3]浓煎，治吐血、久嗽皆妙。剥配橙饤，作馅甚美。带壳炒香佐酒，为雅俗共赏之尤。大者胜。

甜瓜

甘，寒。涤热，利便除烦，解渴疗饥，亦治暑痢。种类匪一，以清香甘脆者胜。多食每患疟痢。凡虚寒多湿，便滑腹胀，脚气及产后、病后皆忌之。其子亦可食。

黄疸、鼻瘜、湿家头痛，并用瓜蒂为末，吹鼻内，口含冷水，俟鼻出黄水愈。

---

〔1〕蒲桃：《本草纲目》作“葡萄”。

〔2〕上：原作“土”，据文义改。

〔3〕味：原作“昧”，据文义改。

藕

甘，平。生食生津，行瘀止渴，除烦开胃，消食析酲。治霍乱口干，疗产后闷乱，罨金疮，止血定痛，杀射罔、鱼蟹诸毒。熟食补虚，养心生血，开胃舒郁，止泻充饥，捣罨冻疮。亦可入馔，果中灵品，久食休粮。以肥白纯甘者良。生食宜鲜嫩，煮食宜壮老。用砂锅，桑柴缓火煨极烂，入炼白蜜收干食之，最补心脾。若阴虚肝旺，内热血少及诸失血证，但日熬浓藕汤饮之，久久自愈，不服他药可也。老藕捣浸澄粉，为产后、病后、衰老、虚劳妙品。但须自制，市物恐羼杂不真也。市中熟藕多杂秽物，故易糜烂，最不宜食，诸病皆忌。藕节入药，功专止血。

藕实薏、莲须、莲花、莲房、杆、叶

即莲子。鲜者甘，平。清心养胃。治噤口痢，生熟皆宜。干者甘温，可生可熟。安神补气，镇逆止呕，固下焦，已崩带、遗精，厚肠胃，愈二便不禁。可磨以和粉作糕，或同米煮为粥饭，健脾益肾，颇著奇勋。以红花所结、肉厚而嫩者良。但性涩滞气，生食须细嚼，熟食须开水泡，剥衣挑心煨极烂。凡外感前后、疟疸疳痔、气郁痞胀、溺赤便秘、食不运化及新产后皆忌之。

汪谢城曰：陈莲子虽久煮不糜，取莲根新出嫩芽同煮，则烂矣。

薏　莲子心也。苦，凉。敛液止汗，清热养神，止血固精，所谓能靖君相火邪也。

劳心吐血，莲心七枚，糯米二十一粒为末，酒下。

心动精遗，莲心一钱研末，入辰砂一分，淡盐汤下。

莲须　苦，涩。治遗精失血。

莲花　贴天泡疮。以一瓣书人字于上，吞之，可催生。研末酒服方寸匕，治跌打呕血。白者蒸露，清心、涤暑、凉营。千叶小瓣者，鲜服壮阳。

莲房　莲蓬壳也。破血，亦能止血。酒煮服，治胎衣不下。水煎饮，解野蕈毒。

杆　通气舒筋，升津止渴。霜后采者，清热止盗汗，行水愈崩淋。

叶　功用与房略同。其色青，其象震，故能升发胆中清气以达脾气，凡脾虚气陷而为便泻不运者，可佐入培中之剂，如荷米煎之类是也。古方荷叶烧饭，即是此义。盖烧饭即煮饭，后人拘泥字面，不解方言，入火烧焦，全失清芳气味矣。凡上焦邪盛，治宜清降者，切不可用。东垣清震汤之谬，章杏云已力辨其非。试察其能治痘疮倒陷，则章氏之言益信，《痘疹论》云：痘疮倒陷，若由风寒外袭，窍闭血凝，渐变黑色，身痛肢厥者，温肌散邪，则气行而痘自起也。用霜后荷叶贴水紫背者，炙干，白〔1〕直僵蚕炒去丝，等分为末，每服五分，温酒或芫荽汤调下。盖荷叶能升发阳气，散瘀血，留好血，僵蚕能解结滞之气故也。此药平和易得，而活人甚多，胜于人牙、龙脑多矣。名南金散。

阳水浮肿，败荷叶烧存性研，每二钱，米饮下，日三。

诸般痈肿，荷叶蒂不拘多少，煎汤淋洗，拭干，以飞过寒水石，同腊猪脂涂之，能拔毒止痛。

〔1〕白：原作“自”，据文义改。

孕妇伤寒，大热烦渴，恐伤胎气，嫩卷荷叶焙干五钱，蚌粉减半，共研，每三钱，新汲水入蜜调服，并涂腹上。名罩胎散。

胎动已见黄水，干荷蒂一枚，炙研，糯米淘汁一钟调下。

赤白痢，荷叶煅研，每二钱，糖汤下。

脱肛，贴水荷叶焙研，酒服三钱，并以荷叶盛末坐之。

赤游火丹，新生荷叶杵烂，入盐涂。

阴肿痛痒，荷叶、浮萍、蛇床，煎汤日洗。

漆疮，干荷叶煎汤洗。

刀斧伤，荷叶煅研傅。

遍身风疠，荷叶三十张，石灰一斗，淋汁合煮渍[1]之，半日乃出，数日一作。

芡实

一名鸡头。甘，平。补气，益肾固精，耐饥渴，治二便不禁，强腰膝，止崩淋带浊。必蒸煮极熟，枚齿细咀，使津液流通，始为得法。鲜者盐水带壳煮而剥食亦良；干者可为粉作糕，煮粥代粮，亦入药剂，惟能滞气，多食难消。禁忌与莲子同。其茎嫩时可茹，能清虚热。根可煮食，祲岁济饥。叶一张须囫囵者，煎汤服，治胞衣不下。

菱芰

鲜者甘，凉。析酲清热[2]，多食损阳助湿，胃寒脾弱人忌之。老者风干，肉反转嫩。熟者甘平。充饥代谷，亦可澄粉，补气厚肠。多食滞气，胸腹痞胀者忌之。芡花向日，菱花向月，故芡暖而菱寒。镜号菱花，谓女人容貌如月也。

凫茈

即荸脐，一名乌芋，一名地栗。甘，寒。清热，消食，析酲，疗膈杀疳，化铜辟蛊，除黄泄胀，治痢调崩。以大而皮赤味[3]甜无渣者良，风干更美。多食每患胀痛，中气虚寒者忌之，煮熟性平，可入肴馔，可御凶年。澄粉点目，去翳如神，味亦甚佳，殊胜他粉。

辟蛊，荸脐晒为末，每白汤下二钱。蛊家知有此物，即不敢下。

血崩，荸脐一岁一枚，煅存性研，酒调下。

便血，捣荸脐汁一钟，好酒半钟和，空心温服。

赤白痢，午日午时，取完好荸脐，洗净拭干，勿令损破，安瓶内，入好烧酒浸之，黄泥密封收藏。每用二枚，细嚼，空心原酒下。

慈菇

俗作茨菰，一名白地栗，一名河凫茈。甘、苦，寒。用灰汤煮熟去反食，则不麻涩。入肴加生姜以制其寒。功专破血通淋，滑胎利窍。多食发疮动血，损齿生风。凡孕妇及瘫痪、脚气、失血诸病，尤忌之。

---

〔1〕渍：原作“溃”，据文义改。

〔2〕热：原作“熟”，据文义改。

〔3〕味：原作“昧”，据文义改。

百合

甘，平。润肺，补胃清心，定魄息惊，泽肤通乳，祛风涤热，化湿散痈，治急黄，止虚嗽，杀蛊毒，疗悲哀，辟诸邪，利二便。下平脚气，上理咽喉，以肥大纯白味甘而作檀香气者良。或蒸或煮，而淡食之，专治虚火劳嗽。亦可煮粥、煨肉、澄粉食，并补虚羸，不仅充饥也。入药则以山中野生、弥小而味甘者胜。风寒痰嗽、中寒便滑者勿食。

山丹

俗呼红花百合。种类不一，亦有黄花者。甘、苦，凉。清营涤暑，润燥通肠。剥去外一层，水浸去苦味，或蒸或煮，加白洋糖食之耐饥。亦可煮粥、澄粉，补力虽逊，似亦益人。忌同上。

按：藕粉、百合粉之外，尚有嘉定澄造之天花粉，阴虚内热及便燥者，服之甚宜。余者只可充平人之食，不可调养病人。最不堪者，徽州之葛根粉，非风寒未解者，皆不可食。

甘蔗

甘，凉。清热，和胃润肠，解酒节蛔，化痰充液。治瘴疟暑痢，止热嗽虚呕，利咽喉，强筋骨，息风养血，大补脾阴。榨浆名天生复脉汤。以皮青、围大、节稀、形如竹竿者胜。故一名竹蔗，亦作竿蔗，与榧仁同嚼，则渣软。皮紫者性温，功逊。

蔗饴

蔗汁煎成如饴，色黑，今人呼曰砂糖。甘，温。和中活血，止痛舒筋。越人产后辄服之。然多食助热生痰，伤营滞胃。凡内热或血不阻者忌之。

赤沙糖

出处不一，品色甚多，有青糖、红糖、球糖、绵糖等名。甘温。暖胃缓肝，散寒活血，舒筋止痛，制亚片烟。吴人产后用以行瘀。多食损齿生虫，其弊如上。

以上两种，味不带酸苦者佳。

白沙糖冰糖、糖霜

即白洋糖，亦曰白糖，古名石蜜，此乃竹蔗煎成。坚白如冰者为冰糖，轻白如霜者为糖霜。凡[1]霜一瓮，其中品色亦自不同，故有冰花、上白、次白等名也。甘，平。润肺和中，缓肝生液，化痰止嗽，解渴析酲，杀鱼蟹腥[2]，制猪肉毒，辟韭蒜臭，降浊怡神。辛苦潜移，酸寒顿改，调元赞化，燮理功优。

冰糖、糖霜 均以最白者为良。多食久食，亦有损齿生虫之弊。痞满呕吐，湿热不清，诸糖并忌。

解盐卤毒，糖霜多食。

小儿未能谷食、久疟不瘳，浓煎冰糖汤服。

中虚脘痛，痘不落痂，食鱼蟹而不舒，啖蒜韭而口臭，并以糖霜点浓汤饮。

---

〔1〕凡：原作“几”，据文义改。
〔2〕腥：原作“醒”，据文义改。

噤口痢，冰糖五钱，乌梅一个，煎浓频呷。

汪谢城曰：诸糖，时邪、痧疹、霍乱皆大忌。余见误服致危者，不一其人。即夏月产后用以行瘀，亦宜慎也。

吾叔苦志力学，自垂髫以来，忧勤惕厉垂四十余年。虽经世变，身超物外，得以随处而息焉、游焉，乃饮水思源，谱是书以寓意。故以水始，次谷食，而以胡麻冠于调和，抑盐于油后者，盖土产百物，天之所以养人，不欲官与其事也；次蔬果而以蔗糖殿者，将及肉食，豫伏制猪肉毒之糖霜于前也。伏读至此，不但经纶足以济世，烈且以知叔之晚境如饴，更有甘蔗旁生之兆焉。

宗侄承烈拜识于沪

毛羽类第六

豮猪肉

去势曰豮。甘、咸，平。补肾液，充胃汁，滋肝阴，润肌肤，利二便，止消渴，起尪羸。以壮嫩花猪，糯而易熟，香而不腥臊者良。烹法甚多，惟整块洗净，略抹糖霜，干蒸极烂者，味全力厚，最为补益，古人所谓蒸豚也。吴俗尚蹄肘，乃古之豚肩遗意，但须缓火煨化。嘉苏妇人，不事中馈而尚市脯，劣厨欲速用硝，不但失饪，亦且暴殄。多食助湿热，酿痰饮，招外感，昏神智，令人鄙俗。故先王立政，但以为养老之物。圣人云：勿使胜食气，而回回独谓此肉为荤也。末俗贪饕，不甘淡泊，厚味腊毒，漫不知省，蔑礼糜财，丧其廉俭。具不得已之苦心者，假神道以设教，创持斋之日期，虽属不经，良有深意。若幼时勿纵其口腹，不但无病，且易成人。至一切外感及哮嗽、疟痢、痧痘、霍乱、胀满、脚气、时毒[1]、喉痹、痞瘀、疔痈诸病，切忌之。其头肉尤忌。产后食肉亦勿太早。痧痘、时病后，须过弥月始可食也。新鲜之肉曰腥，《论语》君赐腥是也。方书所云：忌食新鲜之鲜，忌食鱼腥之腥，皆指此言也。医家、病家往往颟顸不省，故详及之。其未经去势之豭猪肉、娄猪肉，皆不堪食。黄膘[2]猪肉、瘟猪肉，并有毒，虽平人亦忌之。中其毒者，芭蕉根捣汁服。

小儿火丹及打伤青肿、破伤风，并用新宰猪肉，乘热片贴，频易。

液干难产，津枯血夺，火灼燥渴、干嗽、便秘，并以猪肉煮汤，吹去油饮。

猪皮

杭人以干肉皮煮熟，刮去油，刨为薄片，暴燥以充方物，名曰肉鲊，久藏不坏。用时以凉开水浸软，麻油、盐料拌食甚佳。按：皮即肤也，猪肤甘凉，清虚热，治下利，心烦，咽痛，今医罕用此药矣。若无心烦、咽痛兼证者，是寒滑下利，不宜用

〔1〕毒：原作“眼”，据文义改。

〔2〕膘：原作“獯”，据文义改。黄膘猪为一种病猪，其肉不可食，见于《本草纲目》。

此。凡勘病择药，先须辨此，庶不贻误。

千里脯

冬令极冷之时，取熇净好猪肋肉，每块约二斤余，勿侵水气，晾干后，去其里面浮油及脊骨肚囊，用糖霜擦透其皮，并抹四围肥处，若用盐亦可，然藏久易酵也。悬风多无日之所，至夏煮食，或加盐酱煨，味极香美，且无助湿发风之弊，为病后、产后、虚火食养之珍。

兰熏腌腿法

一名火腿。甘、咸，温。补脾开胃，滋肾生津，益气血，充精髓，治虚劳怔忡，止虚痢泄泻，健腰脚，愈漏疮。以金华之东阳冬月造者为胜，浦江、义乌稍逊，他邑不能及也。逾二年，即为陈腿，味甚香美，甲于珍馐，养老补虚，洵为极品。取脚骨上第一刀俗名腰封，刮垢洗净，整块置盘中，饭锅上干蒸闷透，如是七次，极烂而味全力厚，切食最补。然必上上者，始堪如此蒸食，否则非咸则硬矣。或老年齿落，或病后脾虚少运，则熬汤撇去油，但饮其汁可也。外感未清、湿热内恋、积滞未净、胀闷未消者均忌。时病愈后，食此太早，反不生力，或致浮肿者，皆余邪未净故耳！

附腌腿法 十一月内，取壮嫩花猪后腿，花猪之蹄甲必白，熇净取下，勿去蹄甲，勿灌气，勿浸水。用力自爪向上紧捋，有血一股向腿面流出，即拭去。此血不挤出，则至夏必臭。晾一二日待干，将腿面浮油细细剔净，不可伤膜。若膜破，或去蹄甲，则气泄而不能香。每腿十斤，用燥盐五两，盐不燥透，则卤味入腿而带苦。竭力擦透其皮，然后落缸，脚上悬牌，记明月日。缸半预做木板为屉，屉凿数孔，将擦透之腿平放版屉之上，余盐均洒腿面，腿多则重重叠之不妨。盐烊为卤，则从屉孔流之缸底，腌腿以此为要诀，盖沾卤则肉霉而必苦也。既腌旬日，将腿翻起，再用盐如初腌之数，逐腿洒匀，再旬日，再翻起，仍用盐如初腌之数，逐腿洒匀，再旬日，自初腌至此匝一月也，将腿起缸，浸溪中半日，刷洗极净，随悬日中晒之，故起缸必须晴日，若雨雪不妨迟待。如水气晒干之后，阴雨则悬当风处，晴霁再晒之，必须水气干尽，皮色皆红，可不晒矣。修圆腿面。入夏起花，以绿色为上，白次之，黄黑为下，并以菜油遍抹之。若生虫有蛀孔，以竹签挑出，菜油灌之。入伏装入竹箱盛之。苟知此法，但得佳猪，处处可造。常州造腿未得此法。且后腿之外，余肉皆可按法腌藏，虽补力较逊，而味亦香美，以为夏月及忌新鲜者之用。

噤口痢，腌肉脯煨烂食。

中诸肉毒及诸食停滞，恶痢不瘳，并用陈火腿骨煅存性研，开水下。

按：纪文达公云，油腻得灰即解散。故油腻凝滞之病，即以其物烧灰调服自愈，犹之以灰浣垢耳！余谓尚未尽然，如过食白果、荔枝而醉者，即以其壳煎汤饮之立解。吾杭市脯，独香粘味美者，其煮猪肉或羊肉锅中之汤，永不轻弃，但日撇浮油，加盐添水煮之，名曰老汁，故物易化也。即纯用秋油、醇酒，煨鸡、鸭、鹿、豕等肉之卤锅，亦功在老汁，故味美易糜。观此则食物不消，当以本物消之之义，别有至理存焉。

猪脂

俗呼板油。甘，凉。润肺，泽槁濡枯，滋液生津，息风化毒，杀虫清热，消肿散痈，通腑除黄，滑胎长发。以白厚而不腥臊者良。

腊月炼之，瓷器收藏，每油一斤，入糖霜一钱于内，经久不坏。暑月生猪脂，以糖霜腌之，亦可久藏，此物性之相制也。外感诸病、大便滑泻者均忌。

胞衣不下，小便不通，并以猪脂一两，水一盏，煎数沸服。

小儿蛔病羸瘦，频服猪油。

中诸肝毒，猪油一盏，顿服。

痘疮，便秘四五日，肥猪脂一块，水煮熟，切如豆大与食，自然脏腑滋润，痂亦易落，无损于儿。

乳痈、发背诸肿毒，猪脂切片，冷水浸贴，热即易，以散尽为度。

误吞铁钉，猪脂多食令饱，自然裹出。

猪脑

性能柔物，可以熟皮。涂诸痈肿及手足皲裂，皆效。多食损人，患筋软、阳萎。

猪肚

俗作胰。甘，平。润燥，涤垢，化痰，运食清胎，泽颜止嗽。凡妇人子宫脂满不受孕，及交合不节而子宫不净者，皆宜蒸煮为肴，久食自可受孕。妊妇食之，蠲胎垢，其儿出痘必稀。小儿食之，消积滞，可免疳黄诸病。且血肉之品，无克伐之虞，虽频食亦无害也。所谓泽颜止嗽者，非用以作面脂而治肺也，食此则痰垢潜消，无秽浊熏蒸之弊，容颜自泽，而咳嗽自平矣。

猪肺

甘，平。补肺，止虚嗽，治肺痿、咳血、上消诸证。用须灌洗极净，煮熟，尽去筋膜，再煮糜化食，或和米作粥，或同苡仁末为羹，皆可。

猪之脏腑，不过为各病引经之用，平人不必食之。不但肠胃垢秽可憎，而肺多涎沫，心有死血，治净匪易，烹煮亦难。君子不食豢腴，有以夫！

猪心

甘、咸，平。补心，治恍惚、惊悸、颠痫、忧恚诸证。皆取其引入心经，以形补形，而药得祛病以外出也。煮极难熟。余病皆忌。

猪肝

甘、苦，温。补肝明目，治诸血病用为响导。余病均忌。平人勿食。

打伤青肿，炙猪肝贴之。

一切痈疽初起，新宰牡猪肝，切如疮大一块贴之。以布缠定，周时即愈。肝色变黑，狗亦不食。

阴痒，炙猪肝纳入，当有虫出。

猪胆

苦，寒。补胆清热，治热利，通热秘，杀疳虫，去目翳，傅恶疮，治厥颠疾，浴婴儿，沐发生光。

小儿初生，猪胆汁入汤浴之，不生疮疥。

喉痹，腊月朔，取猪胆不拘大小五六枚，用黄连、青黛、薄荷、僵蚕、白矾、朴硝各五钱，装入胆内，青纸包了，掘一地窟，深方各一尺，以竹横悬此胆于内，用板盖定，候至立春日取出。待风吹去青纸胆皮，研末密收，每吹少许。

赤白痢，腊月猪胆百枚，俱盛黑豆入内，著麝香少许阴干，每用五七粒为末，生姜汤下。

疔疮恶毒，腊月猪胆风干，和生葱捣傅。

汤火伤，猪胆汁调黄柏末涂。

猪腰子

猪内肾也。甘、咸，平。煮极难熟，俗尚嫩食，实生啖也。腰痛等证，用以引经，殊无补性，或煮三日，俾极熟如泥，以为老人点食，颇可耐饥。诸病皆忌，小儿尤不可食。

痈疽、发背初起，猪腰子一对，同飞面杵如泥傅。

猪石子

外肾也。甘、咸，温。通肾。治五癃、奔豚、茎痛、阴阳易、少腹急痛、颠痫、惊恐、鬼蛀、蛊毒诸证。无是病者勿食。

猪脾

一名联贴，俗名草鞋底。甘，平。消痞，甚不益人。

猪胃

俗呼猪肚。甘，温。补胃，益气，充肌，退虚热，杀劳虫，止带浊遗精，散癥瘕积聚。肉厚者良。须治洁煨糜，颇有补益。外感未清、胸腹痞胀者均忌。

胎气不足，或屡患半产及娩后虚羸，猪肚煨糜，频食，同火腿煨尤补。

中虚久泻，猪肚一枚，入蒜煮糜，杵烂，丸梧桐子大，每米饮下三十丸。

虚弱遗精，猪肚一枚，入带心连衣红莲子煮糜，杵丸桐子大，每淡盐汤下三十丸。

猪肠

甘，寒。润肠，止小便数，去下焦风热，疗痢、痔、便血、脱肛。治净煨糜食。外感不清、脾虚滑泻者均忌。

肠风脏毒，血痢不已，脱肛出血，并以猪大肠入槐花末令满，缚定，以醋煮烂，捣丸梧子大，每二十丸，米饮下。

猪脬

甘、咸，凉。炙食，治梦中遗溺。

猪脊髓

甘，平。补髓养阴，治骨蒸劳热，带浊遗精。宜为衰老之馔。

猪血

咸，平。行血杀虫，余病皆忌。

猪蹄爪

甘、咸，平。填肾精而健腰脚，滋胃液以滑皮肤，长肌肉可愈漏疡，助血脉能充乳汁。较肉尤补，煮化易凝。宜忌与肉同，老母猪者胜。

妇人无乳及乳痈、发背初起，并以母猪蹄一双，通草同煮食，并饮其汁。

硇砂损阴，猪蹄一只，浮萍三两，煮汁渍之，冷即出，以粉傅之。

猪乳

甘、咸，凉。初生小儿饮之，无惊痫、痘疹之患；大人饮之，可断酒。

狗肉

广南名曰地羊。《本草》云：味酸温。中其毒者，杏仁解之。孕妇食之，令子无声。时病后食之必死。道家谓之地厌。

羊肉

甘，温。暖中，补气，滋营，御风寒，生肌健力，利胎产，愈疝止疼。肥大而嫩、易熟不膻者良，秋冬尤美。与海参、芦菔、笋、栗同煨，皆益人。加胡桃煮则不膻。多食动气生热。不可同南瓜食，令人壅气发病。时感前后、疟痢、疳疸、胀满、颠狂、哮嗽、霍乱诸病，及痧痘疮疥初愈，均忌。新产后仅宜饮汁，勿遽食肉。

产后虚羸，腹痛觉冷，自汗带下，或乳少，或恶露久不已，均用羊肉切治如常，煮糜食之。兼治虚冷劳伤，虚寒久疟。

羊脂

甘，温。润燥，治劳痢，泽肌肤，补胃耐饥，御风寒，疗痿痹，杀虫治癣，利产舒筋。多食滞湿酿痰。外感不清、痰火内盛者均忌。

妇人阴脱、赤丹如疥，并煎羊脂涂。

发背初起，羊脂切片，冷水浸贴，热即易之。

误吞针铁，多食羊脂则自下。

羊脑

甘，温。治风寒入脑，头疼久不愈者良。多食发风生热。余病皆忌。

羊骨髓

甘，温。润五脏，充液，补诸虚，调养营阴，滑利经脉，却风化毒，填髓耐饥，衰老相宜，外感咸忌。

羊血

咸，平。生饮止诸血，解诸毒，治崩衄及死胎不下，产后血闷欲绝，胎衣不落，并误吞一切金石、草木、蜈蚣、水蛭者，均宜热服即瘳。熟食但能止血，患肠风痔血者宜之。

羊脊骨胫骨、头骨

甘，温。补肾，利督强腰。

胫骨　磨铜。

头骨　消铁。

羸老胃弱，羊脊骨一具，捶碎，熬取浓汁，煮粥常食。

肾虚腰痛，羊脊骨一具，捶碎，熬取浓汁，和盐料食。

膏淋、虚浊、虚利，羊脊骨煅研末，米饮下二钱。

误吞金、银、铜钱，羊胫骨煅研三钱，米饮下。

误吞铁物，羊头骨煅研，调稀粥食。

羊肺

甘，平。补肺气，治肺痿，止咳嗽，行水通小便，亦治小便频数。病后产后、虚羸老弱，皆可以羊之脏腑煮烂食之。外感未清者均忌。

羊心

甘，平。补心，舒郁结，释忧恚。治劳心膈痛如神。余先慈苦节抚孤，遂患此证，诸药不应，食此即愈。后屡发，用之辄效，久食竟痊。

羊肝

甘，凉。补肝明目，清虚热，息内风，杀虫愈痫，消痞䗪忿。诸般目疾，并可食之。

羊胆

苦，寒。清胆热，补胆汁。专疗诸般目疾，兼治蛊毒疮疡。

目疾，羊胆汁点，或煮熟吞之。

代指，以指刺热汤中七度，刺冷水中三度，随以羊胆汁涂之。

羊腰子

羊内肾也。甘，平。补腰肾，治肾虚耳聋，疗癥瘕，止遗溺，健脚膝，理劳伤。

羊石子

外肾也。甘，温。功同内肾而更优，治下部虚寒、遗精、淋带、癥瘕、疝气、房劳内伤、阳萎阴寒、诸般隐疾。并宜煨烂，或熬粥食、亦可入药用。下部火盛者忌之。

羊脬

甘，温。补脬损，摄下焦之气。凡虚人或产后患遗溺者宜之。

羊胃

俗名羊肚。甘，温。补胃，益气生肌，解渴耐饥，行水止汗。

羊肠

甘，温。补气，健步固精，行水厚肠，便溺有节，故董香光秘传药酒方以之为君也。捶熟为线，坚韧绝伦，补力之优，于此可见。

牛肉

章杏云云：牛为稼穑之资，天子无故不忍宰。祭祀非天神不敢歆，岂可妄杀乎？及观《庄子》牺牛、耕牛之喻，知古人宰杀者惟牺牛，而耕牛必不杀也。袁存斋云：天生万物，大概以有用于人为贵，律文宰牛、马有禁，宰羊、豕无禁。所以然者，羊、豕无用于人，而牛、马有用于人也。按此二说，皆通儒之论。

余家世不食牛，奉祖训而守礼法，非有惑于福利之说也，故不谱其性味。中其毒者，杏仁、芦根汁、稻杆煎浓汁，人乳并可解之。

汪谢城曰：牛肉亦有可食者，其祭祀之胙乎，每见不食牛者，以此胙赐与僮，不免亵越。余有一法，以此牛供祭之后，用合霞天胶、黄明胶诸药，不亵神余，又治民病，最为两得。

马肉

辛、苦，冷，有毒。食杏仁或饮芦根汁解之。其肝食之杀人。

驴肉

酸、平，有毒。动风。反荆芥，犯之杀人。

骡肉

辛、苦，温，有毒。孕妇食之难产。

野猪肉

甘，平。补五脏，润肌肤。治颠痫、肠风、痔血。禁忌与猪肉同。蹄爪补力更胜。一切痈疽不敛，多年漏疮，煨食即愈。其脂腊月炼过收藏，和酒服，令妇人多乳。服十日后，可给三四儿，素无乳者亦下。亦可涂肿毒、疥癣。

豪猪肉

一名箭猪。甘、寒，有毒。多膏滑肠，能发风虚，不可多食。

虎肉

酸、咸，温。作土气，味不佳，宜腌食。补脾胃，益气力，止多唾善呕，辟精魅鬼疟，入山则虎见畏之。其脂治反胃，涂白秃、冻疮、痔疮、狗咬疮。

豹肉

酸，温。安五脏，补绝伤，御风寒，辟鬼魅，壮筋骨，强健人。

熊肉掌、白、胆

甘，温。补虚损，杀劳虫。治风痹、筋骨不仁。有锢疾者忌食。

掌[1] 其蹯俗呼熊掌，益气力，御风寒。极难胹，须用石灰沸汤剥净，以酒、醋、水三件同封固，微火煮一昼夜，大如皮球，白肉红丝，色味艳美。

白 其背上脂，惟冬月有之，名熊白。功与肉同，味更美。

胆 其胆入药，治疔疽，去翳息惊，为珍品。

象肉皮、牙

甘，平。不益人，多食则体重。煮汁饮，通小便；煅灰服，治溺多；和油傅，愈秃疮。

其**皮**生肌，为疮家收功药。又治金疮不合，涂下疳，并煅灰用。

其**牙**治风痫惊悸、内热骨蒸、诸物鲠喉。通小便，疗诸疮、久痔，辟一切邪魅精物，并以生屑调服，外傅针刺诸物入肉。

---

〔1〕掌：原无，据标题附录补。后“白”与“胆”同。

羚羊肉

甘，平。治筋骨急强、中风，愈恶疮，免蛇虫伤。

山羊肉

野羊也。甘，热。治冷劳、赤白带下，利产妇，辟岚瘴，理筋骨急强。时病人忌之。其血破瘀生新，疗跌打诸伤，筋骨疼痛、吐衄、瘀停诸病。

鹿肉麋肉

甘，温。补虚弱，益气力，强筋骨，调血脉，治产后风虚，辟邪。

麋肉 同功，但宜冬月炙食。诸外感病忌之。其茸、角、鞭、血皆主温补下元，惟虚寒之体宜之。若阴虚火动者服之，贻误匪浅。全鹿丸尤不可信，叶天士尝辟之，不可不知也。

中风口眼㖞斜，生鹿肉同生椒捣贴，正即去之。

麂肉

甘，平。补气，暖胃耐饥，化湿祛风，能瘳五痔。痞满气滞者勿食。

獐肉

一名麕。甘，温。祛风，补五脏，长力，悦容颜。按《食疗》云：八月至十一月食之，味美胜羊；十二月至七月食之，动气。多食发锢疾，患消渴。

狸肉

甘，平。补中益气，治诸疰，去游风，疗温鬼毒气，皮中如针刺，愈肠风下血及痔瘘如神。狸类甚多，惟南方有白面而尾似牛者，名牛尾狸，亦曰玉面狸。专上树木食百果，俗呼果子狸，冬月极肥美，亦可糟食。《内则》：食狸去正脊。若捕而畜之，鼠皆帖服不敢出。别种皆不堪食。

貒肉

一名猪獾。甘，温。补羸瘦，长肌，下气，平咳逆。劳热、水胀、久痢，煮食即瘳。野兽中佳品也。

獾肉

一名狗獾。功与貒相似，兼能杀蛔虫。黄瘦痞膨，食之自愈。

狼肉豺肉

咸，温。补五脏，御风寒，暖胃厚肠，壮阳填髓。其脂润燥，治诸恶疮。《内则》：食狼去肠腹有冷积者最宜，阴虚内热人忌食。

豺肉[1] 狼肥豺瘦。谚云：体瘦如豺。故豺肉不堪食也。《食疗》云：食豺令人瘦。

兔肉

甘，冷。凉血，祛湿，疗疮，解热毒，利大肠。多食损元阳，令人痿黄。冬至后至秋分食之，伤人神气。孕妇及阳虚者尤忌。兔死而眼合者，误食杀人。

〔1〕豺肉：原无，据标题附录补。

水獭肉

甘、咸，凉。清血热，理骨蒸，下水通经，祛毒风，利大小便。多食消男子阳气。其肝性热，辟蛊杀虫，补产虚，已劳嗽。治传尸鬼疰、鱼骨鲠喉、疟久不瘳、心腹积聚、肠痔下血、寒疝攻疼。其爪搔喉，亦治骨鲠。

猬肉

俗名刺鼠。甘，平。下气杀虫，治反胃、痔漏。按：食此必去骨净尽，误食令人瘦劣。其皮煅研服，治遗精甚效。

鸡

甘，温。补虚暖胃，强筋骨，续绝伤，活血调经，拓痈疽，止崩带，节小便频数，主娩后虚羸。

以骟过、细皮肥大而嫩者胜。肥大雌鸡亦良，若老雌鸡熬汁最佳。乌骨鸡滋补功优。多食生热动风，凡时感前后，痘疹后、疮疡后、疟痢疳疸、肝气目疾、喉证、脚气、诸风病，皆忌之。未骟者，愈老愈毒，诸病均不可食。惟辟邪宜用丹雄鸡也。

中恶昏愦，丹雄鸡一只，安放病者心间，以鸡头向病人之面，鸡伏而不动，待其飞下，病者亦苏。

鸡冠血

老雄鸡者力胜。治无故卒死，或寝卧奄忽而绝，皆是中恶。刺取鸡冠血涂面上，干则再上，并滴入口鼻中。卒缢垂死，心中犹温者，勿断绳，刺鸡冠血滴口中。卒然忤死不能言，刺鸡冠血，和真珠末丸小豆大，纳三丸入口中，小儿卒惊，似有痛处，不知疾状，亦刺血滴口中。鬼击卒死，刺鸡冠血沥口中令咽，仍破此鸡拓心下，冷乃弃之道旁。女人交接违礼血出，刺鸡冠血频涂。对口、发背诸毒，刺鸡冠血滴疽上，血尽再换，不过五六鸡，痛止毒散。淫浸疮，不早[1]治杀人，宜刺鸡冠血涂，日四五次。蜈蚣、蜘蛛咬、马咬成疮、燥癣作痒，并刺鸡冠血涂。中蜈蚣毒，舌胀出口者是也，刺鸡冠血浸舌併咽之。诸虫入耳，鸡冠血滴耳中。

鸡膍胵

一名鸡内金。治喉痹，鸡内金勿洗，阴干煅末，竹管吹之。切口疮，鸡内金煅灰傅。鹅口白，鸡内金为末，乳服五分。走马牙疳，鸡内金不落水者五枚，枯矾五钱，共[2]研搽。小儿疣目，鸡内金擦之自落。小儿疟疾，鸡内金煅存性，乳服，男用雌，女用雄。噤口痢，鸡内金焙研，乳汁服。反胃，鸡内金一具，煅存性研，酒下，男用雌，女用雄。发背初起，鸡内金不落水者阴干，用时温水润开贴之，随干随润，以愈为度。发背已溃，鸡内金同棉絮焙末搽。疮口不合，鸡内金日贴之。阴头疳蚀，鸡内金不落水拭净，新瓦焙脆，出火毒，研细，先以米泔洗净搽之，亦治口疳。谷道生疮，鸡内金烧存性，研傅。

---

〔1〕早：原作“旦”，据文义改。
〔2〕共：原作“其”，据文义改。

鸡肠

治遗浊、淋带、消渴、遗溺、小便不禁或频数无火者，并可炙食。

鸡卵凤凰胎

一名鸡子，亦曰鸡蛋。甘，平。补血安胎，镇心清热，开音止渴，濡燥烦，解毒息风，润下止逆。新下者良。并宜打散，以白汤或米饮，或豆腐浆搅熟服。若囫囵煮食，性极难熟，虽可果腹，甚不易消。惟带壳略煮之后，将壳击碎，再入瓷罐内，多加粗茶叶同煨三日，茶汁既入，蛋亦熟透，剥壳食之，色黑而味香美，不甚闭滞也。多食动风阻气，诸外感及疟、疸、疳、痞、肿满、肝郁、痰饮、脚气、痘疹皆不可食。小儿、产妇、气壮者幸食无恙，弱者多因此生疾，不可不知！

解野葛毒，虽已死者，抉开口，灌生鸡子三枚，须臾吐出。

胎动下血，鸡子二枚打散，粥汤搅熟服。

产后血晕，身痉直口，目向上，不知人，鸡子清一枚，调荆芥末二钱灌之。

妊娠下血不止，血尽则子死，名曰胎漏。鸡子黄十四枚，以好酒二升，煮如饧服，未止再服。

凤凰[1]胎　即鸡卵抱已成雏而未出者，用为伤科长骨之药甚妙。其壳名凤凰衣，煅存性，研服，治劳复及小便不通暨饮停脘痛，外治痘疮入目、白秃、聤耳、下疳、囊痈，均为妙品。

鹅鹅卵

甘，温。暖胃升津，性与葛根相似。能解铅毒，故造银粉者，月必一食也。鲜美，补虚益气，味较鸡、鹜为浓。动风发疮，凡有微恙者，其可尝试乎！肥嫩者佳，烤食尤美。其肫、其掌，性较和平，煨食补虚，宜于病后。

鹅卵[2]　其卵补中滞气，更甚于鸡。其血解一切金石毒，热饮即瘥。其毛于铜锅内炒焦，研末，豆腐皮包，酒吞服三钱，能内消诸般肿毒。

鸭鸭卵

本名鹜，一名舒凫。甘，凉。滋五脏之阴，清虚劳之热，补血行水，养胃生津，止嗽息惊，消螺蛳积。雄而肥大极老者良。同火腿、海参煨食，补力尤胜。多食滞气滑肠，凡阳虚脾弱、外感未清、痞胀脚气、便泻肠风，皆忌之。其血热饮，救中恶、溺死及服金、银、丹石、砒霜、野葛、亚片、诸蛊毒，入咽即活。并涂蚯蚓咬疮。

鸭卵　其卵夜下，纯阴性寒，难熟，滞气甚于鸡子，诸病皆不可食。惟腌透者，煮食可口，且能愈泻痢。更有造为皮蛋、糟蛋者，味虽香美，皆非病人所宜。

雉

一名野鸡。甘，温。补中益气，止泄利，除蚁瘘。冬月无毒。多食损人，发痔，诸病人忌之。勿与荍麦、胡桃、木耳、菌蕈同食。春、夏、秋皆毒，以其善食虫蚁而与蛇交也。又诸鸟自死者皆有毒，勿食。

---

〔1〕凰：原作“皇”，通“凰”。

〔2〕鹅卵：原无，据标题附录补。后“鸭卵”同。

鹧鸪

甘，温。利五脏，开胃，益心神，解野葛、菌蕈、生金、蛊毒。南方之鸟也，飞必南翔，集必南首，故一名怀南。性属火，多食发脑痛、喉痈。盖天产作阳，本乎天者亲上，飞禽之性无不升发，于鹧鸪何尤！

竹鸡

甘，平。解野鸡、山菌毒，杀腹内诸虫。

鹑

甘，平。和胃，消结热，利水化湿，止疳痢，除膨胀，愈久泻。

鹨

一作鹌[1]。甘，平。清热，疗阴䘌诸疮。

翡

与翡翠同名异物。甘，温。暖胃补虚。

鸽

甘，平。清热解毒，愈疮，止渴，息风。孕妇忌食。卵能稀痘，食品珍之。

雀

甘，温。壮阳，暖腰膝，缩小便，已崩带。但宜冬月食之。阴虚内热及孕妇忌食。其卵利经脉，调冲任，治女子血枯、崩带、疝瘕诸病。

燕窝

甘，平。养胃液，滋肺阴，润燥泽枯，生津益血，止虚嗽虚痢，理虚膈虚痰，病后诸虚，尤为妙品。力薄性缓，久任斯优。病邪方炽勿投。其根较能达下。

鷦鷯

一名巧妇，俗呼黄脰雀。甘，温。暖胃。

斑鸠

甘，平。养老和中，令人不噎。

鸤鸠

即布谷。甘，温。定志安神，令人少睡。

桑鳸

一名腊嘴雀。甘，温。补胃。

莺

《诗》云黄鸟。《左传》曰青鸟。《尔雅》名商庚。《说文》谓黄鹂。《月令》作仓庚。甘，温。舒郁和肝，令人不妒。

鴷

啄木鸟也。甘，平。开膈，利噎，平惊，追劳虫，已痔漏。牙疳、齿䘒，煅末塞之。

〔1〕鹌：原作“鸭”，据文义改。

鸨

甘，平。补虚，已风痹病。

凫

野鸭也。甘，凉。补脾肾，祛风湿，行水消肿，杀虫清热，开胃运食。疗诸疮疖。病后虚人，食之有益。肥而其喙如鸭者良，冬月为胜。

䴙䴘

一名刁鸭，一名油鸭。甘，平。补中开胃。

雁

甘，平。解毒祛风。多食动气，君子勿食，以其知阴阳之升降，少长之行序也。道家为之天厌。

鹄

一名天鹅。甘，平。腌炙食之，利脏腑。

鹭

即鹭鸶。咸，凉。炙熟食，解鱼虾毒。其卵似鸭卵，稍锐而色较青，土人混入鸭卵中售之。气鲤而冷，更不宜人。

鸮

亦作枭，俗呼猫头鸟。甘，温。补虚劳，杀虫，辟鬼魅，开胃消食，利噎平惊。治痁疟颠痫，愈恶疮鼠瘘。炙食味美，古人所珍。《庄子》“见弹而求鸮炙”是也。病后及衰弱、劳瘵人最宜。惟孕妇忌之。

鳞介类第七附蚕蛹、蝗螽

鲤鱼

甘，温。下气，功专行水，通乳，利小便，涤饮，止咳嗽。治妊娠子肿，傅痈肿骨疽。可鲜可脯，多食热中，热则生风，变生诸病。盖诸鱼在水，无一息之停，发风动疾，不独鲤也。以鲤脊上有两筋，故能神变而飞越江湖，为诸鱼之长，品虽拔萃，性不益人。杭俗以其为圣子之讳，相戒勿食，最通。其两筋及黑血皆有毒。天行病后及有宿癥者均忌，醉者尤甚。曩余游婺，见烹此者，必先抽去其筋，而他处不知也。甚以醉鲤为病人珍味，岂不误人？

鲔鱼

一名鲢鱼。甘，温。暖胃，补气泽肤。其腹最腴，烹鲜极美，肥大者胜，腌食亦佳。多食热中、动风发疥。痘疹、疟痢、目疾、疮家皆忌之。

鳙鱼

亦作溶鱼，一名鳝鱼，俗呼包头鱼，以其头大也。甘，温。盖鱼之庸常以供[1]馐食者，

〔1〕供：原作“佑”，据文义改。

故命名如此。其头最美，以大而色较白者良。

鲩鱼

音混，俗作鲜，非。甘，温。暖胃和中。俗名草鱼，因其食草也。婺州云间以其色青也，误以青鱼呼之。禾人名曰池鱼，尤属可笑。夫池中所蓄之鱼，岂独鲩而已哉！

青鱼鱼鲙、鱼鲊

甘，平。补气养胃，除烦懑，化湿祛风，治脚气、脚弱。可鲙、可脯、可醉。古人所谓五侯鲭即此。其头尾烹鲜极美，肠脏亦肥鲜可口，而松江人呼为乌青，金华人呼为乌鲻，杭人以其善啖螺也，因呼为螺蛳青。其胆腊月收取阴干，治喉痹、目障、恶疮、鱼骨鲠，皆妙。

上五种，皆购秧而蓄之，故无子。惟鲤鱼则溪河亦有，故间有有子者。

鱼〔1〕鲙 以诸鱼之鲜活者剑切而成。青鱼最胜，一名鱼生。沃以麻油、椒料，味甚鲜美，开胃析酲。按《食治》云：凡杀物命，既亏仁爱，且肉未停冷，动性犹存，烹饪不熟，食犹害人。况鱼鲙肉生，损人尤甚，为癥瘕，为固疾，为奇病，不可不知。昔有食鱼生而成病者，用药下出，已变鱼形，鲙缕尚存；有食鳖成积者，用药下出，已成动物而能行，可不戒哉！

鱼〔2〕鲊 以盐糁酝酿而成，俗所谓糟鱼、醉鲞是也。惟青鱼为最美，补胃醒脾，温营化食。但既经糟醉，皆能发疥动风，诸病人均忌。

鳟鱼

一名赤眼鱼。甘，温。补胃暖中。多食动风生热。

鲻鱼

甘，平。补五脏，开胃，肥健人。与百药无忌。湖池所产无土气者良。腹中有肉结，俗呼算盘子，与肠脏皆肥美可口，子亦鲜嫩，异于他鱼。江河产者逊之，但宜为腊。

白鱼

一名鲚鱼。甘，温。开胃下气，行水助脾，发痘排脓，可腌可鲊。多食发疥、动气、生痰。

鳡鱼

即鳏鱼，一名黄颊鱼。甘，温。暖胃，与鳟略同。

石首鱼

一名黄鱼，亦名江鱼。甘，温。开胃，补气，填精。以大而色黄如金者佳。多食发疮助热，病人忌之。腌而腊之为白鲞，性即平和，与病无忌。且能消瓜成水，愈腹胀泻痢。以之煨肉，味甚美。太平所产，中伏时一日晒成，尾弯色亮，味淡而香者最良，名松门台鲞，密收，勿受风湿，可以久藏。煮食开胃醒脾，补虚活血，为病人、产后食养之珍。

〔1〕鱼：原脱，据目录补。
〔2〕鱼：原脱，据目录补。

按：古人以干鱼为鲍鱼，《礼记》谓之薨，诸鱼皆可为之。《内经》治血枯用之，后人聚讼纷纷，迄无定指。愚谓台鲞，虽生嚼不腥[1]，性兼通补，入药宜用此为是。其鳔甚薄，不为珍品，但可熬胶耳！

鮸鱼鳔

形似石首鱼而大，其头较锐，其鳞较细。鲜食味逊，但宜为腊。《正字通》以为即石首鱼者，误也。鮸，本音免，今人读如米。

其鳔较石首鱼者大且厚，干之以为海错，产南洋者佳。古人名为鳀鮧，煨烂食之，补气填精，止遗带，大益虚损。外感未清、痰饮内盛者勿食，以其腻滞也。又治诸血证，疗破伤风如神。

勒鱼

甘，平。开胃，暖藏，补虚。大而产南洋者良。鲜食宜雄，其白甚美；雌者宜鲞，隔岁尤佳。多食发风，醉者更甚。

鲳鱼

亦作鲐。甘，平。补胃，益血，充精。骨软肉腴，别饶风味。小而雄者胜。可脯可鲊。多食发疥动风。

鲥鱼

甘，温。开胃，润脏，补虚。其美在鳞，临食始去，厥味甚旨，可蒸可糟。诸病忌之，能发锢疾。鳞可为钿，亦可拔疔。

鲎鱼

亦作鲚。甘，温。补气。肥大者佳，味美而腴，亦可作鲊。多食发疮助火。以温州所产有子者佳。干以为腊，用充方物，味甚鲜美，古人所谓子鱼是也。大者尤胜，食品珍之，与病无忌。

鲈鱼

甘，温，微毒。开胃安胎，补肾舒肝。可脯可鲊。多食发疮患癖。其肝尤毒，剥人面皮。中其毒者，芦根汁解之。

鳝鱼

其美在脊也，俗作鲫，一名鲋鱼。甘，平。开胃，调气生津，运食和营，息风清热，杀虫解毒，散肿愈疮，止痢止疼，消痞消痔。大而雄者胜。宜蒸煮食之。外感邪盛时勿食，嫌其补也，余无所忌。煎食则动火。

痔血，鲫鱼常作羹食。

酒积下血，酒煮鲫鱼常食。

浸淫疮，生鲫鱼切片，盐捣贴，频易。

鲂鱼

一名鳊鱼。甘，平。补胃养脾，去风运食。功用与鲫相似。产活水中、肥大者胜。

〔1〕腥：原作“醒”，据文义改。

鳜鱼

一名鲚鱼。甘，平。益脾胃，养血，补虚劳，杀劳虫，消恶血，运饮食，肥健人。过大者能食蛇，故有毒而发病。

黝鱼

一名渡父鱼，俗呼土鲋，亦曰菜花鱼。甘，温。暖胃，运食补虚。春日甚肥。与病无忌。

鲦鱼

一名白條，小者曰鳘条。甘，温。暖胃，助火。发疮，诸病人勿食。

银鱼

一名鲙残鱼。甘，平。养胃阴，和经脉。小者胜。可作干。

蠡鱼

一名黑鳢，亦名乌鳢，亦曰黑鱼，即七星鱼。甘，寒。行水，化湿，祛风，稀痘愈疮，下大腹水肿、脚气，通肠疗痔，主妊娠有水肤浮。病后可食之。道家以为水厌。

稀痘，除夕黄昏，用大黑鱼一尾，煮汤浴小儿，七窍俱到，不可嫌鲤，以清水洗去也，甚验。

水气垂死，肠痔下血，黑鱼一斤重者煮汁，和冬瓜、葱白作羹食。

偏正头风，陈黑鱼头，煎汤熏数次断根。

鲟鱼

甘，温。补胃，活血，通淋。多食发疥患癥。味佳而性偏劣，作鲊亦无补益，鼻脯味美疗虚，子主杀虫，蛛亦肥美。

鳇鱼鳔

亦作黄，本名鳣，一名蜡鱼，亦名玉版鱼。甘，温。补虚，令人肥健。多食难化，发疥生痰。作鲊极珍，亦勿多食。反荆芥。其肚及子，盐藏颇佳，其脊骨、腮、鼻、唇、鬐，皆脆软，以充珍错。

其鳔最良，固精止带。

鮠鱼

亦作鲄回，一名白鱯。甘，温。行水调中。多食能动锢疾。

鲛鱼鱼翅

即沙鱼。甘，平。补五脏。作鲊甚益人，其皮亦良，解诸鱼毒，杀虫辟蛊，愈传尸劳。煨肉味佳，滋阴补血。

鱼翅〔1〕　鬣翅以清补胜，煨糜甚利虚劳。

乌鲗

亦作乌贼，一名墨鱼。咸，平。疗口咸，滋肝肾，补血脉，理奇经，愈崩淋，利胎产，调经带，疗疝瘕，最益妇人。可鲜可脯。南洋所产淡干者佳。骨名海螵蛸，入药功相似。

卒然吐血，小儿痰齁，并以海螵蛸末二钱，米饮下。

〔1〕鱼翅：原无，据标题阶录补。

跌打出血，海螵蛸末傅。

比目鱼

本名鲽，一名箬鱼。甘，平。补虚，多食动气。

鲇鱼

甘，温，微毒。利小便，疗水肿。痔血肛痛，不宜多食。余病悉忌。反荆芥。口眼㖞斜者，活切其尾尖，朝吻贴之。

黄颡鱼

俗呼黄刺鱼。甘，温，微毒。行水祛风，发痘疮。反荆芥。

河豚鱼

一名西施乳。甘，温。补虚去湿，疗痔杀虫。反荆芥、菊花、桔梗、甘草、附子、乌头。中其毒者，橄榄、青蔗、芦根、金汁或槐花微炒，同干胭脂等分，捣粉，水调灌之。其肝、子与血尤毒。或云去此三物，洗之极净，食之无害。然卫生者，何必涉险以试耶！

带鱼

甘，温。暖胃，补虚，泽肤。产南洋而肥大者良。发疥动风，病人忌食。作鲞较胜，冬腌者佳。

鲼鱼

一名荷鱼，俗呼锅盖鱼。甘，咸，平。尾有毒。主玉茎涩痛、白浊膏淋。性不益人。亦可作鲞。

海蛇

一名樗蒲鱼，即水母也。咸，平。清热消痰，行痰化积，杀虫止痛，开胃润肠。治哮喘、疳黄、癥瘕、泻痢、崩中、带浊、丹毒、颠痫、痞胀、脚气等病。诸无所忌。陈久愈佳。

虾海虾

甘，温，微毒。通督壮阳，吐风痰，下乳汁，补胃气，拓痘疮，消鳖瘕，傅丹毒。多食发风动疾，生食尤甚。病人忌之。

海虾　性味相同，大小不一，产东洋者尤佳。盐渍暴干，乃不发病，名式甚夥，厥味皆鲜。开胃化痰，病人可食。其子可腌、可暴，味亦鲜美。

海参

咸，温。滋肾，补血，健阳，润燥，调经，养胎利产。凡产虚、病后、衰老、尪孱，宜同火腿或猪羊肉煨食之。种类颇多，以肥大肉厚而糯者膏多力胜。脾弱不运、痰多便滑、客邪未净者，均不可食。

蟾蜍

甘、苦，凉。清热杀虫，消疳化毒，平惊散癖，行湿除黄，止痢疗温，愈诸恶疮及猘犬咬。凡小儿疮家、疫疠，并宜食之，其肝尤良。其眉间白汁有大毒，名蟾酥，为外科要药。

发背肿毒初起，取活蟾蜍一只，系放疮上半日，蟾必昏愦，置水中救其命。再易一只如前法，蟾必踉跄，再易一只。必俟蟾如故，则毒散矣。

田鸡

一名水鸡。甘，寒。清热，行水，杀虫，解毒愈疮，消疳已痔。多食助湿生热。且肖人形而杀之甚惨。孕妇最忌。其骨食之患淋。

鳗鲡海鳗

甘，温。补虚损，杀劳虫，疗疬疡瘘疮，祛风湿。湖池产者胜，肥大为佳。蒸食颇益人，亦可和面。苗亦甚美，名曰鳗线。然其形似蛇，故功用相近。多食助热发病。孕妇及时病忌之。且其性善钻，能入死人、死畜腹中，啖其膏血。不但水行昂首，白点黑斑，四目无腮，尾扁过大者，始为毒物也。尊生者慎之！

海鳗[1] 产海中者，形大性同，名狗头鳗，多腌为腊。疮痔家宜食之，余病并忌。

鳝

亦呼鳝鱼。甘，热。补虚助力，善去风寒湿痹，通血脉，利筋骨。治产后虚羸，愈臁疮痔瘘。肥大腹黄者胜，宜与猪脂同煨。多食动风发疥，患霍乱损人。时病前后，疟疸胀满诸病均大忌。黑者有毒。更有蛇变者，项下有白点，夜以火照之，则通身浮水上，或过大者皆有毒，不可不慎也。其血涂口眼㖞斜、赤游风，滴鼻止衄，滴目治疹后生翳。

鳍

俗名泥鳅。甘，平。暖胃壮阳，杀虫收痔。耕牛羸瘦，以一条送入鼻中，立愈。

蚺蛇

甘，温。治诸疮疠，辟蛊杀虫，化毒祛风，除疳御瘴，疗猘犬咬。味美胜鸡。烧酒浸之，历久不坏。胆为伤科圣药，腹内之油缩阳。雄蛇之如意钩，又为房术妙品。

白花蛇

甘、咸，温。祛风湿，治半身不遂，口面㖞斜，风疠疬疡，骨节疼痛，痘疮倒陷，搐搦惊痫，麻痹不仁，瘾疮疥癣。头尾甚毒，去尽用之。产蕲州者良，虽干枯而目光不陷，故一名蕲蛇。凡饮蛇酒，切忌见风。

乌蛇

甘，平。治诸风顽痹，皮肤不仁，热毒癞疮，眉髭脱落。功并白花[2]蛇，性善无毒。

《朝野佥》载：商州有人患大风，家人恶之，为起茅屋，有乌蛇堕酒罂。时病人不知，饮酒渐瘥，罂底见有蛇骨，始知其由。

一法，以大乌蛇三条，蒸熟，取肉焙末，蒸饼，丸米粒大，以喂乌鸡，待尽，杀鸡烹熟，取肉焙研末，酒服一钱，或蒸饼丸服，不过三五鸡愈。

一法，用大乌蛇一条，打死，盛之待烂，以水二碗，浸七日，去皮骨，入糙米一升，浸一日，晒干，用白鸡一只，饿一日，以米饲之，待毛羽脱尽，杀而煮食，以酒

〔1〕海鳗：原无，据标题附录补。
〔2〕花：原脱，据文义补。

下之，吃尽，用热汤一盆，浸洗大半日即愈。

或谓君以限于篇幅，虽谷肉果菜，未及遍搜。顾因鳗、鳝而类及于蛇，岂以其形相若耶？然毒物恶可以供馔也？余曰：子但知蛇之毒，不可以供食，而不知腊之以为饵，可已大风、挛踠、瘘、疠，去死肌，杀三虫。更有乌蛇之性善无毒，误饮其酒者，大风遂愈。此非常之士，能立非常之功也。彼鳗、鳝者，世以为寻常食品，竟有食之而即死者，此庸碌之人，往往偾事也。类而谱之，可为任才者循名不责实之鉴，岂徒为饮食之人费笔墨哉！

龟

四灵之一，变化通神，本非食品，亦与蛇匹。有杀之而得祸者，有食之而即死者，书家所载甚多，兹不具赘。不但为孕妇所忌也。其壳入药，但可煎熬末而服之，能还本质。

鳖

一名团鱼，亦曰甲鱼。甘，平。滋肝肾之阴，清虚劳之热，主脱肛崩带，瘰疬癥瘕。以湖池所产，背黑而光泽，重约斤许者良。宜蒸煮食之，或但饮其汁则益人。多食滞脾，且鳖之阳聚于上甲，久嗜令人患发背。孕妇及中虚、寒湿内盛、时邪未净者，切忌之。又忌与苋同食。回回不食鳝、鳖，谓之无鳞鱼。凡鳖之三足者，赤腹者，赤足者，独目者，头足不缩者，其目四陷者，腹下有王字、卜字文者，过大者，在山上者，有蛇文者，并有毒杀人。或云薄荷煮鳖亦害人。其壳入药，亦不可作丸散服。

人咬指烂，久而欲脱，及阴头生疮，诸药不愈者，鳖甲煅存性研，鸡子清调傅。

鼋

甘，平，有毒。难死通灵。异味损人，勿轻染指。

蟹

甘、咸，寒。补骨髓，利肢节，续绝伤，滋肝阴，充胃液，养筋活血。治疸愈疟，疗跌打骨折筋断诸伤，解鳝鱼、莨菪、漆毒。壳主辟邪破血，爪可催产堕胎。种类甚繁，名号不一，以吴江、乌程、秀水、嘉兴与海昌等处河中所产、霜后大而脂满者胜。和以姜、醋，风味绝伦。多食发风，积冷。孕妇及中气虚寒、时感未清、痰嗽、便泻者均忌。别种更寒，尤不益人。中其毒者，紫苏、冬瓜、芦根、蒜汁，皆可解之。反荆芥，又忌同柿食。误犯则腹痛吐利，急以丁香、木香解之。海产者黄坚满而无膏不鲜。并可盐渍、酒浸、糟酱久藏。得皂荚则不沙。

鲎

辛、咸，平。杀虫疗痔。多食发嗽及癣疮。腌以为鲊，俗呼鲎酱。

蛎黄

甘，平。补五脏，调中，解丹毒，析酲止渴，活血充肌。味极鲜腴，海错珍品。周亮工比为太真乳。壳名牡蛎，入药。

蚌

甘、咸，寒。清热滋阴，养肝凉血，息风解酒，明目定狂。崩带、痔疮，并堪煨食。大者为胜。多食寒中。外感未清，脾虚便滑者，皆忌。

蚬

甘、咸，寒。清湿热，治目黄、溺涩、脚气，洗疔毒、痘、痈诸疮。壳黄而薄者佳。多食发嗽、积冷。

蛤蜊

甘、咸，寒。清热解酒，止消渴，化癖除癥。多食助湿生热。

蛏

甘，平。清胃，治痢，除烦，补产后虚，解丹石毒。可鲜可腊。时病忌之。

蚶

甘，温。补血，润脏，生津，健胃暖腰，息风解毒。治泄痢脓血、痿痹不仁。产奉化者佳。可炙可鲊。多食壅气。湿热盛者忌之。壳名瓦楞子，入药涤饮消癖、破血止疼，傅牙疳，皆有效。

鳆鱼

甘、咸，温。补肝肾，益精明目，开胃养营，已带浊崩淋，愈骨蒸劳极。体坚难化，脾弱者饮汁为宜，壳入药，名石决明，主镇肝磨障。

淡菜

甘，温。补肾，益血，填精。治遗带崩淋，房劳产怯，吐血久痢，膝软腰疼，痃癖癥瘕，脏寒腹痛，阳痿阴冷，消渴瘿瘤。干即可以咀食，味美不腥。产四明者，肉厚味重而鲜，大者弥胜。

江瑶柱

甘，温。补肾，与淡菜同。鲜脆胜之，为海味冠。干者咀食，味美不鲲，娇嫩异常，味重易化。周栎园比之梅妃骨。其壳色如淡菜，上锐下平，大者长尺许，肉白而韧，不中食，美惟在柱也。濒湖以为海月者，谬已。

璅珪[1]

甘，平。开胃，滋液补虚，化浊升清，聪耳明目。

按：璅珪状似珠蚌，壳青黑色，长寸许，大者二三寸，生白沙中，不污泥淖，乃物之最洁者也。有两肉柱，能长短。又有数白蟹子在腹中，状如榆荚，合体共[2]生，常从其口出，为之取食。然璅珪清洁不食，但寄其腹于蟹，蟹为璅珪而食，食在蟹而饱在璅珪，故一名共命螺，又名月蛣。每冬大雪，则肥莹如玉，日映如云母，为海错之至珍。至海镜，即海月也，一名石镜，亦名蛎镜，又呼膏药盘，土人磨其壳以为明瓦者。一壳相合甚圆，肉亦莹洁。有红蟹子居其腹为取食，名曰蚌奴，与在璅珪腹者白蟹子，各不同也。

西施舌

甘，平。开胃，滋液，养心，清热息风，凉肝明目。海错美品，得此嘉名，实即

〔1〕璅珪：《本草纲目》作“琐蛣”。

〔2〕共：原作“其”，据文义改。下一“共”字同，不另注。

车蛤也。

海螺

甘，冷。明目，治心腹热痛。靥名甲香，主管领诸香。

田螺

甘，寒。清热，通水利肠。疗目赤、黄疸、脚气、痔疮。多食寒中。脾虚者忌。性能澄浊，宜蓄水缸。

小便不通，腹胀如鼓，大田螺盐半匕，生捣傅脐下一寸三分。亦治水气浮肿，同大蒜、车前捣贴。

噤口痢，大田螺二枚杵烂，入麝香三分，作饼烘热贴脐间半日[1]，即思食矣。

脚气上冲，大田螺杵烂，傅两腿上。

疔毒、痔疮，田螺入冰片，化水点之。

螺蛳

甘，寒。清热，功逊田螺。过清明不可食。

海蛳

咸，凉。舒郁，散结热，消瘰疬。

吐铁

咸，寒。补肾，明目，析酲。以大而肉嫩无泥，拖脂如凝膏，大如本身者佳。产南洋，腌者味胜，更以葱酒醉食味益佳。

蚕蛹

甘，温。补气，止渴，杀虫。治疳积、童劳，助痘浆、乳汁。缫丝后滤干，晒焙极燥，可以久藏。气香最引蜈蚣，故须密收。炙食味佳。患脚气者忌之。猘犬咬者，终身勿犯，误食必难免也。

皇螽

皇从阜，言其生息之繁；螽从冬，言其子能历冬不死，必得大雪，则入土也。种类不一，形状稍殊，《春秋》书之。以其害稼，实即蝗之属也。若旱年水涸，鱼虾诸子，悉化皇螽之类而食禾，人始称为蝗矣。故平时之皇螽，旱岁之蝗，北人皆炙而食之。辛甘温。暖胃助阳，健脾运食。喂猪最易肥腯。

按：捕蝗虽有法，必得大雨而始息者，蝗得水而复可为鱼虾也。呜呼！犹之民失教以为盗贼，诛之必不胜诛；得有善教者，何难复化为民耶？谱饮食，以水始，以蝗终。读是书者，毋使民之失教，如鱼虾之失水，则蝗飞何至蔽天？庶不徒为饮食之人矣。

吾师尝自书楹帖云：近人情之谓真学问，知书味即是活神仙。开第谓：读破万卷者多，识此十六字者鲜。必识此十六字，方许读是书。

受业门人同邑周开第嗣香拜识

---

〔1〕日：原作“口”，据文义改。

校后记

《随息居饮食谱》不分卷，清代王士雄编撰，为日常饮食性味功效的专著，对于研究饮食宜忌、食疗保健具有指导价值。

一、作者与成书

此书的作者为王士雄（1808—1868 年），字孟英，浙江钱塘人。清代著名中医学家，对温病学说的发展卓有贡献，在霍乱的辨证和治疗，以及瘟疫的预防等方面有独到的见解，对食疗学也颇有研究。代表著作除本书外，还有《医学随笔》《温热经纬》《随息居重订霍乱论》等。本书成书于 1861 年。

二、主要内容与特点

王氏收集前代各种本草书籍中关于日常饮食性味功效的内容，并兼以本人的见解，厘为 7 类，共载药 292 种。其一，为水饮类。分为天雨水，露水，冬雪水，溪、河、湖、河水，井泉水，以及各种动物乳汁，还有茶、诸露、酒、酒酿等凡 15 种。最后，还收入了淡巴菰（烟）与亚片（鸦片）。其二，为谷食类。分为各种米、麦、豆、薯蓣和甘薯等凡 26 种。其三，为调和类，介绍 28 种调味品的性味功效。分别为各种植物油，盐、酱、醋、豉，椒类，花类，叶类，以及茴香、莳萝等。其四，为蔬食类。包括各种家常蔬菜 50 种，如菘（白菜）、芦菔（萝卜）、胡芦菔（胡萝卜）、菠薐（菠菜）、莙菜、苋、芹等。其五，为果食类。包括常见各色水果 50 种，如桃、杏、李、柰、石榴、栗等，还收了 3 种糖类。其六，为毛羽类。收入各种禽畜类肉食，包括家畜、野兽及家禽、野禽。毛类动物如猪、羊、虎、狼，其中尤其详述猪、羊肉及各其他器官的性味及功效。收入羽类动物如鸡、鸭、鹅、鹜等，尤其详述鸡的内容。其七，为鳞介类。涉及各种河鱼海鱼如鲤鱼、青鱼、鳗鲡鱼、石首鱼等；介类等如螺、蚌、龟、鳖等。每种食物，大致均包括性味、功效、主治、宜忌等，有的还收入了相应的单方、验方，以及食物的制作方法等。

在这些品物中还包括许多子类。如“井泉水”条下，还记载了试源泉所在法、凿井法、试水美恶法、水库法、水仓法等。在“烧酒”条下又附有愈风酒方、喇嘛酒方、健步酒方、熙春酒方、固春酒方、定风酒方等 6 个药酒方和相应的制作方法。值得注意的是，据此书目录，载药凡 330 种，其中，猪分为 21 种，羊分为 15 种，鸡分为 5 种，故实为 292 种。

全书主要有3个特点：①内容丰富，论述周详。全书基本上囊括了百姓日常家居的所见、所饮、所食之物，每一品种都按照名称、释名（别名、产地、质量鉴别等）、性味、功效、用法的体例加以撰写；许多品种还附有加工方法，如在“兰熏”条下，除上述内容外还有“附腌腿法”，从最初的选材、到原材料的处理、操作注意事项、操作步骤、贮藏方法等，论述十分完备，极具实用价值。②言简意赅，体贴实用。王氏曾自书楹贴“近人情之谓真学问，知书味即是活神仙”，此语之精神贯穿于本书始终。书中所论的很多内容都反映出作者处处为百姓着想的诚恳态度。首先，提出了许多抗灾救荒的办法，如用水仓法储水“抗灾患”，用黑大豆、青大豆、甘薯等“辟谷救荒”；再者，对某些特殊品种的食用提出劝诫，如牛肉条下提出“牛、马有用于人”的观点，故不谱其性味，龟条下提出“四灵之一，变化通神，本非食品”的观点等。③体恤民生，用心良苦。全书不仅体现了作者渊博的学识，还处处体现着作者对百姓的悲悯怜惜之情。由于作者著书之际正值清末，时局动荡，百姓生活艰难以致于铤而走险，所以作者在前序中开篇即说：“国以民为本，而民失其教，或以乱天下。人以食为养，而饮食失宜，或以害身命……善颐生者，必能善教民也。”

三、本次校点的相关说明

《随息居饮食谱》成书于清咸丰十一年（1861年），现存最早的版本为清咸丰十一年辛酉（1861年）刻本。此后有多种刻本存世。本次校点选择清同治元年（1862年）刻本为底本。

校点中，有如下几项改动：①底本目录中作“水饮第一”，正文中作“水饮类”，校点中将二者合并为“水饮类第一”。其他各类亦如此。②“井泉水”条下所附“试源泉所在法”等五个标题及“烧酒”条下所附“愈风酒方”等6个药酒方，原目录无，据正文内容补出。③原目录中，各药所附的子类的各品，详略不等，如腐乳所附“腐浆、腐干、腐乳、腐皮、臭腐乳、腐花、千层”均出，而糯米之下所附“冻米、炒米”目录已载，而“诸米泔、诸禾秆”却未出，有的子类，在目录没有体现。校点中为了尽可能多地保存信息，均予以补出。④原正文标题之后不载附录子类品名，现均据目录补出。

另外，为了保持古籍内容原貌，同时也给读者提供充分理解、甄别、判断的自由空间，点校过程中尽可能对原文不予更动。

郭　蕾

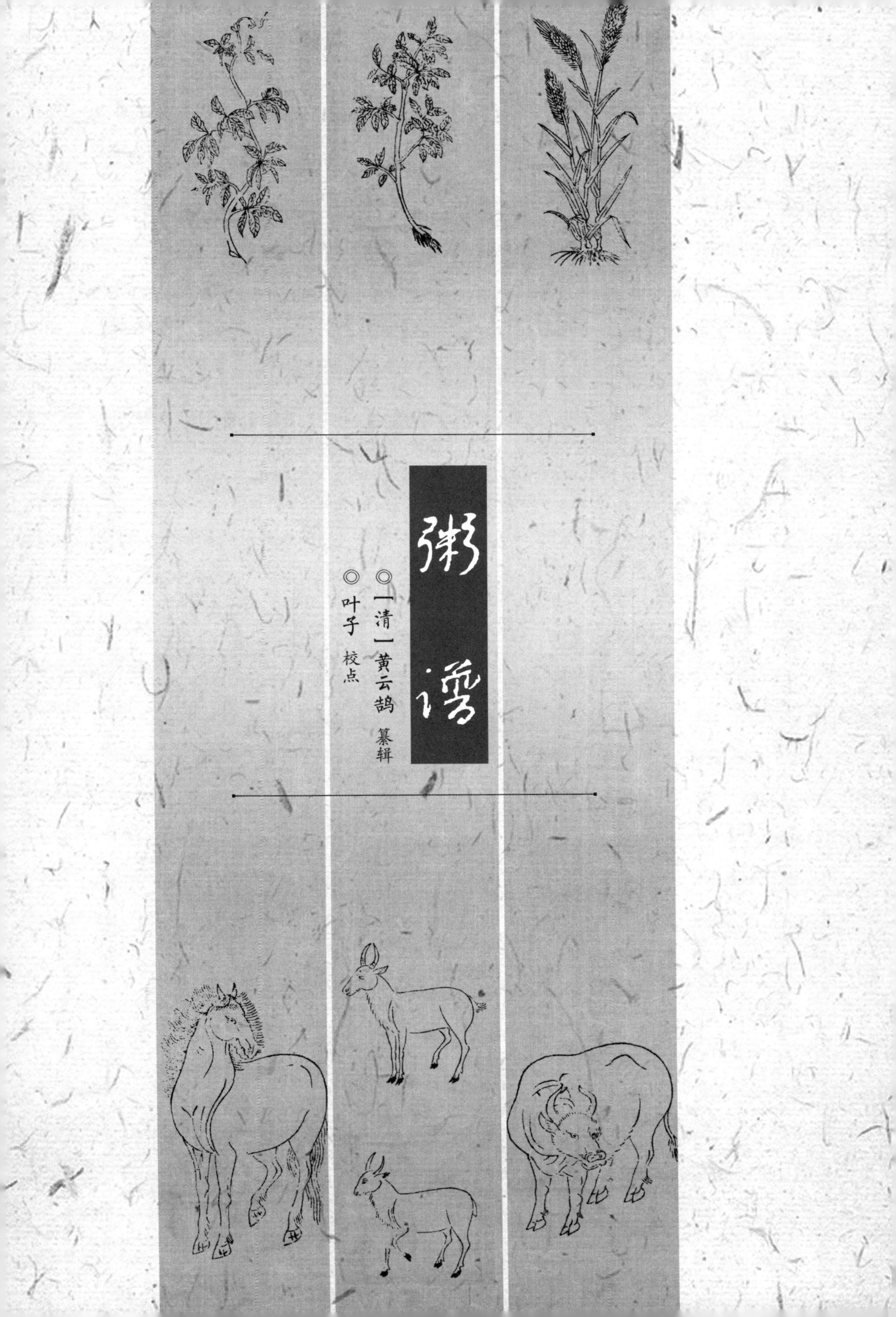

粥谱

◎〔清〕黄云鹄 纂辑

◎叶子 校点

内容提要

《粥谱》一卷，为清末黄云鹄所纂辑，刊于清光绪七年（1881 年）。黄氏认为，食粥不仅便于贫无力者，且于养老最宜。其有五大好处："一省费，二味全，三浸润，四利膈，五易消化。"因此，他收集李时珍《本草纲目》及高濂《遵生八笺》中关于"食粥之事，次以已意"，集为《粥谱》。书中收入各种粥品凡 233 款，分为 7 类，8 个部分，其分类名称与各本草食物书较为不同。包括谷类 54 款；蔬类 50 款；蔬实、稬、蓏类 29 款；木果类 23 款；植药类 20 款；卉药类分 2 个部分，凡 44 款；动物类 13 款。绝大多数以食物及药食两用之物为材料，仅偶尔涉及半夏等具有毒性的药物。由于粥乃百姓常食之物，制作方法极为简单，亦广为群众所掌握。故此书文字十分简洁，全书凡七千言而已，主要表述各款粥品的功效。仅少数有特殊制作要求者，方言及制作方法。

本次校点以清光绪七年辛巳 (1881 年) 黄氏初刻本为底本。

粥谱序

吾乡人讳食粥，讳贫也。顾都邑豪贵人会饮，必继以粥。索粥不得，主客皆不怿。粥固不独贫者食矣。自来岁饥，为粥糜活饥者，有丧者啜粥俾无灭性。古人云："薄田以供饘粥薄。"云者盖谦言，无厚产不敢厚餐也。然则粥信便于贫无力者矣。吾近读养生书，乃盛称粥之功，谓于养老最宜。一省费，二味全，三浸润，四利膈，五易消化。试之良然，每晨起啜三四碗亦不觉饱闷。予性颇讳老，亦实觉较十年前为壮健，自得食粥方，益复忘老，粥之时用大矣哉。乃辑濒湖《本草纲目》及高氏《遵生八笺》凡言粥之事，次以己意，为《粥谱》一卷。既备检用，且以诒世之养老及自养者，俾知食粥之益如此，或亦推己利人之一端也。

光绪七年又七月二十七日序于蜀中　黄云鹄

门人汉川　刘洪烈　校

目　录

粥　谱

粥品三 · 蔬实、梗、菰类 /3001

粥 谱

食粥时五思

一思少贱时。先太夫人乳少，馆鹄以粥糜，两妹以不能食粥殇。先大夫蚤逝[1]，太夫人亲课鹄读，岁入一顷余，厚自节省，备延师待客之用，每饭必以米汁沃锅焦为粥。值青黄不接时，或竟月食粥。食久有厌色，太夫人曰：此若小时乳也，非此若安得活？自是终身无敢厌。

一思饥困时。道光十八年，随先兄应院试未售。由山僻小路还家，一老仆荷担从，会资尽不食者。竟日山脊风来，异香扑鼻，盖山谷人家午饭初熟也。予回顾老仆曰：闻未？仆虽老，素好谐，连摇首曰：莫说，莫说，说不得；莫闻，莫闻，闻不得。予生平不甚畏死而畏饿，实始此。尝作此时想，食粥焉敢生厌？

一思京宦时。廿年，供职郎曹，终岁食黄黑老仓米。久之，差务益繁窘益甚，饭中杂以粗粟，取饱而已。日事奔驰，亦不得不饱。今得精粲为粥，日日食之，焉敢生厌？

一思旱荒时。前次入蜀，守雅州，巡建南。所在岁稔，米价贱于前时。独调守成都之次年，旱荒殊甚，祷雨久之乃应，民饥可怜。蒙大府允分四十五局平粜，又倡劝城乡各善良捐资粜账，分设粥厂。予尝单骑轮赴各厂食粥，验粥良否。见饥民酸恻，且食且叹。今得安静食粥，焉敢生厌？

一思古昔圣贤，俱安澹泊。生平挚友半作陈人，我何人，斯幸存食粥，且食白粲佳粥，欢喜承受尚恐不胜，焉敢生厌？

集古食粥名论

《月令》：仲秋之月，养衰老，授几杖，行糜粥饮食。注：行犹赐也。

《檀弓》：公叔文子卒，其子戌请谥于君。君曰，昔卫国凶饥，夫子为粥，活国之饿者，是不亦惠乎？

《左传》：正考父鼎铭曰，饘于是，粥于是，以糊余口。注：言至俭也。

《韩诗外传》：楚王聘北郭先生，其妇曰，夫子以织屦为食，食粥毚屦，无怵惕

〔1〕逝：原作“世”，据文义改。

之忧者何耶？与物无治也。

《史记·仓公传》云：其人嗜粥，故中藏实。粥之益人可知。

汉文帝诏曰：今闻吏禀当受鬻者，或易以陈粟，岂称养老之意哉？《武帝纪》：年九十以上，已有受鬻法，为复子若孙令得身帅，妻妾遂其供养之事。

《南史》：刘善明家有积粟，因青州饥荒，躬食饘粥，开仓以救乡里，幸获全济。人名其家田曰续命田。

范文正公少清苦力学，以荠界粥分早晚食。同学怜之，馈以美馔。辞曰：非不欲食旨甘，恐后难继耳。

苏文忠公与人书云：夜饥甚，吴子野劝食白粥，云能推陈致新，利膈益胃。粥既快美，粥后一觉，尤妙不可言。

韩懋《医通》云：一人病淋，素不服药。予令专啖粟米粥，绝去他味。旬余减，月余痊。此五谷治病之验也。

张耒[1]《粥记》云：每日清晨，食粥一大碗，空腹胃虚，谷气便作，所补不细，又极柔腻，与胃相得，最为饮食之妙诀。盖粥能畅胃气，生津液也。大抵养生求安乐，亦无深远难知之事，不过寝食之间耳。故作此劝人每日食粥，勿大笑也。

喻嘉言曰：予每晨食粥，甚觉合宜。夜膳进粥，即不爽快。正以粥易成痰，早晨行阳二十五度，不致成痰，即得粥之益。晚间行阴二十五度，即易成痰。一物也，早晚宜否之异如此。亦见修养家过午不食，非无因也。

李濒湖云：粥之益人甚多，古方用药物诸谷作粥，治病亦甚多。略取可常食者，集于下方，以备参考云。

粥之宜

水宜洁、宜活、宜甘。

火宜柴，宜先文后武。

罐[2]宜沙土，宜刷净。

米宜精，宜洁，宜多淘。

下水宜稍宽，后毋添。

宜常搅。已焦者勿搅，搅则不可食。

箸宜竹，匕与碗宜磁，宜揩净。

蔬宜脆，宜菹，宜腌醢之物。

宜独食，宜早食，宜与素心人食。

食后髭须宜揩净。食后宜缓行百步，鼓腹数十。宜低声诵书。宜微吟诗成不成听之。

---

〔1〕耒：原作“来”，据文义改。

〔2〕罐：原作“礶”，同“罐”。

宜作大字作小楷必低首垂腰，食粥饱后不宜。宜漫游。宜玩弄花竹。既饱宜见客。

粥之忌

忌与要人食。人虽不要，未脱膏粱气者，亦忌与食。
忌浓膏厚味添入。
忌铜锡器。
忌鱼腥及鳖、蟹、虾、鳝等物。
忌不洁，忌隔宿，忌焦臭。
忌清而不黏。忌稠浓如饭。忌苦水卤泉。忌熟后添水。
忌凉食，忌急食。
忌食后即睡，忌食后复饮酒。
忌食饱多饮茶，忌食饱大怒。
忌强令人食。
忌与粗人走役工匠食不耐饥。

粥品一·谷类

籼米粥

温中养胃，止烦渴，利小便，益气力。

粳米粥

和五脏，益荣卫，开胃气，助谷神。粳，一作秔。

糯米粥

温肺，暖脾胃，缩小便。宜和诸米，专食久软人。

香稻米粥

开胃悦神。宜少，宜新，入诸米中宜稍后。

陈米粥

宽中平胃，止痢，除烦，消积。

焦米粥

收水泻，回胃气。

盐米粥

姜丁、茶末、粳米、神曲末，同炒，入水为粥。治不和。

大穬麦粥
实五脏，益气。煮粥甚滑，宜久煮。健人。

小麦粥
养心气，止烦渴，治五淋，平肝气，治漏血、唾血。

米麦粥
吾乡有之，似大麦而无壳。食之健人，颇似青粿。

浮麦粥
益气除热，止心虚盗汗及自汗不止。

炒麦粥
血痢不止，炒麦入粥中食之能回生。

面筋、浆粉粥
益气，解劳，热断痢。

莜麦粥
充饥。

燕麦粥
充饥，滑产。

荞麦粥
消滞炼滓。用粉，加茶末、蜜水，搅干下服，治嗽神效。

苦荞粥
止饥。

玉麦粥
开胃宽肠。即苞谷，又名玉蜀黍。

蜀黍粥
温中涩肠。即高粱，又名芦粟。

黍米粥
宜肺，治阴阳易及久心痛。有赤、白、黑数种，赤胜。

稷米粥
益气凉血，解瓠毒。即糜子，又名穄米。

秫粱米粥
益气健脾，治赤痢。有黄、白、青数种。黄治不寐，白、青除热。

粟米粥
补虚损，益丹田，养肾，去胃热，利小便，治反胃痢。

稗穇子粥
益气宜脾，厚肠胃，杀虫。

黄豆粥

宽中下气，利大肠，消肿解毒。豆黄研末，入粥佳。青豆平肝热。

黑豆粥

补肾镇心，解毒明目。少入盐尤妙。

绿豆粥

止渴解毒，消肿下气。勿去皮。

红白饭豆粥

补中暖胃，肾病宜之。补血实胃，调经益气。

赤小豆粥

行水消肿，心病宜之。久服瘦人。

豌豆粥

益中平气，脾胃宜之。

蚕豆粥

快胃，利脏腑[1]。或先煮熟，或捣末，再入粥同煮。

扁豆粥

镇脾消暑，白者胜。补中去皮，解暑连皮。

芸豆粥

益脾胃。北人谓之芸豆，南名二季豆。同粳米作粥，治思虑过度，虚火炎上。

豇豆粥

补肾，入少盐同煮。止吐逆，入少姜同煮。

刀豆粥

益肾补元，止呃逆。

彬豆粥

开肠胃，利小便。西北人多莳之以供粥。

泥豆粥

下气凉血。

爬山豆粥

下气通关，养肾益脾。

脂麻粥

九蒸晒，挼去皮，和粳米煮粥，大益人。

苡仁粥

补气，利肠胃，去风痹，治筋挛，消肿，治湿邪。

菰米粥

解热调胃。即茭白子，一名雕胡。

〔1〕脏腑：原作“藏府”，据文义统一改。

沙谷米粥

治反胃，下痢，水泻。即罂粟。

涝糟粥

温中暖胃。

谷芽粥

去壳，炒，研，入粥。消食，除闷胀。久食伐脾。

麦芽粥

久食消肾，同谷芽。

豆芽粥

黄豆芽补不足，绿豆芽去火，并助生气。切细入，取汤亦可。

饧粥

缓中温肺，止嗽表邪，和胃。糯米尤胜。即饴糖。

豆豉粥

发汗，止盗汗。炒，止血痢。发汗加葱，止血痢加蒜、薤。

豆浆粥

宜胃和中。豆乳宜老人，豆乳皮宜产妇。

红曲粥

活血消食。

神曲粥

化食，下气，解疫。

寒食粥

治饱嗳。

口数粥

十二月廿五日，用赤小豆煮粥，举家食。见《范石湖集》。

火斋粥

见《史记·仓公传》。

粥品二·蔬类

姜粥

温中辟恶。姜汁调粥化痰，粉和中。

葱粥

通气，活血，散寒。

韭子粥

涩精。韭菜粥暖下。

薤白粥

通滞，治冷痢。独蒜同。辟瘟解诸毒。小蒜温中。即葛子。

菘菜粥

除烦下气，消食滑口。少姜同煮尤佳。俗名曰白菜。

乌金白菜粥

悦胃可口。或名瓢儿菜，或名过冬白。

芥菜粥

豁痰利膈，青菜同。芥种甚多，白者胜，入粥，和中通滞。子，明目。

莱菔粥

消食利膈，通大小便，治痢，制面毒。

苋菜粥

和血，止初痢。红者止白痢；白者止红痢。又赤苋和粳米作粥，止血痢。见《寿亲养老书》。

油菜粥

下气。即芸薹。

红油菜粥

散郁。即卷葹，又名多心菜。

芹菜粥

去伏热，利胃，通滞。水芹肥健人。

菠菜粥

润燥滑中。

蕹菜粥

温中滑产。

莴苣粥

清胃，通经脉，通乳汁。乳不行，用子及糯米、粳米各半，煮粥频食之。

胡萝卜粥

宽中下气，散滞和血。血病人宜之。

蔓菁粥

消食健人。中州河北喜食之。子，明目。花，同煮去苦水。

荠菜粥

明目补肝。子，补五脏，明目。

马齿苋粥

治痹，消肿，通大肠，治痢。子，煮粥明目去翳。

蒲公英粥

下乳，治乳痈。

冬苋菜粥

滑窍顺胎。即锦葵，痢疾、淋症宜食之。

染绛菜粥

滑口，好颜色，和血。即落葵，一名胭脂豆。

巢菜粥

清热开胃。川名苕子。

藜粥

治癜风，杀虫。

苜蓿粥

嫩蔬入粥，味清美，利脾胃，清内热。子，壮目。

蒌蒿粥

可口，悦脾胃。一名秦荻藜，即藜蒿。

茼蒿粥

养胃消痰。白即蘩蒿，理气；青蒿，镇肝邪。

莙荙粥

健胃益脾。川名牛脾菜。

苦荬粥

下乳清热。

茴香粥

和胃治疝。嫩叶、脆根俱可入，不宜太多。

兰香菜粥

去恶。

芫荽粥

去秽，消食，表疹。多食令人忘。

蕨菜粥

利水。消人阳气，不宜多食。俭岁可充饥，粉微胜。

黄瓜菜粥

通结气，利肠胃，和粥充饥。

辣米菜粥

去心腹冷气，消食，豁冷痰。即蔊菜，略汋过入粥。

墨头菜粥

治血痢，生眉发。即旱莲草，止血效。

鼠曲菜粥

调中止嗽，压时气，瀹入。楚名米曲；川名青明菜、大茅香。

甘蓝粥

益脏腑，利经络，令人睡。北人谓之擘蓝。

莼菜粥

滑口，泄热，下气。初秋食之，能去伏热，宜风秘人。

荇菜粥

去亢热。即苤接余，叶如蓴而尖，长长随水。

苹菜粥

止消渴，已劳热，解胸结。即四叶菜，田子菜。

发菜粥

治瘿，利大小肠，除结，乌人发。

紫菜粥

下气消瘿。

绿菜粥

清肝胃热。

水笠子粥

助脾厚肠。根，益气。黄花，名萍蓬。白花，即睡莲子，午莲也。

蒲蒻粥

去脏邪口气，和血。即蒲黄苗。

芦笋粥

止呕，表痘疹。

笋粥

冬笋，湿中，升元气；干笋，消痰；鲜笋，性各不同，多凉刮人。

齑粥

开口味，疗饥，咸淡随宜。即范文正所食黄齑粥也。

㷫粥

川中诸寺杂菜饵之属作粥，名㷫粥。见《放翁集》。

粥品三·蔬实、梗、菰类

山药粥

益肾，补心脾不足，滋肺，辟雾露。零余子功同。

芋粥

厚肠胃，益气滑口。

羊芋粜

充饥。

红蓣粥

益气，厚肠胃，耐饥。即甘薯。

百合粥

润肺止嗽。

地瓜粥

止渴愈聋。

甘露子粥

利胃下气。川人呼为地蛹，楚名海螺菜，又名石蚕。

落花生粥

润肺止嗽，悦脾。

长寿果粥

宜胃健脾。出松潘厅及打箭垆。

莲子粥

补中，交心肾，固精气，安神志。或研末，或作粉，入粥尤佳。

藕粥

令人欢。藕粉入粥，养神宜胃。

鲜荷叶粥

清神，升发胃气，调血止痢。

莲花粥

清心轻身。须、蕊研末入粥，通心肾，固精养血。

芡实粥

固精气，强志意，利关窍。合粳米煮粥佳，粉尤胜。

菱角粥

解内热。粉，止渴，宜有热人。

葧荠粥

消食磨积。川人谓之地栗，或呼慈姑，粉尤佳。

慈姑粥

解热毒。川人谓之白地栗。

木耳粥

治痢，已痔，理血病。白者，补肺气。

石耳粥

明目益精。地耳，益精，令人有子。

香蕈粥

益气。蒂，发痘。松蕈，治溲数不禁。五台蕈，杀虫。

蘑菰粥

化痰。多食不宜。羊肚菌同。鸡纵，止痔。

榆耳粥

滑口，宜痔，益胃。

冬瓜粥

散热，宜胃益脾。子，益气醒脾，炒研入粥。

南瓜粥

填中悦口。京中谓之倭瓜。

西瓜仁粥

清心，解内热。

丝瓜粥

除热。老者入药，入秋勿食。

锦瓜粥

壮阳气。即苦瓜。子，味甘。

茄粥

清毒散肿。入秋勿食。

瓠粥

治心热，利小肠，疗石淋。

粥品四·木果类

枣粥

补中益气，和脾胃，助经脉，和百药，调营卫。少少食有益。

栗子粥

坚肾，益腰脚，耐饥。榛子及小栗，悦胃。

杏仁粥

润肺止嗽，捶细。桃仁粥，治血痢。

桃脯粥

和胃悦口。苹婆、林檎、杏脯、瓜脯同。

橘粥

润肺。

蜜佛手粥

顺气。橙片、橘饼、香条同。

梨粥

降火，治热嗽。

柿霜粥

治口疮，化痰，宜痔秘人。

桑仁粥

明目养肾。

葡萄粥

驻颜宜胃。

山楂粥

化食，疗疝，磨肉积。

樱桃粥

调血，悦颜，止泄精。

青梅粥

敛肺止泄。乌梅粥，解暑收气。

白果粥

温肺，益气，定喘嗽，缩小便，止白浊、肠风。即银杏。

龙眼粥

安神。

荔枝[1]粥

治疝，益肝，通神，健气。

胡桃粥

润燥养血，生命门火。

木瓜粥

治脚气，理肝风。

橄榄粥

清胃热，软坚。

栎橿子粉粥

止泻痢，御饥。槠子、橡子、槠子略同。

〔1〕枝：原作“支”，据文义改。

甘蔗汁粥

治咳嗽，口干舌燥。

沙糖粥

白者，和中缓肝；赤者，温中和血。

腊八粥

都人于十二月八日，各以果料作粥相馈。

粥品五・植药类

松子仁粥

润肺，滑大肠。松花粉粥，清心明目。

柏子仁粥

养心，悦脾，舒肝。去油须净。

酸枣仁粥

治烦，益胆气，令人瞑。

郁李仁粥

润肠，明目。合苡仁煮粥，治心腹肿满，二便不通，气息喘急。

枸杞子粥

益肾气，健人。苗粥，清目清心。

山萸肉粥

温肝，益气，秘精。核，泄精，须去净。

茯苓粥

清上实下。茯神粥，安神健脾。俱去筋。

竹沥粥

豁热痰。竹叶汤粥，清热。加灯心，清心热。

陈茗粥

治食。即老陈茶。

刺栗子粥

煎水煮粥，治淋痢、崩带诸症。即金樱子。

松柏粉粥

采带露真松、侧柏嫩叶，即日捣汁，澄粉，用半匙入粥，碧嫩可爱。

木槿花粥

治头晕、肠风、血痢，令人瞑。

梅花粥

梅瓣洗净，入粥即食。

桂花粥

悦神。木樨糖点粥，开胃畅膈。

桂浆粥

官桂熬水，煮粥，祛寒。加蜜，和中。桂子粥，暖脏。

椿芽粥

畅气，去头风。

榆荚粥

食之多睡。即榆钱，面同。《唐书》：阳城隐中条山岁饥，屑榆为粥。

吴茱萸粥

治心腹痛，七粒止。

花椒粥

辟瘴，补命火。不宜多入。

胡椒粥

温中止痛，研末少用。

粥品六·卉药类（上）

黄耆粥

补气虚。见东坡立春诗。

参粥

治反胃呕吐。用有纹党参拍破，入粟米、薤白、鸡子白，煮粥。

诸参粥

条参凉补，东参温补，西参清补。

沙参粥

补脏阴，疗肺热。荠苨粥，明目，解百毒，和中，切片入。即杏叶沙参。

地黄粥

滋阴益水。古名苄，性义从之。加熟蜜食，利血生精。见《臞仙神隐》。

地黄花粥

治腰脊风虚作痛。

何首乌粥

驻颜，益肾，宜子。治疮尤效。

黄精粥

填精益脏。

萎蕤粥

治肺虚少气，泽肌肤，疗眦烂泪出，去风。即玉竹。

苁蓉粥

治劳伤羸黑。煮烂，和羊内煮粥，空心食。

天冬粥

治热咳。

麦冬粥

治心热，翻胃，口渴。

兔丝子粥

补卫气。

乌苓粥

益人。即兔丝根。白苓，鸡肾子，补肾。以上并出川中。

蒺藜粥

轻身，明目，肥健人。沙苑出者良，研末入粥。

香五加粥

通肾气，利筋骨。嫩叶入粥佳。

竹节参粥

补中，利筋骨。四季参清补，漏芦参清下。

佛掌参粥

补肾益精。出西口即朱辽参。

粥品七·卉药类（下）

菊花粥

明目养肝。白，清肺；黄，理气。

牡丹花粥

活血养营。

芍药花粥

白者，行血中气。

萱草花粥

解郁，明目，利膈，治黄疸。红花者，山丹，凉血。

荼蘼花粥

清芬醒脾。

木香花粥

清芬醒脾。

藤萝花粥

通滞和血。

兰花粥

解心郁，和心气。根，清上理中；叶，利水消肿；泽兰，散郁和血。

蜜粥

熟蜜和中，生蜜润脏。

天花粉粥

祛热沁膈。

贝母粥

畅肺止咳。作粉良。

半夏曲粥

治嗽通痢。

茵陈粥

逐水湿，疗黄病。

牛膝粥

嫩苗叶茹为粥，治血淋。

芣苢粥

治老人热淋。即车前子，煮汁，取烹青秫米，作粥食。

决明子粥

为末，入粥，治久失明。叶，瀹过作粥，明目。

蓝汁粥

治喘嗽息有声，唾粘。浸叶捣汁，和杏仁泥，作粥。

地肤粥

苗煠过入粥，除风热。子，研入粥，益精。

紫苏粥

解寒热，利老人脚气。苏子粥，下气，利膈，肥人。

芎䓖苗粥

治血通气，辟恶除风。

荆芥苗粥

醒脾，去胃风，辟恶除风。

防风粥

治风邪头疼。白乐天在翰林尝赐食，口香七日。

紫菀苗粥

治风寒咳嗽。

葛根粥

去烦渴。粉，安胃解热。

大麻仁粥

治秘通淋，宜老人。研碎，水滤取汁，入粳米、椒、盐、豉。

向日葵粥

开胃通滞。

粥品八·动物类

燕窝粥

清补，宜肺益脾，宜富贵家老人。

麋角霜粥

治下元虚冷，加盐花少许。

黄鸡粥

补肝脾。见东坡诗。

猪羊肾粥

补肾虚。

鹿肾粥

补肾虚，健阳。

羊肝粥

补肝明目。

鸡肝粥

补肝明目。

鸭汁粥

治水肿，煮汁用。

鲤鱼粥

治水肿，煮汁用。

牛乳粥

大补虚羸。

酥粥

润肺补虚。

酪粥

润肺补虚。

乳粥

虚症垂危，艰于饮食者，和粥热饮。然非大人应食之物。

校后记

《粥谱》一卷，为清末黄云鹄所纂辑，刊于清光绪七年（1881 年）。

一、作者与成书

作者黄云鹄，字翔云，蕲州（今湖北蕲春县）人，生卒年不详。咸丰三年（1853 年）进士，曾任四川茶盐道、按察使等职。据《粥谱》卷前之“食粥时五思”黄氏自云，其先父早逝，少时家贫，其母亲待课读。道光十八年（1838 年）曾应院试而未售。但道光廿年（1840 年）已为京官。后入蜀为官，曾“守雅州，巡建南”，并“调守成都”。可见，黄云鹄并非医家，而是对食物养生有兴趣的官宦。其以“粥”为己作，与其本人的特殊经历有关。

由于其少贫时因食粥而生，为官时又亲历荒年赈粥之务，故对粥之便贫养生之用有特殊体会。他认为，食粥不仅便于贫无力者，且于养老最宜。其有五大好处：“一省费，二味全，三浸润，四利膈，五易消化。”因此，他收集李时珍《本草纲目》及高濂《遵生八笺》中关于“食粥之事，次以己意”，集为《粥谱》。

二、主要内容与特点

《粥谱》一书，所云食养的角度十分独特，仅从“粥”入手，收入各种粥品凡 233 款，分为 7 类，8 个部分，其分类名称与各本草食物书较为不同。包括谷类 54 款； 蔬类 50 款；蔬实、樉、蓏类 29 款；木果类 23 款；植药类 20 款；卉药类分 2 个部分，凡 44 款；动物类 13 款。绝大多数以食物及药食两用之物为材料，仅偶尔涉及半夏等具有毒性的药物。

卷前有“总论”4 篇，“食粥时五思”主要言作者本人对食粥于便贫养生之体会。“集古食粥名论”可以说是文人撰书之习惯而已，汇集了十余家古籍古人对食粥之论述。“粥之宜”“粥之忌”则言制粥与食粥的宜忌大要。

由于粥乃百姓常食之物，制作方法极为简单，亦广为民群所掌握。故此书文字十分简洁，全书不足七千言而已，主要表述各款粥品的功效。如“苡仁粥：补气，利肠胃，去风痹，治筋挛，消肿，治湿邪。”“枣粥：补中益气，和脾胃，助经脉，和百药，调营卫。少少食有益。”“胡桃粥：润燥养血，生命门火。”“菊花粥：明目养肝。白，清肺；黄，理气。”

仅少数有特殊制作要求者，方言及制作方法。如“蚕豆粥：……或先煮熟，或捣末，再入粥同煮。”“盐米粥：姜丁、茶末、粳米、神曲末，同炒，入水为粥。”“莲子粥：……或研末，或作粉，入粥尤佳。”“芣苢粥：治老人热淋。即车前子，煮汁，取烹青秫米，作粥食。”

对于有些不宜常食，或有某些副作用的材质，也会提到食用注意。如“芫荽粥：去秽，消食，表疹。多食令人忘。”“蕨菜粥：利水。消人阳气，不宜多食。”云云。

三、本次校点的相关说明

此书属晚清之作，现存版本很少，然存有清光绪七年辛巳（1881年）黄氏初刻本，本次校点以此为底本。

原书无目录，现据正文补出目录。原分类中，“粥品六”与“粥品七”均为“卉药类”，且无其他说明，视其所用材料，确实均为“卉药类”，故本次校点为之加上“上”与“下”，以示区分。

原书后附有“广粥谱”一卷，言当时赈灾施粥之事。因其与食养食治无关，本次校点略去。

张志斌

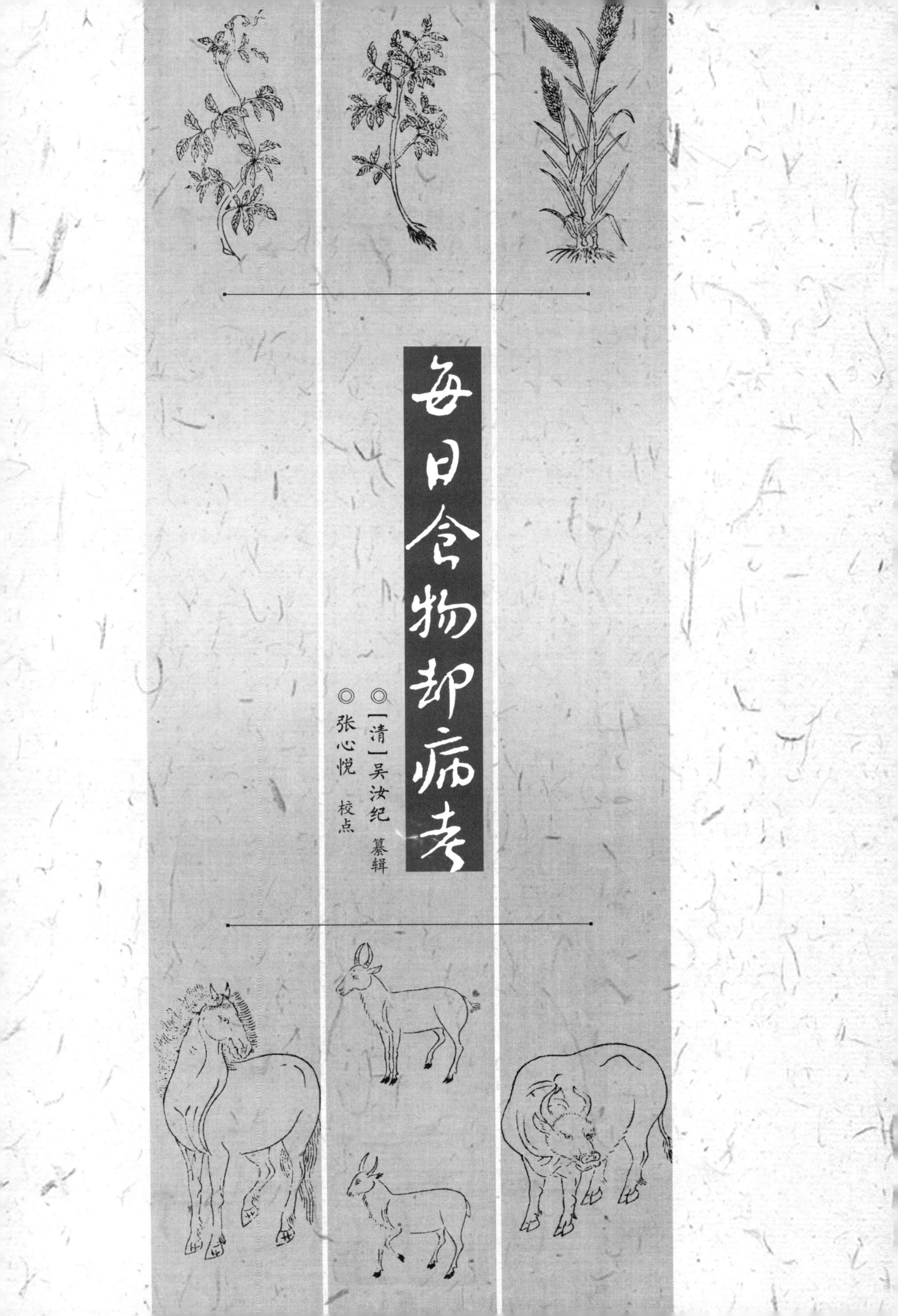

每日食物却病考

◎〔清〕吴汝纪 纂辑

◎张心悦 校点

内容提要

《每日食物却病考》两卷，清代吴汝纪纂辑，是一部专门讨论用食物治疗疾病的著作。

这是一部小型食疗著作，全书不足三万言，共将食物分为九类，包含水类、谷类、菜类、果类、禽类、兽类、鳞类、介类、造酿调和类等，共收载200多种每日常用饮食物，每种食物则分别介绍其产地、性味、良毒、功用、主治、食用及药用方法，以及宜忌注意事项等。有的食物，还介绍其品种来源，或进行品种优劣及食用、药用的比较。本书富有实用意义，书中介绍的食物大多为人们日常生活所必需之品，而所治之病亦为常见病与多发病。书所论方法简单易行，可操作性强，能够指导日常生活饮食。即使以今天的眼光来看，仍然十分实用。由于时代局限，书中也有一些内容，可能不尽妥当，敬请读者自鉴。

此书现存惟有一种清代版本，即光绪二十二年丙申（1896年）上海书局的石印本。本次校点以此为底本。

目　录

卷之上

卷之下

〔1〕桃子：其后原有“附桃叶”三字，疑为衍文，据内文删。

卷之上

新都吴汝纪肃卿甫　纂辑

水　类

雨水附梅雨水〔1〕

甘，微寒，无毒。治心病、鬼疰、狂邪、恶毒，及洗诸疮。槐树间者，主诸风痒疥。

惟五月梅雨水，洗疮疥，灭瘢痕。入酱易熟，浣垢如灰汁，但沾衣便腐黑，以梅叶汤洗之乃脱。此皆湿热之气熏蒸，酿为霏雨。人受其气则生病，物受其气则生征。故不可以造酒、醋。不可以多饮也。

露水

甘，平，无毒。至秋繁浓，用盘收取，煎稠如饴，食之延年，不饥。造酒最清洌。百草头上者，愈百病，止渴，令人身轻。百花上者，令人好颜色。柏叶、菖蒲上者，洗目能生明。惟凌霄花上者，入目损目。

腊雪水

味甘，冷，无毒。治一切毒，及天行时疫，酒后暴热。少温服之。洗目退赤，抹痱亦良。煎茶煮粥，解热止渴。淹藏一切果食不蛀。浸谷种耐旱不生虫。密封阴处十余年不坏。春雪有虫，亦易败不堪。

雹

性冷，有毒。食之患疫疾、风邪之证。

夏冰

大寒，无毒。除烦热。但暑月食之，与气候相反，入腹冷热相激，却致诸疾。止可隐映饮食，取其气之冷耳。

〔1〕附梅雨水：原脱，据原书目录补。

井水

新汲即用，利人疗病。平旦第一汲为井华水，又与诸水不同，堪入诸药。井有远从地脉者为上，江河中渗来者次之。城市人居稠密，沟渠污水杂入井中，成碱，俱恶，须煎滚停一时候，清取用。雨后水浑浊，须以桃仁捣入，澄清方可。

千里东流〔1〕水

东流者，甘，平，无毒。主病后虚弱，及荡涤邪秽、煎药俱良。但溪河水善恶有不可知，或出自山谷，蛇虫之毒饮之伤人，慎之。

乳穴水

乃岩穴中涓涓而出者。称之重于他水，煎之上有盐花，此真乳液。味温，甘，无毒。肥健人，体润不老，与乳同功。

温泉水

性热，有毒，切不可饮。浴之可疗恶疮疾，但体虚者不可轻入。

屋漏水

大有毒。误食之生恶疾，惟洗犬咬疮愈。

生熟水

即阴阳汤，以新汲水、百沸汤各半和匀之。能调中消食，治痰疟。暴作霍乱，即以盐投中，进一二碗，吐尽痰食便愈。凡霍乱呕吐不能纳食及药，先饮此数口，即定。

甑气水

主长毛发，令发长黑润。

磨刀水

无毒。利小便，消热肿。

花瓶水

饮之杀人，腊梅尤甚。

神水

立春、清明二节贮水，谓之神水。宜造诸风、脾胃虚损诸丹药，造酒久留不坏。

重阳水〔2〕

重阳日午时水，宜造疟痢、疮疡等丹药。

立秋水〔3〕

立秋日五更井华水，能却疟痢百病。

〔1〕东流：原脱，据目录补。
〔2〕重阳水：原脱，据目录补。目录原作“重午水”，据文义改。下“重阳”同，不另注。
〔3〕立秋水：原脱，据目录补。

四节水

寒露、冬至、小寒、大寒，四节也。又腊日水，宜造诸丹药并酿药酒，与雪水同功。

三节恶水[1]

小满、芒种、白露三节内水，并有毒。造酒、醋易败，饮之生疾。

谷　类

粳米附淅二泔[2]

味甘，平，无毒。主益气，除烦渴，止泄痢，壮筋骨，通血脉，和五脏，益肠胃。同芡实煮粥，食之益精强志，聪耳明目。新者乍食，亦少动风。陈者更下气，病人尤宜。种类甚多，有早、中、晚之异，以白晚米为第一。盖天生此以养人，得之则生，不得则死。禀天地中和之气，同造化生育之功，非他物可比也。若小儿初生无皮，此受胎未足也。以白米粉扑之，肌肤自生。荒年辟谷，以粳米一升，酒三升浸之，曝干又浸。稍食之，即久不饥。

泔第二次者，名淅。二泔清热止渴，利小便，凉血。

糯米

味甘，温，无毒。主温中，益气，实肠。令人多热，大便坚。此《本草经》文也。诸家有云：性微寒。妊娠与杂肉食，不利子。久食身软，以缓筋也。又云：寒，使人多睡，发风动气，止霍乱。又云：凉，补中益气，行荣卫积血。所论不同。夫所谓缓筋多睡之类，以其性懦所致。若谓性寒，则造酒最宜，岂其寒乎？农家冬月作糍，喂牛免冻伤最验，则其性当如经文为是。

粟米

味咸，微寒，无毒。养肾气，去脾胃热，益气。陈者味苦，治消渴，利小便，止痢，压丹石毒，解小麦毒。初生小儿煮粥如乳，少与饮之，助谷神，达肠胃，甚佳。不可与杏仁同食，令人吐泄。凡虚热泄痢皆肾病也，故肾病人宜食之。利小便，所以泄肾邪也。降胃火，故脾胃病宜食之。

黍

甘，涩，温，无毒。益气补中。久食令人多热烦，好睡。小儿食之不能行，缓筋骨。不可与白酒、葵菜、牛肉同食。有赤、白、黄、黑，各种不同。盖黍即稷之黏

---

〔1〕三节恶水：原脱，据目录补。

〔2〕附淅二泔：原脱，据原书目录补。原目录作“淅二泔”，据文义改。

者，故菰叶裹成稷，谓之角黍，今人以糯米为之。

稷

甘，寒，无毒。益气，补不足，治热发冷病，解瓠毒。以其早熟而香，因以供祭。然味淡，诸谷中之下品。今人不甚种之，惟以备岁之不熟耳。南人呼为芦穄者，此也。

秫

味甘，微寒，无毒。治寒热，利大肠，疗漆疮、疥毒。生捣，和鸡子白，敷毒肿良。乃粟之糯者，作饭最黏，惟可作酒耳。北人谓之黄米酒也。

香稻米

味甘，软，其气甜香可爱。有红、白二种，长者三粒仅一寸许。开胃，益中，滑涩，补精。晚收，不多种也。

小麦附面、小粉

味甘，微寒，无毒。除热，止渴，利小便，养肝气。秋种，冬生，春秀，夏实，具四时之气，为五谷之长。有春种夏生者，气不足，有小毒。

作面，味甘，温。补虚，养气，实肤体，厚肠胃，强气力。然性壅[1]热，少动风气，陈者稍可。萝卜能解面毒，同食最宜。

其粉乃麸洗出者，即今所谓小粉。甘，凉。无毒。补中益气，和五脏。炒一合汤服，断下痢。一切痈肿发背初发，用陈小粉炒黑，醋调拥贴，神效。乃积善堂乌龙膏也。

大麦

味甘，温，微寒，无毒。消渴，除热，益气，调中，实五脏，化谷食，补虚，壮血脉。为面胜于小麦，平胃止渴，无燥[2]热，久食发不白，消积进食。丹溪云：初熟炒食，有火生热。或云：久食多食能消肾。

雀麦

即野麦也。甘，平，无毒。充饥滑肠。

荞麦

甘，平，寒，无毒。降气宽肠，作饭食压丹石毒。能炼五脏秽浊。俗谓：一年积滞在肠胃间，食此尽消。久食动风，令人头眩。和猪肉食，患风虚寒人食之脱元气，落须眉甚，不宜。但患积滞病者，食三四次即愈。

黑大豆

甘，平，无毒。调中，通关脉，下瘀血，散五脏结积。乍服令人身重，久则不然矣。陈藏器曰：炒食极热，煮食则寒，作豉极冷，造酱生黄则平。牛食之温，马食

〔1〕壅：原作“拥”，据文义改。
〔2〕燥：原作“躁”，据文义改。

之冷。其用之变有如此。《广雅》曰：大豆，菽也。小豆，荅也。角曰荚，叶曰藿，茎曰萁。豆之色有数种，惟黑者益人，黑赤而小者入药更佳。食豆忌猪肉，小儿同猪肉食，壅气致死，慎之。十岁以上不畏也。煮食下寒气，压丹石烦热，消肿。同甘草煮汤饮，去一切热毒。煮同汁食，杀鬼毒，治心痛，筋挛膝痛。生和饭捣，涂一切毒肿。男女阴肿，以绵里纳之。《本草发明》云：陶节庵以黑豆入盐煮，时常食之，谓能补肾。盖黑属水，豆乃肾之谷，其形类肾，引之以盐，所以妙也。又修治服之，可以辟谷。炒同酒制服，治中风口噤、头风痛等病。

黄大豆

甘，温，无毒。宽中下气，利大肠，消水肿。多食壅气动嗽。

赤小豆

甘，酸，平，无毒。下水肿，排脓血，消渴，止泄痢，利小便，通乳汁，健脾胃。为末，同鸡子白，涂一切肿毒。煮汁，洗小儿黄烂疮疡。又解大麦热毒，饮汁解酒病。和鲤鱼食，治脚气。同鲫鱼、黄雌鸡煮食，极利水消肿。腮颊热肿，用赤小豆末，和蜜涂之，即消，加芙蓉叶末更妙。久食瘦人。不可同鱼鲊食。

菉豆附粉并芽[1]

甘，寒，无毒。煮食，消肿下气，解烦热，治丹毒风疹，利小便，益元气，和五脏。煮汁食最良。治病须不去皮，盖皮寒肉平也。

作粉，能解酒毒及菇菌砒毒。痘疮湿烂者，干扑之良。但脾胃虚人不可多食，以胶黏难化也。近杏菉，热烂不能作索。

其芽虽洁白佳美，人常喜食。而不知乃受湿热郁浥之气，颇发疮动气，与菉豆之性稍不同。

白豆

俗称饭豆也。甘，平，无毒，补五脏，调中，助十二经络，暖肠胃，杀鬼气。乃肾之谷，肾病宜食之。浙东一种味甚胜，作腐、作酱极佳。其青、黄、斑色等，本草不载，大率相似而不及也。

蚕豆

味甘，温，气微辛，无毒。荚状如老蚕，又蚕时始熟，故以名之。张骞使外国得胡豆种归者，此也，故今蜀人尚呼为胡豆。主快胃，利脏腑。《积善堂》载：一女子误吞针，医不能治。一人放以蚕豆同韭菜食之，针从大便中出。此利脏腑之验也。

豌豆

甘，平，无毒。益中平气，消渴煮食之良。或云：多食发气疾。

扁豆

甘，微温，无毒。和中，下气，补五脏，治霍乱吐利，解一切草木及酒毒。生嚼

[1] 附粉并芽：原脱，据原书目录补。

及煎汤饮，亦解河豚毒。叶治霍乱，花治女子赤白带、血崩。其荚有十余样，或长，或团，或阔，或小，及软、硬、青、白不同。其子色有黑、白、赤、斑之异，惟子大而白者可入药。

豇豆

甘、咸，平，无毒。理中，益气，补肾，和五脏，生精髓，疗泄痢、小便数，解鼠[1]莽毒。其子微曲如肾形，所谓豆为肾谷者，宜以此当之。诸疾俱无忌，只水肿忌补肾，不宜多食耳。嫩食荚，老收子，可菜，可果，可谷，豆中之佳品也。

刀豆

甘，平，无毒。温中，下气，利肠胃，止饱逆，益肾，补元阳。昔有病饱逆不止者，取刀豆子烧存性，白汤调服，二钱即止。此下气归元而逆自止之验也。

稆豆

即黑小豆也，一名驴豆。甘，温，无毒。去风痹。妇人产后冷血，炒令焦黑，热投酒中，徐饮之，愈。

黎豆

即虎爪豆，一名狸豆，以其子有斑如狸首文也。味甘，微苦，温，有小毒。食之温中益气，别无功用也。

胡麻

即脂麻也用芝字非。张骞使大宛还，携其种入中国，故名胡麻。今称名有脂麻、油麻、巨胜之不同，其实皆胡麻之异名耳。以其多油，故曰脂麻、油麻；以其于入谷之中独胜故曰巨胜，巨者大也。诸家议论不同，有以叶之团尖异名者，有以茎之方圆、棱角之多寡异名者，皆非也。由于地有肥瘠之异，南北之分耳，但色有白黑之不同。黑者服食更良，而白者多油。有谓白者为脂麻，黑者为巨胜，近似有理。其气味皆甘，平，无毒。治虚劳，补五内，益气逐风，润肌肤，通血脉，利大小肠，耐饥渴，延年，疗疮。涂发，令长生。嚼敷小儿头疮良。服食，宜九蒸九晒，捣饵之。其性与茯苓相宜，故仙家多用之。但蒸不熟，令人落发。入菉豆粉作腐食，甚益人。

亚麻

即壁虱胡麻也，出兖州，今陕西亦多种之。其子亦有油，只可点灯，而气味不堪食也。其茎穗颇似茺蔚，而子不同。其味甘，微温，无毒。治大风疮癣。故《食物本草》不录之。

薏苡米

甘，微寒，无毒。生真定平泽田野，治筋急拘挛，不可屈伸，及久风湿痹。常服轻身益气，除筋骨邪气，利肠胃，消肿，健脾，养心，补肺，清热，治脚气，大验。煎服、炊饭、作粥、造酒，俱佳。

---

〔1〕解鼠：原作“鼠解”，据文义乙转。

罂粟

味甘，平，无毒。行风气，逐邪热，疗反胃，胸中痰滞，丹石发动，不下食。和竹沥煮粥食，极佳。然性寒，以有竹沥利大小肠，不宜多食，多则动膀胱气。粟壳性涩，止泄痢，涩肠，今人多用止嗽及止痢。劫病之功虽急，杀人如剑，戒之。

茭米

生湖泊中，性微寒，无毒。古人亦以作饭，脆涩可食。

稗

味苦，微寒，无毒。亦益气。荒年可充粮，炊饭、煮粥、作面，皆宜。

秕米

即精米上细糠也。味甘，平。通肠开胃，下气，磨积块，作糇食，不饥，充滑肤体。故曰：陈平食糠而肥。荒年可和豆屑等物佐食。

菜　类

芥菜

辛，温，无毒，归鼻通肺。除肾邪，利九窍，去头面风，豁痰利膈，开胃。盖辛热而散，故能通肺开胃豁痰。久食则积温成热，辛散太甚，耗人真元，肝木受病，有昏目、发痔之患。谓其明耳目者，暂时之快耳。其种不一，有青芥，叶大味辣；有花芥、紫芥，但克蔬食；又有白芥，黄白色，子粗更辛烈，入药。大抵芥虽古人所重，宜食而不宜多也。

菘

即白菜也，以四时常见，有松之操，故名菘。有数种，叶梗青白大小少有不同，乃随地之异耳。总谓之菘，即北之黄芽，南之夏青菜，皆其类也。味甘，凉，无毒。利肠胃，除烦，解酒渴，消食下气，除瘴止热。内虚人不可多食。觉冷，姜能解之。夏至前食，发风痒，有足疾者忌之。服甘草者勿食，令药不效。取薹糟食甚美。子油，涂刀剑不锈。飞丝入目者，滴汁入目即出。

芸薹附油

即油菜也。以其薹易起采其薹食分枝愈多，故名芸薹。味辛、甘，无毒，除游风丹肿捣敷极验，又治女人吹乳癥瘕结血。多食损阳气，发疮，口齿痛，生腹中诸虫。

油，敷头令发长黑。

蔓青

味苦，温，无毒。利五脏，轻身益气，消食，令人肥健。可常食，北方多种之。南方地不同，所种形类自变北，人以瓶腌藏，谓之闭瓮菜。《诗》云：采葑采韭。《礼访记》云：葑，蔓青也。

苋菜

味甘，寒，无毒。丹溪云：苋有六种，赤苋、白苋、人苋、紫苋、五色苋、马齿苋。又细苋，即野苋也；又野生一种灰条苋，俱可食。人、白二苋，补气除热，通九窍。赤苋，主赤痢。紫苋，杀虫毒治痢。凡各苋并[1]利大小肠，治痢滑胎，忌与鳖同食。

马齿苋

酸，寒，无毒。性滑，利大小便，止女人赤白下，治马咬马汗，射工毒。作膏，涂湿癣白秃，杖疮。捣汁服，治痢，杀诸虫。和梳垢，治疔毒。其叶大者不堪用，叶小而节间有水银者佳。

菠菜

名菠薐，有僧采自西域颇陵国之种，故相传为菠薐。味甘，冷滑，微毒。利五脏，通肠胃热，解酒毒。多食冷大小肠，发腰痛，令人脚弱。

茼蒿

味辛，平，无毒。安心气，养脾胃，消痰饮，利肠胃。久食动风气。叶心令气满。

韭菜

味辛、微酸，温，无毒，归心。安五脏，除胸中热，下气，令人能食，补虚，益阳，暖腰膝。捣汁服，治胸脾[2]刺痛如锥，即吐出恶血，甚验。治吐血、衄血、尿血，乃菜中之益人者。春食香，夏食臭，冬食动宿饮。多食则昏神，五月多食乏气力。不可同蜜及牛肉食。其子治虚劳梦泄，益肾。其未出土者为韭黄，虽美，滞气，最不宜食。

薤

味辛、苦，温，无毒。主金疮，除寒热，去水气，温中，散结气，调中，补不足，治泄痢。有赤、白二种，白者补益，赤者疗金疮。与蜜同捣，治汤火伤。但发热病不宜多食。叶状似韭而中空，如细葱而有棱根如小蒜，一本数颗相依而生。又一种野薤，差小，味益辛，生原野中，即山薤也。

萝卜

一名莱菔。根：辛、甘；叶：辛、苦，温，无毒，散气。煮食，大下气消谷，去痰癖，肥健人，温中，补不足。汁服，止渴，治禁口痢，吐血衄血。同羊肉、猪肉、鲫鱼煮食，益人，服地黄、何首乌者忌之。治面及豆腐毒，故作豆腐，以萝卜汤入其内，即不成，是治腐毒之验也。

---

〔1〕苋并：原作“并苋”，据文义乙转。

〔2〕脾：疑为“痹”之误。

胡萝卜

根，甘、辛，微温，无毒。下气，补中，利胸膈肠胃，安五脏，令人健。食其叶，辛臭如蒿，不堪食。元时始自胡地来，气味微似萝卜，故名之。

茄子

甘，寒。患冷人不可多食，热者可少食之。多食损人，动气，发疮及痼疾腹痛，女人伤子宫，菜中惟此物无益。根煮汤，洗足疮冻疮。蒂烧灰，治口疮甚效。磕打伤青肿者，用枝上老黄大茄，切厚片，瓦上焙干为末，酒服二钱，一夜尽消。

黄瓜

味甘，寒，有毒。不可多食，动寒热，发百病，多疟疾，积瘀热，发疰气，令人虚热上逆，发脚气疥疮，甚不益人。小儿更宜忌之，滑中，生疳虫。不可与醋同食。

菜瓜

有青、白二色，亦有圆、长二种。味甘，寒，无毒。利肠胃，止烦渴，利小便，解酒毒。作鲊食，亦益脾胃。生食，多动气发疮，冷中，令脐下癥痛，不益小儿。不可与牛奶、酪及酢同食，及空心食，令胃脘痛。一名越瓜，一名稍瓜，皆此也。

丝瓜

甘，平，无毒。煮食，除热，利肠胃。痘疮不快，枯者烧存性，入朱砂，蜜水调服，甚效。老者，烧存性服，去风化痰，凉血解毒，行血脉，下乳汁，疗疽疮、痘疹、胎毒。以其性冷解毒也。

瓠子

苦者，性寒有毒。甜者，性冷无毒，又云微毒。除烦渴，治心热，利水道。若患脚气虚胀、冷气人食之，病增。此物夏热形长尺余，两头相似者是也。

葫芦

夏秋间热者，苦，寒，有毒。止可老作器用，不堪入馔。

冬瓜

味甘，微寒，无毒。除小腹水胀，利小便，止渴益气，解毒肿，去头面热及胸中烦满。热者食之佳，冷者食之瘦。欲轻健者食之，欲肥胖者勿食。丹溪云：冬瓜性走而急，久病及阴虚者忌食之。霜降后方宜食，不然多令人成翻胃病。患背痈，切片置疮上。败毒，摩痱子甚良。冬瓜子仁，甚益人，久服轻身耐老。

南瓜

甘，温，无毒。补中益气。多食，发脚气黄疸。不可与羊肉食，令人气壅。

甜瓜

寒，无毒。少食，止渴，除烦热，利小便，夏月消暑气。多食，令阴下湿痒生疮，动宿冷病破腹。凡落水沉者、双顶、双蒂者，皆有毒，切不可食。瓜蒂，治浮肿，下水，杀虫毒，及食诸果病在胸腹中，皆吐下之，并疗黄疸。

山药

味甘，温，平，无毒。补虚羸，除寒热邪气，补中，益气力，长肌肉，强阴。又治头风眼眩，下气，止腰痛，补心气，安魂魄，益肾健脾。久服耳目聪明，轻身，不饥延年。生山野者入药为胜，家种者供馔为良。《本草》谓之薯蓣，江南呼为薯。

芋

一名土芝，一名蹲鸱。有水、旱二种，但水芋胜。茎亦可食。其性皆平滑，有小毒。小儿食之滞胃气。有风疾者不可食，服饵家所忌者。蜂螫，以芋梗敷之即愈。

香芋附番芋〔1〕

又名黄独，又名土芋。甘寒，有小毒。厚肠胃，去热毒。以灰汁煮蒸，热食香美。生汁作吐，不甚益人。

又一种甘薯，大如拳，有大半斤者，紫皮白肉，闽中人多种之。根生甚繁，名为番〔2〕芋。热食甚甜美，收以克粮，补虚健脾胃，功同山药。

茭白

味甘，冷。去烦热，主五脏邪气，肠胃痼热，心胸浮热，消渴，利小便。多食，令人下焦冷，损阳。不可同蜜食。糟、酱皆宜。

莴苣

江东人谓之莴笋也。苦，冷，微毒。利五脏，通经脉，开胸膈，功用与白苣相似。久食，昏人目，患令〔3〕人不宜食。彭乘云：百虫不敢近，蛇虺触之目瞑。人中其毒，以生姜解之。

白苣

即生菜也。味苦，寒，无毒。利五脏，开胸膈壅气，通经脉，解热毒酒毒。患冷气人食之即腹冷。产后不可食，令人寒中小肠痛。

竹笋

种类不同，大概味甘，微寒，无毒。消渴，利水道，下气，除烦热，消痰。多食，动气发冷癥，不益脾胃。虽甚爽口，宜少食也。煮之宜久，生则损人。味莶者，先以灰汤煮过，再煮乃良。或以薄荷数片同煮，亦去莶味。又云：苦竹笋，利九窍消渴，解酒毒。堇竹笋，味莶。淡竹笋，即中母笋，味甘，消痰除热，多食发脚气。箭竹笋，可作笋干，但硬，难化，忌小儿食。青笋，味甘，止肺痿唾血，鼻衄。猫竹笋，甘，温，生于冬，不出土者曰冬笋，治小儿痘疹不出。然痘疮不宜，大肠滑利。而笋有“刮肠篦”之名，则暗受其害者多矣，戒之戒之。惟生姜及麻油能解笋毒，故以麻滓沃竹，则次年疏败也。

〔1〕附番芋：原脱，据原书目录补。
〔2〕番：原作“蕃”，据文义改。
〔3〕令：此字疑为“目”之误。

芹菜

生陂泽者曰水芹，生平地者曰旱芹，有赤、白二种。种高田白者良，甘，平，无毒。治女人崩中带下，止血，养精，益气，止烦热，杀药毒，令人健。食生水涯者，春夏慎之。昔，人误食为病，腹满痛不可忍，服硬饧二三斤，日三度吐出蜥蜴，便瘥。盖蛇喜食芹，春夏之间，蜥蜴虺蛇遗精于此故尔。

生姜

辛、甘，微温。通神明，归五脏，除风邪头痛鼻塞，开胃益脾，散痰嗽，止呕吐之圣药。子姜性热，母姜微温。皮性凉，去皮则温。生用发散，热[1]用和中。解食野禽、菌蕈诸物毒。但久食积热。患目、痔病人，多食兼酒，立发甚速。痈疮人多食，生恶肉，糟姜瓶内入蝉蜕，虽老姜无筋，其宜忌制伏有如此。

紫苏附荏[2]

辛、甘，温，无毒。解肌发表，下气，通心经，开胃，下食，通大小肠。煮汁饮，治蟹毒。子尤良，消痰气，腰脚风湿，止呕吐。酒调末服，治梦泄。面背皆紫者佳。

又一种白苏，乃荏也。北地多种，以取油为灯用耳。

假苏

即荆芥也。初生嫩苗辛香，可作芹啖。其梗叶，为疮疥之要药，破结聚，下瘀血，除湿，通利血脉。产后中风，口噤身僵者，童便调末，挑齿灌之，或灌鼻中，神效，酒服亦可。和醋，敷疔肿良。

薄荷

味辛、苦，气凉、温，无毒。清上化痰，利关节，消风散热。能上行，故头痛头风，眼目、咽喉、口齿诸病，小儿惊热及瘰疬疮疥并治之。亦堪生食。大病初愈人勿食，恐发汗不止。猫咬，以汁涂之效，以猫食之即醉也。陆师农曰：薄荷，猫之酒也；犬，虎之酒也；桑椹，鸠之酒也；莔草，鱼之酒也。有龙脑薄荷、南薄荷。野生者，味性皆相似。

葱

茎白辛、平，叶温，根须平，并无毒。除胆邪，利五脏，能发汗，治头痛，杀一切鱼肉毒，忌与蜜同食。葱有数种不同，大抵发散为功。多食昏神，只调和食品可也。

---

〔1〕热：疑为“熟”之形近而误。

〔2〕附荏：原脱，据原书目录补。

大蒜附小蒜[1]

辛，温，有毒。消食，下气，健胃，善化肉食。散痈肿，辟疫瘴气，伏邪恶、蛇虫、溪毒。鼻衄不止，捣涂脚心，止即拂去。醋浸经年者良，暑月少食之可也。但生食、多食伤肝损目，面无颜色，又伤肺伤脾引痰，宜戒之。独子者，攻毒。如痈疽恶疮初肿，取紫皮独头者，切片贴肿心，炷艾灸其上，觉痛即去。焦者，又换新者再灸。疮初痛者灸不痛，不痛者灸痛，痒者亦如之。以多灸为良，无不效者。家蒜有二种，《正义》云：帝登蒿山，遭莸芋毒将死，得蒜食乃解，遂收植之。

《唐韵》云：张骞使西域，始得大蒜。故以古之所有蒿山移植者，称为小蒜，以别之。根茎差小而瓣少，辣甚之。又有以小蒜称蒜，而大蒜称葫者，主治大蒜为良。又一种山野生者，曰山蒜，其用不如也。

胡荽

《博物志》云：张骞使大宛，得胡荽种以归，故名胡荽。今俗呼“原荽”，俗有作“芫”者非。辛，温，微毒。可和生菜食，消谷，利大小肠，疗痧痘，通心窍，止头痛。但此荤菜，多食损人精神，健忘，发痼疾。凡狐臭、口臭、脚气、金疮人，皆不可食，食之更甚。治小儿痘疹不出，用酒煎沸，勿令泄气，候温去滓，微微从颈下喷身令遍，除面不喷，包暖即出。

荠菜

甘，温，无毒。利肝和中。子名蒫实，又名菥蓂子，明目，治目暴赤痛，去障翳。根，汁点目中亦效；烧灰，治赤白痢极效。

枸杞

苗苦寒，根皮大寒，子微寒，俱无毒。其实形长而无刺者，是真枸杞也；圆而有刺者，枸棘也，不堪入药。出甘州者最佳。收子，种于肥壤中，待苗生，剪作蔬食，甚佳。补气益精，除风明目，坚筋骨，补劳伤，强阴道，久食延年。根，名地骨，用其皮。子，当用其红者。南丘多枸杞，村人多寿。润州大井有老枸杞树，井水益人。其功可知。忌与奶酪同食。

蒲公英

甘，平，无毒，不惟可作蔬食，而主治之功甚。大解食毒，散滞气，化热毒，消肿核。妇人乳痈水肿，煮汁饮及封之，立消。同忍冬藤用，更有奇功。服后欲睡，是其验也，睡而微汗即安矣。又制擦牙还少丹，世传神妙。

蕨

味甘，寒，滑。去暴热，利水道。多食消阳气，故令人睡，弱人脚，鼻基[2]发

---

〔1〕附小蒜：原脱，据原书目录补。

〔2〕基：疑为“塞”之形近而误。

落，非良物也。《搜神记》曰：郗鉴镇丹徒二月出猎，有甲士折一枝食之，觉心中淡淡，成疾，后吐出一小蛇，悬屋前，渐干成蕨，遂明此物不可生食也。其苗嫩时采取，以灰汤煮去涎滑，晒干作蔬。又以根捣洗作粉，止可以备荒年，终不养人也。

马兰

味辛，温，无毒。生水泽原野，甚多，采嫩苗，可作菜茹。破宿血，养新血，止衄血、吐血，解酒疸。治痔，用其根捣敷，肉平即去之，久则肉反出也。呕血，擂汁饮之即止。

蒌蒿

味甘，辛。生水泽，叶似艾，青白色，食之香美，可作茹。

地蚕

生郊野中，方茎，叶对节如薄荷，少狭而尖，亦微绉有毛，根白色如蚕。甘，平，无毒。四五月采根，以滚汤瀹之，和盐为茹，亦可作糖煎。

百合

甘，平，无毒。治邪气腹肿，利大小便，补中益气，止涕泪，杀虫毒，疗颠狂及痈肿，产后血病。蒸煮食之，和肉味佳。捣粉食，益人。

山丹附卷丹[1]

甘，凉，无毒。根治疮肿，花活血，其蕊敷疔疮恶肿。形类百合而小，采其花干食之，名红花菜。

又一种卷丹，大如百合，花瓣四垂而有黑斑点，子结在叶间，根似百合而不堪食。

萱花

味甘，凉，无毒。又名鹿葱。根，治酒疸遍身黄者，捣汁服。又治小便涩，衄血。花，名宜男。周成《风土记》云：妊妇佩其花则生男。令人采其花，干而货之，名黄花菜。

苜蓿

苦，平，涩，无毒。安中，利大小肠。煮羹香美，干食益人。今处处田野有之。二月生苗，一棵数十茎，茎似灰藋，一枝三叶，叶似决明而小。夏秋间开细黄花，结小荚，旋转有刺，数荚累累。老，黑有米如穄[2]，可为饭，亦可酿酒。

蓴

甘，寒，无毒。治渴，去热，利小便。同鲫鱼作羹，佳。其性滑，不益脾，多食发痔，损胃及齿、发。生湖泽中，吴越人善食之。三四月，茎似钗股，黄赤色，短长

---

〔1〕附卷丹：原脱，据原书目录补。

〔2〕穄：原误作"穄"，字误，正之为"穄"。

随水之浅深，叶似荇而差圆，形似马蹄。夏月，开黄花，结实青紫色，大如棠梨，中有细子。嫩茎未叶者，名稚蓴。叶稍舒长，名丝蓴。至秋老，名猪蓴，言止可饲猪也。

荇附白苹[1]

即《诗》之“参差荇菜”也，又作莕。甘，凉，无毒，生湖陂中，与蓴一类，少差耳。茎上青下白，叶似蓴而微尖长，颇似杏叶，故名莕。夏月俱开黄花，亦有白花者，结实亦如蓴。

又云：白花者乃白苹，味气相类。

葵

古人用以作菜，今人多不食之，鲜有种者。《本草》云：落葵叶似杏而肥厚，三月种之，八九月开紫花累累，结实如五味子。气味寒滑，无毒。不可多食。取子搽汁，红如胭脂，女人饰面及染布。又云：即今之蜀葵，未知孰是。

蒲蒻

即蒲笋。味甘，微寒，无毒。去热，利小便。生啖，甘脆，止消渴。煠食亦佳。《诗》云“维笋及蒲”是也。

龙须菜

生东南海边石上，丛生无枝叶。味甘，寒，无毒。治积热，利小便。以醋浸食之，和肉亦佳。

鹿角菜

生东南海崖。大寒，滑，无毒。下热风气，疗小儿骨蒸，解面热。不可多食，发痼疾，损腰肾，少颜色。女人用以梳发，黏而发黑。

石花菜

生南海沙石间，状如珊瑚枝。甘，咸，大寒，滑，无毒。去上焦浮热。泡去沙净，以姜、醋，食之脆佳。然多食亦寒胃也。

紫菜

生南海中，附石青色，取而干之则紫。闽、越海边悉有之。味甘，寒，无毒。热气烦塞咽喉，煮汁饮之，愈。病瘿瘤、脚气者宜食之。不可多食，令人腹痛发气，吐白沫，饮醋少许即消。

木耳

凡木上所生者，皆为木耳，乃湿热蒸其木之余气所生。气味甘，平，有小毒，利五脏。惟桑、槐、楮、榆、柳，为五木耳，软而堪啖。桑、槐者更佳。余动风气，

〔1〕附白苹：原脱，据原书目录补。

发痼疾。桑耳，甘，平，无毒。黑者，治女人赤白带下，月水不调，癥瘕阴痛。其黄熟陈白者，止泄益气；金色者，治癖饮积聚。槐耳，苦、甘，平，无毒。治五痔，脱肛下血。一人患痔，诸药不效，用槐耳同物煮羹食而愈。柘木者，次于桑、槐、楮、榆、柳者，名具五耳，功用相似。枫木者，食之令人笑不止，地浆解之。大抵各随其木之气性，良者可食。今之市者，俱无所别，或下有蛇虫毒，惟软而小者良。夜视有光及赤色者、仰生者，并不可食。其毒，捣冬瓜蔓汁以解之。

石耳

生石崖上，出天台、庐山等名山灵苑。味甘，平，凉，无毒。久食延年益颜色，至老不改，令人不饥，大小便少，明目益精。佳品也。

蘑菇

甘，寒，无毒。益肠胃，化痰。多食，发气发病。

香蕈

生各木上紫色者，取以干之，泡洗净食之，极香美。甘，平，无毒。地生者多毒，往往杀人。投饭粒试之，如黑则有毒，否则无害。

天花菜

出山西五台山。如松花而大，香气如蕈，白色，食之甚美。《本草》云：甘，平，无毒。又云：五台多蛇，蕈感其气而生，虽美无益。故《正要》云“有毒”。

鸡塅

生云南沙地间，蕈也。高脚伞头，土人采烘，以寄远为方物，故珍之。味似香蕈而不及也。

土菌

甘，寒，有毒，生田野山谷土中。多发冷气，令人腹痛，发五脏风并痔，令人多睡，四肢无力。夏秋，多有蛇虫从下过，故毒。夜有光者、煮不熟者、照人无影者、上有毛下无纹者、仰卷赤色者，并能杀人。中其毒者，地浆粪清汁解之。凡煮，必须投以姜屑、饭粒，黑者杀人。有云，杜蕈食之笑不止，解之以苦茗、白矾，勺新水并咽之，即愈。

地耳

俗名地踏菜。春夏生雨中，雨过即采之，见日即不堪。味甘，寒，无毒。明目益气。

卷之下

新都吴汝纪肃卿甫　纂辑

果　类

栗子

益气，厚肠胃，补肾脊腰脚无力，破痃癖，治血，甚效。生则发气，熟则滞气，故小儿更不可多食。日晒干，或火煨出汗，或悬当风，令去其木气，食之良。此果中之最有益者，当中一子，名栗楔，更好。南方浙、宣所产者，大而味稍淡；北地燕、蓟产者，小而味更佳。虽其类有大小、尖圆之不同，其功用则相似。此肾之果也，肾病人宜食之。

枣子

生者，味甘，平，无毒。多食，令人寒热腹胀，滑肠难化，羸瘦人尤不宜食。熟者，甘，温，无毒。治心腹邪气，安中，养脾，平胃，补虚益气，助十二经络，通九窍，和百脉，润心肺。枣类甚多，惟青州所出大枣肉厚，入药为良。又有浙之南枣更佳，然不多产也。凡枣，不可同葱食，令人五脏不和。凡中满者、邪痛者，宜忌之。小儿多食，生疳损齿。

胡桃

即核桃也。张骞使西域得种还植之，故名胡桃。外有青皮肉，此其核也，故曰核桃。味甘，温，无毒。润肌，黑须发，令人肥健，补下元。多食，动风生痰，助肾火。其性能入肺、肾。丹溪云：属土而有火。故虚寒者宜之，而痰火积热者不宜多食。

荔枝

生于暖地而畏寒，故吴越燕齐等处绝无也。其属闽中为最，蜀中次之，岭南为下。味甘，温，无毒。止烦渴，美颜色，通神，健气，食之益人。属阳，主散无形质之滞气，故能消瘤赘赤肿，及发小儿痘疮。味甚甘美，食之不厌。但太多则发虚热，饮蜜浆一杯即解。其核，烧灰存性，酒服，治心痛及小肠气。

龙眼

味甘，平，无毒。治五脏邪气，安志，压食，开胃，益脾，通神明，除三虫，久服轻身不老，补虚长智。亦出闽中者为最。生食，味品则让荔枝，故有荔奴之称，而资益则龙眼为胜也。盖荔枝性热，而龙眼和平故。治思虑劳伤心脾，古人制归脾汤，取其甘归脾，能益人智也。

桃子

味甘、酸，热，微毒。益颜色，辟邪。多食令人发热，服术者忌之，又不可与鳖同食。若食之浴，令人成淋。生者，多食腹胀生疖，有损无益之物。其种甚多，惟毛桃小而多毛，味恶而仁充满，可入药，盖外不足者内有余也。实干着树不落者，名桃枭，杀百鬼精物。吐血，烧灰存性，米汤调服，立效。树生虫，以猪头汁浇之即止。

李子

味苦、酸，温，无毒。去热调中。其种亦多，随地所产，大小美恶各异。其苦涩者不可食，不沉水者有毒。多食，令人腹胀，发虚热。不可与蜜及雀肉同食，损五脏。

梅子附乌梅〔1〕

酸，平，无毒。生食之，止渴损齿，服黄精人忌之。

乌梅，暖，无毒。下气，除烦热，收肺气，安心，止痢涩肠，消酒毒，去痰治疟。白梅，盐腌晒干者，只用研敷刀箭伤，止血。刺在肉中，嚼封之即出。功用不及乌梅。

杏子

甘、酸，热，有小毒。多食，伤筋骨，损神，盲目。小儿尤不可食，致疡痈及上膈热，产妇尤忌之。又一种巴旦杏，肉稍薄，核仁甘美，止咳下气，消逆闷。

葡萄

甘，平，无毒。治筋骨湿痹，益气力，令人肥健，耐寒，利小便。其形色非一类，功用亦有优劣也。大宛取其汁以酿酒，极甘美，善醉而易醒。西北人禀厚，多食无恙，东南人食多则病热矣。

柿子

味甘、涩，寒，无毒。通耳鼻气，润心肺，止渴，解酒毒。火薰作饼者，温，止痢，润喉。日曝干者，微冷，厚肠胃。若中风自干者，亦动风。树上红者，冷，饮酒食之，寒热相激，作心痛，多则致死，戒之。醂柿，以水入盐去涩味者，有毒。朱柿，小而红圆，甚甘美。又小而似牛奶者，名牛奶柿，至冷，不可多食。火干货之者，名柿花，止泻痢，益脾肺，盖经火焙，性不冷矣。凡柿同蟹食，则腹痛作泻，磨木香汁饮之即解。柿霜，乃其精液，清上焦心肺热，止渴，化痰宁嗽，疗喉舌疮，脏毒。凡下血不止，以干柿烧灰，米饮服二钱，即愈，极验。

〔1〕附乌梅：原脱，据原书目录补。

石榴附酸榴[1]

乃张骞使西域，得涂林安石国种以归，故名安石榴。有红、黄、白，单瓣、千瓣之异，又有甜、酸之不同。然甜者止供食，酸者入药。治喉燥，赤白痢，腹痛，制三尸。久痢久泻者，用酸石榴一枚，煅烟尽，出火毒一宿，研末。仍似酸榴一块，煎汤服，神效。花千瓣者，作末吹鼻中，衄血立瘥；和石灰捣，敷刀斧伤即愈。多食损肺[2]，令人齿黑。

梨

味甘、微酸，寒，无毒。治热嗽，止渴，润肺，消痰，利大小便，除客热，止心烦，通胃中痞寒热结，解酒毒。种类甚多，惟乳梨、鹅梨、消梨益人。佳[3]者多产北土，南方惟宣州者胜，但皮厚肉实。鹅梨，出西北州郡，皮薄浆多而香。消梨，南北俱出，味甘美而大至斤余者。余皆不足以疗疾。切片贴汤火伤止痛，不烂。昔有士人，患热症已极，气血消烁，甚危。闻一道士医极神而自秘，乃百计往来，始与诊之。曰：汝但每日食好梨一个，自当平。士人如其言，一年颜貌腴泽，血脉和平，其功效可验矣。但血虚者不可多食，恐寒中。

柰子

即苹婆也。味甘，无毒。补中，止渴，治食饱气壅，捣汁服之。

林檎

似柰而圆小，即今俗名花红也。味甘，温，无毒。涩气，消食，止渴，治泄痢遗精，霍乱吐痛。多食，令人好睡，发冷痰，生疮疖，闭百脉不行。

枇杷

味甘、酸，平，无毒。润肺，下气，止渴，止呕。多食，发痰热。不可与炙肉、面同食，令人患热黄疾。秋蕊，冬花，春实，夏熟[4]，得四时之气。白者为上，黄者次之。无核者，名焦子，出广州。

樱桃

味甘，热，无毒。益脾调中，令人好颜色，止痢。多食，发虚热。旧有热病及喘嗽者，切宜忌之，病发难治。经雨，则虫自内生，人莫之见，用水浸良久则虫出，乃可食也。

杨梅

味甘、酸，温，无毒。止呕，去痰，消食，下酒，能止痢。花作屑，临饮酒先服方寸匕，止吐酒。烧灰服，断痢。多食，发热损齿及筋骨。

---

〔1〕附酸榴：原脱，据原书目录补。

〔2〕肺：原作“柿”，据文义改。

〔3〕佳：此前疑脱“乳梨”二字。

〔4〕熟：原作“热”，乃形近之误。

橘

果之有橘、柑、橙、柚，皆相类而不同，皆江浙、荆岭，南方之木，而北地所绝无，以爱暖而畏寒也。即四者之中，皆各有数种之多。橘，实小而微酸，其皮薄而红，辛而苦。柑，大于橘，味甘，其皮稍厚而黄，辛而甘。柚，似橙，味甚酸，其皮最厚而黄，甘而不甚辛。橘柑之叶，皆两头尖，大寸许，长二寸许。橘枝多刺，柑枝刺少，橙柚之叶，中缺如两段。橙叶大如橘，而柚叶更大。此四种之别也。即橘之中，亦有数种之异，而味亦不同。大抵甘、酸，温，无毒。止渴开胃，除胃中膈气。甘者润肺，酸者聚痰。其皮为陈皮，未黄而青色者为青皮。入药各有功用，陈皮治上，青皮治下也。

柑

其树甚类于橘，但刺少，皮色黄而稍厚，理稍粗。橘可久留，而柑易败。橘畏冰雪，而柑略可。狮头柑稍可久留。柑亦有数种，大抵味甘，大寒，无毒。利肠胃间热毒，解丹石，止暴渴，利小便。多食，令人脾冷，生痰，发痼痰。

橙

枝叶不甚类橘，亦有刺。其实大，早熟。味酸，寒，无毒。其皮厚香馥，消食下气。可以熏衣，可以和菹，可为酱齑，可为蜜煎，可醒宿酒。余详橘下。

柚

树、叶皆似橙。其实有大小不同，小者如柑、如橙，大者如瓜、如升，有围尺余者。其瓣酸甚不堪食，其花极香，其皮有苦者、甘者，有厚二三寸者。有黄而小如橙者，名蜜筒，皮甘可食。然皆不堪入药。

银杏

味甘、苦，平，有小毒。生食，降痰，解酒，引疳；熟食，温肺，益气，定喘，缩小便，止白浊。二月间，二更时开花成簇，青白色，随即卸落，故人罕见之。其果三棱为雄，二棱为雌，须雌雄同种，其树相望，乃结实。或两树接生乃结。或凿一孔，内雄木一块，泥封之，亦结。阴阳相感之妙如此。多食，令人气壅作胀。小儿多食，发惊引疳。《三元延寿书》曰：白果食满千个者死。昔有饥者，同以白果代饭食饱，次日皆死。慎之。

榛子

味甘，平，无毒。益气力，调中，开胃，令人不饥健行。关中辽代上党多生之。有大、小二种，性味相同也。

松子

味甘，温，无毒。逐风痹寒气，补虚羸不足，润五脏滋味，治燥结咳嗽，久服轻身延年，服食家所用也。中国松子，生栝子松，三鬣者，子如柏子大，力薄。出塞上五鬣者，子似巴豆大，甚佳。其新罗、南诏者更佳。七月取松实，过时即落矣。仙家服食法，用新者，去皮，捣如膏，每服鸡子大，酒调下，久服绝谷。《列仙传》云：偓佺好食松实，体毛数寸，走及奔马。松仁同柏子仁、麻子仁，蜡丸服，治大便虚秘。又，松仁一两，胡桃仁二两，熟蜜五钱收之，食后沸汤点服二钱，治肺燥咳嗽，极效。

橄榄

味酸、涩、甘，温，无毒。消酒，开胃，下气，止泄，解鱼腥毒。丹溪云：味涩而生甘，醉饱宜之。然性热，多食能致上壅。核中仁，去唇吻燥痛。蜜渍食佳。

榧子

味甘，平，涩，无毒。治五痔，去三虫、蛊毒、鬼疰，消谷，令人能食，助筋骨，行荣卫，明目，轻身。有患寸白虫者，化虫为水。多食不发病。五痔人常食之则愈。又一种粗榧，其木相似，但理粗，子稍大，仅圆不尖。《本草》有云：彼子，味温有毒。又《尔雅》云：彼当作柀，木似柏子，名榧。即粗榧也，此种不益人。丹溪云：榧，肺[1]家果也。火炒食之，香酥甘美，但引火入肺，大肠受伤。又云：食过多，滑肠。同猪油炒，黑皮自脱。

藕附蔤并节[2]

味甘，平，无毒。治热渴烦闷，开胃，破产后血闷，解酒毒，消食，令人心欢，治病后虚渴。蒸煮食之，甚补五脏，实下焦。同蜜食，肥腹脏，不生虫。

其茎名蔤[3]，俗称藕丝，亦堪作蔬，功与藕同，味不及也。每节生二芽，一为叶，一为花，尽处乃生藕[4]。花叶必偶生，故根曰藕。白莲者佳。

藕节，治吐血、衄血及诸血病。产后血闷，和地黄研汁，热酒饮。

莲子附叶、花、须、房[5]

味甘，平，无毒。补中，养神，益气，力除百病，益十二经脉，止渴，去热，止痢，固精气，强筋骨，久服轻身延年。生者微动气，熟者良。并宜去心，恐令人作吐。

莲须，清心通肾，大抵与莲子同功。

莲花，镇心，驻颜色，入香亦妙。

莲房，治血胀腹痛及产后胎衣不下。酒煮服之，与荷叶同功。大抵荷之一本，自花、叶以及根，皆有益无损，皆血分药也。

芡实

甘，平，无毒。补中益精，开胃助气，治湿痹，腰脊膝痛，及小便不禁，遗精。小儿食之不长。生食动风气，多食不益脾，难化。蒸、曝作粉食，良。

---

〔1〕肺：原作“柿”，误。据《食物本草》“丹溪云：榧，肺家果也”改。

〔2〕附蔤并节：原脱，据原书目录补。

〔3〕蔤：原作“薆”，据文义改。

〔4〕藕：原作“籍”，据文义改。

〔5〕附叶、花、须、房：原脱，据原书目录补。

菱角

味甘，平，无毒。安中，补五脏，不饥。鲜者，解伤寒积热，止渴，解酒毒。三四角者，曰芰；两角者，曰菱。作粉和蜜食，可休粮。生食，性冷，多则伤人，冷脏腑，损阳气。熟者，多食腹胀，服姜酒则解。不可和白蜜食，令生虫。

西瓜

味甘、淡，性寒。消烦止渴，解暑热，疗喉痹，有白虎汤之称。多食，作泻痢。与油饼之类同食，损胃。北人禀厚，食之犹可；南人禀薄，多食患霍乱冷疾。按：胡峤征回纥，得此瓜种归，故名西瓜，则自五代时入中国也。《相感志》云：食西瓜后，食其子，即不噫瓜气。以瓜划破，曝日中少顷时，即冷如冰。近糯米酒气，易烂。猫踏之，易沙。

甘蔗

味甘，平，无毒。下气和中，助脾，利大小肠，消痰，止渴，除心胸烦热，解酒毒，乃脾之果也。其浆甘寒，能泻火。《素问》乃谓“甘温生大热”者，盖煎炼成糖，则甘温助湿热，所谓积温成热也。王维“樱桃诗”云：饱食不须愁内热，大官还有蔗浆寒。晁氏云：甘草遇火则热，麻油遇火则冷，甘蔗煎饴则热，榨浆作汤则冷。物性之异如此。反胃，取捣汁，和姜汁服之，愈。

无花果

又名优昙钵，味甘，开胃止泻。今各处皆植玩，折枝插，可成树如枇杷。不花而实，实出枝间，如木馒头，其内虚软。采以盐渍，压实扁，日干，克果食。熟则紫烂，甜如柿而无核也。

山楂附棠梂[1]

又名山里果。味酸，微温，无毒。健脾消食，去积，行结气。治儿枕痛，连核捣，煎浓汁，入砂糖调服，立效。煎汤洗身，治疮痒。若脾弱食不充，化嚼二三枚，绝佳。但多食，则反克伐脾胃也。蒸熟，去皮核，作膏，或作煎，甚佳。

又一种名棠梂子，大如小林檎，性味皆相似。

乌芋

又名凫茨，即今之荸荠也。味甘，微寒，滑，无毒。消渴，温中益气，下丹石，消宿食，除胸中实热，治误吞铜物。可作粉食，厚人肠胃。多食，腹胀。小儿多食，脐下结痛。

茨菰

又名慈姑。味苦、甘，微寒，无毒。主产后血闷，攻心欲死。产难、胎衣不下，捣汁服之即愈。多食，令人发脚气、瘫缓，损齿，燥皮肉，失颜色。

〔1〕附棠梂：原脱，据原书目录补。

梧桐子

味甘，平，无毒。多食，亦动风气。

桑椹

味甘、酸，凉，无毒。止消渴，利五脏，关节痛，安魂镇神，变白不老，利水气，消肿。小儿不可多食，令人心寒。曝干为末，或取汁熬成膏，皆和蜜食，功效甚多。《史》言：魏武帝军中乏食，得干椹以济饥。金末大荒，民皆食椹，活者不可胜计。则干湿皆可救荒也。陆机《诗疏》云“鸠食桑椹多则醉”，物类相制有如此。《月令》曰“四月宜饮桑椹酒”，则其益人可知。

椰子

肉，益气治风。浆，止渴去风热，涂头黑发，似酒而饮之不醉。多食，动气。

禽 类

鸡附蛋、血、脏[1]

味甘、酸，温，无毒。大要能补虚羸。种类甚多，功用亦有少异。

丹雄鸡，甘，微温，无毒。补虚温中，止血杀毒，辟不祥，治妇人崩漏赤白下。自缢死心下温者，刺血滴口中，男雄女雌，即苏。

白雄鸡，酸，微温。下气，疗狂邪，安五脏消渴，调中，利小便，去丹毒，辟除邪。

乌雄鸡，甘，微温。补虚弱，止心腹痛，安胎，治折伤。

黑雌鸡，甘，温。治风寒湿痹，安胎安心，定志除邪，破宿血，补心血及产后虚羸。

黄雌鸡，甘、酸，温，平。治伤中消渴，小便数而不禁，益五脏，疗五劳，益气力，填精补髓，助阳气。

乌骨鸡，味甘[2]，平。补虚劳羸弱，治消渴，中恶鬼击，心腹痛，益产妇。噤口痢，煮汁饮之。舌黑者，则骨肉俱黑，更良。

反毛鸡，治反胃。

泰和鸡，托小儿痘疮。

鸡卵，甘，平，无毒。镇心，安五脏，安胎，治产后痢。卵黄温，卵白凉。精不足，补之以气，故卵白能清气，治伏热目赤、咽痛诸疾。形不足，补之以味，故卵黄

[1] 附蛋、血、脏：原脱，据文义补。
[2] 甘：原作“合”，据《本草纲目》改。

能补血，治下痢、胎产诸疾，炒油治诸疮。兼用之，则性平，兼理气血。多食，动风气，有毒，醋解之。黄鸡考上，乌鸡者次之。

鸡血，咸，平，无毒。治小儿下血，惊风，丹毒。冠血，可点暴赤目。涂颊，治口歪。

鸡肝，起阴补肾，治心腹痛，漏胎下血。

鸡肫，治反胃，泄痢，小便频遗，除热。肫内黄，治喉闭，乳蛾，口疮，牙疳，谷道疮，并烧存性用。

凡鸡具五色者、玄鸡白首者、六指者、四距者、死而足不伸者，并能害人。抱鸡肉不可食，发疽。小儿五岁以下食鸡肉，令生蛔虫。妊娠食，亦令子腹内生虫。不可同蒜、薤、芥、李食。

鹅附蛋[1]

利五脏，解热止渴。白者凉，无毒。苍者冷，有毒，发疮肿[2]痼疾。嫩鹅毒甚，老者稍可，火熏者为害尤甚。鹅膏，微寒，无毒。耳卒聋，以灌之。

卵，甘，温，无毒。补中益气。多食发痼疾。掌上黄皮，烧研油调，治脚缝湿烂及冻疮，良。

鸭附蛋[3]

又名鹜。味甘，冷，微毒。补虚，除客热，和脏腑，利水道，止惊痫及热痢。雄者，绿头而喑。雌者黄斑色，善鸣。白者，绿头者佳，白而乌骨者更佳。黑鸭有毒，滑中，发冷痢脚气，人不可食。目白者，杀人。重阳后乃肥美。

卵，微寒。疗心膈热。多食发冷气，小儿多食脚软，盐藏者稍可。卵并肉俱不可同鳖食。

凫

即野鸭也，又为野鹜，故王勃称“孤鹜”。味甘，凉，无毒。补中益气，平胃消食，大益病人，杀诸虫。多年小热疮，多食之即瘥。一种小者名刀鸭，味佳，更补人。九月后至春初，食之绝胜家鸭。又一种名油鸭，亦佳。不可与木耳、胡椒、豆豉同食。

鸠附布谷[4]

俗名斑鸠。然有斑者，有无斑者，大小不一，其用一也。有斑如真珠，声大善鸣者尤良。味甘，平，无毒。主明目益气，助阴阳。久病人食之最补益。

---

〔1〕附蛋：原脱，据原书目录补。

〔2〕肿：原作“瘇”，同音通假。

〔3〕附蛋：原脱，据原书目录补。

〔4〕附布谷：原脱，据原书目录补。

又一种布谷，亦谓之鸠，乃《诗》所称“鸤鸠”。当布谷种时即鸣，非此之类。俗因其声，云阿公阿婆、割麦插禾者是也。

鹁鸽

味甘、咸，暖，无毒。解诸药毒，调精益气。治恶疮、疥、风癣等疾，炒熟，酒食之。品色虽多，白者为良。虽甚益人，食多恐减药力。凡鸟皆雄乘雌，此独雌乘雄，故其性最淫。

雉

野鸡也。味酸，寒，微毒。补中，益气力，止泄痢小便多，除蚁瘘。虽野味之贵，食之损多益少。九月至十一月，食之有补。春夏不可食，为其食虫蚁及与蛇交，变化有毒，能发五痔、诸疮疥也。《埤雅》云：蛇交雉而生蜃。蜃，蛟类也。《灵机要》云：正月蛇与雉交，生卵。遇雷，入土数丈为蛇形，经二三百年，为蛟飞腾。若不入土，仍为雉。昔时，武库中有雉，张华云：必蛇化也，视之果得蛇脱。其物类亦化有如此。不可与胡桃、木耳、菌同食。

鹌鹑

味甘，平，无毒。补五脏，益中续气，实筋骨，消结热。小儿患疳及下痢，常常食之，甚效。《本草》云：虾蟆所化；或云，田野常得其卵。盖鹑有化成，亦有卵生，故四时常有之。鴽则始由鼠化，终复为鼠，故夏有冬无。春月末，宜食鹑。不可合猪同食。昔有腹胀大如鼓危甚者，炙食之，少顷，汗出如雨，小便出白液如脂，数次遂愈。

秧鸡附鹨鸡[1]

味甘，温，无毒。治蚁瘘。生田泽间，如小鸡，白颊，长嘴，短尾，背有白斑。夏至后夜鸣，秋后即止。

又一种鹨鸡，大如鸡，长脚红冠，声甚大，秋月即无。亦其类也。

竹鸡

味甘，平，无毒。治野鸡毒，杀虫，炙食之良。多居山原竹林中，形如小鸡，无尾，褐色，多斑赤纹，性好啼喜斗。又名山菌子，言味美如菌也。南人呼为泥滑滑，因其声也。谚云“家有竹鸡啼，白蚁化为泥”，盖好食蚁也。畜之，能辟壁虱。

鹧鸪

味甘，温，无毒。利五脏，益心力，治野葛菌蛇等毒及瘟疟。久病，酒渍食之良。性畏霜露，故闽、广、蜀暖地多生之。南人充庖，肉味胜鸡、雉。不可与笋同食。

〔1〕附鹨鸡：原脱，据原书目录补。

鸳鸯

味咸，平，有小毒。治诸瘘疮癣，以酒浸，炙热贴疮上，冷即易。又云，清酒炙食。多食患大风。

雁

味甘，平，无毒，治风挛，拘急偏枯，血气不通利。久食益气不饥，轻身耐老。肪，涂疽肿、耳疳及热结胸痞。

雀附卵[1]

即瓦雀也。味甘，大温，无毒。壮阳益气，起阳道，益精髓，暖腰膝，令人有子。可常食之，冬三月食之最良。

卵，温，无毒。更起阴痿。脑，涂冻疮立瘥。

雄雀粪，名白丁香，头尖挺直者是也。其主治甚广，须研细，以甘草汁浸一宿，焙干用。此鸟跃而不步，其目夜盲，其卵有斑，其性最淫。八九月，群飞田间，谓之黄雀，即此之类。又有入水化为蛤者，别是一种也。

蒿雀

味甘，温，无毒。益阳道，补精髓。似雀而青黑色，在蒿间田野，塞外弥多，食之美于他雀。性热，更补益人。今燕都多市，名铁脚者，疑即此。

鹊

味甘，寒，无毒。俗名喜鹊。雄者，治渴疾，去风。妇人不可食，不甚益人。凡鸟，其翼左覆右者雄，右覆左者雌。

锦鸡

肉，食之令人聪明。文彩似雉而更艳，《本草》曰“鷩鸡”，即锦鸡也。

练雀

味甘，平，无毒。主益气，治风疾。似鸲鹆而小，黑褐色，尾长，白毛如练带。食槐子者佳，冬春间取之。

鸲鹆

即今俗名八哥也。味甘，平，无毒。治五痔，止血。炙食，或为散饮。治老嗽目精，和乳汁点眼，能见霄外之物。端午日取雏，剪舌端，似鹦鹉能言。

白鹇

味甘，平，无毒。补中解毒。似山鸡而色白有黑文，尾长三四尺，备冠距，红颊，赤嘴，丹爪。其性耿介，闽中有畜以为玩者。

---

〔1〕附卵：原脱，据原书目录补。

乌鸦

味酸，无毒。治瘦病，咳嗽，骨蒸。肉味膻臭，不堪食，止可入药。以瓦瓶泥固，烧存性用。

兽类

鹿附角〔1〕

肉，味甘，温，无毒。补中益气，强五脏，调血脉，补虚瘦。生者，疗中风。华陀云：口偏，割生鹿肉，用生椒贴，患左贴右，患右贴左，正即去之。或煮，或蒸，或脯，俱同酒食之，良。但服药者多食之，药不得力，为其多食解毒之草，制诸药也。血，补虚，疗阴痿，腰痛，吐衄，折伤。妇人崩带及气痛者，饮之立愈，俱和酒服。

角，味咸，温，无毒。生作末入药，散热行血，功效甚多。熬胶炼霜服食，则专于滋补，治男损虚气弱，羸瘦吐血。妇人服之令有子，安胎，治赤白下。久服轻身延年。盖鹿，仙兽纯阳，能通督脉，食良草，故一身之中，肉、角、血、脏、骨髓，皆温补，有益无损。鱼骨鲠，以鹿角屑含津咽下。竹木刺肉中，以鹿角末水调敷，立出。

麋附角〔2〕

亦鹿属也。鹿喜山而属阳，故夏至解角。麋喜泽而属阴，故冬至解角。色青而大，猎人于牡者夏可以解角为辨，牝者通麀鹿矣。盖鹿之茸角补阳，右肾精气不足者宜之。麋之茸角补阴，左肾血液不足者宜之。虽论者纷纷不同，不易此也，故二至丸两角并用，其麋鹿之补益可类推矣。

牛

有黄牛、水牛之不同，而黄牛独有主治，水牛惟可充食而已。黄牛，甘，温，无毒。水牛，甘，平，一云冷，微毒。大抵牛乃稼穑之资，不可多杀。今天下严法不能禁，亦因爱食者以其肉甘价廉，而驾言其能补。又皮、骨取用之广耳。岂知天下之食品甘美者甚多，而补益于人者亦甚多。乃考之诸书，黄牛动病，黑者尤甚。自死者发痼疾。黑身白头者、独肝者，俱有大毒，令人痢血致死。疥牛，食之发痒。牛肉同猪肉及黍米、酒食，生寸白虫。同薤、韭食，发热病。况食牛肉，阴报昭昭，见之古今者历历可据，何独不悟而欲食之。余家自先君及余孙，四世不食矣，余戒尤严。虽市

〔1〕附角：原脱，据原书目录补。
〔2〕附角：原脱，据原书目录补。

中牛油烛，亦不许入门。盖既不食其肉，岂容犹焚其膏乎。故并其主治功用，不敢录云。

羊

肉，味甘，大热，无毒。补中益气，开胃安心，止惊，治汗出，虚劳及头脑大风，利产妇。盖头、齿、骨、脏皆温平而肉性大热也。白羊黑头、黑羊白头及独角者，俱有毒，中之者，以甘草汤解之。北地青羊良。若南羊则多受湿，有毒，又山中吃毒草，能发病，犯之即验。北地又一种无角大白羊，食之更胜。煮羊以杏仁则易糜，以胡桃则不膻，同竹鼠则助味。五脏，各随脏有主治之功。肺，补肺治咳嗽；肝，补肝明目；肾，补肾益精。凡心肺之有孔者勿食。

猪附各脏[1]

肉，味酸，平，有小毒。主闭血脉，弱筋骨，发痰。食之暴肥，以其风虚故也。久食，令人乏气，体重作痛。震亨曰：猪肉补气，世俗以为补，误矣，惟补阳耳。今人虚损者不在阳，而在阴，以肉补阴，是以火济水。盖肉性入胃，便作湿热生痰，痰生则气不降，而诸证作矣。

头肉，最生风发疾。

脑，不可食。《礼记》云：食豚去脑。孙真人云：猪脑损男子阳道。

四足，煮汁服，下乳，洗伤挞诸败疮，去恶肉。

肚，微温。补中益气，治骨蒸，杀劳虫，助血脉，宜食。

肺，微宜寒，能补肺。

肝，苦，温。治脚气尩肿，明目。

肾，微冷，无毒。理肾，通膀胱，补虚消滞。肾虚寒人不宜食。冬月忌食，损人真气。

脾，不可食。草木子云：人生莫食六畜脾。

脂膏，主恶疮，利血脉，散风热，润肺，解斑蝥[2]毒。腊月者杀虫。忌乌梅同食。

肠脏，主下焦虚，去大小肠风热。

凡猪，惟纯黑者良，白者、花者、病猪、黄膘猪并不宜食。反乌梅、桔梗、黄连、胡黄连、苍耳草，犯之泻痢、动风。同生姜食，生面皯。同吴茱萸食，发痔。同胡荽食，伤人脐。同荞麦食，落毛发。

狗

味咸、酸，温。安五脏，补胃气，壮阳道，实下焦，暖腰膝。其类甚多，其用有三：田犬，长喙善猎；吠犬，短喙善守；食犬，体肥，止可供膳。弘景曰：白狗、

〔1〕附各脏：原脱，据原书目录补。

〔2〕蝥：原作“猫”，据文义改。

乌狗入药，黄狗补虚劳，牡者胜，余色次之。瘦犬及有病者、发狂者、自死者、目赤者，俱不可食，伤人。阴虚发热人与妊妇勿食。人尝有食犬而致病者，南人为甚。大抵人之虚多在阴虚，犬肉补阳，世俗不察，用而不知其害，审之。

驴

肉，凉，无毒。补血益气，治远年劳损，疗痔引虫。宗奭曰：食之动风，脂肥尤甚，屡试屡验。入药以黑者为良，故阿胶必用黑驴皮。妊妇食之难产。同荆芥茶食之杀人。自死者有毒，不可食。

马

肉，辛、苦，冷，有毒。除热下气。作脯治寒热痿痹，煮汁洗头疮白秃。白马而牝者为良。凡用，须以水挼洗数次，去净血，再以好酒洗，更以酒煮熟，方可食，亦须饮酒解之乃可。秦穆公曰：食马肉不饮酒，必杀人。肝，有大毒，食者多死，故曰食马留肝。凡马肉同仓米、苍耳食，十有九死。与生姜同食，生气嗽，妊妇食之必加剧。白马黑蹄、头青蹄黑者、鞍下色黑而斑者，凡形色异常及自死者，皆不可食。

獐附麝[1]

味甘，温，无毒。补五脏，益气力。形似鹿而小，不过二三十斤。雄者有牙出口外，雌者无牙。秋冬居山，春夏居泽。八月至十一月食之佳美，余月食之动风。其性最怯，粗豪人食之减其性，若怯者食之愈怯。不可同梅、李、虾食，发痼疾。

又一种形似，面小色黑者，名香獐，即麝也。肉亦似而腥。

麂

味甘，平，无毒。治五痔病。煠熟，以姜、醋进之，极效。其形似獐而稍小，牡者有短角，脚矮而力劲，善跳，山谷深处皆有之。其肉坚韧，不及獐味美。其皮作履胜诸皮，或云除湿气脚痹。

兔

味辛，平，无毒，补中益气。又云，寒，主治热气湿痹，止渴，利大肠。久食弱阳，损元气。与姜同食，令心痛。妊娠不可食，令子缺唇。不可与鸡肉、芥菜、胡桃、柑橘同食。秋冬宜食，春夏不宜食。肝[2]，主明目。脑，能催生下胎。

狐

味甘，温，无毒。补虚劳，治疮疥，暖中去风。南北皆有之，北方最多，日伏于穴，夜出窃食。形似小黄狗而鼻尖尾大，其性多疑，善媚，妖兽也。气极燥烈，皮可为裘，肉亦堪食，北人多作脍食。《礼记》曰：食狐去首，为害人也。

---

〔1〕附麝：原脱，据原书目录补。

〔2〕肝：原作“脑”，据《本草纲目》改。

狸附各狸[1]

肉，味与狐不相远，治诸痒[2]五痔，去游风。《太平御览》云：狸治温鬼毒气，皮中如针刺者。其类颇多。

大如狐，毛黄有斑如猫而圆头大尾者，为猫狸。

善窃鸡鸭，其气臭，肉不堪食，头尖口方，斑如虎者，为虎狸。

善食虫鼠、果实，肉不臭，可食，似虎狸而尾黑白相间者，为九节狸。

纹如豹而作麝香者，为香狸，即灵狗也。

有白面而尾似牛者，为玉面狸。专上树食百果，极肥人，多为珍馔，能醒酒。炙骨，和麝香、雄黄为丸，治痔满甚效。粪，烧灰，水服，治鬼疟寒热无期者，极效。

狗獾附猪獾[3]

味甘、酸，平，无毒。补中益气，宜食之。肉亦美，皮可为裘。随处山野有之，穴居，形如家狗而矮，尾短，毛褐色。

又一种猪獾，亦相似，面稍大，气味同也。

山羊

乃羊之生子原野者。闽、广山中为多，大者如牛，小者如驴，又名羱羊。味甘，热，无毒。美于家羊，功用亦同，但大热不利于病人。

野猪

味甘，平，无毒。补肌肤，益五脏，令人肥腻，不发风气，胜家猪也。或云，多食微动风。生深山中，陕、洛间多。生关西者，时或有黄生胆中。其形如猪，而大牙出口，毛褐色，有至二三百斤者，能与虎斗。其出成群，猎人惟敢射其最后者，否则散走，伤人莫敌。黄，味辛、甘，平，无毒。疗癫痫鬼疰及金疮，止血生肉。脂，能下乳。此兽多由射得之，射药之毒中入其肉，食者不可不虑。

豪猪

味甘，大寒，有毒。发风，不可多食。生深山中，状似猪而大。项脊有棘鬣，长近尺，粗如箸，末黑而本白，怒则激去，如矢射人。气、味俱不及野猪也。

熊附掌、胆[4]

肉，甘，平，无毒。治风痹，筋骨不仁。有痼疾及有积聚寒热者，不可食之，永不治也。

其味之美在掌，以冬蛰不食，饥则自舐其掌，食之可御寒益气力。

〔1〕附各狸：原脱，据原书目录补。
〔2〕痒：原作“痓”，同“痒”。
〔3〕附猪獾：原脱，据原书目录补。
〔4〕附掌、胆：原脱，据原书目录补。

胆，味苦，气寒。苦入心，寒胜热，故能凉心平肝，疗时气盛热，惊痫翳障，杀虫，治恶疮、齿鼻疳痔诸病也。

虎

肉，味酸，平，无毒。益气力，治疟及恶心欲呕，食之味不甚美，且多射得之，箭毒入骨肉，不可不虑。《说苑》云师旷言：鹊食猬，猬食骏，骏食豹，豹食驳，驳食虎，物类所制，无强弱也。若其胫骨、威骨、睛、胆，所治功用甚多也。

豹

肉，味酸，平，无毒。安五脏，补绝伤，壮筋骨，耐寒暑。头骨，辟邪。齿骨极坚，人伪为佛骨。

象附牙[1]

肉，淡，平，无毒。多食令人体重。烧灰油，涂秃疮，愈。

牙，无毒，治诸铁物及杂物入骨，刮牙屑，和水敷之，立出。诸物入咽中，磨水服，亦出，旧牙梳尤佳。小便不通，生煎服之；小便过多，烧灰饮之。

鼹鼠附鼢

又名田鼠，《月令》曰“田鼠化为鴽者”是也。形类鼠而肥，旱岁为田害。

许慎言：鼢乃伯劳所化，则二物交化如鹰鸠也。隆庆辛未，夏秋大水，蕲黄之间，江滨鼹鼠遍野，皆栉鱼所化，芦稼啮之殆尽。则鼢鼠之化，不独一种也。味咸，治恶疮。

竹鼬

食笋，味甚佳。穴居，大如兔耳。甘，平，无毒[2]。补中益气，解毒。闽中多有之。《燕山录》云：“煮羊以鼬”，是也。

鳞　类

鲫鱼

又名鲋鱼。味甘，温，无毒。合五味煮食，治虚羸，温中下气。合莼作羹，治胃弱不下食。合小豆煮汁食，消水肿。作脍，治肠癖，水谷不调及久痢。内盐入腹中烧灰，治齿痛。烧灰和酱，涂诸疮[3]之久不瘥。丹溪云：诸鱼皆属火，惟鲫鱼属土，故

---

〔1〕附牙：原脱，据原书目录补。

〔2〕毒：原脱，据文义补。

〔3〕疮：原脱，据《本草纲目》补。

能入阳明，有调胃入肠之功。多食亦能动火。不可与糖、蒜、芥、雉同食。服麦门冬者忌之。

鲤鱼

味甘，平，无毒。煮食，治咳逆上气，黄疸，止渴下水气，利小便消肿及脚气。作脍，去冷气痃癖，结在心腹。烧为末，发汗，定喘，下乳汁，消肿毒。盖鲤乃阴中之阳，故煮食有利小便等功；作脍则性温，故有去冷气等功；烧之则从火化，故有散发解毒等功。忌与猪肝同食。其脑有毒，不可食。胆，主明目，点赤眼痛及滴耳聋，涂小儿热肿，良。

鲥鱼

味甘，平，无毒。补虚劳。多食稍发疳及痼疾。

鲂鱼

即鳊鱼也，身鳊而阔，小头缩项。味甘，温，无毒。调胃，利五脏。和芥子及酱食之，助肺气，去胃风，消谷。作脍，助脾气，甚宜人。功与鲫鱼同，味更腴美。

青鱼

以色名也，古称“五侯鲭”即此。味甘，平，无毒。治脚气，湿痹，烦闷，益气力。宜同韭菜食，忌蒜、葵。胆，点赤目障翳，甚良。乳蛾喉闭者，用胆矾和，阴干，用少许吹喉中或鼻中，即效。一方加麝些微，更神验。

白鱼

又名鲚鱼。色白头昂，腹扁形窄，“武五渡江白鱼入舟”者，疑即此。味甘，平，无毒。开胃下气助脾，补肝明目，去水气，烹食之良。经宿者勿食，令腹冷。患疮节者，食之发脓。炙疮不发者，食之良。

鲚鱼

味甘，温，无毒。多食发疥，助火动痰。味美而无益于人也。

鲈鱼

即巨口，细鳞，四腮者。味甘，平。和肠胃，治水气，食之宜人，极美，虽有小毒不致发病。不可与奶酪同食，中其毒，以芦根汁解之。

鲻鱼

生吴越江河中，状似青鱼而头扁身圆。味甘，平，无毒。开胃，利五脏，肥健人。性喜食泥，故与百药无忌。

鲢鱼附鳙鱼〔1〕

一名鲊鱼，味甘，温，无毒，温中益气，多食热中发渴，亦发疮疥。

〔1〕附鳙鱼：原脱，据原书目录补。

又一种鳙鱼，相似，乃鱼之下品，故字从庸。江湖并池畜甚多，似鲢，面色黑，头更大，味亚之。鲢之肥在腹，鳙之肥在首。今人不辨头之大小，色之黑白，而概称之鲢，误矣。

鲩鱼

俗称草鱼，因其食草也。似青鱼而稍白，味甘，温，无毒。暖胃和中。多食发疮。胆最苦，治喉痹。

鳜鱼

味甘，平，无毒。治腹内恶血，去虫，补虚劳，益脾胃。误为其骨鲠者，水磨橄榄核可解，以鱼畏橄榄也。

石首鱼

味甘，平，无毒[1]。开胃益气，合莼作羹良。干者为白鲞，消食，能消瓜成水，治暴痢及卒腹胀。病者忌腥腻，惟鲞宜之，鲜者不及。

鲫鱼

出东南海中，状如鲥鱼，小首细鳞。味甘，平，无毒。开胃暖中，作鲞亦良。

鲳鱼

味甘，平，无毒。肥健人，益气力。止一脊骨，甚软而无刺，极甘美。

嘉鱼

又名丙穴鱼，乃乳穴中小鱼也。甘，温，无毒。食之令人肥健悦泽，甚益人，亦珍美，《诗》所谓“南有嘉鱼”是也。

石斑鱼附杜父鱼、鲨鱼[2]

又名高鱼，有毒不可食。生溪涧水石间，白鳞，细斑如虎文，长数寸，大者尺余，浮游水上，闻人声即划然深入。春月与蛇交，故有毒，其子更毒。《酉阳杂俎》云：石斑与蛇交。《异物志》云：高鱼似鳟，有雌雄，二三月与蜥蜴合于水上，其胎毒人。

又一种杜父鱼，亦生溪涧中，见人则以喙插入泥中。色黄黑，亦有斑，脊背上有鬐，长二三寸，无毒可食。

又一种鲨鱼，亦生溪涧中，长四五寸，首尾一般大，圆似鳝，厚肉，重唇，细鳞，黄白色，有黑斑点，其尾不歧。味美，甘，平，无毒，可食。

此三种皆[3]生南方溪涧者，善恶不可不辨也。

鲙残鱼

即银鱼也，出苏松浙江。小者曝干，以货四方，其白如银。味甘，平，无毒。宽

---

〔1〕无毒：原作“毒无”，据文义乙转。

〔2〕附杜父鱼、鲨鱼：原脱，据原书目录补。

〔3〕皆：原作“此”，据文义改。

中健胃。

鲟鱼

生江中，鼻长与身等，骨胞而肉肥。味甘，平，无毒。益气主虚，肥健人。其子肥美，状如小豆，杀腹内虫。

鳣鱼

俗谓之鲟鳇鱼，状似鲟而不若其长，鼻无鳞而背有骨甲三行，大者长二三丈，灰色，肉白脂黄，遍身骨腮皆脆软可食。味甘，平，有小毒。利五脏，肥健人，极甘腴，人重之。但多食难克化，动风气，发疮疥耳。

鮰鱼

一名鮠鱼。甘，平，无毒。开胃，下膀胱水。味甚美，但多食动痼疾。不可与雉同食。

鲇鱼

一名鳀鱼。甘，温，无毒。或云，寒，有毒。治水肿，利小便。其赤须无腮者，不可食，能杀人。不可合牛肝与鹿肉食。非佳品也。

河豚鱼

味甘，温，有大毒。主补虚，理腰脚，痔疾，杀虫。味美而气腥，庖治不法，食之杀人，厚生者宜远之。肝及子尤毒。中毒浅者，橄榄、芦根、粪水解之，重者不生。

比目鱼

形似薄荷，两目相并，半边有细鳞，半边无鳞，二片相合乃得行。味甘，平，无毒。补虚益气。多食稍动风。

鳗鲡鱼

似蛇而背有鬣连尾，有舌，背青黄色，腹白，多脂。味甘，平，有毒。治五痔疮瘘，腰背湿风及脚湿气，杀诸虫，疗劳瘵。多食动风。腹下有黑斑者、四目者、背有白点及无腮者、水行昂头者，不可食，能杀人。或曰鳗与蛇通，大毒。

鳝鱼

或作鳝，非。味甘，温，无毒。补中益气，除腹中冷气，治产后病淋，瘦弱，血气不调。多食令霍乱。黑者有毒，大者不可食。

乌贼鱼

味咸，平，无毒。益气强心，通月经。《素问》云：主女子血枯。生东海，无鳞，有须，黑皮白肉，腹中怀墨水，可书，踰年则灭迹，存白纸耳。煠熟，以姜、醋食之，脆美。大者如蒲扇，《相感志》云：过小满则形小也。背骨，名海螵蛸。

虾

味甘，温，有小毒。发痘疮，下乳汁，壮阳道。多食动风，发疮疥。生水田、沟渠者有毒。无须及腹下通黑者，并不可食，作胙食有毒。

水母

一名海蛇，即俗称海蜇。其形浑然凝结，其色红紫，无目眼，藏肠，群虾附之以行，虾去即沉。取以石灰、矾水，浸去血汁，遂白。最厚者为蛇头，味更胜，生、熟皆可食。味咸，平，无毒。治妇人劳损，积血带下，小儿风疾丹毒，汤火伤。

蛙附虾蟆、蟾蜍〔1〕

俗称田鸡，其生石涧。身大声宏者，曰石鸭。俱甘，寒，无毒。治小儿热疮，调疳瘦，解劳热，利水消肿，产妇尤宜。时行面赤项肿，名虾蟆瘟，以金线蛙捣汁，水调，空腹饮，极效。

又虾蟆，与相似，皮腹俱有斑点，脚短，善鸣。辛，寒，微毒。涂恶疮及热肿，服之不患热，然能发湿。

又蟾蜍，与虾蟆相似而不叫，青黑多瘤〔2〕，主治亦相近。

介　类

蟹附各蟹〔3〕

种类甚多，而常用者名螃蟹。味甘，寒，有小毒。解胸中热结，散血，愈漆疮，养筋益气。捣膏，涂湿癣疥疮良。乃食之佳品，过八月方可食，霜降后更佳。以霜后将蛰，故毒无而肥美也。独螯、独目及两目相向、腹下有毛、有斑、目赤者，并不可食。孕妇及有风疾人。不可食。六足、四足者，皆有大毒。藕、蒜、冬瓜汁、紫苏，俱解蟹毒。

又一种相类而壳阔多黄，其螯无毛最锐者，名蠘，主行风气。

又一种扁而最大，后足阔者，名蝤蛑，又谓之蟳，其力最强大者能与虎斗。性冷，无毒。解热，疗小儿痞气。

一种两螯大小，大螯待斗，小螯供食。螯赤色，名拥剑蟹，俱可食。

又蟛蜞，生于田港中，有小毒，食之令人吐痢。

又蟛蜎，小于蟛蜞而无毛，俗称彭越，与蟛蜞同。

余种如沙狗、望潮之类，皆有毒，宜慎之。中其毒者，急以菉豆汁解之。

鳖

味甘，平。补阴，调中益气，去湿热，治腹中癥热，妇人带下羸瘦。然性冷，多

〔1〕附虾蟆、蟾蜍：原脱，据原书目录补。
〔2〕瘤：原作“癗”，同“瘤”。
〔3〕附各蟹：原脱，据原书目录补。

食损人，妊娠不可食。头足不缩、独目、赤足、其目四陷者及腹下有十字、王字、卜字文者，腹有蛇文者，皆蛇化也。又在山上者名旱鳖，三足者名能并，大毒杀人。不可合鸡子、苋菜及薄荷食，能害人。中其毒者，以黄芪、吴蓝煎汤解之。其胆最辣。其甲入药功用甚多，须生取者佳，熟不可用。

鼋

大鳖也，介类惟鼋最大，故字纯元。其大者，围一二丈。肉有五色而白者多。味甘，平，有毒。治温邪气，杀诸虫。陶弘景曰：此物老而能变为魅，非急弗能，之性极难死，剔其肉尽，口犹咬物。卵如鸭子，一产百余。人取以腌食，煮之白不凝。裂肉而悬之，一夜垂长数尺，则非良物可知，不食可也。

龟

《易》言“含而灵龟”，不食之物也。虽云无毒，补阴，除风痹，然惟间有因病而食，未有杀而供馔者。但取其甲，可以入药，可以卜筮耳。其种甚多，有在水、在山，有玳瑁，有绿毛等之不同。然以药、以卜，惟水龟与山龟之大者为佳。

蛤蜊

味咸，冷，无毒。上渴开胃，解酒毒。疗老癖作寒热者及妇人血块，宜煮食之。汤火伤，用壳烧灰，油调搽，神效。

蚶

味甘，平，无毒。润五脏，止消渴，利关节，开胃，令人能食，温中起阳。俗名瓦垄子。烧，醋淬三次为末，治一切癥瘕，消血块，化痰积，极效。

蛏

味甘，温，无毒。补虚，治冷痢，去胸中邪热，治妇人产后虚损。疫后忌食。

蚬

性冷，无毒。辟时气，开胃，压丹石，去暴热，明目，利水，下脚气，解酒毒。多食，发嗽及冷气，消肾。

蚌

性冷，无毒。止渴，除烦热，解酒毒，治妇人虚劳、下血，并痔瘘、血崩、带下。蚌粉与蛤粉同功。陶弘景曰：雀入大水化为蜃。蜃即蚌也。

田螺

生田者曰田螺，甘，寒，无毒。治目热赤痛，醒酒，利大小便，去腹中结热。捣烂，加麝贴脐，引热下行，止禁口痢。取水，治痔疮。烧研陈白壳，治瘰疬及阴湿疮。

淡菜

甘，温，无毒。治虚劳，补五脏，益阳事，理腰脚气，消宿食，除腹中冷气。产后血结冷痛，崩中带下，男子久痢，并宜食之，甚益人。

海螺

生南海，今岭外、闽中、近海州郡皆有之，大小不等，形类甚多。闽中一种大如拳，青黄斑色，长四五寸，谓之香螺。其肉味甘美，性冷，无毒。大抵螺类，皆能疗目赤结热等患，而多食亦寒胃也。

鲎

味辛，平，微毒。疗痔杀虫，多食发嗽。生东南海隅，今闽、粤皆有之。眼在背上，口在腹下，十二足在腹两旁。其血碧色，熟之白如腐。腹中有子如黍。皮壳甚坚，闽人以为杓，入香中能发香气。尾可为小如意，脂烧之可集鼠。土人以其肉作酱食。

造酿调和类

酒附烧酒〔1〕

大热，有毒。主行药势，杀百邪恶毒，行诸经，通血脉，厚肠胃，御风寒雾气，养脾扶肝。味辛者，能散，为导引，可通行一身，至极高之分。甘者，居中而缓；苦者，能下；淡者，利小便。宜白面、曲、糯米，不杂药物，无硷洁水，冬月酿者为佳。惟东阳酒，其水最佳，秤之重于他水，其酒自古擅名。《事林广记》所载酿法，曲亦用药。今则绝无，惟用麸、面，蓼汁拌造，假其辛辣之力，蓼性亦解毒。清香远达，虽醉不头痛口干，入药最宜。此皆水土之美，邻邑所造，即不如也。处州金盘露水，和姜汁造曲，以浮饭造，醇美可尚，而色、香不若东阳也。江西之麻姑，虽由水得名，然以群药造曲者。浙江等处亦有醇酒，然皆用群药曲，均不足尚。若苏州之小瓶酒曲，有葱及乌头、红豆之类，饮之头痛口渴。菉豆酒，曲有菉豆，取其解毒固良，但服药饮之解药力。广西蛇酒，虽云去风，乃山中采药所造，良毒不能无虑，慎之。其余四方之酒，品味各异，惟不用药、不入灰而水无硷者良。至于枸杞、菊花诸补养之酒，亦然也。大抵少饮有益，多饮有损。不可同乳饮，令人气结。同牛肉饮，生虫。酒后不可食芥及辣物。酒后饮茶多伤肾。又酒得咸而解，水制火也。

烧酒，更有大热毒，惟暑月可少饮之，以其发散胜湿，开郁散痰而止冷痛也。溽暑饮之，汗出而膈快身凉；赤目洗之，泪出而肿消赤散。乃从治之方也。过饮杀人，慎之。

茶

晚采粗者曰茗，早采细者曰茶。其采时做造精良得法则佳，不得法则劣。又所出之地，各有不同。故茶品甚多，性气多异。大抵味苦、甘，微寒，无毒。能清热止

〔1〕附烧酒：原脱，据原书目录补。

渴，下气除痰，醒酒消食，解油腻及炙炒之毒，清头目，利小便。热饮宜人，冷饮聚痰，多饮去人脂令瘦。少壮胃健火盛者，受其益；虚羸血弱胃寒者，受其损。收藏喜燥畏润，宜烘不宜晒，贵新不贵陈，宜饮而不宜多也。

酱

冷，利，无毒。除热，止烦满，杀百药及鱼、肉、菜、草毒，并治蛇、虫、蜂、姜等毒。造法不一，有纯豆者，有纯面者。入药当以豆酱，陈者更好。

醋

温，无毒。消痈肿，散水气，杀邪毒，下气除烦，疗金疮，治产后血晕，杀一切鱼、肉、菜毒。磨青木香，止卒心痛。浸黄柏含之，治口疮。调大黄末，涂肿毒。惟米醋宜入药，其余麦面等造，俱不及也。多食损牙及筋骨、胃脏。不宜和蛤食。

豆腐附麻腐〔1〕

甘、咸，寒，有小毒。宽之〔2〕益气，和脾胃，清热，散血。其法始于汉淮南王刘安，凡各豆皆可为之，惟黄豆腐多。食之过多，发肾气疮疥，杏仁可解。中其毒者，以莱菔汤治之。盖造腐入以莱菔汁，结少许即不成也。暑月人多恶汗毒，犹宜慎之。

又，以芝麻和菉豆粉造者为麻腐，最益人。

豆豉

诸大豆皆可为之，黑豆者更佳。有淡豉、咸豉，治病多用淡豉，克食品多用咸豉。其豉心，乃取其中心者，入药尤佳。淡者，治伤寒头痛，瘴气，恶毒燥闷，虚劳喘吸，疟疾，骨蒸，发汗，杀六畜毒，止盗汗。咸，腥，气性皆微寒，无毒。造法各有不同，世称蒲州者佳。

乳腐附酥、酪、醍醐〔3〕

俗称乳饼，诸乳皆可造，维牛乳者胜。水牛乳凉，犍牛乳温。润五脏，利大小便，益十二经脉，微动气。以浆水煎服，治赤痢，良。

盖乳之所造多品。其煎乳上结皮，取以再煎，去渣，复入锅为酥。既去皮而汁为酪。其酥上如油而不凝者，乃酥之精液，为醍醐，不可多得。不去皮而用醋点成者，为乳腐。皆食味之佳品也。

脍

乃取诸肉、鱼之鲜活者，剑切薄片，洗净血腥，沃以辛香五味而食之。味虽甘美，不可食也。盖今人烹之不熟者，食犹害人，况生者乎？且活杀物命，肉未停冷，动性犹存，仁者何忍。按《食治通说》云：有食鱼生而病，药，下出虫形，乃愈。有食鳖脍而成积痛，药，下出已成动物而能行。可不戒哉。

---

〔1〕附麻腐：原脱，据原书目录补。

〔2〕之：疑为“中”字之误。

〔3〕附酥、酪、醍醐：原脱，据原书目录补。

鲊

凡肉皆可造，而今人多用鱼者。乃以盐料酝酿成熟，不由火化。其不熟者，损人脾胃，致疾，虽无他毒而不益人也。

饴糖附饧〔1〕

诸谷米皆可造，惟糯米及粟者佳。湿如厚蜜者为饴，结硬牵白者为饧。并大温，无毒。补虚乏，止渴，健脾胃，消痰，润肺，止嗽。鱼骨及诸竹木鲠喉中者，服之出。凡中满吐逆、秘结、牙病、疳病者，并忌之。多食生痰动火，以其发湿中之热也。

砂糖

温，无毒。和中助脾，暖肝气，解酒毒。多食损齿，发疳，生虫。不可与鱼、笋之类同食，小儿尤忌之。

蜜糖

甘，平，无毒，微温。治心腹邪气，安五脏，补中，止痛，解毒，和百药，养脾明目，除心烦，进饮食，疗赤白痢及口疮。有出崖石上者、树上者、土中者、家养者，各随地土之不同。诸家辨论虽多，不必过泥。要之，以地之花为主，以采取之时为别也。山野之花良毒甚杂，蜂必采其粪秽，方得成蜜，如作饴须药，作酒须曲。昔人有谓：其臭腐生神奇也。其中必有制伏之妙，不得而知。闽、广蜜热，以南方少霜雪，诸花多热也。川蜜温，西南蜜则凉矣。其采取以冬夏为上，秋次之，春则易变而酸。崖蜜，则有经一二年者，故堪入药。李时珍曰：蜜入药之功有五，一曰清热，以生则性凉也；二曰补中，以熟则性温也；三曰解毒，以甘而和平也；四曰润燥，以柔而濡泽也；五曰止痛，缓可以去急也。又得中和之气，故能调和百药，而十二脏腑之病罔不宜之。仲景治阳明结燥，大便不通，制蜜煎导引之法，最为奇妙。王充《论衡》云：蜂禀太阳火气而生，故毒在尾，蜜为蜂腋，食多亦有毒，但炼过则无毒矣。不可不知。又多食伤脾，小儿宜戒。不可与生葱、莴苣及鲊同食。入药须用崖蜜，及色白、味甜、汁浓而砂者佳。

面筋

甘，凉，无毒。主解热，和中益气，煮食甚良。今人多以油炒，则性热矣。

糟

甘，辛，无毒。温中消食，调脏腑，杀腥，去草菜毒。罨扑伤，瘀血即散。

曲

又名酒母，谓酒非此不生也。《书》曰：若作酒醴，尔惟曲蘖。其来久矣。味甘，温，无毒。消食，平胃、破癥结痰逆。惟大、小麦面造者良。有入诸药草者，不

〔1〕附饧：原脱，据原书目录补。

入药造酒，亦不宜人，妊娠忌之。

盐

性寒，无毒。治肠胃结热，解毒，凉血润燥，定痛止痒，吐一切风热痰饮，止心腹卒痛，坚齿，杀虫，明目，止风泪，接药入肾，洗蚯蚓毒。多食伤肺，作嗽损筋。

花椒

有秦椒、蜀椒之分。秦椒生秦地，今处处可种。蜀椒生川中，即川椒也，肉厚皮皱，里白，子光黑，味烈胜于秦者。调和及入药，俱以蜀为良，秦椒稍温而不及之。凡用，去目及闭口者，微炒。

研去里，取红用，谓之椒红。辛，大热，有毒。除风邪气，温中，明目，壮阳，坚齿发，开腠理，通血脉，发汗，杀鬼疰、虫毒及鱼蛇毒，疗腹中冷痛，治天行时气。多食乏气。口闭者，杀人。

又一种野椒，子微灰色，气味亦相似，而香不及之，亦可用以调和食品。

胡椒

生南番诸国。大温，无毒。下气温中，去寒痰、风冷、宿食，疗霍乱气逆，心腹卒痛，壮肾，杀一切鱼肉等毒。丹溪曰：多食，大伤肺气及脾胃，积久成病。凡气痛人忌之。且辛热助火，昏目发疮。

砂仁

味辛，温，涩，无毒。下气消食，胜脾养胃，安胎，温暖肝肾，理元气，通滞气。胎气因有触动，痛不可忍者，炒熟，去皮捣碎，酒服一钱，觉腹中稍动，极热即安。散寒饮，止腹痛。调和食品，则香美；克化佐理药物，则冲和润达也。

茴香附小茴香〔1〕

自番舶来者，裂成八瓣，每瓣一核，如豆而扁，黄褐色，俗称大茴香，又曰八角茴香。中国各处所种茴香，宿根，冬春生苗作丛，肥茎丝叶，五六月开花，如蛇床花而色黄，结子如细麦，轻而有细棱，俗呼小茴香。气味略同而少异，皆能开胃下气，止呕吐，调中止痛，治脚气，补命门，暖丹田。小茴香性平，祛〔2〕蝇辟臭，食料宜之。大茴香性热，食料不宜遇多，恐伤目，发疮，入药则用大者。治膀胱□肾，亦治疝气。

莳萝

今岭南近地皆有之，三四月生苗，结实类蛇床子而细短，簇生，气香。味甘、辛，温，无毒。开胃温肠，杀鱼肉毒，治肾气，消食滋食。味虽不及茴香，而多用无损也。

---

〔1〕附小茴香：原脱，据原书目录补。

〔2〕祛：原作“怯”，据文义改。

芥子

功与菜同，辛热能散，故利九窍，通经络，豁痰，消瘀血、痈肿诸病。研末，调和食品，香美。

香油

即麻油。生笮者入药，蒸炒熟笮者，止可供食。味甘，凉，无毒。下三焦毒，通大小肠，杀一切虫，傅一切疮疥，生肌长肉，止痛。有牙及脾胃病者少食。市者不惟蒸炒，而又杂以他物。故入药，须自笮生取者良。

校后记

《每日食物却病考》2卷，清代吴汝纪纂辑，是一部专门讨论用食物治疗疾病的著作。

一、作者与成书

作者吴汝纪，字肃卿，四川新都人，生卒年未详，生平事迹无考。《每日食物却病考》刊行于光绪二十二年丙申（1896年）。乃吴氏收集各类本草书籍中关于食物疗病的内容，编撰而成。此书前无序，后无跋，因此从著作本身，也难以得窥作者生平之萍踪浪迹。

二、主要内容与特点

《每日食物却病考》是一部小型食疗著作，全书不足3万言，分上、下2卷，共9类。包括水类、谷类、菜类、果类、禽类、兽类、鳞类、介类、造酿调和类，共收200多种每日常用饮食物。附录中去除各食物之不同部位及加工品之外，尚收录另外近20种各类食物。

每种食物则分别介绍其产地、性味、良毒、功用、主治、食用及药用方法，以及宜忌注意事项等。如胡椒，产地“生南番诸国”，性味良毒“大温，无毒”，功用“下气温中，去寒痰、风冷、宿食……壮肾，杀一切鱼肉等毒”，主治“霍乱气逆，心腹卒痛”，注意事项“多食，大伤肺气及脾胃，积久成病”“且辛热助火，昏目发疮”，禁忌症“凡气痛人忌之”。

有的食物，还介绍其品种来源。如胡麻，为“张骞使大宛还，携其种入中国，故名胡麻”。有的食物，还进行品种优劣及食用药用的比较，如梨，“种类甚多，惟乳梨、鹅梨、消梨益人。佳者多产北土，南方惟宣州者胜，但皮厚肉实。鹅梨，出西北州郡，皮薄浆多而香。消梨，南北俱出，味甘美而大至斤余者。余皆不足以疗疾”。

本书富有实用意义，书中介绍的食物大多为人们日常生活必需之品，而所治之病亦为常见病与多发病。书所论方法简单易行，可操作性强，能够指导日常生活饮食。即使以今天的目光来看，也很为亲切实用。书中也有一些内容，由于时代局限，可能不尽妥当，如言雉能“与蛇交，变化有毒”，鼠“乃伯劳所化”，雀“入水化为蛤”，等等。请读者自鉴。

三、本次校点的相关说明

《每日食物却病考》现存惟有一种版本，即光绪二十二年丙申（1896年）上海书局的石印本。虽然，《中国中医古籍总目》载其书有两种版本，其中中国科学院中国医史文献研究所资料室所藏的封面题为《食物却病保寿考》的所谓"光绪二十二年刻本"，实际上也是上海书局的石印本。经与上海中医药大学图书馆所藏之《每日食物却病考》对照，完全是一个版刻的同一次印刷，连书中的一个脱字与一个残字，均完全一致。

本次校点以此为底本。因无其他本子，校点时无校本可参。有文字脱漏，或明显错误之处，一般根据本书所引用的其他本草著作，如《食物本草》《本草纲目》等，进行校对。

原书后附有6页半非食疗的内容，无作者，无书名，乃为当时最新西学的介绍，包括天文学、热学和农学等方面的内容。因与《每日食物却病考》无关，本次校点不予收录。

张心悦　张志斌

附录

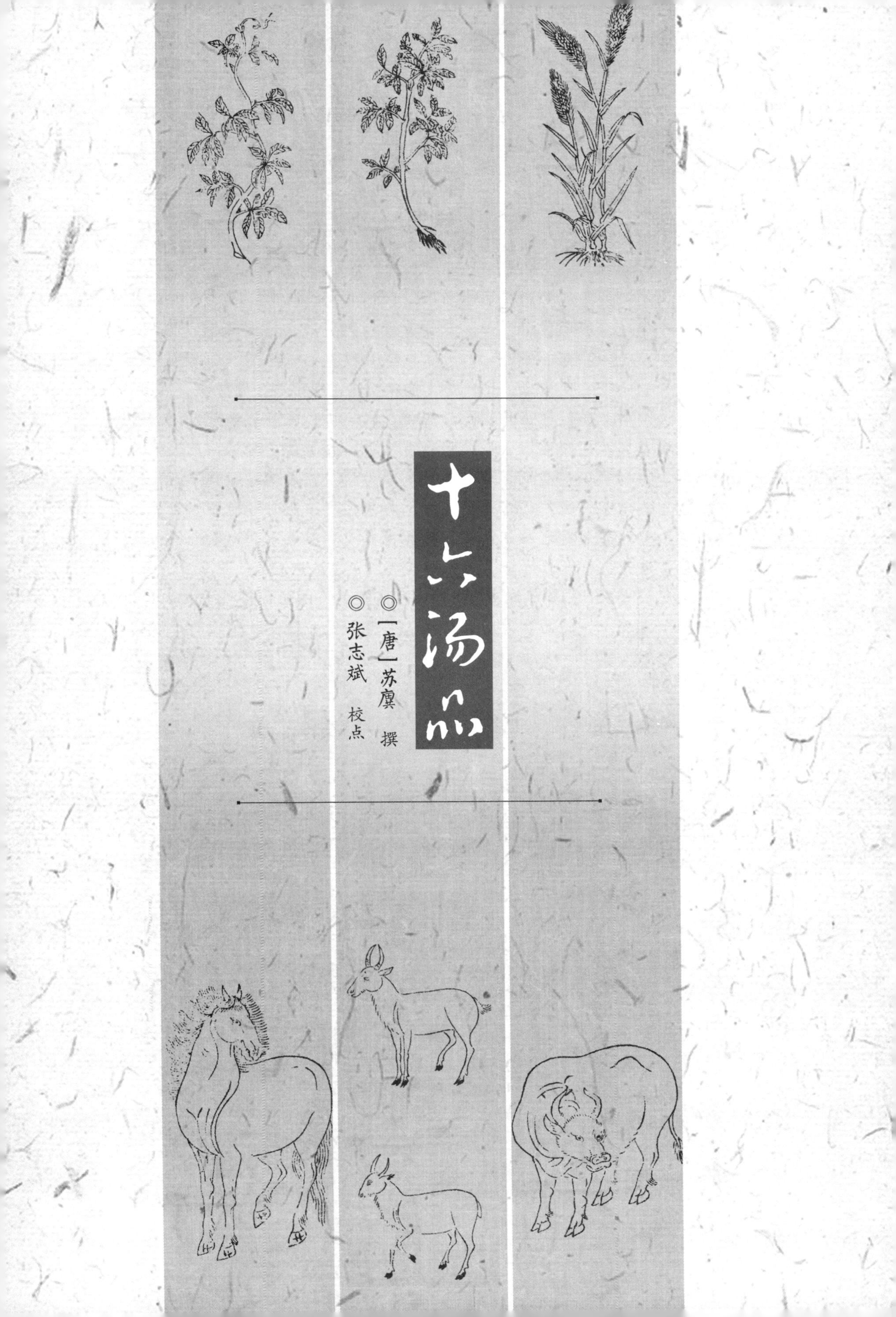

十六汤品

◎［唐］苏廙　撰

◎张志斌　校点

内容提要

《十六汤品》乃一篇不足千文的小品，底本无目录，中不分卷。作者为唐代苏廙。作者生平及此文撰年均不详。所谓汤者，指泡茶的开水，苏氏将其分为16品，分别为之命名。16品中，关系到烧水火候者为3品，即得一汤、婴汤、百寿汤。冲泡力度者为3品，即中汤、断脉汤、大壮汤。茶壶之品质者5品，即富贵汤、秀碧汤、压一汤、缠口汤、减价汤。煮水用燃料者5品，即法律汤、一面汤、宵人汤、五贼汤、魔汤。苏氏认为，煮水的火候以当以“高低适平，无过不及为度”，过老过嫩均不行。冲泡之水应用力适中，缓急均匀，不能过于急快，更不能时续时断。茶器以金银石器为佳，瓷瓶次之，铜铁铅锡器及瓦器为下。煮水之燃料，则以炭火为上选，麸壳、粪火、竹筱、树梢都不宜，尤忌浓烟。

本次校点以日本篠田统、田中静一所编集的《中国食经丛书》影印“唐代丛书”本《十六汤品》为底本。该丛书由日本书籍文物流通会于日本昭和四十七年（1969年）出版。

目　录

十六汤品

十六汤品

［唐］苏廙　撰

第一得一汤

火绩已储水性，乃尽如斗中米。如称上鱼，高低适平，无过不及为度。盖一而不偏杂者也，天得一以清，地得一以宁，汤得一可建汤勋。

第二婴汤

薪火方交，水釜才炽，急取旋倾，若婴儿之未孩，欲责以壮夫之事，难矣哉。

第三百寿汤

人过百息，水逾十沸，或以话阻，或以事废，始取用之汤，已失性矣。敢问皤鬓苍颜之大老，还可执弓挟矢，以取中乎？还可雄登阔步，以迈远乎？

第四中汤

亦见夫鼓琴者也，声失中则失妙，亦见磨墨者也，力失中则失浓。声有缓急则琴亡，力有缓急则墨丧，注汤有缓急则茶败。欲汤之中，臂任其责。

第五断脉汤

茶已就膏，宜以造化成其形。若手颤臂䁘，惟恐其深，瓶嘴之端，若存若忘。汤不顺通，故茶不匀粹。是犹人之百脉气血断续，欲寿奚苟？恶毙宜逃。

第六大壮汤

力士之把针，耕夫之握管，所以不能成功者，伤于粗也。且一瓯之茗，多不二钱，茗盏量合宜下，汤不过六分，万一快泻而深积之，茶安在哉？

第七富贵汤

以金银为汤器，惟富贵者具焉。所以荣功建汤业，贫贱者有不能遂也。汤器之不可舍金银，犹琴之不可舍桐，墨之不可舍胶。

第八秀碧汤

石，凝结天地秀气而赋形者也。琢以为器，秀犴在焉。其汤不良未之有也。

第九压一汤

贵欠金银，器恶铜铁，则瓷瓶有足取焉。幽士逸夫，品色尤宜，岂不为瓶中之压一乎？然勿与夸珍衒豪臭公子道。

第十缠口汤

猥人俗辈，炼水之器，岂暇深择？铜、铁、铅、锡，取熟而已。夫是汤也，腥苦且涩。饮之逾时，恶气缠口而不得去。

第十一减价汤

无油之瓦，渗水而有土气。虽御胯宸缄，且将败德销声。谚曰：茶瓶用瓦，如乘折脚骏登高。好事者幸志之。

第十二法律汤

凡木可以煮汤，不独炭也。惟沃茶之汤，非炭不可。在茶家亦有法律，水忌停，薪忌熏。犯律逾法，汤乖则茶殆矣。

第十三一面汤

或柴中之麸火，或焚余之虚炭，木体虽尽，而性且浮。性浮则汤有终嫩之嫌。炭则不然，实汤之友。

第十四宵人汤

茶本灵草，触之则败。粪火虽热，恶性未尽，作汤泛茶，减耗香味。

第十五贼汤一名贱汤

竹筱树梢，风日干之。燃鼎附瓶，颇甚快意。然体性虚薄，无中和之气，为茶之残贼也。

第十六魔汤

调茶在汤之淑慝，而汤最恶烟。燃柴一枝，浓烟蔽室，又安有汤耶？苟用此汤，又安有茶耶？所以为大魔。

汤者，茶之司命，若名茶而滥汤，则与凡末同调矣。煎以老嫩言者，凡三品；注以缓急言者，凡三品；以器标者，共五品；以薪论者，共五品。

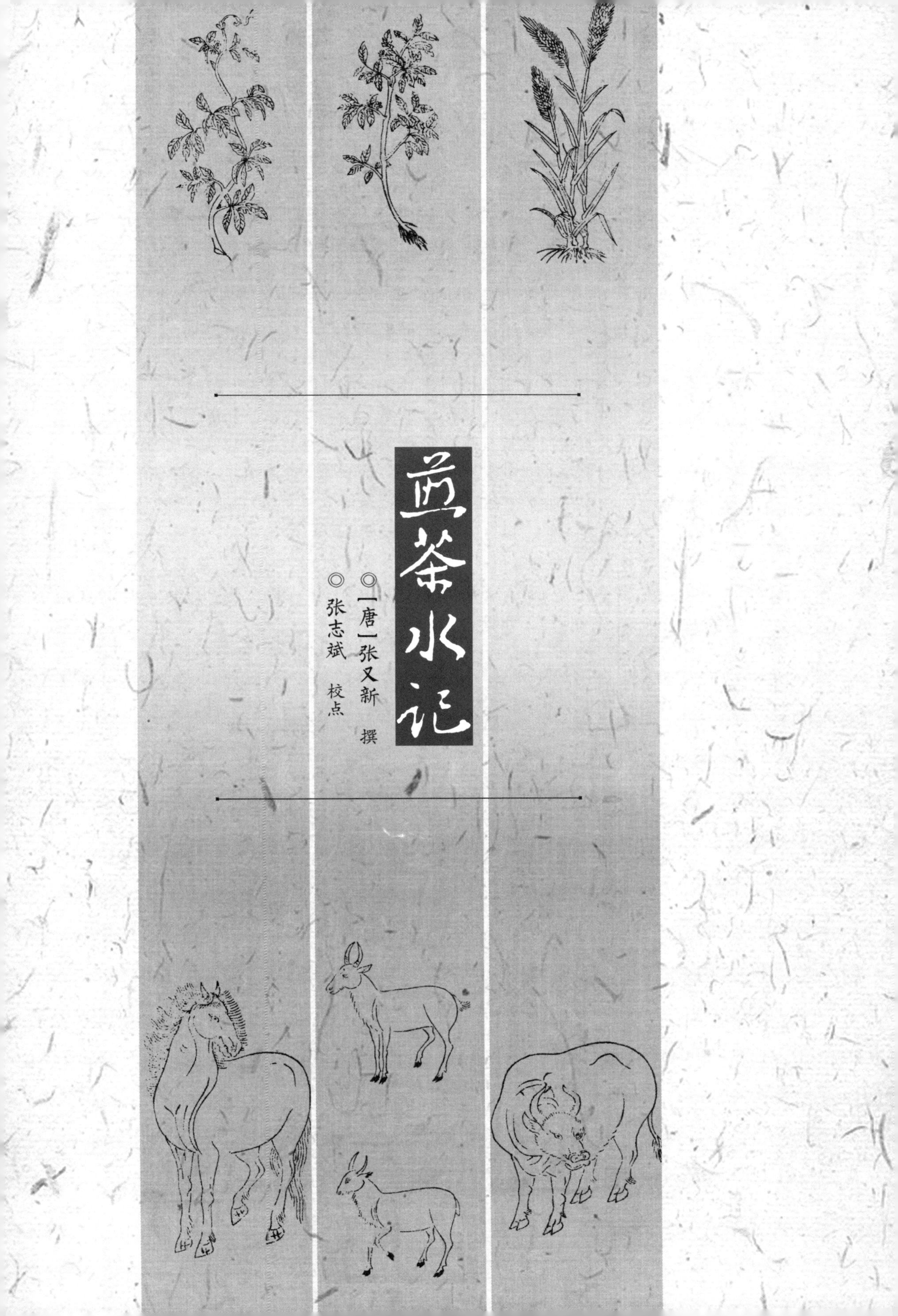

煎茶水记

◎〔唐〕张又新 撰

◎张志斌 校点

内容提要

《煎茶水记》不分卷，唐代张又新撰。此书只是一篇千余文的小品文，其主要的目的是将在全国范围内适宜于用以煮茶的水品，进行品质次第排序。据其文中自言，张又新曾任永嘉与九江的刺史。他在文中借刘伯刍与陆羽之口，记录了两种煎茶水品次序。一为刘氏七品，一为陆氏二十品。这种排序与陆羽《茶经》中之“山水为上，江水次之，井水为下”的观点不相符合，其价值及准确程度也很难评价。但是，古代其他茶饮相关著作中经常会提到此书，说明其影响不小，故本书收录此书，以资参考。原书书后附有宋代欧阳修的《大明水记》《浮槎山水记》，贬驳张氏《煎茶水记》可谓是“不遗余力”。现仍附于后，供读者品味。

本次校点，以日本篠田统、田中静一所编集的《中国食经丛书》影印“唐代丛书”本《煎茶水记》为底本。该丛书由日本书籍文物流通会于日本昭和四十七年（1969 年）出版。

煎茶水记

［唐］张又新　撰

故刑部侍郎刘公，讳伯刍，于又新丈人行也。为学精博，颇有风鉴，称较水之与茶宜者，凡七等。

扬子江南零水第一；

无锡惠山寺石水第二；

苏州虎丘寺石水第三；

丹阳县观音寺水第四；

扬州大明寺水第五；

吴松江水第六；

淮水最下第七。

斯七水，余尝俱瓶于舟中，亲挹而比之，诚如其说也。客有熟于两浙者言：搜访未尽。余尝志之。及刺永嘉，过桐庐江，至严子濑，溪色至清，水味甚冷。家人皆用陈黑坏茶泼之，皆至芳香。又以煎佳茶，不可名其鲜馥也，又愈于扬子南零殊远。及至永嘉，取仙岩瀑布用之，亦不下南零。以是知客之说[1]信矣。夫显埋[2]鉴物，今之人信不迨于古人。盖亦有古人所未知，而今人能知之者。元和九年春，予初成名，与同年生期于荐福寺。余与李德垂先至，憩西廊僧元鉴室。会适有楚僧至，置囊有数编书，余偶抽一通览焉。文细密，皆杂记，卷末又一题云《煮茶记》[3]。

云：代宗朝李季卿刺湖州，至维扬，逢陆处士鸿渐。李素熟陆名，有倾盖之欢。因之赴郡，泊扬子驿。将食，李曰："陆君善茶，盖天下闻名矣。况扬子南零水又殊绝，今者二妙千载一遇，何旷之乎？"命军士谨信者，挈瓶操舟，深诣南零取水。陆洁器以俟之。俄水至，陆以杓扬水，曰："江则江矣，非南零者，似临岸之水。"使曰："某擢舟深入，见者累百，敢虚绐乎？"陆不言。既而，倾诸盆至半，陆遽止之。又以杓扬之，曰："自此南零者矣。"使蹶然大骇，伏罪曰："某自南零赍至岸，舟荡覆半，至惧其鲜，挹岸水增之。处士之鉴，神鉴也。其敢隐乎？"李与宾从

〔1〕说：四库本此后有"诚哉"二字。

〔2〕埋：据文义，疑为"理"字误。

〔3〕《煮茶记》：此后文字原连排。点校时，为使《煮茶记》中的文字更为醒目，将之断行另起。

数十人，皆大骇愕。李因问陆：“既如此，所经历之处，水之优劣可判矣。”陆曰：“楚水第一，晋水最下。”李因命笔口授而次第之。

庐山康王谷水帘水第一；

无锡县惠山寺石泉水第二；

蕲州兰溪石下水第三；

峡州扇子山下有石突然，泄水独清冷，状如龟形，俗云虾蟆口，水第四；

苏州虎丘[1]寺石泉水第五；

庐山招贤寺下方桥潭水第六；

扬子江南零水第七；

洪州西山西东瀑布泉第八；

唐州柏岩县淮水源第九淮水亦佳；

庐州龙池山岭水第十；

丹阳县观音寺水第十一；

扬州大明寺水第十二；

汉江金州上游中零水第十三水苦；

归州玉虚洞下香溪水第十四；

商州武关西洛水第十五未尝泥；

吴松江水第十六；

天台山西南峰千丈瀑布水第十七；

柳[2]州圆泉水第十八；

桐庐严陵滩水第十九；

雪水第二十用雪不可太冷。

此二十水，余尝试之，非系茶之精粗，过此不之知也。夫茶烹于所产处，无不佳也。盖水土之宜，离其处，水功其半。然善烹洁器，全其功也。李置诸笥焉[3]，遇有言茶者，即示之。

又新刺九江，有客李滂、门生刘鲁封言，尝见《说茶》。余醒然思往岁僧室获是书，因尽箧，书在焉。古人云：“泻水置瓶中，焉能辨淄渑？”此言必不可判也。万古以为信然，盖不疑矣。岂知天下之理，未可言至。古人研精，固有未尽，强学君子，孜孜不懈，岂止思齐而已哉。此言亦有裨于劝勉，故记之。

〔1〕丘：原作“邱”，通“丘”。

〔2〕柳：四库本作“郴”。

〔3〕置诸笥焉：原作“实者司马”，文义欠通，据四库本改。

附：

大明水记

欧阳修

世传陆羽《茶经》，其论水云：山水上，江水次，井水下。又云：山水乳泉石池漫流者上，瀑涌湍漱勿食，食久令人有颈疾。江水取去人远者，井水取汲多者。其说止于此，而未尝品第天下之水味也。至张又新为《煎茶水记》，始云刘伯刍谓水之宜茶者有七等，又载羽为李季卿论水次第有二十种。今考二说，与羽《茶经》皆不合。羽谓山水上而乳泉石池又上；江水次而井水下。伯刍以扬子江为第一；惠山石泉为第二；虎丘石井为第三；丹阳寺井为第四；扬州大明寺井为第五；而松江第六；淮水第七。与羽说相反。季卿所说二十水：庐山康王谷水第一；无锡惠山石泉第二；蕲州兰溪石下水第三；扇子峡虾蟆口水第四；虎丘寺井水第五；庐山招贤寺下方桥潭水第六；扬子江南零水第七；洪州西山瀑布泉第八；桐柏淮源第九；庐山顶水第十；丹阳寺井水第十一；扬州大明寺井第十二；汉江中零水第十三；玉虚洞香溪水第十四；武关西洛水第十五；松江水第十六；天台千丈瀑布水第十七；柳州圆泉水第十八；严陵滩水第十九；雪水第二十。如虾蟆口水、西山瀑布、天台千丈瀑布，皆羽戒人勿食，食之生疾。其余江水居山水上，井水居江水上，皆与《茶经》相反，疑羽不当二说以自异。使诚羽说，何足信也？得非又新妄附益之耶？其述羽辨南零岸水，特怪其妄也。水味有美恶而已，欲举天下之水一二而次第之者，妄说也。故其为说，前后不同如此。然此井于扬水之美者也。羽之论水，恶渟浸而喜泉源，故并取汲多者。江虽长流，然众水杂聚，故次山水，惟此说近物理去。

浮槎山水记

欧阳修

浮槎山在慎县南三十五里，或曰浮阇山，或曰浮巢二山。其事出于浮图老子之徒，荒怪诞妄之说。其上有泉，自前世论水者皆弗道。余尝读《茶经》，爱陆羽善言水。后得张又新《水记》，载刘伯刍、李季卿所列水次第，以为得之于羽。然以《茶经》考之，皆不合。又新妄狂险谲之士，其言难信，颇疑非羽之说。及得浮槎山水，然后益以羽为知水者。浮槎与龙池山，皆在庐州界中，较其水味，不及浮槎远甚。而又新所记，以龙池为第十，浮槎之水，弃而不录。以此知其所失多矣。羽则不然。其说曰山水上，江次之，井为下。山水乳泉石池漫流者上。其言虽简，而于论水尽矣。浮槎之水，发自李侯。嘉祐二年，李侯以镇东军留后，出守庐州。因游金陵，登蒋山，饮其水。又登浮槎，至其山上，有石池涓涓可爱，盖羽所谓乳泉漫流者也。饮之甘，乃考图记，问故老，得其事迹，因以其水遗余于京师。余报之曰：李侯可谓贤矣。尽穷天下之物，无不得其欲者，富贵之乐也。至于荫长松，藉丰草，听山溜之潺湲，饮石泉之滴沥，此山林者之乐也。而山林之士，视天下之乐，不一动其心。或有欲于心，愿力不可得而止者，乃能退而获乐于斯。彼富贵者之能致物矣，而其不[1]可兼者，惟山林之乐尔。惟李侯生长富贵，厌于耳目，又知山林之为乐，至于攀缘上下，幽隐穷绝人所不及者，皆能得之，其兼取于物者，可谓多矣。李侯折节好学，善交贤士，敏于为政，所至有能名。凡物不能自见，而待人以彰者有矣；其物未必可贵，而因人以重者亦有矣。故予为志其事，俾世知奇泉发自李侯始也。

〔1〕不：原脱，今据四库本补。

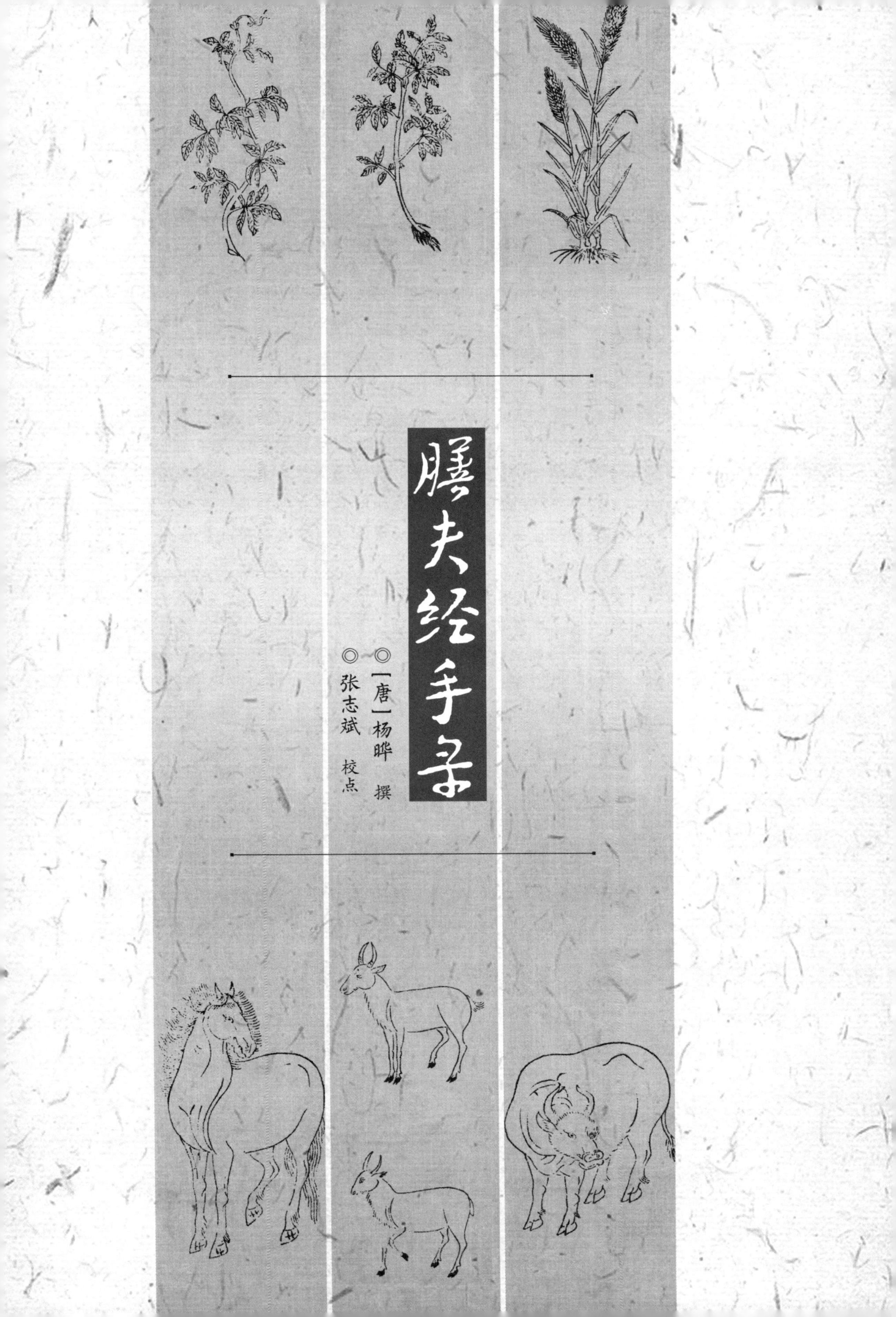

膳夫经手录

〔唐〕杨晔 撰

张志斌 校点

内容提要

《膳夫经手录》为唐代巢县令杨晔所撰，成书于唐大中十年（856年）。据《唐书·艺文志》《宋史·艺文志》载，《膳夫经手录》均为四卷，《通志·艺文志》作《膳夫经手论》，亦云四卷。现存之版本乃为旧抄本所录，仅存六页，二千余字，当为此书的残本。书中载胡麻、薏苡、薯蓣、芋头等十六种植物类，鳗鲡鱼、鸳鸯、羊、祸侯等八种动物类（包括牛粪），以及鲙与馎饦二种食品。全书有一半以上的文字是对茶的叙述，主要是比较了全国各地所产茶叶的优劣，认为以新安蒙顶茶为最佳。此书因为手抄残本，故文义大致不连续，屡有欠通之处。此书成书较早，影响较大。如云“萝卜，贫窭之家与盐、饭偕行，号为三白。”常可于其他著作中看到“三白”之说。书中有的品种，现今已不易考证，如云“刺结，绞汁饮之，疗鼻衄”。但“刺结”为何种植物，在后世食、药书中罕见。

本次校点，以日本篠田统、田中静一所编集的《中国食经丛书》影印碧琳琅馆丛书本《煎茶水记》为底本。该丛书由日本书籍文物流通会于日本昭和四十七年（1969年）出版。

揅经室外集提要

《膳夫经》今仅存一卷，唐杨晔撰。晔官巢县令。是书成于大中十年，详西楼跋。《唐书·艺文志》《宋史·艺文志》作“《膳夫经手录》四卷”，《通志·艺文志》同。王尧臣《崇文总目》亦作四卷，“手录”则作“手论”，为转写之讹。此从旧钞本依样过录，书仅六叶，似后人捃拾成编。惟所载茶品甚详，分所产之地，别优劣之殊，足与《茶录》《茶经》资考证也。

目　录

膳夫经手录

膳夫经手录

［唐］杨晔　撰

虏豆

微似白豆而小，北地少，江淮多，炒而食之。俗呼之虏豆。

伧子

缺二字，名也。其味腥甜，止于卑屑无等可补。

胡麻

即巨胜也。是黑油麻起脊者，饮食所须，与大麻略同。仙方中，退皮，九蒸九曝干，为饮煮粥，胜大麻子。

薏苡

味甘香，微寒。所在有之，宜山田，苗如穇于结节珠，子形似粟米，大如小豆，煮食之甚美。

署药

本为署预，犯代宗讳改。多生冈阜，宜沙地。

芋头

有别种野生，俗呼为天河生，斫而粘书策，无以加也。又小方切，流水浸三日，时复晒曝浥干，以面坌[1]食之，可为休粮药。

桂心

能杀草本，得葱乃复生焉。

萝卜

贫窭[2]之家与盐、饭偕行，号为三白。

鹘鹕

江南有鱼，曰鹘鹕，有大毒，中者即死。灌蒌蒿汁即复苏。

［1］坌：音 bèn，撒（粉末），涂抹（粉末）。
［2］窭：音 jù，贫穷。

茵蓿[1]、勃公英[2]

皆可为生菜。

刺结

绞汁饮之，疗鼻衄。

水葵

本莼菜也，避顺帝讳改。味甘，平，无毒，性冷而疏，不宜多食，损人。出镜湖者瘦而味短，不如荆郢间者。

瓜蒌

本栝蒌，避宪宗讳耳。

凡木[3]耳菌子，赤色、黄色、青色、黑兼烂者，例有毒。白褐者无毒。凡中菌毒，急取干泥汁饮之立愈。梨汁饮之亦然。

芜荑

乃沙塞之赤榆子也，味辛，椒之亚也。

羊

有二种不可食。毛长而色黑壮者曰骨[illegible]，白而有角者曰古一作羖羊，皆膻，自死发病。羊之大者，不过五十斤，唯奚中所产者百余斤。

牛粪

可以去铜训。一作牛尿，当以屎为是。

鹌子

本为鹑子，避顺宗讳故改焉。

祸于火切侯屋吴切

盖楚语也，解在《文选音义》。味微酸，极肥美。每春暮夏初而至，不知其自来也。毛色微类鹦鹉，状似鹄鸠，居即自呼其名。食之解百药，不益人。

鸳鸯

古人图之于绣衣上，乃取其文采且义也。又为羽族而不栖树林，类水鸟而不在江浒。尤异者，养雏于土窟破冢之间，能使野狐卫其子，虽人逼而不去。岂物类相悬而情性使之然欤？事虽微，义堪白首矣。食其肉，佩其毛，去邪魅病。其形类鸭而大，颈圆而不臆，白腹而翠襟也。

鳗鲡鱼[4]

烧烟熏毡裓一作毯，经年不蛀。唯养生家忌。其烧煮之，甚益小儿孩童。

〔1〕茵蓿：疑为“苜蓿”之误。

〔2〕勃公英：即蒲公英。

〔3〕木：原作“本”，形近而误，据上下文义改。

〔4〕鳗鲡鱼：即鳗鲡鱼。

鲨鱼

其皮涩，可以磨物。极肥，然而无肠与鳃，是为鳀鮧也。

樱桃

其种有三。大而殷者，吴樱桃；黄而白者，蜡珠；小而赤者，曰火樱珠一作桃。食之，皆不如蜡珠。

枇杷

出于江南。杨雄曰“卢橘夏熟”是也。

茶

古不闻食之。近晋宋以降，吴人采其叶煮，是为茗粥。至开元、天宝之间，稍有茶。至德、大历遂多。建中已后，盛矣。茗、丝、盐、铁，管榷存焉。今江夏以东，淮海之南，皆有之。今略举其尤处，别为二品总焉。

新安茶，今蜀茶也。与蒙顶不远，但多而不精，地亦不下，故析而言之，犹必以首冠诸茶。春时，所在吃之皆好。及将至他处，水土不同，或滋味殊于出处。惟蜀茶，南走百越，北临五湖，皆自固其芳香，滋味不变。由此尤重之。自谷雨已后，岁取数百斤，散落东下，其为功德也如此。

饶州浮梁茶，今关西、山东间阎村落皆吃之，累日不食犹得，不得一日无茶也。其于济人，百倍于蜀茶。然味不长于蜀茶。

蕲州茶、鄂州茶、至德茶，已上三处出[1]者，并方斤厚片。自陈蔡已北，幽并已南，人皆尚之。其济生、收藏、榷税，又倍于浮梁矣。

衡州衡山，团饼而巨串，岁收千万，自潇湘达于五岭，皆仰给焉。其先春好者，在湘东皆味好，及至滋味悉变。虽远自交趾之人，亦常食之，功亦不细。

潭州茶、阳团茶粗恶、渠江薄片茶由油苦硬、江陵南木香茶凡下、施州方茶苦硬，已上四处[2]，悉皆味短而韵卑。惟江陵襄阳皆数千里食之，其他不足记也。

建州大团，状类紫笋，又若今之大胶片，每一轴十斤余。将取之，必以刀刮，然后能破，味极苦。唯广陵、山阳两地人好尚之，不知其所以然也。或曰疗头痛，未详已上以多为贵。

蒙顶自此以降言少而精者，始蜀茶，得名蒙顶。于元和以前，束帛不能易一斤先春蒙顶。是以蒙顶前后之人竞栽茶，以规厚利。不数十年间，遂新安草市岁出千万斤，虽非蒙顶，亦希颜之徒。今真蒙顶，有应嘴牙白茶供堂，亦未尝得其上者，其难得也如此。又尝见书品论展陆笔工以为无等可居第一。蒙顶之列茶间，展陆之论又不足论也。

湖顾渚、湖南紫笋茶，自蒙顶之外，无出其右者。峡州茱萸簝得名，近自长庆，稍稍重之，亦顾渚之流也。自是碧涧茶、明月茶、峡中香山茶，皆出其下。夷陵又近

[1] 出：此前原衍“处”字，据文义删。

[2] 四处：实际上是五处，不知是否在“潭州茶”之后有脱文，存疑。

有小江源茶，虽所出至少，又胜于茱萸簝矣。舒州天柱茶，虽不峻肱遒劲，亦甚甘香芳美，可重也。岳州、浥湖所出亦少，其好者，可企于茱萸簝。此种茶惟有异，唯宜江水煎，得井水煎即赤色而无味。

蕲州蕲水团黄，团薄饼，每斤至百余斤率。不甚粗弱，其有露消者，片尤小而味其美。

寿州霍山小团，其绝好者。止于汉美，所阙者馨花颖脱。

睦州鸠坑茶，味薄，研膏绝胜霍山者。

福州生黄茶，不知在彼，味峭。

上下及至岭北，与香山、明月为上下也。

崇州宜兴茶，多而不精，与蕲州团黄为列。

宣州鹤山茶，亦天柱之亚也。

东川昌明茶，与新安含膏争其上下。

歙州、婺州、祁门、婺源方茶，制置精好，不杂木叶。自梁宋幽并间人皆尚之，赋税所入，商贾所赍，数千里不绝于道路。其先春含膏，亦在顾渚茶品之亚列。祁门所出方茶，川源制度略同差小耳。

鲙

莫先于鲫鱼，鳊、鲂、鲷、鲈次之，鲚、味、鲹、黄、竹五种为下。其他皆强为之不足数也。

不饦[1]

有薄展而细粟者，有带而长者，有方而叶者，有厚而切者，有侧粥者，有切面筋夹粥、萨粥、劈粥之徒，其名甚多，皆不饦之流也。又有羊肉生致碗中，以不饦覆之后，以五味汁沃之，更以椒酥和之，谓鹘突不饦。或冷淘，或索饼，或干切，与不饦法略同。

上录唐巢县令杨晔所撰《膳夫经手录》。大中十年六月成书，迨今二百余年矣。其间如茶目、食饮、茗粥之类，别钞皆与今不同，以此知古今之事异宜者多矣。必也井田肉、刑笾豆而饮食者，非通论也。

腊月八日西楼记

〔1〕不饦：即馎饦，一种汤饼。

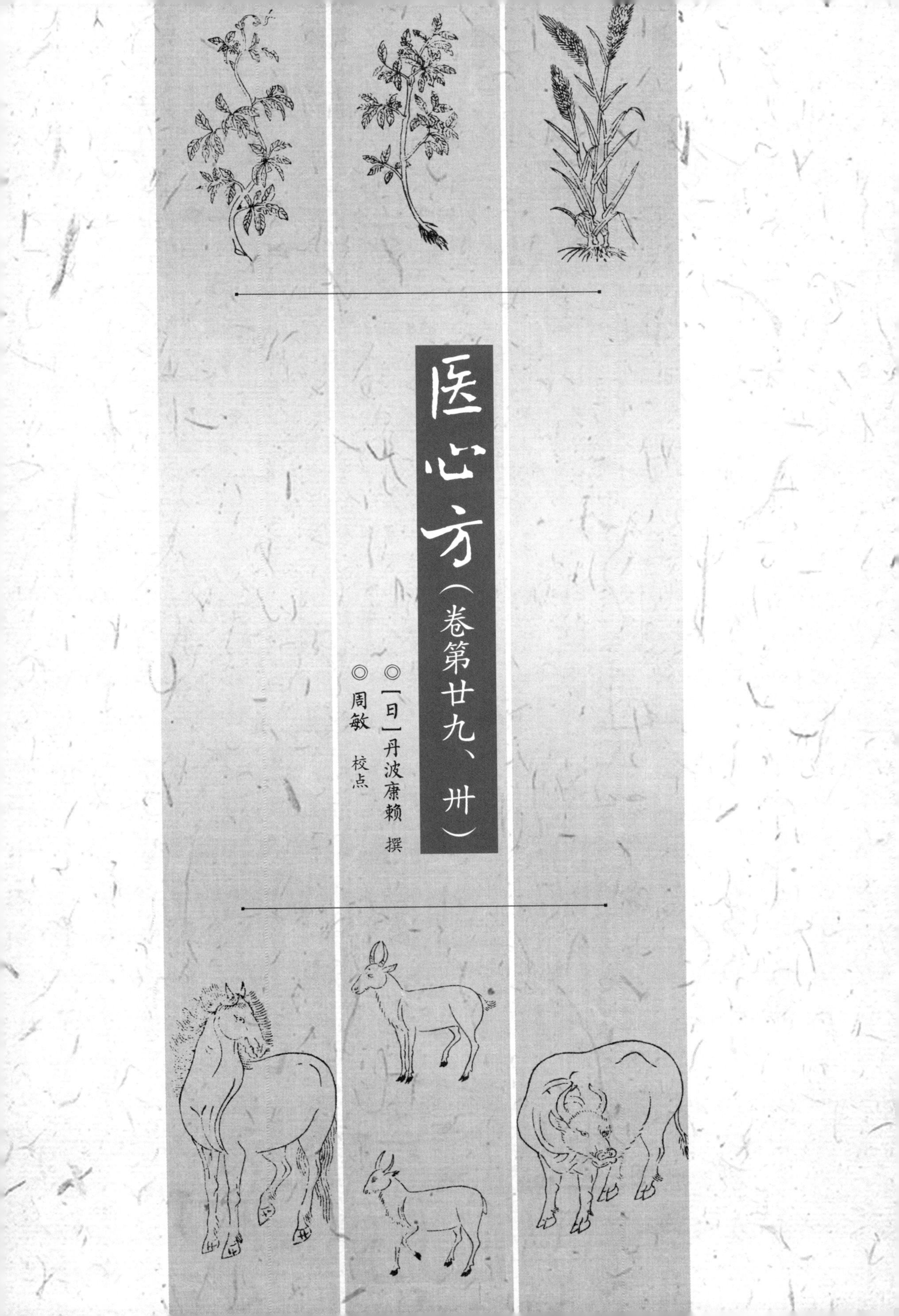

医心方（卷第廿九、卅）

◎［日］丹波康赖　撰
◎周敏　校点

内容提要

《医心方》（984 年）是日本丹波康赖汇集中国古代的医方书而成。全书内容丰富，涉及到中医理论与临床的各个方面。卷第二十九与三十，是此书的最后两卷，专门讨论食养食治方面的内容。其中卷二十九主要讨论食禁与食宜，以及误食、宿食等饮食不当因素所致的各种病症的治疗。卷三十分为“五谷、五果、五肉、五菜”等 4 类，讨论食药的性味功效、主治证及配合宜忌等。其中五谷部 24 种，五果部 41 种，五肉部 45 种，五菜部 52 种，凡收食药 162 种。本书对于食药的食用与药用提出一个十分重要的观点：“五谷、五畜、五果、五菜，用之充饥则谓之食，以其疗病则谓之药。”《医心方》的成书虽然明显晚于《千金要方》，但由于没有经过宋臣的校改，可能比《千金要方》更真实地反映了中国古代食养食治著作的内容，故很值得重视。

本次校点，以 1955 年人民卫生出版社影印日本弘玄院写本为底本。

目　录

医心方卷第廿九

医心方卷第卅

医心方卷第廿九

从五位下行针博士兼丹波宿祢康赖　撰

调食第一

《黄帝养身经》云：食不饥乏，先衣不寒之前。其半日不食者，则肠胃虚，谷气衰；一日不食者，则肠胃虚劳，谷气少；二日不食者，则肠胃虚弱，精气不足，曚；三日不食者，则肠胃虚燥，心悸气紊，耳鸣；四日不食者，则肠胃虚燥，津液竭，六腑枯；五日不食者，则肠胃大虚，三焦燥，五脏枯；六日不食者，则肠胃虚变，内外交乱，意魂疾；七日不食者，则肠胃大虚竭，谷神去，眸子定然而命终矣。

陈延之《小品方》云：食饮养小至长甚难，逆忤致变甚逆，岂可不慎！

《养生要集》云：颍川陈纪万云，百病横生，年命横夭，多由饮食。饮食之患，过于声色；声色可绝之愈年，饮食不可废一日。当时可益亦交，为患亦切。美物非一，滋味百品，或气势相伐，触其禁忌，成瘀毒，缓者积而成疢，急者交患暴至。饮酒啖枣，令人昏闷，此其验也。

又云：已劳勿食，已食勿动，已汗勿饮，已汗勿食，已怒勿食，已食勿怒，已悲勿食，已食勿悲。

又云：青牛道士言，食不欲过饱，故道士先饥而食也；饮不欲过多，故道士先渴而饮也。食已毕，起行数百步中，益人多也。暮食毕，步行五里乃卧，便无百病。

又云：青牛道士云，食恒将热，宜人易消，胜于习冷也。

又云：部仲堪曰，坚细物多燥涩，若不能不啖，当吐去滓，万不一消，生积聚；柔脆物无贞涸，常啖令人骨髓不充实。

又云：鱼肉诸冷之物多损人，断之为善；不能不食，务节之。

又云：《神仙图》曰，禁无大食，百脉闭；禁无大饮，膀胱急；禁无热食，伤五气；禁无寒食，生病结；禁无食生，害肠胃；禁无酒醉，伤生气。

孙思邈《千金方》云：食欲少而数，不欲顿多，难消也。常欲令如饱中饥，饥中饱[1]。

〔1〕饱：原作“饥”，据文义改。

又云：当熟嚼食，使米脂入肠，勿使酒脂入肠。

又云：人食毕，当行步踌躇，有所修为，为快也。

又云：食毕当行，行毕使人以粉摩腹上数百过，易消，大益人。

又云：食讫，以手摩面，令津液消调。

又云：厨膳勿脯肉丰盈，恒令俭约。饮食勿多食肉，生百病。少食肉，多食饭及菹菜，每食不用重肉。

又云：多食酸，皮槁而毛夭；多食苦，则筋急爪枯；多食甘，则骨痛而发落；多食辛，则肉胝而唇骞；多食咸，则脉凝而变化。此以五味所伤也。今按：《太素》杨上善云，多食咸，则脉凝泣而变色；多食苦，则皮槁而毛夭；多食辛，则筋急之而爪枯；多食酸，则肉胎肥而唇揭；多食甘，则骨痛而发落。

又云：食上不得语，语而食者，常患胸背疼痛。

又云：食不得语，每欲食，先须送入肠也。

又云：食竟仰卧成气痞，作头风。

又云：凡人常须日在巳前食讫，则不须饮酒，终身不干呕。

又云：日入后不用食，鬼魅游其上。

又云：夏热，常暖[1]食暖饮，冬长食细米稠粥。

《抱朴子》云：五味入口，不欲偏多。故酸多则伤脾，苦多则伤肺，辛多则伤肝，咸多则伤心，甘多则伤肾。此五行自然之理也。

又云：不欲极饥而食，食不可过饱；不欲极渴而饮，饮不可过多。凡食过则结聚，饮过则成痰澼也。

《马琬食经》云：凡食，欲得安神静气，呼吸迟缓，不用吞咽迅速，咀嚼不清，皆成百病。

《延寿赤书》云：九华安妃曰，临食勿言配牵。《曲礼》云：临食不叹，良有以焉。

又云：勿露食，来众邪也。露食谓特造失覆之谓也。

《养生志》云：食冷勿令齿疼，冷则伤肠；食热勿灼唇，热则伤骨。

又云：食热食，汗出荡风，发头病，发堕落，令人目涩饶睡。

又云：凡饮食无故变色，不可食，杀人。

又云：诸食热食讫枕毛卧，久成头风，令人目涩。

《食经》云：凡饮食衣服，亦欲适寒温。寒无凄沧，暑无出汗。食饮者，热毋灼之，寒无沧之。

又云：凡饮食调和，无本气息者，有毒。饮食上有蜂蠮螉并有苍[2]蝇者，有毒。

《膳夫经》云：凡临食不用大喜、大怒，皆变成百病。

《七卷食经》云：悲来哭讫，即勿用食，反成气满病。

〔1〕暖：原作“饮”，据文后《札记》改。

〔2〕苍：原作“仓”，据文义改。

《服气导引抄》云：凡食时恒向本命及王气。

又云：临食勿道死事，勿露食。

《朱思简食经》云：经宿羮臛，不可更温食之，害人。

《崔禹锡》云：人汗入食中者，不可食，发恶疮，其女人尤甚。宜早服鸡舌香饮，即瘥。

四时宜食第二

《崔禹锡食经》云：春七十二日，宜食酸咸味；夏七十二日，宜食甘苦味；秋七十二日，宜食辛咸味；冬七十二日，宜食咸酸味。四季十八日宜食辛苦甘味。

上相生之味，其能乢长化成。

《千金方》云：春七十二日，省酸增甘以养脾气；夏七十二日，省苦增辛以养肺气；秋七十二日，省辛增酸以养肝气；冬七十二日，省咸增苦以养心气。四季十八日，省甘增咸以养肾气。

四时食禁第三

《崔禹锡食经》云：春七十二日，禁辛味，黍、鸡、桃、葱是也；夏七十二日，禁咸味，大豆、猪、栗、藿是也；秋七十二日，禁酸味，麻、犬[1]、李、韭是也；冬七十二日，禁苦味，麦、羊、杏、薤是也。四季十八日土王，禁酸咸味，麻、大豆、猪、犬、李、栗、藿是也。

上，食禁可慎。相贼之味，其伤生气，故不成王相也。

《膳夫经》云：春勿食肝，须增咸苦，禁食脾肺及辛甘；夏勿食心，须增酸甘，得食肝脾，禁食肾肺及苦辛；秋勿食肺，须增甘咸，得食脾肾，禁食肝心及苦酸；冬勿食肾，须增辛酸，禁食心脾及甘苦。四季勿食脾，须增苦辛，得食心肺，禁肝肾酸咸。

《养生要集》云：高平王熙叔和曰，夏至迄秋分，节食肥腻饼臛之属，此物与酒水瓜果相妨，当时不必皆病，入秋芓变阳消阴息气棇至，辄多诸暴卒病疠。由于此涉夏取冷大过，饮食不节敀也。而或人以病至之日，便谓是受病之始，不知其由来者渐也。

又云：南阳张衡平子云，冬至阳气归内，腹中热，物入胃易消化；夏至阴气潜

〔1〕犬：原作“子”，据文义改。

内，腹中冷，物入胃难消化。距四时不欲食迎节之物，所谓不时伤性损年也。

月食禁第四

《本草食禁》云：正月，一切肉不食，吉。

《养生要集》云：正月勿食鼠残食，立作鼠瘘，发出于头顶；或毒入腹脾，下血不止；或口中生疮如月蚀，如豆许。

又云：不食生葱，发宿病。

又云：二月行久远行途中，勿饮阴地流泉水，夏发疟，久喜作噎，损脾，令人咳嗽少气，不能息。

《本草食禁》云：二月寅日食鱼，不吉。

又云：二月九日食鱼鳖，伤人寿。

《养生要集》云：三月勿食陈齑，一夏必遭热病，发恶疮，得黄疸，口中饶唾。齑者，蔓菁菹之属。

《崔禹锡食经》云：三月芹子不可食，有龙子，食之杀人。

又云：三月三日，食鹅兽及一切果菜、五辛，伤人。

《枕中方》云：三月一日，勿食一切肉及五辛。

《养生要集》云：四月不食大蒜，伤人五内。

又云：四月八日，勿食百草菜肉。

《食经》云：四月建巳，勿食雉肉。

《养生要集》云：五月勿食不成果及桃李，发痈疖。不尔夜寒极，作黄疸，下为泄利。

又云：五月五日，食诸菜至月尽，令冷阳，令人短气。

又云：五月五日，猪肝不可合食鲤子、鲤子不化成瘕。

又云：五月五日，不可食芥菜及雉肉。

崔禹云：五月不可食韭，伤人目精。

又云：五月五日，莫食一切菜，发百病。

《食经》云：五月五日，勿食青黄花菜及韭，皆不利人，成病。

《本草食禁》云：不食獐鹿及一切肉。

《养生要集》云：六月勿饮泽中停水，喜食鳖肉，成鳖瘕。

又云：不得食自落地五果经宿者，蚍蜉、蝼蛄、蜣螂游上，喜为漏。

崔禹云：勿食鹰鸷，伤人精气。

又云：五六月，芹菜不可食，其茎孔中有虫之，令人迷闷。

《养生要集》云：七月勿食生蜜，令人暴夏发霍乱。

又云：不食生麦，变为蛲虫。

《朱思简食经》云：七月不得食落地果子及生麦。

《养生要集》云：八月勿食猪肺及胎胙，至冬定发咳。若饮阴地水，定作痎疟。

《本草食禁》云：不食葫，令人喘。

又云：不食姜，伤神。

《孟诜食经》云：四月以后及八月以前，鹑肉不可食之。

《千金方》云：八月勿食雉肉，损人神气。

《养生要集》云：九月勿食被霜草，向冬发寒热及温病。食欲吐，或心中停水不得消，或为胃反病。

又云：不食姜，令人魂病。

又云：勿食猪肉。

《本草食禁》云：九月不食被霜瓜及一切肉，大吉。

《养生要集》云：十月勿食被霜生菜，面无光泽，令目涩，发心痛腰疼，或致心疟手足清。

又云：不食椒，令人气痿。

又云：禁螺蚌猪肉。

《千金方》云：十月十一月十二月勿食生薤，令人多涕唾。

《养生要集》云：十一月勿食经夏臭肉脯肉，动于肾，喜作水病及头眩，不食螺蚌着甲之物。

又云：十二月不食狗鼠残之物，变成心痫及漏。若小儿食之，咽中生白疮，死。

又云：正月、二月木旺，勿食其肝，食肝伤其魂，魂伤狂妄。

四、五月火旺，勿食心，伤其神，神伤多悲惧。

七、八月金旺，勿食其肺，食肺伤魄，魄伤狂妄。

十月、十一月水旺，勿食其肾，食肾伤其志，志伤五脏不安。

三、六、九月，十二月土旺，勿食其脾，食脾伤其意，意伤四肢不遂。

日食禁第五

《养生要集》云：凡六甲日，勿食黑兽。

又云：壬子日，勿食诸五脏。

《本草食禁》云：甲子日，勿食一切兽肉，伤人神。

又云：月建日，勿食雄雉肉，伤人神。

又云：子日，勿食诸兽肉，吉。

又云：午日，勿食祭肉，吉。

《枕中方》云：勿以六甲日食鳞甲之物。

夜食禁第六

《养生要集》云：凡人夜食伤饱，夜饮大醉。夏日醉饱，流汗来晞，冷水洗渍，持[1]扇引风，当风露卧，因醉媾精，或和冰和食，不待销释，以块吞之，是以饮食男女，最为百疴之本焉。

又云：夜食恒不饱满，令人无病。此是养性之要术也。

又云：夜食夜醉，皆生百病，但解此慎之。

又云：夜食饱讫，不用即眠，脾[2]不转，食不消，令人成百病。

《七卷食经》云：夜食饱满，不媾精，令成百病。

又云：夜食不用啖生菜，不利人。

夜食啖诸兽脾，令人口中臭气。

夜食不用诸兽肉，令人口臭。

夜中不须禽膊，不利人。

夜中勿饮新汲水，被吞龙子，生肠胀之病。

夜食不用啖蒜及薰辛菜，辛气归目，不利人。

夜食不用啖芦茯根，气不散，不利人。

饱食禁第七

《养性志》云：食过饱，伤膀胱，百脉闭不通。

《本草杂禁》云：饱食，夜失覆，为霍乱。

《千金方》云：养性之道，不欲饮食便卧及终日久坐，皆损寿。

《养生要集》云：青牛道士云，饱食不可疾走，使人后日食入口则欲如厕。

又云：青牛道士云，饱食而坐，乃不以行步及有所作务，不但无益而已，乃使人得积聚不消之病，及手足痹蹶，面目黧[3]皯，损贼年寿也。若不得常有所为又不能食毕行者，但可止家中大小流述如手搏舞戏状，使身中小汗，乃傅粉而止，延年之要也。

又云：饱食即饮水，谷气即散，成癖病腰病。

[1] 持：原作“特”，据文义改。

[2] 眠脾：原作“脾眠”，据文后《札记》乙转。

[3] 黧：原作“梨”，据文义改。

又云：饱食即浸水两脚，肾胀成水病。水病者，四服皆肿，成水胀病也。

又云：伤饥，卒饱食，久久成心瘕及食癖病。

《七卷食经》云：饱食构精，伤人肝，面目无泽，成病伤肌。

又云：饱食即沐发者，作头风病。

《神农食经》云：饱食讫，多饮水及酒，成痞癖，醉当风。

醉酒禁第八

《养生要集》云：颍[1]川韩元长曰，酒者，五谷之华，味之至也，故能益人，亦能损人。节其分剂而饮之，宣和百脉，消邪却冷也。若升量转久，饮之失度，体气使弱，精神侵昏。物之效验，无过于酒也。宜慎，无失节度。

又云：饱食醉酒，酒食未散，以仍构精，皆成百病，一日令儿癫瘕病。

又云：饱食夜醉，皆生百病。但能慎此，养生之妙也。

又云：酒已醉，勿强饱食之，不幸，则发疽。

又云：大醉不可安卧而止，当令人数摇动反侧之，不尔成病。

又云：酒醉不可当风，当风使人发喑，不能言。一曰不可向阳。

又云：饮酒醉，灸头杀人。

又云：酒醉热未解，勿以冷水洗面，发疮。轻者皶皰。

又云：酒醉眠黍穰上，汗出，眉发交落，久还生。此事难，然不可信。

又云：大饮酒饱，不可大呼唤及大怒、奔车走马跳距，使人五脏颠倒，或致断绝杀人。

又云：夏日饮酒大醉流汗，不得以水洗泼，及持扇引风，成病。

又云：醉不可露卧，使人面发皰，不幸生癫。

又云：凡祭酒，自动自竭，并不可饮，伤人。

又云：祭酒肉雰回有气，勿饮之，弃去江河中。

又云：锡姜多食，饮酒醉，杀人。

又云：蒜与食饱，饮酒醉，不起步死。

又云：饮酒醉合食蒜，令人伤心至死。

又云：食麻子饮酒，令人胀满，为水病。

又云：食猪肉饮酒，卧秫稻穰中见星者，使人发黄。

又云：饮酒不得用合食诸兽肾，令人腰病。

[1] 颍：原作“频”，据文义改。

又云：饮酒不用饮乳汁，令人气结病也。

又云：饮酒不用食生胡菜，令人心疾。

又云：茄芦合多食，饮酒杀人。

饮水宜第九

《养生要集》云：凡煮水饮之，众病无缘得生也。

《崔禹锡食经》云：春宜食浆水，夏宜食蜜水，今按：《大清经》云，作蜜浆法，白粳米二斗，净洮汰，五蒸五露竟，以水一石、白蜜五斗，合米煮之，作再沸止。纳瓮器中成，香美如乳汁味。夏月作此饮之佳。秋宜食茗水，今按：同《食经》云，采茗苗叶，蒸，曝干，杂米捣，为饮粥食之，神良。冬宜食白饮，是谓为调水养性矣。

饮水禁第十

《养生要集》云：酒水浆不见影者，不可饮，饮之杀人。

又云：凡井水无何沸，勿饮，杀人。

又云：井水无故变急者，不可饮之，伤人。

又云：井水阴日涌者，其月勿饮之。令人得温病。

又云：夜勿饮新汲井水，吞龙子，杀人。

又云：乌中出泉流水，不可久居，常饮作瘿。

又云：山水其强寒，饮之皆令人利、温疟、瘿瘤肿。

又云：夏月勿饮山中阴下泉水，得病。

又云：夏月不得饮田中聚水，令人成鳖瘕。

又云：凡立秋后，不得饮水浆，不利人。

又云：凡夏天用水，正可隐映饮食之，令人得冷病。马氏云：释之意也。

又云：凡冰不得打研著饮食中食之，虽夏当暂快，久皆必成病。

又云：凡奔行及马走喘，不得饮冷水之，因上气发热气。

又云：凡饮水勿急咽之，亦成气及水瘕。

又云：凡取水无故因动者，此水煮吃食者，杀人。

又云：凡所饮水，在于胸膈中动，作水声者，服药吐出之，不吐者亦成水瘕，难瘥。

又云：凡人睡卧急觉，勿即饮水，更眠，令人作水癖病。

《崔禹锡食经》云：人常饮河边流泉沙水者，必作瘿瘤，宜以犀角渍于流中，因饮之，辟瘿瘤之托[1]。

又云：食诸生鱼脍及臛而勿饮生水，即生白虫。

又云：食蛒苏勿饮生水，即生长虫。

又云：食辛羸而勿饮水，作蛔虫。

又云：食鲫脍即勿饮水，生蛔虫。

《本草食禁》云：若饮热茗后饮水浆，令人心痛，大慎之。

又云：食讫饮冷水成肺洓。

《膳夫经》云：凡食，不用以茗饮送之，令人气上咳逆。

《千金方》云：勿饮深阴地冷水，必痎疟。

《食经》云：食讫饮冰水，成病。

又云：食诸饼即饮冷水，令人得气病。

《七卷经》云：凡远行途中，逢河中，勿先洗面，生乌皯。

合食禁第十一

《博物志》云：杂食者，百疾妖邪之所钟焉。所食愈少，心愈开，年愈益；所食弥多，心愈塞，年愈损焉。

《养生要集》云：高平王熙叔和曰，食不欲杂，杂则或有犯者，当时或无交患，积久为人作疾。

又云：饮食冷热，不可合食，伤人气。

又云：食热腻物，勿饮冷酢浆，喜失声嘶咽。嘶者，声败也；咽者，气塞咽也。

又云：食热讫，勿以冷酢浆嗽口，令人口内齿臭。

又云：食甜粥讫，勿食姜，食少许即卒吐，或为霍乱。一云勿食盐。

又云：置饴粥中食之，杀人。《食经》云：此说大乖，恐或文误也。

又云：膳有甘味，三日勿食生菜，令人心痛。饴糖属也。

又云：干秫米合猪肥食，使人终年不化。

又云：小麦合菰食，复饮酒，令人消渴。

又云：小麦合菰米食，腹中生虫。

又云：小麦不可合菰首，伤人。

又云：蒜勿合饴饧，食之伤人。

又云：食荞[2]麦合猪肉，不过三日成热风病。

又云：生葱合鸡、雄雉食之，使人大窍终年流血，杀人。

---

〔1〕瘿瘤之托：原作“疟瘤之吒”，据文后《札记》改。

〔2〕荞：原作“乔”，据文义改。

又云：葱薤不可合食白蜜，伤人五脏。

又云：葱桂不可合食，伤人。

又云：食生葱啖蜜，变作腹痢，气壅如死。

又云：生葱不可合食鲤鱼，成病。

又云：生葱食不得食枣，病人。

又云：啖陈薤并食之，杀人。

又云：葵菜不可合食猪肉，夺人气成病。

又云：陈薤、新薤并食之，伤人。

又云：葵不可合食黍，成病。

又云：五辛不合猪肉、生鱼食之，杀人。

又云：凡辛物，不可合食，使人心疼。

又云：诸刺菜，不可合食麋肉及虾，伤人。

又云：藜[1]苦菜合生薤食，身体肿。

又云：芹菜合食生猪肝，令人腹中终年雷鸣。

又云：戎葵合食鹅子，令面失色。

又云：干姜勿合食菟[2]，发霍乱。

又云：食甘草勿食芜荑[3]及蓼交，令人废其阳道。

又云：食蓼啖生鱼，令气壅或令阴核疼至死。

又云：蓼叶合食生鱼，使人肌中生虫。

又云：芥菜不可共兔肉食，成恶邪病。

又云：生菜不可合食蟹足，伤人。

又云：栗合生鱼食之，令人肠胀。

又云：李实合雀肉食，令大行漏血。

又云：乌梅不可合猪膏食之，伤人。

又云：李实不可合蜜合食，伤五内。

又云：枣食不得食生葱，痛病人。

又云：杏子合生猪膏食之，杀人。

又云：菰首不可杂白蜜食之，令腹中生虫。

又云：芰实合白苋食之，腹中生虫。

又云：虾不可合食麋肉及梅、李、生菜，皆痼人病。

又云：诸螺蛳与芥合食之，使人心痛，三月一动。

又云：诸果合诸螺蛳食，令人心痛，三日一发。一曰合芥。

---

〔1〕藜：原作“梨”，据文后《札记》改。

〔2〕菟：疑为“兔”之误。

〔3〕芜荑：原作“无”，据文后《札记》改。

又云：诸菜合煮螺蜊蜗食之，皆不利人。

又云：猪肉合鱼食，不利人。一曰入腹成噎。

又云：猪肝脾鲫鱼合食，令人发损消。

又云：猪肝不可合鲫鱼子卵食之，伤人。

又云：猪肝合鲤子及芥菜食之，伤人。

又云：凡猪肝合小豆食之，伤人，心目不明。

又云：凡食生肉合饮乳汁，腹中生虫。

又云：生鹿肉合食虾汁，使人心痛。

又云：麋鹿肉不可杂虾及诸刺生菜食之，腹中生虫，不出三年死。

又云：鹿肉合食鳀鱼之，杀人。鲇，一名鳀。

又云：凡铜器盛猪肉汁，经[1]宿津入肉中，仍以羹作食杏仁粥，必杀人。

又云：白蜜合白黍食之，伤五内，令不流。

又云：白蜜合食枣，伤人五内。

又云：白蜜不可合葱韭食之，伤人五脏。

又云：食蜜并啖生葱，反作腹痢。

又云：食甜酪勿食大酢，变为血尿。

又云：乳酪不可合食鱼脍，肠中生虫。

又云：乳汁不可合饮生肉，生肠中虫。

又云：乳汁不可合食生鱼，及成瘕。

又云：乳酪不可杂水浆食之，令人吐下。

又云：诸鹅肉及卵和合食，伤人。

《神农食经》云：生鱼合蒜食之，夺人气。

《千金方》云：白苣不可共酪食，必作䘌。

又云：竹笋不可共蜜食之，作内痔。

《孟诜食经》云：竹笋不可共鲫鱼食之，使笋不消，成癥病，不能行步。

又云：枇杷子不可合食炙肉、热面，令人发黄。

又云：荠不可与面同食之，令人闷。

又云：鹑肉不可共猪肉食之。

《崔禹锡食经》云：食大豆屑后啖猪肉，损人气。

又云：胡麻不可合食韭蒜，令疾血脉。

又云：兰鬲草勿合鹿肪食，令人阴痿。

又云：鹰勿合生海鼠食，令肠中冷，阴不起。

又云：李实不可合牛苏食之，生鳖子。

〔1〕经：原作“径”，据文义改。

又云：葵不可合蕨菜食，生蛔虫。若觉合食者，取鬼花煮汁，饮一二升即消去。鬼花者，八月、九月梨花耳。采以为非常之备也。

《马琬食经》云：猪肉合葵菜，食之夺人气。

《食经》云：鹿雉并煮，食之杀人。

《朱思简食经》云：鲫鱼合鹿肉生食之，筋急嗔怒。

《养生要集》云：凡饮食相和失味者，虽云无损，不如不犯。膳有熊白，不宜以鱼羹送之，失味。

膳有[1]鱼脍，不宜食鸡雉肉羹送之，失味。

芥子酱合鱼脍食之，失味。

炙肉汁着浆清食之，有臊气，失味。

捣蒜齑不宜著椒食之，苦失味。

青州枣合白蜜食之，失味，戟人咽喉。

酢浆粥和酪食之，失味。

酸枣食饮酒之，失味。

食乳麋以鱼酢送之，失味。

膳有鱼脍，不宜以兔羹送之，失味。

膳有乳麋，不宜以鱼肉送之，失味。

蒜荠合芥子酱食之，失味。

大豆合小豆食之，失味。

菘子合芜荑食之，失味。

大豆合小麦食之，失味。

小芥合蘘荷食之，失味。

芸薹合大芥食之，失味。

韭薤合食之，失味。

大芥合水苏食之，失味。

蓼合小芥食之，失味。

膳有糯食酢及酢菹食之，失味。

诸果禁第十二

《养生要集》云：凡诸果非时，未成核，不可食。令人生疮，或发黄疸。

又云：凡诸果物生两甲皆有毒，不可食，害人。

又云：凡枣桃杏李之辈，若有两核者，食之伤人。

〔1〕膳有：原作“有膳”，据文义乙转。

又云：凡诸果停久，食之发病。

又云：凡果堕地三重，食之杀人。

《食经》云：空腹勿食生果，喜令人膈上热，为骨蒸，作痈疖。

又云：诸果和合食，伤人。

诸菜禁第十三

《嵇康养生论》云：薰辛害目。

《养生要集》云：葱薤牙生不可食，伤人心气。

又云：苦瓟瓠不以久盛食之，有毒，杀人。

马琬云：葵赤茎背黄，食之杀人。

《食经》云：诸菜和合食。

诸兽禁第十四

《食经》云：凡诸兽，有歧尾、奇纹、异骨者，不可食，皆成病，杀人。

又云：兽赤足，食之杀人。

又云：凡自死兽无创者，勿食，杀人。

又云：兽自病疮死食之，伤人。

又云：肉中有腥如朱，不可食之。

又云：凡避饥空肠，勿食肉，伤人。

又云：生肉若熟肉有血者，皆杀人。

《膳夫经》云：凡肉久置合器中，食之杀人。

又云：肉脯鱼腊，经夏入秋，不可食，令人得病。

《养生要集》云：自死畜口不闭，食之伤人。

又云：凡臭兽伏地，食之杀人。

又云：祭肉自动，不可食之。

又云：凡禽兽肝脏有光者，不可食，杀人。

又云：凡脯置于米瓮中，不可食，杀人。

又云：脯勿置黍瓮中，食之闭气，伤人。

又云：凡猪羊牛鹿诸肉，皆不可以谷木、枣木为划炙食之，入肠里生虫，伤人。

又云：铜器盖热肉，汁入食中，食之发恶疮肉疽。

又云：凡生肉五脏等，着草中自摇动及得酢咸不及色，堕地不污，与犬犬不食者，皆有毒，食之杀人。

又云：凡腻羹肉汁在釜中掩覆，若经宿，又在盆器中热，盖气不泄者，皆杀人。
又云：脯炙之不动，得水复动，食之杀人。
又云：凡肉作脯，不肯燥，食之杀人。
又云：秽饭腰肉，食之不利人，成病。
又云：茅屋脯名漏脯，藏脯密〔1〕器中名郁脯，并不可食之。
又云：凡夫阴积日及连雨，虫宿生鱼生肉脍等，不食，不利人。
《千金方》云：勿食一切脑，大不佳。

诸鹅禁第十五

《七卷食经》云：凡众鹅自死，口不闭、翼不合者，食之杀人。
又云：众鹅死，足不伸者，食之伤人。
又云：鹅兽燔死，食之杀人。
又云：凡鹅有摊毛，不可食。毛色不泽曰摊也。
又云：凡鹅兽身毛羽有成文字者，食之杀。
又云：飞鹅投人者，不可食。必者口中喜有物，若无，拔一毛放之。
又云：鹅有三足，鸡两足有四距，食杀人。
《膳夫经》云：鹅死目不可合，食杀人。
又云：诸卵有文如八字，食杀人。
又云：凡鹅卵有文，食之杀人。

虫鱼禁第十六

《食经》云：凡鱼不问大小，其身体有赤黑点者，皆不当啖，伤人。
又云：凡勿食诸生鱼目赤者，生瘕。
又云：鱼身白、首黄，食之伤人。
又云：凡鱼有角不可食，伤人。
又云：凡鱼头中鳃者不可食，杀人。
又云：鱼有目睫，食之伤人。
又云：鱼二目不同色，食之伤人。
又云：鱼死二目不合，食之伤人。

〔1〕密：原作“蜜”，据文义改。

又云：鱼腹下有丹字，食伤人。

又云：鱼鳞逆生，食之杀人。

又云：鱼肠无胆，食之杀人。

又云：鱼腹中有白如膏状者，食之令人发疽。

又云：凡鱼头有正白色如连珠至脊上者，食之破杀人心。

又云：鱼子未成者，食伤人。正月鱼怀子未成粒者是也。

又云：生鱼肉投地，尘芥不着，食之伤人。

又云：凡鱼肉脍诸生冷，多食损人，断之为佳。而不能食，务食简少为节食之；若多食，不消成瘕。

又云：食鱼不得并厌骨，食之不利人。厌骨在鳃[1]后，大如榆荚。

又云：虾无须亦腹下通黑，食之杀人。

又云：蜚虫赤足者，食之杀人。

又云：诸飞虫有三足者，食之杀人。

《膳夫经》云：凡食鱼头，不得并乙骨，食之不利人。今按：《礼记》云，鱼去乙。郑玄云，鱼体中害人者也。今东海鲦鱼，有骨在目旁，状如篆乙，食哽，入不可出也。

又云：鱼腹中正白，连珠在脐上，食之破心杀人。

治饮食过度方第十七

《病源论》云：夫食过饱，则脾不能磨消，令气急烦闷，眠卧不安。

《医门方》云，治贪食多不消，心腹中坚痛方：

盐一升，水三升，煮令盐消，分三服，当吐食出，便瘥。

《经心方》凡所食不消方：

取其余类烧作末，服方寸匕，便吐出。

《养生要集》云，凡人饮食过度方：

可生嚼莱菔根，咽之即消，又研汁服之。

《葛氏方》治食过饱，烦闷，但欲卧而腹胀方：

熬面令微香，捣服方寸匕，得大麦、生面益佳。无面者，蘖[2]可用之。

《新录方》治食伤饱为病，胃胀心满者方：

十沸汤、生水共三升饮之，当吐食出。

〔1〕鳃：原作“鲤”，据文后《礼记》改。

〔2〕蘖：原作“孽”，据文义改。

又方：

灸胃管七壮。

治饮酒大醉方第十八

《病源论》云：饮酒过多，酒毒渍于肠胃，流溢经络，使血脉充满，令人烦毒昏乱，呕吐无度，乃至累日不醒，往往有腹背穿穴者，是酒热毒气所为，故须摇动其身，以消散之。

《千金方》云：饮酒则速吐为佳。

《葛氏方》云：饮酒大醉，不可卧而上，当令数摇动转侧。

又云：勿鼓扇当风，席地及水洗、饮水也；又最忌交接。

又云：张华饮九酎，辄令人摇动取醒，不尔肠即烂，背穿达席。

《养生要集》治大醉烦毒，不可堪方：

芜菁菜并小米，以水煮令熟，去滓，冷饮之则解。此方最良。

又方：

以粳米作粥，取汁冷饮之，良。

又方：

赤小豆以水煮，取汁一升，冷饮之，即解。

又方：

生葛根捣绞取汁，饮之。

《集验方》治人大醉欲死，恐烂肠胃方：

作温汤著大器中渍之，冷则易。今按：《葛氏方》云，夏月用汤无苦。

《录验方》治饮酒大醉方：

煮菘汁饮之，最良。人好轻其近易之。

《耆婆方》治饮酒连日不解，烦毒不可堪方：

取水中生虾蚬，若螺蚌辈，以恭豉合煮，如常食法，亦饮汁。

又方：

食瓜及大麦餐。

又方：

食粟餐食并粟粥。

《小品方》云，饮酒醉吐，牙后涌[1]血射出，不能禁者方：

取小钉烧令赤，注血孔上，一注即断。

---

〔1〕涌：原作“诵”，据文义改。

《陶景本草注》云：大醉，煮田中螺食之，又饮汁。

《苏敬本草注》云，饮酒连日不解方：

饮软熟柿。

《崔禹锡食经》云：大醉方：

煮鲇食之，止醉，亦治酒病。

今案，《食经》云，解毒酒物：

龙蹄子醒酒　寄居醒酒　蟹醒酒　田中蠃子醒酒　蛎主酒热　丹黍醒酒　胡麻杀酒　熟柿解酒热毒　葵菜主酒热不解　苦菜醒酒　水芹杀酒毒　菰根解酒消食

治饮酒喉烂方第十九

《葛氏方》治连日饮酒，喉咽烂，舌上生疮方：

捣大麻子一升，末，黄柏二两，蜜丸合之。

治饮酒大渴方第二十

《葛氏方》治饮酒后大渴方：

栝楼三两　麦门冬三两，去心　桑根白皮三两，切、熬

水六升，煮取三升，分再服。不止，更作之。

治饮酒下利方第二十一

《葛氏方》治酒后下利不止方：

陟厘纸廿枚水柔之，无者用黄连三两　牡蛎四两末之　麋脯一斤无者用鹿，若无者，当归、龙骨各四两

合水一斗五升，煮取八升，分三四服。不止，更作之。

又方：

可[1]单服龙骨末，亦单可煮饮之。

〔1〕可：原作“寸”，据文义改。

治饮酒腹满方第二十二

《千金方》云，饮酒腹满不消方：

煮盐，以小竹管灌大孔中。

治酒病方第二十三

《病源论》云：酒者，水谷之精也，其气慓悍而有大毒，入于胃则胀气，逆满于胸内，焦于肝胆，故令肝浮胆横，而狂悖变怒，失于常性，故云恶酒也。

《千金方》治恶酒健嗔方：

空井中倒生草，服之勿令知。

又方：

取其床上尘，和酒饮之。

《苏敬本草注》恶酒病方：

鹰矢白灰，酒服方寸匕，勿使饮人知之。

治饮酒令不醉方第二十四

《千金方》饮酒不醉方：

柏仁、麻子仁各二合，一服乃进酒三倍。

又方：

小豆若花叶，阴干百日，末服之。

又云，饮酒令无酒气方：

干芜菁根二七枚，三蒸，末两钱，饮酒后水服之。

《葛氏方》欲饮酒便难醉，难醉则不损人方：

葛花并小豆花，干，末为散，服三方寸匕。

又方：

先食盐一合以饮酒，倍能。

又方：

进葛根饮、芹根饮之。

又方：

胡麻能杀酒。

《枕中方》老子曰：人欲饮酒不醉，大豆三枚，先服之讫，饮酒不醉也。

《灵奇方》止醉方：

七月七日取小豆花，干之百日，末之。欲饮酒，先取门冬十四枚，与小豆花等纳口中，井水服之，则不醉。

断酒令不饮方第二十五

《千金方》断酒方：

白猪乳汁一升饮之，永不用酒。

又方：

刮马汗和酒与饮，终身不饮。

又方：

自死蛴螬，干捣末，和酒与饮，永代闻酒名呕吐，神验。

又方：

酒渍汗靴沓一宿，旦空腹与，即吐，不喜见酒。拂取佛体上尘入酒服之，永不欲饮酒。《灵奇秘方》。

治饮食中毒方第二十六

《病源论》云：人往往因饮食忽然困闷，少时致甚，乃至死者，名为饮食中毒，言[1]人假以毒投食令里而杀人。但其病颊内或悬膺内，初[2]物如酸枣大，渐渐大是也。急治则瘥，久不治，毒入腹即死也。

《医门方》云：凡煮药以解毒者，虽救急不可热饮之，诸毒得热更甚，宜令冷饮之。

《小品方》治诸食中毒者，唯黄龙汤及屎汁，无不治也。饮马尿汁亦良。《千金方》同之。

《本草》云，饮食中毒烦满方：

煮苦参饮之，令吐出。

《葛氏方》云：诸馔食直尒何容有毒，皆是假以投之耳。既不知何毒，便应作甘草荠苨汤通治也。汉质帝啖饼死，即其事矣。

---

〔1〕言：原作“故”，据原版旁注改。

〔2〕初：原作“物”，据原版旁注改。

《经心方》食毒方：

白盐一升，以水三升煮消，分三服。

《集验方》食诸饼臛百味毒，若急者方：

单饮土浆。

又方：

单服犀角末方寸匕。

《千金方》治饮食中毒方：

苦参三两，酒二升半，煮取一升，顿服，取吐愈。

《养生要集》治食诸饼臛，百物中毒方：

取贝齿一枚，含之须臾，吐所食物，良。

又方：

捣韭汁饮之良。以上《葛氏方》同之。

治食噎不下方第二十七

《病源论》云：食噎，此由脏气冷而不理，津液涩少不能传行，饮食入则噎塞不通，故谓之食噎。胸内痛，不得喘息，食不下是也。

《葛氏方》治食卒噎方：

以针二七过刺水中，东向饮其水，良。

又方：

衔鸬鹚喙即下。

又方：

以羚羊角摩噎上。

又方：

生姜五两，橘皮三两，水六升，煮取二升，再服。

《僧深方》治食噎不下方：

傍人缓解衣带，勿令噎者知，即下。

又方：

水一杯，以刀横书水已复纵，尽饮即下。

救急单验方：

取鸡尾若雉尾，深纳喉中，即通。

《枕中方》治人噎欲死方：

使人吹耳中，女则男，男则女，吹便出，良。

《耆婆方》治食噎方：

取盘中酢，三咽，良。

《如意方》治噎术：

春杵头糠，置手巾角以拭齿，立下。陶公云：刮取糠含之。

《千金方》治卒噎方：

取饭器[1]边零饭一粒吞之。

《广利方》理卒食噎不下方：

蜜一匙含，细细咽则下。

《医门方》疗饮食噎不下，或呕逆涎沫，胸膈不理，脏腑气所致方

半夏三两，洗　生姜五两　橘皮三两　桂心二两

水七升，煮取二升半，分三服，气下，瘥。

治食诸果中毒方第二十八

《养生要集》云，凡治一切果物食不消化方：

甘草、贝齿、粉，凡三物，分等作末，以水服，良。

又方：

以小儿乳汁二升服之，良。

又方：

含白蜜嚼之，立愈。

治食诸菜中毒方第二十九

《病源论》云：野菜芹荇之类，多有毒虫、水蛭附之，人误食之，便中其毒，亦能闷乱烦燥不安也。

《本草》云，食诸菜中毒方：

以甘草、贝齿、粉三种，末，和水服，小儿尿、乳汁服一升，亦佳。

《葛氏方》治食诸菜中毒，发狂烦闷，吐下欲死方：

煮豉汁，饮一二升。

又方：

煮葛根饮汁，亦可生嚼咽汁。

又，治食苦瓠中毒方：

煮黍穰令浓，饮其汁数升。

《养生要集》云：捣胡麻，以水服二合。

〔1〕器：原作“留”，据文后《札记》改。

治误食菜中蛭方第三十

《养生要集》治食野菜误食蛭，蛭在胃中及诸脏间食人血，令人消瘦欲死方

可饮新刺牛血一升许，停一宿，暖[1]猪膏一升饮之，蛭便从大孔出，已用有验。所刺牛不杀，但取血。

《崔禹锡食经》云：食菹菜，误吞水蛭方：

服马蓼汁，甚效。

治食菌中毒方第三十一

《病源论》云：菌是郁蒸湿气变化所生，故或有毒者，人食遇此毒多致死，甚急速；其不死者，由能令烦闷吐利，良久始醒也。

《葛氏方》食山中朽树所生菌遇毒者，则烦乱欲死方：

掘地作坎，以水满中，搅之，服一二升。

又方：

浓煮大豆饮之。

又云：食枫菌甚笑，又野芋毒并杀人，治之与毒菌同之。

《录验方》云：服诸吐利丸药除之。

治食诸鱼中毒方第三十二

《病源论》云：凡食诸鱼有中毒者，由鱼在水内食毒虫恶草，则有毒，人食之不能消化，即令闷乱不安也。

《小品方》治食鱼中毒方：

煮橘皮，凉饮之，佳。今按：《食经》云，治食脍及生肉太多妨闷者。

又云，治食鱼脍及生肉，经胸膈中不化，吐之不出，便成癥方：

厚朴二两、大黄一两，凡二物，以酒二升，煮得一升，尽服之，立消。《葛氏方》同之。

---

〔1〕暖：原作“烦”，据文后《札记》改。

《千金方》治食脍不消方：

烧鱼灰，水服方寸匕。

又方：

烧鱼鳞灰，水服方寸匕。

《葛氏方》食脍多，过冷不消，不治必成虫瘕方：

捣马鞭草，绞饮汁一升。亦可服诸吐药以吐之。

又云，治食鱼中毒、面肿烦乱方：

浓煮橘皮，去滓，饮汁。

《集验方》治食鱼中毒方：

煮芦根，取汁饮之。

《本草》云，食诸鱼中毒方：

煮橘皮及生芦苇根汁、朴硝、大黄汁，烧末鲛鱼皮，并佳。

《崔禹锡食经》食鱼中毒方：

犀角二两，细切，以水四升，煮取二升，极冷顿服。

《录验方》食鱼中毒方：

煮甘草二两，饮之，良。

治食鲈肝中毒方第三十三

《病源论》云：鲈鱼，此由肝有毒，人食之中其毒者，即面皮剥落，虽尔，不致于死也。

《小品方》云：食鱼中毒，面肿烦乱及食鲈鱼肝中毒欲死方

剉芦根，舂取汁，多饮乃良。并治蟹毒。《千金方》同之。

治食鯸鲐鱼中毒方第三十四

《病源论》云：鲐鱼，此肝及腹内子有大毒，不可食。食之往往致死。

《小品方》云，中杀鯸鲐鱼毒方：

烧鲭鱼皮，水服之，无见皮坏刀装取之，一名鲛鱼皮。食诸鲍鱼中毒亦用之。《千金方》同之。

《玉箱方》云，水中大鱼鯸[illegible]骨伤人，皆有毒，治之方：

烧獭毛皮骨以傅，屎涂亦佳。

治食鯆魮鱼中毒方第三十五

《玉箱方》治鯆魮鱼及水中物所伤方：

嚼粟涂之。

又方：

煮汁洗之。

治食诸肉中毒方第三十六

《病源论》云：凡可食之肉，无甚有毒。自死者，多因疫气所毙，其肉则有毒。若食此毒肉，便令人困闷，吐利无度。

《葛氏方》治食诸生肉中毒方：

以水五升，煮三升土，五六沸下之，食须饮上清一升。

《录验方》治食诸肉中毒方：

水六升，煮大豆三升，取汁二升，服之。

又方：

服土浆一二升。

《千金方》治食生肉中毒方：

掘地深三尺，取下土三升，以五升水煮土五六沸，取上清，饮一升，立愈。

又方：

烧猪屎，末，服方寸匕。

《小品方》治食六畜肉中毒方：

取其畜干屎，末，水服佳。

又云，若自死六畜毒方：

水服黄柏末方寸匕。

《养生要集》云，食肥肉、饮水浆，咽喉中妨闷，以有物状方：

取生姜汁一合，和豉粥食，立愈。

《本草食禁》云：凡食煮炙肉，大多腹中胀闷者，还取煮肉汁去脂，热饮一升，即消。

治食郁肉漏脯中毒方第三十七

《病源论》云：生肉、熟肉内器里，密闭，其气不泄，则为郁肉，有毒也。肉脯为草屋雨漏所湿，则有大毒。食之三日，乃成暴癥。

《本草》云，食诸肉、马肝、漏脯中毒方：

生韭汁服之，烧末猪骨头垢、烧犬屎，酒服之。豉汁亦佳。

《僧深方》治郁肉漏脯中毒方：

莲根，捣，以水和，绞汁服之。

《葛氏方》治食郁肉漏脯中毒方：

煮猪肪一斤，尽服之。

又方：

多饮人乳汁。

《集验方》食漏脯毒方：

捣生韭汁服之，多少以意。冬月无韭，捣根取汁。今按：《葛氏方》云，用韭亦善。

《千金方》治漏脯毒方：

服大豆汁，良。

治食诸鹈兽肝中毒方第三十八

《病源论》云：凡禽兽六畜自死者，肝皆不可轻食，往往有毒，伤人。其疫死者弥甚，被其毒者，多洞利呕吐，而烦闷不安是也。

《葛氏方》食诸六畜鹈兽肝中毒方：

服头垢一钱匕。

又方：

水渍豉，取汁，饮数升。

又云，禽兽有中毒箭死，其肉毒方：

以蓝汁、大豆汁解之。

《千金方》治百兽肝毒方：

顿服猪脂一斤，治陈肉毒。

治食蟹中毒方第三十九

《病源论》云：蟹食水莨，水莨有大毒，故蟹亦有毒者。中其毒则烦乱欲死，若被霜已后，遇毒不能为害。

《本草》云，食蟹中毒方：

捣生苏汁，煮干。煮苏汁、冬瓜汁，并佳。

《葛氏方》治食蟹及诸膳中毒方：

浓煮香苏，去滓，饮其汁一升。

《僧深方》治食蟹毒方：

煮芦蓬茸，饮汁之。

《千金方》治食蟹中毒方：

冬瓜汁服二升，亦可食冬瓜。《葛氏方》捣汁饮一二升。

治食鱼骨哽方第四十

《葛氏方》治诸鱼骨哽方：

烧鱼骨，服少少。

又方：

以鱼骨摇头即下。

又方：

以大刀环摩喉二七过。

又方：

烧鱼网服之。

又方：

鸬鹚羽烧，末，水服半钱匕。今按：《集验方》用屎，《如意方》用骨。

《龙门方》治食诸鱼骨哽方：

取纸方寸，书作“甲子”二字，以水服即下，神验。

又方：

取一杯水着前，张口向水，即出。

又方：

鱼网覆头，立下。

又方：

取獭骨含之，立出。

《僧深方》治骨哽方：

水一杯，以笔临水上，书作“通达”字，饮之便下，书“羹”亦好。

又方：

葵薤羹饮之，即随羹出，有验。

《录验方》治食诸鱼骨哽方：

取饴糖，丸如鸡子黄大，吞之；不去更吞，至数十枚得效。

又方：

取薤白，汤煮半熟小嚼之，以柔绳系中央，吞薤白下喉，牵出哽即随已出。上方《小品》同之。

《集验方》咽哽方：

传呼“鸬鹚，鸬鹚”，即下。

《小品方》治鲠鱼骨横喉中，六七日不出方：

鲤鱼鳞皮合烧作屑，以水服，即出。

《胙玄子张食经》治鱼骨在腹中痛方：

煮吴茱，服一盏汁。

又方，在肉中不出方：

捣吴茱萸，对上即烂出。

《孟诜食经》云，鱼骨哽方：

取萩去皮，着鼻中，少时瘥。

治食诸肉骨哽方第四十一

《葛氏方》治食诸肉骨哽方：

白雄鸡左右翮大毛各一枚，烧末，水服一刀圭。

又方：

烧鹰、燕、狸、虎头诸食肉者，服方寸匕。

《僧深方》治食诸肉骨哽方：

烧鹰屎，下筛，服方寸匕。

《新录方》治肉在喉中不下方：

服酱清[1]一升。

又方：

熬大豆三升，半熟，纳酒二升，煮三四沸，服一升，日二。

---

〔1〕清：原作“渍”，据文后《札记》改。

又方：

酒服盐灰方寸匕。

治草芥杂哽方第四十二

《小品方》治诸鲠方：

猪膏如鸡子大吞之，不瘥复吞，不过再三便去。今按：《葛氏方》治草芥诸噎。

又方：

取薤白，汤煮半熟，小嚼之令柔，以系绳系中央，提绳置，即吞薤白下喉，牵出，鲠即随出也。

又方：

取虎骨烧作屑，温白饮服方寸匕，良。若无骨，可用虎牙齿亦佳。

《葛氏方》治杂哽方：

作竹篾[1]，刮令弱滑，以绵缠，纳喉中至哽处引之，哽当随出。今按：《小品方》云：进退牵引。

又方：

刮东壁土，以酒和服。

又方：

蝼蛄炙燥，末为屑，东流水服之，即出。

又云，治饮食遇草芥诸物哽方：

随哽所近边耳，令人吹。

又方：

好蜜，匕抄稍咽之，令下。

又方：

解衣带，因窥下部，即出。

又方：

末瞿麦，服方寸匕。

又方：

以皂荚屑，少少吹纳鼻中，使得嚏，哽出。秘方。

〔1〕篾：原作“蔑”，据文义改。

治误吞竹木叉导方第四十三

《葛氏方》治误吞竹木叉导辈者方：

吞蝼蛄脑，即出。

又方：

但数多食白糖，自消去。

治误吞环钗方第四十四

《葛氏方》治误吞钗方：

取韭曝令萎，煮令熟，勿切，食之入束，钗随出。

又方：

生麦菜，若薤蓟缕皆可食。若是竹钗者，但数数多食白糖，自随去。

又云，以银钗竹替筋物摘吐，因气吸吞，不出方：

多食白糖，渐渐至十斤，当里物自出。

《小品方》治吞银环及钗者方：

取白糖二斤，渐食尽，即出。

又方：

取水银一两，分三服，银环便下去。

又方：

以胡粉一两，和水银一两，治调，分再服。水银能消金银。

治误吞金方第四十五

《小品方》治服金屑取死未绝者方：

知觉是服金者，可以一两水银泻其口中，摇动令入喉咽里，便微接死人如坐形，令水银下流，金则消成泥，须臾从下部出也。未出之，须死人，亦苏醒矣。可三过服之，便活也。今按：《本草》云，水银杀金银铜铁毒。

《本草》云，解食金毒方：

服水银数两，即出。

又方：

鸭血及鸡子汁。

又方：

水淋鸡矢汁并解。

治误吞针生铁物方第四十六

《葛氏方》误吞钉针箭铁物辈方：

但多食肥羊、肥牛肉，诸肥自里之出。

《小品方》治误咽针者方：

取磁石末，温白饮服方寸匕。今按：《本草》云，铁毒用磁石解。

《僧深方》治误吞钉箭铁物方：

冶炭末饮之，即与针俱出。

治误吞钩方第四十七

《葛氏方》误吞钩，钩绳若犹在手中者，莫引之。

但益以珠珰，若薏苡子辈，就贯著绳稍稍推令至钩处，小小引之，则出。《私迹方》同之。

又方：

但大戾头四领，少引之，则出。

又方：

取蝼蛄，摘去其身，但吞其头数枚。今按：《私迹方》同之。

治吞珠珰铜铁方第四十八

《葛氏方》吞珠珰铜铁方：

烧弩铜令赤，纳水中，饮其汁，立出。

《千金方》治吞珠珰铜铁方：

烧鹰毛二七枚，末，服之，家所养鹅鹅羽亦可用。

治误吞钱方第四十九

《葛氏方》治误吞钱方：

捣火炭，服方寸匕，即出。

又方：

服蜜二升，即出。

《小品方》治吞钱留咥中者方：

取白灰，捣下筛，温白饮服方寸匕，即下去。

又方：

艾蒿五两，细剉，水五升，煮取一升，顿服便下。

治食中吞发方第五十

《小品方》治食中吞发结喉不出方：

取梳头发，烧服一钱匕。《葛氏方》同之。

治误吞石方第五十一

《拯要方》云，下石法：

取肥猪脂成煎者一升、细切，葱白一大升，和煮于微火上，看[1]葱白色黄，以生布绞去滓，安瓷器中密盖，旦起空腹含咽之，可三合许即止。若一日服未[2]得利，明日更服，取利为度。

又方：

取露蜂房，碎一大升，以水三大升，煮取一大升汁，分温三服，当于小便中下如沙粉。若未尽，明朝更服。下石法有此二方，余皆不逮。

《慧日寺方》云：凡人服石，小子欲下却者，以葵子三升，水四升，煮取三升，饮之。

---

〔1〕看：原作“首”，据文义改。

〔2〕未：原作“末”，据文义改。

又方：

葵子、硝石，即朴硝也。等分两，末之，以粥清汁和，服方寸匕，日二。十日药下尽，乃可食谷也。

又方：

葵子、硝石各一升，水三升，煮取一升，日三进之。

医心方卷第卅

从五位下行针博士兼丹波介丹波宿祢康赖　撰

五谷部第一

《太素经》云：五谷为养，五果为助，五畜为益，五菜为埤。注云：五谷为养生之主也。五果助谷之资，五畜益谷之资，五菜埤谷之资也。五谷、五畜、五果、五菜，用之充饥则谓之食，以其疗病则谓之药，此谷、畜、果、菜等二十物，乃是五行五性之味，脏腑血气之本也。充虚接气，莫大于兹。奉性养生，不可斯须离也。

胡麻

《本草》云：味甘，平，无毒。主伤中虚羸，补五内，益气力，长肌肉，填髓脑，坚筋骨。金创止痛，及伤寒温疟，大吐后虚热羸困。久服轻身不老，明目，耐饥延年。以作油，微寒。利大肠，胞衣不落。陶景注云：八谷之中，唯此为良。淳黑者，名巨胜，是为大胜。又：茎方名巨胜，茎圆名胡麻。服食家当九蒸九曝。熬捣饵之，断谷长生。苏敬注云：此麻以角作八棱者为巨胜，四棱者名胡麻。都以乌者良，白者劣耳。生嚼，涂小儿头疮及浸淫恶疮，大效。《拾遗》云：油，大寒。主天行热，肠秘内结。热服一合，下利为度。食油损声，令体重。叶，沐头长发。崔禹锡《食经》云：练饵之法，当九蒸九曝，令尽脂润及皮脱。其不熟者，则令人发颐落。和名如字。

大豆

《本草》云：生大豆味甘，平。涂痈肿，煮饮汁，煞鬼毒，止痛，逐水胀，除胃中热痹，伤中，淋澼，下瘀血，散五脏结积内寒，煞乌头毒。久服令人身重。熬屑味甘，主胃中热，去肿除痹，消谷止胀。又云：扁豆，味甘，微温。主和中下气。孟诜云：平。主霍乱吐逆。《拾遗》云：大豆炒及投酒中饮，主风痹瘫缓，口噤，产后血气。炒食极热，煮食极冷。又云：牛食温，马食冷，一体之中，用之不同也。孟诜云：大豆初服时似身重，一年之后便身轻，益阳事。又煮饮服之，去一切毒。又生捣和饮，疗一切毒，服涂之。崔禹云：大豆少冷，无毒。煮饮汁，疗温毒水肿，为验。除五淋，通大便，去结积。蒸煮食，胜于米。久啖厚肠胃，令人身重。大豆为蘖取牙，生便干者，即熬末食之，芳美味矣，名黄卷，味苦甘，温。主湿痹筋膝挽痛。和名末女。

赤小豆

《本草》云：主下水，排痈肿脓血。味甘、酸，平，温，无毒。主寒热，热中消渴，止泄，利小便，吐逆[1]猝，下胀满。《拾遗》云：驴食脚轻，人食体重。《养生要集》云：味苦，温。久食逐津液，令人枯燥。孟诜云：青小豆，寒。疗热中消渴，下胀满。今按：损害物。和名阿加阿以支。

白角豆

崔禹云：味咸，少冷，无毒。主下气，治关格。蒸煮食之，止饥，益人。又有一种，状亦相似，而子紫赤色好，止下利，厚肠胃，益气力。和名志吕佐佐介。

大麦

《本草》云：味咸，温，微寒，无毒。主消渴，除热，益气调中又云：令人多热。为五谷长。苏敬注云：大麦面，平胃止渴，消食疗胀。《拾遗》云：作面食之，不动风气，调中止泄，令人肥健。孟诜云：暴食之，令脚弱。为腰肾间气故也。久服即好，甚宜人。崔禹云：主水胀。勿合白稻米食，令人多热。和名不上卒支。

麦

《本草》云：味甘，微寒。食之轻身除热。以作蘖[2]，温。消食和中。崔禹云：以作粥食之，益面色。和名加知加多。

小麦

《本草》云：味甘，微寒，无毒。主除热，止燥渴，利小便，养肝气，止漏血、唾血。以作面，温，消谷止利；以作面，温，消热止烦。《拾遗》云：此物秋种夏熟，受四时气足，自然兼有寒温，面热麸冷，宜其然也。《千金方》云：作面，消热止烦，不可多食，长宿癖。《膳夫经》云：多食壅气。和名已矣支。

荞麦

孟诜云：寒。难消，动热风，不宜多食。鱼玄子张云：乔麦虽动诸病，犹压丹石，能练五脏滓，续精神。其叶可煮作菜食，甚利耳目，下气。其茎为灰，洗六畜疮疥，及马扫蹄至神。今按：损害物。和名曾波牟支。

青粱米

《本草》云：味甘，微寒，无毒。主胃痹，热中渴利，止泻，利小便，益气补中，轻身长年。陶景注云：粱米皆是粟类，唯其牙头色异为分别耳。《氾胜之书》云：粱是秫粟。苏敬云：夏月食之，极为凉清。和名安波乃与称。

黄粱米

《本草》云：味甘，平，无毒。主益气和中，止泻。苏敬注云：黄粱，穗大毛长，谷米但粗于白粱而收子少，不耐水旱，食之香美，愈于诸粱。

---

〔1〕逆：原脱，据《证类本草·赤小豆》引《本经》补。

〔2〕蘖：原作“孽”，据文义改。后同不注。

白粱米

《本草》云：味甘，微寒，无毒。主除热益气。陶景注云：夏月作粟餐，亦以除热。孟诜云：患胃虚并呕吐食水者，用米汁二合、生姜汁一合和服之。鱼玄子张云：除胸膈中客热，移易五脏气，续筋骨。和名之吕阿波。

粟米

《本草》云：味咸，微寒，无毒。主养肾气，去胃痹中热，益气。陈者味苦，主胃热，消渴，利小便。陶景注云：其粒细于粱米，陈者谓经三年、五年者，或呼为粢米，以作粉，尤解烦闷。苏敬注云：粟有多种，而并细于诸粱。其米泔汁主霍乱，夹热心烦渴，饮数升立瘥。臭泔止消渴尤良。崔禹云：常所啖食耳，益肾气。熟舂令白作粉，尤解烦闷。和名阿波乃宇笛之称。

秫米

《本草》云：味甘，微寒。止寒热，利大肠，疗漆疮。陶景注云：方药不正用，唯嚼以涂疮。苏敬注云：此米功能是犹稻秫也，今大都呼粟糯为秫，稻秫为糯矣。凡黍、稷、粟、秫、粳、糯，此三谷之籼秫也。马琬云：秫米，温。食之不及黍米，不任进御也。今按：损害物。和名阿波乃毛知。

丹黍米

《本草》云：味苦，微温，无毒。主咳逆，霍乱，止泄，除热，止烦渴。陶景云：此即赤黍米也。多入神药用。崔禹云：食益人。又有秬米，是乌黍耳，供酿酒祭祀用之。人饮，好疗魂病，长生。和名阿加支美。

稷米

《本草》云：味甘，无毒。主益气，补不足。陶景注云：书多云黍稷。苏敬注云：《吕氏春秋》云，饭之美者，有阳山之穄也。《传》云：《本草》有稷，不载穄，即穄也。今楚人谓之稷，关中谓之糜，冀州谓之𪎭。《广雅》云：𪎭，穄也。《尔雅》：粢，稷也。孟诜云：益气，治诸热，补不足。和名支美乃毛知。

粳米

《本草》云：味苦，平，无毒。主益气，止烦，止泄。陶景注云：此即今常所食米，但有白赤小小异挨四五种，犹同一类也。《拾遗》云：凡米，热食则热，冷食则冷，假以火气，体自温平。《七卷食经》云：味甘，微寒。止寒热，利大肠，疗漆疮。鱼玄子张云：性寒，拥诸经络气。使人四肢不收，昏昏饶睡，发风动气，不可多食。崔禹云：又有秕米，是被含稃壳未熟者曰秕，以水炙焦，舂成米者食之，补五脏，驻面色，不老衰也。今按：米粉，崔禹云性冷。一名烂米。止烦闷，服食及药石人亦将食之。《丹经》云：米粉汁，解丹之发热。和名宇留之称。

稻米

《本草》云：味苦。主温中，令人多热，大便坚。陶景注云：稻米、粳米，此两物，今江东无此，皆呼粳米为稻耳。苏敬注云：稻者，穬谷通名。崔禹云：稻米、粳米，同之一名。米又有乌米，江东呼米，性冷，好治血气。又有燸米，犹乌米耳。谓舂一斛之成八斗之米。和名以称乃与称。

糯米

《养生要集》云：味甘，平。虽食亦不宜久食。《拾遗》云：性微寒。妊娠杂肉食之不利，久食，令人身软。黍米及糯饲小猫、犬，令脚屈不能行，缓人筋故也。今按：损害物。和名毛知乃与称。

蘖米

《本草》云：味苦，无毒。主寒中下气，除热。陶景注云：此是以米为蘖耳，非别米名也。末其米脂，和敷面，亦使皮肤悦泽。苏敬注云：蘖者，生不以理之名也，皆当以可生之物为之。陶称以米为蘖，其米岂更能生乎。崔禹云：味少苦，冷，无毒。下气，去热，合乳作粥食之，益面色，延年。和名以槾乃毛也之。

饴糖

《本草》云：味甘，微温。主补虚乏，止渴去血。陶景注云：今酒用曲，糖用蘖[1]犹同。是米麦而为中上之异，糖当以和润为优，酒以熏乱为劣。《七卷食经》云：置饴糜粥中食之，煞人，未详。和名阿女。

酒

《本草》云：味苦，大热，有毒。主行药势，煞邪恶气。陶景注云：大寒凝海，唯酒不冰，明其热性，独冠群物。人饮之使体蔽神昏，是其毒故也。昔三人晨行触雾，一人健，一人病，一人死。健者饮酒，病者食粥，死者空腹，此酒势辟恶胜于食。《拾遗》云：酒煞百邪，去恶气，通血脉，厚肠胃，润皮肤，散死气。愚人饮之则愚，智人饮之则智，消忧发怒，宣言畅意。《太素经》云：醪醴者，贤人以适性，不可不饮，饮之令去病，怡神，必此改性以毒也。《礼记》云：凡酒饮，养阳气也，故有乐。《养生要集》云：酒者，五谷之华，味之至也。故能益人，亦能损人。节其分剂而饮之，宣和百脉，消邪却冷也。若升量转久，饮之失度，体气使弱，精神侵昏，物之交验，无过于酒也。宜慎，无失节度。崔禹云：有大毒，行药力，饮之忘忧为基食家所重。和名佐介。

酢酒

《本草》云：味酸，温，无毒。主消肿，散水气，煞邪毒。陶景注云：酢酒为用，无所不入。《拾遗》云：酢，破血止运，除癥块坚积，消宿食，煞恶毒，破结气心中。酢水淡，饮多食损筋骨，煞药。孟诜云：多食损人胃，消诸毒，煞邪毒，妇人产后血运含之即愈。和名须。

酱

《本草》云：味咸酸，冷利。主除热，止烦满，煞药及火毒。陶景注云：酱多以豆作，纯麦者少。今此当是豆者。又有肉酱、鱼酱，皆呼为醢，不入药用也。和名比之保。

盐

《本草》云：味咸，温，无毒。主煞鬼蛊邪注毒气，下部䘌疮，伤寒寒热，吐胸

〔1〕蘖：原作“孽”，据《证类本草·饴糖》引“陶隐居”改。

中痰，止心腹猝痛，坚肌骨。多食伤肺，喜咳。陶景注云：五味之中，唯此不可缺。然以浸鱼肉，则能经久不败。以沾布帛，则易致朽烂。所施之处，各有所宜耳。《拾遗》云：五味之中，以盐为主；四海之内，何处无之。崔禹云：主煞鬼邪毒，其为用，无所不入。和名之保。

五果部第二

橘

《本草》云：味辛，温，无毒。主胸中瘕瘕，热逆气，利水谷，下气，止呕咳，除膀胱留热停水，五淋，利小便。脾不能消，谷气充胸中，吐逆霍乱。止泄，去寸白，久服去臭，下气通神，轻身长年。陶景注云：此是说其皮功耳。其肉，味甘、酸。食之令多痰，恐非益人也。崔禹云：食之利水谷，下气。皮味辛苦。并可啖之。孟诜云：皮主胸中瘕气热逆。又云：下气不如皮也，性虽温，甚能止渴。《吴录地志》曰：建安郡有橘。冬月树覆之，至明年春夏，色变为青黑，味尤绝美。《上林赋》曰：庐橘夏熟者，色黑。朱思简曰：橘皮，食煞虫鱼毒，啖脍必须橘皮为齑用。和名多知波奈。

柑子

《七卷食经》云：味甘酸，其皮小冷。治气胜于橘皮，去积痰。崔禹云：食之下气，味甘酸，小冷，无毒。主胸热烦满，皮主上气烦满。孟诜云：性寒堪食之。皮不任药用。初未霜时亦酸，及得霜后方即甜美，故名之曰甘。和肠胃热毒，下丹石渴。食多令人肺燥冷中，发流癖病也。马琬曰：小冬食之胜橘，去积痰，兼名菀云，一名金实。和名加牟之。

柚

《本草》云：味辛，温，无毒。主胸中瘕瘕热逆气，利水谷下气，止呕咳，除膀胱留热停水，五淋，霍乱，止泻，去寸白，去臭，通神长年。苏敬注云：柚皮味甘。今俗人谓橙为柚，非。《吕氏春秋》曰：果之美者，有云梦之柚。崔禹云：多食之，令人有痰。孟诜云：味酸。不能食，可以起盘。按《七卷经》云：味酢，皮乃可食，不入药用。今按：损害物。和名由。

干枣

《本草》云：味甘，平，无毒。主心腹邪气，安中养脾，助十二经脉，平胃气，通九窍，补少气少津，身中不足，大惊，四肢重，和百药，调中益气强力，除烦，心下悬，肠澼。久服轻身，长年神仙。又：三载陈核中人，腹痛恶气卒疰。又疗耳聋鼻塞。《七卷经》云：食之轻身，和百药。孟诜云：养脾气，强志。崔禹云：食之益气力，去烦。又有猗枣，甚甘美，大如鸡子，能益人面色。出猗氏县，故以名。朱思简曰：味甘。令热虚冷，人食之补益。和名保世留奈都女。

生枣

《本草》云：味辛。令人热，寒热羸瘦者不可食。陶景注云：大枣，煞乌头毒。崔禹云：食生大枣者，令发人胃中热渴。并煮干食之益人。《膳夫经》云：不可多食。《七卷经》云：常服枣核中人，百邪不干也。孟诜云：生枣食之过多，令人腹胀，并煮食之，补肠胃，肥[1]中益气。和名奈未之支奈都女。

李

《本草》云：味苦，平，无毒。主除固热，调中。陶景注云：言京口有麦李，麦秀时熟，小而甜。崔禹云：小冷。又临水上食之，为蛟龙被吞之。孟诜云：李，平。主卒下赤。生李，亦去关节间劳热，不可多食之。《七卷经》云：味酸。熟实可食之。《神农经》云：微温，无毒。不可多食，令人虚。《要录》云：李实，临水不可食，煞人。和名须毛毛。

杏实

《本草》云：味酸。不可多食，伤筋骨。其两人者，煞人。陶景注云：核，主咳逆，上气雷鸣，喉痹，下气。崔禹云：理风噤及言吮不开者为最佳。味酸，大热，有毒。不可多食。生痈疖，伤筋骨，《神农经》云：有热人不可食，令人身热，伤神寿。《七卷经》云：杏仁不可多食，令人热利。孟诜云：杏，热。主咳逆上气，金创惊痫，心下烦热，风头痛。《养生要抄》云：治食杏仁中毒下利烦苦方：以梅子汁解之。又方：以蓝青汁服之。今按：损害物。和名加良色色。

桃实

《本草》云：味酸。多食令人有势。其核，味苦、甘，平，无毒。主瘀血闭瘕邪气，煞小虫，咳逆，消心下坚。陶景注云：仙家方言，服三树桃花尽，则面色如桃花，人亦无试之者。《神农经》曰：饱食桃，入水浴，成淋病。孟诜云：温。桃能发诸丹石，不可食之，生食尤损人。《七卷经》云：桃两仁者，有毒，不可食。崔禹云：食之令下利，益面色，养肝气。今食桃仁忌术，非之。俗中用无害。又陈子皇啖术入霍山，霍山桃多食之，续气驻色，至三百岁还来，面色美泽，气力如壮时。今按：损害物。和名毛毛。

梅实

《本草》云：味酸，平，无毒。主下气，除热烦满，安心肢体痛，偏枯不仁，死肌，去青黑痣，恶疾，止下利，好唾口干。陶景注云：是今乌梅也。又：服黄精仁禁梅实。苏敬注云：利筋脉，去痹。崔禹云：味酸，大温。主安肝心下气。《药性论》云：黑穴服梅花、黄连登云台。孟诜云：食之除闷安神。《七卷经》云：味酸，平。诗云：梅，香类也。又可含以香口也。和名宇米。

栗子

《本草》云：味咸，温，无毒。主益气，厚肠胃，补肾气，令人忍饥。陶景注云：有人患脚弱，往栗树下食数升，便能起行，此是补肾之义也。然应生啖之。苏敬

〔1〕肥：原作“肌”，据《证类本草 · 大枣》引“孟诜”改。

云：作粉胜于菱、芰。嚼亖者涂病，疗筋骨折碎，疼痛肿，瘀血，有效。饵孩儿，令齿不生。崔禹云：食之益气力。《神农经》云：食疗腰脚烦，炊食之令气拥，患风水之人尤不宜食。孟诜云：今有所食生栗，可于热灰中煨之。令才汗出即啖之，甚破气。不得使通熟，熟即壅气。兼名苑云。一名撰子，一名掩子。和名久利。

柿

《本草》云：味甘，无毒，寒。主通鼻耳气，肠澼不足。陶注云：火熏者性热，断下。日干者性冷，生柿弥冷。苏敬注云：火柿主煞毒、金火疮，生肉止痛。软熟柿解酒热毒，止口干，押胸间热。《拾遗》云：日干者，温补多食，去面皯，饮酒食。红柿令心痛，直至死，亦令易醉。陶景注云：解酒毒，误也。崔禹云：味甘，冷。主下痢，理痈肿，口焦舌烂。孟诜云：柿，主通鼻耳气，补虚劳。又：干柿，厚肠胃，温中，消宿血。《膳夫经》云：不可多食，令人腹痛下利。兼名苑云，一名锦叶，一名蜜丸，一名朱实。和名加支。

梨子

《本草》云：味苦，寒。令人寒中。金创、妇人尤不可食。陶景注云：梨种殊多，并皆冷利。俗人以为快果，不入药用，食之损人。苏敬云：梨削贴汤火疮不烂，止痛易瘥。又主热嗽止渴。《通玄经》云：梨虽为五脏之刀斧，足为伤寒之妙药。崔禹云：食之除伤寒时行，为妙药。但不可多食。《神农经》云：味甘，无毒。不可多食，令人委困。孟诜云：胸中否塞热结者，可多食生梨便通。又云：寒除客热，止心烦。又云：卒喑失音不语者，捣梨汁一合，顿服之。又云：卒咳，冻梨一颗，刺作五十孔，每孔中纳一粒椒，以面裹于热灰，烧令极熟出，停冷食之。又云：去皮，割梨纳于苏中煎，冷食之。朱思简曰：食发宿病。又凡用梨治咳嗽，皆须持冷，候喘息，寒定食之。今愚夫以椒、梨木冲气热食之，反成嗽，不可拔救也。兼名苑云，一名紫实，一名紫条，一名缥蒂，一名六俗，一名含须。今按：损害物。和名奈之。

柰

《本草》云：味苦，寒。多食令人胪胀，病患尤甚。崔禹云：除内热。无毒。孟诜云：益心气。鱼玄子张云：补中焦诸不足。《广志》云：柰有白、青、黄三种也。今按：损害物。和名奈以。

石榴

《本草》云：味甘、酸。损人，不可多食。根，疗蛔虫、寸白，壳疗下痢，止漏精。崔禹云：不可多食，损人气。世人云：石榴花赤赤皈皈可爱，故多植以为延年花也。孟诜云：温。实主谷利泄精。又云：损齿令黑。今按：损害物。和名佐久吕。

枇杷

《本草》云：叶平。主卒啘不止，下气。崔禹云：子，食之下气，止哕呕逆。味甘。生啖益人。《七卷经》云：味酸。食之安五脏。《膳夫经》云：益人。孟诜云：温。利五脏。久食发热黄。和名比波。

猕猴桃

《七卷经》云：味甘，寒，无毒。食之无损益。《拾遗》云：味酸，温，无毒。

主骨节风，瘫缓不遂，长生变白。肉，野鸡病。一名藤梨，又名羊桃。崔禹云：食之和中安肝。味甘，冷。主黄疸消渴。状似枣而青黑色。一节署数十茎，茎头生实，食之利人。和名已久波。

郁子

《本草》云：味酸，平，无毒。主大腹水肿，面目四肢浮肿，利小便水道。《七卷经》云：食之利水道。崔禹云：味酸，冷。未熟者有毒，食之发狂。熟者食之益人。和名宇倍。

通草

《本草》云：味甘，平，无毒。主去恶虫，除脾胃寒热，通利九窍血脉关节，令人不忘。脾痹，恒欲眠，心烦，哕出音声，疗耳聋，散痈肿，诸结不消，及金疮、恶疮、鼠瘘。堕胎，去三虫。一名丁翁。《拾遗》云：一名好手。子如算袋。崔禹云：食之去痰水，止赤白下利。味甘，温。和名安介比。

山樱桃

《七卷经》云：味甘，平，无毒。食之无损益。或云食补心气，调中，令人好面色。此有二种，一者白樱子，春早所荣，花白味苦，食令人头痛也。一者黑樱子，花红白，味甜美也。伯吞人为良果，皆云山果美者，唯黑樱子。和名也未毛毛。

木莲子

崔禹云：食之安中，养肝气。味甘、酸，冷，无毒。主火烂疮，烦毒。性滑利。叶似郁实，如櫰子，啖之轻身，去热气为验也。和名伊芳太比。

榛子

《七卷经》云：味甘，平。食之无损益，多食令人头痛。崔禹云：食之明目，去三虫。味甘，小涩，冷，无毒。久食轻身耐老。树似杏，而实如栎子，并干啖之，益人气。今按：损害物。和名波之波美。

胡桃仁

《七卷经》云：味甘，温。食之去积气。《博物志》云：张骞使西域，还得胡桃，故名之。崔禹云：食之下气。味甘，小冷，无毒。主喉痹，煞白虫，令人痰动。孟诜云：卒不可多食，动痰饮。计日月渐服食，通经络，黑人鬓发毛生，能瘥一切痔病。《千金方》云：不可多食，令人恶心。《拾遗》云：味甘，平，无毒。食之令人肥健，润肤黑发，去野鸡病。和名久留美。

椎子

《七卷经》云：味甘，平。食之补益人，耐饥。去甲作屑，并食之，断谷。胜橡子。崔禹云：味甘，小温，无毒。主补五脏，安中。又有枥子相似，而大于椎音焦。和名之比焦。

橡实

《本草》云：味苦，微温，无毒。主下利，厚肠胃，肥健人。《七卷经》云：味涩，无毒。非药非谷，而最益人。服之者，未能断谷。《养性要集》云：啖橡为胜，无气而受气，无味而受味，消食而止利，令人强健。和名以知比，都留波美乃美。

榧实

《本草》云：味甘。主五痔，去三虫、蛊毒、鬼注。陶景注云：食其子，乃言疗寸白，不复有余。用不入药方。《七卷经》云：食之轻身，去腹中虫。马琬曰：常食之者，三虫不生也。和名加倍乃美。

覆盆子

《本草》云：无毒。主益气轻身，令发不白。陶景注云：蓬藟是根名，覆盆子是子实名，方家不用，乃昌容所服，以易颜色者也。苏敬注云：覆盆子、蓬藟，一物异名。本谓实，非根也。崔禹云：覆盆子味酸美香，主益气力，安五脏，是烈真常啖之，遂登仙矣。和名以知古。

胡颓子

马琬云：味甘。凌冬不雕，食之补益五脏之。《膳夫经》云：食之益人者也。和名久美。

甘蔗

《本草》云：味甘，平，无毒。主下气和中，补脾气，利大肠。崔禹云：食之下气，小冷。广州大种，经二三年乃生，高硕如竹，而过于二三丈。取其汁以为沙糖，甚理风痹，益面色。和名久美。

蒲陶

《本草》云：味甘，平，无毒。主筋骨湿痹，益气倍力，强志，令人肥健。忍风寒。久食轻身，不老延年。陶景注云：魏国使人赍来，状如五味子而甘美。北国人多肥健耐寒，盖食斯乎。不植淮南，亦如橘之变于河北矣。崔禹云：食之益气力，除风冷。味甘，小冷。益面色。孟诜云：食之治肠间水，调中。其子不堪多食，令人卒烦闷。《七卷经》云：味甘，平。可作酒，逐水，利小便。《广志》云：蒲陶有黄、白、黑三种也。和名衣美。

桑椹

《本草》云：苏敬曰，味甘，寒，无毒。单食主消渴。《七卷经》云，桑椹；《汉武传》曰，西王母神仙上上药。有扶桑丹，所谓椹也。孟诜云：性微寒。食之补五脏，耳目聪明，利关节，和经脉，通血气，益精神。和名久波乃美。

薯蓣

《本草》云：味甘，温经，平，无毒。主伤中，补虚羸，除寒热邪气，补中益气力，长肌肉。主头面游风，风头目眩，下气，止腰痛，充五脏，强阴，久服耳目聪明，轻身不饥，延年。一名山芋。秦楚名玉延，郑越名土。陶景注云：食之以充粮。苏敬注云：日干，捣筛为粉，食之大美。崔禹云：食之长肌肉，强阴气。《七卷经》云：食之益气力，充五脏。《膳夫经》云：补中强阴，兼名苑云，一名藷薁薯蓣二音，一名延草。《杂要诀》云：一名王芋。和名也未都伊芳毛。

零余子

《拾遗》云：味甘，温，无毒。主补虚，强腰背，不饥。并食晒干，功用强于薯蓣，此薯蓣子在叶上生，大者如卵。和名奴加古。

槲

崔禹云：食之厚肠胃，益气力，止饥。味苦，小甘，无毒，小温。驻面色，胜于麦豆，烧蒸充粮。和名止已吕。

芋

《本草》云：味辛，平，有毒。主宽肠胃，充肌肤，滑中。一名云芝。陶景注云：生则有毒，不可食。性滑下石。崔禹云：味咸，小温。滑中，多食之伤人性命。《神农经》云：不可多食，动宿冷。孟诜云：主宽缓肠胃，去死肌，令脂肉悦泽。《七卷经》云：有毒，能下石。《列仙传》云：昔酒客为梁，并使民益种芋。后三年，当大饥，梁民不饥死。兼名菀云，一名长味，一名谈善。《养生要集》云：芋种三年不收成，野芋食之煞人。又云：治野芋中毒方，煮大豆汁，冷饮之。又方：土浆饮之。和名以倍都以毛。

乌芋

《本草》云：味苦，微寒，无毒。甘，主消渴，痹热，热中，益气。一名藉姑，一名水萍。陶景注云：生水田中，叶有桠状如泽泻，不正似芋。苏敬云：此草一名槎牙，一名茨菰。主百毒，产后血闷，攻心欲死，产难，胞衣不出，捣汁服一升。《拾遗》云：食之令人肥白。小者极消，吞之开胃及肠。《千金方》云：下石淋。崔禹云：食之益气力，主消渴，五淋。煮啖为佳。孟诜云：主消渴，下石淋。吴人好啖之。发脚气，瘫痪风，损齿。紫黑色，令人失颜色。《七卷经》云：食之止渴，益气。《广雅》云：藉姑，亦曰乌芋也。《养生要集》云：味苦，微寒。食之除热。所谓凫茈者是也。为粉食之，其色如玉。久食益人。兼名菀云，一名火芋，一名玉银。和名久和为。

菰根

《七卷经》云：味甘，大寒。除肠胃中痼热，消渴，止小便利。《养生要集》云：味甘，平。除胸中烦，解酒消食。和名古毛称。

菰首

《七卷经》云：味甘，冷。被霜之后，食之令人阴不强。又杂白蜜食，令人腹中生虫。今按：损害物，和名已毛都乃。

芰实

《本草》云：味甘，平，无毒。主安中补脏，不饥，轻身。一名菱。陶景注云：火燔以为米充粮，断谷长生。崔禹云：芰实，食之安中，补五脏。孟诜云：食之神仙，此物尤发冷，不能治众病。《七卷经》云：味甘，平，无毒。食之不饥。被霜后食之，令阴不强。和名比之。

藕实

《本草》云：味甘，平，寒，无毒。主补中养神，益气力，除百疾，久服轻身耐老，不饥延年。陶景注云：此即今莲子是也。宋帝时，大官作羊血䘓，人削藕皮误落血中，皆散不凝。医仍用藕疗血多效。苏敬注云：主热渴，散血，生肌。久服令人心欢。崔禹云：藕实根味甘，冷。食养心神。根大冷。主烦热，鼻血不止。孟诜云：莲子，寒。主五脏不足，利益十二经脉，二十五络。马琬云：食之养神，除百病。根效与实相似也。和名波知须。

鸡头实

《本草》云：味甘，平，无毒。主疗湿痹，腰脊膝痛，补中益精，强志，耳目聪明，久服轻身不饥，耐老神仙。陶景注云：此即今芳子，子形上花似鸡冠，故名鸡头。苏敬注云：作粉与菱粉相似，益人胜菱芰。崔禹云：益气力，耳目明了。孟诜云：作粉食之甚好。此是长生之药，与莲实合饵，令小儿不能长大。故知长服当驻其年耳。生食动小冷气。《七卷食经》云：食之益精气。和名美都布布支乃美。

千岁虆汁

《本草》云：味甘，平，无毒。主补定五脏，益气，续筋骨，长肌肉，去诸痹。久服轻身，不饥耐老，通神明。崔禹云：食之补五脏。味甘，平，小冷。其茎切，绝而受沥汁，状如薄蜜，甘美。以薯蓣为粉，和汁煮作粥食，主哕逆。又合白蜜食之，益人。和名安未都良。

五肉部第三

牛乳

《本草》云：微寒。补虚羸，止渴，下气。陶景注云：犊牛为佳。《拾遗》云：凡服乳，必煮一二沸，停冷啜之。热食则壅，不欲顿服。兼与酸物相反，令人腹中结瘕。崔禹云：益胃气，令人润泽。《养生要集》云：腹中有冷患，饮乳汁，令腹痛泄利。《七卷经》云：不可合生肉，生腹中虫；不可合生鱼食，反成瀈。和名宇之乃知。

酪

《本草》云：味甘酸，寒，无毒。主热毒，止渴，除胸中虚热，身面上热疮。《养生要集》云：腹中小有不佳，不当啖酪，令不消。

酥[1]

《本草》云：微寒。补五脏，利大肠，主口疮。陶注云：乳成酪，酪成酥，酥成醍醐，色黄白。《养生要集》云：甘道人云，奶酪酥髓，常食令人有筋力胆干，肌体润泽。卒食令人胪胀泄利，渐渐自已也。

〔1〕酥：原作“蘇”，据《证类本草·酥》引《名医别录》改。

鹿肉

《本草》云：肉温。补中，强五脏，益气力。陶景注云：野肉之中，唯獐鹿可食，生不腥膻，又非辰属，八卦无主，而兼能温补于人，则生死无忧，故道家许听为脯。苏敬注云：头，主消渴。筋，主劳损。骨，主虚劳。脂，主痈肿死肌，温中，四肢不遂。一云：不可近阴。角，主中恶注痛。血，主折伤阴痿，补。又云：鹿茸味甘酸，温，无毒。主漏下恶血寒热，益气强志，生齿，疗虚劳羸瘦，四肢酸痛，腰脊痛，泻精尿血，安胎下气。角，主恶疮痈肿。髓，味甘，温。主大丈夫、女子伤中脉绝筋忿，咳逆，以酒服之。又云：獐骨，主虚损泄精。肉，补益五脏。髓，益气力，悦泽人面。崔禹云：味咸，温，无毒。主大风冷气，口噼，消渴。心，主安中。肝，主安肝。肺，主安肺。肾，主安肾。脾，主安脾。膏，主四肢不遂。孟诜云：鹿头，主消渴多梦，梦见物。蹄肉，主脚膝骨髓中疼痛。生肉，主中风，口偏不正。《膳夫经》云：肾，弥佳。《千金方》云：凡饵药之人，不可食鹿肉，服药必不得力。所以然者，鹿恒食解毒之草，是故能制散诸药也。《养生要集》云：鹿有豹文不可食，煞人。又云：鹿茸、鹿角，皆不中嗅。角中有细虫，似白粟，入咽令人虫癞，万术不能治。马琬云：鹿胃食之不利人。朱思简云：合生菜食之，使腹中生疽虫。鹿胆白者，不可食之。《食经》云：鹿雉合煮，食之煞人。《卢宗食经》云：鹿，五月以后无角者，食伤人。和名加乃志志。

猪肉

《本草》云：味苦。主闭血脉，弱筋骨，虚人肌，不可久食。陶景注云：猪为用最多，唯肉不宜人。人有多食，皆能暴肥，此盖虚肥故也。《千金方》云：不可久食，令人少精，发宿病。《拾遗》云：肉寒，主压丹石，解热。人食之，煞药动风。《七卷食经》云：合五辛食之，伤人肝脾。鲫鱼合食，令人发损消。又不可合鲤鱼子，伤人。朱思简云：合鱼共食，入腹动风，令生虫。肝合芹菜食之，令人腹中终身雷鸣。《养生要集》云：猪肝落地，土不着者，食煞人。又云：猪于脯火烧不动者，食之毕泄利。马琬云：猪目睫交不可食，伤人。《膳夫经》云：豕自死，其目青，食之煞人。又云：豕燔而死，食其肝煞人。又云：猪白蹄，青爪斑斑，不可食。又云：白猪青蹄，食之煞人。今按：损害物。和名为乃志志。

雉

《本草》云：肉味酸，微寒，无毒。主补中益气力，止泻利，除蚁瘘。陶景注云：雉虽非辰属，而正是离禽，景午日不可食者。苏敬注曰：雉味甘。主诸瘘疮。崔禹云：主行步汲汲然。益肝气，明目，癣痂诸浅疮。丙午日食，生心瘕，损肝气，五鬼起于内，致不祥。朱思简《食经》云：凡食雉害（肉），不得食骨，大伤人筋骨。和名支之。

云雀

崔禹云：味咸，大温，无毒。主补中，阴痿不起，虚劳内损，赤白下利。作臛食之，强阴气。貌似雀而大，是鸟春夏在阳，秋冬在阴。阳时喜鸣，阴时不鸣，吸阴气而登天，含阳气而下地，翔于云阳而吐气，故以名之。其音密密然，似人大訇。和名比波利。

鹑

孟诜云：温补五脏，益中续气，实筋骨，耐寒暑，消结气。又云：不可共猪肉食之，令人多生疮。今按：《拾遗》云，共猪肉食之，令人生小黑子。又云：患利人可和生姜煮食之。《七卷经》云：味辛，平。食之令人善忘。崔禹云：鹌鹑，无毒。主赤白下利，漏下血，暴风湿痹，养肝肺气，利九窍。和名宇都良。

鸠

崔禹云：味苦咸，平，无毒。主续绝伤，补中，坚筋骨。益气力，好令趋走。妊身妇人尤不可食，其子门戺，充于产难故也。古人云：是鸟，为不噎之鸟，故老人杖头作鸠像，疗噎之咤。和名波止。

鸽

崔禹云：味甘，温，无毒。主赤白下利，补中，下气。貌似鸽，有白喙，隼眼而翅羽巇巇，斑斑可爱。和名伊芳如留加。

鹎

崔禹云：味酸，冷，无毒。主赤白下利，虚损不足，补中，安魂魄。和名比衣止利。

鹰

《本草》云：肪，味甘，平，无毒。主风击，拘急偏枯，气不通。久服长发鬓眉，益气。崔禹云：味甘，小冷。主风热，烦心。驻面色，理腰脚痿弱。凡鹰类甚多，大曰鸿，小曰鹰。《七卷经》云：食无损益。和名加利。

鸭

《本草》云：肉，补虚热，和脏腑，利水道。孟诜云：寒。补中益气，消食。马琬云：目精白者，食之煞人。和名加毛。

鲤鱼

《本草》云：肉，味甘。主咳逆上气，黄疸，止渴。生煮，主水肿脚满，下气。胆，味苦，寒，无毒。主目热赤痛，清盲，明目。骨，主女子带下赤白。齿主石淋。陶景注云：鲤鱼最为鱼之主形，既可爱，又能神变。山上水中有鲤不可食。又，鲤不可合小豆藿食之。其子合猪肝食之害人。苏敬注云：骨灰，主阴蚀，哽不出。血，主小儿丹肿。皮，主丹隐疹。脑，主诸痫。肠，主小儿肥疮。《拾遗》云：肉，主安胎，胎动，怀[1]妊身肿，煮食之。破冷气，痃癖气块。从脊当中数至尾，无大小皆有三十六鳞。《七卷经》云：鲤鱼，平，补中。又，鲘胡斗反。野王云是鲤鱼也。又，鲽下瓦反。《说文》：鲤也。又，鳠音度。《广雅》云：大鲤也。崔禹云：鲤，温，无毒。主脚气忤疾，益气力。孟诜云：天行病后不可食，再发即死。又砂石中者毒多，在脑髓中，不可食其头。又：每断其脊上两筋，及脊内黑血，此是毒故也。朱思简曰：白头者，不可食。交葱桂，食之令人恶病。马琬云：妊身食之，令子多疮。《养

[1] 怀：原作“坏”，据文义改。

性要录》云：服天门冬勿食鲤鱼，病不除。和名已比。

鲫鱼

《本草》云：主诸疮。烧，以酱汁和涂之。又主肠痈。一名鲋鱼。作脍，主久赤白利。《拾遗》云：头，主腥嗽，烧为灰服之。肉，主虚羸，熟煮食之。脍，主赤白利及五痔。《七卷经》云：味甘，温。多食之发热。崔禹云：味咸，大冷，无毒。主心烦闷，补五脏，安中。食鲫脍勿饮水，生蛔虫。又勿合猪肉食，成腹中冷。孟诜云：作脍食之，断暴痢。其子调中，益肝气。朱思简云：合鹿肉生食之筋急。又鲤鱼子、鲫鱼不可同食之。又不可共酪同食。又沙糖不与鲫鱼同食，成甘虫。又不可共笋食之，使笋不消成食瘕，身不能行步。《养性要集》云：鲫鱼不可合猪肝食之。和名布奈。

鮧鱼

《本草》云：味甘，无毒。主百病。陶景注云：今作臛食之云补。又有鳠鱼，相似而大，又有鮠鱼黄而美，并益人。又有人鱼似鲇而有四足，声如小儿，其膏燃之不消耗。始皇丽山冢中用之，谓之人膏。苏敬云：鮧鱼，一名鲇鱼，一名鳀鱼。主水浮肿，利小便。崔禹云：鲇鱼，温。主风冷冷痹，赤白下利，虚损不足，令人皮肤肥美，貌似鳟而小，色白，皮中有白垢。大者一二尺，小者七八寸，无鳞，春生夏长，秋衰冬死。一名鳀。《食经》云：鳀鱼，赤目、须及无鳃，食煞人。和名阿由。

鲷

崔禹云：味甘，冷，无毒。主逐水，消水肿，利小便，去痔虫，破积聚，咳逆上气。肠，主出败疮中虫，利筋骨。貌似鲫而红鳍坚鳞。和名多比。

鲈

崔禹云：味咸，大温，无毒。主风痹，瘀疰，面疱。貌似鲤而鳃大。补中，安五脏。可为臛脍。《食经》云：鲈鱼为羹，食不利人。又云：鲈肝不可食之，煞人。又云：治鲈鱼中毒方：捣绞芦根汁饮之，良。和名须须支。

鲭

崔禹云：味咸，大温，无毒。主血利，补中，安肾气。貌似鲢，小口，尖背苍，可为鲊，食补中。南人多吃鲭，益面色。瘨疰人，食鲭臛难瘥。和名佐波。

鲹

崔禹云：味甘，温，无毒。主下利，明目，安心神。貌神似鲛而皮中有白垢，尾白刺连逆连逆者也。头中有石，江南人呼曰石首鱼者是也。和名阿知。

鲑折青反

崔禹云：味咸，大温，无毒。主止下利，益气力。其子似莓，赤光。一名年鱼。春生而年中死，故名之。疗风痹为验。和名佐介。

鳟

《七卷经》云：味酸，热。多食发疮。《字林》云：赤目鱼也。此鱼似鲆而小也。今按：损害物。和名未须。

蠡鱼

《本草》云：味甘，寒，无毒。主湿痹，面目浮肿，下大水五痔。有疮者不可食，令瘢白。一名鲖鱼。陶景注云：今作鳢字，旧言是公蛎蛇所变。崔禹云：补中明目。食鳢肝而勿饮水，生蛇子故也。今按：损害物。和名波牟。

王余鱼

《七卷经》云：食之无损益。郭璞云：王余比目同，虽有二片，其实一鱼也。不比行者，名为王余也；比行者，名为比目也。《搜神记》云：昔越王为脍，割鱼而未切，堕半于海中，化鱼，名王余也。和名加礼比。

乌贼鱼

《本草》云：味咸，微温，无毒。主疗女子漏下，赤经白汁，血闭，阴蚀肿痛，寒热癥瘕，无子，惊气入腹，腹痛环脐，阴中寒肿。陶景注云：鷃鸟所化，今其口脚俱存。《拾遗》云：昔秦王东游，弃算袋于海，化为此鱼。其状似算袋，两带极长，墨犹在腹中也。孟诜云：食之少，有益髓。《养生要集》云：味咸，温。食之无损益。崔禹云：味咸，生大冷；干，小温，无毒。主鬼气入腹，绞痛积聚。南海多垂矸而浮乌，乌翔来见之，为死即喙，因惊，卷捕以煞之，故名曰乌贼。为海神之吏。和名伊芳加。

海鼠

崔禹云：味咸，大冷，无毒。主补肾气，去百节风。貌似马蛭，而大者长五六尺，小者一二尺，体上小角连数十枚，如革囊，而武缩，膍膨膍膨者是也。干者，温。主下利，生毛发，黄疸疲瘦。其肠尤疗痔为验。《七卷经》云：食无损益，有内瘴者，食此生者有利。和名古。

海月

崔禹云：味辛，大冷，无毒。主利大小肠腹，除关格，黄疸，消渴。貌似月在海中，故以名之。又有凝月，味咸苦，冷。主黄疸消渴。似海月在海中，煮时即凝，故以名之。一名水母。和名久良介。

海蛸

崔禹云：味咸，温，无毒。主虚劳内损，诸不足，及下利，补中，安五脏。又大者长一二丈，名海肌子；小者长尺余寸，名海蛸子，江东呼曰触妾子。《七卷经》云：味辛，平，生冷干温。人有内瘴者，食此生者有利。和名多古。

蝙蛞

《七卷经》云：味甘，微寒。食之无损益。或云补中，去烦热，状如大蚯，生海边池泥中，甚似大蛡也。湖往后，人视其穴掘取之，以芦刀挫之，去其腹中土沙，以豉盐酱□[1]食美。和名委。

---

〔1〕□：原字漶漫不清，难以辨认。

蛎

《本草》云：牡蛎味咸，平，微寒，无毒。主伤寒寒热，温疟，除拘缓，鼠瘘，女子下血赤白，心痛气结，止渴，除老血。疗喉痹，咳嗽。久服强骨节，延年。陶景注云：是百岁雕所化作。《拾遗》云：天生万物，皆有牝牡，唯蛎是咸水结成，块然不动，牝牡之事，何从而生？《经》言牡者，应非其雄也。崔禹云：煞魇魅，治夜不眠，鬼语错乱，志意不定。冬时者为优，夏时者为劣，煮蒸食之。孟诜云：火上令沸，去壳，食甚美。令人细润肌肤，美颜色。《七卷经》云：有癞疮不可食。和名加支。

海蛤

《本草》云：味苦、咸，平，无毒。主咳逆上气，喘烦满，胸痛寒热，主阴瘘。陶景注云：从鹰矢中得也。《说文》云：千岁燕化为海蛤、魁蛤。一名伏老。伏翼化为蛤，亦生子滋长。《拾遗》云：按海蛤是海中烂壳，久在泥沙，风陶沥，自然圆净。文蛤是未烂时壳，犹有纹者。崔禹云：冷。主气劳，补气力。貌小者似臣胜而润泽，然鹅鹰所吞食。大者圆二三寸及五六寸，壳上有文理而紫斑，或彤黄彤黄，或渌斑渌斑，或黻[1]黑黻黑，以纯黑为良。和名波末久利。

石决明

《本草》云：味咸，平，无毒。主目白翳痛，清盲。久服益精轻身。陶景注云：是鳆鱼甲者。苏敬注云：七孔者良。崔禹云：温。主腰脚诸病，补五脏，安中，益精气。貌细孔离离，或九或七；以鳆为真，或作鲍字，亦为误。食之利九窍，心目聪了，故有决明之名。亦附石生，故呼曰石决明耳。秦皇之世，不死之药觅东海者，岂谓于斯欤。和名阿波比。

灵蠃子

崔禹云：味咸、甘，小冷，无毒。主下气，补肝胆气，明目。东海多。貌似橘而圆，其甲紫色，生芒角，以角为脚，口似人脐，脐中有物，如马齿而坚白，肠如蛭，色赤黑。殊疗喉痹，利丈夫。和名宇仁。

辛蠃子

崔禹云：味辛刺，大热，无毒。貌似甲螺，而口有盖，盖似甲，香色如虎魄，薄薄光光是也。啖之为快味，师门得此而将食之，间夜中耳闻数十尼呗声，及觉而不闻，门即放生，不啖吃矣。和名于保安支。

甲蠃子

崔禹云：味涩，咸，小冷，无毒。主蛄毒，补中。貌似辛螺，而口有角盖，盖上甲错，似鲛鱼皮，而膄膨膄膨者是也。昔烈真到于东海之碣陂，而获巨螺，其大如十升器，将食之间，夜中化成女人，语云为夫妇，十日共俱游之，忽然不见，爱真视蠃

〔1〕黻：原作“黼”，即“黻”字之误。黻，同“黻”。

中有光物，即败见有大珠作，未食之，登仙。和名都比。

小蠃子

崔禹云：味涩、咸，少冷，无毒。主赤白下利，补中。貌似甲蠃而细小，口有白玉之盖，煮啖之。和名之多多美。

口广大辛螺

《七卷经》云：肉，味甘，冷。其胆味辛。形似大辛螺，而稍小，其甲少薄，色小青黑。和名于保尔之。

石阴子

崔禹云：味酸，小冷，无毒。主消渴，渴利，黄疸，痈疮，明目补中。貌似人足，而表黯黑，生毛。是物生海中，有阴精，故名曰石阴子。和名加世又伊芳加比。

龙蹄子

崔禹云：味咸辛，冷，无毒。主黄疸，消渴，渴利，醒酒。貌似大蹄，而附石生，肉头，生黑发，白卷曲者是也。和名世。

寄居

崔禹云：味咸，冷，无毒。主渴，醒酒，去烦热。貌似蜘蛸。是物好容他壳中，居负壳行，人犯惊即缩足转坠似死，乃过人物行，行掇取啖之，以壳炙火，即走出，亦拾掇食之。《拾遗》云：食之益颜色。和名加牟奈。

拥剑

《膳夫经》云：不入药用。《七卷经》云：《广志》云以蟹色黄，方二寸，其一螯[1]偏长三寸余，特有光，其短食物着口。一云其大螯和利如剑，其爱如实也。和名加佐女。

虾

《七卷经》云：味干，平。食之无损益，不可合梅、李、生菜，皆令人病。《养生要集》云：虾无须，又亦腹下通黑，食之煞人。又云：虾煮当赤而反白者，勿食之，腹中生虫。和名衣比。

蟹

《本草》云：味咸，寒，有毒。主疗胸中邪热气结痛，㖞僻面肿，散血气，愈漆疮。崔禹云：主渣鼻恶血，明目醒酒。蟹类亦多。蔡谟初渡江不识，而吃蟹几死，乃叹云：读《尔雅》不熟，为劝学所误耳。孟诜云：蟹脚中髓汲及脑，能续断筋骨。人取蟹脑髓微熬之，令纳疮中，筋即连续。《七卷经》云：蟹目在下者，食伤人。马琬云：蟹有六足，腹下无毛，并煞人。《养生要抄》云：蟹目相向，及目赤足斑，不可食，煞人。《食经》云：李皆冷利，动嗽，不可多食。和名加尔。

〔1〕螯：原作“鳌”，同“螯”。

河贝子

崔禹云：味咸，冷，无毒。主黄疸，消渴。和名美奈。

田中螺汁

《本草》云：大寒。主目热赤痛，止渴。陶景注云：生田水中及湖渎岸侧，形圆大如梨柿者，人亦煮食之。疗热，醒酒止渴。患眼痛，取真朱并黄连，纳靥里，久汗出，取以注目中，多瘥。苏敬注云：壳，疗尸注，心腹痛。又主失精。《拾遗》云：煮食，利之大小便，去腹中结热，目黄，脚气冲上，少腹急硬，小便赤涩，手脚浮肿。生水浸取汁饮之，止消渴。此物至难死，有误泥于壁中二十岁犹活。崔禹云：田中羸子，味咸，小冷，无毒。主醒酒。冷补之。和名多都比。

五菜部第四

竹笋

《本草》云：味甘，无毒。主消渴，利水道，益气，可久食。崔禹云：味甘，少冷。主利水道，止消渴、五痔。孟诜云：笋，动气，能发冷，不可多食。和名多加半奈。

白瓜子

《本草》云：味甘，平，寒，无毒。主令人悦泽，好颜色，益气不饥。久服轻身耐老。陶景注云：熟瓜有数种，除瓤食之，不害人。若觉食多，入水自渍即便消。又云：《博物志》云水浸至颈，食瓜无数。崔禹云：味甘，冷，无毒。食之利水道，去痰水。未熟者，冷。黄熟者，平。其瓤甘，补中，除肠胃中风，煞三虫，止眩冒。《养生要集》云：瓜二蒂及二茎，食之煞人。马琬云：有两鼻，食之煞人。孟诜云：寒多，食发瘅黄，动宿冷病。又瘕癖人不可多食之。和名宇利。

冬瓜

《本草》云：白冬瓜，微寒。主除少腹水胀，利小便，止渴。《陶注》云：冬瓜，性冷利，解毒消渴。《神农经》云：冬瓜味甘，无毒。止渴除热。崔禹云：冬瓜，除水胀。风冷人勿食，益病。又作胃反病。鱼玄子张云：冬瓜食之，压丹石，去头面热。和名加毛宇利。

越瓜

孟诜云：寒。利阳，益肠胃，止渴。不可久食，动气。虽止渴，仍发诸疮，令虚，脚不能行立。《本草陶注》云：越瓜人以作菹者，食之亦冷。《拾遗》云：食之利小便，去热，解酒毒。今按：损害物。和名都乃宇利。

胡瓜

孟诜云：寒。不可多食，动寒热，发疟病。鱼玄子张云：发痃气，生百病，消人阴，发诸疮疥，发脚气。天行后卒不可食之，必再发。今按：损害物。和名加良宇利。

茄子

崔禹云：味甘咸，温，有小毒。主充皮肤，益气力，脚气人以苗叶煮涛脚，皆除毒气，尤为良验也。《七卷经》云：温，平。食之多动气，损阳。和名奈须比。

龙葵

《本草》云：味苦，寒，无毒。食之解劳少睡，去虚热肿。其子疗疔疮。崔禹云：食之益气力。孟诜云：其子疗甚妙。其赤珠者，名龙珠，久服变发长黑，令人不老。《养生要集》云：补五脏，轻身明目。和名己奈须比。

苦瓠

《本草》云：味苦，寒，有毒。主大水，面目四肢浮肿，下水，令人吐。苏敬注云：瓠与冬瓜瓠，全非别类，味甘，冷。通利水道，止消渴。陶景注云：又有瓠瓠，亦是瓠类。小者名瓢，食之乃胜瓠。《拾遗》云：煎汁滴鼻中，出黄水，去伤寒，鼻塞，黄疸。又云：食苦瓠中毒者，煮黍穰汁饮之，《埤苍》云：瓠瓠者，王瓜也。瓠瓢酌酒，琴书自娱也。和名尔加比佐古。

葵菜

《本草》云：味甘，寒，无毒。主恶疮，疗淋，利小便，解蜀椒毒。叶为百菜主。陶景注云：以秋种，经冬至春作子，谓之冬葵，至滑利，能下石淋。苏敬注云：北人谓之兰香。常食中用之，云去臭气。《神农经》云：味甘，寒，久食利骨气。崔禹云：食之补肝胆气，明目。主治内热消渴，酒客热不解。孟诜云：若热者食之，亦令热闷。《膳夫经》云：葵叶尤冷利。《千金方》云：十日一食葵，葵滑，所以通五脏，拥气。马琬云：葵赤茎背黄，食之煞人。和名安不比。

山葵

崔禹云：味辛矍，作菹食益人。作齑为快味。和名和佐比。

兔葵

《本草》云：味甘，寒，无毒。主下诸石淋，止武蛇毒。崔禹云：味甘，大冷。食之下诸石及蛇毒。和名以倍尔礼。

苋菜

《本草》云：味甘，寒，无毒。主清盲、白翳，明目，除邪，利大小便，去寒热，煞蛔虫，益气力。苏敬注云：主诸肿瘘，疣目。《拾遗》云：食鳖所忌，今以鳖细锉，和苋于水处置之，则变为生鳖。《七卷经》云：味甘。益气力，不饥。崔禹云：食之益气力。信陵之女，时年十八，未嫁而妊胎，父陵自迫问，何有妊哉？棰[1]煞之。女答云：仆都无所为，但好啖此菜耳，不知所以然云云。父心含怪，而取少年婢，令食此苋菜，未出数十月而妊胎，遂获净全之产。和名比由。

---

〔1〕棰：原作“垂”，据文义改。

羊蹄

《本草》云：味苦，寒，无毒。主头秃疥瘙，除女子阴蚀、浸淫，疽、痔，煞三虫。《万毕方》云：疗蛊。崔禹云：补五脏，益气力。和名志。

荠

《本草》云：味甘，温，无毒。主利肝气，和中。孟诜云：补五脏不足。叶，动气。陶景注云：《诗》云，谁谓荼苦，其甘如荠。崔禹云：食之甘香，补心脾。和名奈都奈。

生姜

《本草》云：味辛，微温。主伤寒头痛，鼻塞，咳逆上气，止呕吐。久服去臭气，通神明。《神农经》云：令少志少智，伤心性，不可过多耳。今按：《拾遗》云，今食姜处亦未闻人愚，无姜处未闻人智，为浪说。《膳夫经》云：食甜粥讫，勿食姜，即交吐成霍乱。空腹勿食生姜，喜令渴。崔禹云：食之去痰下气，除风邪，味辛，刺韭是物为调食之主。《食科》云：男子多食者，令人尻肛缓大，女人者令其阴器缓大。孟诜云：食之除鼻塞，去胸中臭气。《养生要集》云：微温。食之尤良。然不可过多耳，伤心气。又云：空腹食，喜令扬上，善为骨蒸及作痈疖。和名都知波之加美。

芜菁

《本草》云：味苦，温，无毒。主利五脏，轻身益气，可长食。苏敬注云：芜菁，北人名蔓菁。《拾遗》云：子，主急黄黄疸，肠结不通。又云：蔓菁园中无蜘蛛，是其相畏也。崔禹云：食之利五脏，其根蒸，敷脚肿即消。又：取得一斗捣研，以水三斗，煮取一斗汁，浓服之，除癥瘕积聚，及霍乱心腹胀满，为妙药。《神农经》云：根不可多食，令人气胀。苏敬《脚气论》云：患脚气人，不宜食蔓菁。《七卷经》云：陈楚谓之丰，鲁齐谓之荛，关之东西谓之芜菁，赵魏谓之大芥。和名阿宇奈。

菘菜

《本草》云：味甘，温，无毒。主通利肠胃，除胸中烦，解消渴。《拾遗》云：去鱼腥，动病。又：南土无姜，尽为此物所用。崔禹云：味甘，少冷，无毒。菜中菘尤为常食。和中，无余逆忤，合多食。孟诜云：腹中冷病者不服，有热者服之亦不发病。其菜性冷。和名大加奈。

芦茯

《本草》云：味辛甘，温，无毒。主大下气，消谷，去痰[1]澼，服健人。生捣汁服，主消渴，诚大有验。崔禹云：味辛熏，温。消五谷，反鱼肉毒。又云：其叶嫩美，亦为生菜之主，啖之消食和中，利九窍，益人。《七卷经》云：久在土中，食之不利人。马琬云：夜食不用啖芦茯根，气不散，不利人。孟诜云：萝菔，冷。利五脏关节，除五脏中风，轻身益气。根，消食下气。又云：甚利关节，除五脏中风，练五

〔1〕痰：原作“淡”，据文义改。

脏中恶气，令人白净。和名于保祢。

芥

《本草》云：味辛，温，无毒。归鼻，主除肾邪气，利九窍，明耳目，安中，久食温中。陶景注云：似菘而有毛，味䵖。崔禹云：食之安中。又：芥类多，有鼠芥，鼠食其花，而皮毛皆颐落，故以名之。又有雀芥，雀食其子，而获能飞翔，故以名之。《七卷经》云：芥有两种，大芥、小芥，是治无异之。孟诜云：生食发丹石，不可多食。和名加良之。

白苣

崔禹云：味苦，冷，无毒。主明目，进食者为要。孟诜云：寒。主补筋力。鱼玄子张云：利五脏，开胸膈，拥寒气，通经脉，养筋骨，令人齿白净，聪明少睡，可常食之。有小冷气，人食之虽亦觉腹冷，终不损人。又：产后不可食之，令人寒中，少腹痛。和名知佐。

蓟菜

《本草》云：味甘，温。主养精保血。陶景注云：大蓟是虎蓟，小蓟是猫蓟。苏敬注云：大、小蓟欲相似，功力有殊。《拾遗》云：破宿血，止新血，暴下血、血利，惊疮，出血呕血等，取汁温服。又金疮，又蜘蛛、蛇、蝎咬毒，服之佳。崔禹云：食之养精神，令人肥健，主女子赤白沃，安胎，止吐血。孟诜云：叶，亦堪煮羹，食甚除热风气。又：金创血不止，挼叶封之即止。和名安佐美。

梠茎菜

崔禹云：食之止利。味甘苦，少冷，有小毒。主心热烦呕。一名蕗。又，取根捣敷疗[1]肿疮，疮根即拔之。和名不不支。

熏蕖

崔禹云：味辛，温，无毒。食之止咳嗽，冷利，止哕。和名曾良之。

蘩蒌

《本草》云：味酸，平，无毒。主积年恶疮不愈。苏敬云：即是鸡肠。《七卷经》云：食之主消渴，杂疮。鱼玄子张云：煮作羹食之，益甚人。和名波久倍良。

兰蒿草

崔禹云：食之辛香，冷，平，无毒。主利水道，辟不祥，不老，通神明。和名阿良良支。

胡荽

崔禹云：味辛臭，食之调食下气。凡河海之鸟、鱼脍者，尤是为要也。孟诜云：食之消谷，久食之多忘。鱼玄子张云：利五脏不足，不可多食。损神。今按：损害物。和名已志。

〔1〕疗：原作“钉”，据文义改。

蓼

《本草》云：味辛，温，无毒。主明目温中。能风寒，下水气，面目浮肿，痈疡。叶，归舌，除大小肠邪气，利中益志。《拾遗》云：蓼主痃癖。一名女憎，是其弱阳事也，不可近阴。又：蓼蕺俱弱阳。《七卷经》云：多食吐水。又多损阳事。《千金方》云：黄帝曰，蓼食过多有毒，发心痛。和名多天。

蘘荷

《本草》云：微温。主蛊及疟。陶景注云：今人赤者为蘘荷，白者为覆葅，叶同一种耳。于食用，赤者为胜；药用，白者中蛊胀。其汁卧其叶，即呼蛊主姓名。多食损药势。又不利脚。人家种白蘘荷，亦云避蛇。苏敬云：主诸恶疮，煞蝥蛊毒。根，主稻麦芒入目者，以汁注中即出。崔禹云：今常食之，有益无损。和名米加。

芹

《本草》云：味甘，平。主疗女子赤沃，止血，养精，保血脉。益气，令人肥健嗜食。一名冰英。《拾遗》云：茎叶汁，小儿暴热，大人酒热毒，鼻塞身热，利大小肠。崔禹云：味甘，少冷，无毒。利小便，除水胀。孟诜云：食之养神益力，煞石药毒。鱼玄子张云：于醋中食之，损人，齿黑色。若食之时不如高由者，宜人。其水者，有虫生子，食之与人患。《养生要集》云：芹菜细叶有毛，食之煞人。和名世利。

蔛菜

《本草》云：味甘，寒，无毒。主暴热喘，小儿丹肿。《七卷经》云：广陵人呼蔛为接，一名荅菜，一名水葱。和名奈支。

蕨菜

崔禹云：味咸，苦，小冷，无毒。食之补中，益气力。或云多食之睡，令人身重。是物不宜阳人，即宜阴咤[1]，痿人，食一两斤蕨，终身不病。作脯食之。又煮，并于腊食之。孟诜云：令人脚弱不能行，消阳事，缩玉茎，多食令人发落，鼻塞，目暗。小儿不可食之，立行不得也。《拾遗》云：小儿食，脚弱不行。四皓食芝而寿，夷齐食蕨而夭，固非良物。《搜神记》曰：郗鉴镇丹徒二月出猎，有甲士折一茎蕨食之，觉心中淡淡成病。后吐一小蛇，悬屋前，渐干成蕨，视即遂瘥。明此物不可生食之。和名和良比。

荠蒿菜

《七卷经》云：冷，食之无损益。崔禹云：食之明目。味咸，温，无毒。主开胸府，状似艾草而香，作羹食之，益人。和名于波支。

莼

《本草》云：味甘，寒。主消渴，热痹。陶景注云：下气。苏敬注云：久食大宜人。孟诜云：多食动痔。《拾遗》云：案物此虽水草，性热，拥气，温病起食者多

〔1〕咤：吃物发出的声音，即“吃”之意。

死，为体滑，脾不能磨。常食壅气，令关节气急，嗜唾。苏敬云：上品，主脚气。《脚气论》中令人食此之误极深也。和名奴奈波。

蒻头

《拾遗》云：味辛，寒，有毒。主痈肿风毒。磨敷肿上。捣碎，以灰汁煮成饼，五味调为如食之，主消渴。生即戟喉出血。生吴蜀。叶如半夏，根如碗。好生阴地，雨滴叶生子，一名蒟蒻。又有斑枝，根苗相似，至秋有花，直出赤子，其根敷痈毒，于蒻不食。和名古尔也久。

牛蒡

《本草》云：恶实，一名牛蒡，一名鼠粘草。味辛，平。主明目，补中，中风面肿，消渴。苏敬注云：根，主牙齿痛，脚缓弱。痈疽，咳嗽，疝瘕积血。和名支多支须。

骨蓬

崔禹云：味咸，大冷，无毒，主黄胆，消渴。和名加波保祢。

木菌

《七卷经》云：味甘，温，平。食之轻身，利九窍。凡诸有毒朽木所生，人不识，煮食，无不死之。宜不可轻啖之。又云：石耳性冷，生于石上，食之为益。又云：地菌，温，平。食之补五脏，益气。崔禹云：菌茸，食之去热气，生冷干温。《拾遗》云：采归，色变者有毒，夜中有光者有毒，煮不熟者有毒。盖仰者有毒。又冬春无毒，秋夏有毒，为蛇过也。冬生白软者无毒，久食利肠胃。《养生要集》云：木菌味甘，温，平。食之轻身，利九窍。又云：菌赤色，不可食，害人。又云：菌生卷者，食之伤人。青色者亦不可食。木耳，色青及仰生者不可食，伤人。又云：枫树所生菌，食之令人笑不止。又云：治食菌中毒，烦乱欲死方：煮大豆汁，饮之良。又土浆，饮之良。和名支乃多介。

榆皮

《本草》云：味甘，平，无毒。主大小便不通水道，除邪气，肠胃中热气，消肿。性滑利，疗小儿头疮疕。久服轻身不饥。其实尤良。花主小儿痫，小便不利。陶景注云：令人睡眠。嵇公所谓：榆令人眠。《礼记》云：粉榆以滑之榆白曰粉。《养生要集》云：多睡，发痰。和名尔礼。

辛夷

《本草》云：味辛，无毒。主五脏身体寒风，风头脑痛，利九窍，生发鬓，去白虫，增年。崔禹云：食之利九窍。味辛香，温，无毒。其子可啖之。和名也末安良良支。

昆布

《本草》云：味咸，寒，无毒。主十二种水肿，瘿瘤，气瘘。陶景注云：干性热，柔甚冷。《拾遗》云：生颓卵肿，含汁咽之。崔禹云：治九瘘风热热痹，手脚疼痹，以生啖之，益人。和名比吕米。

海藻

《本草》云：味苦咸，寒，无毒。主瘿瘤气，颈下核，破散结气，痈肿，癥瘕坚气，腹中上下鸣，下十二水水肿，皮间积聚，暴颓留气，热结，利小便。崔禹云：味咸，小冷。一名海发，其状如乱发。孟诜曰：食之起男子阴，恒食消男子癞。鱼玄子张云：瘦人不可食之。和名尔支女。

鹿角菜

《养生要集》云：味咸，冷利。食之动嗽。今按：损害物。和名都乃未多。

石莼

崔禹云：味咸，至滑，滑然大冷，无毒。食之止口烂，治消渴，进食。和名古毛。

紫苔

崔禹云：味酸，小冷，无毒。生水底石上，食之止消渴。和名须牟乃利。

蕺

《本草》云：味辛，微温。多食令人气喘。陶景注云：不利人肺，恐闭气故也。今按：损害物，和名之不支。

葱

《本草》云：葱实，味辛，温，无毒。主明目，补中不足。茎，主伤寒寒热，出汗，中风，面目肿，喉痹不通，安胎，除肝邪气，利五脏，煞百药毒。崔禹云：其茎白者，性冷，青者性热。根，主伤寒头痛。《七卷经》云：味辛，温。不可食，伤人心气。和名纯。

薤

《本草》云：味辛苦，温，无毒。主金疮疮败，轻身不饥，耐老，除寒热，温中，利病患。《拾遗》云：调中，主久利不瘥，大腹内常恶者，但多煮食之。苏敬云：薤有赤、白二种，白者补而美，赤主金疮。崔禹云：食，长毛发。孟诜云：长服之可通神灵，甚安魂魄，续筋力。和名于保美良。

韭

《本草》云：味辛酸，温，无毒。主安五脏，除胃热，利病患，可久食。根，主养发。《陶注》云：是养性所忌。孟诜云：冷。气人，可煮长服之。《拾遗》云：温中下气，补虚，调和腑脏，令人能食。止泄白脓，腹冷痛，并煮食之。叶根，捣绞汁服，解诸药毒、狂犬咬人，亦煞蛇、虺、蝎、恶虫毒。又：汁多服，主胸痹骨痛。俗云韭菜是草钟乳，言其宜人。信然也。和名已美良。

蒜

《本草》云：味辛，温，无毒。归脾肾，主霍乱，腹中不安。消谷理胃，温中，除邪痹毒。崔禹云：性温。熏臭，中风冷霍乱，煮饮汁至良。或云：主腹中生疮及痂瘕。《七卷经》云：损人，不可长食。孟诜云：大蒜，热，除风煞虫毒。今按：损害物，和名已比留。

葫

《本草》云：味辛，温，有毒。散痈肿䘌疮，除风邪，煞毒。独子者亦佳。归五脏，久食伤人，损目明。《陶注》云：葫为大蒜，蒜为小蒜，俗人作齑，以啖脍肉，损性伐命，莫此之甚。《拾遗》云：葫，大蒜，去水恶瘴气，除风湿，破冷气。烂痃癖，伏邪恶，宣通温补，无已加之。初食不利目，多食却明，使毛发白。合皮截却两头吞之，名为内灸。崔禹云：味辛蜇，大温。煞鬼毒诸气。云独子者曰葫，少者如百合，片者曰蒜。以作齑，合虫、鱼、肉、鸟食之为快味。或云久食损性伐命者，今常啖之无有损，是事为不可信耳。但服药曰慎辟之。马琬云：不益药性，若直尔啖之，亦应通气。《千金方》云：多食生葫，行房伤肝气，令人面色无。今按：损害物，和名于保比留。

蜀椒

《本草》云：味辛，大热，有毒。主邪气咳逆，温中下气，逐骨节皮肤肌寒温痹痛，除五脏六腑寒冷，心腹留饮宿食，肠澼下利，癥结水肿，黄疸，鬼注蛊毒，煞虫鱼。久服头不白，轻身增年，坚齿发，耐寒暑。崔禹云：食之温中，五脏六腑冷风。孟诜云：除客热，不可久食，钝人性灵。《养生要集》云：椒，闭口及色白者，食并煞人。今按：损害物，和名不佐波之加美。

菊

《本草》云：味苦、甘，平，无毒。主风头，头眩，肿痛，目欲脱，泪出，皮肤死肌，恶风湿痹痛，去来陶陶，胸中烦热，安肠胃，利五脏，调四肢，久服轻身，延年耐老。崔禹云：仙经以菊为妙药，吴孺子三月三日生，生日常摘菊苗，并煮啖之。遇于青归子，俱共游于芳壶，一云石台，遂乘于紫云，升于青天。大补，成好，啖其花，头不白，筋不蹙之。和名支久。

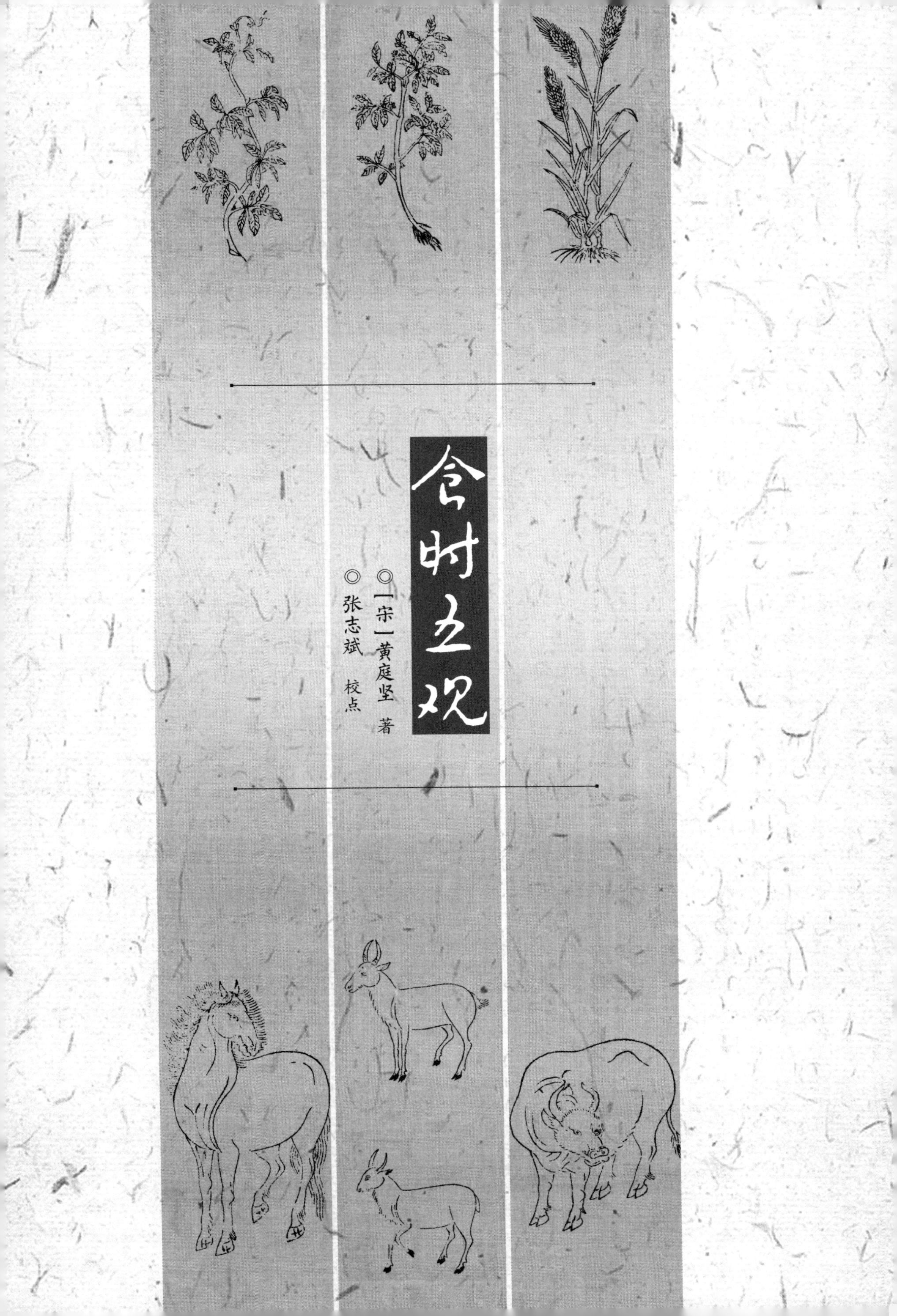

食时五观

◎［宋］黄庭坚 著

◎张志斌 校点

内容提要

《食时五观》为一篇400余字的短文，为唐代黄庭坚所著。文中提出文人君子每饮食时必须要思考的五个问题。一要想到饮食来之不易；二要想到饮食只为事亲、事君、立身，不求尽味；三要想到治心养性，防止贪嗔；四要想到饮食以治饥渴，当以五谷五蔬知足；五要想到不无功受食，要自成道业。

本次点校以日本篠田统、田中静一所编集的《中国食经丛书》影印本《食时五观》为底本。该丛书由日本书籍文物流通会于日本昭和四十七年（1969年）出版。

食时五观[1]

［宋］山谷　黄庭坚　著
［明］梅墟　周履靖　校

古者君子有饮食之教在“乡党”“曲礼”，而士大夫临樽俎则忘之矣。故约释氏法作士君子《食时五观》云。

一、计功多少，量彼来处。

此食，垦殖、收获、舂硙、淘汰、炊煮乃成，用功甚多。何况屠割生灵，为已滋味？一人之食，十人作劳。家居，则食父祖心力所营，虽是已财，亦承余庆仕宦，则食民之膏血，大不可言。

二、忖已德行，全缺应供。

始于事亲，中于事君，终于立身，全此三者，则应受此供缺。则当知愧耻，不敢尽味。

三、防心离过，贪等为宗。

治心养性，先防三过。美食则贪，恶食则瞋，终日食而不知食之所从来则痴。君子食无求饱，离此过也。

四、正是良药，为疗形苦。

五谷五蔬以养人，鱼肉以养老。形苦者，饥渴为主病，四百四病为客病。故须食为医药，以自扶持。是故知足者，举箸常如服药。

五、为成道业，故受此食。

君子无终食之间违仁，先结款状，然后受食。“彼君子兮，不素餐兮”，此之谓也。

山谷老人曰：礼所教饮食之序，教之末也。食而作观，教之本也。大概今之士大夫诵先王之法言则一人也，起居饮食则一人也。故设教不得不如是。君子有九思，终身之思也；食时作五观，终食之思也。日一日如是行之，念念仁智，则夫二人者合而为一矣。

〔1〕食时五观：此前原有“士大夫”三字，整理时删去。

食时五观跋

靖食先子负郭，不克自树，舔墨伸纸外，不知犁锄为何物。中岁颇与世接，渐为生营，始知一黍半菽，来皆有由。期少淬励以补，素食而颁发种种行老矣。唯日弄笔砚，标录古人嘉言，以为后进博硕宏伟之助，庶可忏涤宿愆。山谷此观，尤亲切有味者也，不厌重复揭之。

时戊子三月望日闲云馆周履靖题

重题食时五观跋

余自淹白苎，俭岁食贫，客鞅鲜及。林风筱月，孤悰旷然。一日金君弘叔，蹑屩枉榻，为作麦饭笋脯，欣然一饱。品古次，偶出此卷。金君喜跃，有会于心。即命点笔，为图其端，因劝寿梓，以广规讽。余自惟楷法拙陋，唯唯否否，念金君意不可孤，而涪翁法轮，藉是常转，遂勉从其请。

时庚寅四月六日也